Inhalt

1. Tipps für die Ambulanz   1
2. Chirurgische Arbeitstechniken   79
3. Chirurgische Diagnostik   171
4. Schockraummanagement   273
5. Thorax   301
6. Unklares und akutes Abdomen, abdominelles Trauma   329
7. Viszeralchirurgie   341
8. Proktologie   379
9. Endokrine chirurgische Ambulanz   389
10. Onkologische Chirurgie   405
11. Gynäkologische Notfälle   415
12. Urologische Notfälle   425
13. Haut und Weichteile   437
14. Infektionen in der chirurgischen Ambulanz   457
15. Allgemeine Traumatologie   471
16. Obere Extremität   491
17. Untere Extremität   543
18. Schädel und Gehirn   597
19. Wirbelsäule   649
20. Becken   679
21. Kindliche Frakturen   687
22. Gefäßchirurgie   705
23. Hilfsmittel   753
24. AO-Klassifikation   777

Index   793

Stefan Nöldeke

Klinikleitfaden Chirurgische Ambulanz

Klinikleitfaden
Chirurgische Ambulanz

Herausgeber:
Dr. med. Stefan Nöldeke, Garmisch-Partenkirchen

Weitere Autoren:
Dr. med. Heinz-Georg Bloß, Regensburg; Dr. Joachim Dodenhöft, Karlsruhe; Joachim Glotz, Korntal-Münchingen; Dr. med. Manuel Kalt, Karlsruhe; Dr. Klaus Kolb, Stuttgart; Dr. Thomas Kyriss, Gerlingen; Dr. Richard Mährlein, Lahr; Prof. Dr. Kei Müller-Jensen, Karlsruhe; Dr. med. Hartwig-Richard Nürnberger, Dortmund; Prof. Dr. med. Udo Bernd Sulkowski, Münster; PD Dr. med. Holger Vogelsang, Garmisch-Partenkirchen; Dr. med. Rainer Wahl, Garmisch-Partenkirchen; Dr. med. Markus Wöhr, Rosenheim

3. Auflage

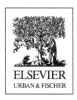

URBAN & FISCHER
München

Zuschriften und Kritik an:
Elsevier GmbH, Urban & Fischer Verlag, Karlstraße 45, 80333 München
E-Mail: medizin@elsevier.de

Wichtiger Hinweis für den Benutzer
Die Erkenntnisse in der Medizin unterliegen laufendem Wandel durch Forschung und klinische Erfahrungen. Herausgeber und Autoren dieses Werkes haben große Sorgfalt darauf verwendet, dass die in diesem Werk gemachten therapeutischen Angaben (insbesondere hinsichtlich Indikation, Dosierung und unerwünschten Wirkungen) dem derzeitigen Wissensstand entsprechen. Das entbindet den Nutzer dieses Werkes aber nicht von der Verpflichtung, anhand weiterer schriftlicher Informationsquellen zu überprüfen, ob die dort gemachten Angaben von denen in diesem Buch abweichen und seine Verordnung in eigener Verantwortung zu treffen.
Geschützte Warennamen (Warenzeichen) werden in der Regel besonders kenntlich gemacht ($^{®}$). Aus dem Fehlen eines solchen Hinweises kann jedoch nicht automatisch geschlossen werden, dass es sich um einen freien Warennamen handelt.

Bibliografische Information der Deutschen Nationalbibliothek
Die Deutsche Nationalbibliothek verzeichnet diese Publikation in der Deutschen Nationalbibliografie; detaillierte bibliografische Daten sind im Internet über http://dnb.d-nb.de abrufbar.

Alle Rechte vorbehalten
3. Auflage 2009
© Elsevier GmbH, München
Der Urban & Fischer Verlag ist ein Imprint der Elsevier GmbH.

09 10 11 12 13   5 4 3 2 1

Für Copyright in Bezug auf das verwendete Bildmaterial siehe Abbildungsnachweis.
Das Werk einschließlich aller seiner Teile ist urheberrechtlich geschützt. Jede Verwertung außerhalb der engen Grenzen des Urheberrechtsgesetzes ist ohne Zustimmung des Verlages unzulässig und strafbar. Das gilt insbesondere für Vervielfältigungen, Übersetzungen, Mikroverfilmungen und die Einspeicherung und Verarbeitung in elektronischen Systemen.

Um den Textfluss nicht zu stören, wurde bei Patienten und Berufsbezeichnungen die grammatikalisch maskuline Form gewählt. Selbstverständlich sind in diesen Fällen immer Frauen und Männer gemeint.

Begründer der Reihe: Dr. Arne Schäffler, Ulrich Renz
Projektmanagement: Petra Schwarz, München
Redaktion: Dr. med. Sibylle Tönjes, Kiel
Herstellung: Johannes Kressirer, München; Sibylle Hartl, Valley
Satz: abavo GmbH, Buchloe; TNQ, Chennai/Indien
Druck und Bindung: CPI, Leck
Fotos/Zeichnungen: s. Abbildungsnachweis
Umschlaggestaltung: Spiesz-Design, Neu-Ulm

ISBN 978-3-437-22941-1

Aktuelle Informationen finden Sie im Internet unter www.elsevier.de und www.elsevier.com.

Vorwort

Der Klinikleitfaden Chirurgische Ambulanz präsentiert sich in der vorliegenden 3. Auflage in bewährter und brandneu aktualisierter Form wieder als praxisorientiertes Nachschlagewerk für diesen Fachbereich. Für die rasche Entscheidungsfindung in der Ambulanz sind alle erforderlichen Informationen schnell auffindbar und werden in sehr übersichtlicher Form präsentiert.

Die Kapitel wurden bezüglich Thematik, Übersichtlichkeit und schnelleren Zugriffs auf die gewünschten Informationen komplett neu strukturiert. Alle relevanten Themenbereiche wurden mit den aktuell gültigen Leitlinien der jeweiligen Fachgesellschaften inhaltlich abgeglichen und auf den neuesten Stand gebracht.

Der Klinikleitfaden soll weiterhin kein Lexikon für die gesamte Chirurgie sein, sondern ist vielmehr so konzipiert, dass der in der chirurgischen Ambulanz tätige Arzt in kurzer Zeit alle relevanten Informationen erhält, um den vielschichtigen Anforderungen dieses Klinikbereichs mit seinen komplexen Abläufen und Entscheidungsprozessen optimal gerecht zu werden.

Symptombezogen wird der Leser rasch zu den notwendigen diagnostischen und therapeutischen Schritten geleitet. Notfallsituationen werden in übersichtlicher Weise dargelegt. Ablaufdiagramme sowie Entscheidungspfade ermöglichen dem Leser, immer rasch die beste Lösung für eine Notfallsituation oder das jeweilige Problem zu finden.

Besonderer Wert wurde wieder auf medizinjuristische Informationen, Aufklärungshinweise und Tipps gelegt, da gerade in der chirurgischen Ambulanz vielfältige Fallen lauern, die spezielle Beachtung verdienen und somit problemlos umgangen werden können.

Es ist zu wünschen, dass der 3. Auflage der gleiche Erfolg beschieden sein wird wie den beiden vorangegangenen Auflagen. Möge der Klinikleitfaden das erreichen, was er soll: bei den vielfältigen Problemen, auf die man bei der Arbeit in der chirurgischen Ambulanz treffen kann, kompetent, umfassend und rasch Hilfe leisten.

Aber: Kein Werk ist perfekt und die Medizin ständig im Wandel. Eine kritische persönliche Überprüfung aller Maßnahmen und Therapien ist in jedem Einzelfall notwendig – und Verbesserungsvorschläge werden immer gern entgegengenommen.

Garmisch-Partenkirchen,
im Oktober 2008

Dr. med. Stefan Nöldeke

Danksagung

Der Dank des Herausgebers gilt natürlich den Mitarbeitern der Elsevier GmbH, Urban & Fischer Verlag, die wiederum sachkompetent, unkompliziert und mit viel Engagement die rasche Umsetzung der erforderlichen 3. Auflage vorangetrieben haben. Besonders zu erwähnen sind hier Frau Petra Schwarz und Frau Dr. Sibylle Tönjes. Allen Autoren sei ebenfalls ein herzlicher Dank dafür ausgesprochen, dass sie neben der klinischen Tätigkeit durch ihre hervorragende Mitarbeit das Werk in der vorliegenden Form ermöglicht haben.

Garmisch-Partenkirchen,
im Oktober 2008
Dr. med. Stefan Nöldeke

Abbildungsnachweis

[A300]	Reihe Klinik- und Praxisleitfaden, Elsevier GmbH, Urban & Fischer Verlag
[A300-106]	Henriette Rintelen, Velbert, in Verbindung mit der Reihe Klinik- und Praxisleitfaden, Elsevier GmbH, Urban & Fischer Verlag
[A300-157]	Susanne Adler, Lübeck, in Verbindung mit der Reihe Klinik- und Praxisleitfaden, Elsevier GmbH, Urban & Fischer Verlag
[A300-190]	Gerda Raichle, Ulm, in Verbindung mit der Reihe Klinik- und Praxisleitfaden, Elsevier GmbH, Urban & Fischer Verlag
[A300-M215]	Sabine Weinert-Spieß, Neu-Ulm, in Verbindung mit der Reihe Klinik- und Praxisleitfaden, Elsevier GmbH, Urban & Fischer Verlag
[A300-M247]	Dr. Stefan Nöldeke, Garmisch-Partenkirchen, in Verbindung mit der Reihe Klinik- und Praxisleitfaden, Elsevier GmbH, Urban & Fischer Verlag
[A300-V122]	Gebrüder Martin GmbH & Co. KG, Tuttlingen, in Verbindung mit der Reihe Klinik- und Praxisleitfaden, Elsevier GmbH, Urban & Fischer Verlag
[A300-O485]	F. Feist, Elchingen, in Verbindung mit der Reihe Klinik- und Praxisleitfaden, Elsevier GmbH, Urban & Fischer Verlag

Autorenverzeichnis

Herausgeber

Dr. med. Stefan Nöldeke, Klinikum Garmisch-Partenkirchen, Abt. für Allgemein-, Viszeral-, Thorax- und Gefäßchirurgie, Auenstr. 6, 82467 Garmisch-Partenkirchen

Weitere Autoren

Dr. med. Heinz-Georg Bloß, Klinikum der Universität Regensburg, Klinik und Poliklinik für Neurochirurgie, Franz-Josef-Strauß-Allee 11, 93053 Regensburg
Dr. Joachim Dodenhöft, Städtisches Klinikum Karlsruhe gGmbH, HNO-Klinik, Moltkestr. 90, 76133 Karlsruhe
Joachim Glotz, Korntal-Münchingen
Dr. med. Manuel Kalt, St. Vincentius-Kliniken Karlsruhe, Chirurgische Klinik, Abt. II: Unfall- und Handchirurgie, Steinhäuserstr. 18, 76135 Karlsruhe
Dr. Klaus Kolb, Katharinenhospital, Klinik für Unfall- und Wiederherstellungschirurgie, Kriegsbergstr. 60, 70174 Stuttgart
Dr. Thomas Kyriss, Klinik Schillerhöhe der LVA, Zentrum für Pneumologie und Thoraxchirurgie, Solitudestraße 18, 70839 Gerlingen
Dr. Richard Mährlein, Klinikum Lahr-Ettenheim, Klinik für Unfall-, Orthopädische und Wirbelsäulenchirurgie, Klostenstr. 19, 77933 Lahr
Prof. Dr. Kei Müller-Jensen, Karlsruhe
Dr. med. Hartwig-Richard Nürnberger, Klinikum Dortmund gGmbH, Klinikzentrum Mitte, Chirurgische Klinik, Beurhausstr. 40, 44137 Dortmund
Prof. Dr. med. Udo Bernd Sulkowski, Clemenshospital GmbH, Klinik für Allgemein-, Viszeral- und Gefäßchirurgie, Düesbergweg 124, 48153 Münster
PD Dr. med. Holger Vogelsang, Klinikum Garmisch-Partenkirchen, Abt. für Allgemein-, Viszeral-, Thorax- und Gefäßchirurgie, Auenstr. 6, 82467 Garmisch-Partenkirchen
Dr. med. Rainer Wahl, Klinikum Garmisch-Partenkirchen, Abt. für Frauenheilkunde und Geburtshilfe, Auenstr. 6, 82467 Garmisch-Partenkirchen
Dr. med. Markus Wöhr, Klinikum Rosenheim, Klinik für Urologie und Kinderurologie, Pettenkoferstr. 10, 83022 Rosenheim

Nach der 3. Auflage ausgeschiedener Autor

Prof. Dr. med. Detlef Frohneberg, Karlsruhe (Kapitel: Urologische Notfälle)

Bedienungsanleitung

Der Klinikleitfaden ist ein Kitteltaschenbuch. Das Motto lautet: Kurz, präzise und praxisnah. Medizinisches Wissen wird komprimiert dargestellt. Im Zentrum stehen die Probleme des klinischen Alltags. Auf theoretische Grundlagen wie Pathophysiologie oder allgemeine Pharmakologie wird daher weitgehend verzichtet.
- Vorangestellt: Tipps für die tägliche Arbeit und Arbeitstechniken.
- Im Zentrum: Fachwissen nach Krankheitsbildern bzw. Organsystemen geordnet – wie es dem klinischen Alltag entspricht.
- Zum Schluss: Praktische Zusatzinformationen.

Wie in einem medizinischen Lexikon werden gebräuchliche Abkürzungen verwendet, die im Abkürzungsverzeichnis erklärt werden.

Um Wiederholungen zu vermeiden, wurden viele Querverweise eingefügt. Sie sind mit einem Pfeil ▶ gekennzeichnet.

KLF-Punkt: Wichtige Zusatzinformationen sowie Tipps

Blitz: Notfälle und Notfallmaßnahmen

Ausrufezeichen: Warnhinweise

Internetadressen: Alle Websites wurden vor Redaktionsschluss im Oktober 2008 geprüft. Das Internet unterliegt einem stetigen Wandel – sollte eine Adresse nicht mehr aktuell sein, empfiehlt sich der Versuch über eine übergeordnete Adresse (Anhänge nach dem „/" weglassen) oder eine Suchmaschine. Der Verlag übernimmt für Aktualität und Inhalt der angegebenen Websites keine Gewähr.

Die angegebenen Arbeitsanweisungen ersetzen weder Anleitung noch Supervision durch erfahrene Kollegen. Insbesondere sollten Arzneimitteldosierungen und andere Therapierichtlinien überprüft werden – klinische Erfahrung kann durch keine noch so sorgfältig verfasste Publikation ersetzt werden.

Abkürzungsverzeichnis

Symbole

®	Handelsname
↑	hoch, erhöht
↓	tief, erniedrigt
→	daraus folgt

A

A. (a.)	Arterie(n)
Abd.	Abduktion
abdom.	abdominal(is)
abs.	absolut
AC	akromio-klavikular
Add.	Adduktion
AHB	Anschlussheilbehandlung
AIDS	acquired immune deficiency syndrome
AK	Antikörper
amb.	ambulant
Amp.	Ampulle
ant.	anterior
ANV	akutes Nierenversagen
AO	Arbeitsgemeinschaft Osteosynthese
AP	alkalische Phosphatase
a.p.	anterior-posterior
ARDS	adult respiratory distress syndrom
Aro.	Außenrotation
art.	arteriell
ASS	Acetylsalicylsäure
AT III	Antithrombin III
Ätiol.	Ätiologie
AU	Arbeitsunfähigkeit
AÜ	Abdomenübersicht
AVK	Arterielle Verschlusskrankheit
AZ	Allgemeinzustand

B

bakt.	bakteriell
BB	Blutbild
bds.	beidseits, bilateral
BE	Base excess
BG	Berufsgenossenschaft
BGA	Blutgasanalyse
Bili	Bilirubin
BtMG	Betäubungsmittelgesetz
BÜ	Beckenübersicht
BV	Bildverstärker
BWK	Brustwirbelkörper
BWS	Brustwirbelsäule
BZ	Blutzucker

C

C1–C8	Zervikalsegment 1–8
Ca^{2+}	Kalzium
Ca	Karzinom
CCT	Kraniales Computertomogramm
Ch.	Charrière
CHE	Cholinesterase
Cl^-	Chlorid
CPR	Kardiopulmonale Reanimation
COLD	chronic obstructive lung disease
CO_2	Kohlendioxid
CT	Computertomogramm
CVI	chron. venöse Insuffizienz

D

d	dies (Tag)
D	digitus (Finger, Zehe)
DCP	dynamic compression plate
DCS	dynamische Kondylenschraube
DD	Differenzialdiagnose
Def.	Definition
desc.	descendens
DHS	Dynamische Hüftschraube
Diab. mell.	Diabetes mellitus
Diagn.	Diagnostik
DIC	disseminierte intravasale Koagulopathie
DIP	Distales Interphalangealgelenk
dist.	distal

D,M,S	Durchblutung, Motorik, Sensibilität	**HZV**	Herzzeitvolumen
Drg.	Dragee/-s		
DS	Druckschmerz	**I**	
E		**i.a.**	intraarteriell
		IAV	intermittend assisted ventilation
E. coli	Escherichia coli	**i.c.**	intrakutan
ED	Einmaldosis	**ICD**	implantierbare Cardioverter/Defibrillator-Einheit, International Code of Diseases
EK	Erythrozytenkonzentrat		
EKG	Elektrokardiogramm/Elektrokardiographie		
EMG	Elektromyogramm/Elektromyographie	**ICR**	Interkostalraum
		ICU	intensive care unit
ERCP	endoskopische retrograde Cholangio-Pankreatikographie	**ID**	Innendurchmesser
		i.d.R.	in der Regel
		IE	Internationale Einheit
Erkr.	Erkrankung	**i.m.**	intramuskulär
Erw.	Erwachsener	**Ind.**	Indikation
EU	Erwerbsunfähigkeit	**Inf.**	Infektion
EZ	Ernährungszustand	**inf.**	inferior
		insbes.	insbesondere
F		**Insuff.**	Insuffizienz
		Intox.	Intoxikation
FFP	fresh frozen plasma	**Iro.**	Innenrotation
		ISG	Iliosakralgelenk
G		**ITN**	Intubationsnarkose
		i.v.	intravenös
G	Gauge		
GdB	Grad der Behinderung	**J**	
Gew.	Gewicht		
GIT	Gastrointestinaltrakt	**J**	Joule
Gy	Gray	**J.**	Jahr(e)
		jährl.	jährlich
H			
		K	
h	hora (Stunde)		
HA	Humanalbumin	**K⁺**	Kalium
Hb	Hämoglobin	**K-Draht**	Kirschner-Draht
HDM	Herzdruckmassage	**KG**	Körpergewicht, Krankengymnastik
HIV	human immunodeficiency virus		
		/kg KG	pro Kilogramm Körpergewicht
HKB	hinteres Kreuzband		
Hkt.	Hämatokrit	**KH**	Kohlenhydrate
HT	Herzton	**KHK**	Koronare Herzkrankheit
HTEP	Hüfttotalendoprothese	**KI**	Kontraindikation
HWI	Harnwegsinfektion	**KM**	Knochenmark, Kontrastmittel
HWK	Halswirbelkörper		
HWS	Halswirbelsäule	**KOF**	Körperoberfläche
HWZ	Halbwertszeit	**kons.**	konservativ
Hz	Hertz		

Konz.	Konzentration	NA	Notarzt
KO	Komplikation	Na$^+$	Natrium
Krea	Kreatinin	NaCl	Natriumchlorid
KS	Kompartmentsyndrom	NAW	Notarztwagen
KTW	Krankentransportwagen	neg.	negativ
KV	Kassenärztliche Vereinigung	neurol.	neurologisch
		NLG	Nervenleitgeschwindigkeit
		NNH	Nasennebenhöhlen

L

L1–L5	Lumbalsegment 1–5	NNM	Nebennierenmark
LA	Lokalanästhesie, Lokalanästhetika, Lokalanästhetikum(s)	NNR	Nebennierenrinde
		NSD	Nebenschilddrüse
		NW	Nebenwirkung
lat.	lateral		
LC-DCP	limited contact dynamic compression plate		

O

		o. B.	ohne Besonderheit
li	links	oberfl.	oberflächlich
Lj.	Lebensjahr	OP, op.	Operation, operativ
Lk	Lymphknoten	Orthop.	Orthopädie, orthopädisch
LWK	Lendenwirbelkörper	OSG	Oberes Sprunggelenk
LWS	Lendenwirbelsäule		
LuFu	Lungenfunktionsuntersuchung		

P

		p.a.	posterior-anterior
		pAVK	periphere arterielle Verschlusskrankheit

M

M	Männer	Pat.	Patient
M., Mm.	Musculus, Musculi	PEEP	positive endexpiratory pressure
MCL	Medioklavikularlinie		
MdE	Minderung der Erwerbsfähigkeit	PEG	perkutane endoskopische Gastrostomie
MDP	Magen-Darm-Passage	PDA	Periduralanästhesie
ME	Metallentfernung	PE	Probeexzision
med.	medial	PHS	Periarthropathia humeroscapularis
Mg^{2+}	Magnesium		
min.	minimal	phys.	physikalisch
Min.	Minute	physiol.	physiologisch
Mio.	Millionen	p.i.	post infectionem
MKG	Mund-, Kiefer-, Gesichtschirurgie	PIP	proximales Interphalangealgelenk
ml	Milliliter	p.o.	per os
Mon.	Monat(e)	pos.	positiv
MOV	Multiorganversagen	postop.	postoperativ
MRT	Magnetresonanztomographie	präop.	präoperativ
ms	Millisekunde(n)	PRIND	prolonged reversible ischaemic neurologic deficit

N

		Proc.	Processus, Prozedere
		PSR	Patellarsehnenreflex
n	nano	PTA	perkutane transluminale Angioplastie
N., Nn.	Nervus, Nervi		

PTT	partielle Thrombinzeit	**Tbl.**	Tablette/-n
Q		**Ther., ther.**	Therapie, therapeutisch
QF	Querfinger	**TEP**	Totalendoprothese
		TIA	Transitorische ischämische Attacke
R		**TNM**	Tumor Nodes Metastasen (Klassifizierungssystem für solide Tumoren)
re	rechts		
respir.	respiratorisch	**Tr.**	Tropfen
rezid.	rezidivierend	**TSR**	Trizepssehnenreflex
RF	Rheumafaktor		
RG	Rasselgeräusch	**U**	
Rh	Rhesus		
Rö	Röntgen	**u.a.**	und andere
RR	Blutdruck nach Riva-Rocci	**UFN**	unaufgebohrter Femurnagel
RTH	Rettungshubschrauber	**UHN**	unaufgebohrter Humerusnagel
RTW	Rettungswagen		
		U/l	Units/Liter
S		**UTN**	unaufgebohrter Tibianagel
s.	siehe		
S1–S5	Sakralsegment 1–5	**V**	
SAR	search and rescue		
s.a.	siehe auch	**V.a.**	Verdacht auf
s.c.	subkutan	**v.a.**	vor allem
SD	Schilddrüse	**VES**	Ventrikuläre Extrasystole
Sek.	Sekunde(n)	**VK**	Vitalkapazität
serol.	serologisch	**VKB**	Vorderes Kreuzband
SHF	Schenkelhalsfraktur	**VKOF**	Verbrannte Körperoberfläche
SHT	Schädel-Hirn-Trauma	**Vit.**	Vitamin
SM	(Herz-)Schrittmacher	**VSD**	Vertrikelseptumdefekt
s.o.	siehe oben		
sog.	so genannte/r/s	**W**	
Sono	Sonographie		
SPA	Spinalanästhesie	**weibl.**	weiblich/e/er
SSW	Schwangerschaftswoche	**WF**	Werksfeuerwehr
stat.	stationär	**Wo.**	Woche(n)
StGB	Strafgesetzbuch	**WS**	Wirbelsäule
s.l.	sublingual	**WW**	Wechselwirkung von Arzneimitteln
s.u.	siehe unten		
sup.	superior		
supp.	Suppositorium/-en	**Z**	
Sy.	Syndrom		
Syn.	Synonym/-a	**Z.n.**	Zustand nach
Szinti	Szintigraphie	**ZNS**	Zentrales Nervensystem
		z.T.	zum Teil
T		**ZVD**	Zentraler Venendruck
		ZVK	Zentraler Venenkatheter
tägl.	täglich		
Tbc	Tuberkulose		

Inhaltsverzeichnis

1 Tipps für die Ambulanz 1
1.1 Grundsätze der Ambulanztätigkeit 3
1.2 Formularwesen und Dokumentation 6
1.3 Bescheinigungen und Rezepte 11
1.4 Probleme und Problempatienten 25
1.5 BG-Ambulanz 39
1.6 Aufklärung 54
1.7 Ambulantes Operieren 61
1.8 Begutachtung 66
1.9 Adressen 70
1.10 Internetadressen 75

2 Chirurgische Arbeitstechniken 79
2.1 Steriles Arbeiten 81
2.2 Chirurgisches Instrumentarium 85
2.3 Anästhesie 90
2.4 Wundversorgung 98
2.5 Hauttransplantationen und -plastiken 105
2.6 Verbandstechnik und Ruhigstellung 111
2.7 Kleine chirurgische Eingriffe 125
2.8 Impfungen 128
2.9 Punktionen, Injektionen und Drainagen 129
2.10 Thromboembolieprophylaxe und Antikoagulation 144
2.11 Transfusionen und Eigenblutspende 154
2.12 Analgetika 164
2.13 Antiphlogistika 169

3 Chirurgische Diagnostik 171
3.1 Anamnese 173
3.2 Körperliche Untersuchung 174
3.3 Untersuchung des Bewegungsapparats 180
3.4 Untersuchung der Gefäße 189
3.5 Röntgenuntersuchungen 193
3.6 Kontrastmitteluntersuchungen 222
3.7 Angiographie 226
3.8 Sonographie 230
3.9 Weitere apparative Gefäßdiagnostik 254
3.10 Computertomographie (CT) 255
3.11 Magnetresonanztomographie (MRT) 263
3.12 Positronen-Emissionstomographie (PET) 264
3.13 Endoskopie 265
3.14 Szintigraphie 269
3.15 Laborwerte 270

4 Schockraummanagement 273
- 4.1 Primärdiagnostik im Schockraum 274
- 4.2 Ablauf der Primärversorgung 280
- 4.3 ABC weiterer Maßnahmen im Schockraum 286
- 4.4 Notfallmedikamente 294

5 Thorax 301
- 5.1 Notfalluntersuchung 302
- 5.2 Leitsymptome und Differenzialdiagnosen 305
- 5.3 Thoraxerkrankungen und -verletzungen 313
- 5.4 Sofortmaßnahmen bei Thoraxnotfällen 327

6 Unklares und akutes Abdomen, abdominelles Trauma 329
- 6.1 Unklares und akutes Abdomen 330
- 6.2 Abdominelles Trauma 336

7 Viszeralchirurgie 341
- 7.1 Leitsymptome 342
- 7.2 Häufige abdominelle Krankheitsbilder 354

8 Proktologie 379
- 8.1 Hämorrhoidalleiden 380
- 8.2 Marisken 382
- 8.3 Analfissur 382
- 8.4 Periproktischer Abszess 383
- 8.5 Analfistel 384
- 8.6 Anal- und Rektumprolaps 385
- 8.7 Fremdkörper 386
- 8.8 Anorektale Verletzungen 387

9 Endokrine chirurgische Ambulanz 389
- 9.1 Schilddrüse 390
- 9.2 Hyperparathyreoidismus 396
- 9.3 Nebenniere 399

10 Onkologische Chirurgie 405
- 10.1 TNM-System 406
- 10.2 Metastasierung 408
- 10.3 Therapieziele 409
- 10.4 Chirurgische Therapie 409
- 10.5 Tumormarker 411
- 10.6 Nachsorge 413

11 Gynäkologische Notfälle 415
- 11.1 Besonderheiten 416
- 11.2 Differenzialdiagnosen und Leitsymptome 416
- 11.3 Adnexitis 417
- 11.4 Extrauteringravidität (EUG) 419

11.5	Vaginale Blutungen (ohne Verletzung)	420
11.6	Verletzungen von Vulva und Vagina	421

12 Urologische Notfälle 425
- 12.1 Urethrale Blutung 426
- 12.2 Akuter Harnverhalt 427
- 12.3 Epididymitis 428
- 12.4 Hodentorsion 429
- 12.5 Orchitis 431
- 12.6 Pyelonephritis 431
- 12.7 Nierensteine und Harnleiterkolik 433
- 12.8 Paraphimose 434
- 12.9 Priapismus 435
- 12.10 Fournier-Gangrän 436

13 Haut und Weichteile 437
- 13.1 Differenzialdiagnosen von Hautveränderungen 438
- 13.2 Hauttumoren 439
- 13.3 Bissverletzungen 446
- 13.4 Verbrennungen, Verätzungen, Erfrierungen 448
- 13.5 Insektenstiche und Hautparasiten 453

14 Infektionen in der chirurgischen Ambulanz 457
- 14.1 Diagnostik von Infektionen 458
- 14.2 Vermeidung chirurgischer Infektionen 459
- 14.3 Häufige Infektionen in der chirurgischen Ambulanz 461
- 14.4 Antibiotikatherapie 466

15 Allgemeine Traumatologie 471
- 15.1 Anamnese, Untersuchung, Dokumentation 472
- 15.2 Leitsymptome, Differenzialdiagnosen 473
- 15.3 Häufige Krankheitsbilder und Symptome 476

16 Obere Extremität 491
- 16.1 Schultergürtel 492
- 16.2 Schulter und Oberarm 498
- 16.3 Ellenbogen und Unterarm 510
- 16.4 Hand 523
- 16.5 Nervenkompressionssyndrome obere Extremität 540

17 Untere Extremität 543
- 17.1 Hüftgelenk, Oberschenkel 544
- 17.2 Knie 556
- 17.3 Unterschenkel 572
- 17.4 Fuß 582
- 17.5 Nervenkompressionssyndrome untere Extremität 595

18 Schädel und Gehirn 597
- 18.1 Beurteilung des Patienten 599
- 18.2 Leitsymptome bei Schädel-Hirn-Verletzungen 604
- 18.3 Weichgewebeverletzungen 614
- 18.4 Kalottenfraktur 616
- 18.5 Schädelbasisfrakturen 618
- 18.6 Gesichtsschädelfrakturen 620
- 18.7 Schädel-Hirn-Trauma 624
- 18.8 HNO 630
- 18.9 Augen 639

19 Wirbelsäule 649
- 19.1 Diagnostik 650
- 19.2 Lumbago, Lumboischialgie 659
- 19.3 Diskusprolaps 660
- 19.4 Querschnittsläsion 662
- 19.5 HWS-Trauma 664
- 19.6 BWS-Traumen 672
- 19.7 LWS-Traumen 674
- 19.8 Pathologische Frakturen – Frakturen des Seniums 677

20 Becken 679
- 20.1 Anatomische Grundlagen 680
- 20.2 Beckenringfrakturen 680
- 20.3 Azetabulumfrakturen 683

21 Kindliche Frakturen 687
- 21.1 Besonderheiten kindlicher Frakturen 688
- 21.2 Oberarmfrakturen 691
- 21.3 Unterarmfrakturen 694
- 21.4 Oberschenkelfrakturen 699
- 21.5 Unterschenkelfrakturen 700

22 Gefäßchirurgie 705
- 22.1 Leitsymptome und Differenzialdiagnosen 706
- 22.2 Stenosen und Verschlüsse supraaortaler Äste 709
- 22.3 Erkrankungen von Aorta und Beckengefäßen 716
- 22.4 Erkrankungen der peripheren Gefäße 724
- 22.5 Venöses System 735
- 22.6 Arterielle Gefäßverletzung 743
- 22.7 Dialyse-Shunts 747
- 22.8 Katheter und Portsysteme 748
- 22.9 Ulcus cruris 749
- 22.10 Der diabetische Fuß 750

23 Hilfsmittel 753
- 23.1 Verordnung 754
- 23.2 Schuheinlagen 756

23.3 Gehstützen (Gehhilfen) 758
23.4 Kompressionsstrümpfe 761
23.5 Bandagen 764
23.6 Orthesen 771

24 AO-Klassifikation 777
24.1 AO-Klassifikation obere Extremität 778
24.2 AO-Klassifikation untere Extremität 785

Index 793

1 Tipps für die Ambulanz

Stefan Nöldeke

1.1 Grundsätze der Ambulanztätigkeit 3
1.1.1 Grundregeln in der Ambulanz 3
1.1.2 Kommunikation in der Ambulanz 3
1.1.3 Kommunikation aus der Ambulanz 3
1.1.4 Delegation 4
1.1.5 Komplikationsmanagement 4
1.1.6 Umgang mit Angehörigen 5
1.2 Formularwesen und Dokumentation 6
1.2.1 Zugang des Patienten zur Ambulanz 6
1.2.2 Überweisungsschein 7
1.2.3 Konsiliarschein 7
1.2.4 Notfall- und Vertretungsschein 7
1.2.5 Einweisungsschein 8
1.2.6 Krankenbeförderung und Rettungsdienst 8
1.2.7 Ambulanzkarten und Patientendokumentation 9
1.2.8 Arztbrief 10
1.3 Bescheinigungen und Rezepte 11
1.3.1 Rezepte 11
1.3.2 Betäubungsmittel 13
1.3.3 Heilmittel 15
1.3.4 Verordnen von Physiotherapie 16
1.3.5 Verordnung von Hilfsmitteln 21
1.3.6 Arbeitsunfähigkeitsbescheinigung 21
1.3.7 Todesbescheinigung (Leichenschauschein) 22
1.3.8 Weitere Bescheinigungen und Atteste 23
1.3.9 Impfausweis 24
1.3.10 Röntgenpass 24
1.4 Probleme und Problempatienten 25
1.4.1 Alkohol 25
1.4.2 Drogenabhängigkeit 26
1.4.3 Der randalierende Patient 27
1.4.4 Patientenfixierung 27
1.4.5 Suizid/-versuch 28
1.4.6 Zwangseinweisung 29
1.4.7 Misshandlung 29
1.4.8 Kriminelle Handlungen 30
1.4.9 Obdachlosigkeit 30
1.4.10 Der verwirrte Patient 31
1.4.11 Der allergische Patient 32
1.4.12 Vorführung durch Polizei 32
1.4.13 Haftfähigkeit, Gewahrsamstauglichkeit 32
1.4.14 Kinder 34
1.4.15 HIV und Hepatitis 34
1.4.16 Kontamination mit infektiösem Material 35
1.4.17 MRSA 37
1.4.18 Schwangerschaft 38

1.5 BG-Ambulanz 39
- 1.5.1 Leistungen der Berufsgenossenschaften 39
- 1.5.2 Arbeitsunfall 39
- 1.5.3 D-Arzt-Verfahren 40
- 1.5.4 D-Arzt-Bericht 40
- 1.5.5 Ergänzungsberichte 42
- 1.5.6 H-Arzt-Verfahren 44
- 1.5.7 Schwerverletztenheilverfahren 45
- 1.5.8 Berufsgenossenschaftliches Glossar 47

1.6 Aufklärung 54
- 1.6.1 Aufklärung vor operativen Eingriffen 54
- 1.6.2 Aufklärung vor Notfalloperationen 57
- 1.6.3 Aufklärung bei Gipsverbänden 57
- 1.6.4 Aufklärung bei ambulanter Thromboembolieprophylaxe 58
- 1.6.5 Aufklärung bei Medikamentengabe 58
- 1.6.6 Aufklärung bei Punktionen, Lokalanästhesie 59

1.7 Ambulantes Operieren 61
- 1.7.1 Grundsätzliches 61
- 1.7.2 Mögliche ambulante Eingriffe 62
- 1.7.3 Aufklärung vor ambulanten Eingriffen 63
- 1.7.4 Ablauf 63
- 1.7.5 Vorstationäre Behandlung 64
- 1.7.6 OP-Vorbereitung 64
- 1.7.7 Nachstationäre Behandlung 65

1.8 Begutachtung 66
- 1.8.1 Hinweise für den ärztlichen Gutachter 66
- 1.8.2 Arten von Gutachten 67
- 1.8.3 Besonderheiten einzelner Versicherungen 67

1.9 Adressen 70
- 1.9.1 Krankenhäuser für Schwerbrandverletzte 70
- 1.9.2 Gewerbliche Berufsgenossenschaften (BG) 72
- 1.9.3 Landwirtschaftliche Berufsgenossenschaften (BG) 73
- 1.9.4 Giftinformationszentralen 74

1.10 Internetadressen 75

1.1 Grundsätze der Ambulanztätigkeit

1.1.1 Grundregeln in der Ambulanz

- Sich mit möglichen Notfallsituationen intensiv auseinandersetzen: Kollegengespräch, Hospitation.
- Notfallpatienten sind kranke Menschen, die Hilfe suchen/brauchen: höflicher Umgang, Zuwendung, Probleme anhören und zu verstehen versuchen.
- Überblick über die Situation verschaffen: Dringlichkeit (Notfall, akutes Problem, chronisches Leiden?) erfassen.
- Ruhig agieren: Hektik ist unprofessionell, kontraproduktiv und provoziert Fehler in der Einschätzung und in der Therapie, Diagnostik- und Behandlungsplan entwerfen.
- Erfolg durch Kommunikation und Miteinander aller Beteiligten, Dokumentation aller Maßnahmen.
- Ständige Fortbildung betreiben: Literatur, Internet, Veranstaltungen.

1.1.2 Kommunikation in der Ambulanz

Oberstes Ziel ist eine optimale Patientenbetreuung. Voraussetzung hierfür ist ein motiviertes, informiertes und kompetentes Personal. Deshalb:
- Sich und andere neue Mitarbeiter gleich zu Beginn vorstellen und möglichst schnell in das Team integrieren.
- Keine Zurechtweisung von Mitarbeitern vor den Pat., kein Herumkommandieren.
- Auch in Stresssituationen ruhigen und angemessenen Ton bewahren, Vermeiden medizinischer oder persönlicher Diskussionen vor dem Pat., klare Richtlinien vorgeben bzw. einhalten.
- Kritik anderer Mitarbeiter nicht herunterspielen oder ignorieren, sondern Grund der Kritik abklären.

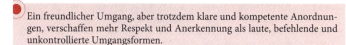

Ein freundlicher Umgang, aber trotzdem klare und kompetente Anordnungen, verschaffen mehr Respekt und Anerkennung als laute, befehlende und unkontrollierte Umgangsformen.

1.1.3 Kommunikation aus der Ambulanz

Kliniken und niedergelassene Ärzte haben den gemeinsamen Auftrag, eine optimale Patientenbetreuung zu gewährleisten. Dazu gehört zwingend ein guter Informationsfluss in die Klinik und aus der Klinik. Eine gute Kommunikation mit zuweisenden Ärzten und anderen Kliniken ist eine Visitenkarte einer Klinik. Telefonische Rücksprachen mit Kooperationspartnern sind immer zu empfehlen bei:
- Unklarheiten oder Ungereimtheiten in der Zuweisung (der Hausarzt kennt seine Pat. am besten).
- Unklarheiten der bisher durchgeführten Diagnostik und Therapie (ggf. Bitte um Übermittlung).

- Unklarheiten der bisher verordneten Medikamente, aktuell neuen relevanten Diagnosen.
- Geplanten diagnostischen oder therapeutischen Maßnahmen, die über das erwartete Maß hinausgehen.
- Verlegungen aus wichtigen Gründen in andere Abteilungen oder Kliniken, fehlenden wichtigen Unterlagen oder Untersuchungen.
- Befunde und Unterlagen am besten per Fax anfordern und schriftlich eine Telefonnotiz verfassen und Angabe von:
- Datum des Gesprächs, gewählte Nummer, Gesprächspartner, Name des betreffenden Pat.
- Grund des Gesprächs, evtl. erfolgte Vereinbarungen oder Vorgehensweisen.
- Allen Pat., die die Ambulanz verlassen, eine schriftliche Information mit allen relevanten Daten und Befunden für den weiterbehandelnden Arzt (Praxis, Praxisklinik, Klinik ▶ 1.2.8) oder der Einheit/Station im Hause mitgeben.
- Wichtige Telefonnummern mit allen Notfallrufnummern müssen in jeder Ambulanz an gut sichtbarer Stelle aushängen. Zu Beginn der Ambulanztätigkeit Informationen über Existenz und Verfügbarkeit einer Telefonliste einholen!

1.1.4 Delegation

Gewisse Tätigkeiten sind an das Ambulanzpflegepersonal delegierbar. Bei Delegation haftet der Delegierende im Sinne der Anordnungsverantwortung (= Anordnungsverschulden, Führungsverantwortung), der Delegationsempfänger im Sinne der Durchführungsverantwortung (= Durchführungsverschulden, Handlungsverantwortung). Voraussetzung für Delegation von Aufgaben ist, sich davon zu überzeugen, dass die beauftragte Person die delegierte Tätigkeit durchführen kann bzw. auch ausführen kann und beherrscht. Tätigkeiten, die ärztliches Fachwissen verlangen (Diagnostik, Aufklärung), sind nicht delegierbar. Delegierbare Tätigkeiten sind:
- I.m. und s.c. Injektionen, i.v. Injektionen bei liegendem Venenkatheter nur im Einzelfall (Intensiv-Pflegekraft, Anästhesie-Pflegekraft), also i.d.R. nicht Ambulanz-Pflegekräfte, Legen von Nasensonden.
- Legen von Blasenkathetern, Abnahme von Blutproben (nicht im Rahmen eines Blutalkoholgutachtens bzw. nicht zur Blutgruppenbestimmung, hier persönliche Erbringung durch den Arzt mit Unterschrift!).
- Schreiben eines EKG, Verbandswechsel.

1.1.5 Komplikationsmanagement

Probleme, Krisen und Komplikationen können überall und jederzeit auftreten. Tritt eine Krisen- oder Problemsituation auf, die man (vermeintlich) zunächst nicht zu beherrschen glaubt, hilft folgende „Checkliste":
- Ruhe bewahren: Hektik verbreiten ist unprofessionell, unangemessen und kontraproduktiv!
- Hilfe: Kann die Situation mit dem vorhandenen Personal gemeistert werden? Wenn nein → Hilferuf absetzen, benötigte Hilfe anfordern (Fachkollegen, Psychiater, vorgesetztes Personal wie Oberarzt oder Chefarzt, Pflegepersonal, Polizei?).

- Agieren statt Nichtstun: Mangelndes Agieren engt den Handlungsspielraum zusätzlich ein und verschlimmert die Situation durch Verpassen geeigneter und erforderlicher Maßnahmen! Ruhiges und angemessenes Agieren und Kommunizieren schafft Vertrauen bei den Beteiligten.
- Keine falsche Zurückhaltung: Auch im Nachtdienst kann und muss man die erforderlichen Personen (inklusive Chefarzt!) hinzurufen.
- Schadensbegrenzung: Bei bekannter Ursache einer Komplikation (z.B. Infusion, Transfusion) Maßnahme unterbrechen bzw. abbrechen.
- Kommunikation: Keine Verharmlosung einer offensichtlichen Komplikation, sondern gezielt offene Kommunikation zur weiteren Schadensbegrenzung. Vorsicht allerdings mit vorschnellen „Schuldeingeständnissen" gegenüber dem Pat. und den Angehörigen, dies kann versicherungsrechtliche Probleme aufwerfen.
- Schadensbehebung: Alle erforderlichen Maßnahmen einleiten, die zur sachgerechten Behandlung des Pat. bzw. Beherrschung der Situation erforderlich sind.
- Weitere Fachdisziplinen: Fachkollegen aus anderen Disziplinen oder das OP-Personal benachrichtigen, z.B. abdominelle Verletzung bei Legen einer Thoraxdrainage, Pneumothorax bei Legen eines zentralvenösen Zuganges, Krampfanfall bei versehentlicher intravasaler Gabe von Lokalanästhetika, Verletzung eines Gefäßes bei einer Punktion/Drahtosteosynthese.
- Hilfspersonal: Weitere Personen hinzuziehen, ggf. auch die Polizei, bei eskalierenden Situationen mit Pat. bzw. Angehörigen bei tatsächlichen oder angedrohten Gewaltmaßnahmen.
- Dokumentation: Alle Vorgänge exakt dokumentieren, das schlimmste Fehlverhalten ist das Vertuschen von Problemen oder Komplikationen.
- Zeitfaktor: Keine Verschleppung einer evtl. notwendigen Korrektur oder Beseitigung des aufgetretenen Problems (Vorbeugung von Folgeproblemen).
- Beseitigung von Folgeproblemen durch rasches, gemeinsames und ggf. interdisziplinäres Vorgehen.
- Krisennachbearbeitung: Im zeitlichen Abstand nach dem Ereignis genaues Aufarbeiten der Situation mit allen Beteiligten und Erarbeiten einer Schlussfolgerung zur Optimierung des Ablaufes zukünftiger ähnlicher Krisen.
- Katastrophenpläne für größere Ereignisse (z.B. Brand im Krankenhaus).

1.1.6 Umgang mit Angehörigen

- Häufige Ursache für Beschwerden bis hin zu juristischen Auseinandersetzungen bzw. Vorwürfe wegen fehlerhafter Behandlung ist eine mangelnde Kommunikation mit Pat. und Angehörigen.
- Erkennen, dass akute Probleme des Pat. oft kritische Lebenssituationen darstellen.
- Versuchen, Sympathie und nicht Antipathie zu vermitteln.
- Wertschätzung für den Gesprächspartner zeigen, für Gespräche zur Verfügung stehen, sich Zeit nehmen.
- Die nonverbale Kommunikation in die Kommunikation einbinden.
- Transparenz in der geplanten Diagnostik und Therapie schaffen.
- Sorgen, Ängste und Nöte von Pat. erkennen und ernst nehmen.
- Das Gefühl vermitteln, dass man sich um alle Probleme persönlich kümmert.

- Ängste von Pat. und Angehörigen offen ansprechen.
- Probleme und tatsächliche oder mögliche Komplikationen nicht verschweigen, aber keine (zunächst vermeintlichen) „Fehler" formulieren (kann Versicherungsschutz beeinträchtigen).
- Bei größeren Katastrophen (Kind verstirbt nach Unfall) Krisenintervention durch Fachpersonal veranlassen.
- Bei offensichtlicher Non-Compliance oder Therapieablehnung durch Pat. und Angehörigen dies dokumentieren.
- Bei offensichtlich persönlicher Ablehnung Weiterbehandlung durch Kollegen veranlassen bzw. vorgesetzten Kollegen informieren, alle Interaktionen mit Pat. und Angehörigen sorgfältig dokumentieren.

1.2 Formularwesen und Dokumentation

1.2.1 Zugang des Patienten zur Ambulanz

Tab. 1.1 Zugangswege des Patienten zur Ambulanz

Aufnahmeart	Zuweisung	Vorbefunde	Weiterbehandlung
Notfall	Notfallmäßige Aufnahme	Meist keine Vorbefunde	Nur bei stationärer Aufnahme
Einweisung	Durch Vertragsarzt (alle Fachrichtungen)	Meist mit Vorbefunden, bestimmte Fragestellung	Stationär ja, ambulant begrenzt
Überweisung	Durch Chirurgen oder Orthopäden	Meist mit Vorbefunden	Zielauftrag (Untersuchung, Therapie)
Privatpatient, Selbstzahler	Kann sich ohne vorherigen Arztkontakt vorstellen		Immer möglich
BG-Fall	Notfallmäßig oder Zuweisung von D- oder H-Arzt	Ohne (bei Notfall) oder mit Vorbefunden	Bei BG-Zulassung immer möglich
Begutachtung	Geplante Einbestellung	Befunde meist im Hause oder von Versicherung beigefügt	Nein, nur Begutachtung (ausgenommen Notfall)
Vorstellung durch Polizei/Justiz	Haftfähigkeit Gewahrsamstauglichkeit Behandlung Blutalkoholgutachten	Keine	Notfallversorgung ja, bei Haftunfähigkeit Einweisung/Weiterbehandlung möglich

1.2.2 Überweisungsschein

Ausstellung durch einen niedergelassenen Vertragsarzt. Voraussetzung ist eine entsprechende Ermächtigung des Krankenhausarztes (Chefarztes) durch die jeweilige Kassenärztliche Vereinigung (KV) zur Durchführung der angeforderten Leistung. Die KV-Ermächtigung kann z.b. auch auf einen Oberarzt übertragen werden. Möglich sind:
- Mit- bzw. Weiterbehandlung: Durchführung aller notwendigen diagnostischen und therapeutischen Schritte in der Klinik.
- Konsiliarauftrag: Der ermächtigte Klinikarzt soll den Pat. untersuchen, erhobene Befunde mitteilen und eine Stellungnahme zum weiteren Prozedere abgeben.
- Zielauftrag: Durchführung einer bestimmten diagnostischen oder therapeutischen Leistung, z.B. einer Phlebographie.
- Sonstiges, z.B. Untersuchung eines histologischen Präparates.
- Im Rahmen von Sprechstunden muss auch oft innerhalb einer Klinik ein Überweisungsschein ausgestellt werden, z.B. wenn ein Pat. vor einer großen Operation zuerst kardiologisch abgeklärt werden muss.
- Privatpatienten können sich ohne Überweisungsschein jederzeit bei einem Arzt ihrer Wahl vorstellen.

1.2.3 Konsiliarschein

Pat. werden von einem niedergelassenen (Fach-)Arzt mit einem Zielauftrag und den diagnostischen Unterlagen „überwiesen". Sie müssen dem Chefarzt oder Oberarzt (der i.d.R. die Ermächtigung als Krankenhausarzt hat) oder seinem Stellvertreter vorgestellt werden (persönliche Leistungserbringung). Dieser führt eine einmalige konsiliarärztliche Beratung hinsichtlich der Fragestellung durch, meistens begrenzt auf bestimmte Leistungen. Es sind keine technischen Untersuchungen, wie Röntgenaufnahmen, sondern ausschließlich eine körperliche Untersuchung und die Begutachtung der vom Vertragsarzt mitgegebenen Befunde erwünscht.

In jedem Fall muss dem Pat. eine exakte schriftliche Mitteilung an den überweisenden Kollegen mitgegeben werden. Empfehlenswert ist jedoch die persönliche (telefonische) Kontaktaufnahme. Die Weiterüberweisung des Pat. durch einen ermächtigten Krankenhausarzt an einen anderen ermächtigten Arzt des Krankenhauses ist nicht zulässig.

1.2.4 Notfall- und Vertretungsschein

Der rote Notfallschein wird bei allen Notfallbehandlungen ausgefüllt, bei denen kein Einweisungs- oder Überweisungsschein vorliegt. Er enthält die üblichen Formalien des Pat. inkl. Kostenträger, außerdem Felder für den ärztlichen Notfalldienst, Urlaubs- bzw. Krankheitsvertretung und Notfälle. Der Pat. sollte seine Angaben durch Unterschrift bestätigen. Der gleiche Schein wird z.B. auch im ärztlichen Notfalldienst benutzt. Bei Privatpatienten wird dieser Schein nicht ausgefüllt, wohl aber bei den Pat., bei denen das Sozialamt der Kostenträger ist.

1.2.5 Einweisungsschein

Roter Einweisungszettel, der bei gesetzlich Krankenversicherten und privat versicherten Pat. Verwendung findet, dessen Ausstellung nur bei medizinischer Notwendigkeit zulässig ist. Er enthält Informationen über Patientendaten, Vorgeschichte, Befunde, Diagnose oder Verdachtsdiagnose, bisherige diagnostische Maßnahmen und bisherige Therapie, Medikamentenunverträglichkeiten, körperliche Erkrankungen. Sehr wichtig sind zudem Angaben über Betreuung, Suchtanamnese und Telefonnummern der Angehörigen. Mit dem Einweisungsschein liegt der Auftrag des einweisenden Arztes vor, sowohl notwendige ambulante als auch stationäre diagnostische und therapeutische Maßnahmen durchzuführen. Es ist Aufgabe des Ambulanzarztes, zu prüfen, ob eine stationäre Behandlung und ggf. in welcher Fachabteilung erforderlich ist.

1.2.6 Krankenbeförderung und Rettungsdienst

Taxi: Preiswertes Beförderungsmittel, allerdings ohne medizinische Betreuung, als nur sitzender Transport von gehfähigen Pat. Taxifahrten sind bei ambulanter Behandlung vom Pat. zu bezahlen. Ausgenommen sind Fälle mit Genehmigung der Versicherung (z.B. Berufsgenossenschaften bei Arbeitsunfällen und Unfallfolgen, Fahrt zur AHB oder von der Kasse befreite Personen).

- **Liegende Transporte:** Werden von paramedizinischen Transportorganisationen bei Pat. durchgeführt, die nicht oder eingeschränkt gehfähig sind und die während des Transportes nicht medizinisch versorgt werden müssen.
- **Krankentransportwagen** (KTW): Mit Funk ausgestattete Wagen, deren Besatzung und Ausstattung bei akuter Notfallsituation möglicherweise überfordert ist. Sie werden zum Sitzend- oder Liegendtransport von nicht akut bedrohten, aber hilfebedürftigen Pat. verwandt, z.B. Fahrt zu einem Konsil in eine andere Klinik oder zum CT bzw. MRT.
- **Rettungswagen** (RTW): Mit vollständiger Notfallausrüstung ausgestattet und mit Fachpersonal (Rettungssanitäter, Rettungsassistent) besetzt. Zum Liegendtransport von Pat., die während eines Transportes medizinisch überwacht (EKG) oder behandelt (Infusionen) werden müssen und/oder durch Fachpersonal überwacht werden müssen.
- **Notarztbegleitung** (NAW): Ggf. sofortiges ärztliches Eingreifen gewährleistet (z.B. Intubation bei Ateminsuffizienz, Defibrillation bei Kammerflimmern). Teuer. Daher die Ind. streng stellen, v.a. vital bedrohte Pat. oder ständige ärztliche Überwachung nötig.
    - Primärtransport: Notfall, Pat. wird direkt von Notarzt ins Krankenhaus begleitet.
    - Sekundärtransport: Transport eines ärztlich schon betreuten Pat., z.B. aus einer Klinik in eine andere Klinik. Die Begleitung eines Pat. bei Verlegung sollte so weit als möglich durch Ärzte aus dem Krankenhaus sichergestellt werden, damit der reguläre Notarzt für Notfälle freigehalten wird. Der Transport eines Pat. in das Krankenhaus und ggf. zurück darf nur bei medizinischer Ind. (Bescheinigung des Arztes!) durch ein Fahrzeug eines Rettungsdienstes durchgeführt werden.
- **Rettungshubschrauber** (RTH): Mit Hubschrauberarzt, Pilot und Rettungsassistent besetzt. Zum Transport vital bedrohter Pat., der dringend erforderlichen Verlegung in eine andere Klinik bzw. in ein Spezialzentrum (z.B. Polytrauma, großflächige Verbrennungen, SHT, Querschnittslähmung).

> Zur Beförderung eines Pat. mit einem Fahrzeug einer Rettungsdienstorganisation ist ein Transportschein notwendig (Kosten werden bei ärztlicher Anordnung durch die Kassen erstattet). Dieser muss, wenn nicht schon durch den einweisenden Arzt ausgefüllt, vom Ambulanzarzt unterschrieben werden. Transportschein nur bei eindeutiger medizinischer Ind. unterschreiben.

1.2.7 Ambulanzkarten und Patientendokumentation

Höchste Priorität hat eine exakte und umfassende Dokumentation aller erhobenen patientenbezogenen Daten. Auch zunächst unwichtig erscheinende Daten können später relevant werden (auch aus juristischer Sicht). Festzuhalten sind:
- Patientendaten mit Vorstellungsgrund: Notfall, Ein-/Überweisung, Selbstvorstellung, Konsiliaruntersuchung.
- Vorstellungsgrund medizinisch: Unfall, akutes Leiden, chronisches Leiden, Nachschau, Kontrolle.
- Aufnahmegrund aus Patientensicht: Hauptbeschwerde (seit wann, aktueller Verlauf), jetzige Erkrankung.
- Bisherige Erkrankungen, Medikamenteneinnahme, Vorbefunde.
- Hinweis auf Angehörige, Telefonnummern und evtl. geführte Gespräche.
- Körperlicher Untersuchungsbefund: ausgesprochen wichtig ist die exakte Dokumentation für die Beurteilung des weiteren Verlaufes. Immer auch an juristische Konsequenzen unvollständiger Befunddokumentation denken.
- Grundsätzlich Fotodokumentation von Wunden oder traumatisierten Körperarealen, v.a. bei Unfallpatienten und bei V.a. kriminelle Delikte.
- Laboruntersuchungen, Abstrich bei v.a. bei chronischen Wunden und V.a. MRSA-Besiedlung.
- Technische Untersuchungen: Z.B. Rö, Sonographie, EKG, Doppleruntersuchung, CT, MRT, Angiographie.
- Erstdiagnose oder Diagnoseverdacht: Z.B. Appendizitis oder V.a. Pankreatitis, Divertikulitis, Beinembolie.
- In der Ambulanz schon vorgenommene Maßnahmen: Z.B. i.v. Zugang, durchgeführte Infusion, Gelenk- oder Pleurapunktion, Reposition von Frakturen, Ruhigstellungen, Gipsanlage, Extensionen, Wundversorgungen, Antibiotikagabe, Tetanusschutz.
- Procedere: Z.B. sofortige oder baldige OP, Bettruhe, Medikamente, Infusionen, weitere diagnostische oder therapeutische Maßnahmen. Genaue Anweisungen für weiterbehandelnde Kollegen oder das Pflegepersonal.
- Besonderheiten: Z.B. HIV oder Hepatitis bekannt, Drogen- oder Alkoholabusus, Einnahme Gerinnungshemmer.
- Hinweis auf Vorstellung des Pat. bei Oberarzt oder Chefarzt. Kürzel z.B. CA vidit et dixit (Chef hat Pat. gesehen und das angegebene Vorgehen bestimmt oder diesem zugestimmt).
- Dokumentation der mit dem Pat. und ggf. Angehörigen besprochenen geplanten oder möglichen konservativen oder operativen Maßnahmen.
- Aufklärungsunterlagen, soweit erforderlich und ausgefüllt, Namenskennung (Unterschrift) des Ambulanzarztes.

> Eine vollständige und lückenlose Dokumentation und klare Anweisungen sind juristisch unabdingbar und der beste Schutz vor Zeit raubenden Nachfragen.

EDV-Systeme

Sie ermöglichen die direkte Eingabe von medizinischen Daten und Dokumenten (Anamnese, Untersuchungsergebnisse, Anforderungen, Briefe), abrechenbarer Leistungsparameter, ständigen Zugang zu den Daten (keine verlorenen oder verlegten Ambulanzkarten), den sofortigen Ausdruck von Ambulanzbriefen, Befunden oder D-Arzt-Berichten und bei Vorhandensein einer Vernetzung bzw. digitalen Erstellung von Röntgen-, CT- oder MRT-Befunden auch den direkten Zugriff auf sämtliche bildgebende Diagnostik und die entsprechenden Befunde. Nur die exakte Bedienung verhindert falsche Kodierungen, Datenverlust oder die Eingabe falscher Daten oder Dokumente. Daher gleich zu Anfang der Ambulanztätigkeit auf einer genauen Einweisung bestehen bzw. dann auch neue Mitarbeiter entsprechend anleiten. Heutige EDV-Anforderungen an den Ambulanzarzt:

- Befundung und Dokumentation von Anamnese, Diagnostik, durchgeführten Maßnahmen, Therapie und geplanten Maßnahmen, Verschlüsselung von ICD, DRG („diagnosis related groups").
- Verschlüsselungen von Prozeduren und kleinen Operationen, soweit sie den ambulanten Bereich betreffen.
- Erstellung von Anforderungen (Rö, Labor, Konsile), Erstellen von Kurzarztbriefen zur sofortigen Mitgabe.
- Betrachten sämtlicher bildgebender Diagnostik und deren Befundung.
- Anmelden bzw. Planen von Operationen und Prozeduren, Zugriff auf Befunde bei Vernetzung mit Abteilungen für bildgebende Diagnostik, Laborbefunde, mikrobiologische Befunde und archivierte Unterlagen.

1.2.8 Arztbrief

Der Arztbrief ist eine wichtige Informationsquelle für den weiterbehandelnden Arzt, ein wichtiges juristisches Dokument und auch die Visitenkarte eines Krankenhauses. Auf keinen Fall die Bedeutung eines korrekt erstellten Briefes unterschätzen. Genaue Angaben zu durchgeführten Maßnahmen und geplantem Prozedere schützen den Ambulanzarzt u.a. vor juristischen Fallen. Daher generell jedem Pat. einen leserlichen Brief bzw. eine Mitteilung mitgeben und einen Durchschlag in der Ambulanzkarte aufbewahren. Kein Pat. darf die Ambulanz ohne eine Befundmitgabe verlassen.

Ein Brief soll folgende Daten enthalten:

- Datum und ggf. Uhrzeit der Behandlung, Daten des Pat., Genaue Diagnosen bzw. Verdachtsdiagnosen.
- Durchgeführte Diagnostik (klinische Untersuchung, Rö, Sono, CT, Labor, EKG) mit Befunden.
- Durchgeführte Behandlung bzw. dem Pat. vorgeschlagene Behandlung.
- Ggf. auf Besonderheiten hinweisen (z.B. Alkoholabusus, abgelehnte Behandlung, Infektionsgefährdung, Thrombosegefährdung).

- Therapie genau dokumentieren: z.B. Unterarmgipsschiene für 6 Wo., Röntgenkontrollen nach 2 und 4 Wo., Fädenentfernung am …, Bitte um Kontrolle von oder Wiedervorstellung am …
- Schwierigkeiten, Probleme oder Komplikationen im Arztbrief erwähnen.
- Bei Diagnosen, die eine elektive OP erfordern (z.B. V.a. Kreuzbandruptur) ggf. um erneute Überweisung (wenn Pat. einverstanden) des Pat. bitten.
- Genaue Vorschläge zu medikamentöser Therapie inklusive Hausmedikamente, Antibiose, Thromboseprophylaxe (was, wie hoch dosiert, wie lange), Marcumar® (inklusive Mitgabe Marcumar®-Pass, INR-Vorgaben ▶ 2.10.2) und weiteren Besonderheiten.
- Vorschläge für Laborkontrollen (z.B. INR, BB, CRP, Thrombozytenkontrollen).
- Empfohlene Nachkontrollen (wo, warum?) und ggf. weitere Untersuchungen auf anderen Fachgebieten.
- Bei BG-Fällen (▶ 1.5) genau auf das weitere Prozedere eingehen: besondere oder allgemeine Heilbehandlung, Weiterbehandlung durch D-Arzt und Wiedervorstellung in der Klinik im Rahmen der besonderen Heilbehandlung.

1.3 Bescheinigungen und Rezepte

1.3.1 Rezepte

Ärztlich verfasstes Dokument. Dient zur Verschreibung von Medikamenten, Heil- und Hilfsmitteln (z.B. bei Varikose) oder physikalischen Maßnahmen (z.B. Krankengymnastik). Vorgedruckte Rezeptformulare sind nur für Krankenkassen- und BTM-Verschreibungen vorgeschrieben. Für Privatrezepte können beliebig gestaltete Formulare verwendet werden. Rezepte im Sinne der Arzneiverordnung sind Urkunden. Somit können eigenmächtige Änderungen als Urkundenfälschung geahndet werden.

Man unterscheidet verschreibungspflichtige (rezeptpflichtige) und verschreibungsfreie (rezeptfreie) Arzneimittel. Nur Letztere dürfen in der Apotheke ohne Vorlage eines Rezeptes abgegeben werden. In vielen Ländern ist ein ärztliches Rezept notwendig, damit dem Pat. der Kaufpreis des Medikaments von den Kostenträgern erstattet wird. In Deutschland ist ein Rezept allgemein 3 Mon. gültig. Davon unberührt ist die Erstattungsfähigkeit durch die Kostenträger, die z.B. bei den gesetzlichen Krankenversicherungen i.d.R. 1 Mon. (bzw. 2 Mon., sofern nach einer Rücksprache der Arzt der Abgabe zustimmt und dies auf dem Rezept vermerkt) beträgt.

Ein Rezept enthält:
- Name, Vorname, Geburtsdatum, Anschrift und Krankenversicherung des Pat., Ausstellungsdatum.
- Name, Anschrift, Berufsbezeichnung, KV-Nummer (Stempel des Verschreibenden).
- Kürzel „Rp" (lat. recipe = nimm, Anweisung an den Apotheker) nicht vorgeschrieben, jedoch üblich.
- Bei Verschreibung von Heil- und Hilfsmitteln auch die Diagnose, Gültigkeitsdauer der Verschreibung.
- Unterschrift des Verschreibenden bei elektronischen Verschreibungen die qualifizierte elektronische Signatur nach dem Signaturgesetz.

Kassenrezept

(Oder GKV-Rezept) Wer, wie die meisten Menschen in Deutschland, in einer gesetzlichen Krankenversicherung (GKV) versichert ist, erhält erstattungsfähige Arzneimittel oder Heilbehandlungen auf einem „Kassenrezept" verordnet. Die Apotheke oder die Behandlungseinrichtung rechnet die Kosten über Abrechnungszentren mit den Krankenkassen ab. Der Pat. muss allerdings einen gesetzlich festgelegten Anteil selbst bezahlen (Selbstbeteiligung).

Für die Abrechnung mit den Krankenkassen sind spezielle Formulare zu verwenden (Muster 16, auch „rosa Rezept" genannt, für Arzneiverordnungen; Muster 13, 14 oder 18 für Heilmittelverordnungen). Eine Besonderheit ist das „grüne Rezept", das mit dem Wegfall der Erstattungsfähigkeit nicht-verschreibungspflichtiger Arzneimittel von Kassen- und Apothekerverbänden eingeführt wurde. Auf ihm kann der Arzt oder Zahnarzt nicht erstattungsfähige Mittel verordnen. Diese Verordnungspraxis soll dem Pat. verdeutlichen, dass auch rezeptfreie Arzneimittel ein wichtiger Bestandteil der ärztlichen Therapie sind.

Privatrezept

Beamte, die meisten Selbstständigen sowie Angestellte mit einem Einkommen über einer bestimmten Höhe, die nicht in einer gesetzlichen Krankenversicherung versichert sind, erhalten ein Privatrezept. Hierbei muss der Pat. die Kosten für die Medikamente in der Apotheke oder die Heilmittel bzw. Heilbehandlungen zunächst selbst begleichen. Sofern er in einer privaten Krankenversicherung versichert ist, kann er dort anschließend die Erstattung beantragen.

Abhängig vom gewählten Tarif fallen hierbei unterschiedlich hohe Eigenanteile an. Beamte erhalten einen Teil der Kosten über die so genannte Beihilfe erstattet. Das Privatrezept erfordert kein besonderes Format. Zum Teil werden blaue Vordrucke verwendet, die im Aufbau dem Muster 16 (auch „rosa Rezept" genannt) des GKV-Rezeptes ähneln.

Sonstige Rezepte

Rezepte für die Abrechnung mit sonstigen Kostenträgern, z.B. Berufsgenossenschaften, Landesversicherungsanstalten, Freien Heilfürsorgen, Sozialbehörden, Bundeswehr.

Medikamentenverordnung

Man unterscheidet (rezeptpflichtige) und verschreibungsfreie (rezeptfreie) Arzneimittel. Nur Letztere dürfen in der Apotheke ohne Vorlage eines Rezeptes abgegeben werden. In vielen Ländern ist ein ärztliches Rezept notwendig, damit dem Pat. der Kaufpreis des Medikaments von den Kostenträgern erstattet wird.

In Deutschland ist ein Rezept allgemein 3 Mon. gültig. Die Erstattungsfähigkeit durch die Kostenträger beträgt z.B. bei der GKV i.d.R. 1 Mon. (bzw. 2 Mon., sofern nach einer Rücksprache der Arzt der Abgabe zustimmt und dies auf dem Rezept vermerkt). Ein Rezept enthält:

- Name des Arzneimittels (generic name oder Präparatename), Arzneiform: Z.B. Tbl., Drg., Supp., Tr., Salbe.
- Wirkstoffmenge pro abgeteilter Arzneiform, Anweisungen zur Einnahme (Signatur), z.B. „3 × tägl. 1 Tablette p.o.", Stückzahl bei abgeteilten Arzneiformen bzw. Menge bei Tropfen oder Salben. N1 bedeutet kleinste Packung, i.d.R. für Behandlung von kurzer Dauer ausreichend, N2 bedeutet mittlere Packungsgröße und N3 größte Packungsgröße, i.d.R. für die Dauertherapie.

Aut-idem-Substitution

Nach dem Arzneimittelausgaben-Begrenzungsgesetz soll der Arzt Arzneimittel mit ihrem Freinamen verordnen, und der Apotheker ein Fertigarzneimittel heraussuchen, dessen Preis sich im untersten Drittel der Preisspanne befindet. Die jeweilig einander entsprechenden Darreichungsformen werden vom Bundesausschuss der Ärzte und Krankenkassen festgelegt, sodass die ursprüngliche Gestattung der Aut-idem-Substitution umgekehrt wurde: Bei medizinischen Bedenken wird jetzt eine Substitution durch Ankreuzen auf dem Rezept ausgeschlossen. Es sind noch einige Fragen offen (z.B. Haftung bei Unverträglichkeit, Auskunftsverweigerung durch Pat., Qualitätsmängel bei ausgetauschten Generika, Unverträglichkeiten gegenüber einem Hilfsstoff).

- Aut-idem-Austausch eher sinnvoll:
  - Bei akuten, kurzfristigen Erkrankungen, im Notdienst, bei Arzneimitteln mit großer therapeutischer Breite oder geringer Wirksamkeit.
  - Bei kleinen Packungen, zum Testen eines Therapieprinzips.
- Aut-idem-Austausch eher medizinisch bedenklich:
  - Dauermedikation bei chron. Erkrankungen (v.a. psychiatrische Krankheitsbilder).
  - Große Anzahl von Arzneimitteln bei Multimorbidität (veränderte Interaktionsmöglichkeiten).
  - Besondere Pat., z.B. Alkoholiker, alte Menschen (Verwirrtheit mit nachfolgenden Compliance-Problemen), Kinder (verweigern die Einnahme bei ungewohnt aussehenden, schmeckenden Präparaten), Retard-Präparate (starke intra- und interindividuell schwankende Freisetzung des Wirkstoffes), Wirkstoffe mit geringer therapeutischer Breite (z.B. Antiepileptika, Antiparkinsonmittel, Digitalis, Immuntherapeutika, Theophyllin, Zytostatika), alle besonderen Applikationsformen (z.B. Inhalation bei Asthma).

> Bei Bedenken gegen einen Aut-idem-Austausch sollte eher großzügig die Substitution ausgeschlossen werden.

1.3.2 Betäubungsmittel

Eine Besonderheit stellt das Betäubungsmittelrezept (BtM-Rezept) dar. Dieses amtliche Formular mit gelbem Deckblatt wird benötigt, um Betäubungsmittel zu verschreiben. Hierzu sind die Bestimmungen der Betäubungsmittelverschreibungsverordnung (BtMVV) zu beachten. Die Rezepte, die nur 7 d nach Ausstellungsdatum (also 8 d) lang gültig sind, sind mit einer Seriennummer versehen und werden in dreifacher Ausfertigung erstellt. Dabei verbleibt ein Exemplar beim Arzt, während der Pat. die 2 anderen Exemplare in der Apotheke abgibt. Eines wird von der Apotheke 3 J. archiviert, während das andere zur Abrechnung mit den Krankenkassen verwendet wird. Strenge Verschreibungsvorschriften und Kontrollen durch Apotheken und Bundesopiumstelle. BtM-Medikamente sind in der „Roten Liste" aufgelistet (violette Seiten), hier auch weitere Hinweise zum Verschreiben mit Beispielen.

Stationsbedarf (gilt auch für Ambulanz)

Darf nur der Arzt verschreiben, der ein Krankenhaus oder eine Teileinheit eines Krankenhauses leitet oder in Abwesenheit des Leiters beaufsichtigt (also Chefarzt oder Stellvertreter). Die Verordnung für einen Pat. ist als „Praxisbedarf" und als „Stationsbedarf" möglich. Verwendet wird ein dreiteiliges Formular der Bundesopiumstelle (BfArM), Friedrich-Ebert-Allee 38, 53113 Bonn. Bei Erstanforderung Approbationsurkunde beilegen.

Krankenhausapotheken dürfen Arzneimittel und damit verschreibungspflichtige BtM-Zubereitungen nur an einzelne Stationen und andere Teileinheiten eines Krankenhauses verordnen und dies ausschließlich zur Versorgung von Personen, die in dem Krankenhaus vollstationär, teilstationär, vorstationär (bis zu 3 Behandlungstage innerhalb von 5 d vor Beginn der stationären Behandlung), nachstationär (bis zu 7 Behandlungstage innerhalb von 14 d nach Beendigung der stationären Behandlung) behandelt oder operiert werden bzw. wurden.

Ein Arzt darf BtM verordnen für den Bedarf eines von ihm behandelten Pat. (Substituenten) oder für den Bedarf seiner Praxis. Hierzu gehören auch im Rahmen des Bereitschafts- und Notfalldienstes im stationären Bereich zu versorgende Pat., z.B. auch Pat. in Belegabteilungen. Jeder Arzt ist für die Verordnung wie auch für die Nachweisführung über den Verbleib der verordneten oder erhaltenen BtM und damit für die Einhaltung der BtM-Vorschriften verantwortlich. Für einen Pat. dürfen 2 verschiedene BtM bis zur Höchstmenge auf einem BtM-Rezept verschrieben werden, in begründeten Einzelfällen auch mehrere.

In einem Notfall dürfen für einen Pat. oder den Praxisbedarf BtM im erforderlichen Umfang auf einem Normalrezept verordnet werden. Das Rezept ist dann mit dem Buchstaben „N" und dem Vermerk „Notfall-Verschreibung" zu kennzeichnen. Das Rezept enthält:

- Name, Vorname, Anschrift des Pat., Datum (muss innerhalb von 7 d eingelöst werden), Daten des Verschreibenden bzw. des Krankenhauses, Handelsnamen und Darreichungsform, BtM-Menge pro Packungseinheit und die Stückzahl (in arabischen Ziffern, in eindeutigen Fällen auch als N1, N2 oder N3), Gebrauchsanweisung.
- Handschriftlich muss erfolgen: Unterschrift des Arztes, ggf. der Zusatz „in Vertretung".
- Verschrieben werden kann die in der „Roten Liste" angegebene Höchstmenge, max. jedoch der Bedarf für 30 d (Ausnahme möglich). Aus Sicherheitsgründen sollten die Bestände den innerhalb von 1 Mon. benötigten durchschnittl. Bedarf jedoch nicht überschreiten.

Der Verbleib der BtM ist nach einem amtlichen „Giftbuch" bzw. auf Karteikarten nach amtlichem Formblatt nachzuweisen. Dies muss vom Arzt (z.B. vom Ambulanzarzt als „Leiter" der Ambulanz) mind. einmal monatl. überprüft und abgezeichnet werden. Die Unterlagen sind 3 J. aufzubewahren.

 Die BtM-Rezepte im Krankenhaus werden von den jeweiligen Chefärzten angefordert und dann an die entsprechenden Oberärzte/Stationsärzte weitergegeben.

Betäubungsmittel (BtM) FAQ
- Wo wird die BtM-Verschreibungsverordnung veröffentlicht? Bundesanzeiger-Verlagsgesellschaft mbH, Postfach 1320, 53003 Bonn.
- Welche Arzneimittel dürfen auf BtM-Rezepten verschrieben werden? Die in Anlage III des Betäubungsmittelgesetzes bezeichneten Betäubungsmittel dürfen nur als Zubereitungen (Fertigarzneimittel) verschrieben werden.
- Was ist der Unterschied zwischen einem BtM-Rezept und einem BtM-Anforderungsschein?
  - BtM-Rezepte sind personenbezogen (arztbezogen), werden bei ambulanter Behandlung patientenbezogen ausgestellt.
  - BtM-Anforderungsscheine werden für den stationären Bereich ausgestellt und in der krankenhauseigenen oder -versorgenden Apotheke eingelöst.
- Wie erhält man BtM-Rezepte bzw. BtM-Anforderungsscheine? www.bfarm. de Abschnitt „Betäubungsmittel", „Formulare", Hotline 02 28/2 07 43 21.
- Was ist bei Verschreibungen für den Stationsbedarf zu beachten?
  - Sind auf BtM-Anforderungsscheinen zu verschreiben.
  - Durchschrift (Teil III) muss 3 J. aufbewahrt werden.
- Dürfen BtM von Stationen an andere Stationen oder Einheiten abgegeben oder an die Apotheke zurückgegeben werden? Ja, das ist zulässig, eine lückenlose Dokumentation vorausgesetzt. Eine Rückgabe an eine nicht dem Träger zugehörige Apotheke bedarf einer besonderen Erlaubnis nach BtMG.

1.3.3 Heilmittel

- Heilmittel sind persönlich zu erbringende medizinische Leistungen und als Erst- oder Folgeverordnung zu rezeptieren. Dazu gehören physikalische Ther., podologische Ther., Stimm-, Sprech- und Sprachther., Ergother. Eine Verordnung auf Kosten der Krankenkassen ist nur in folgenden Fällen möglich:
  - Heilmittel ist erforderlich, um eine Krankheit zu heilen, ihre Verschlimmerung zu verhüten oder Krankheitsbeschwerden zu lindern.
  - Heilmittel soll eine Schwächung der Gesundheit, die in absehbarer Zeit voraussichtlich zu einer Krankheit führen würde, beseitigen, eine Gefährdung der gesundheitlichen Entwicklung eines Kindes verhindern.
  - Heilmittel soll Pflegebedürftigkeit vermeiden oder mindern.
- **Heilmittelkatalog:** Im Heilmittelkatalog sind Einzeldiagnosen zu Diagnosengruppen zusammengefasst. Den Diagnosengruppen sind die jeweiligen Leitsymptomatiken (Funktionsstörungen/Schädigungen), Therapieziele, die einzeln verordnungsfähigen Heilmittel, Angaben zur Verordnung, die Verordnungsmengen und Empfehlungen zur Therapiefrequenz zugeordnet. Der Heilmittelkatalog regelt:
  - Ind., bei denen Heilmittel verordnungsfähig sind.
  - Art der verordnungsfähigen Heilmittel bei diesen Ind.
  - Menge der verordnungsfähigen Heilmittel je Diagnose.
  - Besonderheiten bei Wiederholungsverordnungen (Folgeverordnungen).

1.3.4 Verordnen von Physiotherapie

Seit Juli 2001 gilt eine neue Physiotherapie-Verordnung. Erstmals gibt es einen Heilmittelkatalog innerhalb der Heilmittelrichtlinien. Der neue Heilmittelkatalog gilt nur für gesetzlich krankenversicherte Personen.

Allgemeine Verordnungsrichtlinien (Heilmittelrichtlinie 2004)
- Therapiehäufigkeit und -dauer von Serienverordnungen sind abhängig von Art, Schwere und Dauer der Erkrankung.
- Aktive Behandlungsformen wenn möglich vorziehen.
- Vor Wiederholung einer Verordnung Umfang bereits durchgeführter Maßnahmen berücksichtigen und erreichten Behandlungserfolg überprüfen.
- Leitsymptomatik und Diagnose bestimmen das angestrebte Therapieziel.
- Bei komplexen Krankheitsbildern können ganze „Pakete" physiotherapeutischer Leistungen verordnet werden.
- **Auswahl:**
  - 1. Schritt: zu welchem Bereich gehört die Diagnose? Im Hauptregister z.B. „Wirbelsäulenerkrankung" wählen.
  - 2. Schritt: welche Diagnose ist es genau, im Unterregister wählen, z.B. „akute lokale Wirbelsäulenerkrankung".
  - 3. Schritt: Leitsymptomatik und Diagnose führen zum Therapieziel und der verordnungsfähigen Heilmittel.

Formal notwendige Rezeptangaben
Welche Behandlungen auf wie vielen Rezepten verordnet werden dürfen, wird in den Heilmittelrichtlinien als „Regelfall" festgelegt:
- Regelfallverordnung:
  - Erstverordnung.
  - Je nach Erkrankung erste oder zweite Folgeverordnung möglich.
  - Bei nicht ausreichender Besserung des Gesundheitszustands Therapiepause von 6 Wo.
  - Erst dann „neuer Regelfall".
- Langfristverordnung: Bei Dauerbehandlung aufgrund schwerer oder chron. Erkrankungen. **Cave:** Abweichungen vom Regelfall müssen auf der Verordnung angegeben werden; der Pat. muss diesen Fall von seiner Krankenkasse genehmigen lassen.
- Rezeptgültigkeit: Beginn der Behandlung spätestens nach 10 d, zwischen den einzelnen Behandlungen dürfen ebenfalls max. 10 d liegen.

Es gibt ein neues doppelseitiges Verordnungsblatt in DIN-A5-Format, auf dessen Rückseite Raum für Vermerke des Physiotherapeuten ist, die bei Entscheidung über Folge- oder Langfristverordnung mit einzubeziehen sind. Das Rezept muss enthalten:
- Kostenträger und Patientenstatus (Mitglied, Familienangehöriger), Name, Anschrift, Geburtsdatum des Pat.
- Ausstellungsdatum, Anzahl und Zeitabstände der Anwendungen (z.B. 6, 10, 12, im Abstand von 3 d).

1.3 Bescheinigungen und Rezepte

- Angaben zur Therapie, Therapiekombinationen und Paketlösungen (standardisierte Heilmittelkombination). Spezielle Therapieangaben (z.B. Schlingentisch, Gangschule) verpflichten den Therapeuten zum ausschließlichen Einsatz dieser Techniken. Eine allgemeine Verordnung „Physiotherapie" ist ausreichend und ermöglicht freie Wahl unter den geeigneten Maßnahmen.
- Diagnose und therapierelevante Nebenerkrankungen (z.B. KHK, Hypertonie).
- Angabe des Therapieziels (z.B. Funktionserweiterung, Stabilisation) ist sinnvoll.
- Stempel der chirurgischen Ambulanz oder des Krankenhauses, Unterschrift des Arztes oder der Ärztin.

Sonderfälle
- Gruppentherapie extra vermerken, Zusatz bei neurologischen Störungen (z.B. SHT, Paresen): **„Physiotherapie auf neurophysiologischer Grundlage"**.
- Massage: Form und Lokalisation der Massage angeben, Manuelle Lymphdrainage: Verordnung als Ganzkörper- oder Teilmassage, unbedingt Bandagierung oder Kompressionsbestrumpfung rezeptieren.

Tab. 1.2 Zweckmäßige Therapiekombinationen

	Physiotherapie	Massage	manuelle Lymphdrainage	Kryotherapie	Thermotherapie	Elektrotherapie	Hydro-/Balneotherapie
Physiotherapie		×	×	×	×	×	×
Massage	×				×	×	
manuelle Lymphdrainage	×			×		×	
Kryotherapie	×		×			×	
Thermotherapie	×	×				×	
Elektrotherapie	×	×	×	×	×		
Hydro-/Balneotherapie	×						

Tab. 1.3 Übersicht häufiger Krankheitsbilder und ihrer Therapie

Krankheitsbild	a	b	c	d	e	f	g	h	i	j	k	l	m	n	o	p	q
Arthritis	x		x			–	x						–				
Muskelkontusion/-faserriss	x			x			x		x				–				
Myogelosen	x			x				x	–		x						
Paresen	x	x		–					x			x	–		–		
Tendopathien	x			x	–	x	–		–		–						
Obere Extremität																	
Akromioklavikulargelenksprengung	x			–	–		x										b
Frozen shoulder	x			x	–	x	x		–		–			x			b
Proximale Humerusfraktur	x			x	–	–	x				–			x			b
Rotatorenmanschettenläsion	x			x	–		x		–					x			b
Schulterluxation	x	x		–	–		x				–						
Distale Radiusfraktur	x						x	x	–								b
Sudeck-Dystrophie	x					–	x	x	–	x		–					

Tab. 1.3 Übersicht häufiger Krankheitsbilder und ihrer Therapie (Forts.)

Krankheitsbild	a	b	c	d	e	f	g	h	i	j	k	l	m	n	o	p	q
Obere Extremität																	
Beugesehnenverletzung	×					×	×								x_1		
Strecksehnenverletzung	×					×	×								x_1		
Untere Extremität																	
Hüft-TEP	×	–		×	×		–				–		×	–		×	b
Arthroskopie Knie	×			×		–	×		–	–			–			×	b
Knie-TEP	×		–	×			–			–			×	–		×	b
Kreuzbandläsion	×	×		×		–	×		–	–			×	–	x_2	×	b
Patellafraktur	×			×		–	×		–	–			×	–			b
Tibiakopffraktur	×			×		–	×		–	–			×	–			b
Kompartmentsyndrom	×						×			×			×				
OSG-Distorsion, Bandruptur	×			–		–	×		–	–			×		x_3	×	b
Wirbelsäule/Schädel																	
Chron. Zervikalsyndrom	×	×		×	–	–	–	–	–	–	×						
Lumbago, Lumboischialgie	×	–	–	×	×	–	–	–	–	–	×		–				

Tab. 1.3 Übersicht häufiger Krankheitsbilder und ihrer Therapie *(Forts.)*

Krankheitsbild	a	b	c	d	e	f	g	h	i	j	k	l	m	n	o	p	q
Wirbelsäule/Schädel																	
SHT	x	x		–									–				
Wirbelfraktur	x		–	x	–	–	–	–	–		–		–		x₄		b
Wirbelsegmentblockade	x			–		x	–	–	–		–						b

x = therapeutisch notwendige Basisverordnung, x₁ = Kleinert-Schiene, x₂ = z.B. Donjoy®-Schiene, x₃ = z.B. Aircast®-Schiene bei Z.n. Bandruptur, x₄ = z.B. Korsett, – = fakultative Zusatzverordnung, b = bei Bedarf,

Therapie
a = Physiotherapie, b = Physiotherapie auf neurophysiologischer Grundlage, c = Physiotherapie in der Gruppe, d = Physiotherapie im Bewegungsbad, e = Schlingentisch, f = manuelle Therapie, g = Kryotherapie, h = Thermotherapie, i = Elektrotherapie, j = manuelle Lymphdrainage/Kompression, k = Massage, l = Hydrotherapie, m = Gehhilfen, n = motorische Bewegungsschiene, o = Orthese/Schiene, p = präoperative Physiotherapie, q = medizinische Trainingstherapie

1.3.5 Verordnung von Hilfsmitteln

Versicherte haben Anspruch auf Versorgung mit Hörhilfen, Körperersatzstücken, orthopädischen und anderen Hilfsmitteln, die im Einzelfall erforderlich sind, um den Erfolg der Krankenbehandlung zu sichern, einer drohenden Behinderung vorzubeugen oder eine Behinderung auszugleichen, soweit die Hilfsmittel nicht als allgemeine Gebrauchsgegenstände des täglichen Lebens anzusehen oder nach § 34 Abs. 4 ausgeschlossen sind:
- Körperersatzstücke, orthopädische Hilfsmittel (▶ 23), Seh- und Hörhilfen, Inkontinenz- und Stomaartikel.
- Technische Produkte wie Applikationshilfen und Inhalationsgeräte.

Der Arzt kann seinen Pat. Hilfsmittel zu Lasten der GKV verordnen, wenn sie im Zusammenhang mit einer Krankheit notwendig sind oder eine Behinderung ausgleichen. Nach § 30 Abs. 1 + 3 BMV-Ä (Bundesmanteltarifvertrag für Ärzte) ist die Verordnung auf den jeweils dafür vorgesehenen Vordrucken vorzunehmen. Dabei ist zu beachten, dass das Feld 7 auf dem Vordruck angekreuzt wird.

Im Vordruck ist das Hilfsmittel **so eindeutig wie möglich** zu bezeichnen. Ferner sind alle für die individuelle Therapie oder Versorgung erforderlichen Einzelangaben zu machen.

Änderungen und Ergänzungen der Verordnung von Hilfsmitteln bedürfen einer erneuten Arztunterschrift mit Datumsangabe (§ 30 Abs. 4 BMV-Ä).

1.3.6 Arbeitsunfähigkeitsbescheinigung

Arbeitsunfähigkeitsbescheinigung (AU-Bescheinigung; Krankschreibung) ist die Bestätigung eines Arztes oder Zahnarztes über eine festgestellte Erkr. des namentlich genannten Pat., die den Kranken am Erbringen der Arbeitsleistung hindert. Die Bescheinigung über das Unvermögen zur Arbeit (Arbeitsunfähigkeit) muss dem Arbeitgeber gewöhnlich spätestens am 4. d der Erkr. vorliegen, kann jedoch von ihm auch schon vorher (unter Umständen bereits am 1. d) verlangt werden (§ 5 EFZG). Vorher klinische Befunde genau prüfen. Bisherige Behandlung und Beginn der jetzigen Arbeitsunfähigkeit abklären. Die Bescheinigung (gelber Zettel mit insgesamt 3 Blättern) muss enthalten:
- Daten des Pat. mit Kostenträger, Befund und Diagnose, Beginn und voraussichtliche Dauer der Arbeitsunfähigkeit, Angabe über Unfall, Arbeitsunfall oder -folgen, Datum der Feststellung.
- Bei gesetzlich Krankenversicherten wird das erste (halbe) Blatt ohne Diagnoseangabe an den Arbeitgeber weitergeleitet (dem Pat. mitgeben oder per Post senden), das zweite Blatt an die Krankenkasse, das dritte (weiße) Blatt verbleibt als Dokument in der Patientenakte.
- Das Formular kann auch für Privatpatienten verwendet werden, alternativ ist hier auch eine Freitextbescheinigung möglich.

Ausstellung einer Arbeitsunfähigkeitsbescheinigung in der Ambulanz bei:
- BG-Fällen, die in Behandlung der Klinik bleiben.
- BG-Fällen, die in Behandlung eines niedergelassenen D- oder H-Arztes gehen (fakultativ).
- Allen Privatpatienten, die in Behandlung der Klinik sind.
- Kassenpatienten, die notfallmäßig stationär weiterbehandelt werden.
- Hausinterne Regelungen beachten: z.T. direkte Krankmeldung durch die Verwaltung.

> Keine AU-Bescheinigung für Kassenpatienten, die sich notfallmäßig vorstellen, aber weiter in ambulante Behandlung ihres Hausarztes gehen.

1.3.7 Todesbescheinigung (Leichenschauschein)

Auch in der chirurgischen Ambulanz ist mit dem Tod von Pat. (insbes. eingelieferte polytraumatisierte Pat.) zu rechnen. In diesem Fall ist der Ambulanzarzt der letzte behandelnde Arzt und hat die Todesfeststellung zu treffen. Die Todesbescheinigung ist ein landesrechtliches Dokument, d.h. es gibt in den einzelnen Bundesländern unterschiedliche Bescheinigungen und Vorschriften. Es besteht meist aus einem offenen Teil für amtliche Zwecke und einem vertraulichen Teil mit medizinischen Angaben zur Todesursache (Grundlage der Todesursachenstatistik).

Vorgehen
- Personalien des Toten (soweit bekannt; wenn nicht: „unbekannte Person").
- Todesfeststellung, -zeitpunkt. In einigen Bundesländern gibt es einen „Sterbezeitraum", also die Frist, in welcher der Pat. noch gelebt hat bzw. wann der Tod durch den Arzt festgestellt wurde.
- Vollständige Entkleidung und Einbeziehung aller Körperregionen, aller Köperöffnungen, Rücken, Kopf.
- Feststellen der Todesart, wenn eruierbar und Vorgeschichte bekannt.
- Feststellung, ob Infektionsgefahr besteht (▶ 14.1). Bei übertragbaren Krankheiten den Amtsarzt im Sinne des Infektionsschutzgesetzes informieren.
- Todesursache: ist diese unklar (unbekannter Pat.) oder haben Gewalt, Unfall, Verletzung, Suizid, Alkohol, Vergiftung, Vernachlässigung, OP oder Anästhesie eine Rolle gespielt, „unnatürliche Todesursache" ankreuzen. Wenn die Feststellung der Todesursache nicht klar zu treffen ist, „unklar oder ungeklärt" ankreuzen (existiert auf den Leichenschauscheinen der meisten Bundesländer). Sofern Anhaltspunkte für einen nicht natürlichen Tod bestehen oder es sich um eine unbekannte Person handelt, unverzüglich die nächste Polizeidienststelle benachrichtigen. **Cave:** In der Ambulanz ist meistens mit einer unnatürlichen oder primär ungeklärten Todesursache zu rechnen (polytraumatisierte Pat.).
- Ausfüllen der Todesbescheinigung. Diese besteht aus einem vertraulichen und einem nicht vertraulichen Teil. Bei der Unterzeichnung darauf achten, den Passus „an der unbekleideten Leiche" zu streichen und stattdessen einen entsprechenden handschriftlichen Vermerk vorzunehmen, wenn der Arzt bei Anzeichen für einen nicht natürlichen Tod die Leichenschau – zulässigerweise – nicht an der vollständig entkleideten Leiche durchgeführt hat.
- Übergabe der Todesbescheinigung: Jeweils komplett herausgeben, mit Ausnahme des Obduktionsscheins (dieser verbleibt bei der Leiche).
- Den Obduktionsschein bei der Leiche lassen bei nicht natürlichem Tod, ungeklärter Todesursache oder geplanter Obduktion aus anderen Gründen.
- ICD-Kodierung: Der Arzt hat die Möglichkeit, nicht aber die Verpflichtung, im Feld „Todesursache/Klinischer Befund" im vertraulichen Teil die Klassifizierung nach dem ICD-Code unmittelbar vorzunehmen.

- **Vorläufige Todesbescheinigung:** Das gesonderte Durchschreibeformular nur verwenden, wenn:
  - Die Todesfeststellung im Rahmen eines Notfalls (Notarzt, Notfallarzt im Sinne der Bereitschaftsdienstordnung) erfolgte.
  - Der Verstorbene vorher nicht vom untersuchenden Arzt behandelt wurde.
  - Sichergestellt ist, dass der behandelnde Arzt die fehlenden Feststellungen, die für die vollständige Leichenschau notwendig sind, treffen wird.

- Untersuchung nur bei vollständig entkleidetem Körper unter Inspektion aller Körperareale und Körperöffnungen.
- Totenschein nur unterschreiben, wenn mindestens ein sicheres Todeszeichen vorhanden ist und eine Untersuchung am unbekleideten Körper möglich war.
- Das Ausfüllen der Todesbescheinigung ist ein gesetzlicher Ausnahmetatbestand zur ansonsten über den Tod des Pat. hinausgehenden zu beachtenden Schweigepflicht.
- Besteht Unsicherheit, ob der Tod evtl. auf eigenem Fehlverhalten (oder des Personals, für das der Arzt die Aufsichtspflicht hat) beruht, die Todesbescheinigung nicht selbst ausstellen, sondern durch einen unbeteiligten Arzt der Abteilung ausstellen lassen.

1.3.8 Weitere Bescheinigungen und Atteste

- **Haushaltshilfe:** Besonders im Rahmen der berufsgenossenschaftlichen Heilbehandlung (▶ 1.5.1) muss Verletzten, die einer längerfristigen Behandlung bedürfen, oft eine Bescheinigung über eine Haushaltshilfe ausgestellt werden, z.B. allein erziehende Mutter mit doppelseitiger Radiusfraktur.
- **Betriebshelfer:** Im Rahmen einer berufsgenossenschaftlichen Heilbehandlung (▶ 1.5.1) muss Verletzten, die im eigenen Betrieb unabkömmlich sind, die Notwendigkeit einer Hilfe bescheinigt werden, z.B. ein Helfer in einem landwirtschaftlichen Betrieb. Solche Bescheinigungen verursachen für den Kostenträger hohe Kosten, also nur bei eindeutiger Ind. ausstellen. Die Bescheinigung muss ggf. ausführlich begründet werden.
- **Schulsport:** Verletzten Schulkindern muss, v. a. wenn sie in der Behandlung der Krankenhausambulanz bleiben, eine Bescheinigung über Zeitdauer und Umfang einer Befreiung vom Schulsport ausgestellt werden. Pat., die nach einmaliger Behandlung vom Hausarzt weiterbehandelt werden, können diese Bescheinigung auch von diesem erhalten. Besonders im Rahmen der berufsgenossenschaftlichen Heilbehandlung (▶ 1.5.1) kann in jedem Fall eine solche Bescheinigung ausgestellt werden. Die Mitteilung der Diagnose an die Schule ist ausdrücklich nur mit Zustimmung des Pat. oder der Erziehungsberechtigten erlaubt (dokumentieren!).
- **Anwesenheit:** Viele Arbeitnehmer, die als Pat. zur Behandlung oder im Rahmen eines Gutachtens in die Ambulanz kommen, müssen die entsprechende Fehlzeit gegenüber ihrem Arbeitgeber dokumentieren. Hier gibt es unterschiedliche, klinikindividuelle Bescheinigungen über die in der Klinik oder Ambulanz verbrachte Zeitspanne. Allgemein sollte vermerkt werden, wann der Pat. eingetroffen ist („erschien um…Uhr") und wann er wieder entlassen wurde („wurde entlassen um… Uhr"). Keine Angabe der Diagnose!

1 Tipps für die Ambulanz

1.3.9 Impfausweis

Ein Impfausweis wird dazu gebraucht, um Impfungen nachzuweisen, die jemand bekommen hat. Jeder (in Deutschland geborene) Mensch erhält bei seiner Geburt einen Internationalen Impfausweis, auch als Impfpass oder Impfbuch bzw. offiziell „Internationale Bescheinigungen über Impfungen und Impfbuch" bekannt. Häufigster Grund für Ausstellen oder Einsehen eines Impfpasses ist die Frage nach dem Tetanusschutz bei Verletzungen. In einen vorgelegten Impfausweis müssen alle vorgenommenen Impfungen eingetragen werden, wie Tetanusschutzimpfung, Tollwutimpfung. Bei Fehlen eines Impfpasses einen Impfausweis bzw. aus Kostengründen einen kleinen „Impfzettel" ausstellen, auf dem i.d.R. nur die aktuell durchgeführte Impfung vermerkt wird. Ein Impfpass muss enthalten:
- Daten des Pat., Datum der Schutzimpfung, Chargen-Bezeichnung des Impfstoffs.
- Name der Krankheit, gegen die geimpft wurde.
- Namen, Anschrift und Unterschrift des impfenden Arztes.

1.3.10 Röntgenpass

Nach deutschem Recht und den EU-Richtlinien 96/29 und 97/43 darf jeder Röntgenarzt nur dann eine Röntgenaufnahme oder CT-Untersuchung anordnen bzw. durchführen, wenn sie unabdingbar ist und auch durch keine anderen Untersuchungen, wie Magnetresonanztomographie (MRT), Ultraschall (US) oder eine Endoskopie, ersetzt werden kann (Vermeidungsgebot im Strahlenschutz, gilt auch für die Strahlenschutzverordnung). Weiterhin ist jede Röntgenuntersuchung (dasselbe gilt auch für die Nuklearmedizin) mit der für das Erreichen des Untersuchungszwecks niedrigsten Strahlendosis durchzuführen.

Um die Strahlendosen von Pat. und damit deren mögliches Gesundheitsrisiko belegen und berechnen zu können, hat nach § 28 der deutschen Röntgenverordnung (RöV) der Pat. das Recht, bei einer Röntgenuntersuchung, allerdings nicht bei einer Strahlentherapie, einen Röntgenpass zu verlangen. In diesem Pass, als Röntgennachweisheft entsprechend § 28 RöV, sind die untersuchte Körperregion sowie das Datum und der untersuchende Arzt einzutragen. Eingetragen werden müssen alle Röntgenuntersuchungen, auch zum Ausschluss von Doppeluntersuchungen (z.B. Rö-Thorax zur OP-Vorbereitung). Der Röntgenpass verbleibt beim Pat.

Es ist dafür zu sorgen, dass über jede Anwendung von Röntgenstrahlung am Menschen Aufzeichnungen nach Maßgabe des Satzes 2 angefertigt werden. Die Aufzeichnungen müssen enthalten:
- Daten des Pat., die Ergebnisse der Befragung des Pat. nach § 23 Abs. 2 Satz 2 und Abs. 3 Satz 1.
- Zeitpunkt und Art der Anwendung, Name und Anschrift des durchführendes Arztes bzw. der Klinik.
- Unterschrift des durchführenden Arztes.
- Untersuchte Körperregion.
- Bezeichnung der Untersuchung, z.B. Rö-Thorax, Phlebographie.
- Angaben zur rechtfertigenden Indikation nach § 23 Abs. 1 Satz 1, bei einer Untersuchung zusätzlich den erhobenen Befund.
- Strahlenexposition, soweit sie erfasst wurde, oder die zu deren Ermittlung erforderlichen Daten und Angaben.

1.4 Probleme und Problempatienten

- Bei einer Behandlung zusätzlich den Bestrahlungsplan nach § 27 Abs. 1 Satz 1 und das Bestrahlungsprotokoll nach § 27 Abs. 3.
- Die Aufzeichnungen sind gegen unbefugten Zugriff und unbefugte Änderung zu sichern.

1.4 Probleme und Problempatienten

1.4.1 Alkohol

Häufiges Problem in chirurgischen Ambulanzen. Besondere Vorsicht ist geboten.

Probleme
- Genaue Anamnese (Sturz, Beschwerden, Vorerkrankungen, Medikamente) oft schwierig zu erheben.
- Objektive Untersuchung kann erschwert sein: Mangelnde Mitarbeit, Desorientiertheit, unklare Schmerzangaben, reduziertes Schmerzempfinden, deliranter Zustand.
- Ein SHT kann durch zunächst als alkoholbedingt gedeutete Symptome verschleiert werden.
- Eine geordnete häusliche Versorgung ist nicht immer gewährleistet: Z.B. obdachloser Pat., keine häusliche Hilfe.
- Zusatzerkr. möglich, z.B. chron. Krampfleiden mit Bewusstseinsveränderungen → Unterscheidung z.B. von einer akuten epiduralen Blutung kann schwierig sein.
- Vorsicht bei Ausstellen von Haftfähigkeitsbescheinigungen → Pat. wirklich haftfähig und nicht behandlungsbedürftig bzw. krankenhauspflichtig?
- Immer an alkoholassoziierte Erkrankungen denken:
  - GIT: Chron. Gastroduodenitis, chron. rezid. Pankreatitis, Alkoholhepatitis (Fieber, Ikterus, Erbrechen), Fettleber, Leberzirrhose. γ-GT (empfindlichster Laborparameter) ist bei chron. Alkoholabusus meist erhöht.
  - ZNS: Hirnorganisches Psychosyndrom, akute Psychose, Korsakow-Syndrom (gestörtes Kurzzeitgedächtnis, Desorientiertheit, Konfabulation), Wernicke-Enzephalopathie (zerebelläre Ataxie, Augenmuskellähmung, Areflexie, Bewusstseinsstörungen), zerebrale Krampfanfälle (v.a. im Alkoholentzug), Polyneuropathie.
  - Blut: Makrozytäre Anämie (MCV oft > 100/fl).
  - Herz: Dilatative Kardiomyopathie („Münchner Bierfahrerherz"), Arrhythmien.
  - Stoffwechsel: Diabetes mellitus, Neigung zu Hypoglykämien (BZ-Stix).
  - Immunsystem: Erhöhtes Risiko für Infektionen, z.B. Tbc, Pneumonie, Meningitis.

Alkoholentzugsdelir

Klinik
- **Prädelir:** Dauert Tage bis Wochen. Pat. ist zeitlich und örtlich meist orientiert, keine illusionären Verkennungen, Tremor der Hände, quälende Unruhe, zunehmende Reizbarkeit, Schweißausbrüche, evtl. Erbrechen (Gastritis).
- **Delir:** Dauert mehrere Tage mit akutem Beginn.
  - Psychotische Symptome: Örtliche und zeitliche Desorientiertheit, szenenhafte visuelle Halluzinationen („kleine Spinnen und Tiere"), hochgradige psychomotorische Unruhe, nestelnde, fahrige Bewegungen, grobschlägiger Tremor, Schlaflosigkeit, erhaltene autopsychische Orientiertheit, Mischung aus Angst und Euphorie.
  - Körperlicher Befund: Körpertemperatur erhöht, profuse Schweißausbrüche, Exsikkose, Erbrechen, Diarrhö, Tachypnoe, Tachykardie, Hypotonie, epileptiforme Anfälle mit Zungenbiss, Ataxie, Gleichgewichtsstörungen.

Differenzialdiagnosen
Akute Alkoholintoxikation, Drogenintoxikation, SHT, zerebrale Blutung, Apoplex, Meningoenzephalitis, thyreotoxische Krise, diabetische Entgleisung, akute chron. Leberinsuffizienz.

Vorgehen
Intensivüberwachung meist schon bei Verdacht notwendig. Weitere Therapie durch Internist oder Anästhesist (auf Überwachungsstation). Ein schwer alkoholisierter Pat. (Blutalkoholspiegel bestimmen lassen) ohne offensichtliche Verletzungen oder nach Ausschluss derselben ist primär ein internistischer und kein chirurgischer Pat.

1.4.2 Drogenabhängigkeit

Besonders bei Infekten oder „Spritzenabszessen" ist mit Drogenabusus und evtl. Polytoxikomanie (gleichzeitiger Abusus mehrerer Drogen) zu rechnen. Wegen des erhöhten Risikos einer Hepatitis- oder HIV-Infektion frühzeitig nachfragen und ggf. alle mit der Weiterversorgung des Pat. beschäftigten Mitarbeiter informieren.

- **Klinik:** Mögliche Hinweise auf Drogenabusus sind sichtbare Einstichstellen, auch an ungewöhnlichen Stellen, schlechte Venen mit multiplen Einstichen oder Narben, Hämatome, Eiterpusteln, Miosis oder Mydriasis. Das klinische Bild entspricht meist dem des Alkoholdelirs (▶ 1.4.1). Ein drogenabhängiger Pat. im Entzug oder bei Rauschgiftüberdosierung (ggf. „drug-screening" durchführen) ohne offensichtliche Verletzungen oder nach Ausschluss derselben ist primär ein internistischer und kein chirurgischer Pat.!
- **Vorgehen:** Evtl. Rücksprache mit Psychiater und Internist wegen Substitution und stationärem Entzug. Kein Kollege beschäftigt sich gerne mit Alkohol- und Drogenproblemen. Trotzdem sich nicht durch abweisende Äußerungen der zuständigen Fachkollegen davon abhalten lassen, den Pat. in die notwendige fachärztliche Behandlung zu überweisen.

1.4.3 Der randalierende Patient

In Zeiten von zunehmendem Alkohol- und Drogenkonsum ein nicht seltenes Problem. In jedem Fall
- Ruhig mit dem Pat. sprechen, ein „talk down" bringt mehr als ein aggressiver Umgangston.
- Ggf. begleitende Polizisten oder andere Personen hinausschicken, damit eine für den Pat. vertrauensvollere Situation entsteht.
- Genaue Dokumentation der Ereignisse, meist erinnern sich Pat. später nicht mehr daran und geben Ereignisse völlig anders wieder.
- Anwendung „einfacher" Gewalt zur Gefahrenabwehr ist bei erheblicher Eigen- und Fremdgefährdung rechtlich zulässig.
- Bei offensichtlich eskalierender Situation Polizei hinzuziehen und den Pat. ggf. in Polizeigewahrsam unterbringen lassen (wenn medizinische Gründe nicht dagegen sprechen!).
- Gerade bei unruhigen und aggressiven Pat. immer an die Möglichkeit einer schweren, nicht auf den ersten Blick sichtbaren Verletzung oder Erkrankung denken (z.B. Schädelfraktur, SHT, epidurale Blutung, Stoffwechselentgleisung, psychiatrische Erkrankung).
- Haftfähigkeit nur nach **gründlicher** Untersuchung und Abwägung der Fakten bescheinigen. Ggf. vorgesetzten Kollegen um Entscheidungshilfe bitten. Die Entscheidung über die Haftfähigkeit ist allein ärztliche Aufgabe (nicht z.B. von der Polizei dazu drängen lassen!), allerdings dann auch mit allen rechtlichen Konsequenzen dieser gutachterlichen Äußerung. Im Polizeigewahrsam ist i.d.R. keinerlei medizinische Überwachung gegeben.
- Im Zweifelsfall kurzfristige Unterbringung in einer psychiatrischen Klinik (Selbstgefährdung, erhebliche Fremdgefährdung) einleiten.

Das Unterlassen eines CCT bei diesen Pat. kann erhebliche Konsequenzen haben.

1.4.4 Patientenfixierung

Die Anwendung fixierender Maßnahmen stellt im rechtlichen Sinn in jedem Fall eine Freiheitsbeschränkung dar. Sie ist allerdings zulässig wenn:
- Der (verständige) Pat. in die beschränkenden Maßnahmen einwilligt oder die Anwendung ausdrücklich wünscht.
- Der Sorgeberechtigte (ggf. mit gerichtlicher Genehmigung) einwilligt.
- Der Betreuer für Gesundheitsvorsorge und Aufenthaltsbestimmung (dieser muss eine vormundschaftliche Genehmigung einholen – ist noch kein Betreuer bestellt, muss das Betreuungsverfahren vor dem Amtsgericht eingeleitet werden) einwilligt.
- Für einen Pat. z.B. aufgrund einer Störung des Denkens, des Affektes und/oder des Verhaltens eine akute gegenwärtige oder nicht anders abwendbare Gefahr für Leib, Leben, Freiheit oder Eigentum des Betroffenen oder eins Dritten besteht. In einem solchen Fall dürfen fixierende Maßnahmen auch ohne/gegen seinen Willen angewendet werden, wenn sie angemessen und zur Abwendung der Gefahr geeignet sind und wenn keine weniger einschneidenden Mittel zur Verfügung stehen.

- Fixierende Maßnahmen während oder unmittelbar nach einer (auch ambulanten) Narkose/Anästhesie oder im Rahmen einer Sedierungsmaßnahme dienen dem Schutz des Pat. vor körperlichem Schaden und sind damit rechtmäßig. Jede Fixierung muss ärztlich angeordnet und dokumentiert werden.
- **Vorgehen:**
    - Anordnung durch Arzt (Anordnungsverantwortung), Fixierschlaufen für Hände/Füße, Körperfixiergurte.
    - Drei-Punkt-Fixierung bedeutet Fixierung von Körper und Armen.
    - Fünf-Punkt-Fixierung bedeutet Fixierung von Körper und Armen und Füßen, Bettseitengitter.
    - Sicherheitsgurt im Roll- oder Pflegestuhl, Überprüfung der vorgenommenen Fixierung (Durchführungsverantwortung) durch Arzt.
    - Dokumentation durch Arzt (Dokumentationsverantwortung) mit Namen des Arzt, Grund der Fixierung, durchführende Pflegekraft, verwendete Fixierungsmittel, Beginn und Ende der Maßnahme, Überwachungsintervalle.
    - Ggf. Information Angehörige.

1.4.5 Suizid/-versuch

> Offensichtliche oder vermutete suizidale Handlungen unbedingt genau erfassen bzw. erfragen und dokumentieren.

Vorgehen:
- Fragen nach Art und Herkunft einer Verletzung, liegt eine ungewöhnliche Verletzung vor?
- Auf frühere Verletzungen untersuchen, z.B. typische quer verlaufende Schnitte am distalen beugeseitigen Handgelenk, ggf. eventuelle aktuelle oder frühere Suizidalität ansprechen.
- Kurze gezielte Anamnese: Schlafstörungen, Abendhoch/Morgentief, Appetit oder Gewichtsverlust, Anhedonie („Das Leben macht keinen Spaß mehr"), evtl. Angehörige befragen.
- Genaue Dokumentation der durchgeführten diagnostischen und therapeutischen Maßnahmen.
- Im Zweifelsfall psychiatrisches Konsil veranlassen, ggf. Pat. aufnehmen bzw. für Einweisung in eine psychiatrische Klinik sorgen.

> Aus einer falschen Einschätzung des psychischen Zustands des Pat. können erhebliche strafrechtliche Konsequenzen erwachsen. Im Zweifelsfall kann bzw. muss ein Pat. auch zwangsweise eingewiesen werden (auch in die eigene Klinik!), wenn **erhebliche** Gründe für eine Selbst- oder Fremdgefährdung des Pat. sprechen. Ein Pat., der Suizidgedanken äußert oder dessen Anamnese auf einen Suizidversuch schließen lässt, muss zwingend einem Psychiater vorgestellt werden.

1.4.6 Zwangseinweisung

Die zwangsweise Unterbringung – hier durch den Ambulanzarzt – eines jeden Menschen in ein Krankenhaus ist nur in engen Grenzen möglich. In jedem Bundesland wird die gesetzliche Grundlage in den Unterbringungsgesetzen („PsychKG") geregelt. Einzige hinreichende Begründungen sind akute und erhebliche Eigen- oder Fremdgefährdung und wenn zur Abwehr der Gefahr kein anderes Mittel zur Verfügung steht. Sie wird durch die örtliche Ordnungsbehörde anhand eines ärztlichen Zeugnisses veranlasst bzw. durchgeführt, bedarf jedoch der unverzüglichen richterlichen Überprüfung. Zunächst muss die Unterbringung in einer geschlossenen Abteilung einer psychiatrischen Klinik erfolgen.

> Die Behandlungsbedürftigkeit eines psychischen oder somatischen Leidens stellt allein keinen Grund für eine Zwangsunterbringung dar, ebenso wenig ein wirtschaftlicher Schaden, eine einfache Störung der öffentlichen Ordnung oder die Verwahrlosung des Betreffenden. Auch die fehlende Bereitschaft, sich ärztlich behandeln zu lassen, rechtfertigt keine Unterbringung.

Vorgehen:
- Eigenhändige Untersuchung des Pat., Kontaktaufnahme mit der zuständigen Psychiatrie.
- Ausstellung eines ärztlichen Zeugnisses bzw. Einweisungsscheines mit Beschreibung der Erkrankung, Diagnose und Begründung für Eigen- und Fremdgefährdung.
- Überstellung des zwangseingewiesenen Pat. mit Rettungsdienst bzw. bei Notwendigkeit auch mit Polizeibegleitung.
- Auch eine Einweisung in die eigene Klinik ist möglich (z.B. bei Eigengefährdung mit völliger Verwirrtheit nach SHT).

1.4.7 Misshandlung

Möglich sind Messerstichverletzungen, Schussverletzungen, Prellungen, Quetschungen durch stumpfe Traumata, Gesichtsschädelverletzungen, Hämatome an ungewöhnlichen Stellen, Verletzungen an Genitalien.

Vorgehen:
Das Vorgehen sollte nach Möglichkeit mit den Betroffenen besprochen werden, wobei man häufig auf Ablehnung stoßen wird (z.B. misshandelte Ehefrau macht keine Aussage zuungunsten ihres Ehemannes). Bei bewusstlosen oder nicht ansprechbaren Personen abwägen, ob eine Weitergabe der persönlichen Information mit dessen mutmaßlichem Willen übereinstimmt. Im Zweifelsfall lässt sich dies aber auch später immer durch den Schutz höherwertigen Rechtsgutes erklären. Der Schutz vor weiterer Körperverletzung oder krimineller Handlung, d.h. die Abwehr drohender Gefahren für Leib, Leben und Freiheit wiegt höher als die Einhaltung der ärztlichen Schweigepflicht. Im Zweifelsfall (Nachtdienst) stationäre Aufnahme des Pat. und Abklärung und Besprechung des Falles mit Ober- oder Chefarzt am nächsten Tag.

Eine Meldepflicht beim Bekanntwerden einer Misshandlung besteht in Deutschland noch nicht. Ärzte, Sozialpädagogen und Psychologen sind an ihre Schweigepflicht gebunden (§ 203 StGB); wenn es um die Abwehr einer gravierenden Gefahr für Gesundheit oder Leben von Kindern/Jugendlichen geht, können sie aber einen „rechtfertigenden Notstand" geltend machen, der die Verletzung der Schweigepflicht rechtfertigt (§ 34 StGB). Andere Berufsgruppen, beispielsweise Pädagogen, haben keine Schweigepflicht, u. U. genießen ihre Klienten aber einen besonderen „Vertrauensschutz", der die Weitergabe von Informationen verbietet.

> Genaue Anamnese erheben und den Untersuchungsbefund exakt dokumentieren für mögliche spätere juristische Fragestellungen.

- Verletzungshergang: Umstände, Ort, Zeit, beteiligte Personen.
- Alle sichtbaren Läsionen, auch evtl. ältere ähnliche Verletzungen genau vermessen und beschreiben, ggf. fotografieren.
- Notwendige radiologische (Frakturverdacht, Fremdkörper) und sonographische Untersuchungen (Hämatome, freie abdominelle Flüssigkeit) durchführen und dokumentieren.
- Notwendige konsiliarische Untersuchungen veranlassen (gynäkologisches Konsil bei V.a. Sexualverbrechen, psychiatrisches Konsil bei verstörten oder verbal nicht zugänglichen Personen).
- Eine Information der Polizei unter Umgehung der ärztlichen Schweigepflicht ist zulässig, wenn dadurch höherwertiges Rechtsgut geschützt wird. Zulässig ist dies bei Verletzungen, die offensichtlich Folge einer Straftat sind, z.B. Kindesmisshandlung, Vergewaltigung, gefährliche Körperverletzung durch Schuss- oder Stichverletzung, vorsätzliche Verletzungen durch stumpfe Gewalt.

1.4.8 Kriminelle Handlungen

Bei Pat., die offensichtlich eine Straftat begangen haben, ist die Information der Polizei zulässig nur bei schwersten Taten gegen:
- Leib, Leben, Freiheit.
- Die innere oder äußere staatliche Sicherheit.
- Wenn Wiederholungsgefahr besteht.

Bei der Untersuchung und Behandlung von Pat., die von der Polizei vorgeführt werden, gelten die gleichen Sorgfaltspflichten wie bei allen anderen Pat. Dem Drängen der Polizei auf mögliche Haftfähigkeit muss immer die sorgfältige medizinische Beurteilung gegenüberstehen. Im Zweifelsfall auch hier zunächst stationäre Aufnahme bei schwereren oder zumindest nicht sofort sicher auszuschließenden Verletzungen (z.B. stumpfes Bauchtrauma) veranlassen. Die Bewachung des Pat. ist nicht Aufgabe des Arztes, sondern der Polizei. Im Polizeigewahrsam ist in den meisten Fällen keinerlei medizinische Beobachtung oder Betreuung sichergestellt.

1.4.9 Obdachlosigkeit

In Deutschland sind ca. 500 000 Menschen obdachlos; insbes. im Winter zwingen oft eher äußere als rein medizinische Gründe zur Aufnahme. In jedem Fall ist das Gebot der notwendigen Hilfeleistung und ggf. auch der möglichen unterlassenen Hilfeleistung sorgfältig abzuwägen.

1.4 Probleme und Problempatienten 31

Vorgehen:
- Im Zweifelsfall kurzstationäre Behandlung einleiten und/oder Kontakt zu entsprechenden Sozialeinrichtungen (Caritas, örtliche Sozialstationen, Sozialamt, Betreuer) aufnehmen. Auch im Zeitalter eines erhöhten Kostendrucks im Gesundheitswesen hat das Gebot der Hilfeleistung immer Vorrang.
- Ein Grund für die stationäre Aufnahme findet sich i.d.R. meistens, z.B. infizierte Ulzerationen, unklare Bauchschmerzen, Prellungen, Bewusstseinsstörung. Eine offensichtlich unbegründete Aufnahme ist allerdings nicht gerechtfertigt, da es meistens gelingt, einen solchen Pat. in einer geeigneten Einrichtung unterzubringen.
- Vor allem in den großen Städten gibt es ein Netz verschiedener Hilfsangebote. Hierzu gehören Not- und Übergangsunterkünfte sowie Tagesaufenthaltsstätten zur materiellen Grundversorgung und ärztlich-pflegerischen Ambulanzen zur medizinischen Versorgung. Beratungsstellen unterstützen Betroffene bei der Suche von Wohnung und Arbeit. Beratungsstellen arbeiten oft auch aufsuchend als Straßensozialarbeit (Streetwork), um Betroffene vor Ort zu kontaktieren und Schwellenängste gegenüber der Hilfe abzubauen. In der Ambulanz sollten Listen entsprechender Hilfen zugänglich sein.

1.4.10 Der verwirrte Patient

- Ursachen für akut aufgetretene Verwirrtheitszustände können sein:
  - Plötzliche Änderung der Umgebung (Krankenhaus).
  - Medikamentenfehldosierung, Medikamentenabusus: Z.B. Neuroleptika, Benzodiazepine (nach allen eingenommenen Medikamenten fragen).
  - Unerkanntes SHT (Blutung ▶ 18.7).
  - Apoplex (▶ 22.1.7) oder (TIA ▶ 22.1.7) mit zerebraler Durchblutungsstörung.
  - Durchgangssyndrome nach Trauma, OP, Narkose, Elektrolytentgleisung.
  - Exsikkose, Fieber, Herzinsuffizienz, Hypoglykämie, Meningitis (immer Meningismuszeichen prüfen).
  - An eine scheinbare Verwirrtheit denken → Schwerhörigkeit?
- **Diagnostik:**
  - Psychiatrische Untersuchung: Orientierung zu Ort, Raum, Zeit, Gedächtnis, Person, Lebensgefühl.
  - Untersuchung: Exsikkose, Tremor, Nackensteifigkeit.
  - Weitere Diagnostik: Labor (▶ 3.15) mit BB (Anämie, Leukozytose), Elektrolyte (Hyponatriämie, Hyperkaliämie), TSH basal (Hypothyreose), Duplexsonographie Karotiden (▶ 3.8.10), CT-Schädel (▶ 3.10.2), subdurales Hämatom (▶ 18.7.3), Tumor, toxikologische Untersuchungen (Drogenscreening).
  - Jede unklare Verwirrtheit weiter abklären, bevor der Pat. entlassen oder weitergeleitet wird.
  - Gespräch mit Angehörigen oder Hausarzt: Änderungen des Verhaltens, Medikamenten- oder Drogenabusus, sonstige Auffälligkeiten.
- **Vorgehen:**
  - Absetzen überdosierter oder ungeeigneter Neuroleptika oder Hypnotika. **Cave:** Auch der verordnende Kollege hat sich dabei Gedanken gemacht → nach Möglichkeit Rücksprache.

- Wenn nötig, Sedierung anordnen: Abends z.B. Thioridazin 2 × 25 mg/d p.o. (z.B. Melleril 25®).
- Mit Angehörigen gleich zu Beginn einer evtl. stationären Aufnahme über möglichst baldige Rückführung in die gewohnte häusliche Umgebung sprechen, ggf. Hilfen anbieten (Sozialarbeiter des Krankenhauses).
- Ggf. Hinzuziehen von Neurologe oder Psychiater zur besseren Einschätzung.

1.4.11 Der allergische Patient

Bei jedem Pat. muss bei diagnostischen (z.B. Phlebographie) oder therapeutischen Maßnahmen (z.B. Oberst-Leitungsanästhesie, i.m. oder i.v. Gabe von Medikamenten) mit allergischen Reaktionen gerechnet werden.

- Immer sorgfältige Anamnese bezüglich allergischer Reaktionen. Bei bekannter allergischer Diathese immer in besonderer Weise auf eine allergische Reaktion vorbereitet sein. Vermerk an weiter- oder mitbehandelnde Kollegen, z.B. Radiologe bei Phlebographie.
- Sich immer über das Vorhandensein und den Gebrauch von Geräten und Medikamenten informieren:
  - Notfallkoffer mit Notfallmedikamenten, Intubationsmöglichkeit.
  - EKG-Gerät mit Defibrillatoreinheit, Vorgehen bei allergischer Reaktion bzw. anaphylaktischem Schock ▶ 4.2.1.

1.4.12 Vorführung durch Polizei

Bei offensichtlichen Problemen in der Beherrschung von Situation in der Ambulanz kann bzw. muss die zuständige Polizeidienststelle informiert bzw. auch Beamte angefordert werden. Gründe können sein:
- Randalierende Pat. ▶ 1.4.3.
- Eskalierende Situationen mit Pat. oder unter verschiedenen Pat. bzw. Begleitpersonen (z.B. vorangegangene Schlägerei, die sich in der Ambulanz fortzusetzen droht).
- Zwangseinweisung (Eigen- oder Fremdgefährdung) ▶ 1.4.6.
- Kriminelle Delikte ▶ 1.4.8, vermutete oder offensichtliche Misshandlung ▶ 1.4.7.
- Hilfsbedürftige Pat., die keiner Krankenhausbehandlung bedürfen ▶ 1.4.9.
- Die Polizei führt aber auch selbstständig häufig Personen vor zu Blutalkoholbestimmung ▶ 1.4.1, Haftfähigkeit ▶ 1.4.13, Diagnostik und Behandlung von Strafgefangenen.

1.4.13 Haftfähigkeit, Gewahrsamstauglichkeit

- **Definitionen:**
  - **Haft- oder Vollzugsfähigkeit:** Für den Begriff der Haftfähigkeit existiert keine Legaldefinition. Haftunfähigkeit wird durch § 455 der Strafprozessordnung geregelt. Demnach kann die Vollstreckung einer Freiheitsstrafe unterbrochen werden bei Verfall in Geisteskrankheit, bei naher Lebensgefahr oder wenn der körperliche Zustand des Verurteilten die Unterbringung in der Vollzugsanstalt beziehungsweise im Haftkrankenhaus nicht

erlaubt. Im Umkehrschluss wäre bei Nichtvorliegen dieser Kriterien von Haftfähigkeit auszugehen.
- **Gewahrsamstauglichkeit:** Trifft eine Aussage darüber, ob der psychophysische Zustand des Pat. eine zeitlich relativ kurz begrenzte polizeiliche Gewahrsamsnahme erlaubt.
- Begriffsinhalte „Gewahrsamstauglichkeit" und „Haftfähigkeit" jedes Mal erneut den Polizeibeamten, Haftrichtern sowie Staatsanwälten und auch ärztlichen Kollegen gegenüber deutlich machen, damit es nicht infolge von Missverständnissen zur Gesundheitsgefährdung Festgenommener und später zu ungerechtfertigten Schuldzuweisungen gegenüber Ärzten kommt.

> Sowohl die Haftfähigkeit als auch die Gewahrsamsfähigkeit werden als Formulargutachten erstellt.

- **Gründe für die Überprüfung:** Häufige Gründe sind Alkohol, Drogen, Eigen- und Fremdgefährdung, Traumata, Epilepsie, Diabetes mellitus, Klaustrophobie.
- **Probleme und Besonderheiten:**
  - Anamnese: Oft kann nur eine unzureichende Eigenanamnese erhoben werden (getrübte Bewusstseinslage, mangelnde Compliance. Fremdanamnestische Angaben z.B. von Polizeibeamten sind oft spärlich oder weisen in die falsche Richtung.
  - Vom Arzt wird in kurzer Zeit eine valide Einschätzung des psychophysischen Zustandsbildes gefordert und auch ggf. die Veranlassung weiterer diagnostischer und therapeutischer Maßnahmen.
  - Gewahrsamstauglichkeit: Beurteilung basiert lediglich auf einer Momentaufnahme. Feststellung grundsätzlich nur für einen konkret umrissenen Zeitraum (max. 24 h). Auch in diesem Zeitrahmen kann bei Veränderung der Symptomatik eine erneute ärztliche Untersuchung und Stellungnahme erforderlich sein. Die strikte zeitliche Befristung ist notwendig, um unzureichende diagnostische Möglichkeiten einerseits und Ausmaß der ärztlichen Verantwortung andererseits in Ausgleich zu bringen.
  - Haftfähigkeit umfasst einen Zustand, der zeitlich nicht konkret gefasst ist. Kontraindikationen können u.a. sein jede Form der Bewusstseinsstörung, Alkohol- oder Drogenentzugsdelir, schwere chron. Herzerkr., extreme Klaustrophobie, traumatisierter Pat. mit Behandlungsbedürftigkeit.

> In Deutschland sterben jährlich ca. 40 Menschen im Polizeigewahrsam (z.T. auch nach ärztlicher Untersuchung). Im Zweifelsfall immer erfahreneren Kollegen hinzuziehen bzw. den Pat. in ärztliche Behandlung weiterleiten bzw. belassen. Jeder vorgeführte „Pat.", der nicht sicher beurteilt werden kann bzw. dessen Gesamtzustand eine Haftfähigkeit oder Gewahrsamstauglichkeit ausschließt, darf nicht haftfähig geschrieben werden.

1.4.14 Kinder

Die Versorgung von Säuglingen und (Klein-)Kindern stellt stets eine besondere Herausforderung dar. Oft müssen nicht nur die Kinder, sondern auch die Eltern beruhigt werden. Für Kleinkinder ist die Krankenhaussituation in Kombination z.B. mit einer Verletzung eine max. Stresssituation.

Vorgehen:
- Kind möglichst auf dem Arm der Mutter lassen und ein Spielzeug anbieten (z.B. Stethoskop).
- Auch bei schreienden Kindern immer ruhig bleiben, alle Maßnahmen genau mit Kind und Mutter besprechen.
- Bei zu erwartenden Schmerzen (z.B. Spritze, Wundversorgung) die Schmerzen ansprechen und nicht „Schmerzfreiheit" versprechen. Das Kind fasst mehr Vertrauen, wenn es nicht belogen wird. Bei längerer Wundversorgung muss ggf. eine leichte Sedierung durchgeführt werden.
- Vor Gabe von LA immer nach möglichen Allergien fragen (z.B. ob beim Zahnarzt schon einmal eine Spritze verabreicht wurde und wie diese vertragen wurde). Kinder sind keine kleinen Erwachsenen, daher stets besonders exakte Indikationsstellung für Medikamente vornehmen und Dosierungen korrekt berechnen (Gewicht erfragen, Beipackzettel nach Dosierung/kg durchlesen).
- Bei OP oder sonstigen invasiven Maßnahmen (z.B. Punktionen) stets einen Elternteil oder Erziehungsberechtigten, besser beide Erziehungsberechtigte unterschreiben lassen. Genaue Dokumentation auf speziellen Kinderaufklärungsbögen.
- Bei akuten Schmerzen an die unterschiedlichen Krankheiten in verschiedenen Lebensabschnitten denken, z.B. können Bauch-, Kopf-, Rückenschmerzen im Kleinkindesalter auf eine Meningitis hindeuten.
- Bei unklaren Situationen bezüglich Diagnostik/Therapie bei kindlichen Pat. Immer, wenn möglich, eine(n) pädiatrischen Fachkollegin(en) oder eine(n) erfahrene(n) Kollegin(en) hinzuziehen.

1.4.15 HIV und Hepatitis

Generell kann bei **keinem** Pat. mit Sicherheit davon ausgegangen werden, dass keine Ansteckungsmöglichkeit bezüglich Hepatitis oder HIV besteht. Beide Infektionen treten gehäuft gemeinsam auf. Besondere Maßnahmen sind bei sicher Hepatitis- oder HIV-Erkrankten angebracht, z.B. bei Spaltung von Spritzenabszessen.

Vorsichtsmaßnahmen:
- Immer Handschuhe bei allen Verrichtungen, bei denen eine mögliche Kontamination mit Blut, Speichel oder Körpersekreten besteht: Doppelte Handschuhe, Schutzbrille, Schutzkleidung, wie wasserundurchlässiger OP-Kittel.
- Sofortiges Entsorgen von kontaminiertem Material in Container mit geeigneter Öffnung.
- In Ambulanzkarte bzw. EDV besonders gut und für alle erkennbar markieren.
- Informieren aller Mitarbeiter, die mit der Versorgung des Pat. befasst sind.

- Manche Pat. verschweigen ganz bewusst eine ihnen bekannte Hepatitis- oder HIV-Infektion. In Zweifelsfällen immer die nötigen Schutzmaßnahmen veranlassen.
- Bei Verletzungen mit potenziell kontaminierten Instrumenten (z.B. gebrauchte Nadel, Skalpell) beachten, dass die Kontagiosität aller bisher bekannten HIV-Subtypen deutlich (Faktor 25) geringer als die der Hepatitis-B-/-C-Viren ist. Ansteckungsrate nach direkter Inokulation < 0,5 %.

1.4.16 Kontamination mit infektiösem Material

- **Analyse der Infektionsgefährdung:**
  - 1. Indexperson (Pat.): I.d.R. ein Pat., von dem der verletzende Gegenstand stammt. Status erheben bezüglich HIV (Elisa Antikörpertest), Hepatitis B (HBs-Antigen, HBe-Antigen, anti-HBc), Hepatitis C (anti-HCV).
  - 2. Exponierte Person: Person, die sich verletzt hat, i.d.R. Mitarbeiter. Status erheben bezüglich HIV (Elisa Antikörpertest), Hepatitis B (HBs-Antigen, anti-HBc), Impfbuch (geimpft gegen Hepatitis B?), Hepatitis C (anti-HCV), Tetanus (Impfbuch).
- **Medikamente/Material:**
  - Notfallset.
  - 30 ml Hautdesinfektionsmittel, z.B. Betaseptic®, Ethanol 80 % Hautdesinfektionsmittel, z.B. Frekaderm®.
  - Betaisodona® plus Aqua: 20 ml Betaisodona® in 50-ml-Gefäß und 20 ml Miniplasco® in 50-ml-Spritze aufziehen zum Einspritzen in das Auge bzw. für Wundspülungen, 150 ml 80 % unvergälter Ethanol.
  - Steriles Skalpell, sterile Einmalkompressen.
  - Medikamente.
  - Antiretrovirale Medikamente i.d.R. beim betriebsärztlichen Dienst bzw. der Inneren Medizin.
  - Einnahme innerhalb 2 h nach Exposition.
- **Ablauf bei Kontamination mit infektiösem Material:**
  - 1. Sofortmaßnahmen einleiten: Jede Tätigkeit (auch invasive Maßnahmen) unterbrechen. Alle nichtärztlichen Mitarbeiter müssen immer sofort den Dienstarzt aufsuchen.
  - 2. HIV-Übertragungsrisiko: Unverzügliche Beratung, ob Medikamente, ggf. welche und wie lange sie eingenommen werden sollen.
  - 3. Hepatitis-Übertragungsrisiko: Eigene Immunität/Impfstatus bekannt? Ggf. aktive und/oder passive Immunisierung.
  - 4. Hepatitis-C-Übertragungsrisiko: Postexpositionsprophylaxe nach ärztlicher Entscheidung.
  - 5. Übertragungsrisiko anderer Infektionen: Individuelles Vorgehen, ggf. Tetanusimpfung.
  - 6. Laborabnahme (▶ 3.15).
  - 7. Dokumentation (Ambulanzbuch, D-Arzt, Ambulanz-Liste etc.).
  - 8. Interne Unfallmeldung.

- **Vorgehen bei Stich- und Schnittverletzungen:**
  - Mind. 1 Min. bluten lassen, ggf. Wunde spreizen.
  - Ausmelken von körpernah nach körperfern, nicht quetschen, nicht abbinden.
  - Mind. 10 Min. z.B. mit Betaseptic®-Lösung desinfizieren, ggf. Wunde baden.
  - Bei Hepatitis-Viren anschließend noch 10 Min. mit Hautdesinfektionsmittel desinfizieren.
  - Chir. Intervention je nach Verletzung (Inzision in Richtung Stichkanal, sparsame ovaläre Ausschneidung, lokaler Drainagenverband mit z.B. in Betaseptic® getränkten Gazestreifen.
- **Vorgehen bei Kontamination des Auges:**
  - Reichliches Ausspülen des Auges mit PVP-Iod-Augentropfen 5 %, ersatzweise mit Betaisodona-Lösung® 1:1 mit sterilem Aqua des. nachspülen.
  - Nasenwurzel mit Daumen und Zeigefinger zusammendrücken, um eine Einschwemmung von infektiösem Material zu verhindern, das nicht betroffene Auge durch Abdeckung schützen.
- **Vorgehen bei Aufnahme in die Mundhöhle:**
  - Sofort ausspucken, mehrfaches kurzes Spülen (4- bis 5-mal) der Mundhöhle mit je 20 ml 80 % unvergälltem Ethanol. Jede Portion ist nach etwa 15 s intensivem Hin-und-her-Bewegen in der Mundhöhle auszuspucken.
  - Ist kein Antiseptikum verfügbar, Mundhöhle mit reichlich Wasser ausspülen.
- **Informationspflicht:**
  - Bei HIV Information an diensthabenden OA, betriebsärztlichen Dienst.
  - Zuständige HIV-Ambulanz bzw. Informationen einholen und v.a. mitteilen, unter welcher Therapie der HIV-Pat. möglicherweise steht.
  - D-Arzt-Bericht anlegen. Name des Pat., mit dessen Sekreten, Blut oder gebrauchten Materialien sich der Verunfallte kontaminiert bzw. verletzt hat, auf dem DAB vermerken.
- **Indikation einer Prophylaxe bei HIV-Exposition:**
  - **Empfehlen bei:**
  - Perkutaner Verletzung mit Injektionsnadel oder anderer Hohlraumnadel mit hoher Viruskonzentration (Blut, Liquor, Punktat, Organmaterial, Viruskulturmaterialien).
  - Tiefer Verletzung (meist Stichverletzung, sichtbares Blut), Nadel nach intravenöser Injektion.
  - Oberflächlicher Verletzung (z.B. mit chirurgischer Nadel) bei Pat. mit AIDS oder einer hohen HI-Viruskonzentration.
  - Kontakt zu Schleimhaut oder verletzter/geschädigter Haut mit Flüssigkeiten mit hoher Viruskonzentration.
  - **Anbieten bei:** oberflächlicher Verletzung (z.B. mit chirurgischer Nadel).
  - **Nicht nötig bei:**
  - Oberflächlichen Kratzern mit nicht sicher kontaminierten Instrumenten (keine Blutgefäße eröffnet).
  - Stichverletzungen mit s.c. oder i.m. Kanülen, die nicht sicher mit Blut kontaminiert sind.
  - Kleinflächigen Kontaminationen von entzündeten Hautarealen und Schleimhäuten, wenn die Stellen sofort gereinigt werden.

- Kontamination von älteren, verschorften Kratzern, Schrunden oder kleinen Schnitten, sofern ohne große Verzögerung o.g. Basismaßnahmen erfolgt sind.
- Perkutanem Kontakt mit anderen Körperflüssigkeiten als Blut (Urin, Speichel), Kontakt von intakter Haut mit Blut.
- Haut- oder Schleimhautkontakt mit Körperflüssigkeiten wie Urin und Speichel.
- **Medikamentöse Postexpositionsprophylaxe:** Bei Entscheidung für medikamentöse Expositionsprophylaxe sollen diese Medikamente so rasch wie möglich eingenommen werden.
  - In Zweifelsfällen mit der Einnahme beginnen, kann bei näherer Kenntnis des Hergangs oder der Umstände (später als unnötig eingestuft) jederzeit abgebrochen werden. Sofern bei potenzieller Infektionsquelle die Behandlungsanamnese oder bestehende Medikamentenresistenzen bekannt sind, sollte die verwandte Medikamentenkombination entsprechend angepasst werden.
  - In allen anderen Fällen Standardkombination verwenden: Zidovudin + Lamivudin (Combivir® 2 × 300/150 mg oder Retrovir® 2 × 250 mg) plus Epivir® (2 × 150 mg oder 1 × 300 mg) kombiniert mit Nelfinar (Viracept® 2 × 1250 mg) oder Indinavir (Crixivan® 3 × 800 mg) oder Lopinavir/rit (Kaletral® 2 × 400/100 mg) oder Efavirenz (Sustiva/Stocrion® 1 × 600 mg).

1.4.17 MRSA

Zunehmendes Problem sind Pat. mit Besiedlung durch methicillinresistenten (ursprünglicher Begriff) bzw. multiresistenten Staphylococcus aureus in Wunden oder Körperöffnungen bzw. Schleimhäuten. Diese Pat. sind heutzutage wegen der notwendigen Isolierung und meist langdauernder Behandlungen kostenintensiv und werden deshalb „gerne" so schnell wie möglich verlegt. Bei jedem Pat., der mit einer chronischen Wunde aufgenommen wird, einen Wundabstrich zum MRSA-Ausschluss bzw. Nachweis veranlassen bzw. durchführen.

- **Verlegung:**
  - Weiterbehandelnde Kollegen/Kliniken frühzeitig über den MRSA-Status informieren.
  - Letzte Abstrichergebnisse mitgeben (nasal, anal, Wunde), den Transportdienst entsprechend informieren.
  - Dem Pat. bei Aufnahme Mund- und Nasenschutz anlegen, MRSA-Hinweis auf Verlegungsbericht vermerken.
- **Aufnahme, speziell aus einer anderen Klinik:**
  - Langlieger-Pat. aus anderen Krankenhäusern (aber auch aus Alten- und Pflegeheimen) müssen immer als potenziell MRSA-besiedelt gelten (streng genommen zunächst Isolation, dies ist im Klinikalltag aber meist nicht zu realisieren).
  - Wenn immer möglich, von der verlegenden Klinik MRSA-Abstriche rechtzeitig bei Terminvergabe für die stationäre Übernahme anfordern.
  - Immer bereits in der Ambulanz an eine mögliche (bisher nicht bekannte) MRSA-Besiedelung des Pat. denken.
  - Chronische Wunden in der Ambulanz grundsätzlich inspizieren und Abstrich entnehmen.

- Handschuhe, ggf. Einmalkittel und Mundschutz bei V.a. oder gesichertem MRSA-Status.
- Grundsätzlich in der Ambulanz Abstriche von verdächtigen, meist chronischen Wunden nehmen.
- **Wiederaufnahme:**
  - Wenn der Pat. vor Entlassung 3 neg. Kontrollen hatte: keine Isolierung, Nasen-, Perinealabstrich, Wundabstrich, Urin (Uricult®), Trachealsekret.
  - Wenn der Pat. vor Entlassung keine 3 neg. Kontrollen hatte: Nasen-, Perinealabstrich. Je nach Vorbefunden: Wundabstrich, Urin (Uricult®), Trachealabstrich.
- **Chronische Wunde, Isolierung:** Zu isolieren sind:
  - Wiederaufgenommene, ehemalige, sanierte MRSA-Pat.
  - Aufgenommene, bekannte MRSA-Pat.

1.4.18 Schwangerschaft

Neben den schwangerschaftsbedingten, physiologischen Veränderungen (z.B. erhöhtes HZV, erniedrigtes Hb, erhöhter Sauerstoffbedarf) bei Diagnostik und Therapie schwangerer Pat. besonders die möglichen Gefahren für das Kind beachten. Das größte Risiko für eine Fruchtschädigung liegt im Zeitraum der Organogenese in der 4. bis 10. Wo. post menstruationem.

- **Besonderheiten:**
  - Vor allem bei intraabdominellen Erkr. (z.B. Appendizitis) deutlich veränderte Symptomatik möglich. Appendizitis in der Schwangerschaft nicht häufiger als bei nicht Schwangeren, Symptomatik kann allerdings variieren, z.B. als Höhertreten des Schmerzes infolge Verdrängung des Zökums durch den graviden Uterus.
  - Differenzialdiagnostisch an schwangerschaftsspezifische Krankheitsbilder (vorzeitige Wehentätigkeit, vorzeitige Plazentalösung, HELLP-Syndrom, idiopathische Schwangerschaftscholestase, Symphysenlockerung) denken.
  - Bei allen Pat. mit akutem oder unklarem Abdomen: Schwangerschaftstest (Gravidität oder EUG?), Sonographie (▶ 3.8; Schwangerschaft, Anhalt für EUG), möglichst gyn. Konsil (auch aus juristischen Gründen).
- **Röntgendiagnostik:** Ionisierende Strahlen führen erst bei Dosen ab ca. 5 cG signifikant häufiger zu Fehlbildungen, es gibt jedoch keine Schwellendosis. Bei allen Pat. im gebärfähigen Alter ist die Frage nach Vorliegen einer Schwangerschaft **vor** Anordnung bzw. Anfertigung einer Röntgenaufnahme obligatorisch. Ihre diesbezügliche Aussage muss von der Pat. unterschrieben werden. **Besonders bei Schwangeren gilt:** Nur bei V.a. Fraktur eines großen Knochens oder nur bei Gefahr erheblicher gesundheitlicher Schäden bei Unterlassung der radiologischen Diagnostik röntgen. Alternative Untersuchungen prüfen (z.B. Sonographie). Im Zweifelsfalle Schwangerschaftstest mit Zustimmung der Pat.
- **Sonographie:** B-Bild-Sonographie und CW/PW-Doppleruntersuchungen gelten als unbedenklich. Die Beurteilung hinsichtlich der Farbdoppleranwendung ist noch nicht abgeschlossen und sollte auf ein notwendiges Minimum beschränkt werden.

- **Medikamente:** Die Auswahl der während der Schwangerschaft zugelassenen Medikamente ist, z.T. wegen nachgewiesener Fruchtschädigung, z.T. wegen äußerster Zurückhaltung der Pharmaindustrie (Angst vor Regressen) erheblich eingeschränkt. Als weitgehend unbedenklich gelten folgende Stoffe:
  - Antibiotika: Penicilline, Cephalosporine, Erythromycin.
  - Analgetika: einziges weitgehend bedenkenloses Schmerzmittel ist Paracetamol, sowie u.U. Morphin (**Cave:** Atemdepression des Neugeborenen bei Gabe unmittelbar vor der Geburt). Ansonsten sind Opiate, Glukokortikoide (v.a. 1. Trimenon) und nichtsteroidale Antiphlogistika nicht indiziert.
  - Antikoagulanzien: Heparin, niedermolekulare Heparine z.T. zugelassen (z.B. Fragmin®P).
  - Antiemetika: Meclozin (z.B. Postadoxin®), Dimenhydrinat (z.B. Vomex A®).
  - Antihypertonika: Dihydralazin (z.B. Nepresol®), Methyldopa (z.B. Presinol®).
  - Lebendimpfungen: Tetanus, Poliomyelitis.
- **Operationen:** I.d.R. kein wesentlich erhöhtes Risiko für die Pat. Eine Narkose führt nicht zu einer signifikant erhöhten Abortrate. Lokal-, Regionalanästhesien und Vollnarkosen sind bei geeigneter Auswahl der Medikamente zu jedem Zeitpunkt der Schwangerschaft möglich. Bei Risikoschwangerschaften gyn. Konsil einholen bzw. Rücksprache mit einem Gynäkologen halten.

1.5 BG-Ambulanz

1.5.1 Leistungen der Berufsgenossenschaften

Die gesetzlich vorgegebenen Leistungskriterien sind:
- Leistungsfeststellung „von Amts wegen".
- Heilbehandlung mit allen geeigneten Mitteln.
- Rehabilitation vor Rente.

Verantwortlichkeit der Unfallversicherungsträger für die Durchführung der Heilbehandlung bedingen im Rahmen der „Rehabilitationskette" die Sicherstellung einer „schnellen" und „sachgemäßen" Heilbehandlung. Diesen Zielen dienen Zuweisungspflichten, Bestellungs- und Zulassungsvoraussetzungen für Unternehmer, Ärzte und Krankenkassen sowie Bestellungs- und Zulassungsvoraussetzungen für bestimmte Ärzte und Kliniken in den von den Unfallversicherungsträgern eingerichteten Heilverfahren (z.B. D-Arzt-Verfahren, H-Arzt-Verfahren, Verletztenartenverfahren). Die Rechtsbeziehungen zwischen Arzt und Unfallversicherungsträgern werden umfassend durch das Ärzteabkommen festgelegt.

1.5.2 Arbeitsunfall

Ein Arbeitsunfall liegt vor, wenn eine versicherte Person (z.B. alle Arbeitnehmer, bestimmte Gruppen von Selbstständigen, Kindergartenkinder, Schulkinder, Studenten, Teilnehmer von Rehabilitationsmaßnahmen) bei einer versicherten Tätigkeit (z.B. betriebliche Arbeit, Schulbesuch, Weg von und zur Arbeitsstelle) einen Unfall (zeitlich begrenztes, von außen einwirkendes, körperschädigendes Ereignis) erleidet.

Nicht versichert sind Beamte und gleichgestellte Personen im Rahmen ihrer dienstlichen Tätigkeit (hier handelt es sich nicht um einen Arbeits-, sondern um einen Dienstunfall). Wenn diese Voraussetzungen nicht erfüllt sind, liegt kein Arbeitsunfall vor. In Zweifelsfällen immer zunächst D-Arzt-Bericht erstellen und angeben, dass nach eigenem Ermessen kein Unfall im Sinne der (ehemaligen) RVO vorliegt.

1.5.3 D-Arzt-Verfahren

Durchgangsärzte (D-Ärzte) sind von den Landesverbänden der gewerblichen Berufsgenossenschaften bestellte Fachärzte (Chirurgen, Unfallchirurgen und Orthopäden), die über besondere Kenntnisse und Erfahrungen in der Traumatologie verfügen müssen. Dafür muss nach der Gebietsarztanerkennung eine mind. 2-jährige unfallärztliche Tätigkeit an einer Unfallklinik oder in einer Unfallabteilung eines zum Verletztenartenverfahren zugelassenen Krankenhauses ausgeübt werden. Der Durchgangsarzt entscheidet, ob allgemeine Heilbehandlung beim Hausarzt durchgeführt wird oder wegen Art oder Schwere der Verletzung besondere Heilbehandlung einzuleiten ist, die er dann regelmäßig selbst durchführt. Er überwacht in Fällen der allgemeinen (hausärztlichen) Behandlung den Heilverlauf im Rahmen der Nachschau. Der D-ärztlichen Behandlung müssen zugeführt werden:
- Alle arbeitsunfähigen Arbeitsunfallverletzten, zur Verordnung von Heil- und Hilfsmitteln.
- Verletzte, wenn die Behandlung bei Arbeitsunfähigkeit voraussichtl. länger als 1 Wo. dauert.
- Alle Fälle der unfallbedingten Wiedererkrankung.

Aufgaben des D-Arztes
- Untersuchung und fachärztliche Erstversorgung.
- Entscheidung, ob wegen Art und Schwere der Verletzung eine besondere unfallmedizinische Versorgung notwendig ist (ambulante oder stationäre besondere Heilbehandlung) oder ob Maßnahmen der allgemeinen Heilbehandlung ausreichend sind.
- Durchführung etwaiger besonderer Heilbehandlungen (allgemeine Heilbehandlung findet grundsätzlich beim Hausarzt/Kassenarzt statt). Wünscht der Verunfallte ausdrücklich die Weiterbehandlung durch einen D-Arzt, an einen niedergelassenen D-Arzt oder die BG-Ambulanz der Klinik verweisen.
- Ggf. Hinzuziehung anderer Ärzte zur Diagnoseklärung oder Mitbehandlung.
- Überwachung des Heilverfahrens, ggf. durch gesonderte Einbestellung des Verletzten.

1.5.4 D-Arzt-Bericht

▶ Beispielhaft ausgefülltes Formular und Link zum aktuellen Formular der DGUV unter www.elsevier.de.

Der korrekte D-Arzt-Bericht ist von außerordentlicher Wichtigkeit für die weitere Behandlung bzw. für eine spätere gutachterliche und juristische Äußerung. Jeder schwere Arbeitsunfall zieht automatisch eine Feststellung des Grades der Erwerbsminderung nach 1 bzw. 2 J. nach sich.

1.5 BG-Ambulanz

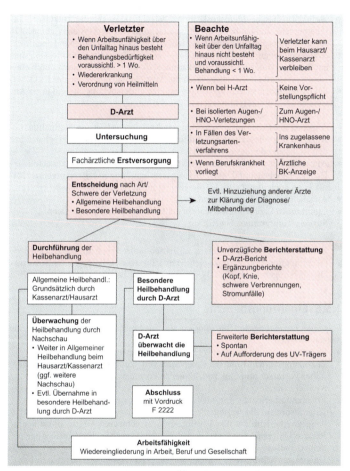

Abb. 1.1 Ablaufdiagramm D-Arzt-Verfahren (nach Spier, Leuftink & Japtok, 1991) [A300-106]

Die Dokumentation muss unverzüglich erfolgen (Bericht muss der BG spätestens am 3. d nach dem Unfall vorliegen) und umfasst:
- Genaue Angaben des Unfallhergangs. Dabei sollten Formulierungen des Verunfallten verwendet werden, also nicht: „hat sich eine linksthorakale Prellung zugezogen", sondern: „...gab an, er sei... auf die linke Seite gestürzt". Aus dem geschilderten Unfallereignis muss insbes. hervorgehen, wann, wo und warum es zu dem jetzt zu behandelnden Befund gekommen ist. Außerdem muss abzuleiten sein, ob wirklich ein der Tätigkeit zuzuschreibendes Unfallereignis

vorliegt (insbes. bei Meniskusläsionen, Patellaluxationen oder Rotatorenmanschettenverletzungen bei späteren Begutachtungen von größter Wichtigkeit) sowie die Entscheidung gefällt werden, ob aus Sicht des erstbehandelnden Arztes ein Arbeitsunfall im Sinne der Versicherungsordnung vorliegt. So sind ein Sturz aus innerer Ursache (bekannte Synkopen) oder ein Stich durch ein Insekt während der Arbeitspause keine Arbeitsunfälle im Sinne der RVO.
- Bei Extremitätenverletzungen einen exakten Untersuchungsbefund unter Angabe von Sensibilität, Motorik und Durchblutung.
- Rö-, CT- oder Sonographiebefunde.
- Angaben über Therapieentscheidung und die durchgeführten Maßnahmen.
- Angaben über die weitere Behandlung und den Namen des weiterbehandelnden Kollegen oder des Krankenhauses.
- Angaben über unfallunabhängige Krankheiten und über die voraussichtliche Dauer der Arbeitsunfähigkeit. Bei Weiterbehandlung in erstversorgender Klinik kann auch direkt eine AU-Bescheinigung ausgestellt werden.
- Angabe über eine besondere oder allgemeine Heilbehandlung.
- Ggf. müssen Ergänzungsberichte erstellt werden (Hand-, Knie-, Kopf-, Strom-, Verbrennungsbogen).

> Keine Weitergabe des Berichtes an Betriebsärzte, außer mit ausdrücklicher Genehmigung des Pat. (dokumentieren!). Benachrichtigung des Unfallversicherungsträgers bei Einleitung von Arbeits- und Berufsförderung.

1.5.5 Ergänzungsberichte

Folgende Ergänzungsberichte müssen bei entsprechendem Verletzungsmuster angelegt werden:
- Ergänzungsbericht Kopfbogen: Bei allen Kopfverletzungen.
- Ergänzungsbericht Knie: Bei Kniegelenksverletzungen (▶ beispielhaft ausgefülltes Formular und Link zum aktuellen Formular der DGUV unter www.elsevier.de).
- Ergänzungsbericht Stromunfall: Bei allen Verletzungen, bei denen elektrischer Strom auf die verletzte Person eingewirkt hat.
- Augenarztbericht: Bei allen vermuteten oder sichtbaren Augenverletzungen. Pat. zur Untersuchung und Anlage eines Augenarztberichtes einem Augenarzt vorstellen
- Hals-Nasen-Ohren-Arzt-Bericht: Bei allen vermuteten oder sichtbaren Verletzungen im HNO-Bereich. Pat. zur Untersuchung und Anlage eines HNO-Berichtes einem HNO-Arzt vorstellen.

Mitteilung D- oder H-Arzt
Veränderungen Besondere Heilbehandlung: Formular zur Dokumentation der Änderung der Form der berufsgenossenschaftlichen Heilbehandlung (enthält Angaben zur Entlassung aus oder Aufnahme in die stationäre Behandlung, Eintritt oder Verlängerung der Arbeitsunfähigkeit, Notwendigkeit der ärztlichen Behandlung, Belastungserprobung, berufliche Rehabilitationsmaßnahmen und die geschätzte MdE über die 26. Wo. nach dem Unfall.
Immer ausfüllen, wenn die Behandlung eines BG-Pat. geändert wird, also beim Abschluss der stationären Behandlung und ambulanten Weiterbehandlung, bei

der Übernahme eines ambulanten BG-Pat. in die stationäre besondere Heilbehandlung oder bei Abschluss einer Behandlung.

Das Formular beinhaltet die derzeitige Einschätzung der Minderung der Erwerbsfähigkeit (z.B. 20 % nach Versorgung einer Außenknöchelfraktur, Pat. beginnt Vollbelastung). Die Einschätzung der MdE sollte nach Rücksprache mit dem zuständigen Oberarzt getroffen werden, da hier Fehleinschätzungen bei weiteren Begutachtungen zu Schwierigkeiten führen können.

Auskunftsberichte

Müssen auf Anforderung der zuständigen BG ausgefüllt werden. Falls eine Auskunft einer anderen Fachdisziplin angefordert wird, den Pat. entsprechend dieser Fachabteilung vorstellen. Folgende Berichte existieren:

- Behandlung: Formularanfrage, das auf Anforderung der zuständigen BG ausgefüllt werden muss (erste ärztliche Inanspruchnahme, Unfallhergang, Verletzung, Befunde, Diagnose, Behandlung und Heilverlauf, aktueller Verletzungszustand, Dauer der Behandlung, Dauer der Arbeitsunfähigkeit.
- Kopfverletzung, Komplikationen Gliedmaßenverletzung, Verbrennung.
- Zweifel Arbeitsunfall/Ursachenzusammenhang, ausführliche Auskunft.
- Ausführliche Auskunft Augen, Bericht neurologischer Befund.

Zwischenbericht

▶ Beispielhaft ausgefülltes Formular und Link zum aktuellen Formular der DGUV unter www.elsevier.de.

Bei Komplikationen des Heilverlaufs (bei stationärer oder ambulanter Behandlung) muss unaufgefordert, gelegentlich aber auch auf Antrag der zuständigen BG, ein Zwischenbericht erstellt werden. Dieser umfasst Angaben zum bisherigen Verlauf, über aufgetretene Komplikationen und zum weiteren geplanten Therapieverlauf (z.B. erneute Wundrevision, spätere Mesh-graft-Deckung geplant). Auch der Zwischenbericht sollte immer mit dem zuständigen Oberarzt besprochen werden.

Tab. 1.4 Vorgehen bei berufsgenossenschaftlicher Weiterbehandlung eines Patienten in der Klinik

Situation	Vorgehen bei allgemeiner Heilbehandlung	Vorgehen bei besonderer Heilbehandlung
H-Arzt-Bericht liegt vor	Nachschaubericht	Zwischenbericht
D-Arzt-Bericht liegt vor	Nachschaubericht	Zwischenbericht
Vorbehandlung durch anderen Arzt, D-Arzt-Bericht nicht angelegt	D-Arzt-Bericht	D-Arzt-Bericht
D-Arzt-Bericht von niedergelassenem Arzt ausgefüllt, liegt aber nicht vor	Nachschaubericht, D-Arzt-Bericht sofort anfordern (beim D-Arzt oder BG)	Zwischenbericht, D-Arzt-Bericht sofort anfordern (beim D-Arzt oder BG)
Heilbehandlung schon länger abgeschlossen, Pat. stellt sich noch einmal wegen gleicher Krankheit vor	Nachschaubericht D13 mit Vermerk: Wiedererkrankung	Zwischenbericht mit Vermerk: Wiedererkrankung

Ein Zwischenbericht ist fällig:
- Bei Aufnahme in die berufsgenossenschaftlich stationäre Heilbehandlung und bei Entlassung aus derselben.
- Bei Eintritt von Veränderungen im Heilverlauf (Komplikationen).
- Bei normalem Heilverlauf alle 2–3 Wo., um die BG auf dem aktuellen Stand zu halten.
- Wenn die BG einen solchen anfordert.
- ! Für Zwischenberichte gibt es keinen Vordruck. Ein Zwischenbericht ist wie ein normaler Arztbrief zu gestalten.

Weitere BG-Formulare
- Belastungserprobung: Beginn und Dauer der Maßnahme, empfohlene Tätigkeiten, ärztliche Stellungnahme zur Belastbarkeit.
- Arbeitsplatzbeschreibung: Letzte Tätigkeit des Pat., Angaben zu Tätigkeit (Stehen, Gehen, Beanspruchung, Wärme- oder Kälteexposition, Lärm, Zugluft, Heben und Tragen von Lasten, Nachtschicht, Akkord).

1.5.6 H-Arzt-Verfahren

H-Ärzte sind an der besonderen Heilbehandlung beteiligte Ärzte. Voraussetzung ist, dass diese Ärzte – ohne die speziellen Anforderungen des Durchgangsarztverfahrens zu erfüllen – über besondere unfallmedizinische Kenntnisse verfügen. Daneben müssen sie im personellen, apparativen und einrichtungsmäßigen Bereich bestimmte Anforderungen erfüllen und zur Übernahme bestimmter Pflichten bereit sein.
Das H-Arzt-Verfahren unterscheidet sich vom Durchgangsarztverfahren v.a. durch die nicht bestehenden Zuweisungsmechanismen der Unternehmen und Hausärzte zum H-Arzt. Der H-Arzt kann besondere Heilbehandlung nur bei bestimmten Verletzungen durchführen.
Die Landesverbände haben bundesweit über 3 200 Ärzte in dieses Verfahren vertraglich eingebunden. Jährlich werden ca. 396 000 Versicherte der gesetzlichen Unfallversicherungsträger in diesem Verfahren versorgt.
Verzeichnis der Verletzungen, bei denen der H-Arzt nach § 35 des Abkommens Ärzte/Unfallversicherungsträger besondere Heilbehandlung durchführen kann:
- 1. Offene, scharfrandige, bis in die Muskulatur hineinreichende Weichteilverletzungen ohne Nerven- und Sehnenbeteiligung.
- 2. Lokalisierte, oberflächennahe, einschmelzende Entzündungen nach Unfallverletzungen, ohne Gelenkbeteiligung.
- 3. Ausgedehnte Verbrennungen 2. Grades oder kleinflächige Verbrennungen 3. Grades.
- 4. Muskelrisse, die keine operative Behandlung erfordern.
- 5. Schwere Prellungen, Quetschungen, Stauchungen und Zerrungen von Gelenken mit intraartikulärer oder stark periartikulärer Blutung mit Ausnahme von Schulter- und Kniegelenk.
- 6. Knochenbrüche mit Ausnahme von Gelenkfrakturen und gelenknahen Frakturen bei Kindern.
- 7. Verrenkungen mit Ausnahme von Verrenkungen des Schulter- und Kniegelenkes.

1.5.7 Schwerverletztenheilverfahren

Alle stationär zu behandelnden berufsgenossenschaftlich versicherten Pat. müssen an dafür ausgewählte und von den Landesverbänden der gewerblichen Berufsgenossenschaften zugelassene Krankenhäuser weitergeleitet werden. Für dieses Schwerverletztenheilverfahren (ehemaliges § 6-Verfahren) sind nur unfallchirurgische Kliniken oder Kliniken mit einer eigenständigen unfallchirurgischen Abteilung zugelassen. Im Schwerverletztenheilverfahren ist die Durchführung einer allgemeinen Heilbehandlung nicht möglich. Dokumentation, Berichts- und Informationspflichten entsprechen denen des D-Arzt-Verfahrens. Vom Schwerverletztenheilverfahren erfasste Verletzungen sind **alle** stationär zu behandelnden Fälle, insbes. aber nachfolgende Verletzungen.

Tab. 1.5 Verletzungsartenverzeichnis (§ 6-Fälle, Fassung vom 01.01.2005)

1.	**Ausgedehnte oder tiefgehende Verletzungen der Haut und des Weichteilmantels, Amputationsverletzungen, Muskelkompressionssyndrome, thermische und chemische Schädigungen:** • Alle Amputationsverletzungen, auch der Großzehe und des Daumenendgliedes, ausgenommen Zehen- und Fingerendgliedknochen. • Muskelkompressionssyndrome in allen Lokalisationen mit klin. Symptomatik, Drücken > 30 mmHg und OP-Notwendigkeit. • Thermische und chemische Schädigungen inkl. Stromverletzungen mit einer Ausdehnung > 15 % der Körperoberfläche (2.°), 3.° > 10 % sowie in Gesicht, Genitale und Hand, begleitendes Inhalationstrauma, ausgedehnte offene und geschlossene Weichteilabhebungen (Décollement) mit akuten oder drohenden Ernährungsstörungen. • Schwere Weichteilverletzungen mit zu erwartenden Hautverlusten und gegebener bzw. fraglicher Notwendigkeit einer Lappenplastik.
2.	**Verletzungen der großen Gefäße:** Durchtrennungen, Zerreißungen und akute traumatische Verschlüsse der großen Gefäße des Körperstammes, der Transportarterien an den Extremitäten inkl. Unterschenkel und Unterarm sowie der großen Begleitvenen proximal von Ellenbogen- und Kniegelenk.
3.	**Verletzungen der großen Nervenbahnen inkl. Wirbelsäulenverletzungen mit neurologischer Symptomatik:** Verletzungen von Rückenmark, Nervenwurzeln, Arm- und Beinplexus, Stammnerven von Arm (N. radialis, N. medianus, N. ulnaris) und Bein (N. peroneus, N. tibialis).
4.	**Offene oder gedeckte Schädel-Hirn-Verletzungen (ab SHT Grad II):** Alle offenen Verletzungen mit Hirnbeteiligung, gedeckte Verletzungen ab SHT Grad II, alle traumatisch bedingten strukturellen Veränderungen und Blutungen in bildgebenden Verfahren, alle OP-bedürftigen Verletzungen.
5.	**Brustkorbverletzungen mit Organbeteiligung:** Alle OP-pflichtigen Verletzungen, inkl. Brustkorbdrainagen, alle Verletzungen mit ausgedehnten und transfusionsbedürftigen Blutungen, alle Verletzungen mit Behinderung der Atemmechanik und des Gasaustausches mit drohender oder manifester Beatmungsnotwendigkeit.
6.	**Bauchverletzungen mit operationsbedürftiger Organbeteiligung inkl. Nieren und Harnwege:** Auch Verletzungen mit fraglicher oder drohender OP-Bedürftigkeit (Parenchymverletzungen und/oder Organruptur von Leber, Milz und Nieren), Verläufe mit transfusionsbedürftigem Blutverlust, klin. Zeichen der Bauchfellentzündung und ausgeprägten Störungen der Darmmotilität.

Tab. 1.5 Verletzungsartenverzeichnis (§ 6-Fälle, Fassung vom 01.01.2005) *(Forts.)*

7.	**Operativ rekonstruktionsbedürftige Verletzungen großer Gelenke (mit Ausnahme isolierter Bandverletzung des oberen Sprunggelenkes sowie isoliertem Riss des vorderen Kreuzbandes und unkomplizierter vorderer Schulterinstabilität).** • Als große Gelenke gelten an der oberen Extremität Schulter-, Ellenbogen- und Handgelenk, an der unteren Extremität Hüft-, Knie-, oberes und unteres Sprunggelenk sowie die anschließenden Gelenkreihen der Fußwurzel (Chopart- und Lisfranc-Gelenk). • Auch gelenkbetreffende und gelenknahe Rupturen der großen Sehnen an der oberen (Bizeps- und Trizepssehne) und an der unteren Extremität (Quadrizeps-, Patellar- und Achillessehne) bei gegebenem Kausalzusammenhang. • Auch Verletzungen von Kapseln und Bändern mit fraglicher OP-Bedürftigkeit. • Alle Brüche mit Gelenkverwerfung auch bei fraglicher OP-Bedürftigkeit (inkl. Handgelenk).
8.	**Schwere Verletzungen der Hand:** • Amputationsverletzungen (ausgenommen Fingerendglied) inkl. Endgliedverletzungen des Daumens. • Multiple, stark verschobene und gelenkbeteiligende Brüche der Mittelhandknochen und der Langfinger, am 1. Mittelhandknochen in jeder Form. • Kahnbeinbrüche, verschobene Brüche der Handwurzel auch mit fraglicher OP-Bedürftigkeit, Bandverletzungen der Handwurzel mit offensichtlicher oder fraglicher Instabilität. • Verletzungen der Stammnerven (N. medianus, N. ulnaris, R. superficialis N. radialis) und von funktionell bedeutsamen Fingernerven (z.B. in der Greifzone des Daumens und/oder des Zeigefingers sowie der Außenseite des Kleinfingers). • Gefäßverletzungen im Bereich der Hand mit akuten oder drohenden Ernährungsstörungen, auch bei fraglicher OP-Bedürftigkeit.
9.	**Komplexe Knochenbrüche, insbes. mehrfache, offene und verschobene Frakturen:** • Offene oder geschlossene Brüche des Hirn- und Gesichtsschädels bei stärkerer Verschiebung und/oder gegebener oder auch fraglicher OP-Bedürftigkeit. • Wirbelbrüche mit neurologischen Ausfällen, ausgeprägter Fehlstellung und/oder Instabilität mit gegebener oder fraglicher OP-Bedürftigkeit. • Beckenbrüche mit ausgeprägter Fehlstellung und/oder Instabilität bei gegebener oder fraglicher OP-Bedürftigkeit. • Hüftpfannenbrüche mit ausgeprägter Fehlstellung und/oder Instabilität bei gegebener oder fraglicher OP-Bedürftigkeit. • Verletzungen offener Wachstumsfugen mit potenzieller Störung des Wachstums (Typ Aitken II und III) sowie stark verschobene Brüche mit gegebener oder fraglicher OP-Bedürftigkeit. • Brüche mehrerer Röhrenknochen als Kettenverletzung einer Extremität oder funktionell zusammenhängend (bei gegebener oder fraglicher OP-Bedürftigkeit). • Brüche des Ober- oder Unterarms bei offener Begleitverletzung, geschlossene Brüche mit starker Verschiebung, Splitterung, Etagenfrakturen und/oder Gelenkbeteiligung. • Brüche des Oberschenkels bei gegebener oder fraglicher OP-Bedürftigkeit. • Brüche der Kniescheibe mit Instabilität und/oder stärkerer Verschiebung. • Brüche des Unterschenkels und des Schienbeins mit Verschiebung bei gegebener oder fraglicher OP-Bedürftigkeit, insbes. bei offenen oder geschlossenen Weichteilschäden.

Tab. 1.5 Verletzungsartenverzeichnis (§ 6-Fälle, Fassung vom 01.01.2005) *(Forts.)*

	• Brüche der Knöchelgabel mit Ausnahme Typ Weber A und B ohne zusätzliche Bandverletzungen. • Brüche des Sprungbeins, des Fersenbeins, der Fußwurzel und der Mittelfußknochen bei stärkerer Verschiebung und Gelenkbeteiligung oder fraglicher OP-Bedürftigkeit, ausgenommen isolierte Brüche an der Basis des 5. Mittelfußknochens.
10.	**Alle Verletzungen und Verletzungsfolgen mit Komplikationen, fehlendem Heilungsfortschritt und/oder Korrekturbedürftigkeit:** Tiefgehende, ausgedehnte oder fortschreitende Entzündungen nach op. Versorgung der Verletzung, fehlendem Heilungsfortschritt oder schwerwiegende Komplikation auch bei nicht im Verzeichnis enthaltenen Verletzungen, drohende oder manifeste Knochenheilungsstörung (Pseudarthrose) mit Überschreitung der für den jeweiligen Skelettabschnitt üblichen Heilungszeit, verbliebene oder zunehmende Stellungsabweichungen mit gegebener oder fraglicher Korrekturnotwendigkeit.

1.5.8 Berufsgenossenschaftliches Glossar

- **Abschluss des Heilverfahrens:** Jede Heilbehandlung muss irgendwann durch einen D-Arzt abgeschlossen werden. Meist ist dies der Wiedereintritt der Arbeitsfähigkeit. Die Mitteilung erfolgt mit einem Abschlussbericht an die BG, die in diesem Fall auch eine ungefähre Einschätzung der verbleibenden MdE enthalten muss.
- **Alkohol:** Alkoholeinfluss ist im D-Bericht zu vermerken. Die Kosten werden von der BG übernommen. Betrunkene verlieren nicht den Schutz der gesetzlichen Unfallversicherung, solange der Rausch noch zulässt, dass sie eine **dem Betrieb dienliche Tätigkeit** ausüben können. Bei Volltrunkenheit besteht nur Versicherungsschutz, wenn der Verletzte das Getränk **im betrieblichen Interesse** zu sich genommen hat und wenn er im Interesse des Betriebes verpflichtet war, weiter zu trinken. Zusätzlich ist zu klären, ob für den Unfall der Alkohol oder betriebsbezogene Gründe wesentlich waren, weil nur im letzten Fall ein Arbeitsunfall vorliegt. Bei Zweifel Klärung durch die BG.
- **Allgemeine Heilbehandlung:** Früher **kassenärztliche Behandlung.** Behandlung eines Verletzten in einer Praxis oder Ambulanz mit Kassenzulassung (häufig Hausarzt) auf Kosten der BG. Achtung: Auch ein BG-Arzt kann eine allgemeine Heilbehandlung durchführen, wenn er eine Kassenzulassung hat. Die allgemeine Heilbehandlung sollte immer eingeleitet werden, wenn es sich um Bagatellverletzungen handelt, deren Heilverlauf üblicherweise komplikationslos ist. Übersteigt die AU 3 d, kann eine Nachschau erforderlich werden. Der Verletzte kann vom D-Arzt jederzeit anlässlich einer Nachschau aus der allgemeinen Heilbehandlung in die besondere Heilbehandlung übernommen werden (z.B. bei auftretenden Komplikationen).
- **Arbeitsunfall:** Unfall, der die Anforderungen für Haftungsbegründung und Haftungsausfüllung erfüllt.
- **Arbeitsunfallfolge:** Körperschaden, der wesentlich auf ein Unfallereignis zurückzuführen ist, welches die Bedingungen eines Arbeitsunfalles erfüllt.
- **Augenverletzungen:** Die Behandlung einer Unfallverletzung durch einen Augenarzt wird nicht vom D-Arzt überwacht. Der Augenarzt tritt mit der BG direkt in Verbindung.

- **Besondere Heilbehandlung:** Behandlung eines Verletzten durch einen D-Arzt. Befindet sich ein Verletzter in besonderer Heilbehandlung, verbleibt er darin bis zur Arbeitsfähigkeit (ohne Berentung). Eine Übernahme in allgemeine Heilbehandlung (also z.B. Weiterbehandlung durch den Hausarzt nach Entlassung aus stationärer Behandlung) ist **nicht** möglich. Stationäre Behandlung nach Arbeitsunfall erfolgt **immer** als besonderes Heilverfahren.
- **Berufsgenossenschaften:** Träger der gesetzlichen Unfallversicherung (▶ 1.8.2). Dazu zählen 34 gewerbliche und 19 landwirtschaftliche Berufsgenossenschaften, die Seeberufsgenossenschaft sowie die Unfallversicherungsträger der öffentlichen Hand (Post, Bahn, Bund, Länder, Gemeinden, Gemeindeverbände). Alleiniger Beitragszahler für die gesetzliche Unfallversicherung ist der Arbeitgeber.
- **Berufshelfer:** Gibt es bei jeder BG, sorgen für eine reibungslose Wiedereingliederung des Unfallverletzten in das Arbeitsleben. Der Sachbearbeiter wird durch eingehende Berichte nicht immer in die Lage versetzt, zu entscheiden, ob ein Berufshelfer eingeschaltet werden muss. Dieser tritt in Kontakt mit dem Arbeitgeber und erarbeitet Wiedereingliederungshilfen.
- **Berufskrankheit:** Erkrankungen, die in der BG-Verordnung (BKVO) aufgelistet sind und die der Betroffene durch die Ausübung seiner versicherten Tätigkeit erleidet. Versicherungsschutz besteht auch für Schwarzarbeiter. Beispiele sind:
    - 2101 Erkrankungen der Sehnenscheiden, 2102 Meniskusschaden.
    - 2103 Erkrankungen durch Druckluftwerkzeuge oder Maschinen.
    - 2104 vibrationsbedingte Durchblutungsschäden an den Händen.
    - 2105 Schleimbeutelerkrankungen durch ständigen Druck.
    - 2106 Drucklähmung von Nerven, 2107 Abrissbrüche der Wirbelsäule.
    - 2108 bandscheibenbedingte Erkrankung durch langjähriges Heben und Tragen.
    - 2109 bandscheibenbedingte Erkrankung der HWS durch langjähriges Tragen.
    - 2110 bandscheibenbedingte Erkrankung der LWS durch langjährige Ganzkörperschwingungen.
- **Bewegungs- und Umfangsmaße:** Erfassung nach der Neutral-Null-Methode (▶ 3.3.1). Für obere und untere Extremität, Wirbelsäule und Hand existieren jeweils vorgefertigte Messblätter. Bei der Angabe von Gradzahlen auf 5° genau, bei Angabe von Umfangsmaßen auf 0,5 cm genau arbeiten.
- **BGSW (Berufsgenossenschaftliche Stationäre Weiterbehandlung):** Ähnlich der AHB bei Kassenpatienten. Die stationäre Rehabilitation im besonderen Heilverfahren darf nur in von der BG zugelassenen Einrichtungen durchgeführt werden. Die BGSW wird vom Stationsarzt direkt bei der BG angemeldet. Bei Verlegung in die BGSW wird ein ausgefülltes BGSW-1-Formular mitgegeben, von dem die BG eine Kopie erhält. Im Rahmen des abgestuften Systems der Übungsbehandlung nach Versicherungsfällen wird die Berufsgenossenschaftliche Stationäre Weiterbehandlung (BGSW) von den Unfallversicherungsträgern dann erbracht, wenn die Übungsbehandlung, z.B. Krankengymnastik, physikalische Therapie oder medizinische Trainingstherapie, nur unter stationären Bedingungen erfolgen kann. Die BGSW hat das Ziel, unmittelbar im Anschluss an die Akutversorgung Versicherten mit Verletzungen des Stütz- und Bewegungsapparats oder peripheren Nervenverletzungen und Schädel-Hirn-Verletzungen eine intensive physiotherapeutische Behandlung unter

1.5 BG-Ambulanz

Beteiligung weiterer Therapieformen, wie z. B. Ergotherapie, Logopädie, stationär zu gewährleisten.
- **D-Arzt-Bericht:** Wird ausgefüllt, sobald ein Arbeitsunfall erstmalig einem D-Arzt gemeldet wird. Enthält den Unfallhergang, den Erstbefund und die Erstdiagnose. Letztere sollte ohne spezielle Fachbegriffe aufgenommen werden. Weiterhin werden Vorerkrankungen erfragt sowie evtl. Zweifel des D-Arztes an den Angaben des Verletzten bezüglich Unfallhergang oder Unfallauslöser. Leitet der D-Arzt eine allgemeine Heilbehandlung ein, muss er sich zu der voraussichtlichen Arbeitsunfähigkeit äußern (bei mehr als 3 d AU) und einen Termin für eine Nachschau festlegen, an dem der Verletzte wieder einem D-Arzt vorgestellt werden muss, falls er dann noch arbeitsunfähig ist.
- **EAP (erweiterte ambulante Physiotherapie):** Intensive krankengymnastische und trainingstherapeutische Behandlung in besonders ausgestatteten und dafür zugelassenen Einrichtungen. Dient dazu, den Verletzten gegen Ende des Heilverfahrens rasch und effektiv für das Erwerbsleben fit zu machen. Dauert üblicherweise 2–4 Wo. mit täglich bis zu 3 Stunden. Die EAP sollte i.d.R. mit Wiedereintritt der Arbeitsunfähigkeit enden.
- **Ergänzungsbericht:** Bei bestimmten Verletzungen müssen mit dem D-Bericht zusätzliche Formulare ausgefüllt werden (▶ 1.5.5). Die wichtigsten Ergänzungsberichte sind Handbogen, Kopfbogen, Kniebogen, Strombogen und Verbrennungsbogen. Im Zweifelsfall immer einen Ergänzungsbogen erstellen.
- **Folgeunfall:** Unfallereignis während der Untersuchung, Behandlung oder Wiederherstellung anerkannter arbeitsunfallbedingter Gesundheitsstörungen. Versicherungsrechtlich wie ein Arbeitsunfall zu behandeln.
- **Gelegenheitsursache:** Unfallereignis, dem die Wesentlichkeit für einen eingetretenen Schaden fehlt.
- **Haftungsausfüllung:** Ein **haftungsrechtlicher Zusammenhang** besteht dann, wenn ein ursächlicher Zusammenhang zwischen Unfallereignis und Körperschaden besteht (hat der Griff in die Kreissäge zum Verlust des Fingers geführt?).
- **Haftungsbegründung:** Ein **haftungsbegründender Zusammenhang** besteht dann, wenn ein Zusammenhang zwischen unfallbringender Tätigkeit und Unfallereignis besteht (hat der Verletzte in die Kreissäge gegriffen, als er seiner Tätigkeit als Tischler nachging?) Welche Tätigkeiten versichert sind, regelt § 2 SGB VII. Die Haftungsbegründung erlischt, wenn der Verletzte die versicherte Tätigkeit zugunsten Verrichtungen des täglichen Lebens (Toilettengang) oder versicherungsfremder Tätigkeiten (Zigarettenholen) unterbricht.
- **Handbogen:** Einer der Ergänzungsberichte muss immer zusätzlich zum D-Bericht bei erheblicher Handverletzung ausgefüllt werden.
- **H-Arzt:** Von der BG zum **Heilverfahren** zugelassener Arzt. Die Anforderungen sind geringer. H-Ärzte werden dort zugelassen, wo kein D-Arzt zur Verfügung steht.
- **HNO-Verletzungen:** Die Behandlung einer Unfallverletzung durch einen HNO-Arzt. Der HNO-Arzt tritt direkt mit der BG in Verbindung.
- **Veränderung besondere Heilbehandlung:** Mitteilungen des D- oder H-Arztes über Veränderungen in **der besonderen Heilbehandlung.** Sollte immer dann ausgefüllt werden, wenn der Verletzte in die stationäre Behandlung übernommen oder aus dieser entlassen wird, außerdem zwingend bei Abschluss des Heilverfahrens. Eine Ausnahme ist die BGSW, hier wird ein **BGSW-1-Formular** erstellt.

1 Tipps für die Ambulanz

- **Kniebogen: Ergänzungsbericht bei Knieverletzungen** oder Knieschäden. Muss immer zusätzlich zum D-Bericht erstellt werden, wenn eine Verletzung mit Kniegelenksbeteiligung vorliegt (Ausnahme: offene Kniegelenksverletzungen, Kniegelenksverrenkungen, zweifelsfreie Frakturen). Auch immer ratsam, wenn es sich zwar um eine Bagatellverletzung handelt, aber eine Vorerkrankung des Kniegelenkes vorliegt (www.elsevier.de/klinikleitfaden-chirurgische-ambulanz).
- **Kopfbogen: Begleitblatt und Verlaufskontrolle für Schädel-Hirn-Verletzte.** Einer der Ergänzungsberichte muss zusätzlich zum D-Bericht erstellt werden, wenn eine Kopfverletzung mit möglicher Hirnschädigung vorliegt.
- **MdE: Minderung der Erwerbsfähigkeit.** Der genaue Wert wird in Rentengutachten festgelegt. Die Einschätzung bezieht sich auf den Einsatz des Verletzten am allgemeinen Arbeitsmarkt, d.h. dass der Verlust von 2 Fingern bei einem Pianisten genauso bewertet wird wie bei einem Landwirt. Es gibt zwar den Begriff der **besonderen beruflichen Betroffenheit,** sie lässt jedoch max. eine Korrektur von 10–20 % nach oben zu. Diese Prozentzahl kann allerdings auch dadurch erreicht werden, dass sich aus mehreren unabhängigen Arbeitsunfällen MdE-Bewertungen von jeweils weniger als 20 % ansammeln. Bei Schülern und Kindergartenkindern ist die MdE abstrakt so einzuschätzen, als stünden sie dem Arbeitsmarkt zur Verfügung. Da sie zu keinem Zeitpunkt arbeitsunfähig sind (Schulbesuch gilt nicht als Arbeitszeit), beginnt ihre MdE mit dem Unfall.
- **Mittelbare Unfallfolge:** Folgeschaden einer anerkannten Unfallverletzung, der in deren Nachbarschaft auftritt (Wirbelsäulenverschleiß als Spätfolge einer stark verkürzten Oberschenkelfraktur). Bei Folgeschäden am Verletzungsort handelt es sich um eine Verschlimmerung.
- **Nachschau:** Bestandteil der allgemeinen Heilbehandlung. Der D-Arzt überzeugt sich vom Fortgang des Heilverlaufes und teilt seine Einschätzung der BG in einem Nachschaubericht mit. Eine Nachschau kann auf Veranlassung des Arztes erfolgen, der die allgemeine Heilbehandlung durchführt, wenn Komplikationen auftreten oder wenn die im D-Bericht vermehrte voraussichtliche Arbeitsunfähigkeit überschritten wird. Auch die BG kann eine Nachschau verlangen, u.U. auch bei einem anderen Arzt oder Krankenhaus. Bei der Nachschau wird immer das weitere Vorgehen festgelegt. Verbleibt der Verletzte in allgemeiner Heilbehandlung, geht er mit einem neuen Nachschautermin zum Hausarzt. Sind Komplikationen aufgetreten oder hat der D-Arzt anfänglich die Schwere der Verletzung unterschätzt, wird der Verletzte in die besondere Heilbehandlung übernommen, in der er dann verbleibt.
- **Paragraph 2 SGB VII:** Hier wird exakt festgelegt, wer alles unter den Schutz der gesetzlichen Unfallversicherung fällt. Wichtig ist u.a.
  - Bei Hilfe in Notfällen besteht ein weltweiter Versicherungsschutz.
  - Versicherungsschutz besteht auch für Schwarzarbeiter.
  - Keine Anmeldepflicht besteht für unabhängig Beschäftigten.
- **Physiotherapie:** Wird auf dem Formular F 2400 (Verordnung von Leistungen zur Krankengymnastik/Physikalische Therapie) verordnet, welches bei BG-Pat. das Rezept ersetzt. Darauf kann der D-Arzt z.B. auch festlegen, wie viele Behandlungstermine/Wo. durchgeführt werden sollen und wie lange die Behandlung dauern soll.
- **Rentengutachten:** Besteht wegen eines anerkannten Arbeitsunfalles über die 26. Wo. hinaus Arbeitsunfähigkeit oder (nach Mitteilung auf der KD-10-Kar-

te) eine MdE von mind. 20 %, leitet die BG die Begutachtung ein. Dem Verletzten werden mehrere (i.d.R. frei) Gutachter vorgeschlagen, aus denen er einen auswählen kann. Zunächst wird ein **1. Rentengutachten** angefordert. Wird darin eine MdE von mind. 20 % bejaht, erhält der Verletzte eine vorläufige Entschädigung (früher: vorläufige Rente). 3 J. nach dem Unfall wird ein **2. Rentengutachten** erstellt, das der Rentennachprüfung dient. Wenn nach Ablauf des **3. Unfalljahres** noch eine entschädigungspflichtige MdE besteht, wird die gezahlte Rente auf unbestimmte Zeit festgelegt (früher: Dauerrente). Unabhängig davon kann der Verletzte auch später eine Verschlimmerung geltend machen. Dann würde eine erneute Begutachtung erforderlich, ebenfalls ein **2. Rentengutachten** zur **Rentennachprüfung** erforderlich.

- **Sachbearbeiter:** Für jeden Unfallverletzten gibt es bei der zuständigen BG einen ebenfalls zuständigen Sachbearbeiter. Dieser überwacht den Heilverlauf anhand der Berichte.
- **Strombogen:** Einer der Ergänzungsbögen. Muss immer dann dem D-Bericht beigefügt werden, wenn es sich um einen Unfall mit elektrischem Strom handelt.
- **Todesfälle:** Arbeitsunfälle mit Todesfolge sind der BG umgehend zu melden (werktags innerhalb von 24 h, am Wochenende spätestens am folgenden Werktag). Daneben müssen Arbeitsunfälle mit Todesfolge umgehend (auch nachts und am Wochenende) der zuständigen Staatsanwaltschaft gemeldet werden.
- **Unfall:** Zeitlich eng begrenztes, unvorhersehbares, von außen einwirkendes Ereignis, welches zu einer Schädigung des Körpers oder zum Tod führt. Als zeitliche Begrenzung gilt z.B. auch eine Arbeitsschicht.
- **Unfall im Krankenhaus:** Da die Heilbehandlung der Unfallverletzten zu den Aufgaben der BG gehört, erstreckt sich der Versicherungsschutz auch auf den Unfall im Krankenhaus. Jeder, der wegen eines anerkannten Arbeitsunfalles stationär behandelt wird, ist ebenso bei der BG versichert, die auch sonst Kostenträger seiner Unfallfolgen ist. Auch andere Pat. stehen unter bestimmten Umständen unter dem Schutz der gesetzlichen Unfallversicherung. Dies trifft nur Behandlungen, deren Kostenträger die gesetzliche Krankenkasse, die gesetzliche Rentenversicherung (BfA, LVA) oder landwirtschaftliche Alterskassen sind. Die Inanspruchnahme einer privaten Zusatzversicherung beeinträchtigt diesen Versicherungsschutz nicht, jedoch sind vollständig privat versicherte Pat. sowie Sozialhilfeempfänger ausgenommen. Versichert sind Verrichtungen eines Pat. im Zusammenhang mit der Heilbehandlung und Gefahrenquellen, die dem Krankenhaus eigentümlich sind. Nicht versichert sind die ärztliche Behandlung selbst und ihre Folgen, Heilanwendungen durch Hilfspersonal, Gefahren, die aus dem Einweisungsleiden entstehen sowie Verrichtungen, die privatem Interesse dienen. Beispiele sind:
  - Sturz mit Gehstützen: versichert, wenn der Pat. an einem Drainageschlauch hängenbleibt; nicht versichert bei schlichter Ungeschicklichkeit.
  - Klemmen eines Fingers in der Zimmertür: Nur versichert, wenn durch einen anderen Pat. verursacht, denn dessen Anwesenheit ist eine Eigentümlichkeit des Krankenhauses.
  - Sturz aus dem Bett: versichert, falls durch **technische** Besonderheiten eines Krankenhausbettes verursacht oder durch Defekt desselben. Nicht versichert bei Verwirrtheit, bei einer pflegerischen Maßnahme oder durch Medikamenteneinwirkung.

1 Tipps für die Ambulanz

- Sturz auf Toilette. Nur versichert, wenn dafür Besonderheiten der Krankenhaustoilette (angerutschte Sitzerhöhung, wegrollender Toilettenstuhl) oder Gefahren des Krankenhauses (Stolpern über Drainageschlauch, Ausrutschen auf dem Erbrochenen eines Mitpatienten) verantwortlich sind.
  ! Im Zweifelsfall einen D-Bericht erstellen und der BG die Entscheidung überlassen, ob ein Arbeitsunfall vorliegt oder nicht.
- **Unfallbetrieb:** Meistens, jedoch keinesfalls immer, der Arbeitgeber des Verletzten.
- **Unfallhergang:** Wird im D-Bericht vermerkt. Die Schilderung sollte nach eigenen Worten des Pat. erfolgen. Der Zeitpunkt der Erstuntersuchung ist häufig die letzte Gelegenheit, eine wirklich ungefilterte Schilderung des Unfallherganges zu erhalten. Spätere Äußerungen des Verletzten sind weit unzuverlässiger (Loyalitätsbedürfnis gegenüber dem Arbeitgeber, Bahnung einer putativen Schadensersatzpflicht Dritter, Umsetzung rentenorientierter Tipps.
- **Unfallort:** Im D-Bericht möglichst genau angeben. Also nicht: „Baustelle Potsdamer Platz", sondern „Entladerampe zentrale Materialanlieferung Baustelle Potsdamer Platz".
- **Unfallrente:** Hinterlassen ein oder mehrere Arbeitsunfälle eine MdE von mind. 20 %, wird eine **vorläufige Entschädigung** (früher: vorläufige Rente) oder eine Rente auf **unbestimmte Zeit** (früher: Dauerrente) gezahlt. Die Einschätzung der MdE erfolgt in Rentengutachten.
- **Unfallversicherungsträger:** Die für den vorliegenden Unfall zuständige BG, also nicht immer die BG des Arbeitgebers des Verletzten. Genaues regelt § 2 SGB VII.
- **Verbrennungsbogen:** Einer der Ergänzungsbögen. Muss dem D-Bericht beigefügt werden, wenn eine Verbrennung vorliegt, die über eine Bagatelle hinausgeht.
- **Verletztenarten-Verfahren:** Der 2005 neu formulierte § 37 der Bestimmungen der Berufsgenossenschaften besteht aus dem sog. Verletztenartenverzeichnis. Darin ist festgelegt, welche Verletzungen nur durch eine dafür zugelassene Krankenhauseinrichtung behandelt werden dürfen.
- **Verletzter:** In der gesetzlichen Unfallversicherung gibt es keine Pat., sondern ausschließlich Verletzte oder auch Unfallverletzte.
- **Verrichtungen des täglichen Lebens:** Tätigkeiten, die nicht in unmittelbarer Verbindung zur versicherten Tätigkeit stehen (Toilettenbesuch, Essen, Rauchen) und die auch nicht versichert sind.
- **Verschlimmerung:** Durch ein Unfallereignis kann es **zur vorübergehenden oder dauernden Verschlimmerung eines vorbestehenden Leidens** kommen. Eine solche Verschlimmerung liegt vor, wenn eine klinisch manifeste Gesundheitsstörung durch ein Unfallereignis vorübergehend oder dauernd einen wesentlich anderen Verlauf nimmt. Dazu muss man wissen, dass die gesetzliche Unfallversicherung jeden in dem Gesundheitszustand schützt, in dem er sich bei Aufnahme der versicherten Tätigkeit befindet.
- **Verschlimmerungsantrag:** Bei Zunahme der Beschwerden am Ort eines anerkannten Unfallschadens kann der Verletzte jederzeit gegenüber der BG einen formlosen sog. Verschlimmerungsantrag stellen, und zwar unabhängig davon, ob bisher eine Unfallrente gezahlt wird oder nicht. Die BG veranlasst daraufhin die Überprüfung der ursprünglich festgelegten MdE in einem **2. Rentengutachten.** Um eine Verschlimmerung nachzuweisen, muss sich der Befund

der Unfallfolgen gegenüber dem Vorgutachten deutlich messbar (Röntgenbild, Bewegungsausmaße o. Ä.) verändert haben. Auf Verschlimmerung wird dann erkannt, wenn die MdE um mind. 5 % höher einzuschätzen ist und wenn diese Änderung mind. 3 Mon. besteht. Ist bei der Erstbegutachtung vorhersehbar, dass es zu einer Verschlimmerung kommen wird (in Fehlstellung verheilte Sprunggelenksfraktur), muss man dies im Gutachten vermerken. **Vorerkrankungen:** Alle Erkrankungen, Gebrechen und Behinderungen, die schon vor dem fraglichen Unfallereignis bestanden haben. Wertvolle Quellen, denen man Vorerkrankungen entnehmen kann, sind ein vollständiger D-Bericht sowie vollständig ausgefüllte Ergänzungsberichte (besonders Kniebogen).
- **Wegeunfall:** Die gesetzliche Unfallversicherung erstreckt sich auch auf den Arbeitsweg, der bei Verlassen der Wohnung beginnt und bei Betreten derselben endet. Bei Mehrfamilienhäusern endet die Wohnung an der Wohnungstür, bei Einfamilienhäusern an der Haustür. Auch manche Umwege sind versichert:
  – Umwege, die erforderlich sind, um eine Fahrgemeinschaft zu bilden.
  – Der erste Weg zur Bank nach der monatl. Gehaltszahlung.
  – Umwege, die erforderlich sind, um ein im eigenen Haushalt lebendes Kind fremder Obhut (Hort, Großmutter, Kinderfrau) anzuvertrauen.
  – Wege, die erforderlich sind, um Arbeitsmittel (Werkzeug, Berufskleidung, Fachliteratur) anzuschaffen, zu transportieren oder instand zu halten.
  – Der Weg zur Agentur für Arbeit oder zum Sozialamt nach Aufforderung, der Gang zur Zeugenaussage vor Gericht.
  – Der Weg zur Blutspende.
  ! Hat man Zweifel, ob ein Wegeunfall vorliegt, erstellt man einen D-Bericht, teilt diese Zweifel der BG mit und belässt den Verletzten vorläufig bis zur Klärung durch die BG in allgemeiner Heilbehandlung.
- **Wesentlichkeit:** In der gesetzlichen Unfallversicherung gibt es (im Gegensatz zur privaten) keine prozentuale Abstufung des Anteils, den ein Unfallereignis auf den resultierenden Schaden gehabt hat. Für den Versicherungsträger ist ausschlaggebend, ob ein Unfallereignis an dem resultierenden Schaden **wesentlich** mitbeteiligt war oder nicht. Wesentlichkeit liegt vor, wenn der eingetretene Schaden ohne das angeschuldigte Ereignis nicht oder zu einem wesentlichen Zeitpunkt oder in einem wesentlich geringerem Umfang eingetreten wäre. Wird das Ereignis als **wesentliche** Ursache des Schadens angesehen, wird dieser – ohne irgendeine Abstufung – als Unfallschaden anerkannt, wird dem angeschuldigten Ereignis die Wesentlichkeit abgesprochen, wird – ebenfalls ohne Abstufung – ein Unfallschaden verneint.
- **Zusammenhangsgutachten:** Wird von der BG immer dann angefordert, wenn Unklarheiten bestehen, ob ein angeschuldigtes Unfallereignis einen geklagten Schaden auch tatsächlich hervorgerufen (oder verschlimmert) hat. Gefragt wird meist nach der haftungsausfüllenden Kausalität oder nach der Wesentlichkeit.
- **Zuständigkeit:** Welche BG für welche Berufe zuständig ist, kann einem Verzeichnis entnommen werden, welches der Landesverband der Berufsgenossenschaften von Zeit zu Zeit herausgibt.
- **Zweifel am Hergang und Befund:** Im D-Bericht gibt es im Feld Nr. 10b die Möglichkeit, Zweifel anzumelden, falls Unfallhergang oder Befund dagegen sprechen, dass ein Arbeitsunfall vorliegt. Diese Zweifel sollte man zweckmä-

ßigerweise erläutern, auf der Rückseite des D-Berichtes ist dafür Platz. Wenn man solche Zweifel anmeldet, klärt die BG die Einzelheiten und meldet sich dann wieder beim D-Arzt. Bis dahin verbleibt der Verletzte in allgemeiner Heilbehandlung.
- **Zweifel an den Angaben:** Im D-Bericht gibt es im Feld Nr. 10a die Möglichkeit, Zweifel über die Glaubwürdigkeit des Verletzten anzumelden. Dies ist immer ein schwerwiegender Vorwurf. Sollte ein solcher Vermerk erforderlich sein, ist es immer sinnvoll, eine Begründung auf der Rückseite des D-Berichtes mitzuliefern.
- **Zwischenbericht:** Mitteilung des D-Arztes an die BG über den Verlauf einer besonderen Heilbehandlung. Ein Zwischenbericht ist fällig:
    - Bei Aufnahme in die berufsgenossenschaftlich stationäre Heilbehandlung und bei Entlassung aus derselben.
    - Bei Eintritt von Veränderungen im Heilverlauf (Komplikationen).
    - Bei normalem Heilverlauf alle 2–3 Wo., um die BG auf dem aktuellen Stand zu halten.
    - Wenn die BG einen solchen anfordert.
- ! Für Zwischenberichte gibt es keinen Vordruck. Ein Zwischenbericht ist wie ein normaler Arztbrief zu gestalten.

1.6 Aufklärung

Alle therapeutischen und viele diagnostische Maßnahmen bedürfen der Zustimmung des Pat. Voraussetzung hierfür ist eine zeitgerechte, umfassende, gründliche und sorgfältige Aufklärung und eine entsprechende Dokumentation. Die schriftliche Aufklärung wird vom Gesetzgeber nicht explizit gefordert, ist aber unbedingt und uneingeschränkt zu empfehlen (evtl. Beweisnot im Falle einer juristischen Auseinandersetzung).
Cave: Bei allen Therapieverfahren muss mit dem Pat. das geplante Vorgehen abgestimmt und dieser auch auf alternative Behandlungsverfahren hingewiesen werden, z.B. konservative Therapie bei unverschobenen Frakturen, und diesen Hinweis auf alternative Therapieverfahren unbedingt dokumentieren. Auch bei konservativen Therapieformen muss ggf. auf Risiken hingewiesen werden: Z.B. AC-Gelenkarthrose bei konservativ behandelter AC-Gelenksprengung oder Sprunggelenkarthrosen bei konservativ behandelter Außenbandruptur. Insbes. bei mehreren möglichen Therapieverfahren muss besonders auf die Durchführung, die Wertigkeit, die zu erwartende Prognose und insbes. auf verfahrenstypische Risiken (am besten mit ungefähren Prozentzahlen) hingewiesen werden.

1.6.1 Aufklärung vor operativen Eingriffen

Jeder ärztliche Eingriff stellt tatbestandlich eine Körperverletzung dar. Zu den ärztlichen Eingriffen zählen nicht nur therapeutische, sondern auch diagnostische Maßnahmen. Diese Maßnahmen sind juristisch nur dann zulässig, wenn der Pat. entsprechend aufgeklärt wurde. Derartige Maßnahmen sind: Operationen, Punktionen, diagnostische Eingriffe, prophylaktische Eingriffe, Arzneimitteltherapie, kosmetische Eingriffe, auch Rasur und Haarschnitt.

Rechtfertigungsgründe für den ärztlichen Heileingriff können sein:
- Die Einwilligung des mündigen und aufklärungsfähigen Pat.
- Die mutmaßliche Einwilligung, beispielsweise bei Bewusstlosigkeit des Pat.
- Der rechtfertigende Notstand, wenn die Bestellung oder Aufklärung eines Betreuers beim bewusstlosen Pat. nicht rechtzeitig möglich ist.
- Maßstab für die ordnungsgemäße Aufklärung des Pat.
- Die Wahrung des Selbstbestimmungsrechts der Patientenautonomie und der Entscheidungsfreiheit des Pat. haben eindeutigen Vorrang vor der medizinischen Auffassung des Arztes. Das Selbstbestimmungsrecht des Pat. wird untergliedert in:
  - Diagnoseaufklärung, Behandlungsaufklärung.
  - Risikoaufklärung, Verlaufsaufklärung.

Checkliste der Aufklärung
- Aufklärung vor ambulanten Operationen ▶ 1.7.3.
- Die Aufklärung erfolgt immer durch den Arzt.
- Sachbezogen ist die Frage nach Form und Umfang, als das Wie, Worüber und wie weit.
- Aufklärungszeitpunkt: Die Aufklärung muss ohne Zeitdruck in ausreichendem Abstand zur OP, mind. 24 Stunden vorher stattfinden. Ordnungsgemäß ist die Aufklärung nur, sofern der Pat. genügend Zeit zur reiflichen Überlegung hat. Bei elektiven Eingriffen, bei denen gewartet werden kann, ist eine ausführlichere Aufklärung erforderlich als bei einem Notfalleingriff unter Zeitdruck.
- Vorgeschrieben ist eine Mehrstufenaufklärung, die z.B. wie folgt aussehen kann:
  - Erste Aufklärung beim Erstkontakt in der Ambulanz (Vorinformation durch Merkblätter oder Aufklärungsbögen, Dokumentation in der entsprechenden Ambulanzakte).
  - Zweite Aufklärung, z.B. bei vorstationärer Behandlung (hier mit Unterschrift des Pat.).
  - Dritte Aufklärung am Tag vor dem Eingriff (nochmaliges Durchsprechen der wichtigsten Daten und Fragen, Dokumentation in der stationären Kurve).
  - Präoperative Visite in der Ambulanz oder auf Station mit nochmaligem Aufklären letzter Unklarheiten.

Aufklärung bei Minderjährigen
Minderjährige ab dem 14. bis zum vollendeten 18. LJ. können rechtswirksam einwilligen, wenn der Arzt unter Berücksichtigung der Art und Schwere des konkreten Eingriffs von der Einsichts- und Urteilsfähigkeit des minderjährigen Pat. zur sachgemäßen Bewertung ausgehen kann. Hat der Arzt Zweifel an der erforderlichen Einsichts-, Urteils- und Einwilligungsfähigkeit des Minderjährigen, kann es geboten sein, die Eltern aufzuklären und deren Einwilligung einzuholen (einen Elternteil bzw. einen Erziehungsberechtigten, bei größeren Eingriffen besser beide Elternteile oder Erziehungsberechtigte unterschreiben lassen).

Dokumentation

Jede Form der Aufklärung (mündlich, schriftlich, telefonisch) sorgfältig dokumentieren. Fehlt die Einwilligung für einen konkreten Eingriff, entsteht ein Anspruch auf Schadensersatz ohne Rücksicht darauf, ob ein Behandlungsfehler vorliegt oder nicht. Aufklärung am besten durch den Operateur (oft nicht realisierbar, bei großen Eingriffen aber wichtig).

Der/die Aufklärungsbogen/-bögen mit allen Patientendaten versehen, die (vermutete) Diagnose, alle geplanten operativen Schritte auflisten, wenn möglich immer Zeichnungen anfertigen, selbst unterschreiben und v.a. den Pat. auf allen Seiten unterschreiben lassen (schützt später evtl. vor dem Vorwurf der nachträglichen Manipulation). Vorgedruckte Aufklärungsbögen müssen mit dem Pat. durchgesprochen werden und dazu persönliche handschriftliche Notizen und ggf. auch Skizzen gemacht werden.

> Das bloße Aushändigen eines Aufklärungsvordruckes (z.B. perimed®-Bögen) mit dem Hinweis „bitte nach dem Lesen unterschreiben" genügt nicht! Verfahrenstypische Komplikationen am besten mit begründeten Daten (Prozentzahlen) schriftlich fixieren!

Aufklärungsumfang

Abhängig von Art und Umfang der OP, generell aufklären, z.B. über
- Gefäßläsion mit Blutung, Nachblutung, Gangränbildung (z.B. Verlust des Beines nach Umstellungsosteotomie durch Verletzung der A. poplitea oder generell nach Gefäßoperationen).
- Nervenläsion mit Kraftausfall, Gefühlsausfall, Parästhesien. **Klassischer Fehler:** Fehlende Aufklärung über Verletzung des N. accessorius bei Lk-Entnahme am Hals.
- Bei einer möglichen Operationserweiterung (z.B. Total- gegenüber Teilresektion der Schilddrüse) beidseitige Stimmbandläsion mit Atembeschwerden.
- Thrombose und Embolie, v.a. bei Eingriffen an den unteren Extremitäten.
- Infektion, Wundheilungsstörung, Nekrosenbildung, Ulkusentstehung.
- Narbenbildung mit kosmetischer oder auch funktioneller Problematik.
- Evtl. Rezidiv eines bestimmten Krankheitsbildes (z.B. Atherom, Lipom, Varizen, Tumoren).
- Ggf. über Zweiteingriff aufklären: z.B. Metallentfernung nach Radiuspickung.
- Ggf. Anlage eines Anus praeter naturalis bei Baucheingriffen.
- Evtl. notwendige Bluttransfusion mit nachfolgender Infektion oder allergischer Reaktion.
- Misserfolg des geplanten Eingriffes und ggf. notwendige Revisionsop.
- Eine evtl. notwendige Erweiterung des Eingriffes, wenn sich intraop. Gründe dafür ergeben.
- Verletzung besonderer lokaler Strukturen je nach Eingriff, z.B. Gallenwege, Darm, Leber bei laparoskopischer Cholezystektomie oder N. recurrens bei Strumektomie, N. cutaneus femoris bei Leisteneingriffen.
- Die Rechtsprechung verlangt z.T. auch die Aufklärung über seltene Komplikationen.
- Wenn der Pat. keine weitere oder ausführliche Aufklärung wünscht, dieses explizit vermerken.

> **!** Immer auch auf die notwendige Nachbehandlung (z.B. KG, AHB) und deren mögliche Länge hinweisen (z.B. 3–6 Mon. nach Kreuzbandersatzplastik) und dies dokumentieren. Immer versuchen, auf alle möglichen intraoperativen Situationen und ggf. Änderungen im operativen Vorgehen hinzuweisen und dies dokumentieren. Weitere Aufklärungshinweise siehe jeweilige Krankheitsbilder.

1.6.2 Aufklärung vor Notfalloperationen

Bei vitaler Bedrohung hat die sofortige Hilfeleistung Vorrang vor der Aufklärungspflicht. Bei bewusstlosen, nicht geschäftsfähigen Pat. oder im Falle außerordentlicher Dringlichkeit (z.B. Polytrauma, Milzruptur, dissezierendes oder rupturiertes Aortenaneurysma, akute Blutungen) kann zur Abwendung größerer Gefahr ohne Einwilligung des Pat. operiert werden. Juristisch gilt dies als „Geschäftsführung ohne Auftrag nach dem mutmaßlichen Willen des Pat.". Bei Verweigerung einer OP trotz vitaler Gefährdung kann gegen den Willen des **geschäftsfähigen** Pat. nur bei Entmündigung durch den Amtsrichter vorgegangen werden. Die Einwilligung von Angehörigen ersetzt dieses Vorgehen nicht. Die Angehörigen sollten jedoch in Fällen nicht geschäftsfähiger Pat. zur **Ermittlung des mutmaßlichen Willens** des Pat. herangezogen werden. Ähnliches Verfahren bei bewusstseinsgestörten Pat. Voraussetzung ist die Feststellung der Geschäftsunfähigkeit durch einen Psychiater. Reicht bei einem Willensfähigen die Zeit aus, so muss eine Entscheidung des Vormundschaftsgerichtes herbeigeführt werden.

Ist eine **Betreuung** eingerichtet und liegt die schriftliche Betreuungsurkunde vor, so ist der Wille des Betreuers bindend. Bei erwachsenen Zeugen Jehovas muss bei bewusstseinsklarem Pat. nach dessen Willen verfahren werden. Bei kindlichen Pat. von Eltern Zeugen Jehovas, bei denen Lebensgefahr besteht und ohne Blutsubstitution ein Überleben unwahrscheinlich ist, kann ggf. über den Amtsrichter eine Eilentscheidung eingeholt werden. In jedem Fall ist bei der Behandlung von Zeugen Jehovas besondere Umsicht angebracht, wobei viele dieser Pat. z.B. einer Wiederaufbearbeitung von intraop. gesammelten Blut oder auch Gabe von Erythropoetin zustimmen. Zu beachten ist, dass es häufig regionale Betreuer der Zeugen Jehovas gibt, die oft auch eine entsprechende Vollmacht ihres Klientels haben. Hier am besten Oberarzt oder Chefarzt informieren, in aller Regel gibt es auch klinikintern fixierte Vorgehensvorschriften.

Bei **Kindern** ohne anwesende oder nicht erreichbare Eltern gilt äquivalent zum erwachsenen Pat. die Geschäftsführung ohne Auftrag zur Abwendung der akuten Gefahr für Leib und Seele. Bei Anwesenheit der Eltern diese immer so weit wie möglich in die Entscheidung zur Notfalloperation einbeziehen und dies von den Eltern unterschreiben lassen.

1.6.3 Aufklärung bei Gipsverbänden

Jeder (!) Pat., der einen Gipsverband erhält, muss mündlich und schriftlich aufgeklärt werden und muss dies auch unterschreiben. Hierzu gibt es spezielle, oft klinikindividuelle Vordrucke. Aufzuklären ist über die Schwellneigung des verletzten Körperteils im Gips mit nachfolgender Durchblutungsstörung mit der Folge von:

- Geschwollenen, bläulich verfärbten Fingern oder Zehen, zunehmender Blässe von Zehen oder Fingern.

- Starken Schmerzen in der betroffenen Extremität, Kältegefühl in Zehen oder Fingern.
- Abnehmender oder ausfallender Sensibilität bzw. Motorik oder Nichteinsetzen derselben, z.B. nach einer Plexus- oder Regionalanästhesie.

Eine mögliche Haftpflichtkonsequenz ergibt sich meist nicht nur aus einem falsch oder zu eng angelegten Gipsverband, sondern vor allem aus einer mangelnden Aufklärung und nicht lückenlosen Weiterbetreuung. Immer Dokumentation über den Zeitpunkt der Gipsnachschau vornehmen.

1.6.4 Aufklärung bei ambulanter Thromboembolieprophylaxe

- Ohne Thromboembolieprophylaxe (▶ 2.10) bei 30 % aller operierten Erwachsenen und bei 6 % aller mit einem Gipsverband der unteren Extremitäten behandelten Pat. tiefe Beinvenenthrombose möglich.
- Vor Thromboembolieprophylaxe Erläuterung von Nutzen und Risiken der jeweiligen medikamentösen Prophylaxe (siehe oben) und Thrombosebegünstigung durch Immobilisation erörtern.
- Aufklärungsgespräch kann formfrei geführt werden. Aus Beweisgründen wesentliche Inhalte, v.a. etwaige Weigerung des Pat., schriftlich festhalten.
- Pat. in den Gebrauch der Heparin-s.c.-Spritzen einweisen.
- Die Information des Pat. ist schriftlich zu dokumentieren mit Unterschrift des Pat. Auch der Hausarzt sollte eine entsprechende Mitteilung erhalten, evtl. über klinikindividuellen Vordruck, über die notwendige Fortführung der eingeleiteten Thromboseprophylaxe mit den notwendigen Kontrollen (Klinik, Labor).

1.6.5 Aufklärung bei Medikamentengabe

Alle Medikamente haben eine (erwünschte) Hauptwirkung und (unerwünschte) Wirkungen. Daher Pat. über häufige und mögliche Nebenwirkungen aufklären.

- Daran denken, dass orale oder rektale Anwendungen i.d.R. mit geringeren Nebenwirkungen behaftet sind als die parenterale Gabe. So kann bei i.m. Gabe von Diclofenac (z.B. Voltaren®) ein allergischer Schock eintreten, während dies bei rektaler Gabe (Wirkung ähnlich, allerdings etwas langsamer) sehr selten ist.
- Häufige Nebenwirkungen sind z.B.: Übelkeit, Erbrechen, Magenbeschwerden (Antiphlogistika), allergische Reaktionen (z.B. Antibiotika, Analgetika, Laxanzien), Schwindel (Antibiotika), Blutbildveränderungen (Antiphlogistika, Antirheumatika), Asthmaanfälle (Antirheumatika, Antiphlogistika).
- Dem Pat. das Lesen des Beipackzettels anraten und dies dokumentieren. Außerdem darauf hinweisen, dass bei bestimmten Nebenwirkungen sofort ein Arzt aufzusuchen ist, dass Vigilanz und Reaktionsvermögen ggf. beeinträchtigt sind und evtl. das Verbot besteht, Maschinen zu betreiben, Fahrzeuge zu führen oder auf Gerüsten oder in exponierten Arbeitsstellen zu arbeiten. Die Belehrung des Pat. am besten schriftlich fixieren.

- Nach Gabe von starken, nebenwirkungsreichen Medikamenten muss der Pat. ggf. in der Ambulanz für ca. 1 h überwacht werden.
- Bei nicht zugelassenen Arzneimitteln muss der Pat. über den Off-Label-Use und mögliche haftungsrechtliche Konsequenzen informiert werden.

1.6.6 Aufklärung bei Punktionen, Lokalanästhesie

Bei Punktionen ist im Prinzip wie bei einer OP zu verfahren, denn auch hier können sich erhebliche Komplikationen einstellen. Punktionsrisiken sind v.a.:
- Infektionen. Beispiel Kniepunktion, mögliche kausale Kette → Gelenkempyem → Spülsaug-Drainage → Arthrose → Gelenkversteifung.
- Blutung, Nachblutung, Verletzung lokaler Strukturen.
- Bei Lokalanästhesie allergische Reaktion bis zum Schockgeschehen mit Reanimation.

! Pat. vor LA immer befragen über allergische Reaktionen oder frühere Spritzen bzw. Reaktionen, z.B. beim Zahnarzt.

Tab. 1.6 Ausnahmefälle der Aufklärungsverpflichtung

Stichwort	Beispiele	Rechtsprechung
Allgemein bekannte Risiken	Hämatome nach Nadelstich, Wundheilungsstörung, Wundinfektion	BGH NJW 1991, 1541
Anfängereingriff	Keine generelle Hinweispflicht, gleichwohl Behandlung lege artis erforderlich	BGH NJW 1984, 655
Aufklärungsverzicht des Pat.	Auf generellen Verzicht nicht einlassen, da der Pat. für einen Verzicht die Erforderlichkeit der Maßnahme kennen muss, dies umfasst aber eine umfassende Aufklärung	BGH NJW 1973, 556 LKG Saarbrücken 1988, 95
Behandlungsalternativen	Wahl der Methode Sache des Arztes, solange Methoden sich hinsichtlich der Erfolgschancen und Risiken nicht unterscheiden, bei echter Wahlmöglichkeit Aufklärung erforderlich	BGH NJW 1982, 2121 BGH NJW 1988, 765
Behandlungsbedingungen	Keine Aufklärung über bessere Apparate oder Ausstattung einer Klinik, wenn diese dem med. Standard entspricht	BGH NJW 1988, 763
Behandlungsfehler	Keine Offenbarungspflicht für Behandlungsfehler, soweit durch die unterlassene Offenbarung keinerlei Schäden für den Pat. resultieren. Hinweispflicht aber bei Gefährdung des Pat. durch diesen Behandlungsfehler	BGH NJW 1985, 2193 OLG Koblenz NJW 2000, 3435

Tab. 1.6 Ausnahmefälle der Aufklärungsverpflichtung (Forts.)

Stichwort	Beispiele	Rechtsprechung
Impfungen	Nicht in jedem Fall erforderlich bei staatlich empfohlener Routineimpfung, wenn Merkblatt und Infos durch den Arzt gegeben waren	BGH NJW 2000, 1784
Infauste Prognose	Schwere Erkrankungen mit infausten Prognosen und fehlender Therapierbarkeit nicht in vollem Umfang (cave: für den Pat. kann die Regelung seines letzten Willens in Form eines Testaments aber wichtig sein)	
Informierter Pat.	Bei ärztlichen Vorinformationen kann der Aufklärungsumfang entfallen oder reduziert sein	BGH 1994, 2414
Operationserweiterung	Wenn Lebensgefahr besteht und von mutmaßlicher Einwilligung gedeckt	BGH 2993 592/02
Organisationsfehler	Keine Aufklärung über Organisationsfehler, wie der Einsatz eines Arztes ohne ausreichende Haftpflichtversicherung	BGH 2004, 212/03
Therapeutisches Privileg	Vom Arzt ist im Zweifel auch bei einem unheilbar Kranken die Diagnose bekannt zu geben, auch wenn dies die Situation des Pat. verschlechtern kann	BGH NJW 1983, 328
Verdachtsdiagnose	Reine Verdachtsdiagnosen oder Arbeitshypothesen, die den Pat. stark belasten können, müssen nicht mitgeteilt werden (aber immer konkrete Umstände des Einzelfalls beachten)	BGH NJW 1983, 328

1.7 Ambulantes Operieren

1.7.1 Grundsätzliches

Nach Verträgen zwischen der Kassenärztlichen Bundesvereinigung und der Deutschen Krankenhausgesellschaft soll unter Vermeidung nicht notwendiger vollstationärer Krankenhausbehandlung eine patientengerechte und wirtschaftliche Versorgung zwischen niedergelassenem Bereich und Krankenhausbereich angestrebt werden. Der Gesetzgeber ermöglicht mit § 116 b SGB V den Krankenkassen, mit Krankenhäusern Verträge zur Erbringung ambulanter Leistungen zu schließen, sofern es sich um hochspezialisierte Leistungen, seltene Erkrankungen und Erkrankungen mit besonderen Krankheitsverläufen handelt. Krankenhäuser sind verpflichtet, alle stationär durchgeführten Behandlungen auch ambulant durchzuführen, sofern Art und Schwere des Eingriffs und der Zustand bzw. das Umfeld des Pat. dies zulassen. Ziel ist also eine Kosteneinsparung durch Umwandlung einer bisher vollstationären in eine ambulante Behandlung.

Bestimmungen des GSG
Ambulante Operationen werden durchgeführt:
- Auf Veranlassung (Überweisung) eines niedergelassenen Vertragsarztes.
- Auf Veranlassung des Hausarztes (Klinikeinweisung).
- Bei Selbstvorstellung des Pat. (Privatpatient, Selbstzahler).
- Es besteht die Verpflichtung, zu überprüfen, ob Art und Schwere des Eingriffs unter Berücksichtigung des Gesundheitszustandes eine ambulante OP möglich machen und ob der Pat. zu Hause ausreichend ärztlich bzw. pflegerisch versorgt ist.

Voraussetzungen
- Die Klinik muss die Durchführung der OP nach den Regeln der ärztlichen Kunst gewährleisten, gefordert wird der „Facharztstatus". Zur Zulassung des Krankenhauses muss eine Mitteilung an die zuständigen Landesverbände der Krankenkassen, die Verbände der Ersatzkassen, die kassenärztliche Vereinigung und den Zulassungsausschuss erfolgt sein.
- Klinikspezifisch wird ein Katalog fakultativ ambulant zu erbringender Operationen erstellt, z.B. Arthroskopie, Metallentfernung, Varicosis, Leistenhernie.
- Keine ambulante OP bei Pat., die bei bestimmten Kostenträgern versichert sind (z.B. Zivildienstleistende, Polizeibeamte, Sozialamtsfälle, BG-Fälle, Postbeamtenkasse A und Bundeswehr). In diesen Fällen ist nur stationäre Behandlung möglich.
- Keine ambulante Operation bei Pat., die aufgrund ihres Allgemeinzustandes (Vorerkrankungen, nur Pat. mit Einschätzung ASA I und ASA II, ▶ Tab. 1.7) oder der mangelnden häuslichen Versorgung ungeeignet sind.
- Grundsätzlich keine ambulante Operation bei ASA-III- und -IV-Pat.
- Keine ambulante Operation bei Pat., bei denen die häusliche Versorgung nach er OP nicht geklärt ist oder gewichtige Gründe (Dokumentation!) gegen einen ambulanten Eingriff sprechen.
- Keine ambulante Operation, wenn der Pat. dies ausdrücklich nicht wünscht (Dokumentation, in diesen Fällen sollte zuvor eine Rücksprache des Pat. mit dem Kostenträger erfolgen).

- Bei fehlender Möglichkeit einer ambulanten Operation: Ärztliche Begründung zur Notwendigkeit einer vollstationären Krankenhausbehandlung ausfüllen.
- Patientenbegleitbrief/Dokumentation zur Patientenzufriedenheit dem Pat. mitgeben.

Tab. 1.7 ASA-Klassifikation (American Society) zur Abschätzung des perioperativen Risikos

Schweregrad	Klinische Einschätzung bzw. mögliche Begleiterkrankungen
ASA I	Normal-gesunder Pat.
ASA II	Leichte Allgemeinerkr. ohne Leistungseinschränkung: Pat. mit Herzerkr., die nicht oder nur wenig leistungsmindernd ist, mäßiger Hypertonus, chron. Bronchitis, Atemnot bei Belastung, leichte Azidose, mäßiger, nicht insulinpflichtiger Diab. mell., höheres Alter, Adipositas > 30 % vom Normalgewicht, Psychose, akute und chron. Infektionen von Rachen und NNH
ASA III	Schwere Allgemeinerkrankung mit Leistungseinschränkung: Kompensierte und dekompensierte Herzinsuff. (nicht bettlägerige Pat.), Herzinfarkt vor > 6 Mon., Angina pectoris, schwere Herzrhythmusstörungen, chron. respiratorische Insuff., ausgeprägtes Emphysem, Ileus, lokale Peritonitis, Immobilisation für längere Zeit, schwerer Diab. mell. mit Komplikationen, Leberzirrhose, chron. Niereninsuff.
ASA IV	Schwere Allgemeinerkrankung, die mit oder ohne Operation das Leben des Pat. bedroht: Schwere dekompensierte Herzinsuff., Herzinfarkt vor < 6 Mon., akute Myokarditis, schwere maligne Hypertonie, Schock verschiedener Ursachen, länger andauernder Ileus, schwere respiratorische Insuff., fortgeschrittene Leber-, Nieren- und endokrine Insuff., Koma
ASA V	Moribund, Tod innerhalb von 24 Std. mit oder ohne OP zu erwarten
ASA VI	Hirntoter Pat., potenzieller Organspender

1.7.2 Mögliche ambulante Eingriffe

Die Spitzenverbände der Krankenkassen, die Kassenärztliche Bundesvereinigung und die Deutsche Krankenhausgesellschaft haben sich auf eine aktualisierte Fassung des Katalogs ambulanter Operationen und stationsersetzender Eingriffe nach § 115 b SGB V geeinigt. Die für 2007 gültige Fassung berücksichtigt Änderungen am OPS.

Tab. 1.8 Liste möglicher ambulanter Eingriffe

OPS	Maßnahme
1-502.x	Muskelbiopsie
1-687.x	Diagnostische Arthroskopie
5-812.x	Arthroskopische Operationen (z.B. Meniskusresektion)
5-057.4	Neurolyse Karpaltunnel
5-385.x	Crossektomie, Varizektomie
5-399.x	Implantation Katheterverweilsystem, Medikamentenpumpe
5-530.x	Leistenhernienverschluss
5-787.x	Metallentfernung
5-788.x	Korrekturosteotomie Fuß
5-790.x	Reposition Fraktur, Drahtosteosynthese
5-840.x	Sehnenoperationen Hand
8-836.x	Angiographie, PTA
5-850.x	Inzision Muskel, Sehne, Faszie

1.7.3 Aufklärung vor ambulanten Eingriffen

Die Aufklärungspflicht erstreckt sich auf die gleichen Risiken wie bei stationärer Behandlung (▶ 1.6.1). Zusätzlich muss der Pat. aufgeklärt werden über besondere, operationsspezifische postoperative Komplikationen (z.B. Nachblutung bei Varizenoperation) und über die besondere Situation der häuslichen Nachbetreuung. Patientenunterschrift auf einem Formblatt. Obligate Angaben sind
- Telefonnummer des Pat., Angabe über Personen, die zu Hause die Weiterbetreuung übernehmen.
- Angabe über Telefonnummer, Adresse und Erreichbarkeit des Hausarztes.
- Festlegung des weiteren Procedere: Wer übernimmt die weitere Behandlung, auch am Wochenende?

1.7.4 Ablauf

- Vorstellung des Pat. auf Veranlassung des Hausarztes oder Facharztes.
- Erstuntersuchung durch Facharzt in der Klinik, erste Aufklärung, Entscheidung über ambulante oder stationäre Behandlung, Festlegung der Termine: Vorbereitung, OP, Nachbehandlung.
- Vorstellung zur Vorbereitung: EKG, Labor, Rö (soweit erforderlich), zweite Aufklärung, anästhesiologische Visite.
- OP ambulant, postoperative Beobachtung in Ambulanz oder Abteilung für ambulante Chirurgie.
- Entlassung nach chirurgischer und anästhesiologischer Visite mit entsprechender Mitteilung an weiterbehandelnden Arzt oder:

- Stationäre Weiterbehandlung bei lokalen oder systemischen Schwierigkeiten, Komplikationen oder Unfähigkeit des Pat., sich in die häusliche Betreuung zu begeben.

1.7.5 Vorstationäre Behandlung

Zur Verkürzung von stationären Aufenthalten sollen nach dem GSG Maßnahmen, die präoperativ notwendig sind, möglichst im vorstationären Zeitraum abgewickelt werden. Dazu gehören die Untersuchung, Rö (soweit erforderlich), Sonographie, EKG, Labor, anästhesiologische Visite, Aufklärung, Planung des Operationstages und Anmeldung.

Sinn und Voraussetzungen der vorstationären Behandlung sind:
- Klärung der Erforderlichkeit einer vollstationären Krankenhausbehandlung.
- Vorbereitung einer vollstationären Krankenhausbehandlung.
- Es muss eine stationäre Einweisung durch einen niedergelassenen Arzt vorliegen.
- Eine vorstationäre Behandlung darf längstens 3 Behandlungstage umfassen und muss innerhalb von 5 d vor Beginn des stationären Aufenthaltes erfolgen.
- Der einweisende Arzt muss informiert werden.

> - Doppeluntersuchungen vermeiden, d.h. vollständige Unterlagen des Hausarztes anfordern und verwenden (Labor, EKG, Rö-Thorax).
> - Stets dem nachsorgenden Arzt einen genauen Bericht über die durchgeführte OP und die weiteren Maßnahmen mitgeben.
> - Bei postambulanter und poststationärer Behandlung Hausarzt oder Facharzt des Pat. informieren.
> - Genaue Dokumentationen aller Vorgänge (Aufklärung, Verbandswechsel) vornehmen.

1.7.6 OP-Vorbereitung

- OP-Indikation stellen und durch vorgesetzten Kollegen (OA) bestätigen lassen.
- Labor (▶ 3.15) je nach Eingriff und Fachgebiet bzw. hausspezifischen Besonderheiten (sich rechtzeitig informieren).
- Bei Notfalleingriffen bzw. geplanten Eingriffen mit erwartetem Blutverlust > 500 ml Blutgruppe bestimmen und Konserven kreuzen lassen (Anzahl richtet sich nach Ausgangs-Hb und Größe des Eingriffs). **Cave:** Bei der Menge der zu bestellenden Konserven Notfallsituation bzw. hausspezifische Besonderheiten berücksichtigen („Haus-Plan" für bestimmte Eingriffe) bzw. Rücksprache mit OA und Anästhesist halten.
- Rö-Thorax: bei elektiven Eingriffen abhängig vom Alter, Vorerkrankungen und klinischem Zustand des Pat. Auch hier hausspezifische Regelungen (z.B. generell kein Rö-Thorax bei Pat. < 45–50 J.).
- EKG: Abhängig von Alter, Vorerkrankungen und Zustand des Pat. Es sollte bei allen Pat. > 40 J. erfolgen, schließt eine relevante KHK aber nicht aus!

- Sorgfältige Patientenaufklärung vornehmen (▶ 1.7.3 und jeweilige Kapitel) und dokumentieren.
- Alle Befunde auf Vollständigkeit überprüfen und beim Pat. platzieren.
- Den Pat. im OP-Programm (heute meist per EDV) mit den erforderlichen Angaben anmelden.
- Rechtzeitig Anästhesie informieren und auf Besonderheiten des Pat. (z.B. Asthma, Herzinsuff., Diabetes mellitus), durchgeführte Diagnostik und evtl. bestellte Blutkonserven hinweisen bzw. die Anzahl absprechen.
- Rechtzeitig OP-Personal (jeweils 1. OP-Schwester bzw. 1. OP-Pfleger) benachrichtigen.
  - Welche Diagnose bzw. Dringlichkeit liegt vor? (Aneurysmaruptur, Milzruptur → OP-Saal sofort richten).
  - Welche Therapie ist geplant? Z.B. unaufgebohrter Marknagel bei Unterschenkelfraktur.
  - Welche Operateure führen den Eingriff durch?
  - Begleitverletzungen → weitere Eingriffe notwendig?
- Bei Minderjährigen rechtzeitig erziehungsberechtigte Personen benachrichtigen und in die Klinik bestellen.
- Bei entmündigten Personen unterschriftsberechtigte Person hinzuziehen, soweit verfügbar.
- Bei Notwendigkeit rechtzeitig Kollegen aus anderen Disziplinen bzw. chirurgischen Teilgebieten informieren bzw. hinzuziehen (Gefäßchirurgie, Neurochirurgie, Thoraxchirurgie, Gynäkologie, Otologie, Mund-Kieferheilkunde).
- Pat. auf der Station (Normal- oder Intensivstation) zur postoperativen Überwachung anmelden.
- Wenn möglich, Angehörige des Pat. und den einweisenden Arzt verständigen.

1.7.7 Nachstationäre Behandlung

Die nachstationäre Behandlung bedeutet, dass der Pat. nach Entlassung oder nach einer ambulant durchgeführten OP (nach Information des zuweisenden Arztes) in die Krankenhausambulanz zu Kontrolluntersuchungen und Verbandswechseln kommt. Diese postoperativen Leistungen sollen den Behandlungserfolg sichern und können auch von fachlich verantwortlichen Krankenhausärzten durchgeführt werden.

Voraussetzungen sind:
- Die vorausgegangene stationäre Behandlung des Pat. muss durch eine Einweisung eines niedergelassenen Arztes veranlasst worden sein.
- Die nachstationäre Behandlung darf längstens 7 d innerhalb von 14 d nach Beendigung des stationären Aufenthaltes dauern. Die 14-Tage-Frist kann mit Einverständnis des einweisenden Arztes verlängert werden.
- Der einweisende Arzt muss von der nachstationären Behandlung informiert werden.

1.8 Begutachtung

1.8.1 Hinweise für den ärztlichen Gutachter

- **Prüfung des Gutachtenauftrages:**
  - Fällt es in das eigene Fachgebiet, ist der Auftrag vollständig und präzise formuliert?
  - Liegt Einwilligungserklärung des Pat. (Schweigepflicht!), z.B. bei privater Unfallversicherung vor?
- **Allgemeine Regeln:**
  - Neutralität des Gutachters, Interessen aller Beteiligten neutral und objektiv wahren (bei Bekannten oder Verwandten Gutachtenauftrag grundsätzlich zurückgeben).
  - Aufklärung und Beratung vor Untersuchungen selbst vornehmen.
  - Schweigepflicht des Gutachters gegenüber Dritten streng beachten!
  - Weiterleitung von Gutachten an andere Stellen nur mit ausdrücklicher persönlicher Genehmigung des Gutachters (Urheberrecht).
  - Rasche Einbestellung des Pat., i.d.R. muss ein Gutachten innerhalb von 3 Wo. beim Auftraggeber sein (Ausnahme z.B. große Gerichtsgutachten).
- **Aufbau eines Gutachtens:**
  - Auftraggeber, Datum, Aktenzeichen und Eingang des Gutachtens.
  - Daten des Begutachteten: Name, Geburtsdatum, Anschrift, Arbeitgeber (BG).
  - Ort und Zeitpunkt der Untersuchung, ggf. auch der Zusatzuntersuchungen (z.B. Rö).
  - Vorgeschichte nach Aktenlage und Vorbefunden inkl. bildgebender Diagnostik.
  - Allgemeine weitere Anamnese (▶ 3.1) und Auffälligkeiten.
  - Klagen des Begutachteten: Wiedergabe in wörtlicher Form und kompletter Auflistung.
  - Untersuchungsbefunde: Körperlicher Befund (▶ 3.2), Messblätter (▶ 3.3), Zusatzuntersuchungen, z.B. Rö (▶ 3.5), Sonographie (▶ 3.8), CT (▶ 3.10), MRT (▶ 3.11), Labor (▶ 3.15).
  - Zusammenfassung der wesentlichen Befunde.
  - Trennen von unfallbedingten und vorbestehenden nicht unfallbedingten Befunden.
  - Beurteilung und Beantwortung der gestellten Gutachtenfragen.
  - Hinweis auf erforderliche Untersuchungen in anderen Fachgebieten (z.B. Neurologie, HNO).
  - Falls gefragt, Festlegen eines Nachuntersuchungstermins (z.B. nach Ablauf des 3. Unfalljahres).
- **Inhaltliche Anforderungen:**
  - Äußerungen des Begutachteten klar von objektiven Untersuchungsergebnissen unterscheiden.
  - Reine Verdachtsdiagnosen (auch in der Vorgeschichte) nicht als sichere Befunde anführen.
  - Gutachterliche Aussagen objektiv und sachlich ausführen.
  - Subjektiv gefärbte oder mit Tendenz versehene Formulierungen vermeiden.

1.8.2 Arten von Gutachten

- **Ärztliches Attest:** Bescheinigung über einen Tatbestand oder Gesundheitszustand (Arbeitsunfähigkeitsbescheinigung, Attest für Versorgungsamt, Attest für Krankentagegeld). In Attesten nur objektiv und sachlich begründete Aussagen machen.
- **Formulargutachten:** BG-Gutachten ▶ 1.8, Haftfähigkeitsgutachten ▶ 1.4.13, Blutalkoholgutachten ▶ 1.4.1, Gewahrsamkeitstauglichkeitsgutachten ▶ 1.4.13.
- **Freie Gutachten:** Zusammenhangsgutachten (BG, private Versicherungen ▶ 1.8.3), Gerichtsgutachten (Sozialrecht, Zivilrecht, Strafrecht), Gutachten für ärztliche Gutachterkommission, Gutachten auf private Anforderung Pat. oder seines Rechtsvertreters, Gutachten für Gesundheitsämter oder andere Ämter.

1.8.3 Besonderheiten einzelner Versicherungen

Gesetzliche Unfallversicherung

- **MdE und GdB:** Sofern kein besonderes berufliches Betroffensein vorliegt, werden GdB und MdE unabhängig vom ausgeübten oder angestrebten Beruf beurteilt. GdB und MdE setzen stets eine Regelwidrigkeit gegenüber dem für das Lebensalter typischen Zustand voraus (gilt auch für Kinder und alte Menschen).
  - Minderung der Erwerbsfähigkeit (MdE) ist kausal (nur auf Schädigungsfolgen) bezogen.
  - Grad der Behinderung (GdB) ist final auf alle Gesundheitsstörungen unabhängig von ihrer Ursache bezogen.
  - Aus dem GdB-/MdE-Grad ist nicht auf das Ausmaß der Leistungsfähigkeit zu schließen.
  - Die Anerkennung von Berufs- oder Erwerbsunfähigkeit durch einen Rentenversicherungsträger und die Feststellung einer Dienstunfähigkeit oder Arbeitsunfähigkeit erlauben keine Rückschlüsse auf den GdB-/MdE-Grad. Umgekehrt erlaubt der GdB-/MdE-Grad keine Rückschlüsse auf die genannten Leistungsvoraussetzungen anderer Rechtsgebiete.
- **MdE-und GdB-Bemessung:**
  - Die MdE ist eine abstrakte Bestimmung des körperlichen Schädigungsgrades ohne Berücksichtigung der speziellen beruflichen Fähigkeit. Die auf den allgemeinen Arbeitsmarkt zu beziehende bzw. nach Ausschöpfung aller Erwerbsmöglichkeiten noch vorhandene MdE ergibt sich aus der Differenz der Werte: individuelle Erwerbsfähigkeit des Verletzten vor dem Arbeitsunfall (mit 100 % anzusetzen) und Ausmaß der nach dem Unfall verbliebenen Erwerbsfähigkeit.
  - Der GdB ist in Zehnergraden, die MdE in Vomhundertsätzen anzugeben. Die Werte für die verschiedenartigen Gesundheitsstörungen leiten sich dabei von Mindestvomhundertsätzen ab, die in der – auch bei der Behindertenbegutachtung zu beachten – Verwaltungsvorschrift Nr. 5 zu § 30 des Bundesversorgungsgesetzes für erhebliche äußere Körperschäden angegeben sind.

1 Tipps für die Ambulanz

- GdB und MdE setzen eine nicht nur vorübergehende und damit eine über einen Zeitraum von mehr als 6 Mon. sich erstreckende Gesundheitsstörung voraus. Dementsprechend ist bei abklingenden Gesundheitsstörungen der Wert festzusetzen, der dem über 6 Mon. hinaus verbliebenen – oder voraussichtlich verbleibenden – Schaden entspricht.
- **Leistungen der gesetzlichen Unfallversicherung:** Heilbehandlung (▶ 1.5), Pflege(-geld), Berufshilfe, Übergangsgeld, Hinterbliebenenversorgung, Verletztenrente.

Private Unfallversicherung
- Gutachten unterscheiden sich nicht grundsätzlich von denen der gesetzlichen Unfallversicherung. Private Unfallversicherung schützt Versicherte vor finanziellen Folgen eines Unfalles. Geisteskranke, Blinde, Epileptiker, dauernd Arbeitsunfähige sind nicht versicherungsfähig. Versicherte Risiken sind Unfälle, die dem Versicherten während der Vertragsdauer zustoßen:
- Unfall: Ein von außen auf den Körper einwirkendes Ereignis verursacht einen Körperschaden.
- Abweichend von der gesetzlichen Unfallversicherung sind auch durch willentliche oder plötzliche Kraftanstrengung hervorgerufene Muskel- oder Sehnenzerrungen und -zerreißungen sowie Verrenkungen versichert.
- Nicht versichert sind: Berufskrankheiten, Kriegsunfälle, Verbrechen, Krampf- und Schlaganfälle, Heilmaßnahmen, Vergiftungen, Infektionskrankheiten, Schäden durch Strahlen, Temperatur, Licht und Witterung.

Leistungen je nach Versicherungsart: Heilkosten, Todesfallzahlung, Krankenhaustagegeld, Krankentagegeld, Rente bei Invalidität oder einmalige Abfindung.

Invalidität:
Der Invaliditätsgrad, nach dem in der privaten Unfallversicherung die Höhe der Invaliditätsleistung bemessen wird, errechnet sich für den Verlust oder die Funktionsunfähigkeit von bestimmten Körperteilen und Sinnesorganen nach der so genannten Gliedertaxe (wird in Bruchteilen ausgedrückt, z.B. x-tel Beinwert). Werden durch den Unfall mehrere Körperteile oder Sinnesorgane in ihrer Funktionsfähigkeit dauernd beeinträchtigt, müssen die Invaliditätsgrade, die sich aus der Gliedertaxe für die einzelnen Schädigungen ergeben, zusammengerechnet werden.

Ein Invaliditätsgrad von mehr als 100 % kann nicht angenommen werden. Die nach der Gliedertaxe bemessenen Invaliditätsgrade gelten als feste Invaliditätsgrade, d.h. der Nachweis einer höheren oder geringeren Invalidität ist für die erfassten Körperteile und Sinnesorgane ausgeschlossen. Nach ihnen werden in der Praxis ca. 80 % der Invaliditätsfälle beurteilt.

Invalidität muss nach 1 J. bzw. 15 Mon. durch den Versicherten geltend gemacht werden. Die abschließende Einschätzung eines Dauerschadens muss längstens 3 J. nach dem Unfall erfolgen.

> **Beispiel für Invaliditätswerte**
> Daumenverlust 20 %, Zeigefingerverlust 10 %, anderer Finger 5 %, Knieamputation 50 %, Oberschenkelamputation 60 %, Unterschenkelamputation 45 %, Zehenamputation 5 %, andere Zehe 2 %, Augenverlust 50 %, beidseitiger Augenverlust 100 %.

Gesetzliche Rentenversicherung

Sichert den Lebensunterhalt im Alter, bei vorzeitiger Berufs- oder Erwerbsunfähigkeit und im Todesfall. Ferner gewährt sie Rehabilitationsmaßnahmen. Träger der Rentenversicherung sind LVA, BfA, Bundesknappschaft.

- **Berufsunfähigkeit:** Wenn die Erwerbsunfähigkeit durch Krankheit oder andere Gebrechen/Schwäche seiner körperlichen und geistigen Kräfte auf weniger als die Hälfte derjenigen eines körperlichen und geistig Gesunden mit ähnlicher Ausbildung und gleichwertigen Kenntnissen und Fähigkeiten unter Berücksichtigung des Berufsbildes herabgesunken ist. Berufsunfähigkeit liegt **nicht** vor, wenn der bisherige Beruf nicht mehr ausgeübt werden kann, sondern erst, wenn auch entsprechende Verweistätigkeiten nicht mehr durchgeführt werden können.
- **Erwerbsunfähigkeit:** Liegt vor, wenn der Versicherte infolge Krankheit/Gebrechen/Schwäche in seiner körperlichen oder geistigen Kräfte auf nicht absehbare Zeit eine Erwerbstätigkeit in gewisser Regelmäßigkeit nicht mehr ausüben kann, oder nicht mehr als nur geringe Einkünfte durch Erwerbstätigkeit erzielen kann.

Das Absinken der Erwerbsfähigkeit steht in keiner Beziehung zur MdE der gesetzlichen Unfallversicherung oder zum GdB (Grad der Behinderung) im Schwerbehindertenrecht.

Schwerbehindertenrecht

- **Schwerbehinderte:** Personen, die körperlich, geistig oder seelisch behindert sind und aufgrund ihrer Behinderung in allen Lebensbereichen, nicht nur im allg. Erwerbsleben, einen Grad der Behinderung (GdB) von mind. 50 % aufweisen.
- **Behinderung:** Regelwidriger körperlicher, geistiger oder seelischer Zustand, der nicht nur vorübergehend (mind. 6 Mon.) eine GdB von mind. 10 % bedingt.
- **Grad der Behinderung:** Unabhängig vom ausgeübten Beruf. Bei der Ermittlung des Gesamt-GdB ist keine rechnerische Ermittlung zulässig. Maßgebend sind die Auswirkungen der einzelnen Behinderungen in ihrer Gesamtheit unter Berücksichtigung ihrer gegenseitigen Beeinflussung und Beziehung. Ausgangspunkt für die Festlegung ist die führende GdB. Auch mehrere leichte Einzel-GdB von 10 % bedingen normalerweise keinen höheren Grad der Gesamt-GdB.

Literatur zur Begutachtung

Bundesministerium für Arbeit und Sozialordnung: Anhaltspunkt für die ärztliche Gutachtertätigkeit, 1996.
Izbicki, Neumann, Spohr: Unfallbegutachtung, 9. überarbeitete und ergänzte Auflage, de Gruyter-Verlag, 1992.
Fredenhagen, H.: Das ärztliche Gutachten, 3. vollständig überarbeitete Auflage, Verlag Hans Huber, 2003.
Fritze, E.: Die ärztliche Begutachtung, 4. vollständig überarbeitete und erweiterte Auflage, Steinkopff-Verlag, 2001.
Hackhausen, W.: Sozialmedizin und ärztliche Begutachtung, Eco Med-Verlag, 2. Auflage, 2007.
Hierholzer, G.; Ludolph, E.: Reihe Gutachterkolloquien, Herausgeber Springer-Verlag.

1 Tipps für die Ambulanz

Krösl, W., Zrubecky, G.: Die Unfallrente. Begutachtung und neue Rentensätze nach funktionellen Gesichtspunkten, 4. neu bearbeitete Auflage, Enke-Verlag, 1992.

Ludolph, Lehrmann, Schürmann: Kursbuch der ärztlichen Begutachtung, Ecomed Verlag, 1998.

Marx H.H., Klepzig, H.: Basiswissen medizinische Begutachtung, Thieme-Verlag, 1998.

Mehrhoff, Meindl, Muhr: Unfallbegutachtung, de Gruyter-Verlag, 12. Auflage, 2005.

Mollowitz, G.: Der Unfallmann. Begutachtung der Folgen von Arbeitsunfällen, privaten Unfällen und Berufskrankheiten, 12. überarbeitete Auflage, Springer-Verlag, 1998.

Mutschler, W., Haas, N.: Praxis der Unfallchirurgie, Thieme-Verlag, 2007.

Rompe, G., Erlenkämper, A: Begutachtung der Haltungs- und Bewegungsorgane. 4. überarbeitete Auflage, Thieme-Verlag, 2003.

Rüter A., Trenz, O. und Wagner M.: Urban und Fischer Verlag bei Elsevier, 2. Auflage, 2003.

Schönberger, Merthens, Valentin: Arbeitsunfall und Berufskrankheit, 5. Auflage, Erich Schmidt-Verlag, 1993.

1.9 Adressen

1.9.1 Krankenhäuser für Schwerbrandverletzte

- **Zentrale Bettenauskunft** (nur Information über freie Betten, keine organisatorische Hilfe): Tel.: 040/28 82-3998 und -3999, Fax: 040/24 86 56 47
- **Aachen**, Rheinisch-Westfälische Hochschule Aachen, Klinik für Verbrennungs- und Plastische Wiederherstellungschirurgie, Tel.: 02 41 / 8 08 97 00
- **Berlin**, Krankenhaus Am Urban, Tel.: 030/69 71
- **Bochum**, BG Kliniken Bergmannsheil Bochum, Klinik für Plastische Chirurgie und Schwerbrandverletztenzentrum, Tel.: 02 34/30 20, St.-Josef-Hospital, Universitätskinderklinik, Tel.: 02 34/50 96 00
- **Chemnitz**, Bezirkskrankenhaus Chemnitz, Klinik für Anästhesie und Intensivtherapie, Intensivstation, Tel.: 03 71/33-0
- **Cottbus**, Carl-Thiem-Klinikum, Intensivstation, Tel.: 03 55/4-60
- **Dortmund**, Städt. Kliniken Dortmund, Klinikzentrum Nord, Tel.: 031/8 48-1
- **Dresden**, Universitätsklinikum Carl Gustav Carus, Klinik für Chirurgie, Intensivstation, Fetscherstraße 74, 01307 Dresden, Tel.: 03 51/4 58-0
- **Duisburg**, BG Unfallklinik Duisburg-Buchholz, Intensivabt. für Schwerbrandverletzte, Großbaumer Allee 250, 47249 Duisburg, Tel.: 02 03/76 88-1
- **Erfurt**, Medizinische Hochschule, Kinderchirurgische Abt., Tel.: 03 61/7 90
- **Essen**, Universitätsklinikum Essen, Abt. für Unfallchirurgie, Tel.: 02 01/7 23-0
- **Frankfurt-Markendorf/Oder**, Klinikum Frankfurt/Oder, Tel.: 03 35/5 48-0
- **Freiburg i. Br.**, Chirurgische Universitätsklinik Freiburg, Abt. für Allgemeine Chirurgie, Hugstetter Straße 55, 89106 Freiburg, Tel.: 07 61/2 70-1
- **Gelsenkirchen**, Knappschafts-Krankenhaus Bergmannsheil Buer, Tel.: 02 09/5 90-20
- **Gera**, Städtisches Klinikum I, Intensivtherapiestation, Tel.: 03 65/8 28 28
- **Halle**, Medizinische Fakultät der Martin-Luther-Universität, Klinik für Unfall- und Wiederherstellungschirurgie, Ernst-Grube-Straße 40, 06120 Halle, Tel.: 03 45/6 72-5 55
- **Halle**, Medizinische Fakultät der Martin-Luther-Universität, Klinik für Kinderchirurgie, Ernst-Grube-Straße 40, 06120 Halle, Tel.: 045/6 72-3 09
- **Hamburg**, BG Unfallkrankenhaus Hamburg, Tel.: 040/73 6-0

1.9 Adressen

- **Hamburg**, Kinderkrankenhaus Wilhelmsstift, Tel.: 040/3 77-0
- **Hamm**, St.-Marien-Hospital Hamm, Kinderklinik St. Elisabeth, Nordenwall 22, 59065 Hamm, Tel.: 0 23 81/18 13 00
- **Hannover**, Medizinische Hochschule Hannover, Klinik für Plastische und Wiederherstellungschirurgie, Krankenhaus Oststadt, Tel.: 05 11/9 06-0, Kinderkrankenhaus Auf der Bult, Kinderchirurgische Abt., Tel.: 05 11/81 15-0
- **Herne**, Ruhr-Universität Bochum, Kinderchirurgische Klinik, Marienhospital Herne, Intensivstation, Widumer Straße 8, Tel.: 0 23 23/4 99-0
- **Hildburghausen**, Kreiskrankenhaus Hildburghausen, Klinik für Intensivtherapie und Anästhesie, Schleusinger Straße 17, Tel.: 0 36 85/7 73-0
- **Kassel**, Kinderkrankenhaus Park-Schönefeld des Deutschen Ev. Frauenbundes, Frankfurter Straße 167, 34121 Kassel, Tel.: 05 61/9 28-50
- **Koblenz**, Bundeswehr Zentralkrankenhaus, Abt. XIV, Unfall- und Verbrennungsmedizin, Rübenacher Straße 170, 56072 Koblenz, Tel.: 02 61/2 81-1, Städtisches Kinderkrankenhaus Köln, Kinderchirurgische Klinik, Amsterdamer Straße 59, 50735 Köln, Tel.: 02 21/77 74-1, Klinikum Köln/Merheim, Klinik für Plastische Chirurgie, Hand- und Wiederherstellungschirurgie, Schwerstverbranntenzentrum, Ostmerheimer Straße 200, 51109 Köln, Tel.: 02 21/8 97-0
- **Leipzig**, Städt. Klinik St. Georg, Klinik für Plastische und Handchirurgie, Brandverletztenstation, Delitzscher Straße 141, 04129 Leipzig, Tel.: 03 41/5 65-0, Universität Leipzig, Klinik für Kinderchirurgie, Tel.: 03 41/9 72 64 00
- **Ludwigshafen-Oggersheim**, BG Unfallklinik Ludwigshafen, Abt. für Schwerbrandverletzte, Tel.: 06 21/ 6 81 00
- **Lübeck**, Medizinische Universität zu Lübeck, Klinik für Plastische Chirurgie, Tel.: 04 51/50-0, Medizinische Universität zu Lübeck, Klinik für Kinderchirurgie, Klinik 9, Tel.: 04 51/50-0
- **Mainz**, Klinikum der Johannes-Gutenberg-Universität, Kinderklinik und Kinder-Poliklinik, Langenbeckstraße 1, 55131 Mainz, Tel.: 0 61 31/17-1
- **Mannheim**, Klinikum der Stadt Mannheim, Kinderchirurgische Universitätsklinik, Theodor-Kutzer-Ufer, 68167 Mannheim, Tel.: 06 21/3 83-1
- **München**, Ludwig-Maximilians-Universität, Klinikum Innenstadt, Dr. von Haunersches Kinderspital, Interne Intensivstation, Tel.: 089/51 60-0, Städt. Krankenhaus München-Bogenhausen, Tel.: 089/92 70-0, Städt. Krankenhaus München-Schwabing, Tel.: 089/30 68-1
- **Murnau**, BG Unfallklinik Murnau, Prof.-Küntscher-Straße 8, 82418 Murnau/Staffelsee, Tel.: 0 88 41/48-0, Durchwahl Zentrum für Brandverletzte: Tel.: 08841/48 26 30
- **Nürnberg**, Klinikum Nürnberg-Süd, Tel.: 09 11/3 98-23 67, Durchwahl Zentrum für Schwerbrandverletzte: Tel.: 09 11/3 98-56 03 und 3 98-56 04
- **Offenbach/Main**, Städt. Kliniken Offenbach/Main, Abt. für Schwerverbrannte, Starkenburgring 66, 63069 Offenbach/Main, Tel.: 069/84 5-0
- **Potsdam**, Klinikum Potsdam, Intensivstation, Charlottenstraße 72, Tel.: 03 31/4-10
- **Riesa,** Kreiskrankenhaus Riesa, Intensivtherapiestation, Tel.: 0 35 25/75 40
- **Stuttgart**, Marienhospital Stuttgart, Abt. für Anästhesiologie, Böheimstraße 37, 70199 Stuttgart, Tel.: 07 11/64 89-0

1 Tipps für die Ambulanz

- **Tübingen**, Chirurgische Universitätsklinik Tübingen, Neuklinikum Schnarrenberg, Abt. Allgemeinchirurgie, Tel.: 0 70 71/29-1, BG Unfallklinik Tübingen, Tel.: 0 70 71/66-1

1.9.2 Gewerbliche Berufsgenossenschaften (BG)

- **Bergbau-BG,** Hauptverwaltung, Hunscheidtstraße 18, 44789 Bochum, Tel.: 02 34/31 60.
- **Steine und Erden:**
  - Steinbruchs-BG, Walderseestraße 5–6, 30163 Hannover, Tel.: 05 11/62 66-0
  - BG der keramischen und Glas-Industrie, Röntgenring 2, 97070 Würzburg, Tel.: 09 31/30 81-0
- **BG der Gas- und Wasserwerke,** Aufm Hennekamp 74, 40225 Düsseldorf, Tel.: 02 11/3 10 99-0.
- **Eisen und Metall:**
  - Arbeitsgemeinschaft der Eisen- und Metallberufsgenossenschaften, Kreuzstraße 45, 40210 Düsseldorf, Tel.: 02 11/82 24-0
  - Hütten- und Walzwerks-BG, Hoffnungstraße 2, 45127 Essen, Tel.: 02 01/1 76-0
  - Maschinenbau- u. Metall-BG, Kreuzstraße 45, 40210 Düsseldorf, Tel.: 02 11/82 24-0
  - Norddeutsche Metall-BG, Hans-Böckler-Allee 26, 30173 Hannover, Tel.: 05 11/8 11 80
  - Süddeutsche Metall-BG, Wilhelm-Theodor-Römhel-Str. 15, 55130 Mainz, Tel.: 0 61 31/82-0
  - Edel- und Unedelmetall-BG, Vollmoellerstraße 11, 70563 Stuttgart, Tel.: 07 11/73 75-0
- **BG der Feinmechanik und Elektrotechnik,** Gustav-Heinemann-Ufer 130, 50968 Köln, Tel.: 02 21/37 78-1.
- **BG der chem. Industrie,** Gaisbergstraße 11, 69115 Heidelberg, Tel.: 0 62 21/5 23-0.
- **Holz-BG,** Am Knie 6, 81241 München, Tel.: 089/88 97-02.
- **Papier und Druck:**
  - Papiermacher-BG, Lortzingstraße 2, 55127 Mainz, Tel.: 0 61 31/78 52 71
  - BG Druck und Papierverarbeitung, Rheinstraße 6, 65185 Wiesbaden, Tel.: 06 11/13 11 00
- **Textil und Leder:**
  - Lederindustrie-BG, Lortzingstraße 2, 55127 Mainz, Tel.: 0 61 31/7 85-1
  - Textil- und Bekleidungs-BG, Oblatterwall 18, 86153 Augsburg, Tel.: 08 21/3 15 92 01
- **Nahrungs- und Genussmittel:**
  - BG Nahrungsmittel und Gaststätten, Dynamostraße 7–9, 68165 Mannheim, Tel.: 06 21/4 45 65 54
  - Fleischerei-BG, Lortzingstraße 2, 55127 Mainz, Tel.: 0 61 31/7 85-1
  - Zucker-BG, Lortzingstraße 2, 55127 Mainz, Tel.: 0 61 31/7 85-1
- **Bau:**
  - Arbeitsgemeinschaft der Bau-BG, An der Festeburg 27–29, 60389 Frankfurt/M., Tel.: 069/47 5-1

- Bau-BG Hamburg, Holstenwall 8–9, 20355 Hamburg, Tel.: 040/35 00-0
- Bau-BG Hannover, Hildesheimer Straße 309, 30519 Hannover, Tel.: 05 11/8 38 04 40
- Bau-BG Wuppertal, Viktoriastraße 21, 42115 Wuppertal, Tel.: 02 02/39 84 04
- Bau-BG Frankfurt/M., An der Festeburg 27 -29, 60389 Frankfurt/M., Tel.: 069/47 5-1
- Südwestliche Bau-BG, Steinhäuserstraße 10, 76135 Karlsruhe, Tel.: 07 21/8 10 23 45
- Württ. Bau-BG, Friedrich-Gerstlacher-Straße 15, 71032 Böblingen, Tel.: 0 70 31/6 25-0
- Bau-BG Bayern und Sachsen, Loristraße 8, 80335 München, Tel.: 089/12 74-0
- Tiefbau-BG, Am Knie 6, 81241 München, Tel.: 089/88 97-1

- **Handel und Verwaltung:**
  - Großhandels- und Lagerei-BG, Hauptverwaltung, M 5, 7, 68145 Mannheim, Tel.: 06 21/1 83-0-0
  - BG für den Einzelhandel, Niebuhrstraße 5, 53113 Bonn, Tel.: 02 28/5 46-0
  - BG der Banken, Versicherungen, Verwaltungen, freien Berufe und besonderer Unternehmen-Verwaltungs-BG, Mönckebergstraße 7, 20095 Hamburg, Tel.: 040/30 25-0
- **Verkehr:**
  - BG der Straßen-, U-Bahnen und Eisenbahnen, Fontenay 1a, 20354 Hamburg, Tel.: 040/4 41 18-0
  - BG f. Fahrzeughaltungen, Max-Brauer-Allee 44, 22765 Hamburg, Tel.: 040/3 81 9-0
  - See-BG, Reimerstwiete 2, 20457 Hamburg, Tel.: 040/3 61 37-0
  - Binnenschifffahrts-BG, Düsseldorfer Straße 193, 47053 Duisburg, Tel.: 02 03/29 52-0
- **BG für Gesundheitsdienst und Wohlfahrtspflege,** Pappelallee 35/37, 22089 Hamburg, Tel.: 040/20 27-0.

1.9.3 Landwirtschaftliche Berufsgenossenschaften (BG)

- Schleswig-Holsteinische LBG, Schulstraße 29, 24143 Kiel, Tel.: 04 31/74-1.
- LBG Oldenburg-Bremen, Im Dreieck 12, 26127 Oldenburg/Oldbg., Tel.: 04 41/74-1.
- Hannoversche LBG, Im Haspelfelde 24, 30173 Hannover, Tel.: 05 11/80 73-0.
- Braunschweigische LBG, Bruchtorwall 13, 38100 Braunschweig, Tel.: 05 31/48 02-0.
- Lippische LBG, Felix-Fechenbach-Straße 6, 32756 Detmold, Tel.: 05 21/60 4-0.
- Rheinische LBG, Merowingerstraße 103, 40225 Düsseldorf, Tel.: 02 11/33 87-1.
- LBG Hessen-Nassau, Murhardstraße 18, 34119 Kassel, Tel.: 05 61/1 06-0.
- Land- und Forstwirtschaftliche LBG Darmstadt, Bartningstraße 57, 64289 Darmstadt, Tel.: 0 61 51/72-0.
- LBG Rheinhessen-Pfalz, Theodor-Heuss-Straße 1, 67346 Speyer, Tel.: 0 62 32/9 11-0.

1 Tipps für die Ambulanz

- LBG für das Saarland, Heinestraße 2–4, 66121 Saarbrücken, Tel.: 06 81/ 6 87 96-0.
- LBG Oberfranken und Mittelfranken, Dammwäldchen 4, 95444 Bayreuth, Tel.: 09 21/63-0.
- LBG Niederbayern-Oberpfalz, Luitpoldstraße 29, 84034 Landshut/Bayern, Tel.: 08 71/6 96-1.
- LBG Unterfranken, Friedrich-Ebert-Ring 33, 97072 Würzburg, Tel.: 09 31/ 80 4-0.
- LBG Schwaben, Tunnelstraße 29, 86156 Augsburg, Tel.: 08 21/40 81-0.
- LBG Oberbayern, Neumarkter Straße 35, 81673 München, Tel.: 089/ 4 54 80-0.
- Badische LBG, Steinhäuserstraße 14, 76135 Karlsruhe, Tel.: 07 21/81 94-0.
- LBG Württemberg, Vogelrainstraße 25, 70199 Stuttgart, Tel.: 07 11/64 80-1.
- LBG Berlin, Alt Friedrichsfelde 60, 10315 Berlin, Tel.: 030/51 61-0.
- Gartenbau BG, Goethestraße 27, 34119 Kassel, Tel.: 05 61/78 80-0.

1.9.4 Giftinformationszentralen

Tab. 1.9 Giftinformationszentralen

Stadt	Giftinformationszentrum	Giftnotruf (Telefon)	E-Mail und Website
Berlin	Giftnotruf Berlin	0 30/1 92 40	berlintox@giftnotruf.de www.giftnotruf.de
Bonn	Informationszentrale gegen Vergiftungen (Zentrum für Kinderheilkunde)	02 28/1 92 40	gizbn@mailer.meb.uni-bonn.de www.meb.uni-bonn.de/giftzentrale
Erfurt	Gemeinsames Giftinformationszentrum Mecklenburg-Vorpommern, Sachsen, Sachsen-Anhalt, Thüringen	03 61/73 07 30	info@ggiz-erfurt.de www.ggiz-erfurt.de
Freiburg	Informationszentrale für Vergiftungsfälle (Universitätskinderklinik)	07 61/1 92 40	giftinfo@kikli.ukl.uni-freiburg.de www.giftberatung.de
Göttingen	Giftinformationszentrum Nord Bremen, Hamburg, Niedersachsen, Schleswig-Holstein (Zentrum für Toxikologie)	05 51/1 92 40	giznord@giz-nord.de www.giz-nord.de
Homburg/Saar	Informations- und Beratungszentrum für Vergiftungsfälle	0 68 41/1 92 40	kigift@uniklinik-saarland.de www.med-rz.uni-sb.de/med_fak/kinderklinik/Vergiftungszentrale/vergiftungszentrale.html

Tab. 1.9 Giftinformationszentralen *(Forts.)*

Stadt	Giftinformationszentrum	Giftnotruf (Telefon)	E-Mail und Website
Mainz	Beratungsstelle bei Vergiftungen (Universität Mainz)	0 61 31/1 92 40	giftinfo@giftinfo.uni-mainz.de www.giftinfo.uni-mainz.de
München	Giftnotruf München (Toxikologische Abt. der II. Med. Klinik)	0 89/1 92 40	tox@lrz.tum.de www.toxinfo.org/about/giz.html
Nürnberg	Toxikologische Intensivstation der II. Med. Klinik des Städtischen Krankenhauses	09 11/3 98-24 51	muehlberg@klinikum-nuernberg.de www.giftinformation.de
Wien	Vergiftungsinformationszentrale (Allg. Krankenhaus Wien)	+43(0)1/4 06-43 43	viz@meduniwien.ac.at www.meduniwien.ac.at/viz/
Zürich	Schweizerisches Toxikologisches Informationszentrum	+41(0)1/2 51-51 51	info@toxi.ch www.toxi.ch

1.10 Internetadressen

Tab. 1.10 Internetadressen

Medizinische Fachverbände	
http://www.bbi.de/internet/index.htm	Bundesverband pharmazeutische Industrie
http://www.bundesaerztekammer.de	Dt. Bundesärztekammer
http://www.hartmannbund.de	Hartmannbund
http://www.marburger-bund.de/index.htm	Marburger Bund
http://www.vdak.de	Verband der Angestelltenkrankenkassen
http://www.pkv.de	Private Krankenkassen
http://www.who.de	WHO-Homepage
http://www.medi-netz.com/nav.htm	Virchowbund
Institute, Behörden, Einrichtungen	
http://www.dkfz-heidelberg.de/index,html	Deutsches Krebsforschungszentrum
http://www.behindertenbeauftragter.de	Behindertenbeauftragter Bund
http://www.bfa.de	Bundesversicherungsanstalt

1 Tipps für die Ambulanz

Tab. 1.10 Internetadressen *(Forts.)*

Institute, Behörden, Einrichtungen

http://www.bfarm.de	Bundesinstitut für Arzneimittelsicherheit
http://www.bmgesundheit.de	Bundesgesundheitsministerium
http://www.bni.uni-hamb.de	Bernhard-Nocht-Institut
http://www.bzga.de	Bundeszentrale für gesundheitliche Aufklärung
http://www.dimdi.de	Deutsches Institut für med. Dokumentation und Information
http://www.kliniken.de	Verzeichnis aller Kliniken
http://www.rehaklinikne.de	Rehakliniken
http://www.pflegedienst.org/DB	Übersicht ambulante Pflegedienste
http://www.ssk.de	Strahlenschutzkommission
http://www.krebshilfe.de	Deutsche Krebshilfe
http://www.pei.de	Paul-Ehrlich-Institut
http://www.rki.de	Robert-Koch-Institut

Medizinische Suchsysteme

http://www.dimdi.de/germ/linklist/gui/search.htm	z.T. kostenpflichtig
http://www.dr-antonius.de	Seiten mit med. Inhalt
http://www.gesundheitsscout.de	Info für Ärzte und Pat.
http://www.hon.ch/MedHunt	Medical Doc Finder
http://www.lifomed.org/hotlist/medline.html	Medline Service und Links zu anderen Anbietern
http://www.medizin.de	Datenbank der Medline-Server in Deutschland

Metasuchmaschinen

http://www.allonesearch.com	All-in-one-Search
http://www.Infind.com	International
http://www.meta.rrzn.uni-hannover.de	deutschsprachig
http://www.metacrawler.demetager.de	international
http://www.ferretsoft.com/netferret	international

Medizinische Nachrichtendienste

http://www.newspage,com/NEWSPAGE	Newspage
http://www.reutershealth.com	Reuters Health

1.10 Internetadressen

Tab. 1.10 Internetadressen *(Forts.)*

Medizinische Nachrichtendienste

http://www.cnn.com/HEALTH/	CNN Health
http://www.pslgroup.com/mednews.html	Daily News from Doctors Guide
http://www.aerztezeitung.de	Die Ärztezeitung

Medizinische Online-Dienste

http://www.aerzteinfo-dr-poehnl.de/	Dienstleistungsagentur
http://www.dgn.de	Das Deutsche Gesundheitsnetz
http://www.gelbe-liste.de	Medikamentenliste
http://www.healthgate.com	Patientenseite, Medlinezugang
http://www.info-med.de	interdisziplinäre Fortbildung in der Medizin
http://www.mediMedia.de	Links zu med. Onlinediensten
http://www.medi-netz.com/index.html	allg. Online-Zeitschriften
http://www.medizin-forum.de	Deutsches Medizinforum
http://www.medscape.com	aktuelle Informationen
http://www.multimedia.de	Bertelsmann/Springer kostenpflichtig
http://www.pslgroup.com	allgemeine und spezielle Informationen

Zeitschriften

http://www.medscape.com	Online-Zeitschrift
http://www.acqweb.library.vandebilt.edu/acqweb/pubr/med.html	Liste aller Medizinverlage
http://www.aerzteblatt.de	Deutsches Ärzteblatt
http://www.bmj.com	British Medical Journal line
http://www.limje.org/jrnlist.html	International Committee of Medical Journal Editors
http://www.lifoball.de/	Suchmaschine
http://www.jama.ama.assn.org	Journal of the American Medical Organization
http://www.link.springer.de	Springerverlag, kostenpflichtig
http://www.lww.com	Lippincott, Williams & Wilkins
http://www.nejm.org	New England Journal of Medicine
http://www.thelancet.com	The Lancet
http://www.thieme.de/dmw	Dt. Med. Wochenschrift

2 Chirurgische Arbeitstechniken

Stefan Nöldeke

2.1	**Steriles Arbeiten** 81		**2.6**	**Verbandstechnik und Ruhigstellung** 111
2.1.1	Grundsätzliches 81		2.6.1	Wundverbände 111
2.1.2	Hautdesinfektion 82		2.6.2	Moderne Wundtherapie/-auflagen 112
2.1.3	Schleimhautdesinfektion 83		2.6.3	Vakuumtherapie 112
2.1.4	Desinfektion vor operativen Eingriffen 83		2.6.4	Salben, Gele und Externa 115
2.1.5	Händedesinfektion 83		2.6.5	Ruhigstellende Verbände, spezielle Verbände 117
2.1.6	Steriles Abdecken 85		2.6.6	Gipsverbände, Kunststoffverbände 120
2.2	**Chirurgisches Instrumentarium** 85		2.6.7	Schienen 123
2.2.1	Wundsieb 85		2.6.8	Extensionen 124
2.2.2	Wichtige Instrumente 85		**2.7**	**Kleine chirurgische Eingriffe** 125
2.2.3	Nahtmaterial 88		2.7.1	Inzision 125
2.3	**Anästhesie** 90		2.7.2	Exzision 125
2.3.1	Lokalanästhesie 91		2.7.3	Exstirpation 126
2.3.2	Regionalanästhesie 94		2.7.4	Enukleation 126
2.3.3	Weitere Anästhesie-/Narkosearten 97		2.7.5	Fremdkörperentfernung 126
2.4	**Wundversorgung** 98		2.7.6	Punktion Serom/Hämatom 127
2.4.1	Primärversorgung 98		2.7.7	Sekundärnaht einer Wunde 127
2.4.2	Sekundärversorgung 99		2.7.8	Ausschaltung Aneurysma spurium 127
2.4.3	Wundverschluss 100		**2.8**	**Impfungen** 128
2.4.4	Wundkontrollen, Verbandswechsel 102		2.8.1	Tetanus 128
2.4.5	Fäden-, Klammerentfernung 103		2.8.2	Tollwut 129
2.4.6	Wundheilungsstörungen 104		**2.9**	**Punktionen, Injektionen und Drainagen** 129
2.5	**Hauttransplantationen und -plastiken** 105			
2.5.1	Hautplastiken 105			
2.5.2	Hauttransplantationen 109			

- 2.9.1 Allgemeines, Injektionstechnik **129**
- 2.9.2 Intrakutane, subkutane, intramuskuläre Injektion **129**
- 2.9.3 Periphere Venenpunktion **130**
- 2.9.4 Zentraler Venenkatheter (ZVK) **131**
- 2.9.5 Arterielle Punktion **134**
- 2.9.6 Pleurapunktion **134**
- 2.9.7 Peritonealpunktion **135**
- 2.9.8 Gelenkpunktionen **135**
- 2.9.9 Harnblasenpunktion/-katheter **137**
- 2.9.10 Wunddrainagen **139**
- 2.9.11 Magensonde **139**
- 2.9.12 Magenspülungskatheter **140**
- 2.9.13 PEG **140**
- 2.9.14 Ösophaguskompressionssonden **141**
- 2.9.15 Perkutane Zystendrainage Leber, Pankreas, Nieren **143**
- 2.9.16 Perkutane Abszessdrainage **143**
- 2.9.17 Perkutane Biopsien **143**
- **2.10 Thromboembolieprophylaxe und Antikoagulation 144**
- 2.10.1 Risikoabschätzung **144**
- 2.10.2 Prinzipien der Thromboembolieprophylaxe **145**
- 2.10.3 Heparine **146**
- 2.10.4 Heparinoide, Pentasaccharide, Hirudine **152**
- 2.10.5 Vitamin-K-Antagonisten **153**
- 2.10.6 Thrombozytenaggregationshemmer **153**
- **2.11 Transfusionen und Eigenblutspende 154**
- 2.11.1 Grundlagen **154**
- 2.11.2 Blutpräparate für die Ambulanz **155**
- 2.11.3 Durchführung der Transfusion **156**
- 2.11.4 Eigenblutspende **162**
- 2.11.5 Plasma (FFP) **163**
- 2.11.6 Thrombozytenkonzentrate (TK) **163**
- **2.12 Analgetika 164**
- 2.12.1 Stufenschema und Kombination **164**
- 2.12.2 Intravenöse und intramuskuläre Analgetika **167**
- 2.12.3 Orale Applikation **168**
- **2.13 Antiphlogistika 169**
- 2.13.1 Tipps für die antiphlogistische Behandlung **169**
- 2.13.2 Substanzauswahl **169**

2.1 Steriles Arbeiten

2.1.1 Grundsätzliches

Die Asepsis beinhaltet alle hygienischen Maßnahmen, die geeignet sind, Keimfreiheit zu erzielen. Ziel der Antiseptik ist die Prophylaxe und/oder therapeutische Verhinderung einer unerwünschten Kolonisation von Mikroorganismen oder in der Folge einer Infektion. Bei allen Verrichtungen am Pat. müssen hygienische Vorschriften zur Verhinderung von Infektionen beachtet werden. Die Haut ist Hauptüberträger nosokomialer Infektionen. Hospitalinfektionen sind ein ernst zu nehmendes Problem, deshalb schon in der Ambulanz auf größtmögliche Sorgfalt und Sauberkeit achten. Man unterscheidet verschiedene Infektionsrisiken:
- **Kategorie I** (geringes Infektionsrisiko): Intra-, subkutane und intravenöse Injektionen und Blutentnahmen.
- **Kategorie II** (mittleres Infektionsrisiko): Intravenöse Verweilkanülen/-katheter, intramuskuläre Injektionen, Blutkulturen.
- **Kategorie III** (hohes Infektionsrisiko): OP, Punktionen von Körperhöhlen, insbes. Gelenkpunktionen.

Hygienische Vorsichtsmaßnahmen
Generell gilt:
- Dem Pat. durch nachfolgende hygienische Maßnahmen auch das Gefühl eines „sauberen" Arbeitens vermitteln, Türen schließen bei allen invasiven Maßnahmen in der Ambulanz.
- Nicht-beteiligte (Begleit-)Personen hinausschicken, nach jedem Patientenkontakt Hände waschen/desinfizieren.
- Mundschutz, Kopfhaube, sterile Handschuhe bei allen Maßnahmen der Kategorie III; auch bei Erstinspektionen von schweren Verletzungen, bei denen in der Ambulanz das weitere Vorgehen festgelegt werden muss.
- Bei allen invasiven Maßnahmen genügend Platz zum Ablagern und Auspacken des benötigten sterilen Materials schaffen.
- Möglichst vor Beginn einer Maßnahme oder Wundversorgung alle benötigten Materialien besorgen und ggf. auf einen sterilen Arbeitstisch legen (lassen).
- Bei stark verschmutzten und sicher kontaminierten Wunden (z.B. Bisswunden) mechanische Reinigung im Bad mit warmem Wasser und Betaisodona® oder mechanisches Bürsten obligatorisch vor „sterilem" Arbeiten.
- Bei MRSA-Pat. (▶ 1.4.17) besondere Vorkehrungen treffen (Mundschutz Pat. und Mitarbeiter bei nasaler Besiedlung, besondere Abwurfbehälter bei Verbandswechseln, Einmalkittel verwenden.
- Kein Umfüllen von Desinfektionslösungen, optimale Verpackung der sterilisierten Tupfer mit einer Stückzahl von 3–5 Tupfern, Verfallsdatum der Tupferverpackung vor der Benutzung kontrollieren.
- Tupfer aus angebrochenen Verpackungen nicht umfüllen oder sammeln.
- Angebrochene Tupferverpackungen arbeitstäglich verwerfen.
- Verfallsdatum des zu verwendenden Instrumentariums prüfen (Angabe auf Sterilverpackung).

- Vorbereitetes Instrumentarium vor Kontamination schützen, Instrumente erst unmittelbar vor Benutzung aus der bis dahin verschlossenen keimdichten Verpackung entnehmen.
- Die Einhaltung der Hygieneordnung ist eine Dienstaufgabe für alle am Klinikum Beschäftigten.

Desinfektionslösungen
- Alle Präparate müssen sporenfrei sein. Beim Umgang muss die Sporenfreiheit gemäß Arzneimittelgesetz garantiert werden.
- Alkoholhaltige Lösungen, z.B. Sterillium®, Spitacid®, Cutasept®, Braunoderm® farblos oder gefärbt.
- Aldehyde, z.B. Sekusept®, Buraton®.
- Phenole und Derivate, z.B. Kodan® Tinktur, farblos oder gefärbt, Sagromed®.
- Antiseptische Flüssigseife, z.B. Lifosan soft®.
- Halogene (jodhaltige Lösungen), z.B. Betaisodona® Lösung, Povidon Jod®, Braunol®.
- Octenidin (Octenisept®).
- Polihexanid (Prontosan®, Prontoderm®).

2.1.2 Hautdesinfektion

Unterscheidung in prophylaktische (Reinigung verschmutzter oder potenziell kontaminierter Wunden), präoperative (Minderung der transienten und residenten Hautflora) und therapeutische Desinfektion (selektive Eliminierung pathogener Mikroorganismen auf der kolonisierten oder infizierten Haut). Vor jeder invasiven Maßnahme prophylaktische Hautantiseptik vornehmen. Bei alkoholischen Lösungen 30–60 Sek. einwirken lassen, in talgdrüsenreichen Gebieten Einwirkzeit auf mind. 5 Min. verlängern.

- **Kategorie I:** Hautdesinfektionsmittel (z.B. Cutisept®) farblos auftragen (Spray oder getränkter Tupfer). Die Einwirkzeit ist beendet, wenn der Feuchtglanz der Haut durch Verdunsten des Alkohols verschwunden ist (nach 30–60 Sek.).
- **Kategorie II:**
  - Reinigen der Haut mit Desinfektionsmittel (z.B. Cutisept® oder Braunol®) und sterilem Tupfer und nach 30 Sek. abwischen.
  - Erneutes Auftragen des Desinfektionsmittels.
  - Abwischen der Haut mit sterilem Tupfer nach 30 Sek. Nicht mit einem Tupfer mehrfach über die Punktionsstelle wischen.
- **Kategorie III:**
  - Reinigung der Haut und ggf. Entfettung.
  - Enthaaren durch Rasieren ist vielfach üblich, nach neuen Ansichten jedoch nicht erforderlich, bei Verletzung der Haut sogar gefährlich (Erhöhung der Infektionsgefahr). Alternativ Enthaarungscreme oder spezielle Rasierer.
  - Zweimaliges Auftragen des gefärbten Desinfektionsmittels (z.B. Cutisept® oder Braunol®) zu je 2,5 Min. Gesamteinwirkzeit 5 Min.

2.1.3 Schleimhautdesinfektion

- Entfernung evtl. bestehender Verunreinigungen (Aqua dest. bzw. milde Waschlotion).
- Gleichmäßiges und gründliches Auftragen des Desinfektionsmittels bzw. des Antiseptikums mit steriler Kornzange oder Pinzette und sterilem Tupfer bis zur vollständigen Benetzung (sterile Handschuhe benutzen) auf die trockenen Haut.
- Tupfer nur einmal benutzen.
- Vorgang unter Beachtung der vorgeschriebenen Einwirkzeit (mindestens 1 Min.) gegebenenfalls wiederholen.

2.1.4 Desinfektion vor operativen Eingriffen

- Ist eine Hautentfettung erwünscht, so erfolgt diese vor der Hautdesinfektion mit einer milden Waschlotion bzw. durch Abreiben der Haut mit Desinfektionsmittel, anschließend Haut abtrocknen.
- Mit einer sterilen Kornzange einen desinfektionsmittelgetränkten, sterilen Tupfer fassen und im Bereich der geplanten OP ansetzen.
- Haut von zentral nach peripher durch Abreiben mit dem Tupfer desinfizieren (Tupfer verwerfen).
- Vorgang unter Beachtung der vorgeschriebenen Einwirkzeit gegebenenfalls wiederholen (talgdrüsenreiche Haut mindestens 10 Min.).
- Zu desinfizierendes Gebiet mehrfach unter Wechsel des sterilen Tupfers sorgfältig in oben beschriebener Weise abreiben (nicht nur die Haut benetzen).
- Haut während der Einwirkzeit feucht halten, erst dann überschüssige Flüssigkeit entfernen (steriler Tupfer).
- Zu desinfizierende Fläche großzügig bemessen.
- Kein Desinfektionsmittel zwischen Haut und Unterlage laufen oder in Hautfalten laufen bzw. verbleiben lassen (Gefahr von Hautschäden besonders bei längeren Operationen).
- Elektrische Geräte (z.B. Elektrokauter) erst nach dem Antrocknen des alkoholischen Desinfektionsmittels einsetzen (ansonsten Verbrennungsgefahr).

2.1.5 Händedesinfektion

Hände sind u.U. gefährliche Keimträger und potenzielle Ursache für Wundinfekte. Der Händedesinfektion deshalb größte Bedeutung beimessen.

- Hygienische Händedesinfektion mit Eliminierung der transienten Hautflora: mind. 1 Min. Händedesinfektion, z.B. mit Sterillium® bei Kategorie I und II.
- Chirurgische Händedesinfektion mit Eliminierung der transienten und Reduzierung der residenten Keimflora: 2 Min. Waschen mit Seife (z.B. Lifosan soft®) und Wasser bis zum Ellenbogen, trocknen mit sterilem Handtuch, insgesamt 5 Min. bis zum Ellenbogen, Einreiben mit Desinfektionsmittel, z.B. mit Sterillium®, bei Kategorie III.
- Abschließend Handschuhe bzw. OP-Kittel steril anziehen.

Tab. 2.1 Vorgehen bei der Hautdesinfektion abhängig von der Indikation

Indikationen	Hygienische Händedesinfektion	Schutzkleidung	Hautdesinfektionsmittel		Anmerkung
			Auftragen	Einwirkzeit	
Injektionen (i.v., s.c., i.m.) Punktionen peripherer Gefäße Blutentnahmen (auch Kapillarblut)	Vor dem Anziehen und nach Ablegen der Schutzkleidung	Unsterile Handschuhe (Einstichstelle nicht mehr palpieren)	Steriler Tupfer	15 Sek. (talgdrüsenarme Haut) > 10 Min. (talgdrüsenreiche Haut)	Haut bis zum Ende der Einwirkzeit feucht halten
Punktionen des Liquorraumes, von Körperhöhlen und Hohlorganen	Vor dem Anziehen und nach Ablegen der Schutzkleidung	Sterile Handschuhe	Steriler Tupfer	Mind. 1 Min. bei talgdrüsenarmer Haut (Empfehlung: 2 × 2,5 Min.) Mind. 10 Min. bei talgdrüsenreicher Haut	Haut bis zum Ende der Einwirkzeit feucht halten
Punktionen von Gelenken Legen zentralvenöser Zugänge Operative Eingriffe	Vor dem Anziehen und nach Ablegen der Schutzkleidung	Sterile Handschuhe, steriler Kittel, Mundschutz, Kopfbedeckung	Steriler Tupfer	Mind. 1 Min. bei talgdrüsenarmer Haut (Empfehlung: 2 × 2,5 Min.) Mind. 10 Min. bei talgdrüsenreicher Haut	Haut bis zum Ende der Einwirkzeit feucht halten

2.1.6 Steriles Abdecken

Üblich sind Einmalabdeckungen und waschbare Stoffabdeckungen. Meist in „Wundsets", die alle für eine bestimmte Wundversorgung notwendigen Abdecktücher und Materialien enthalten.
- Pat. so lagern, dass die geplante Maßnahme sicher und komfortabel für den Pat. durchgeführt werden kann, z.B. Handtisch bei Handverletzungen, Bauchlage bei Eingriffen am Rücken.
- Augen und Körperöffnungen (Nase, Ohr, Mund) vor Desinfektionslösung und Bluteintritt durch Tupferauflage schützen, Pat. z.B. Augen während der Wundversorgung schließen lassen.
- Desinfektion je nach Kategorie.
- Abdecken des Operationsfelds: Unmittelbares Operationsfeld muss frei bleiben, alle anderen Körperabschnitte müssen bedeckt werden.
- Kontamination des Operationsgebiets durch andere Körperabschnitte unbedingt vermeiden: Z.B. Arme des Pat. durch weitere Hilfsperson fixieren, Kleinkinder durch Eltern halten lassen.

2.2 Chirurgisches Instrumentarium

2.2.1 Wundsieb

Enthält die für eine definierte Wundversorgung notwendigen Materialien.
- Kleine Wundversorgung zur Versorgung kleinerer Weichteilverletzungen: Hautmesser, tiefes Messer, kleine Schere, scharfe Haken, Nadelhalter, Splitterpinzette, anatomische Pinzette, Tupfer, Kompressen, Blutsperre (Finger, Zehen).
- Große Wundversorgung zur Versorgung größerer Weichteilwunden, ggf. mit Muskel- oder Sehnennaht: wie Set kleine Wundversorgung, zusätzlich stumpfe Haken, Klemme (z.B. Moskito) chirurgische Pinzette, große Schere, evtl. Selbsthalter, Diathermie.
- Punktionen, Drainagen: Hautmesser, Punktionsnadelset.
- Spezielle Sets (Sehnennaht, Handsets mit Mikroinstrumenten).

Alle Sets können mit oder ohne steriles Abdeckmaterial gerichtet sein. Zusätzlich benötigte Materialien wie Lokalanästhetikum, Fäden, spezielle Wundverbände oder Schienen müssen extra nach Anforderung gerichtet werden. Lokale Besonderheiten berücksichtigen.

2.2.2 Wichtige Instrumente

- Spitzpinzette: Entfernung von Fremdkörpern, OP an Hand oder Gesicht.
- Anatomische Pinzette, Anatomisch-atraumatische Pinzette (De Bakey), Chirurgische Pinzette.
- Overholt: Stumpfes, atraumatisches Präparieren.
- Moskitoklemme: Anklemmen von z.B. blutenden Gefäßen.
- Kocherklemme: Fassen größerer Gewebsteile, Anklemmen von Bursateilen.
- Nadelhalter (verschiedene Größen, offen, geschlossen, mit Schloss): Halten und Führen der den Faden haltenden Nadel.

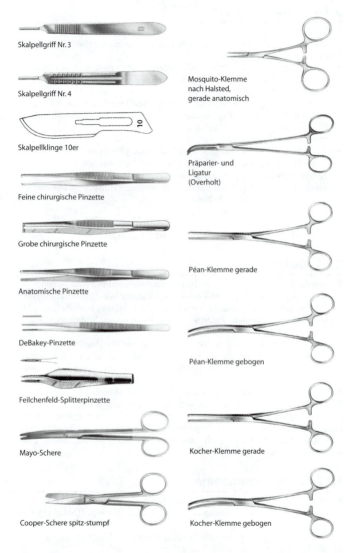

Abb. 2.1 Wichtige chirurgische Instrumente [A300–V122]

2.2 Chirurgisches Instrumentarium

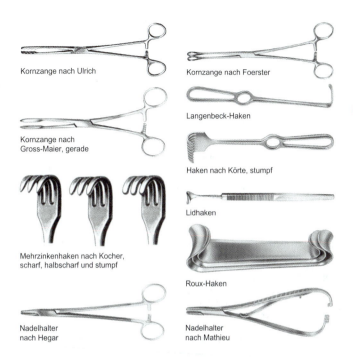

Abb. 2.1 **Wichtige chirurgische Instrumente** [A300–V122] *(Forts.)*

- Skalpell: Inzision von Haut und Gewebe. Unterscheidung in spitze oder abgerundete Messer, Einmalskalpelle oder wiederverwendbare Messer (nur Klinge wird ausgetauscht).
- Scharfe Haken (z.B. Volkmann-Haken): Weghalten der Wundränder.
- Stumpfe Haken (z.B. Langenbeck-Haken): gewebeschonend, haben aber weniger Gewebehalt.
- Selbsthalteapparat: zum fixierten Aufhalten einer Wunde, wichtig bei Fehlen eines Assistenten.
- Schere (stumpf oder spitz): zur Gewebepräparation und Durchtrennen von Gewebe.
- Scharfer Löffel: Abtragen von Zelldetritus und nekrotischem Material.
- Blutsperre: Manschette für Oberschenkel oder Oberarm, Gummizügel oder mechanische Metallsperre für Eingriffe an Fingern oder Zehen.
- Luer: Instrument zum Kürzen oder Glätten von Knochen, z.B. bei Zehenamputation.
- Ringsäge: zum Entfernen von Ringen bei Wundversorgung an Hand oder Fingern (Ringe können später wiederhergestellt werden).

- (Hochfrequenz-)Diathermie: Gerät mit spitzem (zum Schneiden) oder stumpfem Ende oder in Form einer Pinzette (bipolarer Strom). Man unterscheidet:
  - Monopolare Diathermie: Strom fließt breitflächig durchs Gewebe ab, z.B. Lipomentfernung
  - Bipolare Diathermie: Strom fließt von einer Instrumentenspitze zur anderen, z.B. bei allen handchirurgischen Eingriffen, nur örtlich begrenzter Stromfluss, Herzschrittmacher-Pat.

> Immer Neutralelektrode anlegen bei monopolarer Diathermie (Oberschenkel), Anwendung unter EKG-Monitoring. Bei Herzschrittmacher-Pat. nur bipolare Elektroden verwenden!

2.2.3 Nahtmaterial

- **Metallklammern:** Hautvereinigung mit Klammern (in der Ambulanz eher selten gebraucht).
- **Kleber:**
  - Acrylatkleber: bei oberflächlichen, gut adaptierten Rändern, v.a. bei Kindern: Kleber löst sich nach 5–7 d ab.
  - Fibrinkleber (resorbierbar): bei Versorgung von Parenchymeinrissen.
- **Klebestreifen:** Klammerpflaster zur Gewebsadaptation, z.B. Steristrip® bei oberflächlichen Wunden mit gut adaptierten Rändern oder zur Spannungsentlastung von Hautnähten. Einsetzbar v.a. bei kleinen, nicht nahtbedürftigen Gesichtswunden.
- **Fäden:** Durchtrennte Gewebe (Haut, Faszie, Darm) werden mit Nähten, Klammern oder Klebstoffen versorgt (▶ Tab. 2.2, ▶ Tab. 2.3). Resorbierbare tierische Fäden (Catgut, Kollagen) sind in Deutschland nicht mehr im Handel. Nach der Europäischen Pharmakopöe (EP) wird die Fadenstärke (▶ Tab. 2.3) metrisch in $1/10$ mm angegeben. Gebräuchlicher ist die USP (United States Pharmacopeia-)Einteilung ohne Zusammenhang zur wahren Fadenstärke. Der Standardfaden eines Nahtmaterials wird mit 1 bezeichnet und andere Stärken daraus abgeleitet.

Tab. 2.2 Auswahl des Nahtmaterials nach Indikation

Indikation	Verwandtes Fadenmaterial
Hautnaht	Monofiler Kunststofffaden, Klebestreifen (Steristrips® oder Klammern)
Versenkte Naht	Resorbierbarer Kunststofffaden, PGS zur Schleimhautnaht
Gefäßnaht	Nicht resorbierbares, synthetisches Nahtmaterial (Prolene®)
Ligatur kleiner Gefäße	Vicryl®
Faszien und Aponeurosen	Resorbierbare oder nicht resorbierbare Kunststofffäden (Vicryl®, Dexon®, PDS®)
Infizierte Wunden	Resorbierbares synthetisches Nahtmaterial

2.2 Chirurgisches Instrumentarium

Tab. 2.3 Nahtmaterial (Beispiele)

Resorbierbar		Nicht resorbierbar	
Monofil synthetisch	**Polyfil synthetisch**	**Monofil synthetisch**	**Polyfil synthetisch**
PDSII® (PD) Maxon® (G/T)	Vicryl® (G/L) Dexon® (PGS) Vicryl-Rapid® PDS-Kordel®	Ethilon® (PA) Prolene® (PP) Dafilon® Mopylen® Resolon®	Supramid® Synthofil® Dargifil® Mersilene® (POE)

G/L = Glycolid/Lactid G/T = Glycolid/Trimethylcarbonat, PGS = Polyglykolsäure
PA = Polyamid POE = Polyester, PD = Polydioxanin PP = Polypropylen

Tab. 2.4 Fadenstärken im Vergleich

Metric	5	4	3,5	3	2	1	0,7	0,4	0,2	0,01
Catgut	1	0	2–0	3–0	4–0	6–0	7–0			
Polyamid	2	1	0	2–0	3–0	5–0	6–0	8–0	10–0	12–0

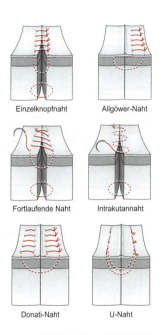

Einzelknopfnaht Allgöwer-Naht

Fortlaufende Naht Intrakutannaht

Donati-Naht U-Naht

Abb. 2.2 Nahttechniken [A300–106]

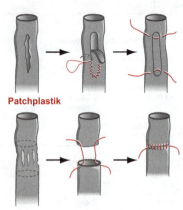

Patchplastik

Resektion und End-zu-End-Anastomose

Abb. 2.3 Gefäßnaht [A300–190]

2.3 Anästhesie

Aufgelistet (und z.T. nur kurz erklärt) sind die gängigen Anästhesie- und Narkoseverfahren, die aber nicht alle für ambulante Zwecke infrage kommen (▶ Tab. 2.5). Pat. müssen aber in der Ambulanz oft über die entsprechenden Verfahren (z.B. bei Notfall-OP) aufgeklärt werden bzw. die notwendigen Vorbereitungen auch von chirurgischer Seite bereits in der Ambulanz getroffen werden.

Tab. 2.5 Anästhesieverfahren bei häufigen Eingriffen

Befund	Geplanter Eingriff	Geeignete Anästhesieverfahren
Kopfplatzwunde	Wundversorgung, Naht	LA
Kopfschwartenverletzung, groß	Wundversorgung, Naht	ITN (LM), Kurznarkose
Gesichtswunde/Nasenbeinfraktur	Wundversorgung/Reposition	LA
Wunde an Finger oder Zehen	Wundversorgung	Oberst-Leitungsanästhesie
Infekte an Endgliedern	Inzision	Oberst-Leitungsanästhesie
Luxation Finger, Zehen	Reposition	LA
Sehnen- und Nervenverletzungen an der Hand	Sehnennaht, Nervennaht	Plexusanästhesie

Tab. 2.5 Anästhesieverfahren bei häufigen Eingriffen *(Forts.)*

Befund	Geplanter Eingriff	Geeignete Anästhesieverfahren
Infekte an Grundgliedern, Hand, Unterarm	Inzision	Plexusanästhesie
Infekte, Abszesse Oberarm	Inzision, Drainage	Kurznarkose, ITN (LM)
Frakturen Unterarm, Radius, Handgelenk, Hand, Finger,	Reposition, Osteosynthese	Plexusanästhesie, ggf. i.v. Regionalanästhesie möglich
Bursitis, offene Bursa, Ellenbogen	Bursektomie	Plexusanästhesie, ggf. LA möglich
Schulterluxation (wenn i.v. Analgesie nicht ausreichend)	Reposition	Kurznarkose, ITN (LM)
Lymphknotenentnahme Hals	Lk-Exzision	ITN (LM)
Kleine Weichteilknoten/Lipome	Exstirpation	LA
Große Weichteilknoten/Lipome	Exstirpation	ITN (LM) (Stamm), Plexusanästhesie (Extremitäten)
Gelenkdiagnostik Hüfte, Knie, OSG	Arthroskopie	ITN (LM), evtl. SPA
Bursitis, offene Bursa Knie	Bursektomie	ITN (LM), SPA, ggf. LA möglich
Außenbandruptur/OSG-Fraktur	Bandnaht/Osteosynthese	ITN (LM), SPA
Intraabdominelle Eingriffe	Laparotomie	ITN (LM), evtl. SPA möglich
Leistenhernie	Bruchpfortenverschluss	ITN (LM), SPA, LA
Varikosis	Varizektomie	SPA, ITN (LM)
Niereninsuffizienz	Dialyseshunt	LA, Plexusanästhesie

2.3.1 Lokalanästhesie

Lokalanästhetika

Ausschaltung der Nervenendigungen in einem begrenzten Bereich. Die Lokalanästhetika dringen in die Nervenendigungen ein, hemmen dort die Weiterleitung der Aktionspotenziale und unterbrechen so die Schmerzleitung.

Tab. 2.6 Anwendung und Eigenschaften von Lokalanästhetika

Substanz (z.B.)	Anwendung und Konzentration [%]	Wirkbeginn und -dauer	Max. Einzeldosis [mg]	Relative Toxizität
Bupivacain (Carbostesin®)	Infiltration [0,25–0,5] Peridural [0,25–0,75] Spinal [0,5] Nervenblock [0,25–0,5]	Langsam/4–12 h Niedrige Konz.: Kürzer	150	4
Ropivacain (Naropin®)	Infiltration [0,75] Peridural [0,75–1,0] Nervenblock [0,75]	Langsam/3–6 h	250/675 über 24 h	3
Lidocain (Xylocain®)	Oberfläche*[2–4] Infiltration [0,5–1] Peridural [1–2] Spinal [5] Nervenblock [1–1,5]	Rasch/60–120 Min.	200 o.A., 500 m.A.**	1
Mepivacain (Scandicain®)	Infiltration [0,5–1] Peridural [1,5–2] Spinal [4] Nervenblock [1–1,5]	Relativ rasch/ 90–180 Min.	300 o.A., 500 m.A.**	1
Prilocain*** (Xylonest®)	Infiltration [0,5–1] Peridural [2] Nervenblock [1]	Relativ rasch/ 90–180 Min.	400 o.A., 600 m.A.**	0,5
Procain (z.B. Novocain®)	Infiltration [1] Spinal [2]	Langsam/ 30–45 Min.	500 o.A., 600 m.A.**	0,25

* Oberflächenanästhesie: Wirkung nach 5 Min., Wirkdauer bei Lidocain etwa 15–30 Min. Wegen der schnellen Resorption wird rasch hoher Plasmaspiegel erreicht!
** o.A. = ohne Adrenalin, m.A. = mit Adrenalin
*** **Cave:** Methämoglobinbildung bei hoher Dosierung (→ Lippenzyanose)

- **Ind.:**
  - Operative und diagnostische Eingriffe: Infiltration, Leitungsblockade, rückenmarksnahe Verfahren, Plexusblockaden, i.v. Regionalanästhesie. OP-Dauer < 2 h.
  - Postoperative Analgesie: kontinuierliche PDA, kontinuierliche Plexusblockade.
  - Schmerztherapie: Infiltration, Leitungsanästhesie, Plexusblockade.
- **KI:**
  - Allgemein: bekannte Überempfindlichkeiten gegen LA, Gerinnungsstörungen, Entzündung in dem zu infiltrierenden Bereich.
  - LA mit Vasokonstriktorenzusatz: i.v. Injektion, Injektion in Endstromgebiete (Finger, Zehen, Ohrmuscheln), Glaukom, paroxysmale Tachykardie, hochfrequente absolute Arrhythmie, Hypertonie, Mitralstenose, KHK, Hyperthyreose, Diabetes mellitus.

Tab. 2.7 Lokalanästhesieverfahren

Verfahren	Prinzip	Indikationen	Vorgehen	Bemerkungen
Kryoanästhesie	Lokales Vereisen der Haut mit Chloräthyl (nur kurz wirksam)	Oberflächliche, kurze Eingriffe (z.B. Abszessspaltung)	Chloräthyl aufsprühen oder auftropfen, bis eine Reifbildung (Weißverfärbung) der Haut einsetzt	KI bei Eingriffen an Gesicht, Anus, Genitalien (Gefahr der Gewebeschädigung); allen OP, bei denen eine längere Operationszeit oder ein tiefergehender Eingriff (z.B. subfaszialer Abszess) vermutet werden muss **Cave:** Chloräthyl nicht im Kühlschrank aufbewahren → Explosionsgefahr
Schleimhautanästhesie	Lokale Herabsetzung des Schmerzempfindens	Schleimhautnaht (z.B. Mund), diagnostische Eingriffe (Endoskopien)	Besprühen der Schleimhaut mit anästhesierendem Spray (z.B. Xylocain®-Spray)	
Infiltrationsanästhesie	Direkte Infiltration des Operationsgebiets subkutan, intrakutan oder intramuskulär	Kleine chirurgische und diagnostische Eingriffe (z.B. kleine Wundversorgungen, Punktionen mit großen Kanülen, Entfernung kleiner Tumoren, Ganglien, Schleimbeutel)	An vier Ecken des zu betäubenden Bereichs einstechen und die Nadel fächerförmig in verschiedene Richtungen vorschieben, bis das gesamte Feld umgrenzt ist. Betäubung vom ersten Infiltrationsgebiet der nächsten Einstichstelle aus, Nadel langsam vorschieben, ohne großen Druck infiltrieren	**Cave:** Möglichst keine Infiltration von Wundrändern aus → Gefahr der Keimverschleppung.
Feldblock (Sonderform)		Versorgung kleinerer Wunden, Entfernung kleiner Weichteiltumoren, Eröffnung kleiner Abszesse	Indirekte Anästhesie durch Umspritzen des Operationsgebietes, welches selbst nicht infiltriert wird	

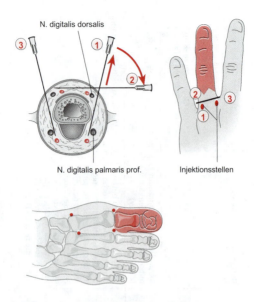

Abb. 2.4 Leitungsanästhesie nach Oberst [A300–106]

Vorgehen
(▶ Tab. 2.7).
- Bei Infiltration größerer Bezirke oder bei Leitungsanästhesien venösen Zugang legen, Notfallmedikamente griffbereit legen, EKG und ggf. Pulsoxymeter anlegen.
- Aufklärung des Pat. (▶ 1.6.1), evtl. schriftliche Einwilligung einholen: allergische Reaktion, Toxizität, Herzrhythmusstörungen, evtl. Fahruntüchtigkeit.
- Bei systemischer allergischer Reaktion ▶ 4.

> Eine Beeinträchtigung der Verkehrssicherheit durch lokale Anästhesien ist in der Literatur und in der Rechtsprechung nicht bewiesen, trotzdem kann die psychophysische Leistungsfähigkeit im Einzelfall reduziert sein.

2.3.2 Regionalanästhesie

Anästhesie bei Wundversorgung, Schmerzlinderung, zur Differenzierung schmerzverursachender Gewebsstrukturen.
Regionalanästhesie, bei der die Betäubung einen Nerv oder ein Nervengeflecht betrifft.

Oberst-Anästhesie
- **Ind.:** Eingriffe an Fingern und Zehen.

- **Vorgehen (▶ Abb. 2.4):** Hautdesinfektion Kategorie I (▶ 2.1.2). Betäubung des 1. Einstichs durch Setzen einer Hautquaddel (25-G-Kanüle) auf einer Seite. Mit der Nadel tiefergehen und jeweils ca. 1 ml LA an die beiden Nervenbündel injizieren. Dann quer auf die Gegenseite (evtl. 21-G-Nadel) stechen und zweite Einstichstelle infiltrieren. Wieder mit der Nadel tiefer einstechen und jeweils ca. 1 ml LA an die beiden diesseitigen Nervenbündel injizieren. Max. 5 ml LA ohne Adrenalinzusatz verwenden.

> **Aufklärung**
> Gefäß- oder Nervenläsion, Infektion, allergische Reaktion, Herzrhythmusstörungen.

Obturatoriusblockade
- **Ind.:** Schmerzdiagnose, Schmerzlinderung bei Hüftgelenksschmerzen (z.B. Coxarthrose).
- **Vorgehen:** Hautdesinfektion Kategorie III (▶ 2.1.2) Hautquaddel ca. 1 cm kaudal und lat. vom Tuberculum pubicum setzen. Mit feiner Nadel (ca. 7 cm lang) senkrecht in die Tiefe stechen bis zum Knochenkontakt. 1 cm zurückziehen, Kanüle nach kaudolateral entlang des Ramus sup. ossis pubis in den Canalis obturatorius vorschieben. Nach Aspiration 10–15 ml 1 %ige Lidocainlösung injizieren. Erfolgskontrolle: eingeschränkte Adduktionsfähigkeit, breitbeiniger Seemannsgang.

> **Aufklärung**
> Gefäß- oder Nervenläsion, Infektion, allergische Reaktion, Herzrhythmusstörungen.

Femoralisblockade
- **Ind.:** Eingriffe am medialen Ober- und Unterschenkel.
- **Vorgehen:** Palpieren von Leistenband und A. femoralis. Injektionsstelle 1–1,5 cm distal des Leistenbands und ca. 1 cm lat. der Arterie. Senkrecht einstechen. Fortgeleitete Pulsation der A. femoralis signalisiert die richtige Lage. Bei versehentlicher Punktion der Arterie Nadel zurückziehen und weiter lateral infiltrieren mit ca. 10–15 ml 1 %igem Lidocain.

> **Aufklärung**
> Gefäß- oder Nervenläsion, Infektion, allergische Reaktion, Herzrhythmusstörungen.

Kombinierte Nervenblockade (3-in-1-Block)
- **Ind.:** Weichteileingriffe, Fremdkörperentfernungen am Oberschenkel.
- **Vorgehen:** Standardmonitoring, Punktion in Rückenlage, ggf. Rasur der Leistenbeuge. Darstellen der Arteria femoralis mit Ultraschall oder tasten. Desinfektion mit farbigem Frekaderm und Abdecken der Punktionsstelle mit Lochtuch. Ein Spritzer Ultraschallgel in den Ultracover und Einbringen des Schallkopfs, Anziehen des Ultracovers und Fixierung mit beiliegendem sterilem Klebeband. Unsteriles Aufziehen der entsprechenden Menge Carbostesin®

0,5 %, ca. 1 ml davon einbringen in Hautquaddel, Erweitern der Punktionsstelle mit 1er-Kanüle. Abdomen und Schallkopf kräftig mit farblosem Desinfektionsspray einsprühen. N. femoralis mit Ultraschall lokalisieren, Kontrolle des Vorschiebens der Kanüle mit Ultraschall. Spritzen von 4–10 ml Lokalanästhetikum pro Seite durch Anästhesiepflegekraft und Kontrolle der korrekten Lage des Depots zwischen den Muskelbäuchen. Entfernen der Nadel und Verkleben mit Cutiplast®. Komplette Blockade ist nach 10–15 Min. zu erwarten.

Aufklärung
Gefäß- oder Nervenläsion, Infektion, allergische Reaktion, Herzrhythmusstörungen.

Blockade des N. cutaneus femoralis lat.
- **Ind.:** Eingriffe am lateralen Oberschenkel.
- **Vorgehen:** Wie 3-in-1-Block, Palpation der Spina iliaca ant. sup., Injektionspunkt ca. 2,5 cm kaudal und 2,5 cm medial davon.

Anästhesie des Plexus brachialis
Wichtiges, relativ komplikationsarmes Standardverfahren bei (ambulanten) OP an der oberen Extremität. Leicht erlernbar und auch vom Operateur durchführbar.
- **Zugangswege:**
  - Interskalenär: Eingriffe an Oberarm (außer Oberarminnenseite), Klavikula, Schulter.
  - Supraklavikulär: Eingriffe am Oberarm, mit begrenztem Ausmaß auch an der Schulter möglich.
  - Axillär: Eingriffe an Hand, Unterarm, Ellenbogengelenk bis distale Innenseite des Oberarms, keine Eingriffe an Schulter und lateralem Oberarm möglich.

Aufklärung
Gefäß- oder Nervenläsion, Infektion, allergische Reaktion, Herzrhythmusstörungen.

- **Vorgehen bei axillärer Plexusblockade:** Rasieren der Axilla, Rückenlage und Oberarmabduktion von 90°, Desinfektion Kategorie II (▶ 2.1.2). Tasten der A. axillaris zwischen Rändern des M. pectoralis und M. latissimus dorsi. Lokalisieren des Plexus mit Ultraschall (▶ 3.8.12). Hautinfiltration mit 25-G-Kanüle. Dickere Kanüle durch die Faszienscheide einführen: pulssynchrone Bewegungen der Nadel und Parästhesien im Arm signalisieren richtige Lage. Nach Aspiration Injektion des LA. Dosis beim normgewichtigen Erwachsenen 20–40 ml 1 %iges Lidocain. Während Injektion Gefäß-Nervenbündel distal von Kanülenspitze mit Finger komprimieren. Zur Orientierung über richtige Lage Nervenstimulation mit besonderer Injektionsnadel (Pole-Needle) hilfreich.

Aufklärung
Hämatom durch Gefäßpunktion, persistierende Parästhesien, allergische Reaktion, Blutung, Infektion.

Intravenöse Regionalanästhesie
- **Ind.:** OP-Dauer bis ca. 40 Min. bei Eingriffen an oberer und unterer Extremität.
- **Vorgehen:** Venösen Zugang an betroffener Extremität legen → Extremität wickeln → Blutsperre anlegen und aufpumpen (obere Extremität max. 300 mmHg, untere Extremität max. 500 mmHg) → Injektion von 20–40 ml eines kurz bis mittellang (z.B. Xylonest®) wirkenden LA. Zweite Manschette unterhalb der ersten im Anästhesiebereich anlegen, dann erste Manschette entfernen. **Cave:** Zur Vermeidung von Intoxikationen und Nebenwirkungen Manschette am Ende der OP nur langsam und in Etappen öffnen.

> **Aufklärung**
> Gefäß- oder Nervenläsion, Infektion, toxische Wirkung, Herzrhythmusstörungen.

2.3.3 Weitere Anästhesie-/Narkosearten

Spinalanästhesie (SPA)
- **Ind.:** Eingriffe unterhalb Nabelniveau, OP-Dauer > 3 h. Nicht für ambulante Eingriffe geeignet!
- **KI:** Entzündliche ZNS-Erkrankungen, erhöhter Liquordruck, Gerinnungsstörung, MS, Hypovolämie.
- **Vorgehen:** Vorbereitung und Punktion wie Periduralanästhesie. Nadel mit Mandrin nach Überwinden des Widerstands durch das Lig. interspinale vorsichtig noch wenig weiter vorschieben. Mandrin zurückziehen. Falls kein Liquor austritt, Mandrin wieder zurückstecken und Nadel etwas weiter vorschieben. Wiederum Erfolgskontrolle. Sobald Liquor austritt, Mandrin ganz entfernen und LA injizieren. Nadel entfernen, steriles Pflaster auf Punktionsstelle. **Durchführung i.d.R. durch Anästhesisten.**

Keine Kopftieflagerung unter SPA. KO ▶ PDA (s.u.).

Periduralanästhesie (PDA)
Ind.: Nervenwurzelirritation bei Nucleus-pulposus-Prolaps oder Protrusion, postoperative Analgesie durch Blockade des jeweiligen Spinalnervs.

- Keine Kopftieflagerung unter PDA.
- KO: Zentralnervöse Ausfälle mit Atemstillstand, Bewusstseinsstörung, Kreislaufreaktion bis Schock, anhaltender Kopfschmerz.

Maskennarkose
- **Ind.:** Kurze OP-Zeit, z.B. bei Frakturreposition oder Einrenkung von Gelenkluxationen.
- **Vorgehen:** I.v. Zugang, Durchführung durch Anästhesist, Gabe von i.v. Anästhetika, z.B. Ketamin (Ketanest®) und Diazepam (z.B. Valium®) oder Etomidat (Hypnomidate®), Kopf während Beatmung extendieren, Maske mit einer

Hand mit Daumen und Zeigefinger gut dicht halten (C-Griff), mit dem Mittelfinger Kinn an den Mandibulae leicht nach oben ziehen, mit der anderen Hand den Beatmungsbeutel drücken (s.o.)

> **Aufklärung**
> Aspiration, Kreislaufdepression (RR-Abfall).

Intubationsnarkose (ITN)
Länger dauernde Eingriffe oder KI für Maskennarkose (gefüllter Magen) bei Notfalleingriffen. Durchführung durch Anästhesist.

Larynxmaske (LM)
Ein anatomisch geformter „Tubus" deckt den Trachealeingang ab. Durchführung durch Anästhesist. Bei kürzer dauernden Narkosen bei Elektiveingriffen.

2.4 Wundversorgung

Ziel ist, die physiologischen Voraussetzungen für eine ungestörte Wundheilung zu schaffen. Bei Erstuntersuchung Lokalisation, Größe, Tiefe, Beschaffenheit des Wundgrunds und der Wundränder (glatt, ausgefranst, avital, blutend), Weichteildefekte, Ausmaß von Begleitverletzungen (Sehnen, Nerven, Gefäße, Knochen, (Teil-)Amputationen), Verschmutzungsgrad (potenziell oder sicher kontaminiert) und Allgemeinsituation des Pat. (Schock, Bewusstseinslage?) feststellen. Sorgfältige Dokumentation, ggf. Zeichnung, Fotografie. Festlegung des Behandlungsplans → Versorgung sofort oder später, bei Polytrauma (▶ 4.1.1). Innerhalb von 6–10 Stunden Primärnaht möglich (Ausnahme u.U. Gesicht), danach wegen Infektionsgefahr sekundäre Wundbehandlung (▶ 2.4.2).

2.4.1 Primärversorgung

- Festlegung der notwendigen Anästhesiemethode (▶ 2.3), Lagerung entsprechend der Wundlokalisation.
- Hautdesinfektion (▶ 2.1.2), sterile Abdeckung (▶ 2.1.6).
- Mechanische Säuberung der Wunde: desinfizierendes Bad, z.B. mit Betaisodona®, vorsichtiges Entfernen von Fremdkörpern und Schmutzpartikeln, u.a. durch Bürsten.
- Wundausschneidung nach Friedrich bei zerfetzten Wunden, Entfernen von Nekrosen und fraglich vitalen Gewebsanteilen. Einschränkung der Wundausschneidung bei Wunden im Gesicht, an Augenlid, Ohren und an den Fingern (hier bessere Heilungsmöglichkeit, problematische ästhetische Aspekte).
- Blutstillung durch Diathermie oder Ligaturen. Bei stark blutenden Wunden Verband erst im Notfall-OP abnehmen, bei Extremitäten vorher Blutsperre anlegen und aufpumpen, falls erforderlich. Blutende Gefäße nicht blind abklemmen (Gefahr einer sekundären Gewebsschädigung).
- Bei großen Substanzdefekten frühzeitig plastisch-chirurgische Weiterbehandlung einleiten.

- Evtl. Saugdrainage, z.B. bei Bursektomie oder größeren Weichteilwunden.
- Wundverschluss: nur bei scharfrandigen, gut durchbluteten, exzidierten oder débridierten Wunden.
- Nach Wundversorgung Wundverband (▶ 2.6.1) und ggf. Ruhigstellung (▶ 2.6.5), v.a. bei Wunden an Gelenken.
- Antibiotikum nur bei stark infektgefährdeten Wunden (z.B. Bissverletzung, offene Fraktur).

Kein primärer Wundverschluss bei:
- Menschen- und Tierbissverletzungen (in letzter Zeit kontrovers diskutiert).
- Wunden älter als 6–10 h (Ausnahme evtl. Gesicht), massiv verschmutzten Wunden.
- Offensichtlich mit pathogenen Keimen kontaminierten Wunden (Metzger- und Fleischerverletzungen) und infizierten Wunden.

2.4.2 Sekundärversorgung

- **Ind.:**
    - Nach Primärnaht bei Vorliegen prädisponierender Faktoren.
    - Primär geplante sekundäre Wundbehandlung bei verschmutzten oder infizierten Wunden, stark kontaminierten Verletzungen (Fleischerverletzung, Bissverletzung) oder Wunden älter als 6–10 h.
- **Vorgehen:**
    - Nekrosen und ischämische Gewebsanteile abtragen, Wundhöhlen und Wundtaschen eröffnen.
    - Fremdkörper und Schmutzteile entfernen, Wunde ausgiebig spülen, ggf. vorsichtig ausbürsten.
    - Offene Wundbehandlung, anfangs täglich ein- oder mehrfach Wundspülung, Desinfektion.
    - Ruhigstellung durch Schiene.
    - Evtl. Deckung durch Kunsthaut (z.B. Epigard®) oder spezielle Wundauflagen (▶ 2.6.2), wie Weichschaumkompressen, Aktivkohleverbände oder Calcium-Alginat-Verbände.
    - Bei Infektzeichen Abstrich → Keim- und Resistenzbestimmung, Antibiose nach Antibiogramm.
    - Sekundärnaht, wenn Wundgrund reizlos und kein Wundverhalt, regelmäßige Wundkontrollen durchführen.

2.4.3 Wundverschluss

Tipps zur Nahttechnik
- Nadel senkrecht einstechen und der Krümmung folgend führen, dabei nicht durch das Gewebe reißen.
- Bei langen Wunden zur groben Adaptation erste Naht in Wundmitte und verbleibende Wundabschnitte mehrfach durch weitere Nähte halbieren.
- Bei bogenförmigen oder gezackten Wundrändern erst Wundscheitel bzw. -ecken durch Naht adaptieren.
- Ein- und Ausstich auf gleicher Höhe in gleicher Entfernung vom Wundrand.
- Bei Spannung Wundränder mit Schere unterminieren und mobilisieren oder Entlastungsschnitte legen.
- Nadel nicht in Armierungszone am Ende fassen (Schwachstelle), bei hartem Gewebe nahe der Spitze fassen, einstechen und dann nachfassen.
- Ggf. Nadelradius durch vorsichtiges Nachbiegen verändern (Bruchgefahr), Bürzelexzision.

Vorgehen: Wundverschluss immer schichtweise vornehmen, außer bei ganz oberflächlichen Wunden. In Ausnahmefällen (blutende Kopfplatzwunde) mehrschichtige, durchgreifende Nähte:
- **Donati-Rückstichnaht:** Transkutaner Vor- und Rückstich, bei Wundspannung gute Adaptation möglich (▶ Abb. 2.2).
- **Allgöwer-Rückstichnaht:** Transkutaner Vor- und intrakutaner Rückstich, besseres kosmetisches Ergebnis als Donati-Naht (▶ Abb. 2.2).
- **U-Naht (Lexer-Naht):** Gefahr der Wundrandfältelung, gut für Muskelnähte (▶ Abb. 2.2).
- **Fortlaufende Naht:** v.a. für Peritoneal- und Parenchymnaht, in der Hernienchirurgie (▶ Abb. 2.2).

Tab. 2.8 Vorschlag für Nahtmaterial

	Kinder		Erwachsene	
Gewebe	Nahtmaterial	Stärke	Nahtmaterial	Stärke
Haut	Ethilon®	4–0	Ethilon®	3–0
Haut (Gesicht)	Prolene®	5–0	Prolene®	3–0
Lippen, Mund	Vicryl®	5–0	Vicryl rapid®, Catgut®	3–0
Faszien	Vicryl®	2–0	Vicryl®	0
Muskel	Vicryl®	3–0	Vicryl®	3–0
Sehnen	PDS®	4–0	Maxon®	4–0
Gefäße	Prolene®	8–0 bis 10–0	Prolene®	3–0 bis 9–0
Peritoneum	Vicryl®	2–0	Vicryl®	0

Gewebenähte
- **Hautnaht:** Möglichst spannungsfrei und atraumatisch. Primäre Wundspannung wird durch postoperatives Ödem verstärkt → Durchblutung gefährdet. Spezielle Nahttechnik an spitzen Wundecken. Fortlaufende Intrakutannaht nur bei Spannungsfreiheit verwenden (z.B. Gesichtswunden), beste kosmetische Ergebnisse.
- **Subkutannaht:** Einzelknopfnaht zur Vermeidung von Taschen- und Höhlenbildung (Serom, Hämatom). Durch Adaptation der Subkutis Verminderung der Hautnahtspannung.
- **Fasziennaht:** Einzelknopfnaht, bei starker Spannung Donati-Naht.
- **Muskelnaht:** Einzelknopfnaht in Faserrichtung reißt aus → U-Naht. Nur locker knoten (Durchblutung!).
- **Gefäßnaht:** Atraumatisch. Senkrechter Stich, allschichtige Naht, stufenlose spannungsfreie Adaptation der Intima.
- **Sehnennaht:** Spezielle atraumatische Technik (▶ Abb. 2.5). Bei Nahtspannung Interposition von Sehne, z.B. Palmaris-longus-Sehne.
- **Nervennaht** (▶ Abb. 2.6): Atraumatisch, spannungsfrei mit dünnsten Fäden (10–0). Sichere Faszikeladaptation nur durch perineurale Naht unter OP-Mikroskop. Alternativ bei kleinen, peripheren Nerven epineurale Naht. Bei Nahtspannung Interponat, z.B. N. suralis.
- **Parenchymnaht:** Atraumatisch. Nur lockere Adaptation (Durchblutung).

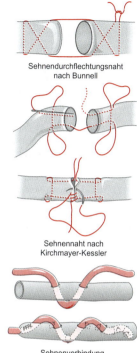

Abb. 2.5 Sehnennaht [A300–106]

Sonderformen des Wundverschlusses
- **Klebestreifen** (Steristrip®, Klammerpflaster): bei oberflächlichen Wunden mit gut adaptierten Rändern (z.B. kleine Gesichtswunden, bei Kindern) oder zur Spannungsentlastung von Hautnähten.
- **Kleben:** An der Haut mit Acrylatklebern (z.B. Dermabond®) bei oberflächlichen, gut adaptierten Rändern, v.a. bei Kindern. Kleber löst sich nach 5–7 d ab.
- **Klammern:** Auf adaptiert gehaltene Wundränder Klammernahtgerät mittig aufsetzen und unter leichtem Druck auslösen.

Blutstillung

- **Umstechung:** Bei unübersichtlichen oder diffusen Blutungen Umstechung einer Blutungsquelle im umgebenden Gewebe mit resorbierbarem Faden (▶ 2.2.3).
- **Ligatur:** Abbinden eines isolierten und mit Klemme gehaltenen Gefäßstumpfs durch einfache oder doppelte Umschlingung und Knoten mit resorbierbarem Faden.
- **Durchstechungsligatur:** Zur Sicherung der Ligatur gegen Abrutschen bei größeren Gefäßen Durchstechung und Knoten vor und hinter der Durchstechung mit resorbierbarem oder nicht resorbierbarem Faden (▶ 2.2.3).
- **Elektrokoagulation:** Monopolar: Strom fließt über größere Areale ab; bipolar: Koagulation nur in direkter Umgebung der Koagulationspinzette.

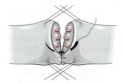

Epineurale Naht ohne sichere Vereinigung der Faszikelstümpfe

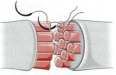

Perineurale (faszikuläre) Naht mit Entfernung des Epineuriums an der Nahtstelle

Abb. 2.6 Nervennaht [A300–106]

> - Bei monopolarem Strom Neutralelektrode am Pat. anbringen.
> - Bei Herzschrittmacherpatienten nur bipolare Elektrokoagulation verwenden.

- **Hämostyptika:** Manchmal bei diffusen Blutungen sinnvoll. Einsatz aber streng indizieren:
    - Gewebekleber (Fibrinkleber, z.B. Tissucol®), bei diffusen Blutungen effektiv, auch zur Gefäßabdichtung (Aneurysma spurium), aber relativ teuer.
    - Hämostyptika (blutstillende Auflagen), z.B. Tachocomb®, Tabotamp®, Tachotop®, effektiv, teuer.
    - Gewebekleber aus humanen oder bovinen Quellen müssen bei Verwendung nach dem Arzneimittelgesetz in der Patientenakte und in einem speziellen Nachweisbuch mit Angabe von Präparat und Charge dokumentiert werden.

2.4.4 Wundkontrollen, Verbandswechsel

Regelmäßige Kontrollen sind notwendig, um bei gestörter Wundheilung oder einer Infektion rechtzeitig reagieren zu können.

- **Vorgehen:**
    - Unsterile Handschuhe anziehen, alten Verband entfernen bis auf letzte Wundauflage. Handschuhe und Verband abwerfen.
    - Sterile Handschuhe anziehen, Wundauflage mit Pinzette entfernen, Pinzette und Wundauflage abwerfen, Wunde beurteilen, reinigen, desinfizie-

ren (von innen nach außen), neue Wundauflage auflegen, mit Klebeverband oder neuen Binden fixieren.
- Befunde exakt dokumentieren. Jeder Kollege, der den Befund zum ersten Mal sieht, muss im Vergleich zu den dokumentierten Vorbefunden eine Verbesserung oder Verschlechterung feststellen können.
- Bei Abschluss der ambulanten Behandlung nach der letzten Wundkontrolle dem Pat. für den weiterbehandelnden (Fach-)Arzt genaue Informationen über die durchgeführten Maßnahmen und die empfohlene weitere Behandlung mitgeben.
- **Sonder- und Problemfälle:**
  - Prinzipiell nach größeren Wundversorgungen, Gefäß-, Sehnen- und Nervennähten mit Gipsruhigstellung am nächsten Tag Wundkontrolle: Sensibilität, Durchblutung, Motorik.
  - Wundverband nach OP und Wundversorgungen mind. 2 d belassen (Sterilitätsgründe), nur bei starker Verschmutzung oder durchgeblutetem Verband diesen wechseln.
  - Verbandswechsel immer steril durchführen, Schienen je nach Anordnung des Operateurs wieder anlegen, i.d.R. bis zur Wundheilung belassen, bei Nerven- oder Sehnennähten (▶ 2.2.3) 4–6 Wo.
  - Ausgetrocknete, verkrustete Wundverbände mit NaCl 0,9 % anfeuchten (schmerzfreier für Pat., kein „Aufreißen" der Wundfläche).
  - Bei Wundheilungsstörung oder Infektion rechtzeitig notwendige Maßnahmen einleiten und ggf. Oberarzt vorstellen: Teileröffnung der Wunde, Wundrevision, Antibiose, Ruhigstellung.

2.4.5 Fäden-, Klammerentfernung

- **Zeitpunkt:** Entscheidend ist nicht ein starres Schema, sondern die tatsächliche Wundheilung. Anhaltspunkte für die Fäden- oder Klammerentfernung:
  - Hals, Gesicht, Handrücken oder bei Kindern nach 5–7 d.
  - Hohlhand, Fußsohle, streckseitig über Gelenken, Wunden mit hoher Wundspannung oder verlangsamter Wundheilung (z.B. Zytostatika, Alter, Kachexie, immunsupprimierter Pat.): nach 14–21 d, ggf. auch später (z.B. Amputationsstumpf).
  - Übrige Wunden nach 10–14 d.

> **Teilentfernung**
> Bei starker Wundspannung und über Gelenken ggf. erst einige oder jeden zweiten Faden (Klammer) entfernen, einige Tage später die restlichen Fäden oder Klammern. **Cave:** Wunddehiszenz bei zu früh entfernten Fäden bedeutet oft eine wesentlich verlängerte Wundheilung, ggf. sogar eine Wundinfektion.

- **Durchführung:** Hautdesinfektion, dann bei Einzelnähten Knoten mit Pinzette anheben, direkt an der Haut mit spitzer Schere oder Skalpell (11er-Klinge) Faden durchschneiden (immer nur an einem zum Knoten führenden Fadenabschnitt), dann Faden ziehen. Bei fortlaufender Naht Knoten an einem Ende abschneiden, dann am anderen Ende vorsichtig mit stetem und dosiertem, aber nicht zu starkem Zug ziehen. Bei Abreißen eines Fadens ggf. kleinen Hautschnitt machen und Faden dann entfernen. Belassene Fäden bedeuten Gefahr einer Infektion oder Granulationsbildung. Bei Klammernähten spezielle Zange verwenden oder mit zwei kleinen Pinzetten die Klammerenden hochbiegen und diese dann entfernen.

2.4.6 Wundheilungsstörungen

Ursachen
- **Lokale Ursachen:** Primäre oder sekundäre Infektion, erheblicher Weichteilschaden, Verbrennung, Verätzung, Nekrosen durch Hitze oder Diathermie, Fremdkörper, Durchblutungsstörung (Thrombose, Ischämie), fehlende Ruhigstellung, falsche Wundbehandlung.
- **Systemische Ursachen:** Kachexie, maligne Grunderkrankung, Alter, Mangelzustände, Immunschwäche (z.B. HIV), Medikamente (Kortikoide, Zytostatika), Infektionskrankheiten, neurogene Störungen (Lähmungen), Diabetes mellitus.
- **Infekt:** Rötung, zunehmende Schwellung, Überwärmung, zunehmende Schmerzen, Temperaturerhöhung, Sekretion von Flüssigkeit oder Eiter (Farbe abhängig von beteiligten Keimen, z.B. bläulicher Eiter bei Pseudomonas).
- **Serom:** Postop./posttraumatischer Hohlraum, der sich durch Lymphe und entzündliches Exsudat anfüllt → Schwellung ohne Entzündungszeichen.
- **Hämatom:** Einblutung in das Wundgebiet durch intra- oder postoperative Blutung. Bei großen Hämatomen (Becken, Thorax, Abdomen) → Schockgefahr: bei Hämatomen generell Störung der Wundheilung durch Hypoxie, Azidose. Hämatome sind durch primäre oder sekundäre bakterielle Kontamination infektgefährdet.
- **Wunddehiszenz:** Auseinanderweichen der Wundränder durch gestörte Wundheilung, erhöhte Wundspannung (z.B. Husten, Pressen bei abdominalen Wunden), ungenügende Ruhigstellung bei Extremitätenwunden → aseptische Wundruptur oder Infektion → infektiöse Wundruptur. Dehiszenz kann einzelne Gewebsschichten oder die ganze Wunde betreffen. Zeitpunkt meist 10–14 d nach OP.

Prophylaxe
Sorgfältige Blutstillung, ausreichende Nekrosektomie; gefährdete Extremitätenwunden ruhig-stellen bis zur Wundheilung, Vermeidung von Hohlräumen (Nahttechnik, Redon-Drainage), vollständiges Entfernen von Fremdkörpern.

Therapie
- Hämatome oder Serome punktieren oder operativ entleeren (▶ 2.7.1). Kleine Flüssigkeitsansammlungen können auch spontan resorbiert werden.
- Wunde bei Infekt eröffnen, Abstrich entnehmen und offen behandeln. Ruhigstellung, ggf. orale oder systemische Antibiose.
- Mangelzustände beheben (wenn möglich), Stoffwechselentgleisungen einstellen (z.B. Diabetesbehandlung).
- Eine frische Wunddehiszenz sofort mit einer Sekundärnaht versorgen.

- Eine tiefe Wundheilungsstörung muss stationär behandelt werden mit operative Revision und/oder Vakuumtherapie (▶ 2.6.3).

Problemwunden
- Ursache abklären (AVK, nicht sanierter tiefer Infektherd, Eiweiß- oder Elektrolytmangel). Bei chron. nicht heilenden Wunden an AVK (▶ 22.4.2), chron.-venöse Insuffizienz (▶ 22.5.1), Abwehrschwäche oder Osteomyelitis denken.
- Infizierte Wunden: Zunächst Wundgrund reinigen (Bäder mit Betaisodona®, Spülung mit Lavasept®, Gel- oder Salbenauflagen mit enzymatischer Wirkung, z.B. Varihesive® oder Calcium-Alginat-Verbände (▶ 2.6.2). Bei trockenen Wunden temporäre Anlage hydrokolloider Gelverbände (▶ 2.6.2), z.B. Hydrocoll®. Bei fortschreitender Wundreinigung austrocknende Auflagen (▶ 2.6.2), z.B. Syspur-derm®, Actisorb plus® oder nicht klebende Silikonauflagen, z.B. Mepitel®.
- Bei tieferen Wunden oder Dekubitus evtl. die Wunde ausfüllende Schaumstoffderivate einlegen (▶ 2.6.2) oder Vakuumtherapie (▶ 2.6.3).
- Photodokumentation des Verlaufs.

2.5 Hauttransplantationen und -plastiken

2.5.1 Hautplastiken

Schnittführung
- Bei allen Hauttransplantationen oder plastischen Deckungen Desinfektion Kategorie III (▶ 2.1.2).
- Schnittführung quer zu den Hautspannungslinien (quer zum darunterliegenden Muskel). Bei paralleler Inzision vermehrte Narbenbildung.
- Bei Verschiebeplastiken (Z-, W-, V-Y-Plastik) Schnittführung nach geometrischen Prinzipien ohne Berücksichtigung der Hautspaltlinien.
- Wundränder immer spannungsfrei adaptieren, ggf. Hautränder unterminieren.
  - Gesicht: unmittelbar unter der Dermis. **Cave:** Verletzung von Fazialisästen.
  - Extremitäten: Mit subkutaner Verschiebeschicht. **Cave:** sorgfältige Blutstillung.
  - Schädel: Zwischen Galea aponeurotica und Periost.
- Bei gelenküberbrückenden Schnitten diese in eine Gelenkachse legen.
- **Exzision überschüssiger Hautareale** (▶ Abb. 2.7):
  - Hautränder mobilisieren, Wunde von der Mitte aus partiell verschließen.
  - Wund-Enden mit Haken anspannen, überschüssige Hautareale exzidieren.
  - Wundverschluss komplettieren.

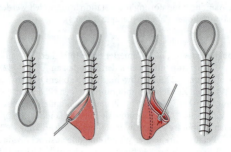

Abb. 2.7 Exzision überschüssiger Hautareale [A300–106]

Z-Plastik

Wichtige Methode, Längengewinn in Richtung des gemeinsamen Schenkels des Z durch Verkürzung des Weichteilmantels in der quer dazu verlaufenden Achse. Als Mehrfachschnittführung über größere Strecken anwendbar. **Ind.:** Weichteildefekte, Kontrakturen, schmale Narbenstränge, Anpassung eines falsch angelegten Hautschnitts. **KI:** Großflächig vernarbtes Gewebe. **Vorgehen:** Schnittführung anzeichnen, gemeinsamer Schenkel liegt im Kontrakturverlauf, Winkel ca. 60°, umgebende Haut unterminieren, bei multipler Z-Plastik geringere quere Verkürzung ohne Einfluss auf den Längengewinn, Seitenschenkel nicht länger als die Basis der Narbe (Narbenlänge) wählen.

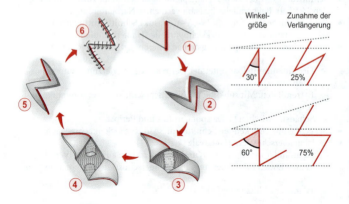

Abb. 2.8 Z-Plastik [A300–106]

2.5 Hauttransplantationen und -plastiken

W-Plastik
Anpassung einer gegen die Hautspaltlinien verschobenen Narbe an die Hautspaltlinien. Kein Längengewinn. **Ind.:** Narbenkorrekturen im Gesicht, Hals. **Vorgehen:** Narbe exzidieren, Wundränder zick-zack-förmig (sägeblattartig, einzelne Länge < 6 mm) einschneiden, Läppchen gegeneinander verschieben (▶ Abb. 2.9).

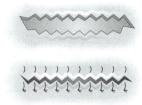

Abb. 2.9 W-Plastik [A300–106]

V-Y-Plastik
Verschiebung eines dreieckförmigen Gewebestücks in ein Defektareal, z.B. an einem Finger. **Ind.:** Defektwunden an Fingerendgliedern, sakrale Ulzera. **Vorgehen:** Beugeseitig dreieckig einschneiden, v-förmige Gewebeteile unter Schonung der ernährenden Gefäße mobilisieren. Gewebeteil nach distal verschieben und Wundrandnaht im Sinne eines „V" oder eines „Y" durchführen. Möglich auch als doppelte V-Y-Plastik (Kombination von zwei gegenüberliegenden V-Y-Plastiken: jeweils seitlich dreieckförmige Schnittführung und Verschieben der Lappen nach distal).

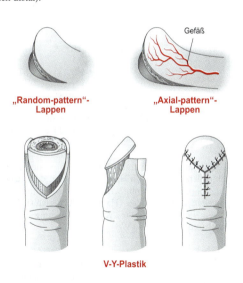

Abb. 2.10 V-Y-Plastik [A300–106]

Verschiebelappen

Deckung von Haut- und Weichteildefekten durch Verschieben der benachbarten Hautareale. Als Random-pattern-Lappen (willkürlich gebildeter Lappen ohne Berücksichtigung der Blutversorgung) oder Axial-pattern-Lappen (mindestens ein identifizierbares Gefäßbündel). **Ind.:** Traumatisch oder iatrogen bei im Rahmen von Exzisionen oder OP entstandenen Defekten. **Vorgehen:** Geplante Schnittführung anzeichnen, Hautlappen bilden (auf gute Durchblutung achten), angrenzende Wundränder unterminieren, gebildeten Lappen in die Defektzone verschieben. Unbedingt spannungsfreie Naht erzielen!

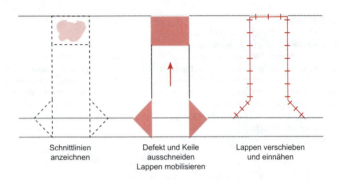

Abb. 2.11 Verschiebelappen [A300–O485]

Rotations- und Schwenklappen

Deckung eines Defekts durch Schwenken eines rundlichen Lappens aus der Nachbarschaft. **Ind.:** Defekte am Kopf oder den Extremitäten, sakraler Dekubitus. **Vorgehen:** Geplante Schnittführung halbkreisförmig anzeichnen, Haut unterminieren, Lappen im Sinne einer Kreisbewegung rotieren und Defekt decken.

Rundstiellappen

Mehrzeitige Defektdeckung mit Haut aus entfernten Körperstellen. **Ind.:** Schwere Haut- und Weichteildefekte, z.B. auch Handverletzungen. **Vorgehen:** Schnittführung anzeichnen, zwei parallele Schnitte setzen, durch Unterminieren des Subkutis beidseitig gestielten Lappen bilden (Haut und Unterhaut). Hautränder im Empfangsgebiet vernähen, Lappen längs vernähen (Bildung einer runden Gewebsbrücke). Durchtrennen nach 2–3 Wo.

Cross-flap-Lappen

Mehrzeitige Defektdeckung durch gestielte Lappen, z.B. von benachbarten Fingern. **Ind.:** Defekte an Fingern, die durch lokale Verschiebung nicht gedeckt werden können. **Vorgehen:** Schnittführung anzeichnen, einen dem Defekt entsprechenden Lappen bilden, diesen auf den Defekt einnähen. Finger aneinanderfixieren, z.B. durch Kirschner-Drähte. Entstandenen Defekt mit Spalthaut decken (▶ 2.5.2).

Insellappen

Decken eines Defekts durch Bilden und Verschieben eines gestielten Lappens. **Ind.:** Defekte an Fingern (z.B. nach Moberg), im Gesicht. **Vorgehen:** Schnittführung anzeichnen, Lappen unter Einbeziehung der Gefäß-Nervenbündel bilden (diese freipräparieren) und Lappen z.B. am Finger nach distal verschieben. Entstandenen Defekt mit Hauttransplantat decken.

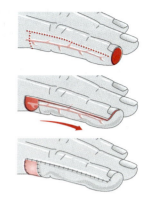

Abb. 2.12 Verschiebelappen nach Moberg (Insellappen) [A300–106]

2.5.2 Hauttransplantationen

Deckung eines Defekts durch fern des Defekts entnommene Haut. Angehen des Transplantats allein durch Vaskularisation vom Wundgrund aus. Anwendung homologer (Leichenhaut) oder heterologer Transplantate (Schweinehaut) nur bei größeren Verbrennungen.

- **Ind.:** Vor allem nach Verbrennungen, chron. Geschwüren oder Operationen mit großem Hautverlust, wenn die Wunde nicht durch eine Naht verschlossen werden kann.

> Größere Hautdefekte benötigen oft sehr lange zur Heilung. Dennoch sollten sie schnell abgedeckt werden.

- **Voraussetzungen:**
  - Transplantationsgrund muss ausreichend vaskularisiert sein.
  - Transplantat ausreichend dünn wählen (z.B. $1/3$–$2/3$ Vollhaut bei Meshgraft-Transplantation).
  - Transplantat eng anlegen bzw. auf den Wundgrund komprimieren.
  - Auf ausreichende Ruhigstellung achten.
- **KI:** Keine Transplantation auf infizierte Defektstellen, freiliegende Sehnen, Knochen (kein Einheilen möglich).

Vollhauttransplantation

Deckung durch Transplantat aus Epidermis und Kutis in voller Dicke.
- **Ind.:** Kleinere (bis ca. 2 cm), tiefe Hautdefekte werden durch Vollhauttransplantate abgedeckt. Direkter Verschluss der Entnahmestelle möglich.
- **Entnahmestellen:** Leistenbeuge, Unterarm, Handgelenksbeugeseite, Oberarminnenseite. Wenn in der direkten Nachbarschaft der Wunde gesunde Haut zur Verfügung steht, kann dort ein Hautlappen an drei Seiten ausgeschnitten und in das Wundgebiet eingeschwenkt werden (Verschiebelappen). Die intakte Blutversorgung an einer Seite des Hautlappens erleichtert dabei das Einheilen.

- **Vorgehen:** Benötigte Haut anzeichnen (spindelförmig), Transplantat in Lokalanästhesie mit Skalpell entnehmen, subkutanes Fettgewebe mit Schere entfernen (keine Löcher schneiden). Entnahmestelle durch Naht verschließen, Transplantat währenddessen in NaCl 0,9 % oder auf feuchter Kompresse lagern. Empfängerstelle säubern, ggf. anfrischen (Skalpell oder scharfer Löffel), Transplantat auflegen und mit Nähten fixieren. Bezirk spülen und säubern, Kompressionsverband aufbringen, Verband mind. 4–5 d belassen (bei Infektion oder Infektionsverdacht entfernen).

Transplantatuntergang
Avitale Anteile entfernen, Wunde säubern, offene Wundbehandlung durchführen.

Spalthauttransplantation
Deckung eines Defekts durch oberflächliche, dünne Hautschichten (▶ Abb. 2.13).
- **Ind.:** Decken der entstandenen Defekte bei Transplantatentnahme, Verbrennungen, nach Tumorexzidierung.
- **Entnahmestellen:** Oberarme, Oberschenkel, Abdomen, Glutealregion.
- **Vorgehen:** Entnahmestelle reinigen und desinfizieren, anschließend einfetten. Den Dermatom auf 0,2–0,5 mm einstellen (Humby-Messer, Padgett-Trommeldermatom oder Druckluftdermatom), die Haut unter Zug halten, den Dermatom aufsetzen und Hauttransplantat entnehmen. Das Transplantat evtl. markieren (oben/unten/seitlich), z.B. mit verschiedenen Fäden, da am freien Transplantat oben und unten oft schwer erkennbar ist. Transplantat auf die Empfängerstelle aufbringen und sorgfältig fixieren (Naht), Kompressionsver-

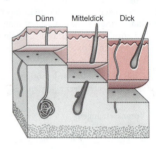

Abb. 2.13 Spalthautschichten [A300–190]

Tab. 2.9 Vor- und Nachteile verschiedener Spalthauttransplantate

	Spalthaut dünn (⅓ Vollhaut)	Spalthaut dick (⅔ Vollhaut)
Belastbarkeit	Unbefriedigend	Befriedigend
Ästhetik	Unbefriedigend	Befriedigend
Wundgrund Empfänger	Anspruchslos	Deutlich anspruchsvoller
Narbe Spenderregion	Leichte Pigmentstörung	Deutliche Pigmentstörung, Narbenatrophie/-hypertrophie
Spaltarealnutzung	Mehrfach	Nur einfach möglich

band aufbringen. Spülen der Entnahmeregion, nicht klebenden Wundverband auflegen (z.B. Fettgaze), Verband mit leichter Kompression. Ggf. Ruhigstellung der Transplantatstelle (Schiene oder Gips). Bei ambulanter OP ggf. Schmerzmittel (▶ 2.12) mitgeben. Verbände möglichst bis zur Wundheilung (7–9 d) belassen.

Reverdin-Transplantat
Freie Transplantation von kleinen, punktförmigen Vollhauttransplantaten (dienen als Ausgangspunkte für neue Epithelialisierung).
- **Ind.:** Deckung kleiner Defekte.
- **Vorgehen:** Lokalanästhesie, Hautareal mit Pinzette anheben, Hautstücke (ca. 3–4 mm) mit dem Skalpell tangential ausschneiden, Vorgang mehrfach wiederholen, Hautstücke auf Empfängerregion aufbringen, Kompressionsverband mit Fettgaze, Nahtverschluss der Entnahmestellen (Narbenprophylaxe).

Gezüchtete Hautzellen
Neue Methode der Hautgewinnung ist die Herstellung eigener Haut im Labor. Entnommene Hautzellen werden dabei auf künstlichen Nährmedien zur Teilung angeregt. Flächig auf einem Trägermedium oder als Suspension „aus der Tube" stehen sie dann nach wenigen Wochen zum Aufbringen auf die Wunde bereit. Zur Zucht reicht bereits ein münzstückgroßes Hautareal.

2.6 Verbandstechnik und Ruhigstellung

2.6.1 Wundverbände
Ein Verband soll schützen, abdecken, potenzielle Blutungsquellen leicht komprimieren, die Wundheilung ermöglichen bzw. nicht behindern und ggf. eine Stützfunktion haben.
- **Wundverband:**
  - Primär verschlossene Wunden (z.B. nach Wundversorgung) mit Pflaster oder saugfähigen Kompressen abdecken und mit elastischem Klebeverband (z.B. Fixomull®) oder (an Gliedmaßen) mit einer Mullbinde/elastischen Binde fixieren. Bei Gesichtswunden Pflaster oder Sprühverband auftragen.
  - Bei nässenden, offenen Wunden austrocknende Wundverbände verwenden und Wundverklebung z.B. durch Auflage mit Fettgaze (z.B. Branolind®) vermeiden.
  - Bei tieferen Wunden/Dekubitus evtl. Schaumstoffderivate (▶ 2.6.2) einlegen, z.B. Allevyn®.
  - Infizierte Wunden werden je nach Befund offen behandelt, gespült und dann mit anfeuchtendem Verband versehen (▶ 2.6.2).
- **Kompressionsverband:** Stillung arterieller und venöser Blutungen, Minderung eines posttraumatischen oder postoperativen Ödems, Thromboseprophylaxe (▶ 2.10). **Vorgehen:** Verband immer von distal nach proximal wickeln, Binden sollen zur Hälfte überlappen, an Gelenken in Achtertouren zur Vermeidung von Falten (Schildkrötenverband). Bei stark konischen Verbänden Umschlagtouren verwenden (Kornährenverband). Bei Kompressionsverbänden engmaschige Kontrollen der Durchblutung distal des Verbands.

- **Salbenverband:** Ziel ist die Applikation entzündungshemmender, desinfizierender oder abschwellender Medikamententräger auf eine verletzte Region. **Ind.:** Distorsionen, Schürfwunden, Verbrennungen. **Vorgehen:** Reinigen der verletzten Körperstelle, Auftragen des Medikamententrägers (▶ 2.6.4), Wickelung mit elastischer Binde oder Mullbinde.
- **Feuchtverband:** Großflächige, tiefe Wunden, septische Wunden, freiliegende Muskeln, Sehnen, Knochen. **Vorgehen:** Reinigen der Wunde, Aufbringen von sterilen Mullkompressen, die mit steriler Flüssigkeit angefeuchtet sind, z.B. NaCl 0,9 % oder Octenisept®. Fixierung mit Binden. Wegen Verklebung des Verbandes mit der Wunde nach Austrocknung → häufiges Wechseln oder ständiges Anfeuchten.

2.6.2 Moderne Wundtherapie/-auflagen

Ziel moderner Wundauflagen ist das Abdecken der Wunde ähnlich einer Haut. Hauptgruppen sind Wundauflagen zur Wundreinigung bzw. Granulierung und Epithelialisierung. Effekte sind
- Konstante Hauttemperatur.
- Saugwirkung, dadurch Anregung der Wunde zur Heilung.
- Einwanderung von Immun- und Wachstumsfaktoren.
- Reinigen der Wunde, bessere Epithelialisierung der Wunde.
- Meist kein täglicher Wechsel, häufig kombinierbar.
- Meist bakteriendicht, Pat. kann z.B. duschen (Kolloide und Folien).

2.6.3 Vakuumtherapie

Auch ambulant durchführbar. Sterile Wundabdeckung mit einem Schwamm, einer Folie und einem Unterdruckschlauchsystem. Die offene Wunde wird dynamisch und luftdicht verschlossen und das feuchte Milieu kann erhalten bleiben. Die offene wird in eine geschlossene Wundbehandlung mit Exsudatabsaugung durch kontinuierlichen oder intermittierenden Sog, ggf. kombiniert mit Antiseptikum-Spülungen überführt.

Das Vakuum bildet durch den Unterdruck relativ schnell gefäßreiches Gewebe. Der Schwamm hat kleinere Poren, die ein Einsprossen des Granulationsgewebes verhindern, kann bis zu 7 d auf der Wunde belassen werden. Er kann auch über die Wundgröße hinaus auf die gesunde Haut aufgelegt werden. Außerdem ist er sehr fest und kann bei entsprechender Indikation an der umgebenden Haut angeklammert oder angenäht werden (z.B. bei Wundverkleinerungen).
- **Ind.:**
  - Akute Wunden, chronische Wunden (auch bei Diab. mell., pAVK, Niereninsuffizienz).
  - Chronisch infizierte Wunden, stark sezernierende Wunden.
  - Nach Spalthauttransplantation, Defektwunden nach Tumorexstirpation, Lappenplastiken.
  - Dekubitus, Strahlenulkus.
- **Produkte:**
  - V.A.C-ATS Trac System®: Offenporiger schwarzer Schwamm.
  - V.A.C Versa Foam-Schwamm®: Feinporiger weißer Polyvinylacetatschwamm, Abdeckung Polyurethanfolie okklusiv.

Tab. 2.10 Moderne Wundtherapie-/auflagen

	Produkte	Eigenschaften	Anwendung
Offenporige Schaumstoffe	Cutinova plus®, Epigard®, Ligasano®, Syspur derm®	Polyurethanmatrix, große Poren, teilweise mit Folienabdeckung, Verklebung mit Wundfläche	Als sekundärer Hautersatz, Vorbereitung zur Hauttransplantation, Polstermaterial
Feinporige Schaumstoffe	Allevyn®-cavity®, -adhesive®, Cutinova cavity®, -foam®, -thin®, Lyomusse®, Raucosorb®, Tielle®, -packing®	Polyurethanmatrix, teilweise feinporig mit Folie, Kein Verkleben mit Wunde	Bei starker Sekretion, Ulcus cruris, Spalthautentnahmestellen, Dekubitus und aufgeplatzte Nahtstellen, Kombinationsanwendung möglich, Tragedauer bis 7 d
Puder, Granulate, Pasten	Produkte; Comfeel Puder®, Comfeel Paste®, Varihesive®		Verlieren zunehmend an Bedeutung
Alginate	Algsite M®, Algosorb®, Algosteril®, Comfeel Alginat®, Melgisorb®, Tegagel®	Ca- oder Ca/Na-Alginate, Austausch der Ionen bei Sekretaufnahme, Umwandlung der Alginatfaser in einen Gelkörper	In jeder Wundheilungsphase, bei entzündlichen und stark exsudierenden Wunden, nur in Kombination mit anderen Wundauflagen (keine Klebefläche). Dauer 1-7 d
Wundgele	Curagel®, Intrasite Gel®, Nu-Gel®, Purilon-Gel®, Varihesive Hydrogel®	Gel aus Zellulose, Kochsalzlösung, Propylenglykol, Alcinate	Bei tiefen Wunden, zum Lösen von Nekrosen und Belägen, Anfeuchten von trockenen Wunden, Dauer 1-7 d
Hydrokolloide	Askina®, Comfeel®, Hydrocoll®, Restore®, Suprasorb®, Tegasorb®, Varihesive®, Combiderm®, Contreet H®, Ultec proc®	Hydrophile, kolloidale Partikel, hydrophobes Polymergerüst mit Klebeschicht, semipermeable Polyurethanabdeckung	Oberflächliche bis tiefe, stärker sezernierende Wunden und Wundhöhlen, alle Arten von Dekubitus, Ulzera verschiedener Genese, Epithelschutz von OP-Wunden, Dauer 1-7 d
Folien	Askina Derm®, Bioclusive®, Cutifilm®, Mefilm®, Op-Site Flexigrid®, Suprasorb F®, Polyskin2®, Tegaderm®	Polyurethan, semipermeabel, transparent	Wundschutz in Kombination mit saugendem Material (Wundfüller) bei mäßig sezernierenden Wunden, Abdecken von Operationswunden, Kanülenfixierung

Tab. 2.10 Moderne Wundtherapie/-auflagen *(Forts.)*

	Produkte	Eigenschaften	Anwendung
Hydrofaser	Aquacel®	Na-Carboxymethylcellulose als Matrix, Flüssigkeitskontakt bildet festes Gelkissen, Wundsekretaufnahme nur in vertikaler Richtung	Starke Sekretion, bei unterschiedlichen Wunden in Kombination, als Umschlag zur Wundreinigung. Dauer 1–7 d
Hydrogele	Aquaflo®, Hydrosorb®, Opragel®, Geliperm®, Spenco2™ Skin®, Suprasorb G®	Hydrophiles Polymergerüst, Polyurethanfolie, kühlend, transparent	Feuchthalten trockener Wunden, Spalthautentnahmestellen, oberflächliche Verletzungen
Aktivkohleverbände	Actisorb Silver 220®, Vlivaktiv®, Carbonet®	Fertige Kompressen zum Auflegen, Desinfektion des Wundsekrets durch Silber, Reduktion von Problemkeimen, Geruchsreduktion durch Aktivkohle	Nicht zerschneiden!
Silberauflagen		Desinfektion des Wundsekrets durch Silber, Reduktion von Problemkeimen, keine Abgabe von Silber an die Wunde	Aquacel Silber®, Avance®
Silberverbände	Anticoat®, Anticoat 7®, Contreet®	Verband wird durch Anfeuchten mit sterilem Wasser aktiviert (keinNaCl!), Desinfektion des Wundsekrets	Mit Problemkeimen infizierte chron. oder akute Wunden
Kollagenwundauflagen	Suprasorb C®		Stagnierende Wunden, Ulzera, operative Gewebsdefekte, Brandwunden. Teuer!
Proteaseinhibitoren	Promogran®	Modulation des Wundmilieus, Anregung von Wachstumsfaktoren und der Matrixproteinproduktion, Deaktivierung von Proteasen	Wundauflage wandelt sich in Gel um, das nach 2–3 d resorbiert wird. Verband kann bis 2 Wo. belassen werden, löst sich langsam auf. Sekundärverband notwendig. Teuer!

- **Vorgehen:** Desinfektion, Wundsäuberung bzw. Spülung, ggf. Nekrosektomie. Den PU-Schwamm (schwarz) direkt auf die Wundfläche zuschneiden. Nicht zu knapp bemessen, da sich der Schwamm nach Anlegen des Unterdrucks noch zusammenzieht. Säubern, Haut trocknen, Folien aufbringen, Sauganschluss nach Folienaufschneidung aufkleben. Saugcontainer anschließen, bei mehreren Sauganschlüssen Y-Stück(e) verwenden. Sog anlegen, Unterdruck mit 50–125 mmHg einstellen, intermittierender oder dauernder Sog.

V.A.C. Freedom®
Kleinere Vakuumpumpe mit 300 ml Fassungsvermögen, durch die der Pat. mobiler ist, da man sie umhängen kann. Die Verbandsmaterialien entsprechen denen der V.A.C®-ATS.

2.6.4 Salben, Gele und Externa

Antiphlogistika

Tab. 2.11 Externe Antiphlogistika (Beispiele)

Präparat, Anwendung	Indikationen (Auswahl)	Bemerkungen
Pflanzliche Antiphlogistika		
Kytta-Salbe® Anw.: 2–4 × tägl. Salbe auftragen und einmassieren	Prellungen, Zerrungen, Quetschungen, Verstauchungen, Blutergüsse, Narbenbehandlung, Sehnenscheidenentzündung	Nur auf intakte Haut auftragen, nicht in Augen oder Schleimhäute
Chemisch definierte Antiphlogistika und Kombinationen (Beispiele)		
Ichtholan® T Anw.: Dauerverband, Wechsel jeden 2. Tag	Unspezifische entzündliche Dermatosen	KI: Neigung zu ekzematösen und allergischen Reaktionen
Reparil-Gel®N Anw.: Ein- bis mehrmals auf den erkrankten Bereich auftragen	Prellungen, Quetschungen, Verstauchungen, Hämatome, Tendovaginitis	Nicht auf offene Hautstellen, Schleimhäute oder bestrahlte Haut
Traumeel® S Anw.: 2–3 × tägl. auf die betroffenen Stellen auftragen und einreiben, ggf. auch Salbenverband anlegen	Verletzungsfolgen, postoperative und posttraumatische Ödeme und Schwellungen, entzündliche und degenerative Prozesse	NW: Bullöse Dermatitis, Ekzeme, toxische Hautreaktion (hohe Dosierung)

Analgetika und Antirheumatika

Tab. 2.12 Externe Analgetika/Antirheumatika (Beispiele)

Präparat, Anwendung	Indikation (Auswahl)	Bemerkungen
Pflanzliche Analgetika/Antirheumatika		
Arthrosenex® AR Anw.: 2 × tägl. 2–4 cm langen Salbenstrang auftragen und einmassieren	Rheumatische Muskel- und Gelenkbeschwerden, degenerative Gelenkbeschwerden, Lumbago, Myogelosen, Muskelverspannungen	Nur auf intakte Haut aufbringen, nicht auf Schleimhäute oder in Augen NW: Allergische Reaktionen
Chemisch definierte Analgetika/Antirheumatika und Kombinationen (Beispiele)		
Ammuno® Gel Anw.: 2–4 × tägl. 1–5 g Gel dünn auftragen und einreiben	Degenerative Gelenkerkr., Schultersteife, Verstauchungen, Prellungen, Zerrungen	Nicht auf Wunden, Augen, Schleimhäute NW: Juckreiz, Rötung, Ausschlag KI: Schwangerschaft, Stillzeit
Doloneuro®-Gel Anw.: 1–3 × tägl. betroffene Areale einreiben	Muskel-, Gelenk- und Nervenschmerzen, Lumbago, Traumafolgen	Nur auf intakte Haut auftragen. KI: Keine lokale Anwendung an der Mamma in der Stillzeit
Enelbin®-Paste N Anw.: warme oder kalte Umschläge auf betroffene Areale	Chron. Arthritiden, Arthrosen, Furunkel, Panaritium (wenn nicht operationswürdig)	KI: Keine Anwendung an der Mamma in der Stillzeit, Allergie gegen Salizylate NW: Allergie, Hautreizung
Mobilat® Gel/Salbe Anw.: Ein- bis mehrfach auf betroffene Areale auftragen	Muskelverspannungen, Periarthritis humeroscapularis, Tendovaginitis, entzündliche Gelenkerkr., Zerrungen, Prellungen	Nur auf intakte Haut auftragen Enthält Kortikoid KI: Spezifische Hautprozesse (Lues, Tbc), Varizellen, Mykosen, bakterielle Hautinfektionen, Rosazea, Stillzeit
Diclofenac (z.B. Voltaren® Emulgel) Anw.: 3–4 × tägl. auf betroffene Körperregionen auftragen und einmassieren. Bei Iontophorese unter Minuspol (Kathode) auftragen	Schmerzen, Entzündungen und Schwellungen bei rheumatischen Erkr., Sport- und Unfallverletzungen, Thrombophlebitis	NW: Allergie, Ödem- und Blasenbildung Nur auf intakte Haut auftragen KI: Schwangerschaft im 3. Trimenon, Stillzeit (längere Anwendung)

2.6.5 Ruhigstellende Verbände, spezielle Verbände

Ziel von Stützverbänden ist eine Stabilisierung traumatisierter Gelenke, Weichteile und ggf. auch Knochen.

Fingerverband
Bei Weichteilwunden, Endgliedfrakturen, Nagelverletzungen. Mit einem Applikator (Lohmann® tg-Schlauchverband, Größe 1) über Finger und Wundauflage schieben, tg-Schlauch und Wundauflage festhalten, Applikator zur Fingerspitze zurückziehen, Verband durch eine Drehung des Applikators vor der Fingerspitze schließen, Applikator zur Fingerbasis schieben, wieder drehen und zurückziehen. Nach Aufbringen einer 3. Schlauchmulllage Längseinschnitt an der Beugeseite, Applikator zurückziehen, den tg-Schlauchstreifen ab Handgelenk spalten und die 2 Enden um das Handgelenk verknoten.

Stützverband an Hand- oder Sprunggelenk
Zur Gelenkstabilisierung bei Gelenkdistorsionen. Elastische Binde in Kornährentechnik (überlappende Binden) von distal beginnend über das Gelenk wickeln.

Stützverband für Knie- und Ellenbogengelenk
Zur Gelenkstabilisierung nach Distorsionen oder nach Gelenkpunktion. Elastische Binden in zirkulärer Führung um das Gelenk wickeln.

Tapeverband
Schutz- und Stützfunktion, Entlastung und Bewegungseinschränkung eines Gelenks.
- **Ind.:** Gelenkdistorsionen, Außenbandteilrupturen (OSG), Muskelzerrungen, Überdehnungen, Tendovaginitis, Kapsel-Band-Insuffizienz, Nachbehandlung nach Gipsbehandlung.
- **KI:** Ausgedehnte Hämatome, großflächige Hautverletzungen, allergische Hautaffektionen.
- **Vorgehen:** Verband in Funktionsstellung anlegen. Haut rasieren oder Unterzug (Schutz) anlegen. Schaumpolster zuschneiden, als Unterzug Hautschutz (z.B. Gasofix®-Binde) anbringen, Ankerstreifen zur „Aufhängung" der Zügel an den Verbandenden, Zügel als tragende Elemente des Verbands anbringen (bestimmen Funktion des Verbands, z.B. Entlastung, Bewegungseinschränkung), Fixierstreifen (verhindern Ablösen von unter Zug stehenden Zügeln) und Verschalungsstreifen (Deckschicht, Schaffung eines festen Verbundes) anmodellieren und abschließend Sicherungsstreifen als zusätzlichen Schutz an besonders beanspruchten Stellen anbringen. Produkte z.B. Porelast®, Porotape®, Leukotape®.

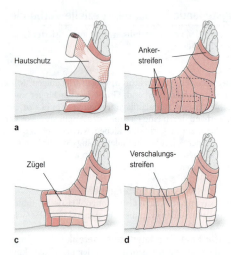

Abb. 2.14 Tapeverband am Beispiel Sprunggelenk [A300–106]

Schienenverband
Zur Ruhigstellung von Fingern und der Hand, z.B. Fingerschiene nach Böhler®, Link Finger Splint® oder biegsame, kürzbare, gepolsterte Aluschienen. Bei Fingerverletzungen, Gelenke (einschließlich Handgelenk) in Funktionsstellung fixieren. Schiene mit elastischer Binde anwickeln.

Zinkleimverband
Zur Kompressionsbehandlung bei Schwellungen am Unterschenkel, z.B. nach Venenthrombose, bei Thrombophlebitis, bei hoher Fibulafraktur. Einstreichen des Unterschenkels mit Zinkleim. Abgebundenes Ende eines etwa 4 m langen tg-Schlauchstückes (Größe 6 oder 7) auf die Großzehe setzen und unter Spannung und Drehung über den Unterschenkel schieben. Unterhalb des Kniegelenks verankern, tg-Schlauch fußwärts ziehen und an den Zehengrundgelenken verankern. Zweiter Zinkleimstrich, tg-Schlauch kniewärts schieben und erneut fußwärts. Enden z.B. mit Porofix® stabilisieren. Alternativ vorgefertigte Zinkleimbinden verwenden. **Cave:** Schnürfurchen (Verband nicht elastisch). Kontrolle des richtigen Sitzes: Zehen, die in Ruhestellung evtl. leicht bläulich verfärbt sind, werden nach Umhergehen rosig.

Desault-Verband
Ruhigstellung bei Schulter- oder Oberarmverletzungen, z.B. nach Schulterluxation. Achselpolster einlegen, Trikotschlauch von doppelter Rumpflänge überziehen. Den Verband bis in beide Achseln hochziehen, unterhalb des verletzten Arms umschlagen. In der Achsel auf der unverletzten Seite einschneiden und U-förmig über der Schulter verknoten. Öffnungen für Fingergrundgelenke und Daumen ggf. einschneiden und Pflasterzügel zur Stabilisierung aufkleben (▶ 2.6.1).

Gilchrist-Verband

Ruhigstellung bei Schulter- oder Oberarmverletzungen, in 4 Konfektionsgrößen verfügbar. Schlauchmull in doppelter Armspannweite nach 2/3 einschneiden und Arm in das längere Ende einführen, sodass die Einschnittstelle am Daumen liegt. Achselpolster anlegen. Kurzes Ende von der Hand um den Rücken führen, um den distalen Oberarm schlingen und fixieren. Langes Ende um den Hals führen und am distalen Unterarm der verletzten Seite fixieren. Ggf. weitere Öffnungen für Fingergrundgelenke und Daumen einschneiden. Alternativ vorgefertigten Gilchrist-Verband verwenden, z.B. Tricodur® Gilchrist oder Gilchristbandage Noba® (▶ 2.6.5).

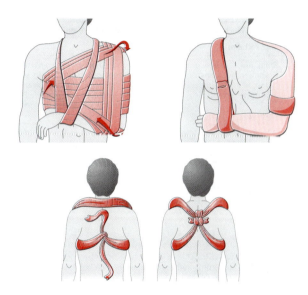

Abb. 2.15 Stütz- und Immobilisationsverbände [A300–106]

Rucksackverband

Bei Klavikulafrakturen, AC-Gelenkverletzungen. Gefüllten Schlauchverband von Armspannlänge dorsal um den Hals legen und unter den Achseln durchziehen. Die beiden freien Enden mittig am um den Hals laufenden Schlauchstück verknoten. Tägl. kontrollieren und ggf. nachspannen (▶ 2.6.5).

2.6.6 Gipsverbände, Kunststoffverbände

- Nachteile von Fixationsverbänden: Inaktivitätsatrophie, Gelenkversteifung, evtl. Hautschäden, Thrombose → immer Thromboseprophylaxe (▶ 2.10) bei Ruhigstellung der unteren Extremität (Pat. > 12 J.).
- Tägliche Bewegungsübungen der Nachbargelenke zur Vermeidung unnötiger Einsteifungen wichtig.
- Eine Gipsruhigstellung hat immer nur so lange wie unbedingt nötig zu erfolgen.
- Generell: Je jünger der Pat., desto kürzer i.d.R. die Gipsbehandlung.

Tab. 2.13 Vor- und Nachteile von Gips- und Kunststoffverbänden

	Gipsverband	Kunststoffverband
Vorteile	Billig, nicht toxisch, nicht brennbar, gut zu modellieren, keine besonderen Hilfsmittel erforderlich	Leicht, sehr stabil bei geringem Materialverbrauch, bedingt luftdurchlässig, wasserfest, gut strahlentransparent, wenig Schmutz bei Verarbeitung, schnelle Belastbarkeit, kurze Trockendauer, geeignet für längere Tragdauer
Nachteile	Schwer, nicht wasserfest, wenig luftdurchlässig, bröckelt leicht ab, schlecht röntgendurchlässig	Schwierig zu verarbeiten, spätere Korrektur durch niedrige Elastizität fast unmöglich, teuer, scharfkantige Ränder, brennbar, Feuchtigkeitsaustausch behindert, schwierige Abfallentsorgung, Benutzung von Handschuhen obligatorisch
Präparate	–	Scotchcast®, Sama Cast®, Hygia Cast plus®, Nobacast®

Bei jeder Ruhigstellung im Gips- oder Kunstfaserverband auf strenge Indikationsstellung und korrekte Anlage achten: Folgen einer (unsachgemäßen oder nicht indizierten) Ruhigstellung können sein: Gelenkkontraktur, Atrophie von Knochen und Muskeln, Adhäsionen zwischen Gleitschichten an Gelenken, Sehnen und Muskeln, Thrombose und Embolie, Druckstellen, Nervenschaden, ischämische Schäden bis zur Muskelkontraktur.

Anlage eines Gips- oder Kunststoffverbands

Vorbereitung
- Gute Vorbereitung wichtig, da kurze Aushärtungszeiten: Gips- oder Kunststoffbinden, Werkzeuge, zusätzliche Materialien richten.
- Bei schwierigen Gipsen zusätzliche Hilfsperson hinzuziehen.
- Tauchwasser vorbereiten: Normaltemperatur ca. 20 °C, falls raschere Abbindezeit gewünscht, max. 30 °C. Bei Großgipsen und mangelnder Routine eher kälteres Wasser verwenden.
- Vor Anlegen eines Gipses Extremität nicht rasieren oder einfetten.
- Wundverband: Wundauflagen polstern. Nie mit Pflasterstreifen (Allergie) oder zirkulären Binden fixieren (Zirkulationsbehinderung).

- Hautschutz: Baumwollschlauchverband (Trikotschlauch, z.B. tg-Schlauchverband Lohmann®), prox. umschlagen und über Polsterung ziehen (Fixation, sauberer Abschluss des Verbands).
- Polsterung: zirkulär mit Verbandswatte; so dünn wie möglich (Ruhigstellung) und so dick wie vertretbar (Kompressionsschaden).
- Hervorstehende Drähte mit umgedrehten Spritzen oder Kanülenhülsen versehen und nur diese festgipsen (Eigenbeweglichkeit bleibt erhalten → keine Reizung des Wundrands, Gipsabnahme leicht möglich, ohne Drähte versehentlich zu ziehen).
- Bei Gipsverband Krepppapier straff um Watte wickeln (Gips nicht direkt auf Watte, da diese sonst zusammenfällt und hart wird). Bei Kunststoffverbänden kein Papier, sondern spezielle dünne elastische Kunststoffbinden.
- Kommt Haut an Haut zu liegen: Mullkompresse als Zwischeneinlage zur Verhinderung einer Hautmazeration.

Gelenkstellung

Gelenke, wenn nicht ausdrücklich anders geplant (z.B. Achillessehnenverletzung), immer in Funktionsstellung fixieren und bereits bei Polsterung in Stellung bringen, sonst Faltenbildung.

Tab. 2.14 Funktionsstellung der einzelnen Gelenke

Schultergelenk	60–70°-Abduktion, 30°-Flexion, 0°-Rotation
Ellenbogengelenk	90°-Flexion
Radioulnargelenk	10°-Pronation
Handgelenk	20°-Dorsalextension (keine Ulnarabduktion)
Fingergelenke MP-Gelenke PIP-Gelenke	Alle Fingerkuppen weisen zum Os naviculare 60–80 %-Flexion 30–40 %-Flexion
Daumengelenke MP- und IP-Gelenke CM-Gelenk	Leichte Beugung Mittlere Opposition („Flaschengriff")
Hüftgelenk	10–15°-Flexion 0°-Abduktion
Kniegelenk	10–15°-Flexion
oberes Sprunggelenk	Trittstellung (90°)
Fußgelenke	Neutralstellung aller Gelenke (= plantigrade Auftrittsfläche)

Gipsen

Ende des Gipses festhalten, dann Gips- oder Kunststoffbinde wässern (bis keine Luftblasen mehr auftauchen), Binde ausdrücken (nicht ausstreichen), damit raschere Trocknung und größere Endfestigkeit. Unbedingt den korrekten Gelenkwinkel beibehalten, Falten lassen sich nicht mehr korrigieren.

- Die 1. Lage zügig, flach, ohne Zug anwickeln. Modellieren immer mit der flachen Hand (sonst Druckstellen).
- Longuetten anbringen: Konstruktion von U-Schienen (hohe Biegefestigkeit, weniger Materialverbrauch, dünnerer Gips, rascheres Austrocknen). Longuetten an Gelenkwinkeln evtl. einschneiden, um Wulstbildung zu vermeiden. Bei Kunststoffverbänden werden Longuettenkonstruktionen i.d.R. nicht benötigt.
- 2. Lage zur Fixation der Longuette. Ist ein Gipsfenster vorgesehen (z.B. zur Wundversorgung), korrekte Lage des Fensters markieren, indem Papprollchen der Gipsbinden an der entsprechenden Stelle eingegipst werden. Verstärkung bruchgefährdeter Stellen.
- Gips am distalen Ende ausschneiden, Schlauchmull mit Watte umschlagen, fixieren. Evtl. Gehfläche (z.B. Gehstollen, Absatz, Gehwiege) anmodellieren.
- Trockenzeit: dünne Schienen ca. 24 h, Gehgipse 48 h, Großgipse bis 5 d (Unterkühlung bei Großgipsen durch Wärmeentzug möglich). Vor 24–48 h keine Belastung. Frischen Gipsverband nicht zudecken. Kunststoffverbände sind i.d.R. nach einer kurzen Aushärtezeit stabil.

Gips- der Kunststoffverbandskontrolle: Durchblutung, Sensibilität, Motorik nach Anlage und spätestens nach 24 h überprüfen. Den Pat. darauf hinweisen, dass er bei Parästhesien, Kältegefühl, zunehmenden Schmerzen, Druckstellen, Zyanose oder auffälliger Blässe der Akren sofort den Arzt aufsucht (▶ 1.6.3). Im Zweifelsfall Gips entfernen und neuen Gipsverband anlegen.

Spezielle Gipsformen
- **Sarmiento-Gips:** Abstützung am Schienbeinkopf um die Femurkondylen (hier gutes Anmodellieren wichtig). Gips in 45°-Kniebeugung und Rechtwinkelstellung des Fußes anlegen. Tipp: Vor dem Anlegen Hilfslinien für Modellierung des prox. Gipsendes einzeichnen: ventral → oberer Patellapol, dorsal → 2 QF unterhalb der Kniekehle.
- **Oberschenkelliegegips, -gehgips:** Wadenbeinköpfchen gut polstern. Liegegips: Knie in ca. 25°-Flexion. Gehgips: Knie in 15°-Flexion (völlige Streckung evtl. schmerzhaft).
- **Tutor** (zirkulärer Gips vom OSG bis prox. Oberschenkel): Stauchung und Rotation des Kniegelenks werden nicht völlig ausgeschaltet. Femurkondylen gut anmodellieren, damit der Tutor nicht abrutscht (v.a. bei Muskelatrophie). **Cave:** Druckstellen an der Patella.
- **Becken-Bein-Fuß-Gipsverband (BBF-Gips):** Verschiedene Varianten möglich (Gips unter Einschluss des Beckens und beider Beine). Komplexer Gips, der gut vorbereitet sein muss. Fachkundige Gipshelfer wichtig. Holzstab als stützende Querverbindung.
- **Dorsale Unterarmgipsschiene, zirkulärer Unterarmgips:** Lagerung: Ellenbogen auf Gipstisch, Arm hochstellen, Supinationsstellung („Pat. schaut gerade in die Hand"), leichte Ulnarabduktion. Gipslonguette von knapp distal des Ellenbogengelenks bis zu den Köpfchen der Metakarpalia. Bei Zirkulärgips volar nur bis zur 1. Beugefalte → volle Beweglichkeit der Finger soll erhalten bleiben. Erste zirkuläre Gipstour zwischen Daumen und Zeigefinger einmal

umschlagen (stabile Brücke). Kompression der Mittelhand und scharfe Kanten vermeiden.
- **Strecksehnengips:** 20°-Dorsalextension im Handgelenk und 80°-Flexion im MCP-Gelenk.
  - Kahnbeinbruch: Daumengrundgelenk mit einschließen, Endgelenk frei (Navikularegips).
  - Kleinert-Gips bei Beugesehnenverletzung max. Beugung im Handgelenk 20°,
- **Oberarmgips, hanging cast:** Gips bis hoch in die Achsel ziehen → kurzer Schaft kann auf N. radialis drücken. An Polsterung des Ellenbogens denken (N. ulnaris, Epikondylen). Zirkulären Gips sorgfältig spalten. **Cave:** Kompartmentsyndrom (▶ 15.3.9).

Bearbeitung nach Aushärtung
- **Spaltung:** postoperativ, nach Trauma und bei Entzündung Gips und Papierwicklung bis zur letzten Faser spalten. **Cave:** Kompartmentsyndrom (▶ 15.3.9).
- **Korrektur von Druckstellen:** Längsinzision und Aufbiegen mit Rabenschnabelzange.
- **Fenster:** Nach Aushärtung Gipsfenster aussägen und „Deckel" wieder lose anwickeln zur Vermeidung eines Fensterödems.
- **Keilen** (Ausgleich von Achsenfehlstellungen). Evtl. vorher Analgetika (▶ 2.12). Höhenlokalisation der Keilung nach Röntgenbild festlegen (Schnittpunkt der Fragmentachsen, nicht Frakturhöhe). Gips zu ⅔ von der „konvexen" Seite her einsägen, aufspreizen, Ergebnis mit Holz oder Kork im Keilspalt fixieren. Zur Sicherung Keilspalt mit Gipsbinde zugipsen, zur Stabilisierung bei Gehgipsen zusätzlich Longuette verwenden. Röntgenkontrolle obligatorisch!
- **Entfernung:** Zirkuläre Gipse mit der oszillierenden Säge (dem Pat. vorher an der eigenen Haut die Wirkungsweise demonstrieren) durch zwei seitliche Schnitte schalen und dann abheben. Gips immer über gut gepolsterten, weichen Partien spalten, niemals über dem Knochen aufsägen. Säge immer mit der Hand unterstützen, schrittweise vorgehen, nie Längszug → Verletzungsgefahr!
- **Unterschenkelliegegips, -gehgips, Sarmiento-Gips:** Sprunggelenk und Fußsohle genug wickeln, Zehenschutz nicht vergessen.

2.6.7 Schienen
- **Fingerschiene:** Ruhigstellung von einem oder mehreren Fingern oder Fingerteilen mit der Stack-Schiene: Kunststoffschiene zur Ruhigstellung des Endglieds eines Fingers, z.B. bei subkutanen Strecksehnenausrissen.
- **Ein- oder Zweifinger-Schiene:** biegbare Aluschienen zur Ruhigstellung von Fingern bei Weichteilverletzungen; sollen über das Handgelenk reichen. Ruhigstellung nicht ausreichend bei Sehnen- und Nervenverletzungen → Gipsschiene.
- **Cramer-Schiene:** biegbare Schiene mit Metallgitter innen und Polsterung außen. Temporäre Ruhigstellung, z.B. bei frischen Extremitätenverletzungen in der Ambulanz bis zur definitiven Versorgung durch OP oder Gips. Anwen-

dung auch z.B. bei Infektionen von Extremitäten bei gleichzeitiger Anwendung von feuchten Umschlägen.
- **Vorgefertigte halbstabile Schienen** (z.B. Sporlastic®-Schiene, Mecron®-Schiene, Tricodur® Carpal) bei chron. Sehnenreizungen, leichten Distorsionen oder Nachbehandlung nach Gipsverbänden.

2.6.8 Extensionen

Zur vorübergehenden Behandlung von Frakturen (z.B. Schenkelhalsfrakturen, Humerusfrakturen) bis zur definitiven operativen Behandlung oder als Anfangstherapie bei primär konservativer Therapie.

Technik: Bei Drahtextension Lokalanästhesie der Eintritts- und Austrittsstelle, bei Beckenfrakturen (Thompson-Schraube) ggf. Analgosedierung bzw. Kurznarkose notwendig. Mundschutz, Kopfhaube, sterile Handschuhe. Hautdesinfektion Kategorie III (▶ 2.1.2), Hautinzision, KD (2 mm) durch Knochen bohren, Begrenzungsscheiben und Bügel anbringen. Bei KD Bügel spannen, Draht kürzen und Spitzen umbiegen oder mit Schutz versehen (Gummihülse), Extensionsgewicht über Seilzug aufhängen (Femur/Tibia 10 % KG, Kalkaneus/Olekranon 5 % KG).

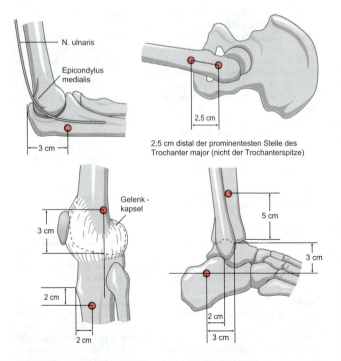

Abb. 2.16 Insertionspunkte für Extensionsdrähte [A300–190]

- **Thompson-Schraube:** Trochanter major am Oberschenkel bei Beckenfrakturen: in Kurznarkose kleiner infratrochantärer Schnitt und unter Bildwandlerkontrolle zentrales Einbringen der Schraube in den Schenkelhals. Zug in Richtung des Schenkelhalses.
- **Suprakondyläre Extension:** Femurfrakturen-Extension vom distalen Femur: von medial nach lateral am Übergang Femurschaft/Kondylen (oberer Patellarand), ventrales Femurdrittel.
- **Tibiakopfextension:** Tuberositas tibiae bei distalen Femurfrakturen von temporär bei Schenkelhals- oder per-/subtrochantären Frakturen von lateral nach medial am ventralen Drittel der prox. Tibia 2 cm distal des Fibulaköpfchens.
- **Kalkaneusextension:** bei Unterschenkelfrakturen; Fußlagerung in 20°-Außenrotation von medial nach lateral am distalen Drittel der Linie Innenknöchelspitze/Fersenrand.
- **Olekranonextension bei Humerusfrakturen:** Von medial nach lateral an der Ulna 5 cm prox. der Olekranonspitze.
- **Pflaster- oder Schaumstoffextension:** Bei Kindern, Zuggewicht wird durch Pflaster oder angewickelte Schaumstoffplatten übertragen.

2.7 Kleine chirurgische Eingriffe

Alle „kleinen" chirurgischen Eingriffe bedürfen einer ähnlich sorgfältigen Vorbereitung und gründlichen Aufklärung wie andere operative Eingriffe. Typischer Kunstfehler ist die Entfernung eines Halslymphknotens mit Läsion des N. accessorius ohne adäquate Aufklärung. Alle herausgeschnittenen Gewebeteile müssen unter Angabe von Krankheit, Symptomatik, Lokalisation und ggf. Angabe alter Befunde zur histologischen Untersuchung geschickt werden.

2.7.1 Inzision

Durch Schnitt Eröffnung der Körperoberfläche, um tiefergelegene Gewebeanteile zu entfernen oder pathologische liquide Raumforderungen (z.B. Abszess) zu eröffnen. Jede Operation beginnt mit einer Inzision.
- **Ind.:** Abszess-, Serom-, Hämatomentlastung, Fremdkörperentfernung. Inzision als Vorbereitung für Punktionen oder Einlagen von Drainagen.
- **Vorgehen:** Festlegen der Schnittführung unter Berücksichtigung der Hautlinien, ggf. genaue sonographische Lokalisation einer liquiden Raumforderung. Lokale Infiltrationsanästhesie oder Feldblock (▶ 2.3.1), Desinfektion (▶ 2.1.2) je nach Inzisionsgrund Kategorie I (z.B. Abszess), Kategorie II (z.B. Fremdkörperentfernung) oder ggf. III (z.B. Thoraxdrainage). Inzision mit 11er-Skalpell, ggf. Abstrich zur mikrobiologischen Untersuchung bei Entleerung liquider Raumforderung, Verband.

2.7.2 Exzision

Ausschneidung krankhafter, veränderter oder unklarer Gewebeanteile mit der entsprechenden Organoberfläche ohne Bezug auf Organgrenzen.
- **Ind.:** Exzision von Hauttumoren, Ulkusexzision.

- **Vorgehen:** Festlegen der Schnittführung, z.B. spindelförmiges Ausschneiden eines Hauttumors, Lokalanästhesie bei Exzisionen an der Körperoberfläche (nur bei größeren Weichteilexzisionen oder anderer Lokalisation alternative Anästhesieverfahren) (▶ 2.3). Desinfektion Kategorie II (▶ 2.1.2), Ausschneiden des Bezirks unter Wahrung des vorher festgelegten Sicherheitsabstands und Berücksichtigung kosmetischer Aspekte, Blutstillung (Diathermie), Wundverschluss und steriler Wundverband (▶ 2.4.3).

2.7.3 Exstirpation

Entfernung eines Organs oder eines umschriebenen Tumor- oder Gewebeanteils ohne Mitnahme der entsprechenden Organoberfläche.
- **Ind.:** Weichteiltumoren (z.B. Lipom), Atherom, Entfernung von Gewebeanteilen (z.B. Muskulatur) zu diagnostischen Zwecken.
- **Vorgehen:** Festlegen der Lokalisation des Befunds (ggf. sonographische Kontrolle) und der Schnittführung. Lokalanästhesie (▶ 2.3.1), je nach Größe und Lokalisation auch andere Anästhesieverfahren (▶ 2.3), Desinfektion Kategorie III (▶ 2.1.2), Inzision, vorsichtiges Präparieren auf den zu exstirpierenden Befund. Manche Weichteiltumoren haben einen „Stiel" → Ligatur, anschließend Präparat entfernen, Blutstillung (Diathermie), Wundverschluss (▶ 2.4.3), Verband.

2.7.4 Enukleation

Ausschälen eines intraparenchymatös gelegenen, pseudokapsulär begrenzten soliden oder liquiden Tumors.
- **Ind.:** Fibrome, Lipome, Zysten, Myome, Fibrome, Atherome, Tumoren.
- **Vorgehen:** Genaue Lokalisation (Sonographie) und Schnittführung bestimmen, Lokalanästhesie (▶ 2.3.1), bei tieferliegenden Strukturen ggf. andere Anästhesieverfahren (▶ 2.3), Desinfektion Kategorie III (▶ 2.1.2), Inzision, vorsichtige Präparation auf den Befund, sorgfältige Schonung wichtiger Gewebestrukturen. Zysten oder Atherome müssen mit der sie umgebenden Kapsel entfernt werden (Rezidivgefahr). Blutstillung, Wundverschluss (▶ 2.4.3), Verband.

2.7.5 Fremdkörperentfernung

Fremdkörper können Infekte, Granulationen, Schmerzen, Gewebeschäden verursachen → immer Entfernung anstreben. Allerdings darf zu große lokale Gewebeschädigung dadurch nicht entstehen.
- **Ind.:** Alle eingebrachten Fremdkörper. Ausnahmen sind multiple Einsprengungen durch winzige (Metall-)Fremdkörper, deren Entfernung unverhältnismäßige Gewebeschäden verursacht oder alt eingesprengte, reizlose einliegende Fremdkörper (z.B. alte Hammerschlagverletzung).
- **Vorgehen:** Pat. entsprechend lagern, ggf. Strahlenschutz für Pat. und Personal. Lokalisation sonographisch oder radiologisch (Bildwandler), ggf. Markierung unter BV-Kontrolle in 2 Ebenen mit Nadeln. Desinfektion, Lokalanästhesie, je nach Lokalisation ggf. auch andere Anästhesieform (▶ 2.3). Blutsperre bei Fremdkörpern an Händen oder Füßen anlegen. Inzision, vorsichti-

ge Präparation. Zum Fassen kleiner Fremdkörper Splitterpinzetten benutzen. Bei subungualen Splittern keilförmige Nagelexzision, dann Entfernung des Fremdkörpers mit Splitterpinzette. Bei Angelhaken Infiltration über der Hakenspitze, Durchstoßen der Spitze, bis der Widerhaken erscheint, Abknipsen mit der Zange, Zurückziehen des stumpfen Endes.
Tetanusschutz überprüfen, ggf. komplettieren (▶ 2.8.1). Meist offene Wundbehandlung nach Entfernung, Bäder, Betaisodona®-Verbände. Ggf. kurzfristige Antibiose.

 Die „schnelle" Fremdkörperentfernung gelingt selten. Gerade kleine Fremdkörper erfordern oft einen erheblichen Zeitaufwand.

2.7.6 Punktion Serom/Hämatom

Postoperativ aufgetretene Flüssigkeitsansammlungen können punktiert bzw. entlastet werden.
- **Ind.:** Sonographisch gut lokalisierbare und punktierbare Flüssigkeitsansammlungen ohne große Koagel oder organisierte Bestandteile.
- **Vorgehen:** Pat. aufklären, sonographische Lokalisation des Bezirks, Desinfektion, Eingehen mit einer relativ großlumigen Kanüle, Darstellen der Nadelspitze im Ultraschall, korrektes Platzieren der Nadel und Aspiration mit einer 20-ml-Spritze. Punktat ggf. zur mikrobiologischen Untersuchung einschicken. Verband, evtl. mit leichter Kompression. Punktion kann auch gekoppelt werden mit einer Drainageneinlage über einen Seldinger-Draht.

2.7.7 Sekundärnaht einer Wunde

Eine postoperativ aufgetretene Wunddehiszenz sollte, wenn ein Infekt ausgeschlossen ist, rasch sekundär vernäht werden.
Vorgehen: Wundinspektion, Desinfektion II (▶ 2.1.2), Abdecken (▶ 2.1.6), Lokalanästhesie (▶ 2.3.1), Wunde bei tiefer Dehiszenz ggf. mit Redon-Drainage versorgen, Subkutannaht (▶ 2.4.3), Hautnaht (▶ 2.4.3), Verband.

2.7.8 Ausschaltung Aneurysma spurium

Postinterventionell aufgetretenes Punktionsaneurysma (falsches Aneurysma), meist in der Leiste, gelegentlich Ellenbogen.
- **Ind.:** Alle Aneurysmata mit einem nicht zu breiten Hals (< 3 mm), die gut lokalisierbar und punktabel sind. Nicht geeignet sind Aneurysmata mit einem großen, verdrängenden Hämatom, das ohnehin operativ ausgeräumt werden muss.
- **Vorgehen:** Sonographische Lokalisation und Bestätigung des Aneurysma spurium, Feststellung der Ausschaltungsmöglichkeit. Vor der Intervention Pulsstatus dokumentieren! Aufklärung (Erfolgsquote 95 %, u.U. notfallmäßige OP bei Thrombosierung der tiefen Gefäße, ggf. Wiederholung und OP bei Misserfolg). Mit B-Bild- und Farbduplex dokumentieren. Desinfektion. Im B-Bild Nadelspitze lokalisieren und korrekt in das Aneurysma (nicht zu dicht an den Hals des Aneurysmas platzieren), dann Fibrinkleber (1–2 ml, z.B. Tis-

sucol®) applizieren. Im Ultraschall zeigt sich dann ein typisches „Nebelbild", danach Zuschalten der Farbe und Dokumentation des Ergebnisses. Pulsstatus dokumentieren. Becken-/Leistenkompressionsverband, 24 h Bettruhe, Duplex-Kontrolle am nächsten Tag.

2.8 Impfungen

Es ist ärztliche Aufgabe, für einen ausreichenden Impfschutz der von ihm betreuten Personen zu sorgen. Die Impfleistung des Arztes beinhaltet:
- Informationen über den Nutzen der Impfung und die zu verhütende Krankheit.
- Hinweise auf mögliche Nebenwirkungen und Komplikationen.
- Erhebung der Anamnese und der Impfanamnese einschließlich der Befragung über das Vorliegen möglicher Kontraindikationen.
- Feststellen der aktuellen Befindlichkeit zum Ausschluss akuter Erkrankungen.
- Empfehlungen über Verhaltensmaßnahmen im Anschluss an die Impfung.
- Hinweise zu Auffrischimpfungen.
- Dokumentation der Impfung im Impfpass bzw. Ausstellen einer Impfbescheinigung.

2.8.1 Tetanus

Infektion durch Clostridium tetani. Potenziell ist jede Wunde gefährdet. Jeder Pat. mit Gelegenheitswunde und unklarem oder fehlendem Tetanusschutz. Im Zweifelsfall immer Simultanimpfung.
- **Aktive Impfung:** Alle Personen 10 J. nach der letzten Auffrischungsimpfung und bei Pat. mit Verletzung, wenn Grundimmunisierung bzw. letzte Auffrischimpfung > 5 J. zurückliegt. Toxoidimpfstoff (z.B. 0,5 ml Tetanol® i.m.). Der Impfschutz beginnt 1 Wo. nach der 2. Impfung der Grundimmunisierung und dauert ca. 10 J. Auffrischimpfung durch einmalige i.m. Injektion.
- **Passive Impfung:** Exposition ohne ausreichenden Impfschutz: Simultanimpfung mit Tetanus-Antitoxin (z.B. Tetagam®) 250 IE i.m., bei ausgedehnten Verbrennungen 500 IE i.m.

Tab. 2.15 Tetanusimpfung

Impfschutz (letzte Impfung)	Saubere Wunden	Verschmutzte Wunden
< 5 J.	Keine Impfung notwendig	0,5 ml Tetanol®
5–10 J.	0,5 ml Tetanol®	0,5 ml Tetanol® + 250 IE Tetagam®
> 10 J.	0,5 ml Tetanol®	0,5 ml Tetanol® + 250 IE Tetagam®
unklar	0,5 ml Tetanol® + 250 IE Tetagam®	0,5 ml Tetanol® + 250 IE Tetagam®

2.8.2 Tollwut

Infektion mit dem Rabiesvirus, übertragen durch Speichel erkrankter Tiere (z.B. Bissverletzungen). Bei Krankheitsausbruch keine Therapie mehr möglich, Letalität 100 %. Impfungen sollten nach Bissverletzungen durch unbekannte und frei lebende Tiere oder Tiere mit unklarem Impfstatus erfolgen. Im Zweifelsfall Rücksprache mit der jeweiligen Tollwutimpfstelle halten.

Aktive Impfung: Postexpositionelle Aktiv-Immunisierung mit je 1 ml Tollwutvakzine an Tag 1, 3, 7, 14, 28 und 90. Zusätzlich bei Verletzungen offene Wundbehandlung, Wundexzision, H_2O_2-Spülung. Bei Verdacht Rücksprache mit Amtstierarzt, Tollwutschutzstelle und Gesundheitsamt.

> **Meldepflicht**
> Namentlich meldepflichtig sind Krankheitsverdacht, Erkrankung und Tod sowie der direkte oder indirekte Erregernachweis bei akuter Infektion.

2.9 Punktionen, Injektionen und Drainagen

2.9.1 Allgemeines, Injektionstechnik

- Bei jeder Ampulle kontrollieren. Wirkstoff, Verfallsdatum. Bei bereits aufgezogenen Spritzen Ampulle zeigen lassen.
- Spritzeninhalt kontrollieren: Klar, Ausfällung, Trübung?
- Keine Mehrfachverwendung angebrochener Flaschen oder Ampullen.
- Hautdesinfektion Kategorie I (i.m. Injektion Kategorie II), ▶ 2.1.2.
- Nach dem Einstechen richtige Lage der Kanüle durch Aspiration prüfen: bei i.c.-, s.c. und i.m. Injektionen darf kein Blut aspiriert werden.
- Nach Zurückziehen der Kanüle Einstichstelle komprimieren.
- KO: Blutung, Infektion, Entzündung.

2.9.2 Intrakutane, subkutane, intramuskuläre Injektion

- **Intrakutane Injektion:** Quaddelung, Allergietestung. Feine Kanüle (25 G/0,5 – braun) sehr flach zur Hautoberfläche einführen, Aspirationsversuch. Intrakutane Quaddel setzen: Haut erscheint weißlich. Maximal 0,1 ml pro Stich applizierbar.
- **Subkutane Injektion:** Gabe z.B. von Heparin, Insulin oder Analgetika. Applikationsorte sind Oberschenkel, Ober-/Unterarm, Unterbauch, evtl. Rücken. Hautfalte leicht anheben und im Winkel von ca. 45° einstechen. Geeignete Kanüle: 23 G/0,63 – blau oder 25 G/0,5 – braun.
- **Intramuskuläre Injektion:** U.a. Impfungen, Analgetika. Desinfektion Kategorie II (▶ 2.1.2), Infektionsrisiko höher (Spritzenabszess). Lange Kanüle: 21 G/0,8, beim Normalgewichtigen mind. 4 cm lang, beim Übergewichtigen mind. 7 cm. Max. 5 ml pro Einstich applizierbar.

2.9.3 Periphere Venenpunktion

Intravenöse Injektion, Blutabnahme
- **Ind.:** Alle i.v. applizierbaren Medikamente, Laborabnahme.
- **Applikationsorte:** Ellenbeuge, Unterarm, Handrücken, V. jugularis externa, Fußrücken (Thrombosegefahr), V. femoralis (Notfall).
- **Vorgehen:** Geeignete Vene aufsuchen, Stauschlauch proximal nicht zu fest anlegen, Desinfektion Kategorie I (▶ 2.1.2), mit Kanüle 21 G/0,8 – grün oder mit Butterfly Größe 19 G/1,1 – weiß oder 21 G/0,8 – grün (Kanüle disloziert beim Wechseln der Spritze bei mehreren Medikamenten eher als Butterfly), Kanüle im Winkel von ca. 30° zur Haut (bei gleichzeitiger Fixierung nach distal) einstechen, Lagekontrolle durch Aspiration.
  - **Injektion:** Öffnen der Stauung, langsam injizieren (1–3 ml/Min.), sofern keine andere Medikamentenvorschrift besteht.
  - **Blutabnahme:** Aufsetzen des notwendigen Adapterstücks und der jeweiligen Röhrchen. Reihenfolge: BB, Gerinnung (nicht als Erstes oder am Schluss → Verfälschung der Gerinnungsparameter) , Elektrolyte und übrige Werte. Trockenen Tupfer auflegen. Nach Herausziehen der Kanüle Einstichstelle komprimieren und Arm anheben lassen.

> **Tipps bei schwierigen Venenverhältnissen**
> - Arm reiben und leicht beklopfen. Großzügig Alkoholspray (wirkt dilatierend).
> - Arm senken und Pat. vor Anlegen des Stauschlauchs mehrmals Hand zur Faust schließen lassen („pumpen").
> - Arm in heißes Wasser tauchen (alternativ mit heißen Tüchern umwickeln), sorgfältig alle möglichen Punktionsstellen palpieren. Achtung: Verfälschung von Gerinnungs- und Elektrolytwerten bei minutenlanger Stauung.
> - Bei „Rollvenen" Vene optimal zwischen den Fingern oder durch Spannen der Haut fixieren und Y-förmigen Zusammenfluss wählen.
> - Bei dünnen, oberflächlichen Venen kann das Aufsprühen von Nitrolingual-Spray® auf die Haut eine Kaliberzunahme bewirken.
> - Statt Stauschlauch Blutdruckmanschette anlegen und zwischen systolischen und diastolischen Wert einstellen.
> - Immer zuerst sorgfältig suchen und palpieren. Bei mehreren erfolglosen Versuchen Kollegen/-in rufen.

Vena-femoralis-Punktion
Lage der V. femoralis: (Merkspruch: **IVAN** – von **i**nnen: **V**ene, **A**rterie, **N**erv).
- **Ind.:** Venöse Blutentnahme bei Scheitern einer anderen Entnahmestelle, Notfallzugang. Zugang für zentrale Katheter als Ultima Ratio.
- **Vorgehen:** Pat. in Rückenlage, leichte Außenrotation des Beins. Desinfektion der Leistengegend (Kategorie II ▶ 2.1.2). Femoralarterie mit dem 2. und 3. Finger der nicht punktierenden Hand sicher palpieren und fixieren. Lokalisation mit Ultraschall (▶ 3.8.12). Etwa 1 cm medial der Arterie von innen (Winkel zum Gefäßverlauf ca. 45°) auf die Mitte des Leistenbands hin punktieren (21 G/0,8, evtl. lang) und mit einer 20-ml-Spritze unter Aspiration vor-

schieben. Kommt kein Blut, Kanüle langsam unter Sog zurückziehen, bis Blut angesaugt wird. Nach Beendigung Kanüle schnell zurückziehen und Einstichstelle für mind. 3 Min. komprimieren.

Legen von Venenverweilkanülen
Möglichst distal (Handrücken) beginnen, da nach Venenentzündungen und lokalen Thrombosen evtl. weitere Punktionen nötig sind. Weitere Reihenfolge: Unterarm, Ellenbeuge.
- **Material:** Verweilkanüle (Braunüle®, Viggo®, Abbocath®) verschiedener Größen (Standard beim Erwachsenen für wässrige Lösungen: 17 G/gelb oder 18 G/grün), Pflasterverband, 5 ml physiologische NaCl-Heparin-Lösung zum Durchspülen der Braunüle, evtl. Mandrin zum Verschließen.
- **Vorgehen:** Desinfektion Kategorie II (▶ 2.1.2). Venen prox. stauen, Haut fixieren. Zunächst Haut rasch durchstechen und Vene flach punktieren. Wenn Blut am transparenten Kanülenansatz einströmt, Kanüle ca. 5 mm weiter im Venenlumen vorschieben. Punktionsnadel zurückziehen und Kanüle weiter vorschieben. Stauschlauch lösen. Punktionsnadel ganz entfernen, Kanüle fixieren und ggf. regelmäßig durchspülen (mit NaCl 0,9 % oder 200 IE Heparin, z.B. 1 Amp. Vetren®). Besonders bei unruhigen Pat. zusätzlich zur Pflasterfixation Umwickelung mit Mullbinde.
- **Komplikationen:**
    - Vene „platzt": Evtl. Vene zu steil punktiert und Hinterwand durchstochen oder „bindegewebsschwache" Gefäße (z.B. Glukokortikoid-Therapie) → sofort nach Punktion Stauschlauch lösen oder Punktionsversuch ohne Stauung.
    - Schmerzhafte Punktion: Hautpunktion zu flach oder Punktion durch „Desinfektionsmittelpfütze".
    - Paravenöse Infusion oder Thrombophlebitis → Verweilkanüle entfernen. Jede druckdolente Verweilkanüle entfernen. Je nach Schwere der Reizung Arm hochlagern und ruhigstellen, lokale antiphlogistische Verbände, z.B. Heparinsalbe, NaCl-Verband.
    - Kunststoffkanüle lässt sich nicht vorschieben, obwohl sie im Lumen liegt: evtl. störende Venenklappe → mit NaCl durchspülen und gleichzeitig vorschieben.
    - Bei Kindern dünne Kanülen (z.B. Microcath®) mit aufgesetzter NaCl-Spritze verwenden, Punktion der Vene und unter langsamer Spülung vorschieben.

2.9.4 Zentraler Venenkatheter (ZVK)
- Periphere Zugangswege: V. basilica, V. cephalica.
- Zentrale Zugangswege: V. subclavia, V. jugularis int., V. brachiocephalica, V. jugularis ext.
- **Ind.:** Hypovolämischer oder kardiogener Schock, Z.n. Reanimation, sicherer Zugang zur V. cava sup. für hochkalorische parenterale Ernährung, fehlende Möglichkeit eines peripheren Venenzugangs.
- **KI** (relativ): im Notfall in der Ambulanz keine! Gerinnungsstörung, Adipositas, extremes Lungenemphysem (V. cephalica).

- **Material:** Einmalpunktions-Set mit Plastikkatheter 14 G oder 16 G, ca. 70 cm lang für V. basilica und V. cephalica, ca. 30 cm lang für V. jugularis und V. subclavia. 10-ml-Spritze mit steriler Kochsalzlösung, 10–20 ml 1 %iges Lidocain mit Kanülen (z.B. 21 G – grün). Sterile Handschuhe, Tücher und Mundschutz.
- **Vorbereitung:** Rasieren, Desinfektion Kategorie II (▶ 2.1.2) und steriles Abdecken der Haut. Lokalanästhesie.

Periphere Zugangswege (V. basilica, V. cephalica)

- **Vorteil:** Geringe Infektionsgefahr, geringe Blutungsgefahr bei Gerinnungsstörungen.
- **Nachteil:** Thromboseneigung, zeitaufwändig, große Variabilität der Anatomie.
- **Vorgehen:** Punktionsort ist die Ellenbeuge. Verwendung von Einmalpunktionssets (z.B. Cavafix®), evtl. Lokalanästhesie. V. basilica (medial) bevorzugen, da die V. cephalica (lateral) rechtwinklig in die V. subclavia einmündet und der Katheter sich von dort manchmal nicht mehr weiterschieben lässt, dann evtl. Arm abduzieren. Einführungslänge vorher abschätzen.

Jugularis-interna-Punktion (transmuskulärer Zugang)
Vorgehen:
- Kopftieflage, Kopf zur Gegenseite gedreht.
- Punktionsort: Etwas unterhalb der sichtbaren Kreuzungsstelle der V. jug. externa mit dem M. sternocleidomastoideus und ca. 1 cm lateral der tastbaren A. carotis.
- Bei der Lokalanästhesie durch Aspirationsversuche (Probepunktion in der unten angegebenen Richtung) Lage der V. jugularis bestimmen.
- Unter Palpation der A. carotis (postero-medial der V. jugularis) Punktionskanüle transmuskulär im Winkel von ca. 30° zur Haut unter Aspiration auf den medialen Rand des klavikulären Muskelansatzes vorschieben. In 3–4 cm Tiefe wird die V. jug. int. erreicht. Vorschieben der Plastikkanüle unter Zurückziehen der Punktionsnadel. Alternativ sonographisch gesteuerte Punktion (▶ 3.8.12).
- Weiteres Vorgehen wie unter Subklaviapunktion beschrieben. Aufheben der Kopftieflage erst nach Anschluss an das Infusionssystem.
- Röntgenkontrolle obligatorisch.

Subklaviapunktion, infraklavikulärer Zugang
Vorgehen:
- Lagerung: Kopftieflage, Kopf zur Gegenseite gedreht. Arm des Pat. abduzieren und außenrotieren (übersichtlichere anatomische Verhältnisse).
- Punktionsort (▶ Abb. 2.18). Unmittelbar infraklavikulär in der Medioklavikularlinie. 1–2 ml des Lokalanästhetikums als „Depot" unmittelbar an das Periost der Klavikula setzen, mit weiteren 3–4 ml das umgebende Gewebe infiltrieren.
- Einbringen der Punktionskanüle zwischen aufgesetztem 2. und 3. Finger der nicht-punktierenden Hand unter ständiger Aspiration mit aufgesetzter 10-ml-NaCl-Spritze. Zunächst Haut annähernd senkrecht durchstechen, dann Punktionskanüle an die Dorsalfläche der Klavikula heranführen.
- Punktionskanüle horizontal unter der Klavikula und in ständigem Kontakt zu ihr in Richtung auf die obere Begrenzung des Sternoklavikulargelenks vorschieben. Der Winkel zur Thoraxoberfläche beträgt etwa 30°.

- Nach Überwinden des Widerstands (Lig. costoclaviculare) erreicht man die V. subclavia in 4–6 cm Tiefe. Intraluminale Lage durch mühelose Blutaspiration kontrollieren. Kunststoffkanüle ins Lumen vorschieben und Stahlkanüle entfernen.
- Je nach Technik (z.B. Seldinger-Technik, ▶ Abb. 2.17) Katheter re. 10–15 cm, li. 15–20 cm weit einführen. Eindringtiefe des Katheters mit dem außen angelegten Führungsdraht abschätzen. **Cave:** Katheter niemals gegen Widerstand vorschieben.
- Infusionssystem mit 3-Wege-Hahn anschließen. Kopftieflage aufheben.
- Erneut intravasale Lage prüfen, Katheter gut fixieren, ggf. Naht, steriler Verband.
- Anschließend obligate Röntgenkontrolle. Richtige Lage: untere V. cava sup., ca. 2 cm oberhalb der Einmündung in den rechten Vorhof (Katheterspitze befindet sich außerhalb des Perikardbeutels) oder noch im rechten Vorhof (d.h. im Rö.-Bild ca. 3 cm unterhalb des Sternoklavikulargelenks). Ggf. Lagekorrektur, diese auch auf dem Röntgenbild vermerken (z.B. „3 cm zurück").

Komplikationen
Pneumothorax, Hämatothorax, Hämatom, Luftembolie, Verletzung Plexus brachialis, Herzrhythmusstörungen bei Katheterfehllage, Endokardverletzung, Venenthrombose.

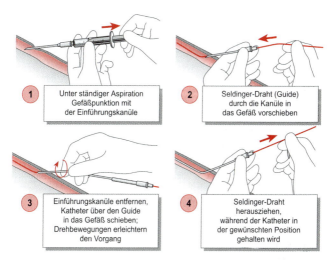

Abb. 2.17 Seldinger-Technik. Häufig angewandte Technik bei zentralvenösen oder arteriellen Punktionen. Der Katheter wird über einen Führungsdraht (Mandrin) in das Gefäß vorgeschoben. **Vorteil:** Geringere Traumatisierung, niedrigeres Infektionsrisiko [A300–106]

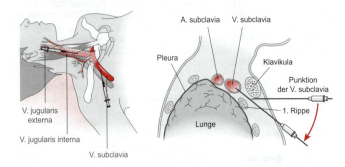

Abb. 2.18 Punktion von V. jugularis int., V. jugularis ext. und V. subclavia [A300–106]

2.9.5 Arterielle Punktion

- **Ind.:** BGA (notfallmäßig in der Ambulanz, wenn Bestimmung aus Kapillarblut nicht ausreicht), Arteriographie.
- **KI:** Erhöhte Blutungsneigung, Infektionen bzw. Lk-Schwellungen im umliegenden Gewebe. Punktionsorte: A. femoralis, A. radialis, A. brachialis.
- **Material:** Spezielle BGA-Spritze oder heparinisierte 2- bis 5-ml-Spritze mit dünner Kanüle (24 G – lila für A. radialis, normale Kanüle = 21 G – grün für A. femoralis). Desinfektion Kategorie II, Handschuhe.
- **Vorgehen:** Vorgehen zunächst wie bei Punktion V. femoralis, A. femoralis liegt lateral der V. femoralis, bei gelungener Punktion pulsierende Blutsäule in der Kanüle. Nach der Punktion Punktionsstelle mind. 5 Min. komprimieren. BGA-Röhrchen luftdicht halten und schnell ins Labor transportieren lassen.

2.9.6 Pleurapunktion

- **Ind.:** Diagnostische oder therapeutische Punktion eines Ergusses, Zytostatikainstillation, Pleuraempyem, Pneumothorax. **Cave** bei Blutungsanomalien (z.B. Hämophilie, Marcumar®).
- **Material:** Punktions-Set mit Rotandaspritze oder 50-ml-Spritze mit 3-Wege-Hahn und sterilen Verbindungsschläuchen, Punktionskanüle (Abbocath®, Braunüle®) 16 G – grau oder 17 G – gelb. 10 ml 1 %iges Lidocain mit 2 Kanülen (25 G – braun und 21 G – grün). 4–5 Proberöhrchen, steriles Gefäß für mikrobiologische Untersuchung, großes Gefäß. 2 Paar sterile Handschuhe, Desinfektionslösung, braunes Pflaster, sterile Tupfer.
- **Vorgehen:** Evtl. Prämedikation mit Antitussivum (z.B. Paracetamol 1 g und Kodein 40 mg). Pat. mit angehobenem Arm bequem sitzend platzieren. Pleuraerguss perkutieren und sonographisch aufsuchen bzw. anzeichnen (echoarme Raumforderung oberhalb der Zwerchfellkontur), Punktionsstelle dorsolateral in der hinteren Axillarlinie oder Skapularlinie im angezeichneten Bereich. Hautdesinfektion Kategorie II (▶ 2.1.2). Mit 1 %igem Lidocain am Rippen-

oberrand Lokalanästhetikumdepot setzen (25-G-Kanüle). Tieferliegendes Gewebe bis auf die Pleura parietalis infiltrieren (21-G-Kanüle). Durch Probepunktion die Eindringtiefe für die Punktionskanüle erkunden. Punktionskanüle senkrecht zur Haut knapp oberhalb des oberen Rippenrands unter sonographischer Kontrolle (▶ 3.8) einstechen. Ständige Aspiration mit aufgesetzter Spritze. Sobald sich Pleuraflüssigkeit aspirieren lässt, Stahlnadel zurückziehen (Pneumothoraxgefahr) und Plastikkanüle vorschieben. Während Valsalva-Manöver ersten Schlauch, auf den unter sterilen Kautelen ein 3-Wege-Hahn montiert wurde, auf das Kanülenende setzen (Zwei-Schlauch-System). 20-ml-Spritze auf 3-Wege-Hahn setzen und Pleuraflüssigkeit abziehen (Entnahme für Mikrobiologie). 50-ml-Spritze auf 3-Wege-Hahn montieren, füllen, 3-Wege-Hahn drehen und Flüssigkeit durch den Schlauch ins Gefäß spülen, 3-Wege-Hahn zurückdrehen, Spritze erneut füllen. Vorgang wiederholen bis:
– Max. 1,5 l/Sitzung abpunktiert sind (Gefahr des entlastungsbedingten Lungenödems).
– Hustenreiz (durch Reiben der Pleurablätter) vollständige Drainage ankündigt.
– Mit erneutem Valsalva-Manöver Kanüle entfernen, Kompression, Pflasterverband. Abschließend immer Röntgenkontrolle. Inspiratorische Aufnahme (Resterguss), exspiratorische Aufnahme (Pneumothorax).

- Pleurapunktion bei starkem Hustenreiz und Unruhe des Pat. abbrechen.
- KO: Pneumothorax (▶ 5.3.10), Hämatothorax (▶ 5.3.11), Infektion, Verletzung der Interkostalgefäße, Lungenödem, Verletzung intraabdomineller Organe.

2.9.7 Peritonealpunktion

- **Ind.:** Bakteriologische, zytologische, enzymatische Aszitesdiagnostik sowie notfallmäßig bei unklarem Bauchtrauma und sonographisch nachgewiesener freier Flüssigkeit (Blut?), Abszessdrainage.
- **KI:** Keine bei sonographisch gesteuerter Punktion außer große Ovarialzyste, Hydronephrose, Schwangerschaft. Vorsicht bei hämorrhagischer Diathese und hepatischem Präkoma.
- **Vorgehen:** Blase wenn möglich entleeren, beim traumatisierten Pat. Blasenkatheter, Hautdesinfektion Kategorie II (▶ 2.1.2), Lokalanästhesie (25 G). Sonographisch optimalen Punktionsort bestimmen, i.d.R. am Übergang vom äußeren zum mittleren Drittel der Linie vom Nabel zu Spina iliaca ant. sup. oder in der Medianlinie (▶ 3.8.2). 20-ml-Spritze mit grüner Kanüle (21 G) unter Aspiration in die Peritonealhöhle einführen (leichter Widerstand bei Durchstechen der Faszienschicht). Spritze füllen, Nadel zurückziehen, Pflasterverband.

2.9.8 Gelenkpunktionen

- **Ind.:** Entspannung der Gelenkkapsel → Schmerzerleichterung durch Flüssigkeits- und Hämatomentfernung, ggf. zur Injektion von Medikamenten (z.B. Glukokortikoide). Diagnostisch zur Gewinnung von Synovialflüssigkeit bei

unklaren Arthritiden und zur Differenzierung eines posttraumatischen Gelenkergusses (Blut, Fettaugen).
- **KI:** Infektionen, Hautläsionen in Punktionsnähe.

> - Strengste Indikationsstellung, streng aseptische Kautelen.
> - Aufklärung des Pat., am besten schriftlich (bis Gelenkempyem mit Gelenkversteifung).

- **Vorgehen:** Bequeme Lagerung des Pat., keine Rasur, Einmalunterlage, Hautdesinfektion Kategorie III (▶ 2.1.2), Mundschutz, sterile Handschuhe, Kopfbedeckung, steril abdecken. Lokalanästhesie, Stichinzision mit spitzem (11er-)Skalpell, Vorschieben der Nadel bis in das Gelenk, Aspiration von Synovialflüssigkeit. Asservierung des Materials für Mikrobiologie, Labor. Dokumentation von Menge, Aussehen und Beschaffenheit des Punktats. Nach Punktion Pflaster, an Extremitäten elastische Wickelung. Instruktion des Pat., sich bei Problemen (Überwärmung, Schmerzen, Fieber, Schwellung des Gelenks) sofort vorzustellen bzw. in ärztliche Behandlung zu begeben.

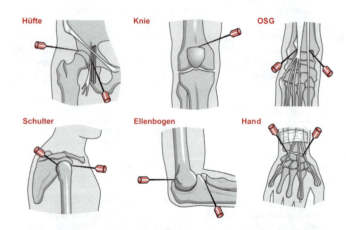

Abb. 2.19 Gelenkpunktion an Hüfte, Knie, OSG, Schulter, Ellenbogen, Hand [A300–190]

Schultergelenk
Vorgehen:
- Dorsaler Zugang (zur Injektion): Im Sitzen günstig, Arm innenrotiert. Einstich 2 cm med. und 2 cm dist. des Angulus acromialis. Zielrichtung Proc. coracoideus.
- Ventraler Zugang (zur Punktion): Rückenlage, Oberarm leicht außenrotiert und abduziert. Einstich 1 cm kaudal und lateral des Proc. coracoideus. Leicht med. Richtung.

Ellenbogengelenk
Vorgehen:
- Lateraler Zugang: Unterarm 90° gebeugt, proniert, aufgelegt. Tasten des Gelenkspalts zwischen Radiusköpfchen und Capitulum radii unter Rotation.
- Dorsaler Zugang: Prox. Olekranonspitze, Trizepssehnenansatz durchstechen. Zur völligen Entleerung des Gelenks beide Zugänge wählen.

Handgelenk
Vorgehen:
- Dorso-radialer Zugang: Hand volar flektiert, leicht ulnar abduziert. Einstich zwischen die Sehnen des M. ext. pollicis longus und M. ext. indicis direkt dist. des Proc. styloideus radii.
- Dorso-ulnarer Zugang: Radial vom Proc. styloideus ulnae am ulnaren Rand der Kleinfingerextensorensehne.

Hüftgelenk
Vorgehen:
- Ventraler Zugang: Puls der A. femoralis soll 2 cm medial der Punktionsstelle liegen. Mit überlanger Kanüle (19/21-G-Spinalnadel) punktieren.
- Lateraler Zugang: Oberschenkel abduziert und innenrotiert. Trochanterspitze tasten. Punktionsrichtung senkrecht zur Körperlängsachse, parallel zur Unterlage.

Kniegelenk
Vorgehen:
- Lateraler Zugang max. Kniestreckung, entspannte Oberschenkelmuskulatur, Patella evtl. anheben und unterhalb punktieren.
- Lateral-proximaler Zugang (bei starkem Erguss): Punktion des Recessus ca. 1,5 cm proximal-lateral der Patella.
- Ventraler Zugang (Injektion): Pat. sitzt, Unterschenkel hängt. Dreieck Tibiakante, Femurkondylus und Patellarsehne aufsuchen. Einstich im Zentrum.

Oberes Sprunggelenk
Vorgehen:
- Ventro-medialer Zugang: Sehne des M. tibialis ant. bei aktiver Dorsalextension des Fußes tasten und Gelenkspalt med. der Sehne unter Gelenkbewegung suchen. Leichte Plantarflexion, Einstich leicht prox. ansteigend.
- Ventro-lateraler Zugang: Sehne des M. extensor digitorum longus bei aktiver Dorsalextension des Fußes tasten. Einstich lateral im Winkel zwischen Außenknöchel und Tibiabasis.

2.9.9 Harnblasenpunktion/-katheter

Ind.: Harnretention (neurogen, Prostataadenom, Harnröhrenstriktur), notfallmäßig bei akutem Harnverhalt, diagnostisch zur Gewinnung von Harnblasenurin.

Immer unter streng aseptischen Bedingungen und ohne jegliche Gewaltanwendung!

Transurethrale Katheterisierung
- **Vorgehen bei Männern:**
  - Pat. in Rückenlage. Äußeres Genitale desinfizieren (ohne sterilen Handschuh). Gleitmittel (z.B. Instillagel®), sterile Tupfer, nicht-alkoholisches Desinfektionsmittel (z.B. Braunol®), Lochtuch, Urinbeutel, Blockerspritze und Katheter (Tiemann-Katheter 16–18 Ch) bereitlegen. Sterile Handschuhe anziehen, Lochtuch auflegen.
  - Mit linker Hand Penis halten, Vorhaut zurückstreifen und Harnröhrenöffnung spreizen (linke Hand jetzt unsteril). Glans penis und Meatus urethrae dreimal mit jeweils neuem Tupfer desinfizieren. Gelspritzenkonus in Urethra einführen, Gel langsam instillieren. 30 Sek. warten.
  - Katheterende zwischen kleinem Finger und Ringfinger der rechten Hand einklemmen, Katheterspitze mit rechtem Daumen und Zeigefinger fassen. Penis mit der linken Hand nach oben strecken und Katheter ca. 15 cm in die Harnröhre vorschieben (Krümmung nach kranial). Wird Widerstand spürbar, Penis gestreckt absenken und Katheter weiterschieben, bis Urin fließt. **Cave:** Passage nicht erzwingen (Via falsa). Ggf. kleineren Katheter verwenden.
  - Urinbeutel anschließen. Katheter 5 cm weiter vorschieben, Ballon mit 10 ml Aqua dest. (kein NaCl, Ventilverkrustung) blocken. Vorsichtig zurückziehen, bis man einen federnden Widerstand spürt. Präputium wieder vorschieben.
- **Technik bei Frauen:**
  - Rückenlage mit angezogenen Beinen, Fersen zusammenstellen, Knie nach außen. Vulva von ventral nach dorsal desinfizieren. Sterile Handschuhe anziehen. Lochtuch so platzieren, dass die Harnröhrenöffnung sichtbar ist.
  - Mit linker Hand Labien spreizen und kleine Schamlippen dreimal desinfizieren. Zuletzt Harnröhrenöffnung desinfizieren. Der letzte Tupfer wird in den Vaginaleingang eingebracht. Desinfektionstupfer mit Pinzette halten, nur einmal verwenden.
  - Mit neuer Pinzette Katheter in die Harnröhre einführen. Wenn Urin fließt, ca. 5 cm weiter vorschieben. Blockballon mit 10 ml Aqua dest. füllen. Vorsichtig zurückziehen, bis man einen federnden Widerstand spürt. Tupfer aus dem Vaginaleingang entfernen.
- **Komplikationen:**
  - Harnröhrenverletzung (Via falsa): > 80 % aller Harnröhrenstrikturen sind iatrogen verursacht.
  - Blutung aus der Harnröhre.
  - Harnwegsinfektionen → Urosepsis möglich.

Suprapubischer Blasenkatheter
- **Ind.:** Urethralstenosen und -verletzungen, länger dauernde Urinableitung, Harngewinnung (Gefahr der Keimverschleppung geringer als bei transurethralem Katheter).
- **KI:** V.a. Blasenkarzinom.
- **Material:** Zystostomie-Set (z.B. Cystofix®, 10-ml Lokalanästhetikum mit Kanüle (22G), Skalpell (Nr. 11), steriles Lochtuch, sterile Handschuhe, Einmalrasierer.

2.9 Punktionen, Injektionen und Drainagen

- **Vorgehen:** Blase palpieren und perkutieren, sonographische Kontrolle der Blasenfüllung und -lage. Wenn zu wenig gefüllt, retrograde Füllung über transurethralen Katheter oder orale Flüssigkeitsgabe. Rasur und Desinfektion Kategorie II (▶ 2.1.2), Infiltrationsanästhesie 2–3 cm über der Symphyse. Zur Lokalisationshilfe mit noch liegender Anästhesienadel Punktionsversuch. Stichinzision der Haut mit Einmalskalpell. Punktionsbesteck vorbereiten und Katheter in Kanüle einführen (darf Kanülenschliff nicht überragen). Punktionsnadel senkrecht zur Haut in die Blase einführen, Katheter vorschieben, danach Punktionskanüle zurückziehen und entfernen. Neuere Katheter haben einen zweiten Kanal zum Blocken (i.d.R. 3 ml). Katheter mit Naht oder Folienverband fixieren, steriler Verband.
- **Wechsel einer suprapubischen Zystostomie:**
  - Vorbereitung wie oben.
  - Blase über Katheter mit 100–200 ml NaCl 0,9 % füllen.
  - Annaht lösen.
  - Einlage eines flexiblen Drahtes über den liegenden Katheter (im Wechselset enthalten).
  - Alten Katheter entfernen und neuen Katheter über den Draht einführen.
  - Mit Hautnaht fixieren.
  - Bei Ballonzystostomie oder länger liegendem, nicht blockendem suprapubischen Katheter entsteht ein etablierter Kanal → Wechsel ohne Führungsdraht möglich (Gleitmittel verwenden).

2.9.10 Wunddrainagen

Redon-Drainage
- **Ind.:** Reduzierung einer postoperativen Serom- oder Hämatombildung bei primären oder sekundärem Wundverschluss.
- **Vorgehen:** Schlauch (verschiedene Größen verfügbar) auf Führungsspieß montieren, aus der Wunde von innen nach außen durch die Haut ausleiten. Redon-Schlauch wird mit Faden oder Pflaster fixiert und mit Vakuumflasche verbunden.

Gummilasche oder Penrose-Drainage
- **Ind.:** Verhinderung eines vorzeitigen Wundverschlusses bei kleinen oder infizierten Wunden.
- **Vorgehen:** Drainage mit Sicherheitsnadeln oder Naht sichern. Nach 24–36 h kürzen, nach 3–5 d entfernen.

2.9.11 Magensonde

- **Ind.:** Diagnostik, therapeutisch bei Ileus, postoperativ nach abdominellen Eingriffen, als Ernährungssonde, Sonde zur Sekretabsaugung: Sofortmaßnahme in der Ambulanz bei Ileus zur Magenentlastung präoperativ.
- **Vorgehen:** Pat. das Vorgehen erklären, Zahnprothesen entfernen; Rachen- und Schleimhautanästhesie (Lidocain-Spray®), Sonde wird durch Aufbewahrung im Kühlschrank steifer: beim 1. Versuch besser zu schieben. Pat. sitzend, Sonde durch Mund oder Nase einführen, dabei soll Pat. tief durchatmen und

während des Schiebens schlucken (evtl. Wasser trinken lassen). **Cave:** Sollte der Pat. Hustenreiz oder Luftnot verspüren offensichtlich tracheale Fehllage → sofort zurückziehen. Mit einer Spritze Luft einblasen und Auskultation im epigastrischen Winkel (typisches Blubbern).

2.9.12 Magenspülungskatheter

- **Ind.:** Notfallmäßig bei oraler Intoxikation, bewusstseinsgetrübten Pat. nach peroraler Intoxikation und Aspirationsgefahr, wenn Erbrechen nicht auslösbar.
- **KI (relativ:):** Orale Aufnahme von Säuren, Laugen, Schaumbildnern, organischen Lösungsmitteln, bekannten Ösophagusvarizen, Z.n. gastrointestinaler Operation vor kurzer Zeit.
- **Material:** Beißkeil, Spülschlauch, Verbindungsschlauch, Trichter, ca. 10 Liter körperwarmes Wasser, 2 Eimer.
- **Technik:** Stabilisierung und Monitoring des Pat., evtl. Stand-by durch Anästhesie; Gummischürze anziehen, Inspektion Mund- und Rachenraum, Zahnprothesen entfernen. Stabile Seitenlage und leichte Kopftieflage (15°), Beißkeil. Fingerdicke Spülsonde (max. 18 mm AD, anfeuchten, kein Xylocaingel®), vorsichtig oral einführen und Pat. zum Schlucken auffordern. Ca. 35–50 cm vorschieben; Lagekontrolle: Bei nicht intubiertem Pat. versehentliche tracheale Sondenlage ausschließen (kein atemsynchroner Luftstrom am Schlauchende). Mit Blasenspritze 50 ml Luft injizieren, dabei Auskultation im Epigastrium → bei korrekter Lage typisches „Blubbern" zu hören. Sondenende tiefhängen, Magensaft ablaufen lassen und asservieren. Trichter mit Verbindungsschlauch auf Sondenende aufsetzen, anheben und 300–500 ml Wasser einlaufen lassen. **Cave:** bei Säuglingen und Kleinkindern Spülung mit isotoner Lösung in Portionen von 4 ml/kg. Trichter unter Kopfniveau absenken und Flüssigkeit ablaufen lassen, ggf. erneute Asservation, Vorgang wiederholen, bis mit ca. 10 Litern gespült wurde, am Ende 50–100 g Kohle und Abführmittel instillieren. Schlauch abklemmen (Aspirationsgefahr) und rasch entfernen. Ggf. Magensonde legen (▶ 2.9.11).

2.9.13 PEG

Enterale, nicht-orale Ernährung durch eine Sonde, die direkt per gastroskopischer Technik durch die Bauchwand in den Magen platziert wird (perkutane endoskopische Gastrostomie).

- **Ind.:**
  - Stenosen des oberen GIT, Schluckstörungen (z.B. nach Apoplex, SHT, apallischem Syndrom), geriatrische Erkrankungen (z.B. Morbus Alzheimer), Tumorkachexie
  - Methoden: Fadendurchzugstechnik (Pull-Methode) oder Push-PEG (Direktpunktion)
- **Komplikationen:**
  - Fehlpunktion, Wundinfektion, Peritonitis, Verstopfung der Sonde, Sondendislokation/Verlust.
  - KI: Schwere Blutgerinnungsstörungen, Organ-Interposition im Stichkanal, Peritonealkarzinose.
  - Peritonitis, nicht behandelter ausgeprägter Aszites.

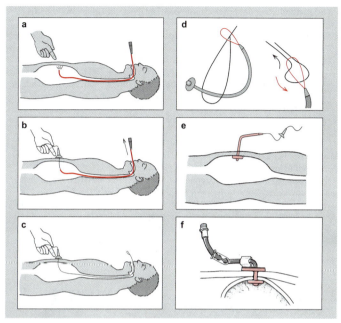

Abb. 2.20 PEG [A300–190]

2.9.14 Ösophaguskompressionssonden

Ind.: Endoskopisch gesicherte, frische obere GIT-Blutung (Ösophagus- oder Fundusvarizenblutung), wenn Sklerosierung unmöglich und Vasopressin erfolglos. Hypovolämischer Schock bei bekannten Ösophagusvarizen und Notfallendoskopie nicht möglich.

Sengstaken-Blakemore-Sonde
- **Material:** Sonde mit 2 Ballons und drei Lumen: Magen, Magenballon, Ösophagusballon.
- **Vorgehen:** Pat. in 45°-Neigung des Kopfs lagern, Nasen- und Rachenhinterwandanästhesie (z.B. Lidocain-Spray®). Bei Aspirationsgefahr und bewusstlosen Pat. Intubation (▶ 4.3).
  – Leckagekontrolle (aufpumpen).
  – Luft aus dem Magen- und Ösophagusballon absaugen, Druckkontrollöffnungen mit Plastikpfropfen versehen, um Deflation der Ballons zu sichern.
  – Ballons mit Gleitmittel bestreichen (z.B. Lidocain-Gel 2 %).
  – Sonde nasal bis zur 50-cm-Markierung einführen (Sondenspitze im Magen). Schluckweises Trinkenlassen von Wasser erleichtert das Einführen.

- Auskultation des Epigastriums während der Luftinstillation (typisches „Blubbern").
- Danach Rö.-Kontrolle. Spitze muss deutlich unterhalb des Zwerchfells liegen.
- Über Magenschlauch absaugen (Aspirationsprophylaxe).
- Magenballon unter Manometerkontrolle mit 100–150 ml Luft aufblasen. Wenn der intragastrale Ballondruck um 15 mmHg höher als bei gleichem insuffliertem Volumen vor der Einführung → Rupturgefahr! Erneute Platzierung.
- Wenn Ballon im Magen → Verschluss der Druckkontroll- und Lufteinlassöffnungen.
- Sonde vorsichtig zurückziehen, bis man federnden Widerstand spürt.
- Ösophagusballon mit 25–30 mmHg (ca. 50 ml Luft) aufblocken und verschließen.
- Schlauch an der Nase fixieren. Evtl. Zug mit 250–500 g (z.B. Infusionsflasche).
- Spülung des Magens mit 0,9 %iger NaCl-Lösung, bis Aspirat klar. Bleibt es blutig → Erhöhung des intraösophagealen Ballondrucks auf 35–45 mmHg.
- Bei fortbestehender Blutung Zug von außen auf die Sonde erhöhen, Magen in kurzen Intervallen absaugen, auf Station alle 6 h Druck für 5 Min. ablassen.

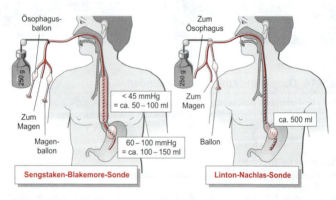

Abb. 2.21 Sengstaken-Blakemore-Sonde und Linton-Nachlas-Sonde [A300–106]

Linton-Nachlas-Sonde
Vorgehen:
- Platzierung im Magen wie Sengstaken-Blakemore-Sonde, mit 100 ml Luft aufblasen.
- Zurückziehen, bis leichter Widerstand spürbar.
- Nachblocken bis zum Gesamtvolumen 500 ml, Zug mit 250–500 g.
- Rö.-Kontrolle, regelmäßiges Absaugen.

2.9.15 Perkutane Zystendrainage Leber, Pankreas, Nieren

- **Ind.:** Leberzysten > 5 cm, rasch zunehmende Leberzysten, symptomatische und größenprogrediente Pankreaszysten oder (Ausnahme) symptomatische und größenprogrediente Nierenzysten.
- **KI:** Manifeste Hyperthyreose bei Verwendung von KM (CT).
- **Vorgehen:** Aufklärung (▶ 1.7.1), Desinfektion (▶ 2.1.2), sonographisch Lokalisation, Verwendung Punktionsaufsatz auf dem Schallkopf und Punktion der Zyste, ggf. Drainageneinlage (bei Pankreas auch transgastrale Drainage möglich). Bei Leberzysten ⅓ der punktierten Menge durch Ethanol 96 % ersetzen. Kontrollsonographie. Alternativ CT-gesteuerte Drainage mit Kontroll-CT nach Punktion. **Cave:** Leber- und insbes. Pankreaspunktionen sollten nur vom Geübten durchgeführt werden!
- **Komplikationen:** Blutung, Verletzung der Gefäße, der Gallenwege, des Pankreas mit Fistelbildung, Infektionen, Schock durch Echinokokkuszysten (Anästhesie Stand-by).

2.9.16 Perkutane Abszessdrainage

- **Ind.:** Zystische Raumforderungen mit V.a. Abszedierung (Fieber), die keine Remission zeigen und die auf Grund des AZ des Pat. einer Abklärung, aber keiner sofortigen offenen chirurgischen Therapie bedürfen.
- **KI:** Abszesse bei nekrotisierender Pankreatitis, Appendizitis, Divertikulitis, Perforationen von Hohlorganen.
- **Vorgehen:** Aufklärung (▶ 1.7.1), Desinfektion (▶ 2.1.2), sonographische (Punktionsaufsatz verwenden) oder CT-gesteuerte Punktion unter Wählen des kürzesten Punktionswegs. Absaugen des Abszessinhalts (Punktat für Mikrobiologie asservieren!), Einlage einer Drainage in Seldinger-Technik über Führungsdraht und Fixieren der Drainage.
- **Nachbehandlung:** Drainage als Spül-Saug-Drainage belassen. Weiteres Vorgehen nach Sekretion, Fieberverlauf, AZ und Labor inklusive Abstrichergebnis.

2.9.17 Perkutane Biopsien

- **Ind.:** Unklare Raumforderungen an Unterhaut, Thorax, Pleura, Lunge, Mediastinum, Muskulatur, die keine Rückbildung oder eine Größenzunahme zeigen und der Abklärung bedürfen.
- **Vorgehen:** Aufklärung (▶ 1.7.1), Desinfektion (▶ 2.1.2), sonographische (Punktionsaufsatz verwenden) oder CT-gesteuerte Punktion unter Wählen des kürzesten Punktionswegs. Sonographie i.d.R. nur bei oberflächlichen Herden. Punktion von Thorax, Lunge und Mediastinum nur CT-gesteuert.

2.10 Thromboembolieprophylaxe und Antikoagulation

2.10.1 Risikoabschätzung

Die Notwendigkeit einer Thromboembolieprophylaxe bei verletzten, operierten oder immobilisierten Pat./Extremitäten ergibt sich aus epidemiologischen Daten und hat erhebliche juristische Konsequenzen. Deshalb bei jedem ambulanten und stationär aufgenommenen Pat. prüfen, ob ein erhöhtes Risiko für eine Thromboembolie besteht.

Tab. 2.16 Dispositionelle Risikofaktoren für eine tiefe Beinvenenthrombose

Grundsätzlich: Ausgedehnte Gewebsschädigung, Operationszeit < 30 Min.

Prädisponierende Faktoren	Zusätzliche Risikofaktoren
Thrombose in der Anamnese bzw. bei Verwandten 1. Grades Lungenembolie in der Anamnese bzw. bei Verwandten 1. Grades Thrombophilie (hereditär, erworben): Antiphospholipidsyndrom, Antithrombin- Protein-C-, Protein-S-Mangel, APC-Resistenz, Faktor-V-Leiden-Mutation, thrombophiler Prothrombinpolymorphismus Varikosis (umstritten) bzw. chron. venöse Insuffizienz Polyzythämie Kardiovaskuläre Erkrankungen Östrogenmedikation (niedriges Risiko bei Substitution) Nephrotisches Syndrom	Höheres Alter (> 50 J.) Frühere Thrombosen oder Lungenembolien Immobilisation (Bettruhe, Paresen, Gipsverbände) Infektion Sepsis Schwere Herzinsuff. NYHA III oder IV Übergewicht (> 20 % Broca-Index) oder > 30 kg/m^2 Body-Mass-Index Malignome

Tab. 2.17 Thrombosehäufigkeit einer tiefen Venenthrombose (TVT) einzelner Fachgebiete ohne medikamentöse Prophylaxe (Literatur)

Fachgebiet	Spezifizierung	TVT in %
Abdominalchirurgie	große Baucheingriffe	25
Gefäßchirurgie	Varikosis	10–40 distal 2–10 proximal
Gynäkologie	Malignomchirurgie	22
	Benigne Erkrankungen	14
Unfallchirurgie	Band-/Weichteilverletzung untere Extremität mit Immobilisation	15
	Fraktur untere Extremität mit Immobilisation	29
	Knie-TEP	20–80
	Hüft-TEP	38–62
	Polytrauma	18–82
Urologie	Prostata-OP	9

Tab. 2.18 Risikoeinschätzung einer TVT in Abhängigkeit von Verletzung/Operation

Niedriges Risiko	Kleinere operative Eingriffe (Pat. < 40 J.), Verletzungen ohne/mit geringem Weichteilschaden, kein zusätzliches dispositionelles Risiko
Mittleres Risiko	Länger dauernde OP, gelenkübergreifende Immobilisation der unteren Extremität, niedriges operations- bzw. verletzungsbedingtes Risiko und zusätzliche dispositionelle Risiken
Hohes Risiko	Größere Eingriffe in der Bauch- und Beckenregion bei Karzinom, Verletzungen des Körperstamms und der unteren Extremität, Polytrauma, Eingriffe an Wirbelsäule, Becken, Hüft- und Kniegion, mittleres operationsbedingtes Risiko und zusätzliche dispositionelle Risiken, Pat. mit Thrombosen oder Lungenembolie in der Anamnese

Tab. 2.19 Risikogruppen in der Chirurgie und Thromboseinzidenz

Thromboembolische Komplikation	Niedriges Risiko	Mittleres Risiko	Hohes Risiko
Distale Beinvenenthrombose	< 10 %	10–40 %	40–80 %
Proximale Beinvenenthrombose	< 1 %	1–10 %	10–30 %
Tödliche Lungenembolie	< 0,1 %	0,1–1 %	1–5 %

> Detaillierte Angaben zum Thromboembolierisiko einzelner Verletzungs- oder Operationsarten sind wegen der uneinheitlichen Datenlage nicht möglich. Die Indikation für eine medikamentöse Thromboseprophylaxe muss im Einzelfall in Abhängigkeit von den Hausgepflogenheiten, der Schwere der Operation oder Verletzung und patientenbezogenen, dispositionellen Risikofaktoren gestellt werden.

2.10.2 Prinzipien der Thromboembolieprophylaxe

Frühmobilisation und physikalische Therapie
- Kritische Indikationsstellung bei immobilisierenden Maßnahmen.
- Kompressionsstrümpfe, wenn keine Kontraindikation (z.B. schwere pAVK).
- Verkürzung der präoperativen Immobilisation.
- Anleitung der Pat. zu selbstständigen gymnastischen und mobilisierenden Übungen.

Thrombosehemmend wirken:
- Aktive und passive Bewegungsübungen (Bettfahrrad, Expanderübungen).
- Sprunggelenksbewegungsschiene.
- Frühzeitige OP bei Verletzungen der unteren Extremität.
- Intermittierende pneumatische Waden- bzw. Fußsohlenkompression.

Medikamentöse Prophylaxe

Unfraktioniertes Heparin (UFH; ▶ 2.10.3), niedermolekulares Heparin (NMH; ▶ 2.10.3), rekombinantes Heparin, Vitamin-K-Antagonisten (▶ 2.10.5), Danaparoid (Heparinoid) (▶ 2.10.4), Fondaparinux (▶ 2.10.4), Hirudine, Dextran, Thrombozytenaggregationshemmer (▶ 2.10.6).

2.10.3 Heparine

Wirkmechanismus

Binden an AT III, Verstärkung der Thrombin-AT-III-Reaktion. AT-III-Heparin-Komplex hemmt verschiedene aktivierte Gerinnungsfaktoren, z.B. Faktor IIa und Faktor Xa.

Tab. 2.20 Vorteile von NMH gegenüber UFH	
Bioverfügbarkeit	Besser
Halbwertszeit	Länger
Antithrombotische Effizienz	Besser
Praktikabilität	Besser
Häufigkeit HIT II	0,3 % gegenüber 3 % bei UFH

Indikationen

Ambulante Heparingabe (nach Risikoabschätzung)

- Bei allen Verletzungen der unteren Extremitäten mit nachfolgender Ruhigstellung bzw. vorübergehender Entlastung bis zur Vollbelastung.
- Bei allen Verletzungen mit einer weitgehenden Ruhigstellung (z.B. Luftkissenschiene) und weitgehender Entlastung (z.B. bei konservativ zu behandelnder Außenbandruptur) i.d.R. bis zur Vollbelastung.
- Nach OP oder Eingriffen an den unteren Extremitäten, z.B. Kniegelenksarthroskopie, Bandnaht am OSG, OP eines Hallux valgus, Osteosynthesen i.d.R. bis zur Vollbelastung.
- Nach Eingriffen, bei denen der Pat. während des stationären Aufenthalts eine Thromboseprophylaxe benötigte und auf Grund des Risikoprofils (Übergewicht, Nikotinabusus, frühere thromboembolische Ereignisse, Einnahme Kontrazeptiva) auch nach Entlassung für einen bestimmten Zeitraum (jeweils individuell festlegen nach Risikoprofil und Pat.; ggf. mit OA abstimmen) eine erhöhte Thrombosegefahr anzunehmen ist, i.d.R. bis zur Vollbelastung.
- Behandlung tiefer Venenthrombosen (nach stationärem Beginn).

- Bei früh nach OP entlassenen Pat. den weiterbehandelnden Arzt über die Notwendigkeit der Prophylaxe informieren.
- Dauer der medikamentösen Thromboseprophylaxe ist abhängig von Grunderkr., zusätzlichen dispositionellen Risikofaktoren (▶ Tab. 2.16), operativem Trauma und Grad der Immobilisation.

- Für Pat. mit Hüftoperationen ist der Nutzen einer längeren Thromboseprophylaxe in klinischen Studien nachgewiesen worden, sodass ggf. eine stationär begonnene Prophylaxe im Falle einer erhöhten Risikodisposition auch ambulant weitergeführt werden sollte.

Therapeutische Heparinisierung („high-dose")
- Thromboembolische Erkr.: Z.B. frische Venenthrombose (▶ 22.5.4), Lungenembolie, Herzinfarkt.
- Arterieller Verschluss bei pAVK (▶ 22.4.2) ohne operative Interventionsmöglichkeit bzw. bis zur Operation.
- Symptomatische Karotisstenose (▶ 22.2.1) bis zur Operation.
- Bei UFH: aPTT 60–80 Sek.

Bei NMH: gewichtsadaptierte Gabe (z.B. Fragmin 2 × 100IE/kg s.c. jeweils morgens und abends).

Bei niereninsuffizienten Pat. grundsätzlich Dosisanpassung vornehmen bzw. beachten!

Kontraindikationen
Heparinallergie, allergisch bedingte Thrombozytopenie Typ II, akute zerebrale Blutungen, Abortus imminens, Z.n. oder vor Lumbalpunktion, Peridural- oder Spinalanästhesie. Frische gastrointestinale Blutungen. Bei normaler Schwangerschaft keine KI, Hinweise auf teratogene oder embryotoxische Wirkungen liegen nicht vor. Niedermolekulare Heparine gehen nur in geringem Maß in die Muttermilch über, Wirkungen auf den Säugling sind unwahrscheinlich. Vorsicht bei längerer Anwendung (Osteoporosegefahr).

Nebenwirkungen
Reversibler Haarausfall, Hautnekrosen, Gewebereaktionen an Einstichstelle, Osteoporose, Enzymveränderungen (GOT, GPT, γ-GT, LDH, Lipase, häufig reversibel), Hyperkaliämie, allergische Reaktion, Thrombozytopenie, Vasospasmen, Urtikaria, Übelkeit, Erbrechen, antikörpervermittelte Thrombozytopenie Typ I oder II (HIT).

Aufklärung: alle Pat. (stationärer und ambulanter Bereich) ausdrücklich über Notwendigkeit, mögliche Nebenwirkungen und deren Folgen aufklären. Dies vom Pat. am besten gegenzeichnen lassen.

Wechselwirkungen
Wirkungsverstärkung durch alle Substanzen, welche die Blutgerinnung beeinträchtigen, z.B. ASS, Cumarine, Dextrane, Fibrinolytika, Dipyridamol, Penicillin hochdosiert; nicht-steroidale Antiphlogistika, z.B. Indometacin, Phenylbutazon, Sulfinpyrazon; Propranolol, Nitroglyzerin (i.v.).

Tab. 2.21 Präparate zur Thromboseprophylaxe (niedermolekulare Heparine), Beispiele

Freiname	Beispielpräparat	Darreichungsform	Dosis	Zulassung Dialyse	Indikation
Enoxaparin	Clexane® 20	Amp. à 0,2 ml	2000 anti-Xa IE	Ja	1) Peri- u. postoperative Primärprophylaxe tiefer Venenthrombosen bei Pat. mit niedrigem od. mittlerem thromboembolischen Risiko (z. B. Allgemeinchirurgie) (20 mg, multidose 100 mg/ml). 2) Peri- u. postoperative Primärprophylaxe tiefer Venenthrombosen bei Pat. mit hohem thromboembolischem Risiko (z. B. orthopädische Chirurgie) (40 mg/-40 mg Duo/-multidose 100 mg/ml). 3) Primärprophylaxe tiefer Venenthrombosen b. nichtchirurgischen Pat. mit mittl. od. hoh. thromboembolischem Risiko b. akuten, schw. internistischen Erkrank. (Herzinsuff. NYHA III, IV, Infekt., respirator. Erkrank.), d. eine weitgehende Immobilisation zur Folge haben (40 mg/-40 mg Duo/-multidose 100 mg/ml). 4) Gerinnungshemmung bei extrakorporalem Kreislauf während d. Hämodialyse (20 mg, 40 mg/-40 mg Duo/-multidose 100 mg/ml). 5) Therapie tiefer Venenthrombosen mit u. ohne Lungenembolie (multidose 100 mg/ml). 6) Therapie der instabilen Angina pectoris u. des Nicht-Q-Wellen Myokardinfarktes (multidose 100 mg/ml).
	Clexane® 40	Amp. à 0,4 ml	4000 anti-Xa IE	Ja	
	Clexane multidose®	Durchst.-Fl. à 100 mg/ml	10 000 anti-Xa IE	Ja	
Reviparin	Clivarin® 1.750	Amp. à 0,25 ml	13,8 mg NM-Heparin	Nein	Peri- u. postoperative Primärprophylaxe tiefer Venenthrombosen bei niedrigem od. mittlerem thromboembolischen Risiko (z. B. Allgemeinchirurgie).
	Clivarin® Pen	Pen à 0,25 ml			Primärprophylaxe tiefer Venenthrombosen bei traumatisierten, immobilisierten Pat. mit mittlerem thromboembolischem Risiko (immobilisierende Verbände z. B. nach Frakturen, Achillessehnenruptur).
	Clivarin® multi	Inj. Fl. à 6 ml (24 Einzeldosen)			

2.10 Thromboembolieprophylaxe und Antikoagulation

Tab. 2.21 Präparate zur Thromboseprophylaxe (niedermolekulare Heparine), Beispiele *(Forts.)*

Freiname	Beispielpräparat	Darreichungsform	Dosis	Zulassung Dialyse	Indikation
Certoparin	Mono-Embolex®	Amp., Fertigspritzen, Pen à 0,3 ml	3000 anti-Xa IE	Nein	Peri- u. postoperat. Primärprophylaxe tiefer Venenthrombosen bei Pat. mit mittlerem (z. B. Allgemeinchirurgie) od. hohem (z. B. orthopäd. Chirurgie) thromboembol. Risiko. Primärprophylaxe venöser Thrombosen bei Pat. mit akutem ischäm. Schlaganfall.
		Inj.-Lsg. à 15 ml (30 Einzeldosen)	30 × 3000 anti-Xa IE		
		Fertigspritzen à 0,2/0,3/0,4/0,6/0,8/1,0 ml	1900/2850/3800/5700/7600/9500 anti-Xa IE		
	Fraxiparin® multi	Inj.-Lsg. à 9500 IE/ml	19 000 anti-Xa IE	Ja	Peri- und postoperative Primärprophylaxe tiefer Venenthrombosen bei a) Pat. mit niedrigem oder mittlerem thromboembolischen Risiko (z. B. Allgemeinchirurgie). b) Pat. mit hohem thromboembolischem Risiko (z. B. orthopädische Chirurgie, wie z. B. Hüftersatzchirurgie). Therapie tiefer Venenthrombosen. Thrombose- und Gerinnungsprophylaxe bei extrakorporalem Kreislauf während der Hämodialyse und Hämofiltration.
Tinzaparin	Innohep® 20 000	Inj.-Lsg. à 2 ml	20 000 anti-Xa IE/ml	Nein	Behandlung von tiefen Venenthrombosen und thromboembolischen Erkrank. einschl. tiefer Venenthrombosen u. Lungenembolien.
		Fertigspritzen à 0,5/0,7/0,9 ml			
	Innohep® multi Injektionslösung	Inj.-Lsg. à 2/5 ml	10 000 anti-Xa IE/ml		
		Fertigspritze à 0,3 ml	3500 anti-Xa IE		

Tab. 2.21 Präparate zur Thromboseprophylaxe (niedermolekulare Heparine), Beispiele (Forts.)

Freiname	Beispielpräparat	Darreichungsform	Dosis	Zulassung Dialyse	Indikation
Dalteparin	Fragmin® P/forte	Fertigspritze à 0,2 ml	2500 anti-Xa IE	Nein	Peri- u. postoperative Primärprophylaxe tiefer Venenthrombosen bei niedrigem, mittlerem od. hohem Thromboembol. Risiko, Antikoagulation bei der Hämodialyse u. Hämofiltration. Fragmin multidose zusätzl.: Primärprophylaxe tiefer Venenthrombosen bei internist. Pat. mit mittlerem od. hohem thromboembol. Risiko u. vorübergehend eingeschr. Mobilität aufgr. einer akuten Erkrank. (z. B. Herzinsuff., respiratorische Erkrank., schwere Infekt.).
	Fragmin® P-forte		5000 anti-Xa IE	Nein	
	Fragmin® 4/10 ml multidose	Inj.-Lsg. à 4/10 ml	25 000/10 000 anti-Xa IE	Ja	
	Fragmin®/D	Amp. à 1/4 ml	10 000 anti-Xa IE	Ja	

Präparate zur Thromboseprophylaxe (hochmolekulares Heparin), Beispiel

Heparin-Natrium	Heparin-Natrium Braun® 25 000	Inj.-Lsg. à 5 ml	5000 IE/ml	Ja	Herzinfarkt, Lungenembolie, akute tiefe Beinvenenthrombose, Beckenvenenthrombose, DIC, OP mit extrakorporalem Kreislauf, Thromboembolieprophylaxe
	Heparin-Natrium Braun® 5000 IE/0,5 ml 10 000 IE/1 ml	Amp., Fertigspritzen à 0,5 ml	5000 IE		Thromboembolieprophylaxe, Behandlung von venösen und arteriellen thromboembolischen Erkr.
	Heparin-Natrium Braun® 10 000	Amp., Fertigspritzen à 0,5 ml	5000 IE		
		Amp. à 1,0 ml	10 000 IE		
	Heparin-Natrium Braun® 7500	Amp., Fertigspritzen à 0,3 ml	7500 IE		Thromboembolieprophylaxe bei Hochrisikopat. (postoperativ z. B. nach Hüft-TEP), stark thrombosegefährdete Schwangere

Anwendung
- Bei unfraktioniertem Heparin 2–3 × 5000 IE/d (niedriges bis mittleres Risiko). Dies führt zu einer Thrombosereduktion in der Allgemeinchirurgie um 30 % auf 5–15 %, in der Unfallchirurgie um 50 % auf 25–30 %.
- Bei Hochrisikopat. reichen 15000 IE/d u.U. nicht aus. Dann z.B. bis 3 × 7500 IE/d (hohes Risiko) oder aPTT-gesteuerte Dosierung (aPTT 60–80 Sek.).
- Bei niedermolekularen Heparinen i.d.R. einmal tägl. 1 Fertigspritze oder Ampulle bzw. im Hochrisikobereich oder therapeutischer Heparinisierung gewichtsadaptierte hoch dosierte Gabe (z.B. Fragmin® 2 × 100 IE/kg s.c. jeweils morgens und abends).

! Bei wesentlich erhöhtem Thromboserisiko (z.B. Adipositas, „Pille", Rauchen) muss ggf. eine Dosisanpassung vorgenommen werden (Beipackzettel lesen!).

Tab. 2.22 Therapiekontrolle unter Heparinmedikation

Zeitpunkt	Laborparameter
Vor Heparingabe	BB (Thrombozyten)
3.–5. d	BB (Thrombozyten)
2 × wöchentl. bis 3. Wo.	BB (Thrombozyten)
Wöchentl. ab 3. Wo.	BB (Thrombozyten)

Weitere Kontrollen nur bei Nieren-/Leberkrankheiten oder bei V.a. Unverträglichkeit.
Bei Thromboseverdacht sofort weitere Diagnostik veranlassen (▶ 22.5.4).
Cave: Bei Thrombozytenabfall auf Werte < 100 000/µl oder < 50 % des Ausgangswerts → Thrombozytopenie Typ II wahrscheinlich.

Thrombozytopenie Typ II

Sofortmaßnahmen
- Heparin absetzen.
- HIPA-Test (Heparin-induzierte Plättchenaggregation) oder ELISA-Test veranlassen.
- Stationäre Aufnahme, weitere Maßnahmen nach Rücksprache mit Internist/Labormediziner.

Tab. 2.23 Vergleich heparininduzierte Thrombozytopenie Typ I und Typ II

	Typ I	Typ II
Häufigkeit	10 %	UFH: 2–3 % NMH: 0,3 %
Pathophysiologie	Thrombozytensequestration durch heparininduzierte Hemmung der Adenylatzyklase mit gesteigerter Plättchenaggregation	Bindung von Antikörpern an den Heparin-PF4-Komplex, die in Anwesenheit von Heparin Thrombozyten aktivieren und an Endothelzellen binden → massive Thrombenbildung

Tab. 2.23 Vergleich heparininduzierte Thrombozytopenie Typ I und Typ II *(Forts.)*

	Typ I	Typ II
Thrombozytenabfall	Vorübergehend, selten < 100 000/µl	Oft < 50 000/µl bzw. > 50 % des Ausgangswerts
Zeitliches Auftreten	Kurz nach Behandlungsbeginn	5.–14. Tag, selten bis 21. Tag
Diagnostik	Meist keine klinischen Veränderungen; Thrombozytenabfall	Thromboembolie unter Heparingabe, entzündliche Infiltrationen an der Injektionsstelle, Thrombozytenabfall > 50 % des Ausgangswerts
Maßnahmen	Heparin kann meist weitergegeben werden	HIPA-Test, Heparin schon bei Verdacht auf HIT Typ II absetzen, keine Thrombozytenkonzentrate, stationäre Aufnahme, später Information in Arztbrief!

2.10.4 Heparinoide, Pentasaccharide, Hirudine

Tab. 2.24 Heparinoide, Pentasaccharide, Hirudine

Substanz	Präparat	Eigenschaften	Anwendung	Bemerkungen
Danaparoid	Orgaran®	Heparinfreies Heparinoid aus Schweinemukosa. Wirkt antikoagulatorisch	Wenn Heparine nicht angewandt werden können, wie HIT II	NW: Allergische Hautreaktionen. Produziert keine HIT, zeigt aber bei 10 % der Pat. mit HIT II eine Kreuzreaktion
Fondaparinux	Arixtra®	Synthetisch hergestelltes Pentasaccharid, das antithrombinvermittelt Faktor Xa hemmt	In der Hüftchirurgie niedermolekularem Heparin überlegen	NW: Transaminasenanstieg, allergische Hautreaktionen
Thrombininhibitoren, Hirudine		Oral einsetzbare, kleinmolekulare, direkt wirkende Thrombinhemmer	HIT II in der Hüftchirurgie signifikant weniger Thrombosen als bei UFH und NMH	NW: Entwicklung von Antikörpern, allergische und anaphylaktische Reaktionen, Übelkeit, Verwirrtheit, Hautreaktionen. Keine Kreuzreaktion mit HIT-II-Antikörpern

2.10.5 Vitamin-K-Antagonisten

Kompetitive Hemmer der Vit.-K-abhängigen Carboxylierung der präformierten Gerinnungsfaktoren II, VII, IX, X, Protein C und S in der Leber.
- **Substanzen:**
  - Phenprocoumon: Falithrom®, Marcumar®, HWZ ca. 5 d.
  - Warfarin: Coumadin®, HWZ 40 h.
- **Nebenwirkungen:** Blutungen (1,7–2,4 %/J., letale Blutungen 0,2–0,7 %/J.), Allergie, Cumarinnekrose, Übelkeit, Erbrechen, Diarrhö, Ikterus, Haarausfall, Exanthem, NNR-Insuffizienz, zahlreiche Interaktionen mit anderen Pharmaka.
- **KI:**
  - Absolut: Quick < 60 % vor Therapiebeginn, vor oder während Lysetherapie, dissezierendes Aortenaneurysma, fixierte oder behandlungsrefraktäre Hypertonie (RR-Werte > 200/105 mmHg), nach urologischer OP (solange Makrohämaturie besteht).
  - Relativ: Schwangerschaft (strenge Indikationsstellung, da teratogen), Epilepsie, chron. Alkoholismus, Nephrolithiasis, Stillzeit, mangelnde Compliance.
- **Vorgehen und Dosierung:**
  - Phenprocoumon: Tag 1: 3 Tbl. (9 mg), Tag 2 und 3: 2 Tbl. (6 mg), Tag 4: nach INR bzw. Quick-Wert, Erhaltungsdosis ca. ½–1 Tbl./d. Dosierung muss grundsätzlich dem Pat. (Größe, Gewicht, Begleiterkrankungen) angepasst werden.
  - Warfarin Tag 1–4 10–15 mg/d, dann nach INR bzw. Quick-Wert.
  - Bei distalen venösen Thrombosen ab 1. Tag, nach iliofemoraler Thrombose oder Lungenembolie ab 3.–7. Tag (falls keine Lyse).
  - Überlappend mit Heparinisierung beginnen, da initial prokoagulatorischer Effekt aufgrund frühzeitigen Absinkens des Protein-C-Spiegels.
  - Reduktion der Initialdosis bei Quick < 90 %, ebenso bei leichtgewichtigen Pat. oder schwerer Allgemeinerkrankung.
- **Gerinnungskontrolle:**
  - Tägl., bis angestrebter INR-Bereich für 2 d erreicht ist, dann Absetzen des Heparins und Dosierung nach INR bzw. Quick-Wert (Kontrolle zunächst alle 1–2 d, nach Ermittlung der Erhaltungsdosis 1–2 × wöchentlich, bei guter Compliance evtl. 1–2 × monatl.). Engmaschige Kontrollen z.B. bei interkurrenten Infekten oder Verordnung interferierender Pharmaka.
  - Patientenaufklärung (schriftlich dokumentieren), Mitgabe einer gedruckten Präparateinformation, Ausstellen eines Antikoagulanzienpasses.
  - Bei Beenden der Therapie ausschleichende Medikation empfohlen (⅓ Reduktion wöchentl.).
  - Bei KI gegen Cumarinderivate dauerhafte Gabe von Heparinen s.c. erwägen oder Kombination Acetylsalicylsäure (z.B. Aspirin®) + Clopidogrel (Plavix®).

2.10.6 Thrombozytenaggregationshemmer

Acetylsalicylsäure
- **Präparate:** 100 bzw. 500 mg, z.B. ASS®, ASS ratiopharm®, ASS Stada®, Aspirin®.
- **Prinzip:** Irreversible Acetylierung der Cyclooxygenase, somit Hemmung der Thromboxan-A_2-Synthese und damit der Plättchenaggregation.

- **Ind.:** pAVK, zerebraler Insult, nach PTA, Gefäßoperationen (z.B. Karotis-OP, peripherer Bypass, BAA), Thrombophlebitis, internistische Ind. (z.B. nach Herzinfarkt, Angioplastie).
- **Dos.:** 75–300 mg tägl. p.o.
- **NW:** GIT-Störungen, GIT-Ulzera, selten GIT-Blutung, allergische Reaktion, Bronchospasmus, Ekzeme, selten Thrombozytopenie.
- **KI:** Vorsicht bei Asthma, hämorrhagischer Diathese, GIT-Ulzera, v.a. im 3. Trimenon der Schwangerschaft. Allergie.

Thienopyridine
- **Substanzen und Präparate:** Clopidogrel (z.B. Plavix®), Ticlopidin (Tiklyd®).
- **Prinzip:** Hemmung der thrombozytären P2Y1-Rezeptoren und dadurch v.a. der ADP-induzierten Plättchenaggregation.
- **Ind.:** ASS-Unverträglichkeit, Prophylaxe von thrombotischem Hirninfarkt bei Pat. nach transitorischen ischämischen Attacken (TIA), reversiblem ischämischem neurologischem Defizit (RIND) bzw. Prophylaxe bei Pat., die einen thrombotischen Hirninfarkt durchgemacht haben. Diese Indikationen gelten nur für Pat., bei denen eine Behandl. mit Acetylsalicylsäure nicht vertretbar ist. Hemmung der Thrombozytenaggregation bei Hämodialysepatienten mit Shuntkomplikationen, wenn Unverträglichkeit gegenüber acetylsalicylsäurehaltigen Präparaten besteht. Nach Stentimplantation oder peripheren Bypässen (wenn kein Phenprocoumon indiziert) in Kombination mit ASS. Nachteil: teurer, in den ersten Wochen regelmäßig BB-Kontrollen notwendig, volle Wirksamkeit erst nach 24–48 h. Wegen des gehäuften Auftretens einer thrombotisch-thrombozytopenischen Purpura unter Ticlopidin wird meistens Clopidogrel bevorzugt.
- **KI:** Allergie, BB-Veränderungen, frischer hämorrhagischer Insult, hämorrhagische Diathese, Organverletzungen, GIT-Ulzera, Schwangerschaft, Stillzeit.
- **Dos.:** Clopidogrel 75 mg 1 × tägl. p.o., Ticlopidin 2 × 250 mg tägl. p.o.
- **NW:** GIT-Störungen (v.a. Diarrhö), GIT-Ulzera (50 % seltener als bei ASS), Hautrötung, allergische Reaktionen, BB-Veränderungen unter Ticlopidin, Agranulozytose, Leberfunktions- und Hämostasestörungen.

2.11 Transfusionen und Eigenblutspende

2.11.1 Grundlagen

- Gesetz zur Regelung des Transfusionswesens (07/98, „Transfusionsgesetz").
- Richtlinien zur Blutgruppenbestimmung und Bluttransfusion (Hämotherapie) (Bundesärztekammer, Paul-Ehrlich-Institut).

Das Gesetz schreibt u.a. vor, dass in jeder Klinik zur Qualitätssicherung ein Transfusionsbeauftragter sowie Transfusionsverantwortliche benannt werden müssen:
- **Transfusionsverantwortlicher:**
  - **Qualifikation:** FA für Transfusionsmedizin oder FA mit Zusatzbezeichnung „Bluttransfusionswesen" oder FA eines transfundierenden Fachgebietes mit theoretischer Fortbildung (16 Stunden) einer Landesärztekammer und Hospitation.

- **Aufgaben:** Überwachung der Einhaltung einschlägiger Gesetze, Verordnungen, Richtlinien, Leitlinien und Empfehlungen; Organisation bei Vorbereitung und Durchführung von hämotherapeutischen Maßnahmen; Organisation eines Qualitätssicherungssystems.
- **Transfusionsbeauftragter:**
  - **Mindestqualifikation:** Für jede klinische Abteilung ist ein approbierter Arzt zu bestellen, der in der Krankenversorgung tätig ist. Theoretische Fortbildung (16 h) einer Landesärztekammer.
  - **Aufgaben:** Beratung in Fragen der Indikation, Qualitätssicherung, Organisation und Dokumentation, Überwachung des ordnungsgemäßen Umganges mit Blutprodukten. Alle Maßnahmen müssen schriftlich festgelegt sein (Ordner als QM-Handbuch in der Klinik).

2.11.2 Blutpräparate für die Ambulanz

Human-Erythrozytensuspension buffycoat-frei: Regelfall bei transfusionspflichtigem Zustand, enthält ca. 60 g Hämoglobin und $< 1 \times 10^9$ Leukozyten.
- Human-Erythrozytensuspension: zur Vermeidung transfusionsbedingter Graft-versus-host-Reaktion bei immungeschwächten Pat.
- Gewaschenes Erythrozytenkonzentrat: Eiweißgehalt < 200 mg, zur Vermeidung anaphylaktoider Reaktionen gegen Plasmabestandteile.
- Gefiltertes Human-Thrombozytenkonzentrat gepoolt: von mehreren Spendern hergestellt, Thrombozytenanstieg um 20 000–30 000/µl pro Konzentrat.
- Gefrorenes Frischplasma (GFP): Notfallsituation einer klinisch relevanten Blutungsneigung, Verdünnungs- oder Verbrauchskoagulopathie, Substitution bei Faktor-V-/-XI-Mangel, bei Austauschtransfusion, nicht als Volumen- oder Eiweißersatz.

Tab. 2.25 Blutkomponenten

Präparat	Merkmale	Indikationen, Besonderheiten
Erythrozyten-Konzentrat (EK)	Aus 500 ml Blut, Entfernung von buffy-coat und Plasma. Restleukozyten $< 1,2 \times 10^9$/Einheit. Hkt.: 50–70 %, Hb > 43 g/Einheit. Lagerung bei +4 °C je nach Stabilisator 3–5 Wo.	Akute und chron. Anämie. Hb-Anstieg ca. 1 g/dl je EK. Immunisierung und Reaktionen im erythrozytären und im HLA-System möglich
Leukozytendepletiertes EK	Durch Filter (spezielle Systeme) weitere Leuko- und Thrombozytenreduktion um 99 % (< Immunisierungsdosis)	Bei chron. Erythrozytensubstitution: hämatol. Pat., renale Anämie, geplante Transplantation Immunsupprimierte, Frauen im gebärfähigen Alter und Schwangere, Kinder, Schwerbrandverletzte
Gewaschenes EK	Entfernung Plasmaproteine (< 1,5 g/l) durch mehrfaches Aufschwemmen in 0,9 %iger NaCl-Lsg. und Abzentrifugation	Äußerst seltene Indikation: Plasmaunverträglichkeit, selektiver IgA-Mangel des Empfängers

Tab. 2.25 Blutkomponenten (Forts.)

Präparat	Merkmale	Indikationen, Besonderheiten
Thrombozytenkonzentrat (TK)	Lagerung bei Raumtemperatur unter ständiger maschineller Bewegung max. 5 d haltbar	Über speziellen TK-Filter leukozytenarm transfundieren Thrombozytenanstieg um ca. 10×10^3/TK
Einzelspender-TK	Aus Blutspende gewonnen Volumen: > 40 ml, Thrombozytenzahl > 60×10^9/Einheit, Restleukozyten < $0,5 \times 10^9$/Einheit	Spendervorauswahl möglich: HLA-kompatible Transfusion, teuer
Pool-TK	4–6 AB0-gleiche Einzelspender TK's	Erhöhtes Infektions- / Immunisierungs-Risiko
Gefrorenes Frischplasma (FFP)	Ca. 200 ml durch Citrat ungerinnbares Plasma eines Spenders, Quarantänelagerung 6 Mon. (Anti-HIV-½, HBsAg, Anti-HCV neg.) Auftauen in speziellem Gerät und sofortige Transfusion Faktor VIII > 0,7 U/ml (Pooltest), > 70 % des Ausgangswertes (Einzelprobe)	Kein Volumenersatz, Gerinnungsstörungen (z.B. Leberinsuffizienz, Verbrauchskoagulopathie, Marcumar®). Faustregel bei Massentransfusionen ab ca. 5. EK je 1 FFP auf 2 EK
Gerinnungsfaktorenkonzentrate, PPSB, Albumin, Immunglobuline	Gepoolt aus Hunderten bis Tausenden von Einzelspenden	Fertigarzneimittel, blutgruppenunabhängig, genaue Dokumentation (Hepatitis, HIV), **Cave:** Thrombosen

2.11.3 Durchführung der Transfusion

Die Transfusion gliedert sich in die Einzelschritte: Indikationsstellung, Aufklärung des Pat., Vorbereitung, Durchführung, Überwachung und Dokumentation der Transfusion. Der Arzt kann Einzelschritte des Prozesses an speziell eingewiesene Mitarbeiter delegieren. Die Transfusion selbst erfolgt ausschließlich durch den Arzt oder durch einen speziell ausgebildeten Mitarbeiter unter direkter Aufsicht und physischer Anwesenheit des verantwortlichen Arztes.

- Anforderungen und zugehörige Patientenblutproben sollen im Falle geplanter Transfusionen rechtzeitig im Blutdepot eingehen.
- Die zweifelsfreie Festlegung und Sicherung der Identität der Blutproben ist für die Sicherheit der Pat. von entscheidender Bedeutung und liegt in ausschließlich ärztlicher Verantwortung.
- Muss das Blut im Ausnahmefall über einen zentralen Katheter transfundiert werden, sicherstellen, dass keine weiteren Lösungen während der Transfusion über dieses Lumen infundiert werden.
- Nach der Transfusion das Katheterlumen zur Vermeidung eines Bakterienwachstums in verbliebenen Blutresten ausreichend mit NaCl 0,9 % spülen.
- Der Konservenbeutel muss als Rückstellungsprobe nach Beendigung der Transfusion für 24 Stunden bei 4 °C in der transfundierenden Einheit aufbe-

wahrt werden. Zur Vermeidung von Verunreinigungen in der Kühleinheit sind die Blutbeutel in eine geeignete Schutzhülle zu geben und zu verschließen.

Tab. 2.26 Prozesse der Transfusion von Blutprodukten

Dokumente	Teil-Prozess	Bemerkung
	Indikationsstellung zur Transfusion	
Aufklärungsbogen Bluttransfusion, z.B. Perimed®	**Aufklärung und Einwilligung des Pat.**	Aufklärung über Notwendigkeit, Therapieziel und mögliche Risiken der Transfusion muss rechtzeitig erfolgen. Aufklärender und transfundierender Arzt müssen nicht ein und dieselbe Person sein. Nähere Ausführungen in der Arbeitsanweisung Aufklärung und Einwilligung des Pat.
Konservenbegleitpapiere Krankenakte Ergebnisprotokoll Bedside-Test	**Vorbereitung der Transfusion**	Vorbereitung umfasst Konservenauslieferung durch Blutdepot, Prüfung des Konservenaufdruckes und Inhaltes, Überprüfung und Bestätigung der Empfängeridentität, Vorbereitung der Konserve zur Transfusion und Durchführung des Bedside-Testes
	Durchführung der Transfusion	Die Transfusion muss vom transfundierenden Arzt persönlich eingeleitet und in der Frühphase (mindestens fünf Minuten) überwacht werden. Es muss sichergestellt sein, dass etwa auftretende unerwünschte Reaktionen sofort erkannt und unverzüglich geeignete Schritte eingeleitet werden
Konservenbegleitpapiere Krankenakte	**Dokumentation der Transfusion**	Der transfundierende Arzt ist für die Dokumentation der Transfusion und für aufgetretene unerwünschte Reaktionen verantwortlich. Bei Transfusion von Ery-Konzentraten und FFP ist auch die Wirkung der Transfusionsmaßnahme zu dokumentieren (Kontrolle des Hb-Wertes/der Gerinnungsparameter

Der verantwortliche Arzt überprüft persönlich die Konserven auf:
- Unversehrtheit (keine Luftblasen, Gerinnsel oder rötliche Verfärbung des Überstandes – auch im Schlauchsegment).
- Übereinstimmung der Patientenidentität (Name, Vorname, Geburtsdatum) auf dem Konservenbegleitschein mit dem zu transfundierenden Pat.
- Übereinstimmung der Konservennummer auf dem Blutbeutel mit der Konservennummer auf dem Konservenbegleitschein.
- Verfallsdatum der Konserve.

Die Überprüfung der korrekten Zuordnung Konserve – Pat. unmittelbar vor der Transfusion ist von besonderer Bedeutung. Eine von 1500 Blutkonserven wird dem falschen Pat. transfundiert, weil der transfundierende Arzt diese Überprüfung nicht durchgeführt hat!

Kreuzprobe
- Besteht aus Major-Test (Spender-Ery + Empfängerserum) und Minor-Test (Spenderserum + Empfänger Ery).
- Wird in der Blutzentrale und nicht am Pat. durchgeführt.
- Die Kreuzprobe ist nur 72 h gültig. Danach neues Blut in die Blutzentrale senden.

Tab. 2.27 AB0-System

Pat. der Blutgruppe	Darf erhalten Ery-Konzentrat	GFP
0	0	0, A, B, AB
A	A, 0	A, AB
B	B, 0	B, AB
AB	AB, A, B, 0	AB

Sonderfall Thrombozytenkonzentrate: idealerweise AB0-identische Konzentrate transfundieren. Aus logistischen Gründen ist eine Blutguppen-inkompatible Thrombozytenkonzentrat-Transfusion u.U. unvermeidbar (verkürzte Thrombozytenlebensdauer).

Bedside-Test
- Unmittelbar vor jeder Transfusion von Erythrozytenkonzentrat zur Sicherung der AB0-Identität des Empfängers. Werden mehr als ein Ery-Konzentrat in Folge transfundiert, ist vor der Transfusionsserie einmalig ein Bedside-Test durchzuführen.
- Ein Bedside-Test der Ery-Konzentrate (homolog) ist nicht erforderlich.
- Der Bedside-Test ist vom transfundierenden Arzt selbst oder durch einen eigens beauftragten Mitarbeiter unter direkter Aufsicht des transfundierenden Arztes vorzunehmen.
- Ergebnis in der Krankenakte mit Angabe des Datums schriftlich dokumentieren, dazu das auf der Testkarte befindliche Klebeetikett verwenden. Die Bedside-Karten selbst dürfen aus hygienischen Gründen nicht in der Krankenakte abgeheftet werden.
- Eine bettseitige Überprüfung der Fremdblutkonserven auf AB0-Merkmale ist nicht notwendig, da die Übereinstimmung von Inhalt und Beschriftung vom herstellenden Blutspendedienst garantiert wird.

Tab. 2.28 Bedside-Test

Empfänger	FFP-Spender	EK-Spender
0	0, A, B, AB	0
A	A, B	A, 0
B	B, AB	B, 0
AB	AB	AB, A, B, 0

Tab. 2.29 Durchführung des Bedside-Tests

Empfänger	Vor jeder Einzeltransfusion von Ery-Konzentrat und FFP Vor jeder Transfusionsserie
Ery-Konzentrat (homolog)	Nein
Ery-Konzentrat autolog	Jede Einzelkonserve
FFP homolog	Nein
FFP autolog	Nein
Thrombozytenkonzentrat	Nein

 Auch bei Thrombozytengabe und Gabe von GFP immer Bedside-Test durchführen.

Rückgabe von Blut
- Erythrozytenkonzentrate, die ordnungsgemäß gelagert waren und nicht angestochen sind, werden von der Blutzentrale innerhalb von 5 d zurückgenommen (hausinterne Regelungen!).
- GFP, Thrombozyten, leukozytenarme bestrahlte Konserven werden nicht zurückgenommen.
- Ist die Konserve angestochen, muss die Transfusion innerhalb der nächsten 6 h erfolgen
- Ist die Konserve verschlossen, jedoch außerhalb des Kühlschranks gelagert worden, Transfusion innerhalb der nächsten 12 h.
- Die Mitarbeiter der Blutbank entscheiden über die weitere Behandlung der nicht transfundierten Blutkonserven. Die Rückgabe an das Blutdepot ist aus Gründen der korrekten Dokumentation und Entsorgung zwingend erforderlich.

Anwärmen von Konserven
- Nur bei Massivtransfusion über spezielle und für diesen Zweck zugelassene Blutwärmegeräte sowie spezieller Ind. (Kälteautoantikörper, Neugeborene) sinnvoll.
- Anwärmen nie im Wasserbad, wegen der Gefahr von Hämolysen und bakteriellen Kontaminationen (spezielle Wärmeapparate).
- Die Ery-Konzentrate sind nach der Auslieferung aus dem Blutdepot umgehend zu transfundieren. Die Transfusion muss zur Vermeidung einer Keimkontamination und Keimvermehrung spätestens sechs Stunden nach der Entnahme aus der Kühleinheit abgeschlossen sein.
- Eine neuerliche Kühlung und Zwischenlagerung in peripheren Kühleinheiten ist wegen der Gefahr des Bakterienwachstums in der Konserve streng untersagt.
- Die Aufbewahrung ist nur in einem temperaturüberwachten, erschütterungsfreien Blutkonserven-Kühlschrank zulässig.

Notfalltransfusion
- Notfalltransfusionen auf absolut vitale Indikationen beschränken. Die Möglichkeiten des Volumenersatzes mit kristalloiden und kolloidalen Lösungen müssen ausgeschöpft sein. Ist die vitale Indikation gegeben und bleibt keine Zeit für die Verträglichkeitsprobe, wird ungekreuztes Erythrozytenkonzentrat transfundiert.
- Nur bei vitaler Gefährdung, niemals aus organisatorischen Gründen.
- Für die Blutgruppenbestimmung und Durchführung von Verträglichkeitsproben einen Zeitbedarf von 30 bis 45 Minuten veranschlagen. Dies bei der Entscheidung zur Transfusion ungekreuzten Blutes unbedingt berücksichtigen.
- Blut „ungekreuzt" anfordern, immer Bedside-Test durchführen.
- Steht die Blutgruppe des Pat. zweifelsfrei fest, nach vorangehender Überprüfung derselben durch einen Bedside-Test AB0- und Rh-kompatibles Erythrozytenkonzentrat transfundieren.
- Bei primär nicht bekannter Blutgruppe Blut der Gruppe 0 Rhesus negativ transfundieren.
- Vor jeder Notfalltransfusion Blutgruppenbestimmung und zur nachträglichen Verträglichkeitsprobe zwei korrekt identifizierte Patientenblutproben entnehmen und zusammen mit einem korrekt ausgefüllten Antrag in die Blutbank geben.
- Auf die Identitätssicherung der Patientenblutproben gerade in der Notfallsituation mit der allergrößten Aufmerksamkeit achten.
- Die Dokumentation der Notfalltransfusion unter Angabe der Gründe und Umstände für die Transfusion ungekreuzten Blutes mit besonderer Sorgfalt durchführen.
- Immer erhöhtes Transfusionsrisiko vorhanden, Verantwortung liegt beim transfundierenden Arzt.

Konservenmangel, kompatible Präparate
Bei Konservenmangel werden nicht AB0-identische majorkompatible EK's in folgender Zuordnung ausgegeben

Tab. 2.30 Bei Konservenmangel kompatible Präparate

Patient (Blutgruppe)	Ery-Konzentrat (Blutgruppe)
A	A und 0
B	B und 0
AB	AB, A, B und 0
0	nur 0

Komplikationen, Transfusionsreaktion
Die überwiegende Zahl von akuten hämolytischen Transfusionszwischenfällen ist auf Verwechslungen der Konserven und/oder Pat. zurückzuführen. Möglich sind hämolytische Transfusionsreaktion, febrile nicht-hämolytische Transfusionsreaktion (FNHTR), transfusionsassoziierte Lungeninsuff. (TRALI), allergische Reakti-

on, Graft-versus-host-Reaktion, bakterielle Kontamination, virale Infektion (Hepatitis A, B, D, G; HIV, ZMV, EBV, Parvoviren).

Vorgehen
- Stopp der Transfusion, transfundierte Menge registrieren, venösen Zugang offen halten.
- Verwechslung ausschließen, keine Transfusion neuer Konserven ohne Abklärung, auch bei Notfallsituationen muss mind. AB0-Verträglichkeit und das Fehlen intravasaler Hämolyse überprüft werden.
- Asservierung von Patientenblut (5–7 ml Nativ- und 5 ml EDTA-Blut) und Restblut der Konserve. Etablierung ausreichender Venenzugänge und Start einer forcierten Volumentherapie.
- Cortison (1 g Methylprednisolon i.v.).
- Information des Blutdepots durch den verantwortlichen Arzt.
- Einsendung der Blutproben und des ausgefüllten Transfusionsprotokolls an das Blutdepot.
- Verlegung des Pat. auf eine Intensivstation des Klinikums.
- Bei der schweren hämolytischen Transfusionsreaktion den Transfusionsverantwortlichen des Klinikums oder den diensthabenden Oberarzt der Anästhesieabteilung informieren.

Bei Hämolysehinweisen oder -verdacht folgende Laboruntersuchungen veranlassen:
- Sichtkontrolle der Blutprobe nach Zentrifugation, Vergleich mit prätransfusioneller Blutprobe, Sichtkontrolle des Urins. Blutbild, LDH, Bilirubin, Kalium und Haptoglobin im Serum, ggf. freies Hämoglobin im Plasma und Urin (Labor Rosenheim).
- Bei eindeutigen hämolytischen Reaktionen, die nicht akut abgeklärt werden können, ist eine Wiederholungsuntersuchung nach 8–14 d zu veranlassen (AK-Nachweis nach möglicher Boosterung).

Besteht im Falle einer Transfusionsreaktion die vitale Indikation zur weiteren Transfusion, sind vor der Weitertransfusion folgende Schritte zu unternehmen:
- Bettseitige Bestimmung der AB0-Blutgruppe von Pat. und Blutkonserven (Bedside-Test).
- Ausschluss einer akuten intravasalen Hämolyse durch Zentrifugation einer Patientenblutprobe (Gerinnungsröhrchen, Plasma hämolytisch?) und ggf. Beachtung der Urinfarbe.

- Bei schweren NW die Blutzentrale unterrichten! Angabe von Produktbezeichnung, Charge, Patientendaten.
- Eine Verträglichkeitsprobe für gefrorenes Frischplasma (GFP) und Thrombozytenkonzentrate (TK) ist nicht erforderlich (Ausnahme: stark erythrozytenhaltige TK).
- Bei erythrozytenhaltigen Präparaten muss AB0- und Rhesus-kompatibel transfundiert werden.

- Kompatibilität: Ein Rhesus-negativer Empfänger muss Rhesus-negative Erythrozyten erhalten. Ein Rh-positiver Empfänger kann Rh-positive und Rh-negative Erythrozyten erhalten.
- Jede Form einer unerwünschten Medikamentenwirkung in Zusammenhang mit einer Bluttransfusion oder in Assoziation mit der Therapie mit Plasmaderivaten unter Nennung des Zeitpunktes, der Art und Schwere der Reaktion und ggf. der Begleitumstände in der Patientenakte dokumentieren.

Dokumentationspflicht
- **Wer:** Arzt oder delegierte Person (Schwester).
- **Was:** alle Blutprodukte (auch Humanalbumin), Aufklärung, Blutgruppenbestimmung, Wirkungen, Nebenwirkungen, Charge, Konservennummer, Präparatebezeichnung, Menge, Datum und Uhrzeit, Transport – Annahme – Transfusion – Wirkung lückenlos dokumentieren.

2.11.4 Eigenblutspende

- Bei Elektivoperationen (z.B. Hüft-TEP) mit zu erwartendem Transfusionsbedarf Eigenblutspende erwägen und frühzeitig mit dem Pat. besprechen bzw. diese in die Wege leiten (Kontakt zur Blutzentrale herstellen). Der Bundesgerichtshof verlangt die rechtzeitige präoperative Aufklärung jedes potenziell geeigneten Pat. über die Eigenblutspende als „sicherste und risikoärmste Form der Blutübertragung".
- Unmittelbar präoperativ kann eine Eigenblutentnahme als Vollblutkonserve erfolgen und alsbald retransfundiert werden.
- Erste Eigenblutspende ca. 4 Wo. vor der geplanten OP. Wöchentliche Spende bis zu 3 d präoperativ empfohlen (Hkt. nicht unter 34 %).
- Vor jeder Eigenblutspende: RR, BB, EKG, ggf. Rö.-Thorax. Hb < 11 g/d relative KI zur Eigenblutspende.
- Die Beurteilung der Spendertauglichkeit erfolgt in Abhängigkeit von den Vorerkrankungen (ggf. Rücksprache Internist und Transfusionsmediziner).
- Bei gelagertem Eigenblut ist eine Komponententrennung obligat (Vermeidung der Retransfusion überalterter inaktiver Gerinnungsfaktoren sowie von Leukozytendetritus, freigesetzten Enzymen und sauren Stoffwechselprodukten im „Vollblut").
- **Aufklärung:**
  - Geplante Operation und Wahrscheinlichkeit der perioperativen Bluttransfusion.
  - Risiken und Nachteile der Fremdbluttransfusion.
  - Möglichkeiten zur Vermeidung von Fremdbluttransfusionen.
  - Durchführung fremdblutsparender Verfahren.
  - Konkrete Anwendungsmöglichkeit der Eigenblutspendeverfahren beim Pat. unter besonderer Berücksichtigung der geplanten Operation, des Operationstermins sowie der bereits erhobenen Befunde.
- **Vorgehen:**
  - Vorstellung des Pat. durch Arzt der operativen Klinik in Eigenblutambulanz entsprechend Indikationsliste. Rückmeldung durch Arzt der Eigenblutambulanz an operative Klinik über Eigenblutspendevorhaben.

- Eigenblutspende in Eigenblutabnahmebereich, Dokumentation der Spende in Eigenblutakte und Eigenblut-EDV.
- Komponententrennung und Lagerung der Eigenblutderivate im Blutdepot.
- Retransfusion des Eigenblutes aussschließlich durch Ärzte der Anästhesieabteilung.

2.11.5 Plasma (FFP)

- **Eigenschaften:** Gefrorenes Frischplasma (fresh frozen plasma – FFP) wird durch Zentrifugation und Abpressen einer Vollblutspende bzw. durch maschinelle Plasmapherese, d.h. durch Zentrifugation des Spenderblutes in der extrakorporalen Zirkulation gewonnen.

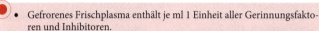

- Gefrorenes Frischplasma enthält je ml 1 Einheit aller Gerinnungsfaktoren und Inhibitoren.
- Die Faktorenaktivität bleibt bei einer durchgehenden Lagerungstemperatur von mind. –30 °C für 1 J. nach Herstellung erhalten.
- Durch die Transfusion von 1 ml FFP je kg Körpergewicht werden die Gerinnungsfaktoren um etwa 1 % angehoben. Beim Erwachsenen sind i.d.R. mind. 3–4 Einheiten FFP erforderlich, um die Gerinnungsfaktoren messbar anzuheben. Mithin lässt die häufig geübte Praxis, 1–2 Einheiten FFP zu tranfundieren, Zweifel an der Indikation aufkommen.

- **Ind.:**
  - Manifeste oder drohende Gerinnungsstörung aufgrund eines schweren blutungsbedingten Gerinnungsfaktorenmangels.
  - Substitution bei Faktor-V- und Faktor-XI-Mangel.
  - Thrombotisch-thrombozytopenische Purpura.
  - Austauschtransfusion.
- **Vorgehen:** FFP muss AB0-identisch oder AB0-verträglich minor-kompatibel transfundiert werden. Rhesus-Faktor und Rhesus-Mosaik bleiben bei der Plasmatransfusion unberücksichtigt.

Tab. 2.31 Blutgruppenkonstellationen bei Gabe von FFP	
Patient (Blutgruppe)	FFP (Blutgruppe)
0	0, A, B und AB
A	A und AB
B	B und AB
AB	nur AB

2.11.6 Thrombozytenkonzentrate (TK)

- **Eigenschaften:** TK wird aus Zellseparation eines Einzelspenders gewonnen und leukozytenfrei gefiltert (Thrombozytapheresekonzentrat). Eine Leukozytenfiltration bei der Tranfusion ist deshalb nicht erforderlich.

- Der Durchschnittsgehalt an Thrombozyten je Einheit $2-3 \times 10^{11}$.
- Eine Einheit TK entspricht 4–6 Vollbluteinheiten und erhöht die Thrombozytenzahl um 10 000–30 000.
- Thrombozytenkonzentrat niemals im Kühlschrank lagern, bis zur Transfusion bei Raumtemperatur aufbewahren, die Transfusion hat alsbald nach der Anlieferung zu erfolgen.

- **Vorgehen:**
  - Vor der Transfusion eine optische Qualitätsprüfung vornehmen. Besonders auf die Unversehrtheit des Blutbeutels, auf eventuelle Aggregatbildungen (z.B. Gerinnsel, Agglutinate) und auf Verfärbungen als mögliche Anzeichen einer bakteriellen Kontamination achten.
  - Die Transfusion erfolgt nach Möglichkeit AB0-identisch. Bei Frauen im gebärfähigen Alter den Rh-Faktor berücksichtigen. Bei Versorgungsengpässen kann TK der Blutgruppe 0 an blutgruppendifferente Empfänger gegeben werden. Dabei muss die Minor-Inkompatibilität des 0-Plasmas (enthält Anti-A und Anti-B) in Kauf genommen werden. In begründeten Ausnahmefällen kann auch AB0-inkompatibel transfundiert werden. Dabei muss mit einem beschleunigten Abbau der transfundierten Thrombozyten durch patienteneigene Isoagglutinine gerechnet werden.
  - Eine serologische Verträglichkeitsprobe ist nicht erforderlich, der Bedside-Test des Pat. ist vorgeschrieben. Die Dokumentation erfolgt wie bei der EK- und FFP-Transfusion in der Tageskurve der Krankenakte, auf dem für die Akte bestimmten Konservenbegleitschein und auf dem Transfusionsrückläufer.

2.12 Analgetika

2.12.1 Stufenschema und Kombination

Grundregeln der Schmerztherapie
- Pat. in seiner Schmerzäußerung ernst nehmen.
- Statt Kombinationspräparate besser Monosubstanzen einsetzen (Wirkung und NW).
- In Schwangerschaft und Stillzeit ist nur Paracetamol unbedenklich.
- Vor Substanzwechsel zunächst Dosissteigerung bis zur Höchstmenge und ausreichend lange Verabreichung. Erst wenn ein Präparat „austherapiert" ist, Übergang auf anderes Medikament (gilt natürlich nicht im Notfall).
- Bei Dauertherapie (Schmerz- und Tumorpat.) stets Begleitmedikation zur Prophylaxe oder Therapie von NW.
- Beginn der Therapie mit der 1. Stufe und bis zur ausreichenden Analgesie steigern oder gleich auf höherer Stufe einsetzen.

Applikation von Schmerzmitteln
- Notfallpat.: Immer i.v. Gabe. Hier immer nach Dauer und Maßnahme (z.B. Reposition Fraktur oder Luxation) und Körpergewicht dosieren (Beipackzettel lesen!).

- Bei Akutschmerz und Kindern auch rektale Gabe, orale Gabe nur, wenn kein operativer Eingriff geplant ist.
- Bei chron. Schmerzen: Oral, rektal, transdermal, nur ausnahmsweise parenteral.

Ein Atemstillstand nach i.v. Gabe von Analgetika ist immer möglich! Immer Beatmungs- und Intubationsmöglichkeit bereithalten!

Stufenschema

1. Stufe: Antipyretische Analgetika

- **Nicht-steroidale Antiphlogistika** (NSAID) mit guter analgetischer, antipyretischer und antiphlogistischer Wirkung. **Ind.:** Kopf-, Skelett- und Muskelschmerzen, Thrombophlebitiden, Abszesse, Tumorschmerzen. **NW:** Magenbeschwerden, Ulcera ventriculi, Induktion oder Verstärkung einer Niereninsuffizienz. **KI:** Magenulzera, renale Funktionseinschränkung.
  - **Ibuprofen:** 4–6 × 400 mg/d; Retardtbl.: 3 × 800 mg/d (z.B. Imbun®). Günstigstes Wirkungs-/NW-Verhältnis aller NSAID.
  - **Acetylsalicylsäure:** 6 × 500–1000 mg/d (z.B. Aspirin®). NW: irreversible Thrombozytenaggregationshemmung, pseudoallergisches Asthma.
  - **Diclofenac:** 4 × 50 mg/d (z.B. Amuno®).
- **Paracetamol:** Wirkt analgetisch und antipyretisch, nicht antiphlogistisch. Keine Hemmung der Prostaglandinsynthese. Schwächstes Analgetikum, gute Verträglichkeit. Mittel der 1. Wahl bei Kindern (Einzeldosis 20 mg/kg), in Schwangerschaft und Stillzeit. Bis zu 6 × 500–1000 mg tägl. (z.B. ben-u-ron®). Bei akuter Überdosierung (> 10 g) Leberzellnekrose möglich.
- **Metamizol:** Wirkt analgetisch, antipyretisch und spasmolytisch. **Ind.:** Kolikartige Schmerzen. 4–6 × 500–1000 mg/d (z.B. Novalgin®). Bei i.v. Gabe langsam injizieren, sonst starke Blutdrucksenkung durch direkte Relaxation der Gefäßwandmuskulatur, Anaphylaxie. Kurzinfusion bevorzugen. **Seltene, aber schwere NW:** Agranulozytose (Inzidenz 1 : 106), meist bei i.v. Applikation.

2. Stufe: „Schwächere" Opioide

Tramadol: 4 × 50–100 mg/d, Retardtbl.: 3 × 300 mg/d (z.B. Tramal®, Tramal®long). Ca. 50 mg Tramadol entsprechen 10 mg Morphin. Wirkungsdauer 1–3 h oder 6–8 h (retard). **NW:** verursacht von allen Opioiden am ehesten Übelkeit und Erbrechen.

Tilidin-Naloxon: Bis zu 4 × 10 mg/d (Valoron®N) oder 3 × 50–100 mg/d Valoron®retard. Ca. 50 mg Tilidin entsprechen 10 mg Morphin. Schneller Wirkungseintritt, Wirkungsdauer 1–3 h oder 6–8 h (retard). Durch Zusatz von Naloxon geringeres Missbrauchspotenzial.

Codein: Dihydrocodein retard bis zu 2 × 120 mg/d (z.B. DHC 60/90/120® Retardtbl.). Ca. 100 mg DHC entsprechen 10 mg Morphin. Wirkungsdauer 8–12 h. **NW:** Verursacht von allen Opioiden am ausgeprägtesten Obstipation.

Pethidin (BtM): Bis zu 5 × 100 mg/d (z.B. Dolantin®). Ca. 75–100 mg Pethidin entsprechen 10 mg Morphin. Wirkungsdauer 3–4 h.

3. Stufe: „Starke" Opioide

- **Morphin** (BtM): nicht-retardiertes Morphin, z.B. MSI 10/20/100/200 Mundipharma® Amp., Sevredol® 10/20 Tbl., MSR 10/20/30® Supp. **Retardiertes**

Morphin, z.B. MST 10/30/60/100/200® Retardtbl., MST Continus® 30/60/100/200 Retardkps. mit 24 h Wirkungsdauer, MST 20/30 Retard-Granulat®. Titrieren bis zur Schmerzfreiheit bzw. geringer, tolerabler Intensität. Keine Obergrenze bis zur analgetischen Wirksamkeit, Limitierung durch NW.

- **Buprenorphin** (BtM): Bis zu 4 × 0,4 mg p.o., bis zu 4 × 0,3 mg i.m., i.v. (z.B. Temgesic®, Temgesic® forte). Ca. 0,3–0,4 mg Buprenorphin entsprechen 10 mg Morphin. **Ind.:** Pat. mit Schluckstörungen wegen sublingualer Resorption. Wirkungsdauer oral 4–6 h.
- **Piritramid** (BtM): 6 × 15–30 mg/d (z.B. Dipidolor®). Ca. 15 mg Piritramid entsprechen 10 mg Morphin. Wirkungsdauer 4–6 h.
- **Fentanyl** (BtM): In transdermaler Applikation (Fentanyl TTS®, z.B. Durogesic® 25/59/75/100 g/h = Pflaster à 2,5/5,0/7,5/10,0 mg Fentanyl) bei Tumorschmerzen und Problemen mit oraler oder rektaler Applikation, als Alternative zu anderen Substanzen der Stufe 3 (WHO-Schema). Relativ teuer. **Wirkungsweise:** Anfluten über 12 h, dann gleichmäßiger Wirkspiegel im Plasma. Wirkung über 72 h, danach Pflasterwechsel.

- NW der Opioide: Atemdepression, Übelkeit, Erbrechen, Obstipation, Miosis, Harnverhalt, Hautjucken, Abhängigkeit, Gewöhnung.
- Günstig sind Komb. von zentral wirksamen Opioiden und peripher wirkenden Schmerzmitteln, z.B. Paracetamol und Piritramid. Wirkverstärkung und daher weniger Übelkeit und Erbrechen durch zusätzliche adjuvante Medikamente.

Auswahl adjuvanter Medikamente (auf jeder Stufe einsetzbar)

- **Amitriptylin:** Antidepressivum mit eigener analgetischer Wirkung in niedriger Dosierung 10–75 mg/d p.o. (z.B. Saroten®). Hilfreich besonders bei brennend empfundenen Schmerzen (neuropathischer Schmerz nach Amputation. Einschleichend beginnen, wegen sedativer Eigenschaft Gabe zur Nacht. Wirkung erst nach kontinuierlicher Einnahme über 1–2 Wo. in Komb. mit anderen Analgetika beurteilbar.
- **Carbamazepin:** Einschleichender Beginn mit 200 mg, steigern bis 400–600 mg/d p.o. (z.B. Tegretal®). Antikonvulsivum bei „stromschlagähnlich" empfundenen einschießenden Schmerzattacken. Kontrolle der Leberwerte und des Carbamazepinspiegels.
- **Dexamethason:** 1,5–4 mg p.o. Morgens über mind. 1–2 Wo. (z.B. Fortecortin®) zur Reduktion entzündlicher Komponenten mit Schwellung (z.B. Leberkapselspannung bei Metastasen, Knocheninfiltration bei Metastasen) und damit verbundener Schmerzen. Wirkt auch unspezifisch stimmungsaufhellend und appetitfördernd.
- **Neuroleptika:** Z.B. Haloperidol (Haldol®) 1–3 mg i.m., Levomepromazin (Neurocil®), 15–30 mg p.o. oder 12,5–25 mg i.m., Triflupromazin (Psyquil®) 10–30 mg p.o, 20 mg i.m. oder 5–10 mg i.v. **Cave:** Bei Gabe von Neuroleptika an das Auftreten von Spätdyskinesien denken.

2.12.2 Intravenöse und intramuskuläre Analgetika

Die angegebenen Präparate sind eine Auswahl häufig gebrauchter Substanzen. Bei Nebenwirkungen ist jeweils nur eine Auswahl aufgeführt. Im Zweifelsfall immer die Packungsbeilage nach Dosierung und weiteren Anwendungsbeschränkungen durchlesen. Dosierung bezieht sich i.d.R. auf einen 70 kg schweren Erwachsenen.
Cave: Bei Pat. mit anderen Körpergewichten und insbes. Kindern und Schwangeren immer besonders sorgfältige Indikationsstellung und Dosierung beachten!

Tab. 2.32 Intravenös und intramuskulär verabreichte Analgetika Applikation (Auswahl)

Freiname (Beispielpräparat)	Dosierung (70 kg)	Indikation (Auswahl)	Nebenwirkungen (Auswahl)	Kontraindikationen Bemerkungen
Acetylsalicylsäure (z.B. Aspisol® 0,5 g Trockensubstanz)	0,5–1 g i.v.	Schmerzzustände bei internistischen Pat., Herzinfarkt	Bronchospasmus, Magenblutung	GIT-Ulzera, Gerinnungsstörungen
Metamizol (z.B. Novalgin® 500 mg/ml)	1–2,5 g i.v., max. 1 ml/Min.	Schmerzzustände aller Art	Allergische Reaktion, RR-Abfall, Schock, Agranulozytose	Pyrazolonallergie
Tramadol (z.B. Tramal® 50 mg/ml)	50–100 mg i.v.	Schmerzzustände aller Art	Schwitzen, Mundtrockenheit, Übelkeit, Pruritus, Exanthem	**Cave:** Opioidabhängigkeit, Bewusstseinsstörungen, Kinder < 1 J.
Pethidin (z.B. Dolantin® 50 mg/ml)	25–100 mg i.v., i.m., s.c., bis max. 500 mg/d	Starke Schmerzen	Tachykardie, Verwirrtheit, Atemdepression	Opiatüberempfindlichkeit, Pankreatitis
Morphin (Morphin Merck® 10 mg/ml; 20 mg/ml)	5–10 mg 1 : 10 verdünnt langsam i.v.	Schwerste Schmerzzustände, Herzinfarkt, Lungenödem	Atemdepression, Hypotonie, Frequenzanstieg, Übelkeit, Erbrechen	Pankreatitis, Opiatüberempfindlichkeit
Piritramid (z.B. Dipidolor® 7,5 mg/ml)	7,5–22,5 mg i.v., 15–30 mg i.m.	Starke und stärkste Schmerzen	Singultus, Atemdepression	Pankreatitis, Opiatüberempfindlichkeit

2.12.3 Orale Applikation

Tab. 2.33 Analgetika: orale Applikation (Auswahl)

Freiname (Präparatebeispiel)	Dosierung	Indikation (Auswahl)	Nebenwirkungen (Auswahl)	Kontraindikationen Bemerkungen
Acetylsalicylsäure (z.B. Aspirin® Tbl. à 0,5/0,3/0,1 g)	0,5–1,5 g	Leichte bis mittelstarke Schmerzen, Fieber, Erkältungskrankheiten, KHK, AVK	Übelkeit, GIT-Ulzera, Allergie, Kopfschmerzen, Schwindel, Bronchospasmus, Hautreaktionen	GIT-Ulzera, Gerinnungsstörungen
Tilidin (Valoron® 50 mg/20 Tr.)	1–4 × 10–40 Tr.	Starke Schmerzen, Tumorschmerz, posttraumatisch	Übelkeit, Erbrechen, Atemdepression	Akute Intoxikation mit Alkohol, Psychopharmaka, Schlafmittel, Analgetika
Tramadol (Tramal® Kps. à 50 mg, Supp. à 100 mg, 50 mg/20 Tr.)	1–4 × 20–40 Tr., Tageshöchstdosis 400 mg	Mittelstarke bis starke Schmerzen, schmerzhafte therapeutische Eingriffe	Schwitzen, Sedierung, Schwindel, Krampfanfälle, Mundtrockenheit, Übelkeit, RR-Abfall, Allergie	Akute Intoxikation mit Alkohol, Psychopharmaka, Schlafmittel, Analgetika. Bei Nieren- oder Leberinsuffizienz Dosisreduzierung
Buprenorphin (Temgesic® s.l. Tbl. à 0,2/0,4 mg)	3–4 × 1–2 Tbl. 2–3 × 1 Tbl. forte	Starke bis sehr starke Schmerzen, Tumorschmerz	Atemdepression, Obstipation, Schwitzen, Schwindel, Kopfschmerzen, Miosis, RR-Abfall	Kinder < 1 J., Kombination mit MAO-Hemmern
Morphin (MST 10–200 mundipharma® Tbl. 10/20/30/60/100/200 mg)	Dosis nach Schmerzzustand richten, Beginn mit 1–2 × 10 mg	Schwere und schwerste Schmerzzustände, Tumorschmerz	Asthmaanfall, allergische Reaktion, Schwitzen, Atemdepression, Übelkeit, Obstipation	Kinder < 14 J. (200 mg)

2.13 Antiphlogistika

2.13.1 Tipps für die antiphlogistische Behandlung

Nebenwirkungen vermeiden. Diclofenac ist z.B. bei rektaler Anwendung am besten verträglich und wirkt zeitlich nur wenig verzögert gegenüber der i.m. Applikation.
- Pat. nach bisherigen allergischen Reaktionen befragen.
- Pat. auf mögliche Beeinträchtigung der Fahrtüchtigkeit und andere Nebenwirkungen hinweisen und dies dokumentieren.
- Besonders bei Schwangeren, (Klein-)Kindern und Pat. mit eingeschränkter Leber- und Nierenfunktion immer besondere Vorsicht bei der Verordnung walten lassen.
- Bei Unklarheiten immer Packungsbeilage studieren, ggf. Informationen in der Roten Liste nachschlagen.

2.13.2 Substanzauswahl

Tab. 2.34 Antiphlogistika (Auswahl)

Freiname (Präparat®)	Dosierung	Indikation (Auswahl)	Nebenwirkungen (Auswahl)	Kontraindikationen (Auswahl)
Diclofenac (Voltaren® Tbl. à 25, 50, 100 mg, Supp. à 50, 100 mg, Amp. à 75 mg/3 ml)	Erw.: Initial 150 mg, keine i.v. Applikation! Supp. meist mit weniger NW behaftet. Kinder: 0,5–2 mg/kg KG/d	Entzündliche und degenerative Erkrankungen, Lumbago, Gichtanfall, schmerzhafte Schwellungen und Entzündungen	GIT-Ulzera, Übelkeit, Kopfschmerzen, Allergie, Bronchospasmen, Exantheme, Schwindel	Analgetikaintoleranz, GIT-Ulzera, Blutbildungsstörungen, Schwangerschaft
Ibuprofen (Ibuprofen-Stada® Kps. à 400/600/800 mg)	Erw.: 200–400 mg Einzeldosis, Tagesdosis bis 1200 mg. Bei antirheumatischer Ther. bis 2400 mg Kinder: 15–20 mg/kg KG/d	Entzündliche oder rheumatische Gelenk- und Wirbelsäulenleiden, Gichtanfall, Arthrosen, schmerzhafte Schwellungen	GIT-Ulzera, Übelkeit, Kopfschmerzen, Allergie, Bronchospasmen, Exantheme, Schwindel, Reizbarkeit	Analgetikaintoleranz, GIT-Ulzera, Blutbildungsstörungen, Schwangerschaft

3 Chirurgische Diagnostik

Stefan Nöldeke

3.1 Anamnese 173
3.1.1 Vorstellungsgrund 173
3.1.2 Standardisierter Aufbau einer Anamnese 173
3.2 Körperliche Untersuchung 174
3.2.1 Erster Eindruck 175
3.2.2 Haut und Schleimhäute 175
3.2.3 Kopf und Hals 176
3.2.4 Thorax 176
3.2.5 Abdomen 177
3.2.6 Rektale Untersuchung 178
3.2.7 Nieren und ableitende Harnwege 178
3.2.8 Lymphknoten 178
3.2.9 Neurologischer Status 178
3.3 Untersuchung des Bewegungsapparats 180
3.3.1 Gelenkbeurteilung 180
3.3.2 Wirbelsäule 180
3.3.3 Obere Extremität 183
3.3.4 Untere Extremität 185
3.4 Untersuchung der Gefäße 189
3.4.1 Klinische Untersuchung Gefäße 189
3.4.2 Tests des arteriellen Systems 191
3.4.3 Tests des venösen Systems 192

3.5 Röntgenuntersuchungen 193
3.5.1 Indikationen 193
3.5.2 Diagnostik bei Kindern und Jugendlichen 194
3.5.3 Strahlenschutz 194
3.5.4 Röntgenanforderungsschein 194
3.5.5 Beurteilung von Röntgenbildern 195
3.5.6 AO-Klassifikation 198
3.5.7 Schädel 199
3.5.8 Halswirbelsäule 200
3.5.9 Brustwirbelsäule 203
3.5.10 Lendenwirbelsäule 203
3.5.11 Wirbelsäulenganzaufnahme 204
3.5.12 Kreuzbein 205
3.5.13 Schultergelenk 205
3.5.14 Akromioklavikulargelenk 206
3.5.15 Klavikula 207
3.5.16 Sternoklavikulargelenk 207
3.5.17 Oberarm 207
3.5.18 Ellenbogen 208
3.5.19 Unterarm 209
3.5.20 Handgelenk 209
3.5.21 Scaphoidaufnahmen 210
3.5.22 Hand 210
3.5.23 Beckenaufnahme 212
3.5.24 Hüftgelenk 212
3.5.25 Oberschenkel 214
3.5.26 Kniegelenk 214
3.5.27 Unterschenkel 216

- 3.5.28 Oberes Sprunggelenk 216
- 3.5.29 Fuß 217
- 3.5.30 Knöcherner Thorax 219
- 3.5.31 Sternum 219
- 3.5.32 Thorax 220
- 3.5.33 Abdomen 221
- 3.5.34 Weichgewebe 222
- **3.6 Kontrastmitteluntersuchungen 222**
- 3.6.1 Grundlagen 222
- 3.6.2 Kontrastmittelallergie 223
- 3.6.3 Ösophagus-Breischluck 223
- 3.6.4 Magen-Darm-Passage 224
- 3.6.5 Dünndarm-Doppelkontrast (nach Sellink) 224
- 3.6.6 Kolonkontrasteinlauf 224
- 3.6.7 i.v. Pyelogramm 224
- 3.6.8 Cholezysto-Cholangiographie 225
- 3.6.9 Endoskopische retrograde Cholangio-Pankreatikographie (ERCP) 225
- 3.6.10 Perkutane transhepatische Cholangiographie (PTC) 225
- **3.7 Angiographie 226**
- 3.7.1 Konventionelle Angiographie 226
- 3.7.2 CT-Angiographie 228
- 3.7.3 MRT-Angiographie 228
- 3.7.4 Phlebographie 229
- **3.8 Sonographie 230**
- 3.8.1 Grundlagen 230
- 3.8.2 Abdomen 231
- 3.8.3 Weichteile 244
- 3.8.4 Schilddrüse 245
- 3.8.5 Thorax, Mediastinum 245
- 3.8.6 Gelenke 246
- 3.8.7 Kontrastmittelsonographie 248
- 3.8.8 Endoluminale Sonographie 248
- 3.8.9 Transösophageale Echokardiographie (TFE) 250
- 3.8.10 Doppleruntersuchung Arterien 250
- 3.8.11 B-Bild und Farbduplexsonographie Arterien 251
- 3.8.12 B-Bild- und Doppleruntersuchung Venen 252
- 3.8.13 Farbduplexsonographie Venen 253
- **3.9 Weitere apparative Gefäßdiagnostik 254**
- 3.9.1 Mechanische Oszillographie 254
- 3.9.2 Verschlussplethysmographie 254
- 3.9.3 Lichtreflexionsrheographie 255
- 3.9.4 Periphere Sauerstoffmessung 255
- 3.9.5 Laufbandtest 255
- **3.10 Computertomographie (CT) 255**
- 3.10.1 Grundlagen 256
- 3.10.2 Schädel 257
- 3.10.3 Wirbelsäule und Becken 257
- 3.10.4 Thorax 258
- 3.10.5 Abdomen 258
- 3.10.6 Knochen, Gelenke, Weichteile 258
- **3.11 Magnetresonanztomographie (MRT) 263**
- **3.12 Positronen-Emissionstomographie (PET) 264**
- **3.13 Endoskopie 265**
- 3.13.1 Grundlagen 265
- 3.13.2 Ösophago-Gastro-Duodenoskopie 265
- 3.13.3 Ileo-Koloskopie 266
- 3.13.4 Prokto-/Rektoskopie 267
- 3.13.5 Kapselendoskopie 268
- 3.13.6 Virtuelle Endoskopie 268
- 3.13.7 Bronchoskopie 269
- **3.14 Szintigraphie 269**
- 3.14.1 Grundlagen 269
- 3.14.2 Skelett 269
- 3.14.3 Schilddrüse 270
- 3.14.4 Myokard 270
- **3.15 Laborwerte 270**
- 3.15.1 Routinelabor 270
- 3.15.2 Notfalllabor 271

3.1 Anamnese

Eine gute Anamnese führt in vielen Fällen direkt zur Diagnose, zumindest ist sie fast immer richtungsweisend. Anamnese in Stichworten notieren, Pat. zu klaren und prägnanten Antworten auffordern, zu ausschweifende Schilderungen ggf. unterbrechen. Je nach vorliegendem Befund bzw. je nach Relevanz für die Verdachtsdiagnose die Anamnese entsprechend verkürzen. Eine genaue Anamnese ist von unschätzbarem Wert bezüglich der Diagnosefindung und auch aus juristischen Gründen sehr wichtig.

3.1.1 Vorstellungsgrund

- Unfall: Wann, wo, wie passiert, genauer Unfallmechanismus.
- Arbeitsunfall (▶ 1.5): Äußerung des Pat. zum Unfallmechanismus wörtlich übernehmen.
- Neu aufgetretene Erkrankung oder Beschwerden, erneuter Schub einer bekannten Erkrankung oder eines chron. Leidens.

Aktuelle Hauptbeschwerden, Nebenbeschwerden
- **Schmerzen:**
  - Zeitliche Zuordnung (plötzlich, allmählich, morgens, tagsüber, nachts), Häufigkeit (gelegentlich, ständig, Dauerschmerz), Charakter.
  - Schmerzlokalisation und -ausstrahlung.
  - Qualität bzw. Schmerzcharakter: Z.B. pochend, bohrend, stechend, elektrisierend, ziehend, brennend, dumpf.
  - Intensität: Schwach, stark, äußerst stark (Schmerzskala, z.B. von 1–10, verwenden).
  - Begleitumstände: Tageszeitliche Abhängigkeit, Spontanschmerz, Belastungsschmerz, Bewegungsschmerz.
- Gastrointestinale Funktionsstörungen: Appetit, Übelkeit, Erbrechen, Miktion, Defäkation, Stuhlunregelmäßigkeiten, -gewohnheiten, Stuhlverfärbungen, Blutauflagerungen.
- Orthopädische Auffälligkeiten: Gelenkfunktion, Schwellungen, Gelenkergüsse, Funktionsstörungen.
- Kardiopulmonale Symptome: Husten, Stridor, Auswurf, Hämoptyse, Thoraxschmerz, Dyspnoe.
- Urogenitale Auffälligkeiten: Urinmenge, -aussehen, -geruch. Potenzstörungen.
- Neurologische Symptome: Schmerzen, Amaurosis fugax, Lähmungserscheinungen, Sensibilitätsstörungen.

3.1.2 Standardisierter Aufbau einer Anamnese

Persönliche Anamnese
- Frühere Erkr., Unfälle, Bestrahlungen, Drogen, Allergien, Genussmittelabusus.
- Bisherige OP, Allgemein-, Viszeral-, Thorax-, Gefäß-, Unfall- und Neurochirurgie (möglichst genaue Informationen einholen). Frühere Unfälle mit oder ohne Ruhigstellung (Hinweis auf durchgemachte Venenthrombosen oder Gefäßverletzungen, Kriegsverletzungen, Fremdkörpereinsprengungen).

- Exaktes Beschwerdebild des Pat. erfassen.
- Rö-Bilder, Angiographiebilder, CT- oder MRT-Befund ggf. von Angehörigen holen lassen oder per Fax anfordern, möglichst Unterlagen vorbehandelnder Ärzte und Krankenhäuser einholen. Papierunterlagen (OP-Berichte, Entlassungsberichte) am besten mit Klinikemblem per Fax anfordern.
- Tumorvorgeschichte: Persönlich und familiär.
- Abdomen: Stuhlgewohnheiten bzw. -besonderheiten, Koliken, Unwohlsein, Völlegefühl.
- Rektal/anal: Blut- oder Schleimauflagerungen, Schmerz bei Defäkation.
- Thorax: Dyspnoe, Schluckbeschwerden, Schmerzen, Auswurf.
- Risikofaktoren: Nikotin, Alkohol, Drogen, Übergewicht, Bewegungsmangel, Stress.
- Stoffwechselkrankheiten: Diab. mell., Fettstoffwechselstörung, Hyperurikämie, Hyperhomozysteinämie.
- Vaskuläre Anamnese: Gehstrecke, TIA, Amaurosis, Schwellungen, Ulzera, Hautveränderungen, Verfärbungen, Verhärtungen, Nekrosen, neurologische Symptome.
- Soziale Anamnese: Beruf, familiäre Bindungen, Sport, Berufsunfähigkeit, Minderung der Erwerbsfähigkeit, Schwerbeschädigtenausweis, Rente, Kuraufenthalte.
- Vegetative Anamnese: Schlaf, Schwitzen, Sexualfunktion.
- Infektionen: MRSA, Hepatitis, HIV.
- Medikamente: Alle derzeitigen Medikamente, insbes. nach metforminhaltigen und gerinnungshemmenden Med. fragen.

Haut
- Allergische Krankheiten: Heuschnupfen, Nesselsucht, Asthma, Ekzem.
- Erbkrankheiten: Psoriasis, Ichthyosis.
- Infektionskrankheiten: Tuberkulose, Haut- und Geschlechtskrankheiten.
- Jetzige Beschwerden: Juckreiz, Brennen, Schmerzen, Nässen, Blutungen.
- Tumorbildung: Erste Manifestation, Wachstum, Begleiterscheinungen (Blutungen, Nässen), Veränderungen (Randbegrenzung, Farbe).
- Gangbildungen, Parasiten, Nissen.

Familienanamnese
Tumoren, Stoffwechselerkr., Herz-Kreislauf-Erkr., Erbkrankheiten, sonstige familiäre Auffälligkeiten (z.B. psychiatrische Behandlungen), bekannte Gefäßleiden, AVK, KHK, Apoplex.

3.2 Körperliche Untersuchung

Bei allen Untersuchungen auf eine sorgfältige Dokumentation und Befundweitergabe an die weiterbehandelnden Kollegen achten. Bei besonders auffälligen oder Befunden mit dringlicher Therapiekonsequenz Kollegen oder Vorgesetzte auch direkt informieren, damit der Befund ggf. noch während der Untersuchung demonstriert werden kann! Das erspart oft Doppeluntersuchungen und bedeutet schnellere Entscheidungsfindungen.

3.2.1 Erster Eindruck

- Alterseindruck: Altersgemäß, vorgealtert, jünger wirkend.
- Körperform: Schlank, pyknisch, athletisch.
- Habitus: Fehlbildungen oder Deformitäten.
- Allgemeinzustand: Gut, mäßig, reduziert, schlecht, gebrechlich.
- Ernährungszustand: Adipös, gut, mäßig, schlecht, kachektisch.
- Haltung: Aufrecht, gebeugt, steif, schlaff.
- Muskulatur: Normal, kräftig, schwach.
- Bewegungen: Unauffällig, steif, zügig, kraftlos, verlangsamt, zielgerichtet, fahrig.
- Bewusstseinslage: Persönlich, zeitlich, örtlich, situativ orientiert mit adäquater Reaktion.
- Psyche: Kontaktfähig, kontaktfreudig, kontaktabweisend, stumpf, desinteressiert, distanzlos.
- Dyspnoe: Sichtbare Luftnot des Pat., evtl. mit begleitenden Zeichen einer Herzinsuff., Lungenerkr., von Pleuraergüssen, Thoraxverletzungen oder Pneumothorax.

3.2.2 Haut und Schleimhäute

- Kopf: Schuppen, Haarausfall, Narben, Parasiten (Läuse, Nissen).
- Gesicht: Status seborrhoicus, Augenbrauenauffälligkeiten?
- Hals: Lk-Schwellungen.
- Stamm: Achselhöhlen (Haarauffälligkeiten, Zysten), Sternoklavikulardreieck, Mamma, Genitale (Parasiten, Fistelgänge), Behaarungstyp.
- Extremitäten: Streck- und Beugeseiten, Interdigitalräume (Mykosen, Rhagaden), Handinnenflächen und Fußsohlen (Beschwielung), Nägel (Wachstum, Mykosen, Verfärbungen).
- Effloreszenzen: Form, Größe, Farbe, Konsistenz.
- Juckreiz: Kratzspuren.
- Tumoren: Erhaben, im Niveau, ulzeriert, pigmentiert.
- **Gesichtsfarbe:**
  - Normalbefund: Rosige Haut.
  - Livide, evtl. kühl → Durchblutungsstörungen.
  - Blass → Anämie, Hypotonie, evtl. zusätzlich Nagelveränderungen (Einsenkungen) → Anämie.
  - Gebräunt → Sonneneinwirkung, Bronzediabetes, M. Addison.
  - Ikterisch, evtl. kombiniert mit Juckreiz, Serum-Bili > 1,5 mg/dl, Hyperbilirubinämie → Leberleiden.
  - Zyanotisch: Haut und Schleimhäute blau → zentrale Zyanose; Haut der Akren blau, Zunge normal → periphere Zyanose.
  - Gerötet, evtl. überwärmt → Entzündung, Allergie, Infektion, Hypertonie.
- **Konsistenz, Turgor, Schwellung:**
  - Verminderter Turgor, stehende Hautfalten, Haut und Zunge trocken → Exsikkose.
  - Teigige Schwellung → Ödeme (z.B. Fußrücken, prätibial, sakral, Anasarka) → Herzinsuff., posttraumatisch, Thrombose, Lymphödem nach Bestrahlung oder OP.

- Schwellungen: Derb (z.B. Trauma), weich (z.B. Einblutung), fluktuierend (z.B. Serom, Hämatom), mit Druckdolenz (z.B. Abszess).
- **Verletzungen:**
  - Blutungen aus Kopf- oder Körperöffnungen.
  - Äußerlich sichtbare Verletzungen: Größe, Tiefe, Verschmutzung.
  - Verletzungsmuster, Hinweis auf Misshandlung.
- **Besondere Befunde:**
  - Pigmentierung, Behaarung, Exantheme, Enantheme (z.B. Infektionen), Petechien (z.B. Gerinnungsstörungen), Spider naevi (bei Lebererkrankungen).
  - Fistelöffnungen mit/ohne Sekretion → Wundheilungsstörung, Infekt, Abszess.

3.2.3 Kopf und Hals

- Schädel: Klopfschmerz, DS, Blutungen oder Liquorfluss aus Kopföffnungen (Ohr, Mund, Auge, Nase).
- Pupillen: Direkte und konsensuelle Lichtreaktion, Konvergenz, Isokorie (Pupillengröße bds. gleich).
- Konjunktiven: Blass → Anämie; rot → Entzündung, Hypertonie; Einblutung → Trauma; gelb → Ikterus.
- Mundhöhle: Eingang (eng → z.B. bei Sklerodermie), Zahnstatus (Karies, Lücken, Zahnverletzungen), Schleimhaut (Aphthen, Ulzera, Verletzungen, Blutungen), Rachenring (Rötung → z.B. Entzündung; Tonsillenbeläge → z.B. Tonsillitis), Zunge (blau → z.B. Zyanose; vergrößert → z.B. Akromegalie), Foetor ex ore (säuerlich → z.B. Gastritis, Ulkus; acetonartig → z.B. Ketoazidose; hepatisch → z.B. Leberinsuff.; urinartig → z.B. Urämie).
- Hirnnerven: Austrittspunkte (z.B. schmerzhaft), Sensibilitätsstörungen (z.B. Trigeminusläsion), Parese (z.B. Fazialisparese). Kurzuntersuchung: Stirnrunzeln, Pfeifen (N. facialis); Fingerperimetrie, Fingerfolgeversuch (Nn. oculomotorius, trochlearis, abducens); Pat. „aahh" sagen lassen (Nn. glossopharyngeus, vagus); Zunge herausstrecken (N. hypoglossus).
- Hals: Struma (sichtbar, tastbar, Schwirren, schluckverschieblich), Lk-Vergrößerung tastbar, Halsvenen gestaut (im Sitzen oder bei 45°-Oberkörperneigung), Halsfistel.

3.2.4 Thorax

- **Inspektion:**
  - Form (Fass-, Glockenthorax), Trichter-, Kielbrust, Skoliose.
  - Atmungstyp (paradoxe Atmung, Kussmaul-Atmung, Schnappatmung).
- **Palpation:** Instabilität, Schmerzen bei Kompression, Krepitation → Rippenfrakturen, instabile Areale → Rippenserienfraktur.
- **Perkussion (Klopfschall):**
  - Sonor: Normal.
  - Gedämpft: Infiltrat, Erguss, Pleuraschwarte.
  - Hypersonor: Emphysem, Pneumothorax.
  - Tympanitisch: Lungenkaverne, Darmschlingen.
  - Atemverschieblichkeit der Lungengrenzen (Seitendifferenz).

- **Auskultation (Atemgeräusche):**
  - Vesikulär: Normal.
  - Abgeschwächt: Infiltrate, Dystelektasen.
  - Fehlend: Pneumothorax, Erguss.
  - Pfeifend (= Stridor): Einengung der oberen Luftwege.
  - Trocken rasselnd, Giemen, Brummen: Asthma, Bronchitis.
  - Feucht rasselnd grobblasig: Lungenödem, Bronchiektasen; feinblasig: chron. Linksherzinsuffizienz, Lungenstauung; klingend (ohrnah): Infiltration; nichtklingend (ohrfern): Stauung.

3.2.5 Abdomen

- **Inspektion:**
  - Normal, adipös, eingefallen, aufgetrieben.
  - Venenzeichnung, Caput medusae, „Abdominalglatze" (z.B. Lebererkr.).
  - Sichtbare Vorwölbungen wie Tumoren, geblähte, aufgestaute Darmschlingen.
  - Pulsationen (z.B. bei Aneurysma).
  - Farbe: Blass, marmoriert (z.B. Bypassverschluss, Aortenverschluss).
  - Narben: Appendektomie, Cholezystektomie, Hysterektomie, sonstige Narben. **Cave:** Laparoskopienarben sind oft schwer zu entdecken.
- **Palpation:** Zuerst punctum maximum des Schmerzes erfragen, dann Palpation möglichst im schmerzarmen Areal beginnen.
  - Bauchdecken: Weich (Normalbefund), resistent (z.B. Tumor, Raumforderung), lokal oder diffus gespannt (z.B. Perforation, Blutung, Entzündung). Tastbare derbe Resistenz: Tumor (derb, ortsständig), Walzen (bei affektiertem Darm evtl. wegdrückbar), praller Tumor im Unterbauch (z.B. gefüllte Harnblase).
  - Pulsationen (z.B. Aneurysma).
  - Leberpalpation: Größe, Konsistenz; Pulsation (z.B. bei Trikuspidalinsuff.).
  - Gallenblase: Courvoisier-Zeichen (pralle, tastbare, wenig dolente Gallenblase) bei Karzinom.
  - Milzpalpation: Nicht tastbar (normal), vergrößert → Splenomegalie (z.B. bei Infektion, Tumor, Leukämie, portaler Hypertension).
  - Bruchpforten: Leiste (Lücke, Schmerzhaftigkeit, Anprall bei Husten oder Pressen → Hernie, ▶ 7.2.5), Nabel, epigastrisch, im Bereich von Narben.
- **Perkussion:**
  - Klopfschall über dem Abdomen: gedämpft, tympanitisch (Meteorismus, Ileus).
  - Lebergrenzen bestimmen.
  - Ggf. Aszitesausdehnung abschätzen (Perkussion, Palpation der fortgeleiteten Welle).
- **Auskultation:**
  - Darmgeräusche: Normal, gesteigert hyperperistaltisch (z.B. Enteritis). Hochgestellt, spritzend, metallisch (→ mechanischer Ileus). „Totenstille" (z.B. paralytischer Ileus oder Endstadium eines mechanischen Ileus).
  - Stenosegeräusche über Gefäßen (z.B. Aortenstenose, Nierenarterienstenose).

3.2.6 Rektale Untersuchung

Proktorektoskopie ▶ 3.13.4, Endosonographie ▶ 3.8.8.
Pat. in Linksseitenlage mit angewinkelten Beinen oder Steinschnittlage (SSL).
- **Inspektion:**
  - **Normalbefund:** Anus geschlossen, trocken, radiäre Fältelung.
  - **Pathologisch:** Hautveränderungen (Ekzem), Nässen, Kratzspuren (Pruritus ani), Rötung (Analfistel/-abszess), Schwellung, Schleim-, Eiter oder Blutspuren. Pat. pressen lassen: Schleimhautvorfall, Anal- bzw. Rektumprolaps, Füllung der Hämorrhoiden.
- **Digitale Untersuchung:**
  - **Analkanal:** Schwellung, Sphinktertonus, Schmerzen, Stenose, Infiltration, Resistenzen.
  - **Ampulla recti:**
    Normalbefund: Weiche verschiebliche Darmwand, ventral kastaniengroße, nicht druckdolente Prostata (Konsistenz wie Daumenballen) bzw. Portio, dorsal Os sacrum, lateral weicher Trichter des M. levator ani.
    Pathologisch: Enterozele, Intussuszeption bei pressendem Pat., fixierte indurierte Schleimhaut (bei Karzinom), derber Strang unter der Schleimhaut (Fistel), Douglas-Raum druckdolent (z.B. Appendizitis, Adnexitis) oder vorgewölbt, fluktuierend (Douglas-Abszess), tastbare Samenblase (Entzündung).
  - **Prostata:** Vergrößert, Sulkus verstrichen (Prostataadenom); Oberfläche höckrig, derb, asymmetrisch, unscharfe Grenzen (Karzinom).
  - **Nach Rückzug des Fingers:** Blut am Fingerling (Hämorrhoiden, Rektumkarzinom, Polypen, M. Crohn).

3.2.7 Nieren und ableitende Harnwege

- **Palpation:**
  - Schwellung der Flanken oder des Abdomens (z.B. Tumor), Harnblasenfüllung.
  - Klopfschmerz (z.B. Entzündung, Pyelonephritis).
- **Auskultation:** Stenosegeräusche paraumbilikal (z.B. Nierenarterienstenose).

3.2.8 Lymphknoten

Tastbare Lk oder Schwellungen aurikulär, submandibulär, nuchal, supra- und infraklavikulär, axillär, inguinal, kubital, popliteal, paramammär, parasternal, abdominal. Beschreibung von Lage, Form, Größe, Oberfläche, Konsistenz, Abgrenzbarkeit, Verschieblichkeit und Schmerzhaftigkeit.

3.2.9 Neurologischer Status

- Motorik: Paresen, Atrophien, Spastik, Rigor, Muskelhypotonie.
- Kraftgrad: Immer im Seitenvergleich! Paresen (Kraftgrad 1–5 angeben!).
- Sensibilität: Hypästhesie, Hypalgesie, Empfindung von Berührung, Schmerz, Temperatur und Vibrationsempfinden im Seitenvergleich.

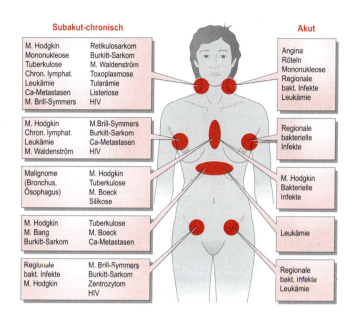

Abb. 3.1 Lymphknotenstatus [A300–106]

- Reflexe:
  - Eigenreflexe: am Bein PSR, ASR; am Arm BSR, TSR, RPR (z.B. Ausfall, Seitendifferenz).
  - Fremdreflexe: Bauchhautreflex, path. Reflexe: Babinski, Klonus und andere.
  - PSR (L3–4), ASR (S1–2), Babinski, Bauchhautreflexe.
- Motorik: Gang, Dorsalflexion der Zehen, Hackengang, Zehengang.
- Reflexstatus.
- Nervendehnungsschmerz: Lasègue-Zeichen, Zeichen nach Bragard (Schmerzen bei Dorsalextension des Fußes nach Anheben des Beines).
- Sphinktertonus: normal, gemindert.
- Vegetativum: Blasen-, Mastdarm-, Genitalfunktion, Schweißsekretion.
- Koordination: Tremor, Ataxie, Romberg-Zeichen, Blindgang.
- Psyche: Auffälligkeiten, glaubwürdige Beschwerden, Aggravationstendenz.

Bewusstsein
- Feststellung einer eventuellen Komatiefe und der GCS (▶ 4.1.4).
- Blickwendung auf eine Seite → Hinweis auf Blutungs- oder Ischämieherd.
- Feststellen von Körperhaltung und Motorik: spontane und schmerzreaktive Gliedmaßenbewegungen.

- Prüfung auf Nackensteifigkeit (Meningismus, z.B. bei Blutung oder Entzündung im Bereich der Hirnhäute). **Cave:** Bei Unfall mit V.a. HWS-Verletzung nicht durchführen.
- Feststellung des Atemtyps: zentrale Hyperventilation, Cheyne-Stokes-Atmung, Schnappatmung.
- Prüfung path. Reflexe: Babinski positiv (z.B. bei Pyramidenbahnläsion).
- Prüfung der Hirnstammreflexe: Pupillen (Größe, Seitendifferenz), Pupillenreaktion (direkt, konsensuell), Kornealreflex (erhalten, ausgefallen).
- Fundoskopie (evtl. durch Neurologen oder Ophthalmologen): Stauungspapille.

3.3 Untersuchung des Bewegungsapparats

3.3.1 Gelenkbeurteilung

Inspektion und Palpation
- Schwellung, evtl. fluktuierend (z.B. bei Gelenkerguss).
- Entzündungszeichen: Rötung, Überwärmung, Schwellung, lokale Schmerzhaftigkeit, Fistelöffnungen, Sekretion.

Beweglichkeit der Gelenke nach Neutral-Null-Methode
Gelenkwinkelmessungen in der Ambulanz unbedingt bei allen Pat. mit traumatisierten Gelenken durchführen. Die Normalstellung (alle Gelenke in Nullstellung) entspricht folgender Körperhaltung: Stand mit hängenden Armen und gestreckten Fingern, dabei zeigt der Daumen nach vorne, die Füße stehen parallel.
- Störung der funktionellen Beweglichkeit (z.B. Kontrakturen, Myogelosen, Algophobie).
- Beurteilung der angrenzenden Muskeln:
  - Rigor mit Zahnradphänomen, normalen Reflexen, keine Lähmung → Parkinson-Krankheit, Neuroleptikanebenwirkungen.
  - Spastik mit Klappmesserphänomen, gesteigerten Reflexen, Lähmung → Querschnittslähmung, ischämischer Insult.

3.3.2 Wirbelsäule

Inspektion
- Kopfhaltung: Mittelständig, Schiefhals, Gesichtsskoliose, Horner-Syndrom (Schädigung Wurzeln C_8, Th_1).
- Körperhaltung: Aufrecht, steif, gebeugt, schlaff, Zwangshaltung, Beckenstand.
- Form: Kyphose, Lordose, Skoliose, Gibbus, deutliche Höhenminderung, Rippenbuckel, Lendenwulst, fixierte Brustkyphose.

Palpation
- Stauch-, Druck-, Klopf- oder Rüttelschmerz.
- Muskelverspannungen, Myogelosen, Hartspann.
- Stufe in der Dornfortsatzreihe (Spondylolisthesis, Instabilität).
- Muskeltonus: Verhärtungen.
- Subkutanes Fettgewebe: Konsistenz, Druckschmerz.

- Segmentale Irritationspunkte (reflektorische Gewebsirritation) meist in Austrittsnähe des segmentalen Spinalnervs.
- Hängenbleiben einzelner Rippen bei In- oder Exspiration (Blockierung).

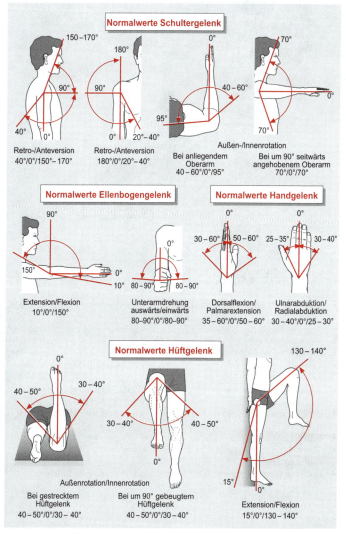

Abb. 3.2a Neutral-Null-Methode [A300–106]

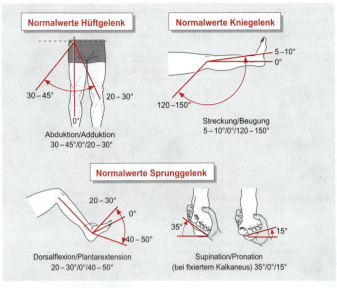

Abb. 3.2b Neutral-Null-Methode [A300–106]

Funktions- und Bewegungsprüfung
- Bewegungsspiel, lokale Haltungsanomalien, Seitneigung, Rotation, Vor- und Rückneigen.
- Beweglichkeit von Schulter-, Hüft- und Kniegelenken, Atemexkursion in Mamillenhöhe (Normalwert bis 5 cm).
- Bewegungsspiel der WS, lokale Haltungsanomalien, Beinlänge, Schulter- und Beckengeradstand.
- Passiver Torsionsschmerz der LWS → möglicher Hinweis auf eine Instabilität.
- Kinn-Sternum-Abstand in max. Flexion (normal 0 cm) und Extension (normal ca. 20 cm).
- Schober-Zeichen: Markierung S_1 und 10 cm kranial von S_1 beim stehenden Pat., bei Beugung Abstand der beiden Punkte ausmessen (normal 5 cm).
- Ott-Zeichen: Mess-Strecke Dornfortsatz C_7 und 30 cm kaudal in Streckung und max. Beugung.
- Fallenlassen aus dem Zehenspitzenstand: Schmerzangabe.
- Mennell-Test (ISG): Pat. in Seitenlage, Überstrecken des Hüftgelenkes der betroffenen Seite.
- Federtest (ventralisierender Druck segmental), passive axiale Rotation.

3.3.3 Obere Extremität

Gesamteindruck
Beobachten beim Entkleiden. Beurteilen von Schulterstand, Hämatomen, Entzündungszeichen, Hautveränderungen, Umfangsdifferenzen, Atrophien, Asymmetrien und einer Schonhaltung.
- **Längen- und Umfangsmaße:**
  - ! Maße immer im Seitenvergleich bestimmen.
  - Armlänge: Akromion bis Proc. styloideus radii, Stumpflänge nach Amputation: Akromion bis Stumpfende.
  - Armumfang (hängend): 15 cm oberhalb Epicondylus lateralis, Höhe Ellenbogengelenk, 10 cm unterhalb Epicondylus lateralis, Handgelenk, Mittelhand (ohne Daumen).
- **Gefäßstatus:**
  - Trophik normal, Störungen (AVK, chron. venöse Insuffizienz, Lymphabflussstörung).
  - Temperatur im Seitenvergleich, Ödeme: Herzinsuffizienz, Lymphabflussstörung, Thrombose.

Schultergelenk
- **Inspektion:** Schultergeradstand, Fehlstellungen, Entzündungszeichen (Rötung, Schwellung), Narben, Schwellungen, Umfangsdifferenzen, Atrophien (ältere Nervenläsion), Deformitäten.
- **Palpation:** Überwärmung (Entzündung), Myogelosen, Hartspann, Muskelatrophie, DS (Tuberculum majus, Proc. coracoideus, Sulcus intertubercularis, AC-Gelenk, Klavikula), federnder Klavikulahochstand (Klaviertastenphänomen) → AC-Gelenksprengung.
- **Funktions- und Bewegungsprüfung:** Ab- und Adduktion, Außen- und Innenrotation, Ante- und Retroversion, Elevation über die Horizontale, Schürzengriff, Nackengriff.
- **Impingementtests:**
  - „Painful arc": Bewegung zwischen 60- und 120°-Abduktion schmerzhaft.
  - Impingementzeichen nach Neer: Schmerzen bei Fixation der Skapula und forcierter Flexion.
  - Rotatorenmanschettentest: Außenrotations-, Innenrotationsbewegung gegen Widerstand bei 90°-Abduktion und 30°-Flexion durchführen lassen; wenn nicht möglich, Ruptur der Rotatorenmanschette wahrscheinlich, „Pseudoparalyse" (Verlust der Abduktionskraft bei Rotatorenmanschettenruptur).
  - Yergason-Test: Supinationsbewegung gegen Widerstand bei 90°-flektiertem und proniertem Unterarm ausführen lassen; wenn nicht möglich, Ruptur der langen Bizepssehne.
- **Stabilitätstests bei vorderer Instabilität:**
  - Apprehension-Test: Schmerzhafte Subluxation des Humeruskopfes nach Außenrotation und Abduktion und Druck auf den vorderen Glenoidalrand.
  - Test nach Gerber: Ventralisation des Humeruskopfes durch Daumendruck bei Außenrotation und Abduktion, evtl. Schnappen bei Rückführung des Armes.

- **Stabilitätstests bei hinterer Instabilität:**
  - Test nach Fukuda: dorsale Instabilität durch Fixation beider Skapulae mit den Daumen, Humerusköpfe mit den Zeigefingern nach hinten ziehen.
  - Test nach Gerber: dorsale Schublade bei Daumendruck in 30°-Anteflexion und leichtem axialen Druck.
- **Stabilitätstest bei unterer Instabilität (unterer Schubladentest):**
  - Zug am herabhängenden Arm, evtl. Rinnenbildung unterhalb des Akromions („sulcus sign").
  - Hochstand der Klavikula, Klaviertastenphänomen → AC-Gelenksprengung.

Ellenbogengelenk
- **Palpation:** DS über Epikondylen, Sehnenansätzen, Muskelkonsistenz (Hartspann, Myogelosen), Fluktuationen (Hämatom, Bursitis).
- **Bewegungsprüfung:** Beugung/Streckung und Pro-/Supination.
- **Stabilitätstests:** Beurteilung der kollateralen Bandstrukturen.
- **Provokationstests:** Radiale Handgelenksextension und ulnare Handgelenksflexion, schmerzhaft → Epikondylitis.

Handgelenk und Hand
- **Inspektion:**
  - Hautfarbe: Gerötet (Entzündung, Allergie), Palmarerythem (Leberschaden), blass (Durchblutungsstörung).
  - Handbeschwielung: Vermindert, atrophisch.
  - Nägel: Farbveränderungen, Fehlwachstum, Mykosen.
  - Deformierung, Achsenfehlstellungen.
  - Schlaffe Streckhaltung von Fingern (Beugesehne verletzt).
  - Krallen- oder Fallhand (Läsion N. ulnaris oder N. radialis), Muskelatrophien (periphere Nervenläsion).
  - Schwellungen (Entzündungen, Frakturen).
  - Kontrakturen, Narbenzüge: Verletzungsfolgen, M. Dupuytren.
- **Palpation:** Schmerzlokalisation, Nervenkompressionsschmerz (Karpaltunnelsyndrom, Neurome).
- **Bewegungsprüfung:**
  - Beweglichkeit von Handgelenk und Fingergelenken nach Neutral-Null-Methode messen (▶ 3.3.1).
  - Streckung, Beugung, Abspreizen der Finger, Oppositionsgriff (Daumen und übrige Finger).
  - Abspreizwinkel in der Horizontalebene zwischen 1. und 2. Mittelhandknochen messen (Normwert ca. 75°).
  - Abspreizwinkel zwischen 1. und 2. Mittelhandknochen rechtwinklig zur Handebene messen (Normwert ca. 80°).
  - Handspanne messen (größter Abstand zwischen Daumen- und Kleinfingerkuppe).
- **Funktionstests:**
  - Sensibilitätsprüfung, ggf. feine Nadeln verwenden.
  - Grobe Kraft und Beweglichkeit im Seitenvergleich prüfen.
  - Greifformen: Spitz-, Grob-, Schlüsselgriff möglich.

- Faustschluss: Komplett oder feststellen, welche Langfingerkuppen die Hohlhand erreichen.
- **Sehnenprüfungen:**
  - Tiefe Beugesehne: Mittelgelenk fixieren, Pat. soll Endgelenk bei gestrecktem Finger aktiv beugen. Wenn nicht möglich → Sehne gerissen.
  - Oberflächliche Beugesehne: benachbarte Finger des zu prüfenden Fingers in Streckstellung fixieren, Pat. auffordern, den Finger gegen Widerstand zu beugen. Wenn Schwächegefühl, Schmerzen → Teilruptur, wenn keine Beugung im Mittelgelenk → Sehne gerissen.
  - Strecksehne: Pat. soll den Finger gegen Widerstand strecken. Wenn Endgliedstreckung nicht möglich → Strecksehnenausriss an der Basis des Fingerendgelenkes („subkutaner Strecksehnenriss").
  - Streckaponeurose: Aktive Streckung des herunterhängenden Endgliedes nicht möglich → Ruptur im Endgelenkbereich.
  - Knopflochdeformität (Riss des Tractus medialis über dem Mittelgelenk) → Luxation des gebeugten Mittelgelenkes durch das „Knopfloch" nach dorsal.
  - Beugung im Endgelenk, Überstreckung im Mittelgelenk, leichte Beugung im Grundgelenk (Schwanenhalsdeformität) → Sehnenverletzung über dem Grundglied.
  - Sehnenreiben, Sehnenschnappen → Tendovaginitis (▶ 16. ▶ 4.10), schnellender Finger

3.3.4 Untere Extremität

Gesamteindruck
- Gebrauch der Extremitäten, Gelenkbewegungen, Kontrakturen, Narben, Amputationen.
- Gangbild (auch unbeobachtet): Hinken (Schon-, Schmerz-, Verkürzungs-, Duchenne-, Versteifungs-, Insuffizienz-, Lähmungshinken), Ataxie, Spastik.
- Treppensteigen, Benutzung von Gehhilfen, Einlagen, Bandagen, Orthesen, Prothesen.
- Beurteilung des Zustandes von Schuhen (Abrieb), Prothesen, Orthesen, Hilfsmitteln.
- Beinachse inspektorisch, messtechnisch (Linie Hüftkopfzentrum – Kniegelenkszentrum – OSG-Zentrum): Varus (Linie läuft innerhalb Kniegelenksmitte), gerade, Valgus (Linie läuft außerhalb Kniegelenksmitte), Seitendifferenz.
- **Längen- und Umfangsmaße:**
  - ! Maße immer im Seitenvergleich bestimmen.
  - Beinlänge: Spina iliaca ant. sup. bis Außenknöchelspitze.
  - Stumpflänge: Spina iliaca ant. sup. bis Stumpfende.
  - Umfangsmaße: 20 cm und 10 cm oberhalb innerem Kniegelenksspalt, 15 cm unterhalb innerem Kniegelenksspalt, Knöchel, Rist über Kahnbein, Vorfußballen.
- **Gefäßstatus:**
  - Trophik normal, Störungen (AVK, chron. venöse Insuffizienz, Lymphabflussstörung).

- Temperatur im Seitenvergleich.
- Ödeme: Herzinsuffizienz, Lymphabflussstörung, Thrombose.
- Varikosis, insuffiziente Perforansvenen (▶ 22.5.1).
- Pulsstatus (▶ 3.4.1).

Hüftgelenk
- **Inspektion:**
  - Gangbild: Duchenne-Hinken (M. gluteus-Funktion gestört), Verkürzungs-, Schon-, Schmerz-, Lähmungs-, Versteifungshinken.
  - Beinachse (normal, X-Bein, O-Bein), Beinverkürzung (echt, funktionell).
  - Entzündungszeichen: Rötung, Schwellung, Überwärmung, Fieber, Schmerz, Fistel.
  - Beckenstand: Geradstand, Seitendifferenz (Beckenwaage benützen).
  - Verkürzung, Fehlrotation eines Beines (Fraktur).
- **Palpation:**
  - Beinverkürzung (mit Beckenwaage und Holzscheiben von 0,5 cm Dicke genau bestimmen).
  - Kapseldruckschmerz, Trochanterklopfschmerz (Arthrose), Leistendruck-, Stauchungs- oder Rotationsschmerz.
- **Bewegungsprüfung:**
  - Extension, Flexion, Außenrotation, Innenrotation, Abduktion, Adduktion nach Neutral-Null-Methode bestimmen (▶ Abb. 3.2), Kontraktur, Stauchungsschmerz, Rotationsschmerz (Arthrose, Fraktur).
  - Trendelenburg-Zeichen: Normalerweise kann im Einbeinstand das Becken zumindest waagrecht gehalten werden. Bei Insuffizienz des M. gluteus medius Absinken des Beckens auf der Gegenseite (Trendelenburg positiv).
  - Thomas-Handgriff: Eine Beugekontraktur führt zu kompensatorischer Beckenkippung und Lendenlordose. Diese müssen durch passive max. Beugung des Beines der Gegenseite ausgeglichen werden. Erst dann steht der Oberschenkel der erkrankten Seite in Beugestellung.

Kniegelenk
- **Inspektion:**
  - Achsenabweichung: Genu varum, valgum, flexum, recurvatum.
  - Schwellungen (Erguss, Bursitis), Muskelminderung (Quadrizepsatrophie).
  - Hautveränderungen: Narben, Fisteln.
- **Palpation:**
  - Gelenkspalt (DS, Resistenz), „Tanzende Patella" → Erguss.
  - Weichteilschwellung, Kniekehlenschwellung (popliteale Zyste, Bursaschwellung, Aneurysma).
- **Bewegungsprüfung:** Extension, Flexion, Außenrotation/Innenrotation, Abduktion/Adduktion nach der Neutral-Null-Methode bestimmen (▶ Abb. 3.2).
- **Stabilitätstests:**
  - Mediale/laterale Aufklappbarkeit in Valgus-/Varusstress in Streckung und 20°-Beugung → Seitenbandläsion.
  - Vordere Schublade in 90°-Flexion, Neutralstellung, Innen- und Außenrotation des Unterschenkels.
  - Hintere Schublade in Neutralstellung, Außenrotation und Innenrotation.

- Lachman-Test: Unterschenkel fixieren, Schubladenbewegung bei ca. 20°-Beugung provozieren. Negativ: harter, eindeutiger Anschlag. Positiv: weicher oder fehlender Anschlag (Vergleich zur Gegenseite).
- Pivot-shift (Provokation einer vorderen Subluxation): Pat. in Rückenlage, Fuß in Innenrotation, Knie in Extension, Valgusstress am Oberschenkel und anschließend Flexions-Extensions-Bewegung provozieren (dadurch Subluxation der Tibiakondyle, beim Zurückgleiten schnappendes Geräusch). **Cave:** Am frisch verletzten Kniegelenk äußerst schmerzhaft.

Tab. 3.1 Klinisches Ausmaß einer Gelenkinstabilität

Grad	Klinische Abkürzung	Klinisches Ausmaß	Aufklappbarkeit
I	+	Leicht	3–5 mm oder bis 5°
II	++	Mittel	5–10 mm oder bis 10°
III	+++	Ausgeprägt	> 10 mm oder bis 15°

Tab. 3.2 Einfache Instabilität im Kniegelenk

Bezeichnung	Klinik	Mögliche verletzte Strukturen
Medial	Mediale Aufklappbarkeit bis 30°	Mediales Kollateralband
Lateral	Laterale Aufklappbarkeit bis 30°	Laterales Kollateralband
Anterior	Vordere Schublade, pos. Lachman-Test	Vorderes Kreuzband
Posterior	Hintere Schublade	Hinteres Kreuzband

Tab. 3.3 Rotationsinstabilität im Kniegelenk

Bezeichnung	Klinik	Mögliche verletzte Strukturen
Antero-medial	Vordere Schublade in Außenrotation, mediale Aufklappbarkeit, pos. Lachman-Test, pos. Pivotshift	Vorderes Kreuzband, med. Kollateralband, med. Kapsel, evtl. Innenmeniskushinterhorn
Antero-lateral	Vordere Schublade in Innenrotation, evtl. pos. Pivotshift	Vorderes Kreuzband, lat. Kollateralband, lat. Kapsel, Lig. arcuatum, Tractus iliotibialis
Postero-lateral	Hintere Schublade in Außenrotation, reversed Pivotshift	Lig. arcuatum, lat. Kollateralband, lat. Kapsel, Bizepssehne, hinteres Kreuzband, Popliteussehne
Postero-medial	Hintere Schublade in Innenrotation, postero-medial Subluxation in Flexion und Valgusstellung	Hinteres Kreuzband, dorso-mediale Kapsel, med. Kollateralband, evtl. M. gastrocnemius

Tab. 3.4 Kombinierte Instabilitäten am Kniegelenk

Bezeichnung	Klinik	Mögliche verletzte Strukturen
Antero-lateral und postero-medial	Vordere Schublade in Innenrotation, hintere Schublade in Außenrotation	Vorderes und hinteres Kreuzband, med. und lat. Kollateralband, Tractus iliotibialis, Popliteussehne, Bizepssehne
Antero-lateral und antero-medial	Vordere Schublade in Innenrotation und Außenrotation, med. und lat. Aufklappbarkeit	Vorderes Kreuzband, med. und lat. Kollateralband, med. und lat. Kapsel, Lig. arcuatum, Tractus iliotibialis
Antero-medial und postero-medial	Vordere Schublade in Außenrotation, hintere Schublade in Innenrotation, med. Aufklappbarkeit	Vorderes und hinteres Kreuzband, med. Kollateralband, med. Kapsel, Lig. arcuatum, evtl. M. gastrocnemius
Knieluxation	Komplette Instabilität	Ruptur aller Bänder und der Kapsel

- **Meniskustests:**
  - DS am Gelenkspalt.
  - **Böhler:** Schmerz am inneren Gelenkspalt bei Adduktion im Knie → Innenmeniskusläsion, Schmerz am äußeren Gelenkspalt bei Abduktion im Knie → Außenmeniskusläsion.
  - **Steinmann I (Innenmeniskusläsion):** DS am inneren Gelenkspalt bei Außenrotation des gebeugten Kniegelenkes (Außenmeniskusläsion): Spontanschmerz am äußeren Gelenkspalt bei Innenrotation.
  - **Steinmann II:** Nach dorsal wandernder DS bei Kniebeugung.
  - **Payr-Zeichen:** Medialseitiger Schmerz im Schneidersitz → Innenmeniskusläsion.
  - **Apley-grinding-Test:** Bauchlage, Knie rechtwinklig beugen, Oberschenkel fixieren, axialer Druck auf den Fuß, kräftige Rotation → bei Außenmeniskusläsion Innenrotationsschmerz, bei Innenmeniskusläsion Außenrotationsschmerz.
  - **Überstreckung:** Schmerz bei Überstreckung → Vorderhornläsion, Schmerz bei Überbeugung → Hinterhornläsion.

Sprunggelenk und Fuß
- **Inspektion:**
  - Schwellung, Ödem, Hämatom, Fußform (Senk-Spreizfuß, Klumpfuß, Hohlfuß, Knickfuß, Sichelfuß).
  - Gelenkdeformitäten (Luxation, Subluxation), Fersenstellung: Neutral, Varus- oder Valgusstellung.
  - Zehen (Hammerzehen, Krallenzehen, Hallux valgus.
  - Nägel (Mykose, trophische Störungen, Ulkus, Fistel, Mal perforans).
- **Palpation:** Druckschmerzen, Ödeme.
- **Bewegungsprüfung:**
  - Extension, Flexion nach Neutral-Null-Methode bestimmen (▶ Abb. 3.2).
  - Bandstabilität, -laxizität prüfen, Beweglichkeit der Fuß- und Zehengelenke messen.

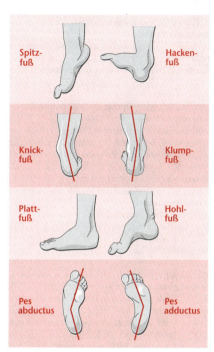

Abb. 3.3 Fußformen [A300–106]

3.4 Untersuchung der Gefäße

(Alarm-)Symptome von Gefäßkrankheiten
- Akut aufgetretene Schmerzen an Extremitäten und/oder im Abdomen.
- Akut aufgetretene Schwellungen von Extremitäten.
- Akut aufgetretene Hautveränderungen.

3.4.1 Klinische Untersuchung Gefäße

Inspektion
- Hautfarbe: Rosig, rötlich, blass, weiß, pigmentiert, bläulich-zyanotisch.
- Trophische Störungen: Hyperkeratosen, Hyperpigmentation, Ulzera, Fisteln, Sekretion, Rötung, Lymphangitis → Infektion.
- Sichtbare Pulsationen: Fistel, Aneurysma.
- Sichtbare Blutungen nach Verletzungen, aber auch Arrosionen durch Infekte möglich.

- Venenfüllung (Hinweis auf arteriellen Zufluss), Varikose (geschlängelte, erweiterte oberflächliche Venen).
- OP-Narben: Abdomen (OP an Bauchaorta, Bypass), Leisten oder Beinen (Bypass, Profundaplastik, Varizektomie). Bei Z.n. Varizenoperation Lokalisation der Schnitte beschreiben (Crossektomie oder nur limitierte Varizektomie erfolgt).

Palpation
Strichfigur zeichnen und sehr gut palpabel als (++), palpabel als (+), gerade palpabel als (+) und nicht palpabel als (–) einzeichnen.
- Pulse der oberen Extremität im Seitenvergleich prüfen (A. axillaris, A. cubitalis, A. radialis, A. ulnaris) bei herabhängenden und erhobenen Armen (Ausschluss Thoracic-outlet-Syndrom), Pulse der unteren Extremität im Seitenvergleich (A. femoralis, A. poplitea, A. dorsalis pedis, A. tibialis post.).
- Auch Schwellungen oder Ödeme beschreiben (evtl. Grund für fehlenden Puls!).
- Pulsabschwächung oder Pulsverlust (bei proximaler Stenose nachgeschaltete Strombahn minderperfundiert).
- Pulsverbreiterung (bei aneurysmatischer Erweiterung).
- Pulsqualität über Gefäßoperationsnarben oder Bypässen (Pulslosigkeit → Verschluss).
- Schwirren über Gefäßen bei av-Fisteln (kontinuierlicher arteriovenöser Gefäßfluss).
- Hauttemperatur im Seitenvergleich, Untersuchung aber bei normaler Raumtemperatur: Einseitig kalter Fuß bei arteriellem Verschluss. Bei beidseitig kalter Extremität evtl. Minderperfusion in Beckenhöhe, Stenose/Verschluss in Ober-/Unterschenkelhöhe bds. oder angioneurotisch/konstitutionell bedingte Störung möglich → Arme auch kalt, Untersuchungsraum zu kalt.
- Ödem (einseitig → Thrombose, pAVK, Lymphödem; beidseitig → Herzinsuffizienz, Lymphödem, Cava- oder Beckenthrombose).

Venen
- Venenfüllung (Hinweis auf arteriellen Zustrom und freien/behinderten Abfluss).
- Venenkonvolute (Varikose), „Warnvenen" (neu aufgetretene prall gefüllte Venen, z.B. prätibial → Thrombose).
- Rezidivvarikose nach früheren Venenoperationen (Lokalisierung, neue oder übersehene insuffiziente Perforansvenen, Hinweis auf durchgemachte Beinvenenthrombose).
- Tastbare Faszienlücken (Perforansvenen/-insuffizienz).
- Indurationen (Verhärtungen durch Gewebsschwellungen, Abflussstörung).

Gefäßauskultation
Untersuchung auf Strömungsgeräusche und deren Fortleitung (Untersuchung in Ruhe und nach Belastung).
- Rauschen bis hochfrequentes Zischen bei mittel- bis hochgradigen Stenosen (Stenosen 50–70 %).
- Kein Strömungsgeräusch bei Verschluss oder Stenose > 90 %.
- Maschinengeräusch bei av-Fistel (kontinuierlicher Gefäßfluss mit systolischem Maximum).
- Auskultation vor und nach Belastung (Steigerung der Strömungsgeschwindigkeit → evtl. besseres Erkennen von verengten Gefäßabschnitten).

- Symptomatisch bei Anämie (OP, GIT-Blutungen, hämatologische Erkrankungen), Klappenvitien, Fieber (gesteigerter Blutfluss, Exsikkose).
- Immer Karotiden mituntersuchen (häufig multilokuläre Gefäßveränderungen/-stenosen).
- Blutdruckmessung nach Riva-Rocci an beiden Armen (Differenzen > 30 mmHg path.).

3.4.2 Tests des arteriellen Systems

Lagerungsprobe nach Ratschow
Test zur klinischen Einschätzung eines arteriellen Verschlusses.
- **Durchführung:** Pat. liegt auf Liege, führt bei senkrecht hochgestreckten Beinen 30–40 kreisende Bewegungen oder Dorsal-/Plantarflexionen im Fußgelenk durch. Bei Durchblutungsstörung schnelles Abblassen des Vorfußes oder der Fußsohle. Pat. aufsitzen und Beine hängen lassen.
- **Befunde:**
  - Rasche diffuse Hyperämie nach 5–10 Sek., rasche Venenfüllung (10–20 Sek.): Gute Durchblutung oder Kollateralisation.
  - Fleckförmige oder diffuse Abblassung der Fußsohle, verspätete Venenfüllung (über 20 Sek.): Schlecht kompensierter Verschluss.
- ! Unauffällige Lagerungsprobe schließt pAVK nicht sicher aus.

Gehtest
- **Durchführung:** Pat. mit Schrittfrequenz im Sekundentakt (z.B. Ambulanzflur) gehen lassen (oder besser Laufband mit 1 m/Sek. und 10 % Steigung ▶ 3.9.5).
- **Befunde:**
  - Strecke, bei der der Pat. einen ersten Schmerz verspürt (relative Gehstrecke = S1).
  - Strecke, bei der der Pat. stehenbleiben muss (absolute Gehstrecke = S2).

Allen-Test (Faustschlussprobe)
Prüfung der Durchgängigkeit von A. radialis und A. ulnaris.
- **Durchführung:** A. radialis komprimieren, gleichzeitig Pat. die zu untersuchende Faust öffnen und schließen lassen.
- **Befunde:**
  - Nur vorübergehend leichte fleckförmige Verminderung der rötlichen Hautfarbe: Normalbefund.
  - Starke diffuse Abblassung der Handinnenfläche, die erst nach Lösen der Radialiskompression abklingt: Verschluss der A. ulnaris.

Adson-Test
Zum Nachweis eines Thoracic-outlet-Syndroms (Halsrippe, Skalenussyndrom, hochstehende 1. Rippe).
- **Durchführung:** Arme adduzieren und Kopf zur erkrankten Seite drehen lassen.
- **Befunde:** Bei Abschwächung oder Fehlen eines Radialispulses V.a. Skalenussyndrom oder Halsrippe. **Cave:** Negativer Test schließt ein Thoracic-outlet-Syndrom nicht aus.

Armelevations-Belastungstest
- **Durchführung:** Arme hochhalten und außenrotieren lassen. Mind. 3 Min. Hand öffnen und schließen lassen.
- **Befunde:**
  - Auftreten neurologischer Symptome und Verschwinden des Radialispulses (dopplersonographisch dokumentieren) → Test positiv (arterielle Durchblutungsstörung).
  - Durch Kreuzen der Hände über dem Kopf evtl. Verstärkung der Symptome.

3.4.3 Tests des venösen Systems

Trendelenburg-Test
Ergebnis gibt Anhaltspunkte für die operative Therapie (Crossektomie oder limitierte Venenexhairese).
- **Durchführung:** Pat. liegt zur Untersuchung, Beine hochhalten lassen und ausstreichen. Blutdruckmanschette um den Oberschenkel in Höhe der Mündung der V. saphena magna am prox. Oberschenkel anlegen (nicht über diastolischen RR aufpumpen), Pat. mit angelegter Kompression aufstehen lassen und oberflächliches Venensystem beobachten (▶ Abb. 3.4).
- **Befunde:**
  - Bei fehlender oder langsamer Füllung → suffiziente Venae perforantes (Test negativ) Kompression lösen.
  - Starke Füllung der Varizen innerhalb von 20 Sek. → zusätzlich Insuffizienz von Perforansvenen (Test doppelt positiv).
  - Starke und sofortige Füllung der Venen von proximal nach distal → Insuffizienz der Mündungsklappe der V. saphena magna (Test positiv).

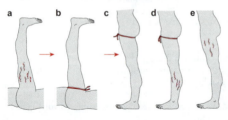

a Venen auslaufen lassen und ausstreichen
b Abbinden; Pat. aufstehen lassen
c Normalbefund - **Test negativ**
d Insuffizienz tiefer Venenklappen - **Test positiv**
e Insuffizienz oberflächlicher Venenklappen - **Test doppelt positiv**

Abb. 3.4 Trendelenburg-Test [A300-M215]

Perthes-Test
- **Durchführung:** Beim stehenden Pat. am prox. Oberschenkel Blutdruckmanschette anlegen und aufblasen (nicht über diastolischen RR). Pat. umhergehen lassen (▶ Abb. 3.5).
- **Befunde:**
  - Entleerung der Varizen → suffizientes Perforansvenensystem.
  - Zunehmende Füllung und Schmerzen → Abflussbehinderung im tiefen Venensystem.

Pratt-Test

- **Durchführung:** Bein senkrecht hochhalten, von den Zehen bis zum proximalen Unterschenkeldrittel mit elastischer Binde bandagieren, direkt proximal der Binde Blutdruckmanschette anlegen (nicht über diastolischen RR), Binde abwickeln und gleichzeitig nach distal eine zweite Binde anlegen, sodass immer eine 5 cm breite Hautpartie frei bleibt. Durch sukzessives Abwickeln nach distal lassen sich bei Füllung umschriebener Varizen insuffiziente Perforansvenen darstellen.

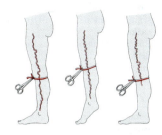

Abb. 3.5 Perthes-Test [A300-M215]

- **Befunde:**
  - Bei erheblichen Schmerzen schon kurz nach dem Wickeln → tiefes Venensystem teilweise oder komplett verlegt.
  - Modifiziert nach Mahorner-Ochsner: anstelle der Binden mehrere Tourniquets verwenden, in verschiedener Höhe anlegen bzw. nach distal verschieben (zwischen den Abschnürungsstellen Füllung von Varizen durch insuffiziente Vv. communicantes).

3.5 Röntgenuntersuchungen

3.5.1 Indikationen

Röntgenuntersuchungen bedürfen stets einer klaren Indikation.

- Unfallverletzte zuerst klinisch untersuchen, dann Entscheidung zur Röntgenuntersuchung stellen.
- Vor Röntgenuntersuchungen entscheiden, ob Verbände, Schienen oder Orthesen abgenommen werden dürfen.
- Vor Röntgenuntersuchung entscheiden, ob Pat. umgelagert werden darf (z.B. besondere Vorsichtsmaßnahmen bei Wirbelsäulenverletzten).
- Bei Weichteilverletzungen meist keine Röntgenindikation gegeben (nur bei Fremdkörperverdacht, Stichverletzung am Abdomen oder Thorax, offene Gelenkverletzung, Splitterverletzungen am Auge).
- Klinisch eindeutiger Frakturverdacht, Schädelhirntrauma.
- Stumpfes oder offenes Bauchtrauma, Nierenkontusion oder Beckentrauma mit Hämaturie oder Miktionsstörungen.
- Fremdkörperverletzungen/-einsprengungen, Weichteilverletzungen mit Beteiligung innerer Organe.
- Gefäßverletzungen durch Frakturen, Polytrauma (mind. Schädel, HWS, BWS, LWS, Thorax, Becken).
- U.U. „juristische" Dokumentation bei Unfallverletzten oder kriminellen Delikten auch ohne klaren Frakturverdacht.

- Notwendige Verlaufskontrollen, z.B. bei Frakturen oder nach Gelenkprothesenimplantation, T-Drain-Darstellung nach Choledochusrevision, Fisteldarstellungen.
- Röntgenaufnahme „auf ausdrücklichen Wunsch" eines Pat. medizinisch bedenklich, hier nach klinischem Bild entscheiden, strengste Indikationsstellung bei Kindern und Schwangeren (▶ 1.4.18).

3.5.2 Diagnostik bei Kindern und Jugendlichen

Bei Kindern und Jugendlichen muss max. Wert auf eine Minimierung jeglicher Belastung durch Röntgenuntersuchungen gelegt werden. Dies bedeutet:
- Gute klinische Untersuchung ersetzt oft apparative Diagnostik.
- Alle sonographischen Verfahren sind ohne Risiko immer anwendbar, weisen viele Diagnosen nach bzw. schließen Verdachtsdiagnosen aus.
- Bei Ind. für eine Röntgenuntersuchung max. Strahlenschutz.
- Kinder sind keine kleinen Erwachsenen, und Röntgenuntersuchungen bzw. Kontrollen müssen nach anderen Kriterien bzw. zeitlichen Abständen erfolgen.
- Der Frakturheilungsverlauf kann ggf. auch durch Ultraschall kontrolliert werden.

3.5.3 Strahlenschutz

- Immer auf ausreichenden Strahlenschutz des Pat. achten, sich ggf. selbst von diesem überzeugen, z.B. bei Kindern.
- Strahlenschutz des Personals (und der eigenen Person!) sehr ernst nehmen:
  - Röntgenplaketten bei allen Tätigkeiten im Kontrollbereich (auch OP) tragen.
  - Möglichst Stabdosimeter tragen, ggf. beantragen (Arbeitgeber ist verpflichtet, exponierten Personen auf Anforderung ein Stabdosimeter zu beschaffen).
  - Bei allen Anwendungen von Röntgenstrahlen Räume geschlossen halten, alle nicht benötigten Personen, z.B. Angehörige, hinausschicken.
  - Bei allen Untersuchungen, bei denen die direkte Anwesenheit notwendig ist, z.B. Fremdkörperentfernung in der Ambulanz, Bleischutzkittel tragen.
  - Ggf. Bleihandschuhe tragen, z.B. bei speziellen Stressaufnahmen der Gelenke oder Draindarstellungen.
- Frauen im gebärfähigen Alter müssen stets eine Angabe zu einer möglichen Schwangerschaft machen und diese Angabe auch unterschreiben (▶ 1.4.18).
- Schwangere nur bei vitaler oder dringlicher Ind. röntgen, z.B. Unterschenkelfraktur, Luxationsfrakturen und wenn eine dringend benötigte Information nicht mit anderen Untersuchungen gewonnen werden kann.

Schwangere Mitarbeiterinnen dürfen nicht in Kontrollbereichen (z.B. Röntgen, OP) arbeiten.

3.5.4 Röntgenanforderungsschein

Anordnen jeder Röntgenuntersuchung nach der Strahlenschutzverordnung nur von „fachkundigen" Ärzten erlaubt (mind. 8-stündigen Einführungskurs in Strah-

lenschutz. Ärzte ohne Strahlenschutzkurse bzw. Einweisungskurse dürfen keine Röntgenanordnungen ausstellen!).
Ein Röntgenschein ist ein Dokument, das besonders sorgfältig ausgefüllt werden muss. Der Schein muss enthalten:
- Ordentliche, lesbare Schrift: unleserliche Angaben provozieren fehlerhafte Dokumentation und Archivierung.
- Sämtliche Daten des Pat. (Name, Vorname, Geburtsdatum, Kostenträger).
- Station oder Klinik, Datum, Angabe über vorhandene Voraufnahmen.
- Schwangerschaft ja/nein bei Frauen.
- Genaue Angaben zu Anamnese, Vorbefunden bzw. jetziger (Verdachts-)Diagnose.
- Bekannte Auffälligkeiten: Z.B. „**Cave:** Kontrastmittelallergie".
- Klare Anordnung: was soll untersucht werden, welche Informationen werden von der Untersuchung erwartet.
- Immer zunächst Röntgenbild in 2 Ebenen (Basisinformation).
- Seitliche Aufnahmen mit der Information, welche Körper- oder Extremitätenseite filmnah liegen soll (möglichst die Frakturverdachtszonen filmnah, z.B. „Schädel in 2 Ebenen, seitlich links anliegend" bei V.a. Fraktur des linken Os parietale). Ebenso bei Fremdkörpern, z.B. „Thorax rechtsanliegend" bei rechtsseitigem Thoraxwand-Fremdkörper).
- Bei Verlaufskontrollen auf gleiche Einstellung und Technik achten und hinweisen, sonst kein Vergleich möglich.
- Unterschrift: Ohne diese darf keine RTA eine Röntgenuntersuchung durchführen. Keine Scheine „auf Vorrat" unterschreiben.

3.5.5 Beurteilung von Röntgenbildern

- Jedes Bild genau durchmustern, Qualität und Art der Aufnahme (wie angefordert) prüfen.
- Überprüfen, ob die angeforderte Aufnahme auch ausgeführt wurde und ob das Bild auch qualitativ in Ordnung ist.
- Schlechte Bilder ohne die gewünschte Information müssen (trotz Strahlenbelastung) wiederholt werden.
- Stets genaue Betrachtung aller radiologisch dargestellten Körperteile → gelegentlich „Zufallsbefund" erkennbar.
- Bei unklarem Befund Vorgesetzten oder erfahreneren Kollegen holen, evtl. zusätzlich Gegenseite röntgen lassen; gilt auch für Kinder (V.a. Epiphysenfugenläsion).
- Gelegentlich sind auch bei qualitativ guten Röntgenaufnahmen vorhandene Frakturen oder Fissuren nicht zu sehen → Schrägaufnahmen oder Zusatzaufnahmen anfordern und ggf. auch Kontrollen nach wenigen Tagen anordnen oder empfehlen, und dies unbedingt in Ambulanzkarte und Brief dokumentieren (Fraktur durch Lysezone dann evtl. erkennbar).

Kriterien der korrekten Röntgenaufnahme
- Angeforderte Anzahl von Röntgenbildern korrekt.
- Angeforderte Skelett-/Körperteile vollständig abgebildet (bei Röhrenknochen sollte immer mind. ein Nachbargelenk mit abgebildet sein).

- Zentralstrahl (Zone schärfster Abbildung, i.d.R. in Bildmitte) korrekt eingestellt (z.B. in Gelenkmitte bei Gelenken).
- Röntgenstrahl korrekt eingeblendet (Strahlenschutzgründe → Reduzierung der Streustrahlen und Qualitätssicherungsgründe): Rand des Röntgenbildes hell bis weiß.
- Gelenkflächen vollständig beurteilbar (keine Übereinanderprojektion von Gelenkflächen).
- Geforderte Skelett-/Körperteile auch beurteilbar (zu hell → zu weiche Aufnahmetechnik, zu dunkel → zu harte Aufnahmetechnik).
- Konturen scharf (korrekt) oder unscharf (Verwackelung durch Pat. oder falsche Technik).

Korrekt angefertigte Röntgenbilder sind die Voraussetzung für eine korrekte Diagnostik, insbes. im Hinblick auf gutachterliche und juristische Fragestellungen.

Beurteilung von Skelettaufnahmen

- Rechts auf dem Röntgenbild entspricht links am Pat. und umgekehrt.
- Unten auf dem Röntgenbild entspricht distal (bei Extremitäten) und kaudal an Stamm bzw. WS.

Tab. 3.5 Normale Gelenkspaltweite

Gelenk	Breite [mm]
Kiefergelenk	2
Akromioklavikulargelenk	3–8
Sternoklavikulargelenk	3–5
Kleine Wirbelgelenke	2
Schultergelenk	4
Ellenbogengelenk	3
Radiokarpalgelenk	2–3
Interkarpalgelenk	1,5–2
Metakarpophalangealgelenk	1,5
Interphalangealgelenke	1
Iliosakralfuge	3
Symphyse	4–6
Hüftgelenk	4–5
Kniegelenk	3–5

Tab. 3.5 Normale Gelenkspaltweite (Forts.)	
Gelenk	Breite [mm]
Oberes Sprunggelenk	3–4
Intertarsalgelenk	2–2,5
Metakarpotarsalgelenke	2–2,5
Zehengelenke	1–1,5

- Form, Lage, Stellung und Größe der Skelettelemente (akzessorische Knochen).
- Fehlbildungen, atypische Formationen.
- Strukturanomalien von Knochen: z.B. Knochenentkalkung (Osteoporose).
- Frische knöcherne Verletzung: Kortikalisunregelmäßigkeiten, -unterbrechung, -impression, Fissur (Aufhellungslinie), Fraktur (mit oder ohne Dislokation).
- Ältere knöcherne Verletzung (Kortikalisverdickungen, Kallusbildung, knöchern überbrückte Fehlstellungen).
- Bei Frakturen Stand der Knochendurchbauung.
- Luxation oder Subluxationsstellung von Gelenken.
- Bei kleinen „Knochenfragmenten" denken an:
  - Sesambeine, akzessorische Knöchelchen.
  - Alte Verletzungen (abgerundete kalkdichte Strukturen).
- Gelenke oder gelenktragende Anteile: Konturen glatt, inkongruent, verschoben, luxiert, Gelenkspalt erweitert, verschmälert (▶ Tab. 3.5).
- Degenerative Gelenkveränderungen: Gelenkspalt aufgebraucht/verschmälert, subchondrale Sklerosierung, Geröllzysten, Randkantenausziehungen, kalkdichte freie Gelenkkörper, Meniskus oder Diskusverkalkungen.
- Arthritische Veränderungen: Usuren, Erosionen, Lysezonen.
- Entzündliche, neoplastische Veränderungen (osteolytische oder osteoplastische Herde).
- Lage von Osteosynthesematerial (Drähte, Schrauben, Platten, Implantate, Metallabrieb).
- Röntgendichte und spongiöse Struktur, ggf. Vergleich Gegenseite (Entkalkung).
- Weichteile: Verkalkungen, Schwellungen, Fremdkörper, Lufteinschlüsse (Emphysem), Weichteilmantel (verdickt oder verdichtet).
- Fremdkörper (kalk- oder metalldicht), Art und Lage. Holz und Kunststoffe sind nur an Sekundärzeichen zu erkennen (Luft im Gewebe), Glas ist meistens radiologisch erkennbar, kleinere Steinkrümel u.U. nicht.

Tab. 3.6 Radiologisch sichtbare Fremdkörper	
Fremdkörper	Sichtbarkeit im Röntgenbild
Glas	Meistens
Holz	Meist nur Sekundärzeichen (z.B. Luft im Gewebe)
Steine	Meistens erkennbar, kleinere Steinkrümel u. U. nicht erkennbar

Tab. 3.6 Radiologisch sichtbare Fremdkörper *(Forts.)*

Fremdkörper	Sichtbarkeit im Röntgenbild
Metall	Immer
Kunststoffe	Oft nicht erkennbar, meist nur Sekundärzeichen (Luft im Gewebe)
Intrauterinpessar	Immer

3.5.6 AO-Klassifikation

Aufbau der Frakturklassifikation der langen Röhrenknochen

Ziel der AO-Frakturklassifikation ist eine Einteilung aller Frakturen nach einem einheitlichen Prinzip. Die Kodierung der Diagnose erfolgt in Lokalisation und Morphologie nach einem festgelegten Schlüsselsystem, z.B. 41-A1.2. Für die langen Röhrenknochen genügen zur Beschreibung der Lokalisation 2 Stellen. Mehretagenfrakturen werden doppelt kodiert.

- **Lokalisation (1. und 2. Stelle):**
  - 1. Stelle: Kodierung der Körperregion, z.B. 1 für Oberarm, 2 für Unterarm, 3 für Oberschenkel.
  - 2. Stelle: Angabe der Höhenlokalisation, z.B. 1 für proximale Fraktur, 2 für Fraktur im mittleren Drittel und 3 für distal gelegene Fraktur.
- **Morphologie (3. bis 5. Stelle):** Mit steigender Bezifferung wird die Komplexität einer Fraktur nach Schweregrad, Schwierigkeit der Behandlung und Prognose beschrieben. Eine A1-Fraktur stellt die einfachere (z.B. Tuberculum-majus-Abriss) und eine C3-Fraktur die komplexere dar (z.B. Schultergelenk-Luxationsfraktur).
  - 3. Stelle: Unterteilung der Frakturen in die Typen A bis C.
  - 4. Stelle: Weitere Unterteilung entsprechend den Ziffern 1, 2 oder 3 nach zunehmendem Schweregrad. 3. und 4. Stelle ergeben die Gruppe der Fraktur.
  - 5. Stelle: Unterteilung der Gruppen in Untergruppen 1, 2 oder 3. Die Untergruppen werden von der 4. Stelle durch einen Punkt abgesetzt.

Definitionen, Konventionen

- Einfache Fraktur: Eine vollständige Kontinuitätsunterbrechung (spiralförmig, schräg, quer).
- Mehrfragmentäre Fraktur: Ein oder mehrere Zwischensegmente (Keil- und komplexe Frakturen).
- Keilfraktur (meta- oder diaphysäre Fraktur): Hauptfragmente kommen bei Reposition in direkten Kontakt. Dreh- oder Biegungskeil kann intakt oder fragmentiert sein.
- Komplexe Fraktur (meta- oder diaphysäre Fraktur) mit einem oder mehreren Zwischenelementen: Hauptfragmente kommen bei Reposition nicht in Kontakt zueinander.
- Diaphysäre Fraktur mit disloziertem artikulärem Bruchstück gilt als artikuläre Fraktur, wogegen bei nicht disloziertem artikulärem Fragment von einer dia- oder metaphysären Fraktur gesprochen wird.

- Partielle Gelenkfraktur: Nur ein Teil der Diaphyse gebrochen, anderer Teil bleibt mit Metaphyse in Verbindung. Formen: reine Spaltung, reine Impression, Impression mit Spaltung (Fragmente meist disloziert).
- Vollständige Gelenkfraktur: Gelenkfragmente völlig von Diaphyse gelöst (Ein- oder Mehrfragmentbruch). Schweregrad neben Frakturform abhängig von artikulärer Komponente.

3.5.7 Schädel

Normalaufnahme in 2 Ebenen
- **Aufnahmetechnik:** Schädelaufnahme nativ a.p. und seitlich, bei Trauma verletzte Seite plattennah, bei Hinterkopfverletzungen auch Occiputaufnahme (▶ Abb. 3.6).
- **Aufnahmekriterien:** Kontrastreiche und vollständige Abbildung des knöchernen Schädels einschließlich Kalotte und Unterkiefer. Strichförmige Abbildung der Sella turcica. Visuelle scharfe Darstellung der Gefäßkanäle und der Spongiosastruktur des anliegenden Knochens.
- **Beurteilungskriterien:**
  - Durchgehende Kalottenkontur: Impressionen, Stufen.
  - Gleichmäßige Kalottenkontur: Fraktur oder Fissurlinien, Osteolysen.
  - Stirn-/Kieferhöhlen: Randstrukturen, Spiegelbildung, Verschattungen.
  - Orbitahöhle: Konturen, Verschattung, blow-out-fracture.
  - Nasenseptum: Fraktur, Deviation.
  - Ober- und Unterkiefer: Zahnreihe regelrecht.
  - Intrakranielle Verkalkung: Corpus pineale (mittelständig) oder Plexus choroideus (seitlich).

Aufnahme nach Schüller
- **Ind.:** Schädelbasisfrakturen, Otoliquorrhö, Schwerhörigkeit nach Trauma. Aufnahme meist in Kombination mit Aufnahme nach Stenvers.
- **Aufnahmetechnik:** Strahlengang von 30° kranial, äußerer und innerer Gehörgang projizieren sich übereinander.
- **Beurteilungskriterien:**
  - Kiefergelenksartikulation: regelrecht, Fraktur, Luxation.
  - Mastoid: Pneumatisation, Verschattungen.
  - Felsenbeinlängskontur: Fraktur.

Aufnahme nach Stenvers
- **Ind.:** Otoliquorrhö, Schwerhörigkeit nach Trauma.
- **Aufnahmetechnik:** Strahlengang von 10° kaudal und 45° lateral.
- **Beurteilungskriterien:**
  - Felsenbeinquerkontur: Fraktur.
  - Innerer Gehörgang: Glatt, verschoben, verschattet (Verwechslung mit Fraktur).

Nasenbein
- **Aufnahmetechnik:** Seitlich und kranio-kaudal.
- **Beurteilungskriterien:** Konturen glatt, Fraktur, Fissur. **Cave:** Sutura frontonasalis (Verwechslung mit Fraktur).

Jochbogen
- **Aufnahmetechnik:** Kraniokaudale Tangentialaufnahme des Jochbogens.
- **Beurteilungskriterien:** Konturunterbrechung, Stufe, Dislokation.

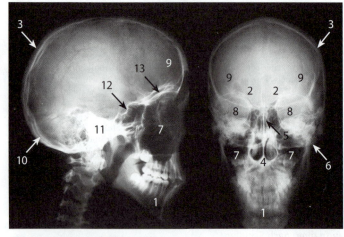

Abb. 3.6a Röntgen Schädel in 2 Ebenen
Unterkiefer (1), Orbitadach (2), Schädelkalotte (3), Dens axis (4), Septum nasi osseum (5), Arcus zygomaticus (6), Sinus maxillaris (7), Orbita (8), Fossa cranii ant. (9), Protuberantia occipitalis externa (10), Felsenbein (11), Sella turcica (12), Boden der Fossa (13) [A300-M247]

3.5.8 Halswirbelsäule

Normalaufnahme in 2 Ebenen
- **Aufnahmetechnik:** Strahlengang seitlich und a.p.
  - Dens axis und C7/Th1 müssen mit abgebildet sein (Fraktur C7 wird häufig übersehen!).
  - Ggf. an beiden Armen ziehen bzw. Gewicht an beide Arme hängen.
  - Aufnahme C1/2 gelingt am besten durch geöffneten Mund (Densaufnahme).
- **Aufnahmekriterien:** Kontrastreiche Abbildung aller sieben Halswirbel, einschließlich des zervikothorakalen Übergangs. Seitlich scharfe Abbildung der Dornfortsätze und der Zwischenwirbelsäule.
- **Beurteilungskriterien:**
  - Kontinuität der Wirbelfolge („stufenlose" Linie entlang der Wirbelkörperhinterkanten).
  - Krümmung der HWS: physiologische Lordose, Streckstellung, Überstreckstellung.

3.5 Röntgenuntersuchungen

Varietäten/Fehlerquellen

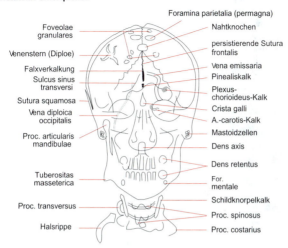

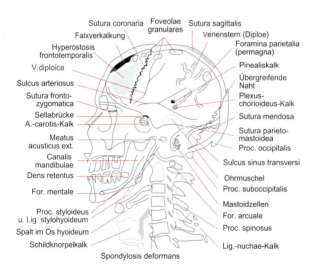

Abb. 3.6b Schädel in 2 Ebenen (Schema) [A300-M247]

- Äußere Konturen der Wirbelkörper inklusive Grund- und Deckplatten.
- Subluxation, Spondylolisthesis, Gefügelockerung.
- Weite des knöchernen Spinalkanals und der Foramina intervertebralia.
- Unkovertebralgelenke, kleine Wirbelgelenke: (Sub-)Luxation, Osteochondrose, Arthrose.
- Dorn- und Querfortsätze: Abbrüche, Dislokation.
- Atlanto-Dentaldistanz: seitlich < 3 mm (Kinder bis 4 mm).
- Zwischenwirbelräume: Diskushöhe C2 < C3 < C4 < C5 < C6 < C7.

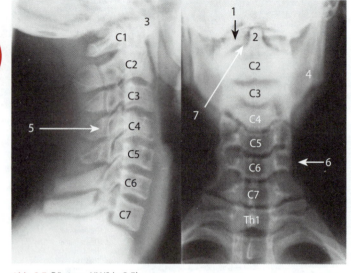

Abb. 3.7 Röntgen HWS in 2 Ebenen
Atlas (1), Dens axis (2), Arcus anterior atlantis (3), Ramus mandibulae (4), Processus spinosi (5), Processus transversus (6), Articulatio atlanto-axialis (7) [A300-M247]

Schrägaufnahmen
- **Aufnahmetechnik:** Mit R oder L wird die jeweils filmnah gelegene Körperseite bezeichnet, dabei bilden sich die jeweils gegenseitigen Zwischenwirbellöcher ab.
- **Aufnahmekriterien:** Freie Durchsicht durch die sechs Zwischenwirbellöcher.
- **Beurteilungskriterien:**
  - Foramina intervertebralia: normal, eingeengt, verschoben.
  - Interartikularportionen und Processus articulare: Artikulation regelrecht, Verschiebungen, (Sub-)Luxationen.

Funktionsaufnahmen
- **Aufnahmetechnik:** In max. Vor- und Rückneigung. **Cave:** Funktionsaufnahmen sind bei frischem Trauma mit V.a. Fraktur oder Luxation kontraindiziert. Immer zuerst Normalaufnahme anschauen.

- **Beurteilungskriterien:**
  - Bewegungsablauf: regelrecht, Segmentblockade, physiologisches Treppenphänomen der Wirbelkörperhinterkanten bei Anteflexion.
  - Stellung: Ventral-/Dorsalverschiebung einzelner Wirbelkörper, gleichgerichtete Keilform der Diskusräume.

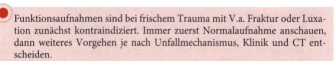

Funktionsaufnahmen sind bei frischem Trauma mit V.a. Fraktur oder Luxation zunächst kontraindiziert. Immer zuerst Normalaufnahme anschauen, dann weiteres Vorgehen je nach Unfallmechanismus, Klinik und CT entscheiden.

3.5.9 Brustwirbelsäule

BWS in 2 Ebenen
- **Aufnahmetechnik:** Seitlich und a.p. im Stehen, Zentralstrahl auf 7. BWK zentriert, eine Schulter etwas nach vorne.
- **Aufnahmekriterien:**
  - Orthograde Abbildung aller Wirbelkörper, der Zwischenwirbelräume und der Übergänge zu HWS und LWS in der a.p.-Aufnahme.
  - Streng seitliche Darstellung der Brustwirbelkörper und der Übergänge in der seitlichen Aufnahme.
  - Verwischung der Rippenschatten, strichförmige Abbildung der Wirbelkörperabschlussplatten.
- **Beurteilungskriterien:**
  - Kortikale Randkonturen, Grund- und Deckplatten, Fissur, Fraktur, Osteolyse, Tumor, Spondylitis.
  - Schmorl-Knoten, degenerative Veränderungen.
  - Bogenwurzelabgänge, Dorn-, Quer- und Gelenkfortsätze, Kostotransversal- und Kostovertebralgelenke.
  - Rippen: Konturen, Stufen, Aufhellungen, Verdichtungen, akzessorische Rippen.

Schrägaufnahmen der BWS
- **Aufnahmetechnik:** Schräg liegend in 45° oder 75°.
- **Aufnahmekriterien:** Zwischenwirbelgelenke der filmnahen Seite frei einsehbar.
- **Beurteilungskriterien:**
  - Zwischenwirbelgelenke vermindert, (sub-)luxiert.
  - Frakturen der gelenknahen Rippenanteile.

3.5.10 Lendenwirbelsäule

LWS in 2 Ebenen
- **Aufnahmetechnik:** Seitlich und a.p. im Stehen.

- **Aufnahmekriterien:**
  - Scharfe und orthograde Abbildung aller Lendenwirbelkörper mit Querfortsätzen, des Kreuzbeins, der Kreuzdarmbeingelenke und des thorakolumbalen Übergangs in der a.p.-Aufnahme.
  - Rein seitliche Abbildung der LWS mit Dornfortsätzen, mit 12. BWK und lumbosakralem Übergang in der seitl. Aufnahme.
- **Beurteilungskriterien:**
  - Krümmung der LWS: physiologische Lordose, Hyperlordose, Streckstellung, Überstreckstellung.
  - Weite der Zwischenwirbelräume: L1 < L2 < L3 < L4 < L5.
  - Anzahl der Wirbel, Übergangswirbel (Lumbalisation von S1 oder Sakralisation von L5).
  - Kortikale Randkonturen von Grund- und Deckplatten, Fraktur, Osteolyse, Spondylitis.
  - Schmorl-Knoten, Osteochondrose, Dorn-, Quer- und Gelenkfortsätze, Spina bifida.
  - Iliosakralgelenk: erweitert, gesprengt, unscharfe Konturen.
  - Weichteile: Psoasschatten regelrecht.

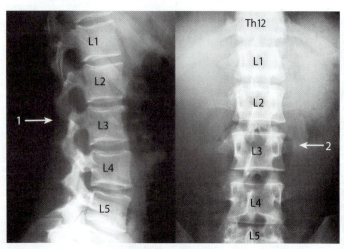

Abb. 3.8 Röntgen LWS in 2 Ebenen Processus spinosi (1), Processus costarii (2) [A300-M247]

3.5.11 Wirbelsäulenganzaufnahme

- **Ind.:** Beurteilung der Wirbelsäulenstatik.
- **Aufnahmetechnik:**
  - Pat. mit Rücken zum Stativ, Arme hängend, Beine gestreckt.
  - Gleichgewichtswaage, Gonadenschutz (Hodenkapsel).

- **Aufnahmekriterien:** Vollständige Abbildung der WS vom zervikodorsalen bis zum lumbosakralen Übergang.
- **Beurteilungskriterien:**
  - Seitverbiegung oder Torsion der WS (Skoliose).
  - BWS-Kyphose und LWS-Lordose (physiologisch, aufgehoben).

3.5.12 Kreuzbein

A.p.-Aufnahme
- **Aufnahmetechnik:** Aufnahme in Rückenlage, Zentralstrahl auf oberen Symphysenrand einstellen.
- **Aufnahmekriterien:** Überlagerungsfreie Abbildung des Kreuzbeines mit Kreuzbein-Darmgelenken und Übergang zum 5. LWK und zum Steißbein.
- **Beurteilungskriterien:** Dislokation, Osteolysen, Aufweitung der Iliosakralgelenke (einseitig oder beidseitig).

3.5.13 Schultergelenk

Normalaufnahme in 2 Ebenen (a.p. und transthorakal)
- **Aufnahmetechnik:**
  - A.p.: Skapula der erkrankten Schulter liegt der Röntgenkassette an. Arm in Außenrotation.
  - Axial: Arm abduziert, Ellenbogen rechtwinklig gebeugt, Unterarm parallel zur Tischplatte. Zentralstrahl kranio-kaudal gerichtet.
- **Aufnahmekriterien:**
  - Überlagerungsfreie Darstellung des Humeruskopfes mit freier Durchsicht durch das Gelenk.
  - Überlagerung von Akromion und Klavikula, strichförmige Abbildung der Schultergelenkspfanne in der a.p.-Ebene.
  - Überlagerungsfreie Abbildung des Oberarmkopfes und -halses zwischen WS und Sternum in der transthorakalen Aufnahme.
- **Beurteilungskriterien:**
  - Form und Stellung von Humeruskopf, Schultergelenkspfanne, Humerus und Skapula.
  - Luxation → Kopf nicht in der Pfanne, Luxationsrichtung.
  - Winkel Humerusachse/Collum anatomicum (normal 60°).
  - Gelenkflächenkongruenz, Luxation, Caput-humeri-Impressionsfrakturen.

Zusatzaufnahmen
- A.p. in Innenrotation → bessere Darstellung einer Hill-Sachs-Läsion oder Malgaigne-Läsion bei chron. rezid. Schulterluxation.
- A.p. in Außenrotation → Caput-humeri-Impressionsfraktur.
- Transthorakale Aufnahme: Zentralstrahl auf Cavitas glenoidalis gerichtet → Luxation, prox. Humerusfrakturen.
- Aufnahme a.p. in 60°-Innenrotation → Hill-Sachs-Defekt.
- Aufnahme a.p. in Abduktion und Außenrotation → Impressionsfrakturen des Oberarmkopfes bei rezid. Schulterluxation.
- Schwedenstatus: a.p. in 90°-Abduktion und max. Außenrotation.

3 Chirurgische Diagnostik

- Aufnahmen in Elevation.
- Aufnahme axial sitzend → Beurteilung Humeroglenoidalgelenk und Processus coracoideus.
- Caput-humeri tangential → Bizepssehnensulkus.
- Y-Skapula-Aufnahme (transskapulär lateral) → Luxation, Skapulafrakturen, AC-Gelenk-Beurteilung.
- Subakromiale Aufnahme → Supraspinatussehnenverkalkungen, subakromiale Osteophyten (Impingementsyndrom).
- Schultergelenk tangential → Beurteilung des Sulcus intertubercularis, Kalkeinlagerungen und Frakturen des Tuberculum majus.
- Schultergelenk axillär nach Stryker → Impressionsfrakturen des posterolateralen Humeruskopfes.

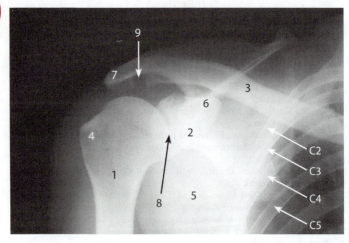

Abb. 3.9 Röntgen Schulter a.p.
Humerus (1), Cavitas glenoidalis (2), Klavikula (3), Tuberculum majus (4), Skapula (5), Processus coracoideus (6), Akromion (7), Articulatio humeri (8), Articulatio acromioclavicularis (9) [A300-M247]

3.5.14 Akromioklavikulargelenk

A.p.-Aufnahme
- **Aufnahmetechnik:** A.p., bei V.a. ligamentäre Verletzung Panoramaaufnahme beider Schultern unter Zugbelastung mit 5–10 kg, dabei Schultern max. nach dorsal ziehen.
- **Aufnahmekriterien:** Überlagerungsarme Darstellung der Akromioklavikulargelenke.
- **Beurteilungskriterien:** Form und Stellung des Akromioklavikulargelenkes, Dislokation nach kranial, Konturunterbrechung der lateralen Klavikula → Fraktur, Arthrosezeichen im AC-Gelenk.

Akromioklavikulargelenke nach Alexander
- **Ind.:** Nachweis einer horizontalen Instabilität des Schultergelenkes (Zerreißung des Lig. acromioclaviculare). Immer seitenvergleichende Darstellung.
- **Beurteilungskriterien:** Laterales Klavikulaende steht bei Verletzung des Lig. acromioclaviculare oberhalb des Akromions.

3.5.15 Klavikula

A.p.- und Schrägaufnahme
- **Aufnahmetechnik:**
  - Pat. lehnt mit betroffener Seite an Stativ, Zentralstrahl senkrecht auf Schlüsselbeinmitte (p.a.).
  - Pat. sitzend am Röntgentisch, Zentralstrahl senkrecht auf Klavikula- und Kassettenmitte (schräg).
- **Aufnahmekriterien:** Gute Beurteilbarkeit der gesamten Klavikula (p.a.). Vollständige, v.a. im mittleren Anteil überlagerungsfreie Abbildung der Klavikula oberhalb der Rippen (schräg).
- **Beurteilungkriterien:** Fissur, Fraktur, Dislokation.

3.5.16 Sternoklavikulargelenk

A.p.- und Schrägaufnahme
- **Ind.:** Differenzierung zwischen vorderer und hinterer Luxation des Sternoklavikulargelenkes.
- **Aufnahmetechnik:**
  - Zentralstrahl kaudokranial auf die Mitte der beiden Sternoklavikulargelenke und Kassettenmitte (Rockwood).
  - Pat. vornübergebeugt, Zentralstrahl tangential auf ein Sternoklavikulargelenk (Hobbs).
- **Aufnahmekriterien:** Beide Schlüsselbeine auf einer imaginären horizontalen Linie.
- **Beurteilungskriterien:** Vordere oder hintere Luxation (bei vorderer Luxation betroffenes Klavikulaende oberhalb, bei hinterer Luxation unterhalb der Linie), Arthrosezeichen.

3.5.17 Oberarm

Oberarm in 2 Ebenen
- **Aufnahmetechnik:** Darstellung des gesamten Humerus mit mind. einem benachbarten Gelenk.
- **Aufnahmekriterien:** Vollständige Abbildung des Humerus mit a.p. Projektion der Trochlea humeri.
- **Beurteilungskriterien:** Knochenkontinuität, Fissur, Fraktur.

3.5.18 Ellenbogen

Ellenbogen in 2 Ebenen
- **Aufnahmetechnik:** Exakt a.p. in voller Streckung und streng seitlich in 90°-Beugung.
- **Aufnahmekriterien:**
  - Ellenbogengelenk a.p. vollständig abgebildet, Gelenkspalt in Filmmitte, überlagerungsfrei durchsichtig.
  - Ellenbogengelenk seitlich orthograd abgebildet, die Humeruskondylen müssen sich decken, das Radiusköpfchen gut beurteilbar sein.
- **Beurteilungskriterien:**
  - Gelenkflächen: Glatt, Stufe (→ Fraktur), unscharf (Lyse, ältere Fraktur).
  - Gelenkspaltminderung → Arthrose, kalkdichte Struktur im Gelenk → freier Gelenkkörper.
  - Intra- und periartikuläre Verletzungen → alte Verletzung.
  - Dislokation von Trochlea humeri und Olekranon → Luxation.

Zusatzaufnahmen
- Schrägaufnahme/Radius außenrotiert → Frakturen von Radiusköpfchen, Epicondylus lat.
- Schrägaufnahme/Radius innenrotiert → Frakturen von Epicondylus med., Proc. coronoideus ulnae.

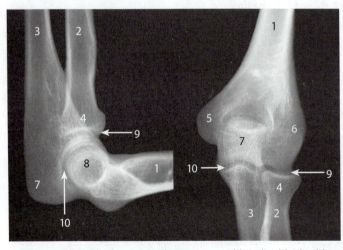

Abb. 3.10 Röntgen Ellenbogen in 2 Ebenen Humerus (1), Radius (2), Ulna (3), Radiusköpfchen (4), Epicondylus ulnaris (5), Epicondylus radialis (6), Olekranon (7), Trochlea (8), Articulatio humeroradialis (9), Articulatio humeroulnaris (10) [A300-M247]

- Radiusköpfchen-/Capitulum-humeri-Aufnahme → Frakturen von Radiusköpfchen, Capitulum humeri, Proc. coronoideus ulnae, Gelenkanomalien der Humeroradial-/-ulnargelenke.

3.5.19 Unterarm

Unterarm in 2 Ebenen
- **Aufnahmetechnik:** A.p. und in Supination, mind. ein Gelenk muss mit abgebildet sein.
- **Aufnahmekriterien:**
  - A.p.: Radius und Ulna müssen überlagerungsfrei mit mind. einem Nachbargelenk abgebildet sein.
  - Seitlich: Radius und Ulna müssen sich handgelenksnah weitgehend überlagern, dargestellte Nachbargelenke sollen rein seitlich abgebildet sein.
- **Beurteilungskriterien:**
  - Fissur, Kontinuitätsunterbrechung → Fraktur.
  - Achse von Radius, Ulna und ggf. Fragmenten.

3.5.20 Handgelenk

Handgelenk in 2 Ebenen
- **Aufnahmetechnik:** Pat. sitzt am Röntgentisch, Hand liegt volar flach auf Kassette in leichter Supination (a.p.) bzw. ulnare Handkante senkrecht zum Film (seitlich). Zentralstrahl auf Handgelenk.
- **Aufnahmekriterien:** A.p. vollständige orthograde Abbildung des Handgelenks mit drittem Mittelhandknochen. Seitlich streng orthograde Abbildung des Handgelenkes, Radius und Ulna sind übereinanderprojiziert.
- **Beurteilungskriterien:**
  - Gelenkkontinuität, Minderung des Gelenkspaltes → Arthrose.
  - Stufenbildung, Fragmente → Fraktur, Abriss Proc. styloideus, Dislokation von Handwurzelknochen → Luxation.

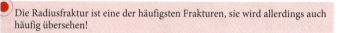

Die Radiusfraktur ist eine der häufigsten Frakturen, sie wird allerdings auch häufig übersehen!

Zusatzaufnahmen
- Handgelenkschrägaufnahme, supiniert → Pisiformefrakturen, Beurteilung Pisiforme-Triquetrum-Gelenk.
- Handgelenkschrägaufnahme, proniert → Beurteilung von Triquetrum, Hamatum, Scaphoid und angrenzender Gelenke.
- Karpaltunnelaufnahme → Trapezium volar, Frakturen des Hamatum, Pisiforme.

210 3 Chirurgische Diagnostik

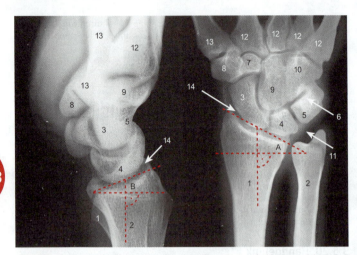

Abb. 3.11 Röntgen Handgelenk Radius (1), Ulna (2), Os scaphoideum (3), Os lunatum (4), Os triquetrum (5), Os pisiforme (6), Os trapezoideum (7), Os trapezium (8), Os capitatum (9), Os hamatum (10), Gegend des Discus articularis (11), Metakarpalbasis (12), Os metacarpale I (13), Articulatio radiocarpalis (14), Radiokarpalwinkel 30° (A), Handgelenkwinkel seitlich ca. 10° (B) [A300-M247]

3.5.21 Scaphoidaufnahmen

- **Aufnahmetechnik:** Handgelenk a.p. mit gebeugten Fingern, seitlich, 45°-Supination und 45°-Pronation (Kahnbeinquartett).
- **Aufnahmekriterien:** Orthograde und überlagerungsfreie scharfe Abbildung des Os scaphoideum.
- **Beurteilungskriterien:** Form, Größe, Stellung und Struktur des Os naviculare, Kontinuität der Gelenkflächen.

3.5.22 Hand

Normalaufnahme in 2 Ebenen

- **Aufnahmetechnik:** Pat. sitzt am Röntgentisch, Hand liegt volar flach auf Kassette, ulnare Handkante senkrecht zum Film (seitlich, Zentralstrahl auf Handwurzel).
- **Aufnahmekriterien:** Vollständige Abbildung der ganzen Hand einschließlich aller Fingerendgelenke und Handgelenk.
- **Beurteilungskriterien:**
  - Stellung und Lage der Handwurzel-, Mittelhand- und Phalangenknochen zueinander.
  - Gelenkspaltverschmälerung (v.a. Daumensattelgelenk) → Arthrose.
  - Fraktur- oder Lysezeichen, Fremdkörpereinsprengungen.

Zusatzaufnahmen
- Handschrägaufnahme → Frakturen von Metakarpalia/Phalangen, Boxerfraktur.
- Gehaltene Aufnahme erster Strahl → Riss des ulnaren Längsbandes (Ski- oder Torhüterdaumen).

Mittelhand in 2 Ebenen
- **Aufnahmetechnik:**
  - A.p.: Hand flach volar auf der Kassette, Zentralstrahl auf Mitte Metakarpale III.
  - Seitlich: Hand rein seitlich auf der Kassette, Zentralstrahl senkrecht auf Mitte Metakarpale II.
- **Aufnahmekriterien:** Überlagerungsfreie Darstellung der Mittelhandknochen einschließlich Karpometakarpal- und Metakarpophalangealgelenken.
- **Beurteilungskriterien:** Fissur, Fraktur, Achsenstellung.

Daumen a.p. und seitlich
- **Aufnahmetechnik:**
  - A.p.: Daumenrücken einschließlich Metakarpale flach aufliegend, Zentralstrahl senkrecht auf Daumengrundgelenk.
  - Seitlich: Radialseite des abgespreizten Daumens auf Kassettenmitte.
  - Sattelgelenk: a.p. und in 20°-Pronation mit Röntgenröhre schräg um 15° von distal nach prox. gekippt.
- **Aufnahmekriterien:** Vollständige Darstellung des Daumens vom Sattelgelenk bis zur Daumenkuppe.

Finger in 2 Ebenen
- **Aufnahmetechnik:**
  - Langfinger: Einzelner Finger a.p. und seitlich gestreckt mit Fingernummer auf Röntgenbild.
  - Daumen: a.p. und seitlich.
- **Beurteilungskriterien:** Minderung der Gelenkspalthöhe (v.a. Daumensattelgelenk) → Arthrose, Fremdkörper.

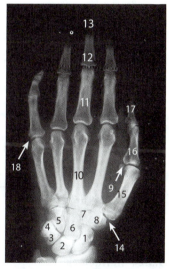

Abb. 3.12 Röntgenbild Hand Os scaphoideum (1), Os lunatum (2), Os triquetrum (3), Os pisiforme (4), Os hamatum (5), Os capitatum (6), Os trapezoideum (7), Os trapezium (8), Sesambein (9), Ossa metacarpalia (10), Fingergrundglied (11), Fingermittelglied (12), Fingerendglied (13), Daumensattelgelenk (14), Os metacarpale I (15), Daumengrundglied (16), Daumenendglied (17), Articulationes metacarpophalangeales (18) [A300-M247]

3.5.23 Beckenaufnahme

Beckenübersicht (BÜS)
- **Aufnahmetechnik:** Aufnahme im Stehen (Füße 20°-innenrotiert), im Liegen nur bei bettlägerigen Pat.; Gonadenschutz nur, wenn die Information der abgedeckten Anteile (z.B. ISG) nicht erforderlich ist.
- **Aufnahmekriterien:** Vollständige und symmetrische Darstellung des Beckens mit Hüftgelenken, Trochanteren, Beckenschaufeln und Kreuzdarmbeingelenken. Trochanterstellung und Os pubis seitengleich (Beurteilung, ob Aufnahme verdreht ist).
- **Beurteilungskriterien:**
    - Trochanterstellung und Os pubis seitengleich (Beurteilung, ob Aufnahme verdreht ist).
    - Beckenform: symmetrisch, asymmetrisch, Beckenschaufeln gleich hoch.
    - Pfannendach und Hüftkopf: Dysplasie, Deformierung, Protrusion.
    - Gelenkspalt: Minderung der Höhe, Aufbruch → Arthrose.
    - Bei TEP: Lockerungszeichen von Pfanne oder Schaft (Lysezone um Pfanne oder Schaft, atypischer Sitz), Dislokation (evtl. alte Aufnahmen heranziehen), (Sub-)Luxation.
    - Iliosakralgelenk: Normal (< 2 mm), erweitert, gesprengt; Begrenzung unscharf → Entzündung Os sacrum, lumbosakraler Übergang.
    - Intra- oder periartikuläre Verkalkungen, Kapselschatten, Erguss, Fremdkörper, Drainagen.

Zusatzaufnahmen
- Beckeneingang → traumatische Verschiebungen von Beckenteilen, insbes. in der Frontalebene.
- Ferguson → Frakturen von Os sacrum/Os pubis, ISG.
- Judet-Obturatoraufnahme → Fraktur der vorderen Säule, hinteres Azetabulum.
- Beckenausgang → traumatische Verschiebungen von Beckenteilen.
- Darmbeinkammapophysen a.p. → Abschätzung des zu erwartenden Knochenwachstums.
- Symphyse p.a. → Beurteilung einer symphysennahen Fraktur, V.a. Symphysensprengung.
- Symphyse p.a. im Einbeinstand → Verdacht auf Symphysenruptur.

3.5.24 Hüftgelenk

Normalaufnahme in 2 Ebenen
- **Aufnahmetechnik:** Aufnahme a.p. und seitlich.
- **Aufnahmekriterien:** Gut beurteilbare Abbildung von Hüftkopf und Schenkelhals.
- **Beurteilungskriterien:**
    - Zusätzlich zu Becken Femurkopfkontur, -größe, -deformierung → Arthrose, Nekrose.
    - CCD-Winkel, Varus-/Valgusdeformität, Fraktur, Fissur, Luxationen, Epiphyseolyse.

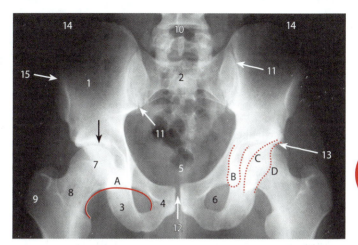

Abb. 3.13 Röntgenbild Beckenübersicht
Os ilium (1), Os sacrum (2), Os ischii (3), Os pubis (4), Vertebrae coccygeae (5), Foramen obturatum (6), Hüftkopf (7), Schenkelhals (8), Trochanter major (9), LWK V (10), Iliosakralfuge (11), Symphysis pubica (12), Hüftgelenksspalt (13), Ala ossea ilia (14), Spina iliaca anterior superior (15), Menard-Shenton-Linie (A), Köhler-Tränenfigur (B), anteriorer Azetabulumrand (C), posteriorer Azetabulumrand (D) [A300-M247]

Aufnahme nach Lauenstein (axial)
- **Aufnahmetechnik:** Pat. in Rückenlage, Oberschenkel 80° gebeugt und 45° abduziert, Unterschenkel parallel zum Tisch.
- **Aufnahmekriterien:** Gute Beurteilbarkeit des Hüftkopfes; Schenkelhals vom Trochanter überlagert.
- **Beurteilungskriterien:**
  - Lage der Hüftkopfepiphyse: Normal, Dislokation, Nekrose.
  - Hüftgelenkskontur: Normal rund, entrundet, Osteolysen, Pilzform, ossäre Anbauten, zentrale Luxation.

Ala- und Obturator-Aufnahme
- **Aufnahmetechnik:** Pat. mit 45° angehobenem Becken (gesunde Seite bei Ala-aufnahme, verletzte Seite bei Obturatoraufnahme), Zentralstrahl von lateral, zentriert auf Hüftgelenk.
- **Beurteilungskriterien:** Frakturen, Dislokationen, Osteolysen an Beckenschaufel, Azetabulum, Scham- und Sitzbein.

Zusatzaufnahmen
- Hüftgelenk axial mit horizontalem Strahlengang (Sven Johannsson) → Schenkelhals- oder Hüftkopffraktur, Epiphyseolyse.
- Antetorsionsaufnahme (Rippstein) → Ermittlung der CCD und AT-Winkel, Drehfehlerbestimmung.

- Funktionsaufnahmen in Ab- und Adduktion → vor intertrochantären Femurosteotomien mit Kopfumstellung.
- Vordere Konturaufnahme des Hüftkopfes (Schneider) → Beurteilung einer Hüftkopfnekrose, Herdlokalisation.
- Hintere Konturaufnahme des Femurkopfes → Beurteilung einer Hüftkopfnekrose.
- Schrägaufnahme („Faux profil" nach Lequesne) → genaue Beurteilung des vorderen und hinteren Gelenkspaltes und des vorderen Pfannendaches.

3.5.25 Oberschenkel

Oberschenkel mit Hüftgelenk in 2 Ebenen
- **Aufnahmetechnik:** A.p., Pat. in Rückenlage, Beine gestreckt, Zentralstrahl auf Mitte des prox. Femurdrittels; seitlich, Oberschenkelaußenseite kassettennah.
- **Aufnahmekriterien:** Bei Erwachsenen Hüftgelenk vollständig abgebildet.

Oberschenkel mit Kniegelenk in 2 Ebenen
- **Aufnahmetechnik:** S.o., Zentralstrahl auf Mitte des distalen Femurdrittels.
- **Beurteilungskriterien:** Achse: Fehlstellung, Torsion, Frakturen.

3.5.26 Kniegelenk

Röntgen in 2 Ebenen
- **Aufnahmetechnik:** A.p., seitlich (30°-Beugung) und Stehaufnahme jeweils mit Abbildung ⅓ Femur und ⅓ Tibia.
- **Aufnahmekriterien:**
  - A.p.: Kniegelenksspalt in Filmmitte, Darstellung ohne Doppelkontur, Patella in der Mitte zwischen beiden Femurkondylen.
  - Seitlich: Kniegelenksspalt in Filmmitte, Femurkondylen decken sich, freie Durchsicht durch das Femoropatellargelenk.
- **Beurteilungskriterien:**
  - Minderung Abstand Femur–Tibia, Ausziehungen, Sklerosierungen → Arthrose medial und/oder lateral.
  - Patellarückfläche: Abstandsminderung, Ausziehungen → retropatellare Arthrose.
  - Verschattungen in Projektion auf das Gelenk → freier Gelenkkörper.

Tunnelaufnahme nach Frick
- **Aufnahmetechnik:** Pat. liegend, Knie in max. Beugung, Röntgenstrahl horizontal auf das Gelenk zentriert.
- **Aufnahmekriterien:** Freier Einblick in die Fossa intercondylaris.
- **Beurteilungskriterien:** Freie Gelenkkörper, Kondylenhinterflächen, Fossa intercondylaris, Eminentia intercondylaris tibiae.

Zusatzaufnahmen Kniegelenk
- Kniegelenk schräg liegend (Außenrotation) → bei V.a. Tibiakopffrakturen.
- Kniegelenk schräg liegend (Innenrotation) → bei V.a. Tibiakopffrakturen.

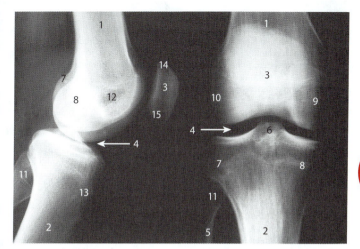

Abb. 3.14 Röntgenbild Kniegelenk in 2 Ebenen
Femur (1), Tibia (2), Patella (3), Articulatio genu (4), Fibula (5), Tubercula intercondylaria (6), Condylus lateralis tibiae (7), Condylus medialis tibiae (8), Condylus medialis femoris (9), Condylus lateralis femoris (10), Caput fibulae (11), Ludloff-Fleck (12), Tuberositas tibiae (13), Apex patellae (14), Basis patellae (15) [A300-M247]

- Kniegelenk a.p. stehend → detailliertere Darstellung (im Vergleich zur Liegendaufnahme) der Knochenfeinstruktur.
- Kniegelenk a.p. im Einbeinstand → Beurteilung von Achsenfehlern.
- Ganzbeinaufnahmen → Beurteilung von Achsenfehlstellungen, Planung bei Umstellungsosteotomien.
- Kniegelenk Stressaufnahme a.p. → Beurteilung einer lateralen oder medialen Instabilität.
- Kniegelenk Stressaufnahme seitlich → Objektivierung einer anterioren oder posterioren Instabilität.

Patella axial und Defilé-Aufnahmen
- **Aufnahmetechnik:** Axial bei 30°-Flexion des Kniegelenkes. Defilé: axiale Aufnahme bei Kniebeugung von 30°, 60° und 90° (nicht bei Patellafraktur!).
- **Beurteilungskriterien:**
  - Lagebeziehung der Patella zum femoralen Lager: Luxation, Subluxation, Lateralisation der Patella.
  - Patelladysplasie nach Wiberg/Baumgartl: Wiberg I (beide Facetten gleich groß), Wiberg II (tibiale Facette kleiner als fibulare, beide konkav bis plan), Wiberg III (tibiale Facette kleiner als fibulare und konvex → Jägerhutpatella).
  - Kondylendysplasie, Öffnungswinkel der Patella (normal 120–140°).

Patella tangential beidseits (Merchant)
- **Ind.:** Beurteilung der Patellaform, rezid. Patellaluxationen.
- **Aufnahmetechnik:** Kniebeugung 45°, Zentralstrahl senkrecht durch das Femoropatellargelenk.
- **Aufnahmekriterien:** Freier Durchblick durch das Femoropatellargelenk, kontrastreiche Darstellung der Kniescheiben.
- **Beurteilungskriterien:** Patelladysplasie, Patellafraktur, Patella bipartita.

3.5.27 Unterschenkel

Unterschenkel mit Kniegelenk in 2 Ebenen
- **Aufnahmetechnik:** A.p. und seitlich mit Kniegelenk, Zentralstrahl auf Mitte des prox. Unterschenkeldrittels.
- **Beurteilungskriterien:** Fissur, Fraktur, Impression. Achse: Fehlstellung, Torsion.

Unterschenkel mit oberem Sprunggelenk in 2 Ebenen
- **Aufnahmetechnik:** A.p. und seitlich mit OSG, Zentralstrahl auf Mitte des distalen Unterschenkeldrittels.
- **Beurteilungskriterien:** Fissur, Fraktur, Impression. Achse: Fehlstellung, Torsion.

3.5.28 Oberes Sprunggelenk

Röntgen in 2 Ebenen
- **Aufnahmetechnik:** A.p. in 20°-Innenrotation des Fußes (Malleolengabel ganz sichtbar). Streng seitlich (Malleolen müssen genau übereinanderliegen).
- **Aufnahmekriterien:**
  - A.p.: Sprunggelenk vollständig abgebildet, Darstellung von Innen- und Außenknöchel ohne Doppelkonturen.
  - Seitlich: oberes und unteres Sprunggelenk rein seitlich abgebildet, Darstellung des Chopart-Gelenkes und des Fersenbeines.
- **Beurteilungskriterien:**
  - Form: Malleolengabel und Talus, Winkel von Tibiaachse und Gelenkspalt.
  - Gelenkspalt (normal 3–4 mm), Bei Supinationsstress Winkel der Aufklappbarkeit (normal < 6°).
  - Bei Talusvorschub-Stress Abstand Talus – Tibia (normal > 8 mm).
  - Zusatzknochen (▶ Abb. 3.15), alte Bandabrisse, freie Gelenkkörper.

Gehaltene Aufnahmen (Stressaufnahmen)
- **Aufnahmetechnik:** Fuß in ein Scheuba-Gerät einspannen (von Hand gehaltene Aufnahmen ungenau, nicht reproduzierbar und daher obsolet) und Aufnahmen im Supinationsstress mit nach ventral gerichtetem Schub mit 15 kp.
- **Aufnahmekriterien:**
  - A.p.: Seitenvergleich muss vorhanden sein, Sprunggelenk muss frei durchsehbar sein.
  - Seitlich: Strichförmige Abbildung der Talusrolle, Tibia und Fibula exakt übereinanderprojiziert.

3.5 Röntgenuntersuchungen

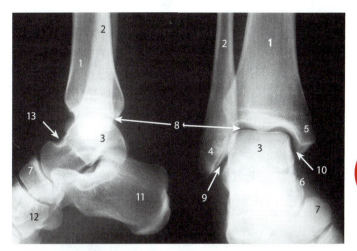

Abb. 3.15 Röntgenbild oberes Sprunggelenk in 2 Ebenen
Tibia (1), Fibula (2), Talus (3), Fibulaspitze (4), Malleolus medialis (5), Sustentaculum tali (6), Os naviculare (7), Gelenkspalt (articulatio talo-cruralis) (8), Articulatio fibulo-calcaneare (9), Articulatio tibio-calcaneare (10), Calcaneus (11), Os metatarsale V (12), Collum tali (13)
[A300-M247]

- **Beurteilungskriterien:** Bestimmung des tibiotalaren Winkels (a.p.) und des Talusvorschubs (seitlich) im Seitenvergleich. > 10° Differenz weist auf eine Instabilität im betroffenen OSG hin.

Zusatzaufnahmen
- Schrägaufnahmen (Außenrotation) → Frakturen v.a. des Malleolus lat., Volkmann-Dreieck.
- Schrägaufnahmen (Innenrotation) → Frakturen v.a. des Malleolus med., Volkmann-Dreieck.

3.5.29 Fuß

Röntgen in 2 Ebenen
- **Aufnahmetechnik:** Dorso-plantar sitzend oder stehend, seitliche Aufnahme stehend.
- **Aufnahmekriterien:** Orthograde und gleichmäßige Exponierung von Fußwurzel, Mittelfuß und Zehen einschließlich der Gelenke.
- **Beurteilungskriterien:**
  - Fußgewölbe: Normal, abgeflacht, zusammengebrochen.
  - Kalkaneusachse/mediale Fußlängsachse: Normal, vermindert.
  - Tangente Unterkante Kalkaneus/Tangente Unterkante Metatarsale V: 150–170°.

Zusatzaufnahmen Fuß

- Fuß Ganzaufnahme a.p. stehend → Beurteilung der Fußachsen und Fußfehlformen.
- Fuß seitlich stehend → Beurteilung der Fußachsen und Fußfehlformen.
- Rückfuß Weichteilaufnahme seitlich → V.a. Achillessehnenruptur.
- Rückfuß a.p. schräg → Beurteilung des unteren Sprunggelenkes.
- Unteres Sprunggelenk schräg (Innen- und Außenrotation) → Verletzungen des unteren Sprunggelenkes und des Fersenbeines.

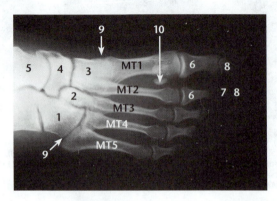

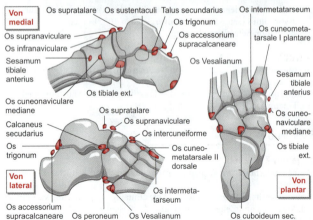

Abb. 3.16 Röntgenbild Fuß und akzessorische Knochen am Fuß
Os cuboid (1), Ossa cuneiformia (2,3), Os naviculare (4), Talus (5), Zehengrundglieder (6), Zehenmittelglieder (7), Zehenendglieder (8), Tarso-Metatarsalgelenk (9), Sesambein (10) [A300-M247]

Kalkaneus seitlich
Beurteilungskriterien: Tubergelenkwinkel: Normal 30–40°; Axialwinkel: Normal ca. 15°; Ausziehungen (Haglund-Ferse).

Zusatzaufnahmen Kalkaneus
- Kalkaneus tangential → Frakturen des unteren Sprunggelenkes und des Kalkaneus.
- Broden-Aufnahme → Frakturen des unteren Sprunggelenkes, des Kalkaneus und des Sustentaculum tali.
- Axiale Aufnahme → Sesambeinfrakturen.

Mittelfußknochen/Vorfuß in 2 Ebenen
Beurteilungskriterien:
- Kontinuitätsunterbrechungen → Fraktur.
- Deformitäten: Hallux valgus, Hammerzehe, Klauenzehe, Klumpfuß, Sichelfuß, Hohlfuß (▶ Abb. 3.16).
- Akzessorische Knochen (▶ Abb. 3.16), Gelenkspaltveränderungen: Arthrose, Gicht, rheumatische Veränderungen.
- Gefäßverkalkungen: Arteriosklerose, Mediasklerose (Diabetes mellitus).

Großzehe in 2 Ebenen
- **Aufnahmetechnik:** Zentralstrahl auf Großzehengrundgelenk.
- **Aufnahmekriterien:** Überlagerungsfreie Darstellung der Großzehe einschließlich des Zehengrundgelenkes.
- **Beurteilungskriterien:** Fraktur, Lysezonen, Arthrose.

3.5.30 Knöcherner Thorax

Röntgen in 2 Ebenen
- **Aufnahmetechnik:** P.a. und seitlich (verletzte Seite filmnah), ggf. Zusatzaufnahmen bei bestimmten Fragestellungen (Hemithorax schräg stehend).
- **Aufnahmekriterien:** Vollständige, symmetrische Abbildung der Rippen.
- **Beurteilungskriterien:** Rippenkontinuität: erhalten, unterbrochen → Fraktur; Osteolysen → Tumor, Metastase.

3.5.31 Sternum

Brustbein in 2 Ebenen
- **Ind.:** Thoraxkontusion, V.a. Sternumfraktur.
- **Aufnahmetechnik:**
  - P.a.: Pat. schräg liegend, Bauchlage, rechte Körperseite 45° angehoben, Zentralstrahl auf Sternummitte.
  - Seitlich: Pat. streng seitlich stehend, Zentralstrahl auf Sternummitte.
- **Aufnahmekriterien:**
  - P.a.: Sternum projiziert sich ohne Überlagerung durch Skapula oder WS in den rechten Hemithorax.
  - Seitlich: Rein seitliche und vollständige Darstellung des Brustbeines.
- **Beurteilungskriterien:** Fraktur, Dislokation, Absprengung des Manubrium sterni.

3.5.32 Thorax

Thoraxübersichtsaufnahme
- **Aufnahmetechnik:** P.a. und seitlich (links anliegend) in Hartstrahltechnik. Liegendaufnahmen schwer zu beurteilen.
- **Beurteilungskriterien:**
  - Orthograde Projektion: Symmetrie, Skapulae außerhalb der Lungenfelder.
  - Zwerchfellstand: normal, Hochstand.
  - Lungenzeichnung: Normal, fehlend → Pneumothorax.
  - Kostophrenischer und kardiodiaphragmaler Winkel: frei, verschattet → Erguss.
  - Herzgröße und -kontur: Normal, verbreitert → Perikarderguss, Herzinsuffizienz.
  - Mediastinum: Normal, verbreitert.
  - Hilus (Bronchien und Gefäße): Normal, verbreitert.
  - Lungenfelder beider Lungen: Verkalkungen, Rundherde, flächige Verschattungen, Magen-/Darmanteile (Zwerchfellruptur, Upside-down-stomach).

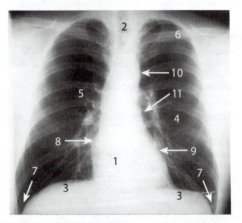

Abb. 3.17 Röntgenbild Thoraxübersicht
Herzschatten (1), Trachea (2), Zwerchfell (3), Pulmo sinister (4), Pulmo dexter (5), Klavikula (6), Sinus phrenico-costalis (7), Atrium dextrum (8), Ventriculus sinister (9), Arcus pulmonalis (10), Atrium sinistrum (11) [A300-M247]

Tab. 3.7 Differenzialdiagnosen pulmonaler Veränderungen	
Hilusverbreiterung	• Zentrale Lungenstauung → Herzinsuffizienz. • Lk-Vergrößerungen → Sarkoidose, Metastasen, Lymphom, zentrales Bronchialkarzinom, Tbc.
Zwerchfellhochstand	• Traumatisch (Zwerchfellruptur), Spleno- und Hepatomegalie. • Adipositas, Aszites, Schwangerschaft, Abszess subphrenisch, neurologisch (Phrenikusparese).

3.5 Röntgenuntersuchungen

Tab. 3.7 Differenzialdiagnosen pulmonaler Veränderungen *(Forts.)*

Rundherd	• Adenom, Bronchialkarzinom (40 %), Metastase, Granulom (Tbc, Sarkoidose, 40 %). • Zyste, Abszess, Aspergillom, Aktinomykose, Echinokokkuszyste, Rundatelektase. • Wegener-Granulomatose, rheumatoide Arthritis, AV-Fistel, Mamillenschatten (bds. Unterfelder).
Einseitige flächenhafte Verschattung	• Lobärpneumonie: homogene, abgegrenzte Verschattung eines Lungenlappens, evtl. Pleuraerguss. • Bronchopneumonie: kleinfleckige, unregelmäßige und unscharf konfigurierte Herde, evtl. fluktuierend, meist Unterfelder. • Andere Pneumonien: poststenotische Pneumonie (Tumor), Stauungspneumonie, Lungeninfarkt, Viruspneumonie. • Atelektase: Karzinom, Fremdkörper, hypostatisch. • Pleuraerguss: radiologisch ab 200 ml sichtbar, Verschattung eines Zwerchfellwinkels.
Beidseitige flächenhafte Verschattung	• Lungenstauung: Urämie, Sarkoidose, Lungenfibrosen, Lymphangitis carcinomatosa, malignes Lymphom, Hämosiderose, Strahlenpneumonie. • Pneumonie. • Schocklunge.

Zusatzaufnahmen
- Knöcherner Hemithorax → Rippenfrakturen, Osteolysen.
- Rippenzielaufnahmen → Rippenfrakturen, Osteolysen.

3.5.33 Abdomen

Abdomenübersicht
- **Aufnahmetechnik:** P.a. im Stehen (wenn möglich) oder in Linksseitenlage oder liegend.
- **Beurteilungskriterien:**
  - Intestinale Gasverteilung, stehende Darmschlingen (Ileus), Abstand der Schlingen verbreitert (Wandödem).
  - Freie Luft unter dem Zwerchfell (im Stehen) bzw. unter der seitlichen Bauchwand (Linksseitenlage) → Magen-Darm-Perforation, Tumorzerfall, Darmruptur, iatrogene Perforation, Perforation bei Pneumatosis cystoides intestinalis.
  - Psoaskonturen abgrenzbar, verwaschen.
  - Freie retroperitoneale Luft als streifenförmige Aufhellung entlang des Psoasschattens → Perforation, Entzündung, retroperitonealer Abszess, fortgeleitetes Mediastinalemphysem, Trauma.
  - Gasansammlung im kleinen Becken: Douglas-Abszess, Tubenperforation.
  - Gasansammlungen: Gasblasen in Gallenblasen- oder Appendixregion (Entzündung), in Gallenwegen (Perforation, postoperativ, Entzündung, biliodigestive Anastomose).
  - Flüssigkeitsspiegel, path. Darmgasansammlungen → Ileus.

- Verkalkungen: Pankreas, Gallen- und Nierensteine, Nierenparenchymverkalkung, Ureterkonkrement, Phlebolithen, Uterusmyome, Appendikolith, verkalkte Tumoren, Hämatome, Abszesse, Zysten, Gefäßwandkalk, Aneurysmen (Aorta, Aa. iliacae, A. lienalis, A. renalis, Tr. coeliacus), Prostata, Samenblasenverkalkung, Harnblasenkonkrement.
- Skelettkonturen.
- Organkonturen: Abgrenzbar, verwaschen, vergrößert, verlagert (Tumor, Abszess, Gallenblasenhydrops).

> Freie Luft normal bei Z.n. Laparotomie/Laparoskopie bis 7 d nach OP. Freie Luft und Spiegelbildung → Hinweis auf Abszess.

Zusatzaufnahmen
Zwerchfellzielaufnahme → freie subphrenische Luft, Zwerchfellrelaxation, Zwerchfellrupturen, Zwerchfellhochstand/-lähmung.

3.5.34 Weichgewebe

Röntgen in 2 Ebenen
- **Aufnahmetechnik:** Weiche Aufnahmen in 2 Ebenen.
- **Beurteilungskriterien:**
    - Kleine Weichgewebeunregelmäßigkeiten (Auflockerung der Gewebestruktur als Hinweis auf Fremdkörper).
    - Metalldichte, kalkdichte oder sonstige Verschattungen.
    - Lufteinschlüsse als sekundärer Hinweis auf Fremdkörper oder Infektion mit gasbildenden Erregern (z.B. Gasbrand). .

3.6 Kontrastmitteluntersuchungen

3.6.1 Grundlagen

> - I.v. KM-Untersuchungen nach Möglichkeit nach geplanter Schilddrüsenszintigraphie durchführen.
> - KM-Applikation bedeutet Volumenbelastung → Dekompensation bei Herzinsuff.
> - Gründliche Aufklärung des Pat. vor der Untersuchung, schriftliche Dokumentation.
> - Bei erhöhten Krea-Werten Rücksprache mit Radiologen bzw. Nephrologen (Vorbewässerung oder ggf. andere Untersuchung).
> - Kein bariumhaltiges, sondern wasserlösliches KM bei geplanter Magen-Darm-OP, drohender Aspiration, V.a. Perforation, V.a. Ileus.

3.6.2 Kontrastmittelallergie

Erhöhtes Risiko bei
- KM-Zwischenfall in der Anamnese.
- Polyvalenten Allergien (Heuschnupfen, atopisches Ekzem, Asthma).
- Hyperreagiblem Bronchialsystem (z.B. Asthma bronchiale, chron. obstruktive Bronchitis).
- I.v. Cholezystographie → oraler Cholezystographie oder ERC.

KM-Gabe bei Niereninsuffizienz
Erhöhtes Risiko für ein ANV bei vorbestehender Nierenschädigung und Diab. mell. Deshalb strengste Indikationsstellung. Auf gute Hydrierung achten und Alternativverfahren (CO_2-Angiographie oder MRT-Angiographie erwägen)
Bei Hämodialysepat. besteht durch Hyperosmolarität des KM die Gefahr der Überwässerung und der kardialen Dekompensation → Kurzdialyse unmittelbar nach KM-Untersuchung.

KM-Gabe bei V.a. Hyperthyreose
KM Gabe nur bei dringlicher Indikation.
- **Vorbereitungen:** TSH basal, bei path. Wert auch fT3 und fT4 bestimmen. Blut für In-vitro-Tests vor KM-Applikation abnehmen. Geplante Schilddrüsendiagnostik vorher durchführen.
- **Maßnahmen bei Schilddrüsenfunktionsstörungen:**
  - Bei dringendem V.a. funktionelle Autonomie 15 Min. vor KM-Gabe 40 Tr. Perchlorat-Lsg. (z.B. Irenat®), 2 h später 20 Tr. Irenat®, danach über 1 Wo. 3 × 15 Tr. Irenat® tägl.
  - Bei klinischem V.a. Hyperthyreose zusätzlich Thiamizol 10 mg/d (z.B. Favistan®). Laborkontrollen inkl. BB.
  - Bei gallengängigen KM Behandlung um 3 Wo. verlängern.

3.6.3 Ösophagus-Breischluck

- **Ind.:** Basisuntersuchung bei Dysphagie, Darstellung von Wandveränderungen (Perforation, Divertikel, Tumor), Abklärung endoskopisch nicht passierbarer Stenose, Erfassen von Funktionsabläufen, Anastomosenkontrolle.
- **KI:** V.a. ösophago-tracheale Fistel.
- **Vorbereitung:** Pat. nüchtern, alle motilitätsmindernden Medikamente absetzen.
- **Beurteilungskriterien:** Passage, Wandkontur, Organverlauf, Lumenweite, Faltenrelief, Reflux, Gleithernie, Ösophagusvarizen, Extravasat, Fisteln, Divertikel.
- **Nachbehandlung:** Keine.
- **KO:** Mediastinitis bei Barium-Extravasat, Aspiration von iodhaltigem hyperosmolarem Kontrastmittel wegen Schluckkoordinierungsproblemen (akutes alveoläres Lungenödem).

3.6.4 Magen-Darm-Passage

- **Durchführung:** Pat. unter Durchleuchtung schluckweise KM trinken lassen, Prallfüllung des Magens, dann Gabe eines gasbildenden Granulats zur Doppelkontrastierung. Hypotone Darstellung durch Spasmolytikum (z.B. Buscopan® i.v.), Aufklärung!
- **KO:** Perforation (selten), Peritonitis bei Bariumextravasat.
- **Beurteilungskriterien:** Motilität, KM-Passage (Hiatus, Pylorus), Magenform/-lage, Schleimhautrelief (Flatenkonvergenz, Nischenbildung → Ulkus), KM-Aussparung (Tumor), duodenales Ca, Extravasat (Fistel).
- **Nachbehandlung:** Keine.

3.6.5 Dünndarm-Doppelkontrast (nach Sellink)

- **Vorbereitung:** Am Vortag abführen (z.B. Dulcolax® Supp., Laxoberal®-Tr.). Am Untersuchungstag nüchtern. Aufklärung!
- **Durchführung:** Rachenschleimhautanästhesie (z.B. Xylocain®-Spray). In Rechtsseitenlage unter Durchleuchtung oral oder nasal flexible Duodenalsonde mit Metallolive einführen und in der ersten Jejunumschlinge platzieren. Einlauf.
- **KO:** Perforation (selten), Peritonitis bei Bariumextravasat.
- **Beurteilungskriterien:** Motilität, KM-Passage (Hiatus, Pylorus), Magenform/-lage, Schleimhautrelief (Flatenkonvergenz, Nischenbildung → Ulkus), KM-Aussparung (Tumor), duodenales Karzinom, Extravasat (Fistel).
- **Nachbehandlung:** Keine.

3.6.6 Kolonkontrasteinlauf

- **Vorbereitung:** 2 d vor Untersuchung ballaststoffarme oder flüssige Kost, viel trinken lassen. 1 Tag vorher nur klare Flüssigkeiten, Darmspülung von oral (z.B. Golitely®). **Cave:** Herzinsuff., hochgradige Darmstenose (drohender Ileus!). Am Untersuchungstag nüchtern. Bei unzureichender Spülung Hebe-Senk-Einlauf, sonst 30 Min. vor Untersuchung Klysma. Aufklärung!
- **KI:** Z.B. Biopsie oder Polypenabtragung 7–10 Tage zuvor (Perforationsgefahr).
- **Durchführung:** Rückenlage auf Durchleuchtungstisch. Über spezielles Darmrohr KM-Einlauf bis rechte Flexur. Luftinsufflation und Umlagerung. Darstellung des gesamten Kolonrahmens.
- **Beurteilungskriterien:** Kolonrahmenlage, Lumenweite, Darmwandkontur, Haustrierung, KM-Defekte (Polypen, Tumor), Stenosen, Divertikel, Darmmotilität, Retrorektalraum (normal ca. 1,5 cm), Fisteln, Extravasat (Perforation).
- **KO:** Perforation (selten), Peritonitis bei Bariumextravasat.

3.6.7 i.v. Pyelogramm

- **Vorbereitung:** Braunüle legen. Entblähende Medikation (z.B. sab simplex®, Lefax®). Nüchtern. Aufklärung!
- **KI:** Krea > 2 mg/dl (mit Nephrologen Rücksprache halten), Paraproteinämie.

- **Durchführung:** Abdomenleeraufnahme im Liegen, KM-Infusion. Frühaufnahme nach 1–5 Min., weitere Aufnahmen nach 10 und 20 Min., bei verzögertem Abfluss Spätaufnahme nach 30–45 Min. Bei V.a. Ren mobilis Aufnahme im Stehen. Restharn- und Refluxnachweis durch Aufnahme nach Miktion.
- **Beurteilungskriterien:** Nierengröße, -lage, -kontur, Ausscheidungszeit, Kelchsystem, Ureterverlauf, -kaliber, Blasenform.

3.6.8 Cholezysto-Cholangiographie

 I.d.R. nur noch intra- oder postoperativ. Standard heute Sonographie.

- **Intraoperativ:** Nach Cholezystektomie bzw. bei Choledochusrevision: Einführen der Sonde in den D. cysticus oder D. choledochus, Gabe von wasserlöslichem KM und Röntgen mit BW.
- **Postoperativ:** Ggf. auch in der Ambulanz, z.B. am 5.–6. postop. Tag: Gabe von wasserlöslichem KM über das liegende Drain und Beurteilung des KM-Abflusses mit BV (Lumenweite, Konkremente, Sphinkterpassage, Beurteilung der retrograd angefärbten Gallengänge, KM-Aussparungen), Bilddokumentation. Entfernen der Drainage, wenn freier Abfluss und keine Konkremente.

3.6.9 Endoskopische retrograde Cholangio-Pankreatikographie (ERCP)

- **Vorbereitung:** Ösophago-Gastro-Duodenoskopie (▶ 3.13.2); Aufklärung, ggf. Blutgruppe.
- **KI (relative):** akute Pankreatitis, Cholangitis, Leber- und Niereninsuffizienz.
- **Durchführung:** Prämedikation (z.B. 10 mg Diazepam langsam i.v. und 0,5 mg Atropin i.v., Schleimhautanästhesie (Xylocain®-Spray. In Links-Seitenlage Endoskop einführen und unter Durchleuchtung wasserlösliches KM in den Sondenkanal injizieren. Interventionelle ERCP: Papillotomie, Steinextraktion, Drainage oder Stenteinlage.
- **Beurteilungskriterien:** Verlauf, Wandkontur, Kaliber von Ductus choledochus und pancreaticus. Konkremente.
- **Nachbehandlung:** BB-, Amylase- und Lipasekontrolle. Nüchtern für 2–4 h.
- **KO:** Wie Gastroskopie, zusätzlich Pankreatitis (bis 5 %), Cholangitis, Blutung bei ERCP, Stentdislokation.

3.6.10 Perkutane transhepatische Cholangiographie (PTC)

- **Vorbereitung:** Kleines Labor, ggf. Blutgruppe, Braunüle, nüchtern, Aufklärung.
- **KI:** Gerinnungsstörung, Aszites (relativ), Metastasenleber.
- **Durchführung:** Rückenlage oder Linksseitenlage. Hautdesinfektion III. Sonographiegesteuerte Feinnadelpunktion (Chibanadel) eines intrahepatischen Gallenganges. Unter Durchleuchtung KM durch die Nadel injizieren. Bilddokumentation der korrekten Lage. Interventionell ggf. Legen einer Drainage (PTCD).
- **Beurteilungskriterien:** Verlauf, Lumenweite der intra- und extrahepatischen Gallenwege, Konkremente, Sphincter-Oddi-Passage.

- **Nachbehandlung:** BB-, Leberwerte, Bilirubin, ggf. Amylase- und Lipasekontrolle. Nach Drainageeinlage Kontrolle des Gallenflusses über 6 h jede Stunde, dann alle 6–8 h. Bei Sistieren des Flusses ggf. Drainage unter sterilen Kautelen vorsichtig mit NaCl spülen.
- **KO:** Blutung, gallige Peritonitis, passagere Amylaseerhöhung bei Cholangitis, Stentdislokation.

3.7 Angiographie

3.7.1 Konventionelle Angiographie

Röntgenologische Darstellung (auch notfallmäßig) von Gefäßen mit Kontrastmittel entweder direkt (perkutane Punktion eines Gefäßes und Kontrastmittelinjektion) oder indirekt (Einführen eines Katheters über einen Führungsdraht in proximale Gefäßabschnitte und Kontrastmittelgabe). Heute meist in arterieller DSA-Technik, aber auch venöse DSA-Technik möglich (schlechtere Kontrastierung). Wichtige Methode, aber strenge Indikationsstellung.

Durchführung

Punktion der A. femoralis communis entweder retrograd bei kompletter Becken-Bein-Angiographie (ca. 80–100 ml KM, z.B. Imeron 300®) oder bei interventionellen Untersuchungen für Cross-over-Techniken (z.B. PTA oder Stent der Gegenseite) oder antegrad als Feinnadel-Angiographie (nur Darstellung eines Beines, ggf. mit PTA bei Verwendung entsprechender Punktionsbestecke, 30–50 ml KM).

Patientenaufklärung

Üblicherweise durch den ausführenden Arzt → Radiologe
- Blutung und Nachblutung, Gefäßläsion, -dissektion, av-Fistel, Thromboembolie, Gefäßverschluss, Kontrastmittelrisiko.
- Aufklärung des Pat. durch den Untersucher (Radiologe): Blutung, Nachblutung, Gefäßläsion, Fistel, Aneurysma spurium, Gefäßverschluss und KM-Risiko schriftlich rechtzeitig vor der Untersuchung durchführen. Eine Aufklärung unmittelbar vor der Untersuchung ist nur im Notfall rechtlich zulässig. Auch über die Möglichkeit einer nachfolgenden notfallmäßigen OP informieren.
- Genaue Information an den durchführenden Radiologen auf dem Anforderungsschein.
  - Welches Krankheitsbild liegt vor (z.B. pAVK IIb links) oder welchen Verdacht hat der Erstuntersucher (V.a. arterielle Embolie, Dissektion, Aneurysma).
  - Welche Voroperartionen liegen insbes. auf gefäßchirurgischem Gebiet vor, Kunststoff in situ, und kann dieser punktiert werden.
  - Welche Informationen erwartet man von der Untersuchung.
  - Von welcher Körperstelle aus soll punktiert werden.
  - Vorerkr. des Pat. (z.B. Bypass in einer Leiste → dann darf hier u. U. nicht punktiert werden!).
  - Bekannte allergische Reaktionen des Pat. → evtl. besondere Vorsichtsmaßnahmen oder Gabe von Antiallergika bzw. Kortison vor der Untersuchung.

3.7 Angiographie

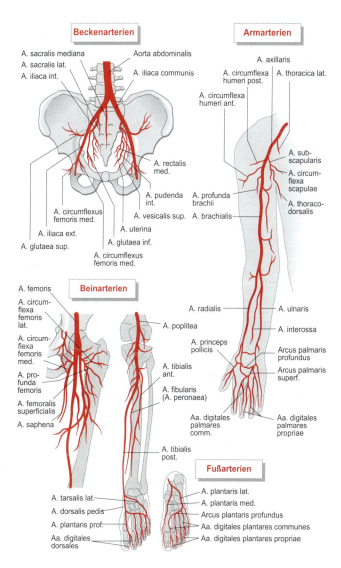

Abb. 3.18 Angiographie: Becken-, Bein-, Arm- und Fußarterien [A300–106]

3.7.2 CT-Angiographie

- **Prinzip:** Ultraschnelle CT-Untersuchung, bei der die i.v. Gabe von KM ausreicht und die Schichterfassung fast die gleiche Geschwindigkeit wie der KM-Abfluss hat. Methode, die mit neuen CT-Generationen an Bedeutung gewinnen wird.
- **Nachteile:** KM identisch zur DSA (Allergie, Nephrotoxizität, Schilddrüsenüberfunktion)
    - Knochen i.d.R. mit abgebildet, da kein „Leerbild".
    - Knochen kann zwar mit spezieller Software entfernt werden, aber Artefakte bei eng anliegenden Gefäßen.
- **Vorteile:**
    - Dreidimensionale Darstellung, KM-Menge im Vergleich zur DSA halbiert bis gedrittelt.
    - Auflösung (64 Zeiler) 0,6 mm, kaum Atemartefakte, Herzbewegung durch mitlaufendes EKG ausgeschaltet.
- **Probleme:**
    - Kalkplaques oder Metallstents können in 3-D-Darstellung das Gefäßlumen unsichtbar machen.
    - Überschätzung der Stenose bei Plaques und liegenden Stents.

3.7.3 MRT-Angiographie

- **Prinzip und Ind.:** Nicht invasive kontrastmittelfreie oder kontrastmittelverstärkte Gefäßdarstellung sämtlicher Gefäßregionen möglich, z.B. auch der Herzkranzgefäße, der intrakraniellen (Aneurysma-Diagnostik, Gefäßmalformationen) und extrakraniellen Gefäße (Stenosen), der Abdominalgefäße (Aortenstenosen, -aneurysmen, Nierenarterienstenosen), Beckengefäße (Stenosen, Verschlüsse, Aneurysmen), der Beingefäße (Verschlüsse, Stenosen, Aneurysmen) bis zur Fußregion. Allerdings immer genau die gewünschte Körperregion angeben, da unterschiedliche Spulen verwendet werden und die einzelnen Untersuchungen sehr (zeit)aufwändig sind.
- **Durchführung:** Verwendet wird i.d.R. Gadolinium bis zu 30 ml (reicht für 2 Serien). 3-D-Rekonstruktion möglich, ausgewählte Schichten bzw. aber untersucherabhängig bzw. durch Schichtauswahl manipulierbar.
- **Vorteile:**
    - Methode bei Niereninsuffizienz anwendbar (Gadolinium als KM).
    - Allergische Reaktionen 10 × seltener als bei iodhaltigen KM, keine Beeinflussung der Schilddrüsenfunktion.
    - Keine Röntgenstrahlen, Kalkplaques stören nicht (nicht signalgebend), Knochen werden wegsubtrahiert.
- **Nachteile:**
    - Meist in koronarer Schnittführung gemessen, deshalb können offene Gefäße verschlossen scheinen oder nicht dargestellt werden, Metallstents verursachen Auslöschphänomen.
    - Kurze Messzeit zwischen arteriellem und venösem Kontrast, deshalb gleichzeitige Kontrastierung.
- **KI:**
    - Herzschrittmacher (absolut!).

- Metallsplitter (relativ), z.B. Granatsplitter nach Kriegsverletzung v.a. in der Nähe großer Gefäße.
- Metallclips im Bildvolumen.
- Gelegentlich Stents, z.B. Aortendarstellung nach Aortenstent bei BAA im Einzelfall möglich (mit Radiologen klären). Kleinere Stents verursachen häufig Auslöschphänomene (täuschen Verschluss vor), derzeit aber neue Stents mit weniger Artefakten verfügbar.
- Alte Metallherzklappen (absolut, aber neuere Modelle und Bioklappen sind MRT-kompatibel).
- Gelenkprothesen (relativ), wenn sie im Untersuchungsgebiet liegen, dies muss im Einzelfall geklärt werden. Gelenkprothesen nach 1990 enthalten i.d.R. kein Eisen mehr und sind somit keine grundsätzliche KI für eine MRT-Untersuchung, verursachen aber Artefakte.
- Klaustrophobie.

Tab. 3.8 Indikationen der Angiographieverfahren

Körperregion	Methode der Wahl Diagnostik	Zweifelsfälle/ Interventionen
Körperstamm (Lungenembolie, Koronargefäße, Mesenterialstrombahn)	CT-Angio	DSA
Nierengefäße, extrakranielle Gefäße	CT-Angio und MR-Angio gleichwertig	DSA
Becken-Bein-Gefäße	MRA (3-Tesla-Gerät)	DSA
Armgefäße	MRA (3-Tesla-Gerät)	DSA

Die MRT-Angiographie wird in vielen Bereichen die konventionelle Angiographie ablösen. Allerdings ist die Wertigkeit derzeit noch nicht abschließend zu beurteilen. Es können sowohl Überinterpretationen (z.B. von Stenosegraden) als auch Unterinterpretationen (dargestelltes Gefäß ist intraoperativ verschlossen) vorkommen. Insbes. bei Niereninsuffizienz oder KM-Allergie muss die MRT-Angiographie in Betracht gezogen werden.

3.7.4 Phlebographie

Röntgenologische Darstellung von z.B. V. cava, V. porta oder der Venen einer Extremität mittels Kontrastmittel.

- **Durchführung:** Es wird eine periphere Vene am Fußrücken aufgesucht und punktiert, z.B. bei Phlebographie der Beine am Fußrücken. Über liegende Nadel erfolgt dann Kontrastmittelgabe. Abfluss des Kontrastmittels wird in unterschiedlichen Höhen am Bildwandler beobachtet und dokumentiert.
- **Patientenaufklärung:**
  - Kontrastmittelrisiko (1 : 5 000 Fälle schwere anaphylaktische Reaktion mit Schock, leichte Reaktion wie Übelkeit, Urtikaria, Wärmegefühl häufiger), Auslösen einer Thrombose oder Thrombophlebitis. Genaue Information an den durchführenden Radiologen auf dem Anforderungsschein:

- Welches Krankheitsbild liegt vor (z.B. Varikosis) oder welchen Krankheitsverdacht hat der Erstuntersucher (z.B. tiefe Beinvenenthrombose).
- Welche Informationen erwartet man von der Untersuchung (Abfluss, flottierender Thrombus).
- Vorerkr. des Pat. (Z.n. Varizenoperation, Bypass unter Verwendung körpereigener Venen, frühere Thrombosen).
- Bekannte allergische Reaktionen des Pat.
- **Beurteilungskriterien:**
  - Ausschluss einer Abflussbehinderung von tiefen Venen.
  - Nachweis von Klappeninsuffizienzen der oberflächlichen, evtl. der tiefen Venen.
  - Nachweis von Kollateralkreisläufen.

3.8 Sonographie

3.8.1 Grundlagen

Ultraschalluntersuchungen sind gefahrlos, reproduzierbar, jederzeit wiederholbar, kostengünstig im Vgl. zu CT und MRT. Deshalb großzügige Indikationsstellung, bei vielen Fragestellungen (z.B. jedes unklare Abdomen) ist die Sonographie die erste und wichtigste apparative Untersuchungsmethode.

Grundlagen der Untersuchung
- **Konventionen:**
  - Oben am Monitor ist immer schallkopfnah und damit hautnah.
  - Rechts am Monitor ist links am Pat.
  - Extremitäten: Rechts am Monitor ist proximal.
  - Hals: Rechts am Monitor ist kranial.
  - Man stelle sich am Ultraschallbild vor, dass man „von unten" auf den Transversalschnitt des Pat. sieht.
- **Sonographieanordnung:** Auch wenn die Sonographie vom Ambulanzarzt selbst durchgeführt wird, soll der Anforderungsschein (auf dem häufig auch der Befund dokumentiert wird) enthalten: Patientendaten, gewünschte Untersuchung, genaue Fragestellung, Verdachtsdiagnose, kurze Vorgeschichte.
- **Technische Hinweise:**
  - Gerät einschalten, Patientendaten eingeben.
  - Schallkopfauswahl: Je tiefer die zu untersuchende Struktur, desto niedriger die Schallfrequenz. Linearschallköpfe für Weichteile, Schilddrüse, Gefäße (5–10 MHz), Vektor-, Curved-Schallköpfe für Abdomen (2,5–5 MHz), Sektor-Schallköpfe für Gelenke, Herz (2,5–7,5 MHz).
  - Einstellung des Power-Gain (Sendeintensität/Empfangsverstärkung), generell eher „dunkleres" Bild einstellen, zu hohe Sendeintensität/Empfangsverstärkung verursacht ein Rauschen → feine Details nicht mehr erkennbar.
  - TGC (time gain compensation = tiefenabhängige Empfangsverstärkung) einstellen an mehreren Schiebereglern (meist rechts oben am Gerät), sodass eine gleichmäßige Helligkeit erreicht wird.

- Fokuszone (Stelle des schärfsten Sehens) auf den Bereich der erwünschten optimalen Auflösung einstellen.
- Pat. lagern, Kontaktgel auftragen, Untersuchung durchführen.
- Nach erfolgter Bildeinstellung Freeze-Taste (temporärer Bildspeicher) betätigen, ggf. Messungen vornehmen, Bild speichern oder ausdrucken.
- Dokumentationskonventionen einhalten (oben am Bild ist prox. oder kranial, rechte Körperhälfte ist am Monitor/Ausdruck links abgebildet).
- Jeden path. Befund in 2 Ebenen dokumentieren und ggf. digital speichern/archivieren.
- Abschließend Befundbericht erstellen (Untersuchungsnachweis, Information anderer Kollegen, Vergleichsbefundung, forensische Gründe).

3.8.2 Abdomen

- **Vorbereitung:** Pat. muss i.d.R. nicht nüchtern sein, außer für spezielle Fragestellungen (z.B. Gallenblasenfunktion, Pankreasdiagnostik). Zur Entblähung ggf. 5–10 ml Sab simplex® p.o. am Vorabend geben.
- **Durchführung:** Immer standardisierte Schnittführungen und gleiche Schnittfolge einhalten. Jeder Untersucher hat seinen eigenen Untersuchungsgang. Wichtig ist nicht die Reihenfolge, sondern die Dokumentation aller sonographischen Schnittebenen. Erleichterte Darstellung bei tiefer Inspiration oder den Pat. auffordern, den „Bauch herauszudrücken". Oft hilft auch eine leichte Umlagerung, ggf. auch eine Untersuchung im Stehen. Befundet wird bei jedem Organ Größe, Form, Echostruktur, Echogenität, Randbegrenzung.

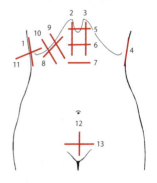

Abb. 3.19 Sonographische Schnittebenen am Abdomen.
(1) lateraler Längsschnitt rechts (dorsal und ventral), (2) Paramedianschnitt rechts, (3) Paramedianschnitt links, (4) lateraler Längsschnitt links, (5) oberer Querschnitt, (6) mittlerer Querschnitt, (7) unterer Querschnitt, (8) Subkostalschnitt rechts, (9) Schrägschnitt rechts, (10) Interkostalschnitt rechts, (11) lateraler Querschnitt rechts, (12) suprapubischer Längsschnitt, (13) suprapubischer Querschnitt [A300–M247]

Lateraler Längsschnitt rechts (dorsal) (Schnittebene 1)

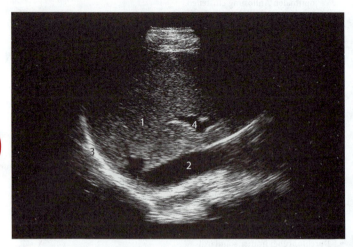

Abb. 3.20 Lateraler Längsschnitt rechts (dorsal): Leber (1), V. cava (2), Zwerchfell (3), Pfortaderast (4) [A300-M247]

Lateraler Längsschnitt rechts (ventral) (Schnittebene 1)

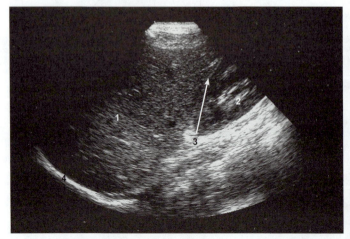

Abb. 3.21 Lateraler Längsschnitt rechts (ventral): Leber (1), Niere (2), Sinus hepatorenalis (3), Zwerchfell (4) [A300-M247]

Interkostalschnitt rechts (Schnittebene 10)

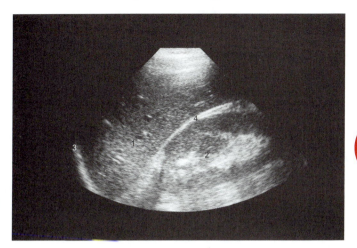

Abb. 3.22 Interkostalschnitt rechts: Leber (1), Niere (2), Zwerchfell (3), Sinus hepatorenalis (4) [A300-M247]

Lateraler Querschnitt rechts (Schnittebene 11)

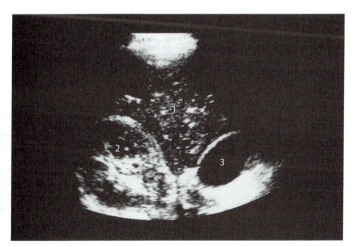

Abb. 3.23 Lateraler Querschnitt rechts: Leber (1), Niere (2), Gallenblase (3). Meist nur bei schlanken Pat. alle drei Organe darstellbar [A300-M247]

Schrägschnitt rechts (Schnittebene 9)

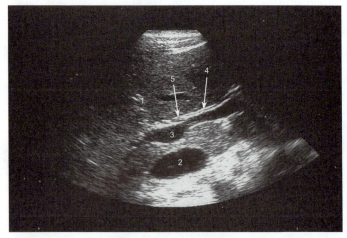

Abb. 3.24 Schrägschnitt rechts: Leber (1), V. cava (2), V. portae (3), Ductus hepatocholedochus (4), A. hepatica (5) [A300-M247]

Subkostalschnitt rechts (Schnittebene 8)

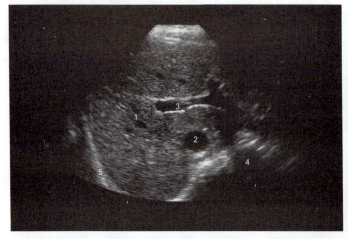

Abb. 3.25 Subkostalschnitt rechts: Leber (1), V. cava (2), V. portae (3), WS (4), Zwerchfell (5) [A300-M247]

Oberer Querschnitt (Schnittebene 5)

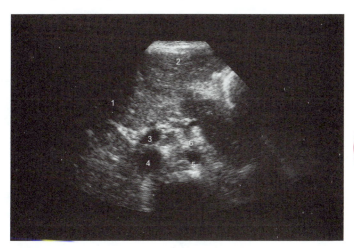

Abb. 3.26 Oberer Querschnitt: Leber (1), M. rectus abdominis (2), V. portae (3), V. cava (4), Aorta (5), Truncus coeliacus (6) [A300-M247]

Mittlerer Querschnitt (Schnittebene 6)

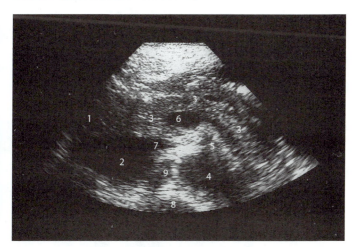

Abb. 3.27 Mittlerer Querschnitt: Leber (1), V. cava (2), Pankreas (3), Aorta (4), A. mesenterica sup. (5), V. lienalis (6), V. renalis sinistra (7), WS (8), A. renalis dextra (9) [A300-M247]

Unterer Querschnitt (Schnittebene 7)

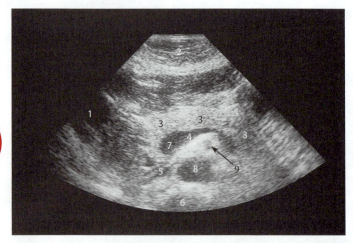

Abb. 3.28 Unterer Querschnitt: Leber (1), M. rectus abdominis (2), Pankreas (3), V. lienalis (4), V. cava (5), WS (6), Confluens (7), Aorta (8), A. mesenterica sup. (9) [A300-M247]

Paramedianschnitt rechts (Schnittebene 2)

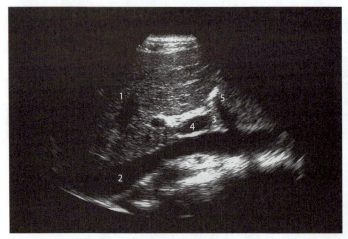

Abb. 3.29 Paramedianschnitt rechts: Leber (1); V. cava (2), Pankreaskopf (3), V. portae (4), Magenantrum (5) [A300-M247]

Paramedianschnitt links (Schnittebene 3)

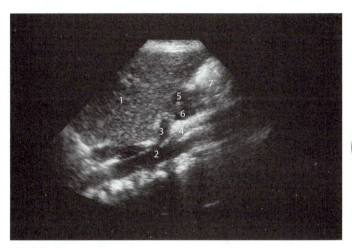

Abb. 3.30 Paramedianschnitt links: Leber (1), Aorta (2), Truncus coeliacus (3), A. mesenterica sup. (4), Pankreaskopf (5), V. lienalis (6), Magenantrum (7) [A300-M247]

Lateraler Längsschnitt links (Schnittebene 4)

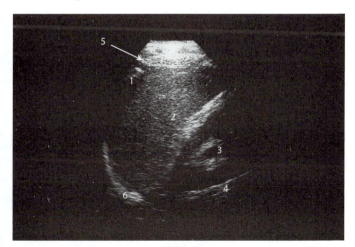

Abb. 3.31 Lateraler Längsschnitt links: Lunge (1), Milz (2), Niere (3), M. psoas (4), Sinus phrenicocostalis (5), Zwerchfell (6) [A300-M247]

Suprapubischer Längsschnitt Frau (Schnittebene 12)

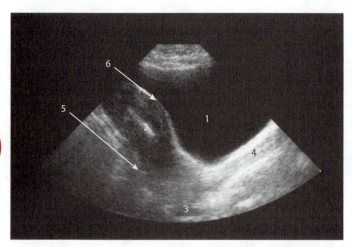

Abb. 3.32 Suprapubischer Längsschnitt Frau: Blase (1), Uterus (2), Rektosigmoid (3), Vagina (4), Spatium rectouterinae (Douglas-Raum 5), Spatium vesicouterinae (6) [A300-M247]

Suprapubischer Querschnitt Mann (Schnittebene 13)

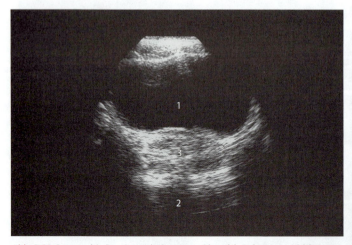

Abb. 3.33 Suprapubischer Querschnitt Mann: Blase (1), Rektosigmoid (2), Prostata (3) [A300-M247]

Leber

Tab. 3.9 Sonographische Befunde der Leber

Größe	Echogenität	Echostruktur	Kontur	Bemerkung	Normalbefund
10–14 cm Sagittalschnitt MCL	Echodichte zwischen Nieren- und Pankreasparenchym	Homogen, feinkörnig	Oberfläche glatt, spitz ausgezogen	Echoreiches Lig. teres vom linken Pfortaderast zum unteren	Leberrand

Diffuse Parenchymveränderungen

	Größe	Echogenität	Echostruktur	Kontur	Bemerkung
Akute Hepatitis	↑	↓	Wenig verändert	Wenig verändert	
Fettleber	Normal bis ↑	↑	Vergrößert, verdichtet	Stumpfwinklig	DD Speicherkrankheiten hämatologische, toxinbedingte Krankheiten
Zirrhose (> 50 % alkoholbedingt)	Variabel ↑ oder ↓	↑	Vergrößert, inhomogen verdichtet	Verplumpt, Kontur glatt bis feinwellig	DD diffuse Lebermetastasen, benigne und maligne Lebertumoren
Postnekrotische Zirrhose	Variabel ↑ oder ↓		Relativ echoarm	Unregelmäßig	Feinwellig bis höckrig	Hypertrophie Lobus caudatus

Fokale Läsionen

	Begrenzung	Form	Echogenität	Echostruktur	Bemerkung
Fokale Verfettung	Meist scharf begrenzt	Meist rundlich	Echodicht	Meist regelmäßig	Lebergefäße normal
Fokale noduläre Hyperplasie	Glatt, manchmal polyzyklisch	Rund-oval	Variabel	Regelmäßig	Sono nicht beweisend → weitere Diagnostik

Tab. 3.9 Sonographische Befunde der Leber *(Forts.)*

	Begrenzung	Form	Echogenität	Echostruktur	Bemerkung
Fokale Läsionen					
Adenome	Glatt, manchmal polyzyklisch	Rund-oval	Variabel	Regelmäßig	Sono nicht beweisend → weitere Diagnostik
Hämangiom	Glatt	Rund-oval	Echoreich	Regelmäßig	Kein Randsaum
Metastasen	Unregelmäßig	Unregelmäßig	Echoarm (30 %) echoreich (60) zystisch, Bull's eye, mit Halo, komplex	Meist unregelmäßig	Solitär oder multipel, sonographisch keine Diagnose möglich
Leberzellkarzinom	Unregelmäßig	Unregelmäßig	Echoreich bis isodens, meist komplex	Unregelmäßig, evtl. Nekrosen	Häufig multifokales Wachstum
Zyste	Glatt	Rund-oval	Echofrei	Echofrei	U.U. Septen
Echinococcus cysticus	Glatt	Rundlich	Septen, Radspeichen-Konfiguration, Verkalkungen, echoreicher, heterogener Detritus		Durchläuft verschiedene Stufen
Echinococcus alveolaris	Unscharf	Unregelmäßig, infiltrativ	Inhomogenes, komplexes Echomuster, Verkalkungen häufig		DD Abszess, Zyste, Leberkarzinom
Hämatom	Glatt (subkapsulär) unscharf (intrakapsulär)	Spindelförmig unregelmäßig	Echofrei bis echoarm oder echoreich (koaguliert). Kleine Hämatome eher echoreich (kontusioniertes Gewebe)		DD Lebertumoren, Abszesse, Zysten (wenn Trauma unbekannt)
Abszess	Meist unscharf	Unregelmäßig	Echovariabel, echoarm bis heterogen echoreich		

Gallenblase und Gallenwege

Tab. 3.10 Sonographische Befunde der Gallenblase und Gallengänge

Normalbefund	Länge 6–12 cm, Dicke < 3,5 cm (a.p.)
Gallenstein	• Echodichter intravesikaler Reflex, Nachweisbarkeit 1–2 mm. • Schallschatten (kann fehlen). • Lageveränderlichkeit.
Polypen	• Abgrenzung zwischen Cholesterolpolypen und Adenomen schwierig. • Cholesterolpolypen: Typischerweise wandständige, multiple echoreiche Strukturen. • Adenome meist solitär, nicht wandassoziiert (gestielt), Größe meist > 5 mm.
Karzinom	• Wandassoziierte, breitbasige, ins Lumen reichende polypoide Läsion. • Inhomogene, unregelmäßig begrenzte Wandverdickung. • Oft (95 %) Konkrementnachweis.
Akute Cholezystitis	• Wandverdickung (> 3,5 mm), Kontur verwaschen, evtl. Dreischichtung. • Echoreicher Randsaum (Pericholezystitis). • Gallenblasenhydrops (Länge > 10 cm, Breite > 4 cm), Zystikusverschlussstein. • Druckdolenz bei Palpation. • Bei Empyem echoreiches Material in der Blase. • Pseudopolypöse Veränderungen, u.U. Wandunterbrechung → Perforation.
Chron. Cholezystitis	• Inhomogene Wandverdickung mit echoreichen Reflexen. • Verminderte Kontraktilität. • Konkrementnachweis, u.U. lumenfüllende Reflexe („weiße Gallenblase"). • Größenminderung, u.U. Schrumpfgallenblase.
Gallengänge	
Normalbefund	• Weite prox. 2–4 mm, distal 4–6 mm (innerer Durchmesser). • Bei Z.n. Cholezystektomie 9–11 mm tolerabel. • Intrahepatische Gallengänge nur bei Obstruktion sichtbar.
Aufstau	• Dilatierter D. hepatocholedochus als tubuläre Struktur ventrolateral der V. portae. • Polyp- oder Steinnachweis, Tumornachweis in Gallenwegen oder Pankreas.

Milz

Tab. 3.11 Sonographische Befunde der Milz

Normalbefund	• Form: kaffeebohnenartig, halbmondförmig. • Größe: Länge 11 cm, Dicke 5 cm, Breite 6 cm. • Echomuster: feinkörnig, homogen, Dichte ähnlich Nierenparenchym. • Kontur: glatt, evtl. lobuliert.

3 Chirurgische Diagnostik

Tab. 3.11 Sonographische Befunde der Milz *(Forts.)*	
Milzinfarkt	• Frische Infarkte: echoarm, unregelmäßig konfiguriert. • Ältere Infarkte: Echostruktur reflexreicher, gröber, polyzyklisch, u.U. Verkalkungen.
Milzzysten	• Glatt begrenzt, echoarm, dorsale Schallverstärkung. • Komplizierte Zysten: Verkalkungen, Septierungen, inhomogene Binnenechos.
Milzabszess	• Frischer Abszess: echoarme, unscharf begrenzte Bezirke, Binnenechos. • Älterer Abszess: echofreier Inhalt, echoreicher Saum (Kapsel).
Hämatom	Scharf begrenzte Raumforderung, echofreie bis komplexe Struktur
Ruptur	• Echoinhomogene Läsion intraparenchymatös, klaffende Ruptur (direkte Zeichen). • Freie intraabdominelle Flüssigkeit bzw. Zunahme im Verlauf nach Trauma (indirekte Zeichen).

Bauchgefäße

Tab. 3.12 Sonographische Befunde der abdominellen Gefäße	
Normalbefund	Aorta als echoarme tubuläre Struktur, Lumen < 2,5 cm
Aortenaneurysma	• Umschriebene konzentrische oder exzentrische Lumendilatation. • Bei Perforation Flüssigkeitssaum um Aneurysmasack, freie intraabdominelle Flüssigkeit.
Aortitis	Wandverdickung, auch mit Aneurysma möglich (M. Behçet).

Niere

Tab. 3.13 Sonographische Befunde der Nieren	
Normalbefund	• Oval, hufeisenförmig nach medial geöffnet. • Parenchymdicke beim Erwachsenen 1,5–2,5 cm, Länge 10–12 cm, Breite 5–7 cm. • Kontur glatt, zentrales Mittelecho (Nierenbecken, Blut- und Lymphgefäße).
Normvarianten	• Einseitige Agenesie. • Hypoplasie (Nierengröße < 50 %, kompensatorische Hyperplasie der anderen Niere). • Nierenektopie (Fehlen an normaler Stelle) → Suche v.a. im Becken. • Hufeisenniere: Parenchymbrücke ventral der Aorta. • Doppelniere: Parenchymbrücke durch den Sinus renalis. • Renkulierung: wellige Konturierung des Parenchymsaumes (normal bei Kindern). • Rotationsanomalien: Drehung der Niere mit dem Stiel in verschiedene Richtungen.

Tab. 3.13 Sonographische Befunde der Nieren *(Forts.)*

Nierenzysten	Echoarme glatt begrenzte Raumforderung, solitär oder multipel, häufig (ohne Krankheitswert).
Schrumpfniere	• Nieren verkleinert, Parenchym kaum darstellbar. • Organ u.U. nur noch schemenhaft abgrenzbar. • Teilweise kortikale Zysten.
Nephrolithiasis	• Reflexreiche Echokomplexe mit distaler Schallauslöschung. • Steinnachweis im Harnleiter schwierig, oft nur Aufstau im Nierenbecken (sekundär).
Hydronephrose	• Aufspreizung des Mittelechos, dilatiertes, echofreies Nierenbecken. • Zunehmende Reduzierung des Parenchyms.
Angiomyolipom	• Häufigster gutartiger Nierentumor, sehr reflexreich. • Glatt begrenzt, homogen Größe > 3 cm.
Hypernephrom	• Glatte oder unregelmäßige Raumforderung. • Echomuster variabel, echoarm homogen bis echoreich komplexes Muster. • U.U. Tumornekrosen (echoärmer) im Zentrum.
Nierentrauma	• Intra-/perirenale Hämatome: echoarme Raumforderung. • Kontusion: echoarmer und/oder echoreicher Bezirk im Parenchym. • Lazeration: Nierenkontur unterbrochen, Hämatomnachweis. • Ruptur: Polabriss, freie Flüssigkeit.

Blase und Harnwege

Tab. 3.14 Sonographische Befunde von Blase und Harnwegen

Normalbefund	Glatt begrenztes Organ, echoarmer Inhalt, je nach Füllungszustand
Blasentumor	• Wandverdickung, polypoide Strukturen. • DD: Prostataadenom.
Restharnbestimmung	• Messung des größten Blasendurchmessers in 3 Ebenen. • Formel: Blasenvolumen (ml) = Länge × Höhe × Breite × 0,52 (Fehler ± 20 %).

Darm, Appendix

Tab. 3.15 Sonographische Befunde an Darm und Appendix

Normalbefund	• Magen-Darm-Lumen größtenteils kollabiert. • Sonographisches Leitbild: Kokardenformation, echoarmer Ring (2–5 mm), zentraler, inhomogener, echoreicher Binnenreflex (Darminhalt und Gas). • Kokarde regelmäßig, peristaltische Bewegungsabläufe. • Magen, Colon ascendens und Rektum gut beurteilbar.

Tab. 3.15 Sonographische Befunde an Darm und Appendix *(Forts.)*

Ileus	• Flüssigkeitsgefüllte, erweiterte Darmschlingen (Dünndarm > 3,5 cm, Dickdarm > 7 cm), Darmwandödem (3–5 mm). • Reduzierte Peristaltik mit stehenden, flüssigkeitsgefüllten Darmschlingen. • Freie Flüssigkeit zwischen den Schlingen (Transsudation). • Flüssigkeitsgefüllter, distendierter Magen.
Invagination	Doppelkokarde, Schießscheibenphänomen durch echoreiche Schichten der äußeren und inneren Darmanteile.
Enteritis	• Leicht erweiterte, flüssigkeitsgefüllte Darmschlingen. • Hyperperistaltik, u.U. geringe Flüssigkeitsmengen zwischen Darmschlingen. • Vergrößerung mesenterialer Lk.
Appendizitis	• Schießscheibenartige Struktur > 1 cm, keine Peristaltik. • Echoarmer Konglomerattumor (perityphlitische Entzündung). • U.U. echofreie Areale (Flüssigkeit) → Abszess.
Karzinom	• Meist exzentrische, echoarme Kokarde. • Vergrößerte Lk, Leberfiliae. • U.U. Ileuszeichen.

Bauchhöhle

Tab. 3.16 Sonographische Befunde der Bauchhöhle

Normalbefund	Bauchhöhle normalerweise sonographisch nicht abgrenzbar.
Intraabdominelle Flüssigkeit	• Echoarm, lageabhängig → Transsudat, Exsudat, frischer Hämaskos, Choläskos (Trauma, Ileus, Perforation, Peritonitis, Karzinose). • Echogen, mit inhomogenen Binnenechos (Darminhalt, Eiter, älteres Blut).
Gas	Ventral der Leber oder lateral in Linksseitenlage nachweisbar (Perforation, OP).
Solide Raumforderung	• Meist nur bei intraabdomineller Flüssigkeit nachweisbar. • Echoarme bis echoreiche bucklige Auflagerungen → Peritonealkarzinose.

3.8.3 Weichteile

Tab. 3.17 Sonographie der Weichteile

Hämatom/Serom /Abszess	• Echoarme bis echoreiche Raumforderung. • Begrenzung variabel: glatt oder unregelmäßig.
Muskelfaserriss	• Konturunterbrechung des Muskels. • Umgebende echoarme Raumforderung (Hämatom).
Sehnenruptur	• Sehnenkontinuität unterbrochen. • Echoarme Raumforderung innerhalb (Achillessehne) oder außerhalb des Peritendineums.

Tab. 3.17 Sonographie der Weichteile *(Forts.)*	
Zysten	Glatt begrenzte Raumforderung.
Fremdkörper	• Meist echoreiche Raumforderung im Gewebe, evtl. mit Schallschatten. • **Cave:** Lufteinschlüsse (bei Wunden) verursachen ebenfalls Schallschatten.

3.8.4 Schilddrüse

Tab. 3.18 Sonographische Befunde der Schilddrüse	
Normalbefund	• Organ mit 2 Lappen, glatt begrenzt, dorsal Trachea, latero-dorsal Halsgefäße. • Echostruktur homogen mit feinen, mittelhellen Reflexen. • Größenbestimmung: Länge × Breite × Tiefe × 0,5 = ml für jeden Lappen (Normalwert Männer < 25 ml, Frauen < 18 ml).
Struma	• Diffuse oder knotige Organvergrößerung. • Häufig mit Zysten, Verkalkungen, hyperplastischen Knoten (echoarm, isodens oder mit echoarmem Randsaum).
Adenom	Echoarme, glatt begrenzte homogene Raumforderung.
Zysten	Echoarme, meist echofreie, glatt begrenzte Raumforderung.
Thyreoiditis	• Volumen: diffuse Organvergrößerung, Organgrenzen abgerundet. • Echomuster: echoarm, inhomogen.
M. Basedow	• Volumen: diffuse Organvergrößerung. • Echostruktur: echoarm.
Karzinom	• Echostruktur: variabel, von echoarm bis echoreich komplex. • Unscharfe Begrenzung bei größeren Tumoren. • Infiltration benachbarter Strukturen.

3.8.5 Thorax, Mediastinum

Tab. 3.19 Sonographische Befunde von Thorax und Mediastinum	
Perikarderguss	• Echofreie Zone zwischen Perikard und Epikard. • Größte Ausdehnung in Rückenlage ventral. • Bei venöser Einflussstauung Erweiterung der V. cava inf.
Pleuraerguss	• Echofreie Zone oberhalb des Zwerchfells. • Meist echoreiches dreieckförmiges Areal (atelektatische Lunge). • Echoreiche Binnenstrukturen → Fibrin, u.U. Septierung nachweisbar.

Tab. 3.19 Sonographische Befunde von Thorax und Mediastinum (Forts.)

Pleurempyem	• Echoarme Zone im Pleuraspalt. • Unregelmäßige, flottierende und grobkörnige Binnenechos. • Echoreiche und homogene Raumforderung → organisiertes Empyem.
Atelektase	• Echoreiche, homogene Raumforderung. • Oft begleitender Pleuraerguss.
Pneumonie	• Vereinzelte, echoreiche, evtl. bandförmige Binnenreflexe. • Begleitender Pleuraerguss.

3.8.6 Gelenke

- Bei schallkopfnahen Strukturen Wasservorlaufstrecke verwenden (Gelkissen, das zwischen Haut und Schallkopf platziert wird, dadurch eine bessere Ankopplung ermöglicht und die Fokuszone besser in oberflächennahe Strukturen legt).
- Immer dynamisch-funktionelle Untersuchung.
- Bei der Gelenksonographie wegen eng benachbarter reflektierender Oberflächen stets mit Artefakten rechnen.
- Untersuchung immer im Seitenvergleich durchführen und dies auch dokumentieren (Vergleich path. Befunde, Abrechnungsgründe).

Tab. 3.20 Sonographie der Gelenke

Sonographie der Schulter

Technik	Pat. sitzend, Untersucher hinter dem Pat. und führt den Unterarm des Pat. Standardschnittführungen: jeweils Vertikal- und Horizontalschnitt ventral, über dem Sulcus bicipitalis, lateral und dorsal.
Beurteilungskriterien	• Echoarme Verbreiterung des Gelenkbinnenraumes → Ergussbildung in Gelenk. • Verbreiterung einer Bursa → Bursitis, Bursaeinblutung. • Diskontinuität von Sehnen → Ruptur. • Verkalkungen, Schwellungen → Weichteilveränderungen. • Rotatorenmanschette, angrenzende Muskulatur.
Rotatorenmanschette	• Echoarme oder echoreiche Herde, Verkalkungen → degenerative Zonen. • Konturunterbrechungen, Stufenbildung der Bursa, Sehnenstruktur nicht abgrenzbar, segmentale Sehnenverdünnung, Sehnenoberfläche mit Stufe, Dysfunktion bei dynamischer Untersuchung → Ruptur.
Bizepssehne	Leerer Sulcus bicipitalis → Ruptur, Sehne von breitem, echoarmem Saum umgeben → Synovitis.
Humeruskopf	• Eindellung der dorsalen Humeruskopfkontur → Hill-Sachs-Läsion. • Ausziehungen und Unregelmäßigkeiten am Kopf → Osteophyten.
Bursen	Beurteilung von Bursa subdeltoidea und subacromialis → Bursitis (echoarme Verbreiterung).

Tab. 3.20 Sonographie der Gelenke (Forts.)

Sonographie des Ellenbogens

Technik	Dynamische Untersuchung in mehreren Ebenen mit Wasservorlaufstrecke (Gelkissen).
Beurteilung	Sonographische Evaluierung von Gelenkergüssen, freien Gelenkkörpern, Instabilitätsprovokationen.
Gelenkbinnenraum	• Echoarme Aufweitung des Gelenkraumes → Gelenkerguss. • Echoreiche Strukturen (oft mit Schallschatten) → freier Gelenkkörper.
Gelenkstabilität	Radialer und ulnarer Stress → sonographische Aufklappbarkeit des Gelenkes (Bänder- oder Kapselriss).

Sonographie der Kniegelenke

Recessus	Meist echoarme Aufweitung des suprapatellaren Recessus → Gelenkerguss.
Menisken	Echoreiche Linien im Meniskusdreieck, Konturunterbrechung → Riss. • Inhomogene echoreiche Läsion → Degeneration. • Echoarme, zum Meniskus gehörende Struktur → Ganglion.
Quadrizeps- und Patellarsehne	• Kontinuitätsunterbrechung mit echoarmer Umgebung → Ruptur. • Echogene Läsionen → Degeneration.
Synovia	Meist echogene Verdickung im suprapatellaren Recessus → Synovialitis.
Kniekehle	Echoarme Raumforderung, vom Gelenk ausgehend (Stiel in Dorsalschnitten nachweisbar) → Zysten (z.B. Baker-Zyste).
Gelenkbinnenraum	Echoreiche Strukturen (oft mit Schallschatten) → freier Gelenkkörper.
Gelenkstabilität	Abduktions- und Adduktionsstress, vordere und hintere Schublade → sonographische Aufklappbarkeit (Bänder- oder Kapselriss).

Sonographie der Hüfte

Technik	Horizontal- und Vertikalschnitte ventral, lateral und dorsal. Pat. liegend bzw. in Seiten- und Rückenlage.
Beurteilungskriterien	• Echoarmer Saum → Ergussbildung im Gelenk. • Bursaverbreiterung → Bursitis, Bursaeinblutung. • Postoperative Flüssigkeitsansammlungen. • Echoarme Raumforderung außerhalb der Gelenkkapsel → Serom, Hämatom, Bursitis. • Diskontinuität des Labrums → Labrumriss.

Sonographie des oberen Sprunggelenks

Technik	Dynamische Untersuchung in mehreren Ebenen mit Wasservorlaufstrecke (Gelkissen).

Tab. 3.20 Sonographie der Gelenke *(Forts.)*	
Sonographie des oberen Sprunggelenks	
Beurteilung	Sonographische Evaluierung von Gelenkergüssen, freien Gelenkkörpern, Instabilitätsprovokationen.
Gelenkbinnenraum	• Echoarme Aufweitung des Gelenkraumes → Gelenkerguss. • Echoreiche Struktur (oft mit Schallschatten) → freier Gelenkkörper.
Gelenkstabilität	Supinations- oder Pronationsstress → sonographische Aufklappbarkeit des Gelenkes (Bänder- oder Kapselriss).

3.8.7 Kontrastmittelsonographie

Die Kontrastmittelsonographie verfeinert durch die Anwendung von B-Bild-Diagnostik in Kombination mit Ultraschall-Kontrastmitteln (gasgefüllte Mikrobläschen) die Diagnostik von Blutflüssen. Hinsichtlich der Beurteilung von Tumoren ist sie der Kontrastmittelcomputertomographie bei der Charakterisierung von Leberherden gleichwertig oder überlegen.

- **Ind.:**
  - Tumor-/Metastasendiagnostik, Tumornachsorge Leber, Pankreas, Niere, Darm.
  - Pankreas: Tumor, Pankreatitis.
  - Weichteilultraschall – Gelenke, Lk.
  - Nachweis Milz- oder Leberruptur.
- **Durchführung:**
  - Ultraschalluntersuchung, i.v.-Zugang, Sonographie kontinuierlich über 5 Minuten nach Bolus-Applikation von US KM, z.B. 2-5 ml SonoVue®, Bilddokumentation, Befundung.

3.8.8 Endoluminale Sonographie

Möglich als Sonographie des oberen GIT (Beurteilung von Ösophagus, Magen, Duodenalwand mit umgebenden Weichteilen) und des unteren Intestinaltraktes (Beurteilung Anus und Rektum, ggf. auch Kolon mit umgebenden Weichteilen und Lk). Sonden mit einer bis mehreren Schallebenen, Frequenzen 4–10 MHz. Ankopplung der Sonden mit Wasserballon.

Endosonographie des oberen Gastrointestinaltraktes

- **Ind.:**
  - Staging von Ösophagustumoren, speziell des Ösophaguskarzinoms.
  - Abgrenzung gutartiger Tumoren des Ösophagus (Leiomyome, Lipome, Fibrome, Hämangiome).
  - Staging des Magenkarzinoms.
  - Beurteilung der Resektabilität von Magen- und Ösophagustumoren.
  - Differenzierung benigner von malignen Magenwandveränderungen.
  - Beurteilung der Papille und der periampullären Region.
  - Operabilität eines Pankreaskopfkarzinoms (in Kombination mit CT).

- Choledocholithiasis, Gallenwegstumoren.
- Tumornachsorgeuntersuchungen.
- **Durchführung:**
  - Pat. nüchtern (Vorbereitung wie vor oberer Endoskopie, ▶ 3.13.1).
  - Einführen der Endosonographiesonde, Beurteilung und Bilddokumentation.
- **Beurteilung:**
  - Ösophagus, Herz, linker Vorhof, Mitralklappe, linker Ventrikel sind Leitlinien an der Vorderwand des Ösophagus. Aortenbogen, Aorta descendens und V. azygos sind Leitlinien hinterwandseitig (innere echoreiche und echoarme Schicht: Mukosa, mittlere echoreiche Schicht: Submukosa, äußere echoreiche Schicht: Adventitia).
  - Magen: Schichten wie bei Ösophagus, Beurteilung von Milz, Pankreasschwanz, linke Niere, eingeschränkte Beurteilung von V. cava, V. portae, Pankreaskorpus.
  - Duodenum: Schichten wie bei Ösophagus und Magen, Beurteilung von V. cava, Aorta, rechter Niere, V. mesenterica sup., Gallenblase.

Endosonographie des unteren Intestinaltraktes
- **Ind.:**
  - Staging bei Rektumkarzinom, Beurteilung der pararektalen Lk, Staging des Analkarzinoms.
  - Unterscheidung zwischen unspezifischer Entzündung (echoreich, homogen) und Metastasen (echoarm, scharf begrenzt), Differenzierung perirektaler Abszesse.
  - Diagnose von Douglas-Abszessen, gutartigen Tumoren, gynäkologischen Erkrankungen.
- **Durchführung:**
  - Rektumsonographie: Klysma.
  - Kolonsonographie: orale Abführmaßnahmen, Reinigungseinlauf (wie Vorbereitung Koloskopie).
  - Einführen des starren Rektoskops, Vorschieben der Endosonde oder direktes Einführen einer speziellen Rektalsonde in SSL.
  - Bei Kolonsonographie Einführen des Gerätes in Linksseitenlage, Umlagerung des Pat. nach Bedarf (analog Koloskopie).
- **Beurteilung:**
  - Rektumwand mit 5 Schichten:
    1. Innere echoreiche Schicht und
    2. innere echoarme Schicht: Mukosa
    3. Mittlere echoreiche Schicht: Submukosa
    4. Äußere echoarme Schicht: Muskularis
    5. Äußere echoreiche Schicht: Grenzlinie Muskularis – perirektales Fett
  - Lk beim Gesunden nicht erkennbar.

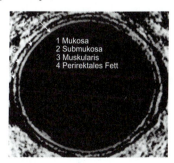

Abb. 3.34 Endosonographie Darm [A300-M247]

3.8.9 Transösophageale Echokardiographie (TEE)

Schnittbild- und Doppler-Echokardiographie von einem dorsal des linken Vorhofes im Ösophagus befindlichen Schallkopf.
- **Ind.:** Erkennung von Vorhofthromben, Endokarditis, Beurteilung der thorakalen Aorta (Dissektion).
- **Vorbereitung:** Pat. nüchtern, Aufklärung (wenn kein Notfall).
- **KI:** Ösophaguskarzinom, Ösophagusvarizen.
- **Durchführung:** I.d.R. durch Internisten, Anästhesisten.

3.8.10 Doppleruntersuchung Arterien

Nachweis von Strömungssignalen über Gefäßen (v.a. Karotiden, obere und untere Extremität), evtl. auch bei palpatorisch fehlendem Puls möglich.
Durchführung: Systemischen RR nach Ruhepause von 5 Min. an beiden Oberarmen bestimmen. Pat. in Rückenlage. Zunächst Aa. femorales tasten, dann mit 4-MHz-Sonde Kurve ableiten, optimal einstellen und speichern. Blutdruckmanschette oberhalb des Sprunggelenkes anlegen, mit der 8-MHz-Sonde A. tibialis post. am Innenknöchel aufsuchen, Kurve ableiten, optimal einstellen und speichern, Blutdruckmanschette aufpumpen, bis keine Strömungsgeräusche mehr hörbar sind (→ Verschlussdruck). Gemessenen Verschlussdruck überprüfen (beim Entlüften der Manschette auf den Druck achten, bei dem die Strömungsgeräusche wieder auftreten, es muss zweifach gemessen werden). Denselben Vorgang für die A. dorsalis pedis am Rückfuß wiederholen. Anschließend Pat. in Bauch- oder Seitenlage. Breitere Blutdruckmanschette knapp oberhalb des Kniegelenkes anlegen und gleiches Vorgehen mit einer 4-MHz-Sonde. Eingabe der gemessenen Druckwerte, Computer berechnet meist Dopplerindizes. Befunde wenn möglich ausdrucken.
Beurteilungskriterien:

Manuelle Berechnung
Systemischer RR : peripherer RR = Dopplerindex

Auf jeden Fall auf exakte Dokumentation der Befunde und Werte achten. Der Quotient aus Verschlussdruck und Oberarmdruck ist normal > 1.

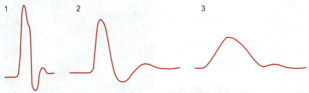

1 = Normale, biphasische Kurve; **2** = Stenosepuls; **3** = Kollateralpuls (Hinweis auf Verschluss)
Abb. 3.35 Arterielle HE-Pulskurve [A300–O485]

Tab. 3.21 Etagenlokalisation durch Beurteilung der Dopplerströmungskurven (untere Extremität)

Lokalisation	Dopplerkurve	Etagenproblem
A. femoralis	Normal	Beckenetage offen
A. femoralis	Pathologisch	Beckenstenose/-verschluss
A. poplitea	Normal	Beckenetage und Oberschenkel offen
A. femoralis und A. poplitea	Normal Pathologisch	Isolierter Verschluss der Oberschenkeletage
A. femoralis bzw. A. poplitea	Pathologisch Gering pathologisch	Verschluss oder schwere Stenose der Beckenetage
A. femoralis bzw. A. poplitea	Pathologisch Deutlich pathologisch	Verschlüsse der Becken- und Oberschenkeletage

- Bei pAVK deutliche Verminderung des Quotienten unter 1,0.
- Quotient von 0,9–0,75 (oder Knöcheldruck > 100 mmHg): Leichte Ischämie.
- Quotient 0,75–0,5 (oder Knöcheldruck 60–90 mmHg): Mittelschwere Ischämie.
- Quotient < 0,5 (oder Knöcheldruck < 50 mmHg): Schwere Ischämie.

Bei segmentaler Messung Lokalisation eines arteriellen Strombahnhindernisses möglich.

Fehlerquellen:
- Zu kurze Ruhepause nach Belastung (Blutdruckabfall durch muskuläre Belastung).
- Unterschiedlicher Extremitätenumfang (Muskelatrophie, Ödem).
- Arterieller Hochdruck.
- Falsche Manschettengröße (Breite mind. halber Armumfang am Messpunkt) oder falsche Position (Druck wird immer auf Manschettenhöhe bestimmt).
- Falscher Sondenwinkel (optimal 45–60° zur Längsrichtung des Gefäßes).

3.8.11 B-Bild und Farbduplexsonographie Arterien

Zweidimensionale, d.h. transversale und longitudinale Querschnittsbilder der Gefäße (Wandung, intraluminale Strukturen) mithilfe des Helligkeitsmodulations-Abtastverfahrens (B-Scan-Technik), Kombination des Echtzeit-B-Scanners mit einem gepulsten Dopplerverfahren (Duplex-Scanner) und Farbkodierung verschiedener Strömungsgeschwindigkeiten (Farb-Duplex) oder Kombination mit gepulstem Doppler (farbkodierter Duplex-Scanner). In Kombination mit farbkodierter Sonographie. Die gemessenen Dopplerverschiebungen (und damit die Flussrichtungen) werden farbkodiert (rot auf den Schallkopf zu, blau vom Schallkopf weg) dem B-Bild überlagert.

- **Ind.:**
  - Hochsensitiver Nachweis von Strombahnhindernissen, Plaques, Atheromen, Stenosen, Verschlüssen, Thrombosen.
  - Unterscheidung von Aneurysmatypen und Ektasien.
  - Einschätzungen postoperativer oder postdiagnostischer Schwellungen (z.B. Leiste nach Angiographie).

- **Durchführung:** Verwendet werden Linearschallköpfe von (2,5) 5–7,5 MHz. Linearschallkopf 7,5–12,5 MHz für oberflächliche Gefäße, Linearschallkopf 5–12,5 MHz für tiefere Gefäße, Vektor- oder Curved-Schallkopf für abdominelle Untersuchungen. Applikationsart (z.B. Arterien oder Venen) und notwendige Eindringtiefe (Fokuszone) einstellen, zunächst normales B-Bild (schwarz-weiß) ableiten und Gefäß aufsuchen, dann Farbe und/oder Doppler dazuschalten, mehrere Ableitungen pro Gefäß erfassen. Bei arteriellen Gefäßen die Erfassung hoher (periphere Extremität) oder höherer (proximale Extremität) Flussgeschwindigkeiten einstellen. Befunde dokumentieren (Video, Farbprinter, digital).

3.8.12 B-Bild- und Doppleruntersuchung Venen

- **Ind.:** Transkutan messender Detektor erlaubt u.a. Feststellung von:
  - Insuffizienten Perforansvenen.
  - Vorhandensein und Ausmaß von Klappeninsuffizienzen durch Bestimmung der jeweiligen Flussrichtung bei verschiedenen Druckverhältnissen (Husten, Pressen, In- und Exspiration).
  - Strömungsrichtungen.
  - Strömungsgeschwindigkeiten.
  - Thrombotischen Verschlüssen der tiefen Bein- und Beckenvenen.
- **Vorgehen:** Pat. hinlegen lassen. Sonde (4 MHz bei tiefen, 8 MHz bei oberflächlichen Gefäßen) im Winkel von 45–60° zum Gefäß aufsetzen, bis das normalerweise atemabhängige venöse Strömungsgeräusch („Brausen") zu hören ist. Die Untersuchung wird proximal begonnen; nach Überprüfung der Komprimierbarkeit und Beurteilung des Dopplers (atmungsabhängige Schwankungen) Untersuchung von:
  - V. femoralis: in Rückenlage des Pat. A. femoralis lokalisieren, Sonde leicht nach medial verschieben und in einen Winkel von 45–60° zum venösen Blutfluss bringen, bis das Strömungsgeräusch zu hören ist.
  - V. poplitea: Bauch-/Seitenlage (unterpolsterter Knöchel bzw. aufgestellte Zehen zur Verhinderung einer Kompression der V. poplitea durch umgebende Strukturen) A. poplitea lokalisieren, Sonde leicht nach lateral verschieben und in einem Winkel von 45–60° zum Blutfluss bringen.
  - Unterschenkelvenen: Sitzend/stehend/in Bauchlage mit Tieflagerung der UE.
  - Oberflächlichen Venen der UE: In Abhängigkeit, welche oberflächliche Vene beschallt werden soll, die Untersuchung in der Leiste bzw. Kniekehle beginnen, V. saphena magna: in Rückenlage bzw. stehend, in der Leiste beginnend und nach distal verfolgend, V. saphena parva: in Bauchlage bzw. stehend in der Kniekehle beginnend und Fortsetzen der Untersuchung nach distal.
  - V. saphena magna: In Rückenlage oder bei stehendem Pat. Mündungsklappe aufsetzen, Pat. pressen oder Husten lassen (Valsalva-Manöver) und Ableitung beobachten: Strömungsstopp → funktionstüchtige Klappe, akuter Reflux → Mündungsklappe insuffizient. Insuffizienz nach distal verfolgen und beschreiben → Hinweis auf weitere Klappeninsuffizienzen bzw. Ausmaß des Refluxes.

- V. saphena parva: Wie V. saphena magna, aber in Bauchlage oder bei stehendem Pat.
- Tiefen Venen der OE: Man beginnt die Beurteilung der V. subclavia in Rückenlage supraklavikulär, fortsetzend nach distal (infraklavikuläre V. subclavia, V. axillaris, V. brachialis) bis in den Unterarm (evtl. auch sitzend).
- Oberflächlichen Venen der OE: Die Untersuchung der V. basilica und V. cephalica wird meist in Rückenlage durchgeführt.
- V. axillaris, V. brachialis, V. cubitalis bei liegendem oder sitzendem Pat. Pat. ggf. während der Untersuchung aufstehen lassen und Untersuchung im Stehen und nach Belastung durchführen.
- Perforansvenen: Nach klinischer Inspektion (Blow-out, Faszienlücken) beginnt man die Untersuchung über der entsprechenden anatomischen Region. Um eine bessere Füllung der Perforansvenen im Unterschenkel zu erreichen, sollte eine Tieflagerung (z.B. sitzend, stehend) der unteren Extremität erfolgen.
- S-Sounds sind die spontan ableitbaren Flusskurven, die normalerweise atem- und herzschlag-moduliert sind.
- A-Sounds sind die verstärkten Flussgeschwindigkeiten, die z.B durch aktive oder passive Kompression z.B. der Wadenmuskulatur ableitbar sind.

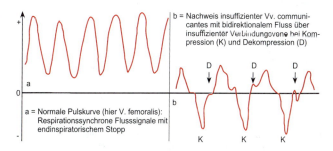

Abb. 3.36 Venöse Pulskurve: normale Vene (a), Insuffiziente Klappe (b) [A300–O485]

3.8.13 Farbduplexsonographie Venen

Macht die Phlebographie (risikoreicher, teurer, belastender) meist überflüssig. Eine standardisierte, nachvollziehbare Dokumentation ist trotz Bildspeichern und Farbprintern noch schwierig. Hervorragende Darstellung aller Abschnitte der peripheren Venen möglich.
- Ind.:
  - Aussage über Durchgängigkeit des tiefen Venensystems (Thrombosenachweis bis zum Fuß möglich).
  - Lokalisation von (insuffizienten) Perforansvenen, Nachweis von Feedingvenen im Bereich von Ulcera cruris.
  - Feststellung des Refluxgrads bei Mündungsklappen der V. saphena magna und parva.
  - Aussage über Klappeninsuffizienzen tiefer Venen.

- **Durchführung:** Prinzipiell wie Doppler- (▶ 3.8.10) und Duplexuntersuchung der Arterien (▶ 3.8.11). Bei venösen Gefäßen die Erfassung niedriger bis sehr niedriger Flussgeschwindigkeiten einstellen. Befunde dokumentieren (Video, Farbprinter, digital). Auf Atemmodulation (bei Inspiration Abnahme des Flusses im Bereich der unteren Extremität) achten.
  - **Normalbefund:** Venen im Querschnitt ovalär, komplett kompressibel. Bei intakten Klappen im Längsschnitt kein Farbumschlag.
  - **Pathologische Befunde:** Vene inkompressibel → Thrombose, Farbumschlag bei Valsalva → Klappeninsuffizienz.

3.9 Weitere apparative Gefäßdiagnostik

3.9.1 Mechanische Oszillographie

- **Prinzip:** Erfassung von Volumenschwankungen der Extremitätenabschnitte durch arterielle Pulsationen in pneumatische Manschettendruckschwankungen, die in Hebelausschlägen eines Kurvenschreibers umgesetzt werden.
- **Messstellen:**
  - Beine: Distaler Oberschenkel, stärkster Wadenumfang, Knöchelregion, Fußrücken.
  - Arme: Oberarm, Unterarm, Handwurzel.
- **Ind.:** Lokalisationsbestimmung eines arteriellen Verschlusses.
- **Durchführung:** Registrierung erfolgt auf verschiedenen, sukzessive abnehmenden Andruckstufen der angelegten pneumatischen Manschetten, um die größte Amplitude zu erzielen. Erfasst werden Amplitudenverringerung, verspätetes Auftreten der Maximalamplitude im Seitenvergleich.
- **Bewertungskriterien:** Durch Belastungstest können kompensierte Verschlüsse mit normalem Ruheoszillogramm erkannt werden.
  Hinweise auf eine Verschlusskrankheit sind die Abnahme der absoluten Amplitudenhöhe, eine Amplitudenminderung im Seitenvergleich und eine Verschiebung des Amplitudenmaximums in mind. 2 Druckstufen nach unten beim Längsseitenvergleich.

3.9.2 Verschlussplethysmographie

Erfasst Volumenänderungen einer Extremität, relevant für Untersuchung des venösen Systems, und lässt durch gezielte Kompression von Venen oder Venen und Arterien eine Berechnung von Blutflüssen zu.
- **Prinzip:** Registrierung von Umfang und Umfangsänderung (= Volumen und Volumenänderung). Nach Anlegen eines Staus oberhalb der Messstellen (Wade, Fuß, Zehenbereich) kommt es zu einem Anstieg des Beinumfangs, da der venöse Abfluss blockiert ist, der Einstrom über die Arterien aber unbehindert bleibt. Die Umfangsänderungen entsprechen der arteriellen Durchblutung in entsprechenden Abschnitten.
- **Durchführung:** Verwendung von Dehnungsmessstreifen, die aus quecksilbergefüllten Silikonschläuchen bestehen. Bei Volumenzunahme einer Extremität erfolgt im Schlauch eine dehnungsbedingte Änderung des Widerstandes proportional zur Umfangszunahme. Messstreifen am Unterschenkel anlegen,

Blutdruckmanschette am Oberschenkel 2 Min. auf 60–80 mmHg aufpumpen, dann ablassen.
- **Beurteilungskriterien:** Volumenzunahme beim Aufpumpen (Ausdruck der venösen Kapazität → Varicosis), Entleerung der Venen wird registriert (Verzögerung → Abflusshindernis, Phlebothrombose).

3.9.3 Lichtreflexionsrheographie

Photoplethysmographische, schmerzlose und unblutige Methode als Funktionstest der venösen Pumpfunktion.
- **Durchführung:** Oberhalb des Innenknöchels Fotodetektor anbringen, Pat. betätigt durch OSG-Bewegungen die Wadenmuskelpumpe. die Abnahme der Blutfülle. Die Werte werden vom angeschlossenen Fotodetektor über einem kleinen Hautareal gemessen und als Kurven angezeigt.
- **Beurteilungskriterien:** Entscheidende Messgröße ist die Wiederauffüllzeit (bei venöser Insuffizienz auf wenige Sek. verringert). Je schneller die Blutmenge nach den vorgeschriebenen Fußbewegungen wieder aufgefüllt wird, desto schlechter ist die Venenklappenfunktion.

3.9.4 Periphere Sauerstoffmessung

- **Durchführung:** Bestimmung der peripheren lokalen O_2-Spannung durch transkutane O_2-Messsonden in Ruhe (Normalwert 50–65 mmHg) und nach Belastung.
- **Beurteilungskriterien:** Bei niedrigen Werten von 3–45 mmHg und fehlendem Anstieg unter O_2-Inhalation (5–6 Min.) ist i.d.R. keine Revitalisierung unter oder nach chirurgischer Ther. zu erwarten.

3.9.5 Laufbandtest

Durchführung: Standardisierte, nachvollziehbare Bestimmung der Gehstrecke auf einem Laufbandergometer mit 1 m/s und 10 % Steigung (S1 = Strecke bis zum Auftreten erster Beschwerden, S2 = Abbruch der Gehstrecke wegen Schmerzen). Alternative Gehstreckenbestimmung mit einem Metronom (1 Schlag pro Sek.) z.B. auf einem Flur mit definierter Länge möglich.

- Jeder AVK-Pat. im Stadium I oder IIa/b nach Fontaine erhält vor OP einen Laufbandtest.
- Auf kardiorespiratorische Zwischenfälle achten!

3.10 Computertomographie (CT)

Wichtige Schichtbilddiagnostik für Schädel, Thorax, Abdomen, Extremitäten, Wirbelsäule, Weichgewebe und Gefäße. Durchführbar als konventionelles CT, Spiral- oder Multislice-CT für Schädel (CCT), Ganzkörper oder Skelett. Grundsätzlich ist bei den meisten CT-Untersuchungen die KM-Gabe unerlässlich und bei Abklärung des Magen-Darm-Trakts auch KM-Gabe oral, rektal oder über einen Anus praeter.

3.10.1 Grundlagen

- **Durchführung:** Ein dünner Röntgenstrahl „rotiert" um den Pat. und durchdringt die zu untersuchende Körperschicht aus allen möglichen Richtungen. Die Schwächung der Strahlung wird durch ein mitrotierendes Detektorsystem registriert. Durch einen Computer erfolgt die räumliche Zuordnung der

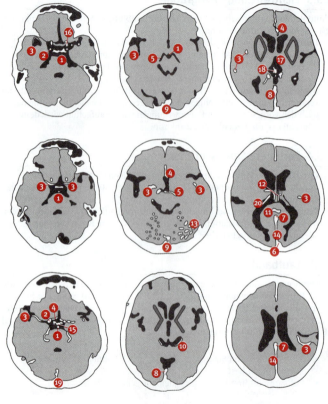

Arterien
1 A. basilaris
2 A. carotis interna
3 A. cerebri media
4 A. cerebri anterior
5 A. cerebri posterior

Venen
6 Sinus sagittalis superior
7 Sinus sagittalis inferior
8 Sinus rectus
9 Confluens sinuum
10 V. basalis
11 V. cerebri magna Galeni
12 V. cerebri interna
13 Tentorium
14 Interhemisphärenspalt

Varia
15 Dorsum sellae
16 Processus clinoideus anterior
17 Habenula
18 Corpus pineale
19 Falx cerebelli
20 Plexus chorioideus

Abb. 3.37 CT Schädel mit KM: Normalbefunde bei koronarer Schnittführung [A300]

absorbierenden Strukturen und die Errechnung der Röntgendichte, welche durch unterschiedliche Grauwerte wiedergegeben wird. Die Quantifizierung erfolgt nach sog. Hounsfield-Einheiten. Bei vielen Untersuchungen werden (meist jodhaltige) KM i.v. und bei abdominellen Fragestellungen auch KM oral gegeben. Hierdurch wird eine Abgrenzung zu Gefäßen und Organen möglich. Neu sind superschnelle Spiral- und Mehrzeilen-CT-Geräte (Thorax und Abdomen in wenigen Min. untersuchbar, z.B. direkt im Schockraum, Angiographie möglich).

- **Strahlenbelastung:** Hängt von der Dicke und Anzahl der Schichten ab. I.d.R. beträgt sie ein Mehrfaches einer konventionellen Röntgenuntersuchung. Diese ist um bis zu 1000-mal höher als bei einer normalen Röntgenaufnahme und macht 6 % aller Röntgenuntersuchungen aus, war aber für mehr als 50 % der medizinischen Röntgenstrahlung verantwortlich. Das damit verbundene Risiko muss bei der Indikationsstellung berücksichtigt werden. Die hohe Aussagekraft der CT kann die Durchführung rechtfertigen.
- **Konventionen:** Hypodens (relativ geringe Dicke), hyperdens (höhere Dichte), isodens (gleich hohe Dichte wie ein anderes Medium/Organ). Blick erfolgt von unten auf die entsprechende Körperschicht. Links am CT-Bild ist rechts am Körper.

3.10.2 Schädel

Ind.: Tumorsuche, unklare Bewusstlosigkeit, Krampfanfälle, Schädel-Hirn-Trauma: V.a. Blutung (intrazerebral, epidural, subarachnoidal, Mittellinienverlagerung), Hirnödem, Frakturen, Spiegelbildung in Nebenhöhlen, Lufteinschlüsse, Fremdkörper. Bluthirnschrankenstörung. Präop. vor Karotis-OP. Bei Primärdiagnostik des Apoplex und zur Verlaufskontrolle.

3.10.3 Wirbelsäule und Becken

- **Ind.:** Trauma, Planung stabilisierender Eingriffe an Becken oder Wirbelsäule, Tumorsuche, intradurale/intramedulläre Raumforderung, Querschnittsymptomatik, Nucleuspulposus-Prolaps/-Protrusion, spinale Kontusion.
- **Nativ-CT:** Beurteilung komplexer Wirbelfrakturen, spinale Einengungen.
- **Primäres Myelo-CT:** Kleine Mengen KM werden intrathekal appliziert (bei intraspinalen Prozessen). Zur Differenzierung von intra-/extraduralen Raumforderungen.
- **Sekundäres Myelo-CT:** CT 30–120 Min. nach Myelographie.

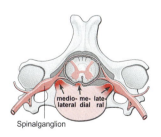

Abb. 3.38 Bandscheibenvorfall im CT [A300-M247]

3.10.4 Thorax

Ind.:
- Notfallmäßig bei Trauma (Blutung, Organläsion, Erguss, Herzbeuteltamponade, Pneumothorax, Aneurysma, Aortenruptur/(-dissektion).
- Tumorsuche, Tumornachsorge, Gefäßanomalien, Aneurysmen.
- Postoperative Verlaufskontrollen (Tumorresiduen, Evaluierung von Komplikationen).

3.10.5 Abdomen

Ind.: Grundsätzlich sind alle abdominellen Organe im CT darstellbar. CT jedoch nur veranlassen bei Fragestellungen, die mit Ultraschall nicht ausreichend beantwortet werden können (Stufendiagnostik).
- Untersuchung parenchymatöser Organe: Leber, Pankreas, Niere.
- Tumor- und Metastasensuche, Tumornachsorge.
- Gefäßanomalien, Aneurysmen, Dissektionen, Kontrolle nach Aorten- oder Beckenstents.
- Postoperative Kontrollen, Komplikationen, Abszesse (evtl. Drainage).
- Retroperitoneum, Lymphknoten, Inneres weibliches bzw. männliches Genitale.
- Akutes oder unklares Abdomen, entzündliche Veränderungen.
- Darmuntersuchung: entzündliche Erkrankungen (M. Crohn), Divertikulitis, Appendizitis.
- Polytrauma, hier in Kombination mit Extremitäten zu Frakturdiagnostik.

3.10.6 Knochen, Gelenke, Weichteile

- **Ind.:**
  - Maligne Tumoren (Lage, Ausdehnung, Beziehung zu Nachbarorganen, Weichteilanteil von Tumoren), OP-Planung. Frakturdarstellung mit 3-D (Tibiakopf, Femurkondylen, Hüfte, Ellenbogen, individuelle Prothesenplanung, Gelenkerkrankungen, rez. Luxationen Schulter). Postop. Kontrolle von Osteosynthesen.
  - Bei Polytrauma mit Ganzkörper-CT.
- **Beurteilungskriterien:** Komplexe Störungen der Oberflächengeometrie.

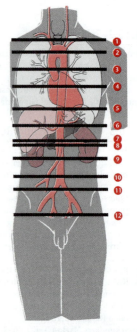

Abb. 3.39 a CT-Schnittebenen Thorax und Abdomen, Details ▶ Abb. 3.39b ▶ Abb. 3.39c ▶ Abb. 3.39d ▶ Abb. 3.39e [A300]

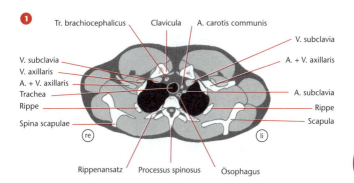
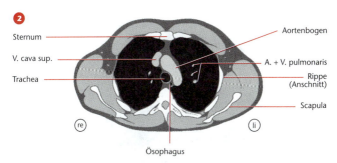
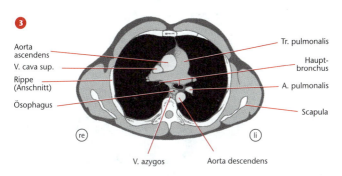

Abb. 3.39 b Computertomographische Querschnittstopographie. Nach Wegener, O.H.: Ganzkörpercomputertomographie, 2. Aufl., Blackwell 1992. Die Nummerierung bezieht sich auf Abb. 3.39 a [A300]

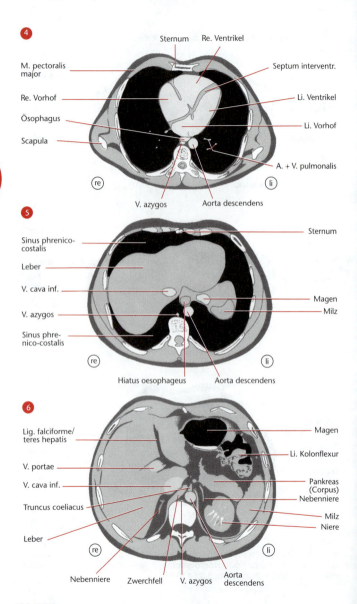

Abb. 3.39 c

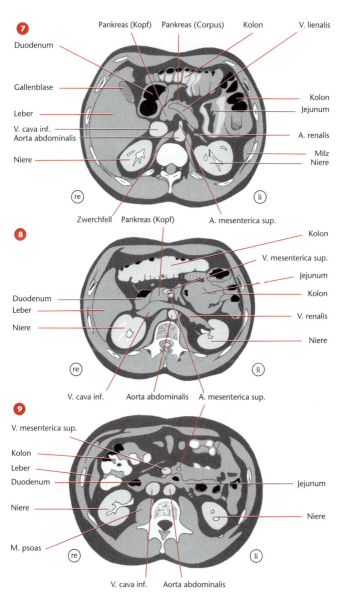

Abb. 3.39 d

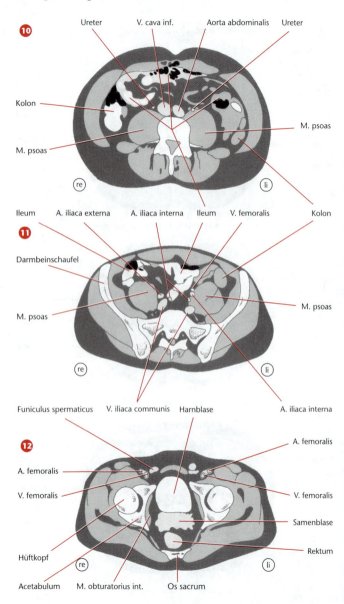

Abb. 3.39 e

3.11 Magnetresonanztomographie (MRT)

Nicht invasives Untersuchungsverfahren ohne Röntgenbelastung, bei dem durch Aufbau sehr starker Magnetfelder lebende Gewebe in ultrahoher Auflösung mehrdimensional dargestellt werden können. Bei der Kernspintomographie (MRT) werden mit Radiowellen und Magnetfeldern, also ohne Röntgenstrahlung, zwei- und dreidimensionale Aufnahmen von Abschnitten des Körpers erstellt. Insbes. im Gehirn, an den inneren Organen des Bauches und Beckens, an der weiblichen Brust, an Muskeln, Bändern, Knorpeln, Gelenken, aber auch an Herz und Blutgefäßen sind feinste Veränderungen zu erkennen, die mit anderen Verfahren schwerer oder nur mit höherem Risiko zu erfassen sind. Für spezielle Untersuchungen gibt es speziell geformte Spulen, z.B. für die Untersuchung des Kopfes, des Kniegelenkes, der Wirbelsäule oder der (weiblichen) Brust (MR-Mammographie).

- **Ind.:**
  - Gelenkdiagnostik (Schulter, Knie, Hüfte): Z.B. Knorpeldefekte, Meniskopathien, Bandläsionen, Rotatorendefekte, Limbusläsionen.
  - Zerebrospinale Diagnostik (Hirninfarkt-Früherkennung, zerebrospinale Tumoren oder Kontusionen, Diagnostik des zerebrospinalen Überganges).
  - Wirbelsäulen-/Bandscheibendiagnostik.
  - Knochendiagnostik: Aseptische Knochennekrosen (z.B. M. Perthes, Hüftkopfnekrose), Osteomyelitis.
  - Neurologische Ausfälle, akute Querschnittslähmung.
  - Weichteildiagnostik (z.B. Weichteil-Tumoren, Lymphknoten-Darstellung, Mammadiagnostik).
  - Herzdiagnostik (funktionell).
  - Abdominelle Diagnostik: Differenzierung von Leberläsionen, hochauflösende Pankreasdiagnostik, nicht-invasive Cholangiographie.
  - Becken-, Beckenbodendiagnostik.
  - Gefäßdiagnostik (Angiographie) Aorta, Viszeral-, Becken-, Bein-, Armgefäße.
- **KI:**
  - Herzschrittmacher (absolut!).
  - Metallsplitter (relativ), z.B. Granatsplitter nach Kriegsverletzung v.a. in der Nähe großer Gefäße.
  - Metallclips im Bildvolumen.
  - Gelegentlich Stents, z.B. Aortendarstellung nach Aortenstent bei BAA im Einzelfall möglich (mit Radiologen klären). Kleinere Stents verursachen häufig Auslöschphänomene (täuschen Verschluss vor), derzeit aber neue Stents mit weniger Artefakten verfügbar.
  - Alte Metallherzklappen (absolut, aber neuere Modelle und Bioklappen sind MRT-kompatibel).
  - Gelenkprothesen (relativ), wenn sie im Untersuchungsgebiet liegen, dies muss im Einzelfall geklärt werden. Gelenkprothesen nach 1990 enthalten i.d.R. kein Eisen mehr und sind somit keine grundsätzliche KI für eine MRT-Untersuchung, verursachen aber Artefakte.
  - Klaustrophobie.

- **Bewertung:**
  - **Vorteile:** Bei Niereninsuff. anwendbar (Gadolinium als KM), allerdings kritische Bewertung der Nierenwerte in jedem Einzelfall. Allergische Reaktionen 10-mal seltener als bei jodhaltigen KM, keine Beeinflussung der Schilddrüsenfunktion, keine Röntgenstrahlen, nicht-invasiv, in einer Untersuchungssitzung können mehrere Fragestellungen zu einer Läsion/Pathologie bildgebend dargestellt werden. 3-D-Rekonstruktionen möglich. Beliebige Schnittebenen können dargestellt werden. Umgebungsgewebe von Läsionen mit Lymphknotenstatus, Gefäßversorgung und möglicher Infiltration in benachbarte Gewebe können mit hoher Auflösung abgebildet werden.
  - **Nachteile:** Momentan noch relativ teuer, Untersuchungsdauer länger als CT, Sedierung bei klaustrophoben, unruhigen oder sehr jungen Pat. erforderlich. Nicht bei Klaustrophobie und Herzschrittmacherträgern.
- **Durchführung:**
  - **T1-Wichtung:** Weniger sensitiv für pathologische Prozesse, aber gute Auflösung, weniger Rauschen (WS: Myelon „hell", Liquor „dunkel" dargestellt).
  - **T2-Wichtung:** Guter Kontrast, sensitiv für pathologische Prozesse, aber mehr Artefakte und Rauschen. Gute Darstellung der normalen Anatomie (WS: Myelon „dunkel", Liquor „hell" dargestellt).
  - **Kontrastmittel:** Verkürzung der T1-Relaxation nach i.v. Gabe von Gadolinium-DTPA. Primär signalarme path. Prozesse (Tumor, Entzündung) im T1-Bild „leuchten" daher nach KM-Gabe auf. Abbildung von Knochenstrukturen erfolgt indirekt über das Signal des eingelagerten Fettes (Kompakta „dunkel", blutbildendes Mark „mittel", Fettmark „hell" in der T1-Wichtung).

3.12 Positronen-Emissionstomographie (PET)

- **Prinzip:** Nicht-invasive Untersuchung zur Darstellung biochemischer Prozesse in zeitlicher und räumlicher Abfolge im lebenden Organismus, ohne die Körperstrukturen zu verändern. Nimmt an Bedeutung zu. Verschiedene radioaktiv markierte Moleküle (> 60) werden appliziert, und der uptake in Organen bzw. im Gesamtorganismus im PET gescannt. Am meisten verwendete Substanz: markierte Glukosemoleküle (erhöhter uptake in Tumorzellen).
- **Ind.:** Da die PET auf der Verabreichung einer radioaktiven Substanz beruht, muss die Indikation wie bei allen mit ionisierender Strahlung arbeitenden Bildgebungsverfahren (z.B. CT, Angiographie) und der auch hohen Kosten zurückhaltend gestellt werden.
  - Tumor-/Metastasensuche bei: Kolorektalkarzinom, Bronchialkarzinom, Magenkarzinom, Kopf-/Hals- und pharyngealen Tumoren, M. Hodgkin, Non-Hodgkin-Lymphom, Mammakarzinom, Ovarialkarzinom, Schilddrüsenkarzinom.
  - Charakterisierung des solitären Lungenrundherds (SPN).
  - Charakterisierung des nicht kleinzelligen Lungenkarzinoms.
  - Primärstaging, Diagnose, Staging, Re-Staging des Ösophaguskarzinoms.
  - Diagnose, Staging und Re-Staging des kolorektalen Karzinoms, Tumorlokalisation bei steigendem CEA-Wert.

- Diagnose, Staging und Re-Staging von Lymphomen, Diagnose, Staging und Re-Staging des Melanoms.
- Re-Staging, Therapieverlaufs- oder Diskussion einer Therapieregimeänderung beim metastasierten Mammakarzinom.
- Diagnose, Staging und Re-Staging bei Kopf- und Halstumoren.
- Re-Staging des Rezidivs oder Resttumors bei follikulärem Schilddrüsenkarzinom.
- Nachweis von: Perfusion, Rezeptordichte, Antigenstrukturen, gene-imaging, Energieverbrauch, O_2-Umsatz, Aminosäurentransport, Proteinsynthese bestimmter Zellen.
- Kosten derzeit über CT und MRT, aber Sensitivität und Spezifität höher.
- In Kombination mit CT wesentlicher Informationsgewinn für Onkologie und Chirurgie (exaktes räumliches mapping durch Übereinanderrechnen von CT und PET).
- **Durchführung:** Das Radiopharmakon per Injektion oder Inhalation verabreicht. Anschließend 60–75 Min. Ruhe, damit der Tracer genügend Zeit hat, sich anzureichern (Uptakephase). Während der Untersuchung muss der Pat. ruhig liegen und darf nicht frieren, da diese Erhöhung des Zuckerstoffwechsels als Anreicherung in Muskulatur und braunem Fettgewebe sichtbar würde.

3.13 Endoskopie

3.13.1 Grundlagen

- **Vorbereitung:** Labor (Quick, PTT, BB, venöser Zugang.
- **Aufklärung:** Je nach Lokalisation: Aspiration (Gastroskopie), Schleimhautläsion, Biopsieentnahme mit Blutung, Perforation des zu untersuchenden Hohlorgans (mit evtl. nachfolgendem Baucheingriff, bei Dickdarmperforation u.U. Anlage eines Anus praeternaturalis).

Bei älteren Pat. und Risikopat. Überwachung durch Pulsoxymetrie (z.T. signifikanter Abfall der Sauerstoffsättigung bei oberer Endoskopie), in jedem Fall bei Bronchoskopie.

3.13.2 Ösophago-Gastro-Duodenoskopie

- **Vorbereitung:** Pat. nüchtern (Ausnahme: Notfallendoskopie).
- **Durchführung:** Schleimhautanästhesie mit Xylocain-Spray®, Gabe eines Entschäumers (z.B. Sab simplex®), Prämedikation, z.B. mit Diazepam 5–10 mg (z.B. Valium®) und 0,5 mg Atropin i.v., Linksseitenlage, Endoskop mit anästhesierendem Gel, z.B. Xylocain®-Gel bestreichen und oral einführen. Pat. zum Schlucken auffordern und unter Sicht bis in die Pars III des Duodenums vorschieben. Bei ausgeprägter, störender Peristaltik Gabe von Butylscopolaminbromid 20 mg i.v. (z.B. Buscopan®).
- **Beurteilungskriterien:** Schleimhaut (Rötung, Einblutungen), Erosionen, Ulzera, Blutungen, Divertikel, Tumoren, Papille (Gallefluss, Stein, Tumor), Pylo-

rus (Falten verzogen, klaffend), Inversion des Gerätes: Hiatusauffälligkeiten, z.B. Hiatushernie. Biopsieentnahme aus allen verdächtigen Läsionen, z.T. mehrfach bei Tumorverdacht. Fotodokumentation. Schnelltest auf Helicobacter pylori (CLO-Test) bei Ulkusbefund. Ggf. Entfernung von geeigneten Fremdkörpern (z.B. Münze), nicht aber von Fremdkörpern, bei deren Entfernung mit einer zusätzlichen Läsion zu rechnen ist.
- **KO:** Perforation, Aspirationspneumonie, Blutung, vorübergehender Amylaseanstieg.

Sonderform ERC/ERP oder ERCP
Sowohl als reine diagnostische Maßnahme (Gangdarstellung) als auch als therapeutische Maßnahme (Stenteinlage) durchführbar.
- **Durchführung:** Wie Ösophago-Gastro-Duodenoskopie, Untersuchung auf dem Röntgentisch. Seitblickoptik, Intubieren von Papille bzw. gesondert Ductus choledochus und/oder Ductus pancreaticus. Retrogrades Darstellen der Gangsysteme mit Kontrastmittel, Röntgendokumentation.
- **Beurteilungskriterien:** Stenosen, Gangabbrüche, Divertikel.
- **KO:** Blutung, Papillenläsion mit Blutung oder Striktur (Spätfolge).

3.13.3 Ileo-Koloskopie

- **Vorbereitung:** 2 d ballaststoffarme oder flüssige Kost, viel trinken lassen. Gabe von abführenden Substanzen am Vortag (z.B. X-Prep®), anschließend orthograde Darmspülung (z.B. mit 4␣8 l Golytely®, u.U. per Magensonde). Orale Antidiabetika pausieren.

- Keine orthograde Darmspülung bei V.a. stenosierenden Prozess. Pat. am Untersuchungstag nüchtern lassen. Bei unzureichender Spülung (Darmentleerung nicht klar) Hebe-Senk-Einlauf, ggf. Klysma oder Vorbereitungszeit verlängern.
- Eisenpräparate führen trotz guter Vorbereitung zu ganz erheblichen Sichtbehinderungen und müssen daher unbedingt 3–5 d vor der Untersuchung abgesetzt werden.

- **Ind./mögliche Therapien:**
  - Polypabtragungen/Abtragung von Marisken, verschiedene Blutstilltechniken.
  - Ballondilatation und Elektroinzision von Stenosen (postoperativ/narbigentzündlich).
  - Argon-Plasma-Koagulation und Lasertherapie maligner Rektumstenosen.
  - Argon-Plasma-Koagulation von Angiodysplasien, Dekompressionstherapie (Absaugung/Sonde).
  - Hämorrhoidenligatur, ggf. auch -sklerotherapie.
- **KI:** Z.n. Biopsie oder Polypabtragung < 7–10 d vor Untersuchung, akute Divertikulitis (Perforationsgefahr), Quick < 50 %, PTT > 60 Sek., Thr < 50 T/mm^3.

- **Durchführung:** SSL oder Linksseitenlage, Durchleuchtungsmöglichkeit. Gabe eines Schmerzmittels, z.B. Pethidin 25–50 mg i.v. (z.B. Dolantin®), ggf. leichte Sedierung mit Diazepam 5–10 mg i.v. (z.B. Valium®). Rektal-digitale Untersuchung, Sphinkterdehnung, Endoskop mit Gel einführen. Stets unter Sicht und vorsichtiger Luftinsufflation vorschieben. Flüssigkeitsansammlungen absaugen, ggf. wandadhärente Stuhlreste wegspülen. Bei Schlingenbildung ggf. Pat. umlagern oder vorsichtige Manipulation durch die Bauchdecke. Darstellung des gesamten Kolonrahmens, der Ileozökalklappe und Intubation des Endileums (Ausschluss M. Crohn). Genaue Schleimhautbeurteilung beim Zurückspiegeln. Biopsieentnahme aus allen verdächtigen Bezirken. Abtragung von Polypen, wenn vorher mit Pat. besprochen und Polyp nicht zu groß bzw. zu breitbasig. Bei starken Schmerzen keine brüsken Vorschiebemanöver (→ Perforationsgefahr).
- **Beurteilungskriterien:** Sphinktertonus, Hämorrhoiden, Schleimhautverhältnisse, Lumenweite, atypische Schlingenbildung, Lageanomalien, Darmmotilität, Haustrierung, Erosionen, Ulzera, Blutungen, Polypen, Divertikel (evtl. Entzündungszeichen), Tumoren, Fisteln. Bei jedem Befund Fotodokumentation und Höhenangabe.

3.13.4 Prokto-/Rektoskopie

Untersuchung mit einem starren Rektoskop von 20–30 cm Länge und einem Durchmesser von etwa 2 cm. Seit einiger Zeit finden auch flexible Endoskope von etwa Fingerdicke mit ca. 60 cm Länge Verwendung.
- **Ind.:**
  - Abklärung von Blutungen, Entzündungen, Engstellen, Divertikeln (Aussackungen), Hämorrhoiden, Polypen und Tumoren.
  - Endoskopische Behandlung von Blutungen.
  - Endosonographie durch das Endoskop möglich (Infiltrierungstiefe von Adenomen und Karzinomen).
- **Vorbereitung:** Klysma 30–60 Min. vor Untersuchung.
- **KI:** Z.n. frischer tiefer Anastomose.
- **Durchführung:** SSL oder Linksseitenlage mit angezogenen Beinen. Zuerst rektal-digitale Untersuchung und vorsichtige Sphinkterdehnung bzw. -beurteilung.
  - **Proktoskopie:** Proktoskop zusammensetzen (Stößel in Trichter und mit Vaseline einfetten), Lichtquelle bereitstellen. Unter drehenden Bewegungen Gerät vorsichtig einführen. Kaltlicht und Ballon anschließen. Stößel entfernen. Schleimhautbeurteilung unter langsamem Zurückziehen. Probenentnahme bei verdächtigen Läsionen.
  - **Rektoskopie:** Rektoskop zusammensetzen (Stößel in Rohr einführen und arretieren) und mit Vaseline einfetten. Kaltlicht und Ballon anschließen. Gerät unter drehenden Bewegungen vorsichtig einführen, Stößel entfernen und Fenster aufsetzen. Darm durch Luftinsufflation entfalten, Rektoskop unter Sicht dem Rektumverlauf in der Sakralhöhle folgend vorschieben. Ggf. Fenster abnehmen und Flüssigkeit absaugen. Genaue Schleimhautbeurteilung beim Zurückziehen des Gerätes. Ggf. Biopsie, Polypabtragung, Blutungen umspritzen (z.B. mit POR-8®, 1 : 10 verdünnt),

Tamponade bei Blutungen (Kompressen länglich vorsichtig rektal einführen) und Anzahl dokumentieren.
- **Beurteilungskriterien:** Sphinktertonus, Schleimhautverhältnisse, Lumenweite, Blutung, Polypen, Divertikel, Tumor, Hämorrhoiden, Analfissur, Analmarisken. Bei path. Befunden immer Höhenlokalisation angeben.
- **Nachbehandlung:** Ggf. eingebrachte Tamponaden nach 12–24 h ziehen. Nach Polypabtragung Stuhlregulierung (z.B. Agiolax® 1 EL/d).

3.13.5 Kapselendoskopie

- **Prinzip:** Es wird eine Kapsel, die eine frei schwimmende winzige Digitalkamera nebst Beleuchtung, Steuer- und Sendeelektronik sowie Akkus enthält (ca. 26 mm lang und 11 mm Durchmesser), verschluckt. Während der sechs- bis achtstündigen Reise durch den Verdauungstrakt nimmt die Elektronik etwa 2-mal pro Sek. ein Bild aus dem Darminnern auf und sendet es per Funk an eine am Körper mitgeführte ebenfalls akkuversorgte Empfangs- und Speichereinheit. Die Kapsel wird auf natürlichem Wege wieder ausgeschieden.
- **Ind.:** Abklärung spezieller Dünndarmerkrankungen.
- **KI:** Engstellen im Magen-Darm-Trakt.
- **Bewertung:**
  - **Vorteile:** Keine schädliche Strahlenbelastung, genüber der Computertomographie deutliche Handhabungs- und Kostenvorteile, genüber der Endoskopie weniger körperliche Abwehrreize, aussagekräftige direkte Bilder.
  - **Nachteile:** Keine Gewebeproben möglich, Kamera nicht steuerbar (wird allein von den natürlichen Bewegungen des Darms vorangetrieben), jedoch seit etwa 2003 möglich, die Kamerakapsel auf ihrem Weg zu orten und so auch die im Bild gefundenen krankhaft veränderten Dünndarmbereiche besser zu lokalisieren.

3.13.6 Virtuelle Endoskopie

- **Prinzip:** Virtuelle Darstellung der Hohlorganpassage mit CT oder MRT, wobei jeweils der Kontrast der Grenzflächen zwischen Körperhöhlen und umgebendem Gewebe genutzt wird.
  - Errechnung ähnlicher dreidimensionaler Bilder wie bei einer konventionellen Endoskopie aus den Daten einer Computertomographie (CT) oder Magnetresonanztomographie (MRT).
  - Ideal ist endoskopische Darstellung von luftgefüllten Körperhöhlen, schwieriger auch flüssigkeitsgefüllter Körperhöhlen (geringer Kontrast gegenüber Umgebung).
- **Ind.:**
  - Luftwege (Nase, Nasennebenhöhlen, Luftröhre und Lunge); Einengungen, Tumoren.
  - Magen-Darm-Trakt: Tumoren, entzündliche Darmerkr. (Tumoren unter 2–3 mm können dem Nachweis bei dieser Methode entgehen).
  - Gefäßsystem (technisch aufwändig): Stenosen, Aneurysmen. Derzeit nur an wenigen Zentren verfügbar.
  - Gehirn: Anatomische Verhältnisse vor Operationen, innere und äußere Liquorräume.

3.13.7 Bronchoskopie

- **Ind.:**
  - Suche nach Lungentumoren.
  - Entnahme von Probenmaterial, Biopsie, Durchführung einer Bronchiallavage, Probenentnahme zur mikrobiologischen Untersuchung auf Keime (Bakterien, Pilze, Parasiten).
  - Planen der lokalen Behandlung eines Tumors, lokale Strahlentherapie.
  - Diagnostik von Fremdkörpern, wobei deren Entfernung dennoch immer wieder den zusätzlichen Einsatz starrer Instrumente nötig macht.
  - Abklärung von Einengungen der Atemwege.
  - Feststellung von Minderbelüftungen der Lunge (Atelektasen), z.B. nach einer größeren Operation.
- **Vorbereitung:** Pat. nüchtern, sonst übliche Endoskopie-Vorbereitung (s.o.).
- **Durchführung:** Prämedikation mit Diazepam 10 mg i.v. (z.B. Valium®) und Atropin 0,5 mg i.v., Schleimhautanästhesie, z.B. mit Xylocain-Spray®. Linksseitenlage, Einführen des flexiblen Endoskops unter Sicht. Beurteilung der Stimmbandfunktion (N. recurrens), Inspektion des Bronchialsystems bis Subsegmentebene. Ggf. Probenentnahme für Bakteriologie, Zytologie (bronchoalveoläre Lavage, Bürstenabstrich), Biopsie. **Interventionelle Bronchoskopie:** Fremdkörperextraktion, Aspiratabsaugung, palliative Stentimplantation oder Lasertherapie bei stenosierendem Tumor.
- **Nachbehandlung:** Mykolytika, wie Ambroxol 3 × 50 mg/d p.o. (z.B. Mucosolvan®) für 3 d.

3.14 Szintigraphie

3.14.1 Grundlagen

Untersuchung zum Auffinden von speichernden Herden in Skelett und Organen (z.B. Schilddrüse) durch Gabe von radioaktiv markierten Partikeln (z.B. Technetium) und anschließendes Scannen des Körpers oder Organs.

- Zwischen verschiedenen Szintigraphien i.d.R. mind. 2 d Abstand einhalten.
- Bei Schwangerschaft (eigentlich keine zwingende Indikation für Szintigraphie bekannt) und Kindern strengste Indikationsstellung.
- Die Szintigraphie ist keine diagnosebeweisende Untersuchung.

Durchführung: I.v. Gabe von 400–700 MBq $^{99\,m}$Tc-Diphosphonaten, bei Kindern 40 MBq/10 kg (strenge Indikationsstellung!). Ausreichende Hydrierung vor Untersuchung, Blase entleeren. Für Myokardszintigraphie wird auch ^{201}Tl verwendet.

3.14.2 Skelett

- **Durchführung:** I.v. Injektion des entsprechenden Isotops. In definierten Abständen Aufnahme mit dem Scanner.

- Statisches Szintigramm: Aufnahmen 2–3 h nach Injektion.
- Dreiphasenskelettszintigramm: Normales und path. Knochengewebe zeigen unterschiedliche Anreicherungsgeschwindigkeiten, bei Mehrphasenszintigraphie (dynamisch, frühstatisch, spätstatisch) mehrere Aufnahmen.
- Leukozytenszintigraphie: Anwendung von radioaktiv markierten, autologen Leukozyten → Infektnachweis.
- **Beurteilung:** Isotopenverteilung. Anreicherung (Tumor, Metastase, Fraktur, Entzündung).

> Artefakte durch Injektionsort, Niere, Blase. Defekte durch Nekrose, Metastase, anatomische Defekte, Tumor.

- **Nachbehandlung:** Keine spezifische, aber auf genügend Hydrierung achten (Ausscheidung des Isotops). Bei Wickelkindern bzw. Inkontinenz Windel ca. 3 d (Abklingzeit) in Beutel an geschützter Stelle lagern und dann über normalen Müll entsorgen. Bei speziellen Isotopen nach Rücksprache mit Nuklearmedizin. Bei Untersuchungen mit langlebigeren Isotopen i.d.R. stationäre Behandlung auf nuklearmedizinischer Station.

3.14.3 Schilddrüse

- **Vorbereitung:** 4 Wo. vorher keine jodhaltigen KM. Für Suppressionsszintigraphie (Nachweis autonomer Prozesse) ab 4 Wo. vorher L-Thyroxin 75 mg/d, ab 2 Wo. vorher L-Thyroxin 300 mg/d (z.B. Euthyrox®), abhängig von der endokrinen/kardialen Situation!
- **Beurteilungskriterien:** Zweidimensionale Darstellung der Isotopenspeicherung (z.B. ppmTc). Erhöhte Aufnahme („warmer" oder „heißer" Knoten = autonomes Adenom), verminderte Aufnahme („kalter" Knoten = Zyste, regressiver Knoten, Tumor), retrosternale Anteile, ektope Schilddrüsenherde.

3.14.4 Myokard

- **Ind.:** Präoperative Untersuchung bei Risikopat. vor großen Eingriffen (z.B. BAA, große Tumorresektionen), bei klinischem V.a. relevante KHK oder path. EKG, bzw. auf Anordnung des Internisten.
- **Durchführung:** Untersuchung meist an 2 d, einmal als Ruhe- und dann als Belastungsszintigraphie (Persantin-induziert oder per Fahrradergometrie).
- **Beurteilungskriterien:** Speicherausfälle in Ruhe und/oder Belastung (alte Infarkte, belastungsabhängige Ischämien).

3.15 Laborwerte

3.15.1 Routinelabor

Laborwerte sollten besser einzeln je nach Erfordernis des Krankheitsbildes, der (Verdachts-)Diagnose oder der geplanten operativen Maßnahme bestimmt werden. Jedoch existieren vielfach hausinterne Regeln (Routine-Aufnahme-Labor für verschiedene Krankheitsbilder oder Verdachtsdiagnosen). Also anordnen, was notwendig und erforderlich ist, überflüssige Untersuchungen belasten aber das Personal, binden Ressourcen und kosten Geld!

- Blutbild: Hämoglobin (Hb), Leukozyten, Hämatokrit (Hkt.), Erythrozyten, Thrombozyten.
- Elektrolyte: Natrium (Na), Kalium (K), Kalzium (Ca).
- Leberwerte: GOT, GPT, γ-GT, LDH, Bili, Cholinesterase (CHE), Alkalische Phosphatase (AP).
- Nierenwerte: Kreatinin (Krea), Harnstoff (Hst).
- Pankreasenzyme: Lipase (Lip), Amylase (Amy).
- Urinwerte: Leukozyten, Erythrozyten, Porphobilinogen, Sediment, Blutzucker.
- Blutgerinnung: Quick-Wert, Partielle Thromboplastin-Zeit (PTT), Blutungszeit.
- Entzündungsparameter: BSG, CRP, Elastase (Viszeralchirurgie).
- Labor bei akuter kardialer Symptomatik: CK, CK-MB (wenn CK erhöht), LDH, Troponin-Test.
- Blutgasanalyse: Entnahme aus A. femoralis oder A. radialis, Hb-Schnelltest. Alternativ kapilläre BGA.
- Schilddrüsenwerte (T3, T4, TSH).
- Gesamteiweiß, Eiweißelektrophorese.
- Rheumafaktoren, antinukleäre Antikörper.
- Hepatitis- und HIV-Serologie (bei HIV Einverständnis Pat. einholen!).
- Homocysteinspiegel (bei AVK).

3.15.2 Notfalllabor

Organbezogen

- **Abdomen:** BB (Hb, Leukozyten, Hkt., Erythrozyten, Thrombozyten), Na, K, Quick, PTT, GOT, GPT, CHE, BZ, Bili, Amylase, Lipase, Kreatinin, Harnstoff, CRP, BSG, Urinstatus. Bei Frauen im gebärfähigen Alter: Schwangerschaftstest. Bei Verdacht auf Porphyrie: Porphobilinogene.
- **Traumatologie:** BB (Hb, Leukozyten, Hkt., Erythrozyten, Thrombozyten), Na, K, GOT, CHE, Quick, PTT, BZ, Kreatinin, Harnstoff, BSG, CRP (bei V.a. Infekt), ggf. Urinstatus. Astrup.
- **Gefäßchirurgie:** BB (Hb, Leukozyten, Hkt., Erythrozyten, Thrombozyten), Na, K, Quick, PTT, GOT, GPT, CHE, BZ, Kreatinin, Harnstoff, BSG, CRP (bei V.a. Infekt), ggf. Fibrinmonomere und -dimere (Thromboseverdacht).

4 Schockraummanagement

Stefan Nöldeke

- **4.1 Primärdiagnostik im Schockraum** 274
- 4.1.1 Polytrauma 274
- 4.1.2 Aufgaben im Schockraum 274
- 4.1.3 Notfallanamnese im Schockraum 275
- 4.1.4 Notfalluntersuchung im Schockraum 275
- 4.1.5 Notfalllabor im Schockraum 278
- 4.1.6 Notfallsonographie im Schockraum 278
- 4.1.7 Röntgen im Schockraum 279
- 4.1.8 CT im Schockraum 279
- **4.2 Ablauf der Primärversorgung** 280
- 4.2.1 Schockraumalgorithmen 280
- 4.2.2 Festlegung der OP-Dringlichkeit 284
- **4.3 ABC weiterer Maßnahmen im Schockraum** 286
- **4.4 Notfallmedikamente** 294
- 4.4.1 Medikamente Erwachsene 295
- 4.4.2 Medikamente Säuglinge und Kinder 300

4.1 Primärdiagnostik im Schockraum

4.1.1 Polytrauma

Gleichzeitige Verletzung mehrerer Körperregionen oder Organsysteme, wobei mind. eine Verletzung oder die Kombination mehrerer Verletzungen lebensbedrohlich ist. Die klinische Versorgung eines polytraumatisierten Pat. orientiert sich an einem Stufenplan:
- Akut- und Reanimationsphase (1.–3. Stunde) = Schockraumphase, Primärphase (3.–72. Stunde).
- Sekundärphase (3.–10. Tag), Tertiärphase (ab dem 10. Tag).

4.1.2 Aufgaben im Schockraum

- Sicherung der Vitalfunktionen, Diagnostik.
- Erstbehandlung, Weiterleitung (OP, Intensivstation, Verlegung in andere Abteilung oder Klinik).

Standardpersonal im Schockraum

- Chirurg/Unfallchirurg (Hausdienst + Oberarzt), Chirurgisches Pflegepersonal Ambulanz (1–2).
- Anästhesie mit Anästhesiepfleger/in, Radiologe mit Röntgenassistent/in.
- Hol-/Bringdienst (Transport von Labor, Blutkonserven).
- Ggf. OP-Personal (2) für Notfalleingriffe (Thorax/Abdomen/Extremitäten) im Schockraum.

> Der (Unfall-)Chirurg ist der verantwortliche „Traumaleader" im Schockraum. Er managt in Koordination mit dem Anästhesisten die notwendigen diagnostischen und therapeutischen Maßnahmen. Insbes. bei Umlagerungen und Transport ist ein enges Abstimmen von Chirurg und Anästhesist unbedingt erforderlich.

Konsiluntersuchungen

Frühzeitig bei Ankündigung eines Polytraumas durch die Rettungsleitstelle mögliche benötigte Fachdisziplinen benachrichtigen. Häufig benötigte Konsiliardisziplinen sind:
- Neurochirurg bei allen Schädel-Hirn-Traumata, HNO-Arzt bei Gesichtsverletzungen.
- Augenarzt bei Augenverletzungen oder periorbitalen Weichteilverletzungen.
- Mund-Kiefer-Gesichtschirurg bei Mund-, Mittelgesichts-, Kiefer- und Zahnverletzungen.
- Urologie bei V.a. Nieren-, Blasen-, Harnleiter- und Urethraverletzungen.
- Internist bei V.a. Myokardverletzungen, Myokardinfarkt, thorakale Aortendissektion (TEE).
- Gefäßchirurg bei V.a. Gefäßläsionen (Peripherie, Abdomen, Carotis), Dissektionen, schwere Blutungen, Amputationsverletzungen und Extremitätenischämien.

- Plastischer Chirurg bei schweren Gesichts- und Weichteilverletzungen, Amputationen.
- Herz-Thoraxchirurg bei schweren thorakalen Verletzungen (Herz, Aorta, Lunge).
- Gynäkologe bei schwangeren Pat.

4.1.3 Notfallanamnese im Schockraum

Tab. 4.1 Anamnese (vom Notarzt bzw. Rettungspersonal erfragen)

Präklinischer Zustand	Präklinische Maßnahmen
• Unfallort, -hergang und Zeitpunkt. • Bewusstlosigkeit (Dauer, primär, sekundär). • Herzrhythmusstörungen, Kreislaufstillstand. • Ateminsuffizienz. • Bisher geschätzter Blutverlust. • Pupillenweite, -differenz (primär, sekundär). • Neurologische Ausfälle (wo, Ausmaß). • Bekannte Vorerkrankungen. • Regelmäßig eingenommene Medikamente. • Angehörige, Hausarzt bekannt.	• Reanimation (wie, Dauer). • Intravenöse Zugänge (wo, wie viele). • Intravenöse Infusionen (welche, Menge). • Medikamente (welche, Dosierung, Reaktion). • Intubation, Koniotomie, Tubuslage. • Beatmung (seit wann, wie, Druck). • Drainagen (wo, warum, erfolgreich). • Verbände (z.B. Kompressionsverband, wo, wie lange). • Schienen (wo, warum)

4.1.4 Notfalluntersuchung im Schockraum

Atmung/Thorax
(▶ 5).
- Inspektion: Deformierung: Rippenserienfraktur (▶ 5.3.3), Brustbeinfraktur, seitenungleiche Atembewegungen bei Pneumothorax (▶ 5.3.10), paradoxe Atmung bei instabilem Thorax (▶ 5.3.4).
- Palpation: Instabiler Thorax bei Rippenserienfraktur (▶ 5.3.3), Kompressionsschmerz, Krepitation bei Rippenfraktur (▶ 5.3.2).
- Auskultation: Atemgeräusche einseitig abgeschwächt bei Hämato-, Pneumothorax (▶ 5.3.10), Zwerchfellruptur, Atemstillstand.
- Perkussion: Hypo- (Hämatothorax, Zwerchfellruptur; ▶ 5.3.7) oder hypersonorer (Pneumothorax ▶ 5.3.10) Klopfschall.

Atemstörungen können 3 wesentliche Ursachen haben:
- Zentrale Störung: SHT mit GCS < 8 (▶ Tab. 4.3), schwerer Schock.
- Atemstörungen (Frakturen von Mittelgesicht, Unterkiefer (▶ 18.6.5), Verletzungen von Kehlkopf, Trachea (▶ Tab. 4.3), Aspiration.
- Thorakale Respirationsstörung: Lungenkontusion (▶ 5.3.1), Pneumo- oder Hämatothorax (▶ 5.3.10, 5.3.11), Lungenödem (▶ 5.2.2).

Tab. 4.2 Indikationen zur Sofortintubation

Störung der Vitalfunktion	Verletzungsmuster
Dyspnoe bei Thoraxtrauma	Schweres Thoraxtrauma
Atemstillstand	Polytrauma
Irreversible Atemwegsverlegung	Beckenüberrolltrauma
Zentrale Atemstörung	Stumpfes Bauchtrauma mit Schock
Tiefe Bewusstlosigkeit	Hohe Querschnittslähmung mit Atemstörung
Starke Blutung des Mund-, Nasen-, Rachenraums	Multiple Frakturen großer Röhrenknochen
Schwerer Kreislaufschock	Schwere Gesichts- und Nasopharyngealverbrennungen
Schweres SHT mit GCS < 10	

Bewusstsein
(▶ 18.2.2).
- Ansprechbar oder bewusstlos.
- Bewusstseinszustand nach der Glasgow-Coma-Scale bewerten und dokumentieren.

Tab. 4.3 Glasgow-Coma-Scale (nach Jennett u. Teasdale, 1977)

Klinik bzw. klinische Tests		Bewertung
Augen öffnen	Spontan	4
	Auf Anruf	3
	Auf Schmerz	2
	Gar nicht	1
Beste motorische Reaktion	Befolgt Aufforderungen	6
	Gezielte Schmerzabwehr	5
	Massenbewegungen	4
	Beugesynergien	3
	Strecksynergien	2
	Keine	1
Verbale Reaktion	Orientiert	5
	Verwirrt	4
	Unzusammenhängende Worte	3
	Unverständliche Laute	2
	Keine	1
Summe aller Reaktionen (Komabewertung) = 3–15		

Herz und Kreislauf
(▶ 3.4).
- Karotispuls oder Leistenpuls: Tastbar (flacher Puls), brady- oder tachykard, arrhythmisch.
- Haut: Zyanotisch, kalt, feucht, dehydriert: Schock.
- Blutdruck: Hypotonie (RR < 100 mmHg), Schock, Hypertonie (RR > 160 mmHg): SHT, Adrenalinwirkung, Schmerzen.
- EKG: Asystolie, Kammerflimmern, AV-Block, ST-Hebung bei Herzinfarkt, Niedervoltage (Perikardtamponade).
- Volumen: Geschätzter Blutverlust, Verbrennungen?

Kopf
(▶ 18).
- Wunden, Prellmarken, Verletzungszeichen.
- Asymmetrie: Gesichtsschädel-, Kalottenfrakturen (▶ 18.4).
- Blutungen bzw. Liquorrhö aus Auge, Mund, Nase, Gehörgang: Schädelbasisfraktur (▶ 18.5).
- Pupillen seitengleich weit, reaktionslos, evtl. entrundet: Schwere zerebrale Hypoxie, intrazerebrale Massenblutungen (▶ 18.7).
- Pupillenstatus: Seitendifferent → epi-, subdurales Hämatom (▶ 18.7.3), Hirninfarkt.

Abdomen
(▶ 6).
- Inspektion: Äußere Verletzungen, Blutungen, aufgetrieben, Prellmarken (innere Verletzungen).
- Palpation und Perkussion:
  - Weich → innere Verletzungen möglich.
  - DS, Klopfschmerz, Abwehrspannung → Pankreaskontusion, Hohlorganperforation (Magen, Darm oder Blase).
  - Vermehrter Bauchumfang → innere Blutungen, z.B. Leber-, Milz-, Aortenruptur.

Wirbelsäule
(▶ 19).
Palpation: Klopf-, druckempfindlich, deformiert, Lücken: Frakturen (▶ 19.6, ▶ 19.7), Luxationen.

Extremitäten
(▶ 16, ▶ 17).
- Inspektion: Äußere Verletzungen, unphysiologische Stellung → Frakturen, Luxation.
- Palpation:
  - Druckempfindlich, abnorm beweglich, krepitierend → Frakturen, Luxation.
  - Periphere Pulse nicht tastbar → Schock, Gefäßverletzungen.

Neurologischer Status

(▶ 18).
- Bewusstsein: Klar, orientiert oder verwirrt, nicht ansprechbar → SHT, intrazerebrale Blutungen (▶ 18.7).
- Reflexe: Seitendifferenz bei WS-Verletzungen, peripheren Nervenläsionen.
- Sensibilität: Gefühlsstörungen bei spinaler (Wirbelfrakturen, -luxationen) oder peripherer Nervenläsion.
- Motorik: Lähmungen → intrazerebrale Blutungen (▶ 18.7), spinale Nervenläsionen, periphere Nervenverletzungen, Plexusausrisse.

4.1.5 Notfalllabor im Schockraum

(Auch ▶ 3.15).
- Blutgasanalyse.
  - Metabolische Azidose → Kreislaufschock, Herzstillstand, akutes Nierenversagen?
  - Respiratorische Azidose → Ventilationsstörung (Lungenkontusion), SHT, intrazerebrale Verletzungen, Pneumothorax (▶ 5.3.10).
  - Metabolische Alkalose → Überkorrektur einer Azidose mit Bikarbonat?
  - Respiratorische Alkalose → Hyperventilation durch SHT, Schmerzen, assistierte Beatmung, Hirndrucksteigerung (intrazerebrale Blutungen)?
- Blutgruppe und Kreuzblut für Fremdbluttransfusionen.
- Blutbild, Hämoglobin, Hämatokrit: Sofort Erythrozytenkonzentrate nötig (▶ 2.11.3)?
- Elektrolyte (Natrium, Kalium): Elektrolytsubstitution nötig? Kreatinin, Harnstoff.
- Gerinnungsstatus (PTT, Quick, Thrombozyten).
- Blutzucker: Sekundäre Hyperglykämie (SHT), Herzinfarkt, starke Dehydration, Schock, Pankreaskontusion.

4.1.6 Notfallsonographie im Schockraum

Wichtigste nicht-invasive apparative Untersuchungsmethode im Notfallraum zur Erkennung und Verlaufskontrolle intraabdomineller/thorakaler Verletzungen und bei Gefäßabrissen oder -verschlüssen (auch ▶ 3.8.2).

In kurzer Zeit (30 Sek.) durch 4 „Notfallschnittführungen" (▶ Abb. 4.1) Abklärung:

- Freie Flüssigkeit im Sinus hepatorenalis, perilienal, paravesikal (Mengen ab 20 ml feststellbar)?
- Leber-, Milz-, Aortenruptur: Primärer (Organdestruktion) oder sekundärer Nachweis (Flüssigkeit)?
- Herzbeuteltamponade?
- Pleuraergüsse (Schallkopf weiter dorsal ansetzen)?

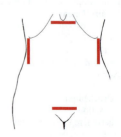

Abb. 4.1 Schnittführungen Notfallsonographie [A300–O485]

4.1 Primärdiagnostik im Schockraum 279

- Dopplersonographie (▶ 3.8.10) (Handdoppler ausreichend) bei nicht tastbaren Pulsen und V.a. Gefäßverschluss oder Gefäßläsion.
- Farbkodierte Duplexsonographie (▶ 3.8.13) bei unklarem klinischen Befund und path. Dopplerbefund.
- Bei unklaren intraabdominellen Flüssigkeitsansammlungen in Lokalanästhesie (2 % Lidocain) unter sonographischer Sicht diese mit einer Nadel punktieren (blutig, serös, Aszites?).

4.1.7 Röntgen im Schockraum

(Auch ▶ 3.5).

Obligate Röntgenuntersuchungen
- Schädel a.p., seitlich und Hinterhauptsaufnahme: Frakturen?.
- Thorax a.p. und seitlich.
  - Fehlende Lungenzeichnung, sichtbarer Pleurarand → Pneumothorax (▶ 5.3.10).
  - Verschattung → Ergussbildung? Hämatothorax (▶ 5.3.11).
  - Mediastinum verbreitert → Aorten-, Gefäßruptur (▶ 5.3.6).
  - Zwerchfellhochstand, Enterothorax → Zwerchfellruptur (▶ 5.3.7).
  - Rippenfrakturen (▶ 5.3.2), Klavikulafraktur (▶ 16.1.2).
- Halswirbelsaule a.p., seitlich, schräg (▶ 3.5.8): Frakturen, Trachea mittelständig, geschwollene Weichteile Gefügelockerung, Luxationen (▶ 19.5).
- Gehaltene HWS-Aufnahmen (▶ 19.1.4) bei V.a. diskoligamentäre Instabilität (▶ 19.5).
- Brustwirbelsäule in 2 Ebenen (▶ 3.5.9): Frakturen, Spinalkanal und Zwischenwirbelräume normal weit, Luxationen (▶ 19.5).
- Lendenwirbelsäule in 2 Ebenen (▶ 3.5.10): Frakturen, Luxationen (Weite des Spinalkanals und der Zwischenwirbelräume).
- Becken a.p. (▶ 3.5.23): Frakturen, Weite der Symphysen- und Iliosakralfugen, Psoasrandschatten.

Zusätzliche Röntgenuntersuchungen
- Extremitätenaufnahmen je nach Traumaanamnese/Befund/Frakturverdacht.
- Gelenkaufnahmen je nach Traumaanamnese/Befund/Frakturverdacht.

> - Keine Funktionsaufnahmen der Wirbelsäule bei V.a. Fraktur/Luxation! Keine Ganzaufnahmen von Wirbelsäule, oberer/unterer Extremitäten (mangelnde Beurteilbarkeit, da einzelne Skelettabschnitte nicht-zentriert und unzureichend belichtet sind).
> - Fatal beim (poly-)traumatisierten Pat. sind übersehene Frakturen/Verletzungen. Die Strahlenbelastung ist in diesem Fall sekundär.

4.1.8 CT im Schockraum

Künftiger Standard sind schnelle Spiral-CT-Geräte mit fahrbaren Patientenliegen. Somit entfällt das Umlagern des Pat. Ein Spiral-CT benötigt für eine thorako-abdominelle Untersuchung ca. 5 Min., dann kann weitere Diagnostik bzw. Therapie erfolgen. Die Berechnung der Schichten benötigt ca. weitere 5 Min.

> Übersichts-CT ermöglicht auch orientierende Frakturdiagnostik, sodass u.U. auf eine konventionelle Röntgenuntersuchung verzichtet werden kann (hausinterne Regelungen beachten).

Tab. 4.4 Indikationen zur Computertomographie im Schockraum abhängig vom untersuchten Bereich

Bereich	Indikation
Abdomen/Thorax	• Hochenergietrauma mit V.a. intrapulmonale und mediastinale Verletzungen. • Unklarer oder auffälliger Thorax-Röntgenbefund (Mediastinalverbreiterung, unklare Verschattungen, Ergüsse, V.a. Aortenruptur oder Aortendissektion). • Auffälliger oder unklarer Sonographiebefund (freie Flüssigkeit, retroperitoneale Raumforderung).
Schädel	• Jedes echte Schädel-Hirn-Trauma, Pupillendifferenzen/-auffälligkeiten. • Offene/penetrierende Wunden am Schädel, Bewusstseinstrübung, Bewusstlosigkeit, Halbseitensymptomatik.
Wirbelsäule	• HWS bei unklarem Röntgenbefund (meist HWK7–Th1 nicht dargestellt). • Frakturen/Luxationen im konventionellen Röntgen oder CT, Querschnittssymptomatik.
Becken	Beckenfrakturen, instabiles Becken, Überrolltrauma des Beckens.

4.2 Ablauf der Primärversorgung

4.2.1 Schockraumalgorithmen

Unterscheidung in 4 Phasen Alpha, Bravo, Charlie, Delta (▶ Abb. 4.2).

Phase Alpha (1. Min.)
(▶ Abb. 4.3).
- Erfassen der Ausgangssituation, Übergabe Notarzt, Kurzanamnese.
- Überprüfen der Vitalparameter (Atmung, Kreislauf, Bewusstsein).
- Erkennen einer Massenblutung: Pat. stabil, instabil, dekompensiert?
- Erkennen von einer Asphyxie: Tubusfehllage, Spannungspneumothorax (▶ 5.3.10).
- Intubation (▶ 4.1.2) bei Ateminsuffizienz, Reanimation (▶ 4.1.2) bei Herz-Kreislauf-Stillstand.
- Thoraxdrainage (▶ 5.3.10) bei Pneumothorax.
- Erkennen einer lebensbedrohlichen Verletzung (z.B. Überrolltrauma).

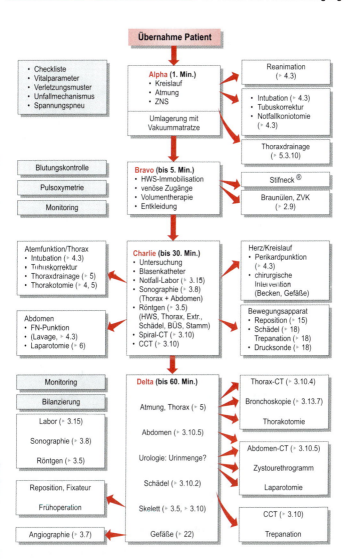

Abb. 4.2 Allgemeiner Schockraumalgorithmus [A300–106]

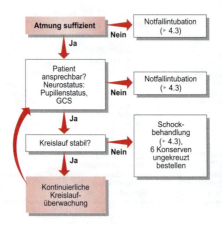

Abb. 4.3 Schockraumalgorithmus bei Eintreffen des Pat. [A300–106]

Phase Alpha wird bei Störungen der Vitalfunktionen Atmung und Kreislauf ggf. später erneut durchlaufen. Die Phase Alpha ist entscheidend für die Erkennung lebensbedrohlicher Zustände, die sofort therapiert werden müssen.

Phase Bravo (bis 5. Min.)
- Monitoring (Pulsoxymetrie, EKG, Blutdruck).
- Sicherung der Vitalfunktionen Atmung und Kreislauf, ggf. Intubation (▶ 4.1.2).
- Infusionstherapie, Medikamente, ggf. Immobilisierung der HWS.
- Entkleidung des Pat., Fortführen Notfalluntersuchung (▶ 4.1.2).
- Sonographie Thorax (▶ 3.8.5), Abdomen (▶ 3.8.2), Labordiagnostik (▶ 3.15), Blutgruppe, Blutkonserven (▶ 2.11).
- Röntgen Thorax, HWS, BÜS (▶ 3.5).

Phase Charlie (bis 30 Min.)
- Weiterführen der lebenserhaltenden therapeutischen Maßnahmen (Anästhesie).
- Parallel Primärdiagnostik: Röntgen (▶ 3.5). Stammskelett, Extremitäten, Kontrolle Thorax.
- Kontrollsonographie (▶ 3.8). Abdomen, Thorax (u.U. in Abstand von jeweils 15 Min.).
- Lebensrettende Sofortmaßnahmen (Massenblutung bei Leber-/Milzruptur, Verletzung der großen thorakalen und intraabdominellen Verletzungen, offene/hochgradig instabile Beckenverletzungen, offene Läsionen der stammnahen Gefäße, offene Sinusblutungen).

4.2 Ablauf der Primärversorgung

- Perikardpunktion bei Tamponade (▶ 5.3.1).
- Thoraxdrainage bei Spannungs-/Hämatopneumothorax (▶ 5.3.10, ▶ 5.3.11).
- Entlastung perakutes epidurales Hämatom (▶ 18.7.2).
- Harnblasenkatheter (▶ 2.9.9) legen: Anurie (Schock, Harnröhrenruptur, frischer Querschnitt?), Hämaturie (Verletzungen der Nieren und/oder ableitenden Harnwege).
- ! Bei V.a. Verletzungen der Harnröhre (z.B. bei schwerer Beckenverletzung, Blutung aus der Harnröhre) suprapubischen Katheter (▶ 2.9.9) zur Harnableitung legen (transurethral kontraindiziert)!

> Die intrazerebrale Blutung ist fast immer der Versorgung einer Massenblutung unterzuordnen.

Phase Delta (bis 60 Min.)
- Komplettierung der ausstehenden Diagnostik: Meist CT Becken (▶ Abb. 4.4), Thorax (▶ Abb. 4.5), Abdomen (▶ Abb. 4.6), Wirbelsäule, Schädel. Röntgendiagnostik Extremitäten (▶ 3.5), Angiographie (▶ 3.7), Zystourethrogramm, Bronchoskopie (▶ 3.13.7).
- Reposition von Extremitätenfrakturen, Anlage Fixateur externe.
- Fortführen der lebenserhaltenden Maßnahmen.
- Konsiliaruntersuchungen, Weiterleitung OP, Intensivstation.

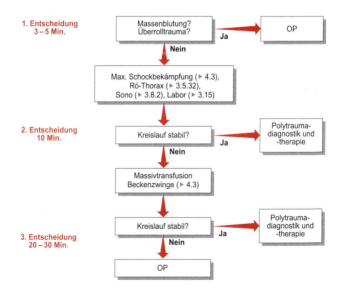

Abb. 4.4 Schockraumalgorithmus bei Beckentrauma [A300–106]

4 Schockraummanagement

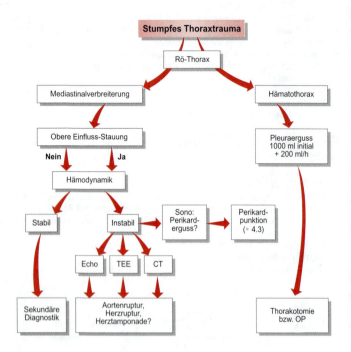

Abb. 4.5 Algorithmus bei stumpfem Thoraxtrauma [A300–106]

4.2.2 Festlegung der OP-Dringlichkeit

> Priorität für die operative Versorgung festlegen! Alle lebensbedrohlichen Verletzungen müssen sofort operativ versorgt werden, auch wenn die Atmung und Herz-Kreislauf-Verhältnisse noch nicht stabil sind.

1. **Notfallmäßige Priorität (sofort):**
   - Massenblutung: intraabdominell, thorakal, u.U. stammnahe Extremitätengefäße, Karotis.
   - Bronchusabriss (Thorakotomie und Reinsertion des Bronchus), Spannungspneumothorax.
   - Herzbeuteltamponade (Perikardektomie und Übernähung des Defekts).
   - Überrolltrauma des Beckens mit Schocksymptomatik.
2. **Hohe Priorität (nach Priorität 1):**
   - Intrakranielle Drucksteigerungen z.B. durch epi- oder subdurale Blutungen (▶ 18.7).

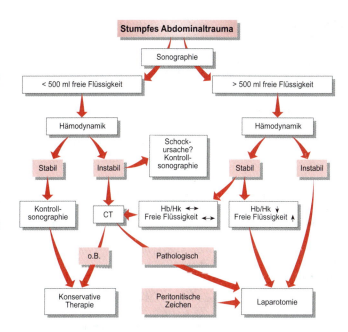

Abb. 4.6 Algorithmus bei stumpfem Bauchtrauma [A300–106]

- Therapie: neurochirurgische Entlastung (Trepanation). Intrathorakale Verletzungen Thoraxinstabilität (▶ 5.3.4).
3. **Dringliche Verletzungen** (nachrangig 1. und 2., ggf. gleichzeitig): Nach Stabilisierung des Pat. möglichst rasch versorgt werden sollten:
    - Frakturen mit Gefäßverletzungen, Offene Frakturen II. bis III. Grades.
    - Dislozierte Frakturen, Mittelgesichts- und Kieferverletzungen.
    - Alle nicht lebensbedrohlichen Verletzungen werden erst nach Stabilisierung des Pat. nach der Schocksituation operativ versorgt.

Häufig übersehene Verletzungen beim Polytrauma sind Zwerchfellrupturen, Frakturen des thorakolumbalen Übergangs, Luxationsfrakturen der Hüfte, eine Luxation des prox. Tibiofibulargelenks, Kniebandverletzungen, Fußwurzel- und Mittelfußfrakturen, Intimaläsion der A. femoralis oder A. poplitea, AC-Gelenksluxation, Läsionen des Plexus brachialis.

> **Direkte Verlegung auf Intensivstation bei absolut kritischem Zustand des Pat. oder bei offensichtlich infauster Prognose**
> - Schwerstes SHT mit maximaler Hirnschwellung, kardiogener Schock, z.B. bei Myokardinfarkt.
> - Schwerwiegende respiratorische Dekompensation, z.B. schwerstes Thoraxtrauma oder Hochdrucködem.
> - Max. Hypothermie < 30 °C, hier hohe Letalität durch primäre operative Versorgung.

4.3 ABC weiterer Maßnahmen im Schockraum

Allergischer Schock und allergische Reaktion

Tab. 4.5 Sofortmaßnahmen bei toxischen Nebenwirkungen und allergischen Reaktionen

Allgemeinmaßnahme	Sauerstoffzufuhr (4 l/Min.), bei RR-Abfall Beine hochlagern
Schwindel, Unruhe, Angst, Ohrensausen	Midazolam 5–10 mg i.v. (z.B. Dormicum®) oder Diazepam 10 mg i.v. (z.B. Valium®)
Krämpfe	Midazolam 5 mg i.v. (z.B. Dormicum®) oder Diazepam 10 mg i.v. (z.B. Valium®), evtl. nach 10 Min. wiederholen; oder Trapanal® 25–50 mg i.v.
Laryngospasmus	Thiopental 3–5 mg/kg KG (z.B. Trapanal®), Succinylcholin 1 mg/kg KG, Intubation und Beatmung (▶ 4.1.2)
Bradykardie	Atropin 0,5–1 mg i.v. oder Ipratropium 0,5–1 mg i.v. (z.B. Itrop®)
Mäßige Hypotonie	1 Amp. Akrinor® langsam i.v.
Leichte allergische Reaktion	Clemastin 2 mg (Tavegil®) oder Dimetinden 4 mg (Fenistil®) langsam i.v., bei starkem Juckreiz zusätzlich Prednisolon bis zu 1 g i.v. (z.B. Solu-Decortin®)
Anaphylaktischer Schock Sofortbehandlung, Weiterbehandlung auf Intensivstation	• 1 ml Suprarenin (1 : 1000) mit NaCl 0,9 % auf 10 ml verdünnen, von dieser Lösung ggf. mehrfach 0,5–1 ml i.v. unter EKG/Frequenz- und RR-Kontrolle • Sauerstoffzufuhr, Atemmaske, evtl. Intubation (▶ 4.1.2) • Großlumiger i.v. Zugang, 1–2 l Ringer-Laktat „im Schuss" oder als Druckinfusion • Bei Bronchospasmus: Theophyllin 0,48 g langsam i.v. (z.B. Euphyllong®) • Prednisolon 500–1500 mg i.v. (z.B. Solu-Decortin®)
Vasovagale Reaktion	• Kopf tief, Beine hochlagern, Atropin 0,5 mg oder Ipratropium 0,5 mg i.v. (Itrop®) • 1 Amp. Akrinor® fraktioniert i.v., Midazolam 5 mg i.v. (z.B. Dormicum®)
Asystolie	Kardiopulmonale Reanimation (▶ Abb. 4.7)

Analgesie (bei Bewusstsein)
- Piritramid 15 mg i.v. (z.B. Dipidolor®), Pentazocin 15 mg i.v. (z.B. Fortral®), Buprenorphin 0,5–0,1 mg i.v. (z.B. Fentanyl®) oder Pethidin 25 mg i.v. (z.B. Dolantin®). **Cave:** Atemdepression.
- Ketanest 0,5–1,0 mg/kg.

Angina pectoris
- Nitroglyzerinspray (z.B. Nitrolingual® Pumpspray) 2 Hübe.
- Ggf. vorsichtige Sedierung des Pat., z.B. mit Diazepam 2–5 mg i.v. (z.B. Valium®).
- Bei instabiler Angina pectoris und RR systolisch > 100 mmHg Perfusor mit 50 mg Nitroglyzerin (z.B. Nitro Pohl® infus.) auf 50 ml NaCl 0,9 % (2–6 ml/h).
- Analgesie: z.B. 2–5–10 mg Morphin langsam fraktioniert i.v.
- Acetylsalicylsäure 500 mg i.v. (z.B. Aspisol®), Heparin 5000 IE i.v.
- Weiterleitung Innere Medizin.

Asthmaanfall
- Fenoterol 2–3 Hübe (z.B. Berodual®-Spray).
- Kortikoide, wie Prednisolon 250 mg i.v., im Status asthmaticus 0,5–1 g i.v. (z.B. Solu-Decortin H®).
- Theophyllin 200 mg langsam i.v. (z.B. Euphyllong®).
- β_2-Sympathomimetika s.c., z.B. Terbutalin 0,5 mg (Bricanyl®).
- Ggf. vorsichtige Sedierung mit Diazepam 2–5 mg i.v. (z.B. Valium®).
- Bei Erschöpfung oder Therapieresistenz (Zyanose, Bewusstseinsverlust, Bradykardie, Arrhythmie) Intubation und Beatmung (▶ 4.1.2).

Beatmung und Intubation
Maskenbeatmung mit 100 % Sauerstoff. **Cave:** Aspirationsgefahr bei längerer Maskenbeatmung!
Vorgehen: Hinterkopf flach lagern, Kopf überstrecken. Laryngoskop in der linken Hand halten und vom rechten Mundwinkel her einführen. Mit dem Spatel die Zunge nach links schieben, die Spitze des Spatels bis unter die Epiglottis schieben. Den Griff des Laryngoskops nach vorne oben ziehen (nicht hebeln). Durch die Stimmritze den Tubus einführen, blocken, Beatmungsbeutel auf Tubus aufsetzen und beatmen. Beide Lungen auskultieren. Bei seitengleicher Belüftung Guedel-Tubus einführen und zusammen mit Tubus fixieren. Bei einseitiger Belüftung Tubus entblocken und ca. 2 cm zurückziehen, erneut auskultieren. Wenn vorhanden, Beatmungsgerät anschließen, sonst mit Beutel weiterbeatmen. Atemfrequenz 10/Minute, Atemzugvolumen 800–1200 ml.
- Evtl. PEEP (5 cmH$_2$O) einstellen. Ind.: Lungenödem, ARDS (Schocklunge), Rauchgasinhalation, Beinahe-Ertrinken. **Cave:** kardiale Volumenbelastung durch PEEP erhöht.
- Großlumigen Zugang peripher venös legen, nach jeder Medikamentengabe Infusion nachspülen.

Beckenzwinge
- Externe Metallzwinge zur Stabilisierung bei instabilen Beckenverletzungen.
- Kompression des hinteren Beckenrings, Anlage durch Unfallchirurg im Schockraum.
- Standardisierte Montage, keine Behinderung von CT oder Sonographie.

Blutstillung
- Kleinere äußere Verletzungen mit Druckverbänden komprimieren.
- Offene Wunden und Frakturen mit sterilen Kompressen und Mullbinden bzw. sterilen Tüchern abdecken.
- Luxationen und stark dislozierte Frakturen so früh wie möglich reponieren.
- Kein Abbinden von Extremitäten, im Zweifelsfall manuelle Kompression bis in den OP.

Dyspnoe
(▶ 5.2.1).
- Pat. in Notfallraum bringen (lassen), beruhigender Zuspruch.
- Bei V.a. kardiale/pulmonale Ursache (z.B. Zyanose, retrosternaler Schmerz) Oberkörperhochlagerung, Erstuntersuchung, Basischeck.
- EKG-Ableitung anlegen, Monitoring, Pulsoxymetrie.
- 4–6 l/Min. Sauerstoff per Nasensonde, i.v. Zugang, Ringer-Laktat-Infusion.
- Rasche Einleitung diagnostischer Maßnahmen: EKG, Röntgen, Sonographie, Labor, frühzeitig Anästhesist/Internist hinzuziehen, Intubation und Beatmung.

Koniotomie im Schockraum
Bei ausgedehnten Verletzungen des Mittelgesichts, Unterkiefers und des supraglottischen Raums; anatomischen Varianten und degenerativen Veränderungen, wie Ankylose der Kiefergelenke oder starker Bewegungseinschränkung der HWS; massive Blutungen aus Mund, Nase oder Rachen.
- Sterile Handschuhe, Desinfektion, Kopf des Pat. überstrecken, mit der linken Hand den Kehlkopf von kranial am Schildknorpel fixieren.
- Mit der rechten Hand das Lig. conicum an der Mittellinie zwischen Schildknorpel und Ringknorpel aufsuchen, ggf. Lokalanästhesie (▶ 2.3.1), 1–2 cm breite Hautquerinzision über dem Lig. conicum.
- Lig. conicum durch die Inzision erneut palpieren, ca. 1 cm quere Inzision des Lig. conicum und Spreizen, z.B. mit einer Klemme.
- Einbringen eines Kindertubus (ID 6,0 Frauen, 7,0 Männer) möglichst über einen Führungsstab.
- Tubus blocken, Tubuslage kontrollieren, Tubus fixieren.

Krampfanfall
- Lagerung, Sicherung der Vitalfunktionen, zunächst keine Intubation.
- Sauerstoff per Nasensonde 4–6 l/Min., Pulsoxymetrie (O_2-Sättigung > 90 %?).
- Keine Medikamente (Anfall läuft eigengesetzlich ab), Bei 2. Anfall Clonazepam 1 mg i.v. (Rivotril®).
- Wenn weitere Anfälle, erneut Clonazepam 1 mg i.v. (Rivotril®) und Phenytoin 250 mg, max. 25 mg/Min. langsam i.v. (Phenhydan®).

- Intensivüberwachung, fortlaufend Kreislauf- und Bewusstseinskontrolle.
- Weiteres Prozedere je nach Befund (z.B. intrazerebrale Blutung → Neurochirurgie).

Lungenembolie
- Vorsichtige Sedierung mit Diazepam 2–5 mg i.v. (z.B. Valium®).
- Ggf. Analgesie mit Morphin 2–5–10 mg fraktioniert i.v.
- Ggf. Kreislaufstabilisierung mit Katecholaminen, z.B. Dopamin 2–10 µg/kg/Min. i.v. (1–3 ml/h bei 250 mg auf 50 ml NaCl 0,9 %, 70 kg Erw.), Dobutamin 2,5–20 µg/kg/Min. i.v. (2–17 ml/h bei 250 mg auf 50 ml NaCl 0,9 %, 70 kg Erw.; z.B. Dobutrex®), Noradrenalin 2–10 µg/kg/Min. i.v. (1–3 ml/h bei 250 mg auf 50 ml NaCl 0,9 %, 70 kg Erw.; z.B. Arterenol®).
- Bei zunehmender respiratorischer Insuffizienz: Intubation (▶ 4.1.2), Beatmung, Narkose (Anästhesie).
- Weitere Abklärung der OP-Indikation (OA Gefäß-/Thoraxchirurgie) oder konservativ (Heparin, Lyse) durch Internist, Weiterleitung des Pat. auf Intensivstation.

Lungenödem
- Diurese mit Furosemid 10–40 mg i.v. (z.B. Lasix®).
- Bei kardialem Lungenödem.
  - Nitrolingual® sublingual 0,8–1,6 mg (1–2 Kps.), Wiederholung alle 5–10 Min. **oder**
  - Nitroglyzerinspray 2 Hübe (z.B. Nitrolingual® Pumpspray) **oder**
  - Nitroglyzerin 0,5–1 mg/h i.v. unter Blutdruckkontrollen evtl. kombiniert mit Dopamin
- Bei Herzinsuffizienz mit „low output" Katecholamine: Dopamin 10–40 µg/kg KG/Min. i.v. (3–8 ml/h bei 250 mg auf 50 ml NaCl 0,9 %, 70 kg Erw.), Dobutamin (z.B. Dobutrex®) 2,5–20 µg/kg KG/Min. i.v. (2–17 ml/h bei 250 mg auf 50 ml NaCl 0,9 %, 70 kg Erw.).
- Bei hypertoner Krise Nachlastsenkung, z.B. mit Nifedipin 10 mg sublingual (z.B. Adalat®).
- Ggf. vorsichtige Sedierung und Anxiolyse mit Diazepam 2–5 mg i.v. (z.B. Valium®) und Morphin 2–5 mg langsam verdünnt i.v.
- Bei therapieresistentem Lungenödem und Bronchospasmus: Theophyllin 200 mg langsam i.v. (z.B. Euphyllong®).
- Bei zunehmender respiratorischer Insuffizienz oder Bewusstseinstrübung Intubation und Beatmung (Anästhesie).
- Bei toxischem Lungenödem (Reizgas-, Rauchinhalation) zusätzlich Dexamethason-Aerosol 4–5 Hübe (z.B. Auxiloson®).

Medikamente und Infusionen im Schockraum
- Volumenersatz nach venöser Füllungssituation bzw. ZVD-Kontrolle.
  - Kolloidale Lösungen (Plasmaersatzmittel): Dextrane, Gelatine, Hydroxyäthylstärke (z.B. HAES-steril®) max. 1–1,5 l bei Erw. wegen Gerinnungsstörungen.
  - Kristalloide Lösungen: z.B. Ringer-Laktat; Menge unbegrenzt bei hypovolämischen Schockformen.

- Erythrozytenkonzentrate: wenn Hb < 8 g %, Hkt. < 30 %.
- Gefrorenes Frisch-Plasma (GFP): zur Substitution von Gerinnungsfaktoren (nicht zur akuten Volumensubstitution). **Ind.:** Bei hohem Blutverlust zur Fremdblutgabe assoziieren, wenn PTT verlängert und Quick erniedrigt ist. Dosierung: Faustregel = 1 GFP pro 2 EK.
- Natriumbikarbonat 8,4 % nach BGA-Kontrolle (nicht initial puffern). BE × 0,3 × kg/2 = $NaHCO_3$ in mmol. Beste Sauerstoffabgabe aus dem Blut bei BE –3 bis –5.
- Lidocain zur Vorbeugung von Kammerflimmern oder nach Defibrillation: 1 mg/kg KG i.v. oder endotracheal.

Myokardinfarkt
- Nitroglyzerinspray (z.B. Nitrolingual® Pumpspray) 2 Hübe.
- Ggf. vorsichtige Sedierung des Pat., z.B. mit Diazepam 2–5 mg i.v. (z.B. Valium®).
- Bei Übelkeit und vor Opiatgabe Metoclopramid 10 mg i.v. (z.B. Paspertin®).
- Analgesie, z.B. 2–5–10 mg Morphin langsam i.v. (**Cave:** Atemdepression).
- Nitroglyzerin Perfusor mit 50 mg auf 50 ml NaCl 0,9 % (2–6 ml), wenn RR systolisch > 100 mmHg (z.B. Nitro Pohl® infus.).
- Acetylsalicylsäure 500 mg i.v. (z.B. Aspisol®), Heparin 5000 IE i.v.
- Bei gehäuften VES oder ventrikulären Tachykardien Lidocain 100 mg i.v. (z.B. Xylocain®).
- Bei Bradykardie Atropin 0,5–1 mg i.v., Bei Linksherzinsuffizienz Furosemid 20 mg i.v. (z.B. Lasix®).
- Bei ausgeprägten Rhythmusstörungen Defibrillator bereithalten.
- Ggf. Reanimation (▶ 4.1.2), Weiterleitung Innere Medizin bzw. Intensivstation.

Keine i.m. Spritzen bei V.a. Myokardinfarkt (→ Kontraindikation für Lyse, außerdem CK-Anstieg → Störung der Diagnostik!).

Notfalltransfusion im Schockraum
(▶ 2.11).
- **Prätransfusionelle Untersuchungen:**
  - AB0- und Rhesus-Blutgruppenbestimmung und Antikörpersuchtest: 10 ml Nativblut abnehmen, Röhrchen mit Vornamen, Namen, Geburtsdatum und Klinik kennzeichnen.
  - Arzt trägt die Verantwortung für Richtigkeit der Papiere, persönliche Abnahme und die richtige Probenbeschriftung.
  - Für Notfalltransfusion in der Ambulanz Frischblut (Spende < 72 h) oder Vollblut (Spende > 72 h) bestellen.
- **Durchführung der Transfusion:**
  - Übereinstimmung von Konservennummern, angegebenem Empfänger und Blutgruppenbefund persönlich überprüfen.
  - Verfallsdatum und Unversehrtheit der Konserve überprüfen.
  - Unbedingt Bedside-Test (▶ 2.11.3) durchführen. Bei unbekannter Blutgruppe des Empfängers Gabe von EK der Blutgruppe 0 (möglichst Rhesus-neg.).

- Schnellerwärmung während der Transfusion im Notfallraum (Heizspirale).
- Transfusion von EKs ohne vorherige Kreuzprobe nur bei vitaler Ind. Behandelnder Arzt trägt Verantwortung für erhöhtes Transfusionsrisiko.

Massivtransfusion
- Mind. 2 großlumige Braunülen legen, evtl. Drucktransfusion mit Druckinfusomaten oder Blutdruckmanschette um Blutkonserve (EK) bis 100 mmHg anlegen.
- Faustregel: ab ca. 5 EK Gabe von FFP (Gerinnungsfaktoren), bei drohender/manifester Gerinnungsstörung 1 GFP auf 2 EK.
- Azidose (durch Zitrat in APDA-Blut/-Plasma) und Hyperkaliämie (mit möglicher Kardiopression) durch Na-Bikarbonat unter BGA-Kontrolle korrigieren, z.B. Na-Bikarbonat (8,4 %; Menge je nach Azidose) und 5–10 ml Ca^{2+} (19 %ig) i.v. auf 2 EK.

Perikardpunktion im Schockraum
- **Voraussetzungen:** Ausschluss Pneumothorax, EKG-Monitoring, Defibrillationsbereitschaft.
- **Material:** Seldinger-Kanüle (16 oder 18 G, 3-Wege-Hahn, 20-ml-Spritze), 5F-Schleuse, 5F-Pigtailkatheter, Standarddraht (0,35, 175 cm), Pleurofixbeutelsystem®, Lochtuch steril Größe 120 × 150, ggf. Lokalanästhetikum
- **Vorgehen:** Desinfektion (▶ 2.1.2) 1–2 cm subxiphoidal parasternal in einem Winkel von 45° zur Frontalebene einstechen, Nadel unter Aspiration vorschieben, auf EKG-Veränderungen achten. Bei Blutaspiration Blut abziehen, 3-Wege-Hahn verschließen, bei geplanter Drainage Führungsdraht einbringen, Schleuse, Pigtailkatheter einbringen und dann mit Pleurofixbeutelsystem® verbinden. Klinische Veränderung beachten, ggf. erneute Aspiration bzw. Sofortoperation.

Reanimation

Atemwege freimachen und freihalten
- Handschuhe anziehen (Selbstschutz), Kopf überstrecken und Unterkiefer vorziehen.
- Gebiss, Fremdkörper, Blut oder Erbrochenes aus dem Mund-Rachen-Raum entfernen (manuell, absaugen), mit einem Guedel- oder Wendl-Tubus die Atemwege freihalten.

Extrathorakale Herzdruckmassage
- Pat. flach auf einer harten Unterlage lagern (Notfalls auf dem Boden).
- Druckpunkt suchen (zwei Querfinger über dem Xiphoid), mit dem Handballen etwa 4–5 cm tief drücken, Druckfrequenz 80–100/Min., keine längeren Pausen.
- Pulskontrolle (A. carotis, A. femoralis).
! Ein- und Zwei-Helfer-Methode: 30 × Herzmassage, 2 × Beatmung im Wechsel.

Kammerflimmern
- Extrathorakale Defibrillation mit 200 J (Kinder maximal 50 J).
  - Pat. flach lagern (nicht auf feuchtem Boden).
  - EKG ableiten, Elektrodenpaste auf die Elektroden streichen, Energie wählen (z.B. 200 J).
  - Defibrillator laden: Unterschiedliche Geräte, den Klinik-Defi bereits vor dem ersten Dienst genau anschauen und sich erklären lassen.
  - Platzieren der Paddels unterhalb der rechten Klavikula parasternal bzw. lateral unterhalb der linken Mamille kräftig aufdrücken.
  - Alle Helfer warnen und auffordern, vom Pat. zurückzutreten.
  - Nach Ende der Ladephase (Pfeifton) Entladeknopf drücken, EKG kontrollieren.
  - Bei persistierendem Flimmern Defibrillation sofort wiederholen mit 200 J, danach weiter mit 360 J.
- Bei Wiederkehr von Kammeraktionen mit Bradykardie und/oder Hypotonie (low output) Vitalfunktionen stabilisieren, ggf. Adrenalin 3 mg (3 : 7 verdünnt) endobronchial (z.B. Suprarenin®) oder 1 mg Adrenalin i.v. unverdünnt.

Schockbehandlung
! Sofort den Volumenmangel behandeln (höchste Dringlichkeit).
- Mehrere großlumige Zugänge peripher venös legen (mind. 3 grüne Braunülen).
- Großzügige Volumengabe nach venöser Füllungssituation (3 l Erw., 30 ml/kg Kind).
- Bei Massenblutung mind. 6 ungekreuzte Konserven sofort holen lassen.
- Bei Massentransfusion warme Transfusion (▶ 2.11), z.B. über Blutwärmer; Thrombozytentransfusion (< 50 000/µl), rasche Gabe von FFP (▶ 2.11.5) (ab 4. EK für jede 2 EK ein FFP).
- Elektrolytausgleich (Labor, Blutgasanalyse).

Sedierung
- Diazepam 5–10 mg i.v. (z.B. Valium®). **Cave:** Atemdepression; Promethazin 25–50 mg i.v. (z.B. Atosil®).
- Narkose durch den Anästhesisten je nach klinischem Befund bzw. Verletzungsmuster.

Thoraxschmerz
(▶ 5.2.2).
- Pat. in Notfallraum bringen (lassen), beruhigender Zuspruch, i.v. Zugang, Ringer-Laktat-Infusion.
- Bei V.a. kardiale/pulmonale Ursache (z.B. Dyspnoe, Zyanose, retrosternaler Schmerz) Oberkörperhochlagerung, Erstuntersuchung, Basischeck.
- EKG-Ableitung anlegen, Monitoring, Pulsoxymetrie, 4–6 l/Min. Sauerstoff per Nasensonde.
- Rasche Einleitung diagnostischer Maßnahmen (EKG, Röntgen, Sonographie, Labor, Troponin-Test), Frühzeitig Anästhesist/Internist hinzuziehen.
- Bei internistischer Ursache des Thoraxschmerzes sofortige Verlegung in Innere Abteilung.

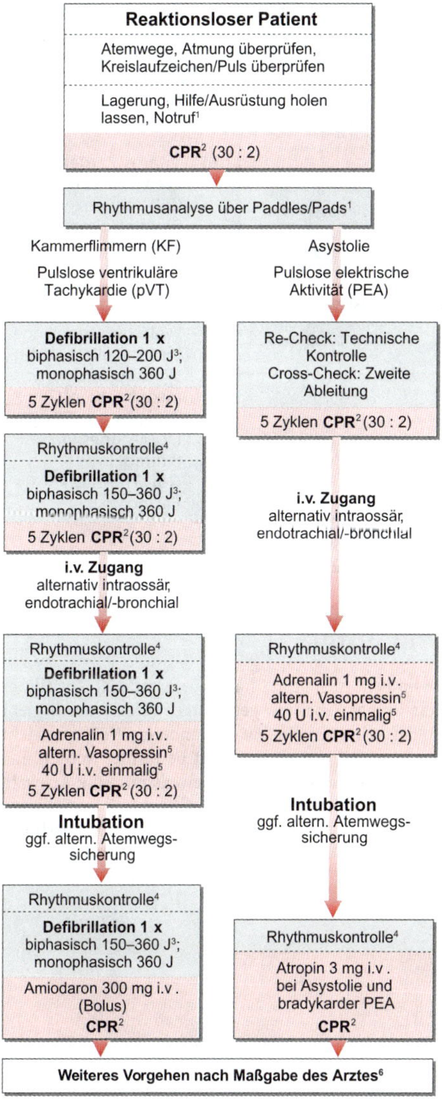

4.3 ABC weiterer Maßnahmen im Schockraum

Reaktionsloser Patient
- Atemwege, Atmung überprüfen, Kreislaufzeichen/Puls überprüfen
- Lagerung, Hilfe/Ausrüstung holen lassen, Notruf[1]
- **CPR**[2] (30 : 2)

↓

Rhythmusanalyse über Paddles/Pads[1]

Kammerflimmern (KF)
Pulslose ventrikuläre Tachykardie (pVT)

Defibrillation 1 x
biphasisch 120–200 J[3];
monophasisch 360 J
5 Zyklen **CPR**[2] (30 : 2)

↓

Rhythmuskontrolle[4]
Defibrillation 1 x
biphasisch 150–360 J[3];
monophasisch 360 J
5 Zyklen **CPR**[2] (30 : 2)

i.v. Zugang
alternativ intraossär,
endotrachial/-bronchial

↓

Rhythmuskontrolle[4]
Defibrillation 1 x
biphasisch 150–360 J[3];
monophasisch 360 J
Adrenalin 1 mg i.v.
altern. Vasopressin[5]
40 U i.v. einmalig[5]
5 Zyklen **CPR**[2] (30 : 2)

Intubation
ggf. altern. Atemwegssicherung

↓

Rhythmuskontrolle[4]
Defibrillation 1 x
biphasisch 150–360 J[3];
monophasisch 360 J
Amiodaron 300 mg i.v.
(Bolus)
CPR[2]

Asystolie
Pulslose elektrische Aktivität (PEA)

Re-Check: Technische Kontrolle
Cross-Check: Zweite Ableitung
5 Zyklen **CPR**[2] (30 : 2)

i.v. Zugang
alternativ intraossär,
endotrachial/-bronchial

↓

Rhythmuskontrolle[4]
Adrenalin 1 mg i.v.
altern. Vasopressin[5]
40 U i.v. einmalig[5]
5 Zyklen **CPR**[2] (30 : 2)

Intubation
ggf. altern. Atemwegssicherung

↓

Rhythmuskontrolle[4]
Atropin 3 mg i.v.
bei Asystolie und
bradykarder PEA
CPR[2]

↓

Weiteres Vorgehen nach Maßgabe des Arztes[6]

Abb. 4.7a Handlungsablauf bei Kammernflimmern
Modularer Aufbau: Variable Abfolge der Handlungssequenzen gemäß der individuellen Situation am Notfallort.

Grundlagen: Consensus on Science + Leitlinien 2005: European Resuscitation Council (ERC) [Resuscitation 67 2–3: 157–342 + 67 S1: S1–S189] und American Heart Association (AHA) [Circulation 112: III1–III136 + 112: IV1–IV211]

1) Zeitpunkt des AED-/Defibrillatoreinsatzes:
 – Sobald Gerät verfügbar.
 – Bei > 4–5 Min. seit Kollaps mind. 5 Zyklen CRP.
2) Hinweise zur CRP:
 – 100/Min. (30 : 2), an Helferwechsel denken.
 – Nach Defibrillation sofortige Wiederaufnahme der Thoraxkompression ohne Rhythmus- und Pulskontrolle.
 – Möglichst keine Unterbrechungen durch erweiterte Maßnahmen.
 – Beatmung mit höchstmöglicher Sauerstoffkonzentration.
 – Nach Intubation kontinuierliche Herzdruckmassage (Sequenzen à 2 Min.).
3) Bisphasische Defibrillationsenergie:
 – Energiewahl geräteabhängig.
 – Bei Unsicherheit 200 J.
4) Maßnahmen bei Rhythmuskontrolle:
 – Nur bei geordneter elektrischer Aktivität Pulskontrolle.
 – Bei zweifelsfrei tastbarem Puls weitere Stabilisierung
 → Postreanimationsphase.

> **Differenzialdiagnostische „HITS"**
>
> **H**
> - Hypoxie – Atemwegsmanagement, Beatmung
> - Hypovolämie – Volumensubstitution
> - Hyper-/Hypokaliämie – Elektrolytausgleich
> - Hypoglykämie – Glukose
> - Hypothermie – Wiedererwärmung
> - Herzbeuteltamponade – Punktion
>
> **I**
> - Infarkt (ACS) – PCI, Thrombolyse
> - Intoxikation – u.U. Antidot, Eliminationsverfahren
>
> **T**
> - Thrombembolie (Lunge) – v.a. Thrombolyse
> - Trauma – u.U. schnelle Schockraumversorgung
>
> **S**
> - Spannungspneumothorax – Thoraxdrainage
> - Säure-Basen-Störung – Pufferung

> **Postreanimationsphase**
>
> - Stabilisierung
> - Zuweisung zu Diagnostik/Kausaltherapie
> - Ggf. Hypothermie

- Bei fraglicher Asystolie (DD feines KF) keine Defibrillation.
5) Vasopressingabe (nur nach AHA): Alternativ zu 1. und 2. Adrenalingabe.
6) Weiteres Vorgehen:
   - Weiterführen der CRP-Sequenzen mit Rhythmuskontrolle alle 2 Min.
   - Suche möglicher Ursachen und ggf. Kausaltherapie → „HITS".
   - Weitere Adrenalingabe 1 mg alle 3–5 Min.
   - Weitere Antiarrhythmika bei KF/pVT: Amiodaron 150 mg i.v., Magnesium 8 mmol i.v.
   - Ggf. Transkutanes Pacing.

Abb. 4.7b Differenzialdiagnostische „HITS" [Quelle: INM – Institut für Notfallmedizin und Medizinmanagement, Klinikum der Ludwig-Maximilians-Universität München, 2005/2006]

4.4 Notfallmedikamente

Die hier genannten Präparate sind ein Auszug aus häufig verwendeten Notfallmedikamenten. Es wird jeweils ein Präparatebeispiel genannt. Die Dosierung bezieht sich auf einen 70 kg schweren Erwachsenen. Bei Pat. mit anderem Körpergewicht und insbes. bei Kindern muss die Medikation gesondert berechnet werden. Bei Indikation, Nebenwirkung und Kontraindikationen ist jeweils nur eine Auswahl der wichtigsten Angaben aufgelistet. Besondere Vorsicht gilt generell bei Schwangeren, Säuglingen, Kindern und Pat. mit eingeschränkter Nieren- und Leberfunktion.

4.4 Notfallmedikamente

Tab. 4.6 Notfallmedikamente Erwachsene (Auswahl)

Freiname (Präparat® Ampulleninhalt)	Applikation	Indikation (Auswahl)	Nebenwirkungen (Auswahl)	Kontraindikationen (Auswahl) Bemerkungen
Acetylsalicylsäure (Aspisol® 0,5 g/Flasche)	250–1000 mg langsam i.v.	Peripheres Schmerzmittel, Herzinfarkt	Bronchospasmen Magenblutung	GIT-Ulzera, Blutungsstörungen
Adrenalin (Suprarenin® 1 mg/1 ml)	Je nach Ind. 0,1–1 mg i.v., Tubus, s.c.	Kreislaufstillstand, anaphylaktischer Schock	Tachykardie, Extrasystolie, Kammerflimmern	Im Notfall keine
Ajmalin (Gilurytmal® 50 mg/2 ml)	1 mg/kg KG über 5 Min. i.v. weiter nach Wirkung	Myokardinfarkt (Prophylaxe), Tachykardie, salvenartige ES, Kammertachykardie	Bradykardie, AV-Block	AV-Block, Schenkelblock, kardiogener Schock
Atropin (Atropinsulfat Braun® 0,5 mg/1 ml)	0,5–1 mg	Bradykardie, Intubation, Alkylphosphatintoxikation	Tachykardie, trockener Mund, Mydriasis	Im Notfall keine
Dexamethason (Auxiloson®-Spray 0,125 mg/ 1 Hub)	2–5 Hübe erneut alle 10 Min.	Inhalatorische Intoxikationen, toxisches Lungenödem		Im Notfall keine
Dexamethason (Fortecortin® 8 mg/2 ml 40 mg/5 ml 100 mg/10 ml)	Asthma: 1 mg/kg KG i.v. Anaphylaxie: 0,1 mg/kg KG i.v. Schock: 1 mg/kg KG i.v.	Hirnödem, SHT, allergische Reaktion	Nebennierendepression, BZ-Erhöhung, Pruritus	Im Notfall keine

Tab. 4.6 Notfallmedikamente Erwachsene (Auswahl) (Forts.)

Freiname (Präparat® Ampulleninhalt)	Applikation	Indikation (Auswahl)	Nebenwirkungen (Auswahl)	Kontraindikationen (Auswahl) Bemerkungen
Diazepam (Valium® 10 mg/2 ml)	5–10 mg langsam i.v.	Angst, Unruhe, Epilepsie, Krampfanfälle, Relaxation bei (Not)intubation	Paradoxe Reaktion, Atemdepression, RR-Abfall	Myasthenia gravis, Ateminsuffizienz
Dobutamin (Dobutrex® 250 mg/5 ml)	2,5–20 µg/kg KG/Min. (Perfusor) i.v.	Herzinsuffizienz, kardiogener Schock	RR-Anstieg, Tachykardie, Angina pectoris	Keine Mischung mit Bikarbonat oder alkalischen Lösungen
Dopamin (Dopamin AWD® 50 mg/5 ml bzw. 200 mg/10 ml)	3–10 µg/kg KG/Min. (Perfusor) i.v.	Kardiogener Schock, drohendes Nierenversagen	Tachykardie, Angina pectoris, Rhythmusstörung	Tachykardie, Volumenmangel
Etomidat (Hypnomidate® 20 mg/10 ml)	0,15–0,3 µg/kg (10–20 mg) i.v. zur Einleitung	Kurznarkotikum, Intubation	Myoklonien, Atemdepression	
Fenoterol (Berotec® 0,2 mg/1 Hub)	2–3 Hub	Bronchospasmus, Asthma bronchiale	Tachykardie, Blutdruckabfall	Tachykardie, Tachyarrhythmie, KHK
Fentanyl (Fentanyl® 0,5 mg/10 ml)	Analgesie: 0,025–0,1 mg i.v. Narkose: 0,1–0,2 mg i.v.	Narkotikum, Intubation, Neuroleptanalgesie mit Dehydrobenzperidol	Übelkeit, Singultus, Apnoe, Myoklonie, allergische Reaktion	Allergie gegen Opioide, keine Bolusinjektion bei erhöhtem Hirndruck

Tab. 4.6 Notfallmedikamente Erwachsene (Auswahl) (Forts.)

Freiname (Präparat® Ampulleninhalt)	Applikation	Indikation (Auswahl)	Nebenwirkungen (Auswahl)	Kontraindikationen (Auswahl) Bemerkungen
Furosemid (Lasix® 20 mg/2 ml)	Initial 20–40 mg, ggf. Wiederholung	Lungenödem, Intoxikationen, (Giftelimination)	Übelkeit, Erbrechen, Tachykardie, Blutdruckabfall	Olig-/Anurie nach Schädigung durch nekrotisierende Substanzen
Ketamin (Ketanest 10® 50 mg/5 ml bzw. 200 mg/20 ml, Ketamin Ketanest 50® 100 mg/2 ml 500 mg/10 ml)	Analgesie: 0,25–0,5 mg/kg KG i.v. Narkose: 0,5–2 mg/kg KG i.v.	Mononarkotikum, Einleitung Narkose, Kombination mit Tranquilizer	Puls-, RR-Anstieg, Atemdepression, Albträume, Hypersalivation	Angina pectoris, Eklampsie, Schädel-Hirn-Trauma
Lidocain (0,5, 1, 2 % Xylocain® 100 mg/5 ml)	Bolus 100 mg i.v., weitere 0,5 mg/kg KG nach 5–10 Min.	Kammerarrhythmie, Kammertachykardie, bei Infarkt, salvenartige VES, Kammerflimmern	Sinusarrest, AV-Block, RR-Abfall, Bradykardie, Asystolie, Krämpfe	Totaler AV-Block, Bradykardie, kardiogener Schock
Midazolam (Dormicum® 5 mg/1 ml bzw. 15 mg/3 ml Midazolam Dormicum V® 5 mg/5 ml)	Sedierung: 0,025–0,15 mg/kg KG i.v. Narkose: 0,1–0,25 mg/kg KG i.v.	Prämedikation Narkoseeinleitung, Sedierung	Muskelzittern, allergische Reaktion, Bronchospasmus	Volumenmangel vorher ausgleichen
Naloxon (Narcanti® 0,4 mg/1 ml)	0,1–0,4 mg (0,25–1 ml) i.v.	Opioidintoxikation	Entzugssymptome	Herzerkr., Hypertonie

Tab. 4.6 Notfallmedikamente Erwachsene (Auswahl) (Forts.)

Freiname (Präparat®) Ampulleninhalt	Applikation	Indikation (Auswahl)	Nebenwirkungen (Auswahl)	Kontraindikationen Bemerkungen
Nifedipin (Adalat® 10 mg/Kps.)	1–2 Kps. p.o.	Hypertensive Krise, Angina pectoris	Kopfschmerzen, Flush, Wärme, RR-Senkung	Schock
Nitroglyzerin (Nitrolingual® 0,4 mg/Hub bzw. 0,8 mg/Kps.)	2–4 Hübe bzw. 1–3 Kps. p.o.	Angina pectoris, hypertensive Krise, akute Linksherzinsuff., kardiales Lungenödem	Tachykardie, Hypotonie, Kopfschmerz, Übelkeit, RR-Abfall	Hypotonie Volumenmangel
Orciprenalin (Alupent® 0,5 mg/1 ml)	0,5 mg 1 : 10 verdünnt, langsam i.v.	Bradykardie, AV-Block II, Asthma bronchiale	Tachykardie, Kammerflimmern, RR-Abfall, Extrasystolen, Wehentätigkeit ↑	Tachykardie, Tachyarrhythmie, Extrasystolie
Prednisolon (Solu-Decortin® H 250 mg Trockenampulle)	250–1000 mg i.v.	Endotoxinschock, anaphylaktischer Schock, Status asthmaticus	Blutzuckererhöhung	Im Notfall keine
Suxamethonium (Lysthenon 2 % 100 mg/ 5 ml)	1–2 mg/kg KG (100 mg/70 kg KG)	Kurz wirkendes Muskelrelaxans, Intubation	Allergie, Schock, Faszikulationen, Muskelschmerzen, Rhythmusstörung, maligne Hyperthermie	Maligne Hyperthermie in der Anamnese, keine Beatmungsmöglichkeit
Terbutalinsulfat (Bricanyl® 0,5 mg/1 ml)	0,3–0,6 mg s.c., i.v.	Asthma bronchiale (Tokolyse)	Allergie, Tremor, Tachykardie, Muskelkrämpfe, Erbrechen	Hyperthyreose, Phäochromozytom Kardiomyopathie, Glaukom

Tab. 4.6 Notfallmedikamente Erwachsene (Auswahl) (Forts.)

Freiname (Präparat® Ampulleninhalt)	Applikation	Indikation (Auswahl)	Nebenwirkungen (Auswahl)	Kontraindikationen (Auswahl) Bemerkungen
Theophyllin (Euphyllong® 0,2 g/10 ml)	100–200 mg (5–10 ml) i.v.	Bronchospasmus, Asthma bronchiale	Erregung, Unruhe, Tachykardie, RR-Abfall, Übelkeit	Frischer Herzinfarkt, Schock, Epilepsie, Tachyarrhythmie
Thiopental (Trapanal® 500 mg/20 ml)	3–5 mg/kg KG langsam i.v.	Narkotikum, Kurznarkose, Intubation	Arrhythmien RR-Abfall, Atemdepression	Intoxikation mit zentraldämpfenden Pharmaka, Alkohol, Schock
Urapidil (Ebrantil® 25 mg/5 ml bzw. 50 mg/10 ml)	10–25 mg i.v.	Hypertensiver Notfall	Folgen der Blutdrucksenkung, Angina pectoris	Schock
Vecuronium (Norcuron® 4 mg/1 ml)	Initial: 0,08–0,15 mg/kg KG (7 mg/70 kg KG) i.v. Wiederholung: 0,02–0,05 mg/kg KG i.v.	Mittellang wirksames Muskelrelaxans, Intubation, Beatmung	Bronchospasmus	Myasthenia gravis, Eaton-Lambert-Syndrom
Verapamil (Isoptin® 5 mg/2 ml)	5 mg 1 : 10 verdünnt langsam i.v.	SV-Tachykardie, ventrikuläre Tachyarrhythmie, hypertensive Krise	AV-Block bis Asystolie, RR-Senkung, Bradykardie	Kardiogener Schock, Herzinsuff., AV-Block

4.4.2 Medikamente Säuglinge und Kinder

Die Dosierungen beziehen sich i.d.R. auf eine Einmaldosis.

Tab. 4.7 Medikamente bei Säuglingen und Kindern

Medikament Produktbeispiel®	Darreichungsform	Richtdosis	1 J. ED	3 J. ED	6 J. ED	10 J. ED
Acetylsalicylsäure (Aspirin®)	Tbl. 100, 300, 500 mg	10–15 mg/kg KGalle 4–6 h p.o.	1–3 × 50 mg	1–3 × 100 mg	1–3 × 200 mg	1–3 × 400 mg
Chloralhydrat (Chloralhydrat Rectiole®)	1 Miniklistier = 0,6 g	10 mg/kg KG alle 4–6 h	½ rekt.	1 rekt.	1–1,5 rekt.	2 rekt.
Diazepam (Valium®)	1 Amp. = 2 ml = 10 mg	0,1 mg/kg KG i.v.	⅒ Amp.	⅐ Amp.	⅕ Amp.	⅓ Amp.
Dexamethason (Fortecortin®)	1 Amp. = 5 ml = 40 mg	1–2 mg/kg KG i.v.	½ Amp.	½ Amp.	¾ Amp.	1 Amp.
Ketamin (Ketanest®)	1 Amp. = 1 ml = 50 mg	6 mg/kg KG i.m., 0,5–1 mg/kg KG i.v.	⅒ Amp.	⅙ Amp.	¼ Amp.	⅓ Amp.
Midazolam (Dormicum®)	1 Amp. = 1 ml = 5 mg **Cave:** Amp. zu 3 ml enthalten 15 mg!	0,1–0,3 mg/kg KG jede h i.v.; 0,3–0,4 mg/kg KG rekt.	⅕ Amp.	⅖ Amp.	½ Amp.	¾ Amp.
Paracetamol (Paracetamol Stada®)	125 mg/250 mg/500 mg Zäpfchen		2–3 × 125 mg	1–3 × 250 mg	2–3 × 500 mg	3–4 × 500 mg
Pethidin (Dolantin®)	1 Amp. = 1 ml = 50 mg	0,6–1,2 mg/kg KG i.v.	⅒ Amp.	⅐ Amp.	⅕ Amp.	⅓ Amp.
Piritramid (Dipidolor®)	1 Amp. = 1 ml = 7,5 mg	0,05–0,2 mg/kg KG i.v.	⅒ Amp.	⅐ Amp.	⅕ Amp.	⅓ Amp.
Tramadol (Tramal®)	1 Amp. = 2 ml = 100 mg	0,5–1 (–2) mg/kg KG i.v.	⅒ Amp.	⅙ Amp.	¼ Amp.	⅓ Amp.

5 Thorax

Thomas Kyriss

- **5.1 Notfalluntersuchung** 302
- 5.1.1 Anamnese 302
- 5.1.2 Diagnostik 302
- **5.2 Leitsymptome und Differenzialdiagnosen** 305
- 5.2.1 Dyspnoe 305
- 5.2.2 Thoraxschmerz 305
- 5.2.3 Husten 308
- 5.2.4 Hämoptysen bzw. Hämoptoe (Bluthusten) 309
- 5.2.5 Weichgewebe- und Mediastinalemphysem 311
- 5.2.6 Interkostalneuralgie 312
- **5.3 Thoraxerkrankungen und -verletzungen** 313
- 5.3.1 Stumpfes Thoraxtrauma 313
- 5.3.2 Rippenfraktur 314
- 5.3.3 Rippenserienfraktur 315
- 5.3.4 Instabiler Thorax 316
- 5.3.5 Sternumfraktur 317
- 5.3.6 Thorakale Aortenruptur 318
- 5.3.7 Zwerchfellruptur 319
- 5.3.8 Trachea- und Bronchusverletzungen 320
- 5.3.9 Offene und perforierende Thoraxverletzungen 321
- 5.3.10 Pneumothorax und Spannungspneumothorax 323
- 5.3.11 Hämatothorax 326
- **5.4 Sofortmaßnahmen bei Thoraxnotfällen** 327
- 5.4.1 Thoraxnotfälle absoluter Dringlichkeit 327
- 5.4.2 Checkliste Vorgehen beim akuten Thoraxnotfall 327

5.1 Notfalluntersuchung

 Keine Zeit verlieren bei Atmungsbehinderung (▶ 5.2.1), Blutungen und Hämoptysen (▶ 5.2.4).

5.1.1 Anamnese

Allgemeine Anamnese ▶ 3.1.

Anamnese bei pneumologischen Erkrankungen
- Symptomatik akut, chron., Beginn.
- Atemnot, Schmerzen, Auswurf, Hämoptysen.
- Lungenerkrankungen, Pneumonie, Pneumothorax (▶ 5.3.10), Asthma, Allergien, Tabak.
- Voroperationen, maligne Tumoren, Struma, Phlebothrombose (▶ 22.5.4) oder Lungenembolie (▶ 5.2.2).
- Kardiale Anamnese, berufliche Exposition (Asbest), Medikamente, Haustiere.

Anamnese bei Unfallverletzten
- Unfallzeitpunkt, -mechanismus (wichtige Informationen zum Verletzungsmuster!).
- Schmerzen, Atemnot, Hämoptysen.
- Symptomentwicklung zunehmend, abnehmend (auch Notarzt befragen).
- Frühere Verletzungen, pneumologische Vorerkrankungen.
- ! Häufig nur Fremdanamnese möglich (Angehörige, Hausarzt, Notarzt). Hier präzise Informationen über Zustand des Pat. am Unfallort erfragen, inklusive aller bisher vorgenommenen Therapien und beobachteten Veränderungen im Transportverlauf (z.B. Atemnot, Weichteilemphysem ▶ 5.2.5).

5.1.2 Diagnostik

Körperliche Basisuntersuchung (▶ 3.2.4)
Vitalzeichen (RR, Puls, Atmung), Schockzeichen (RR ↓, Puls ↑, starker Durst, evtl. gestaute Halsvenen, neurologische Ausfälle).

Inspektion
Inspektion nur bei entkleidetem Oberkörper des Pat.:
- Thoraxform: Symmetrie, Fassform (Emphysem), einseitige Ballonierung (Pneumothorax), Schrumpfung einer Seite (Atelektasen durch Pleuraerguss, Pleuraempyem).
- Thoraxbeweglichkeit: Starr, Nachschleppen einer Seite (Pneumothorax, Zwerchfellparese), Instabilität (Rippenserienfraktur), paradoxe Atmung (instabiler Thorax).
- Dyspnoe, Zyanose, Atemfrequenz, Atemtiefe, Einsatz der Atemhilfsmuskulatur, venöse Stauung, Zyanose, **Cave:** Zyanose erst erkennbar, wenn Hb um mind. 5 g/dl reduziert (bei Anämie und Hypoxämie ist oft keine Zyanose erkennbar).

5.1 Notfalluntersuchung

- Verletzungszeichen, Prellmarken, Schürfungen, offene Wunden, Narben.
- Petechiale Blutungen an Kopf und Hals (= Perthes-Syndrom, z.B. bei Überrolltrauma), Hyposphagma.
- Weichgewebeemphysem (zervikal bei Mediastinalemphysem, thorakal bei Rippenfrakturen).
- Hinweise auf chron. Lungenerkr.: Trommelschlägelfinger, Zigarettenfinger.

Auskultation
- Atemgeräusche: Giemend, abgeschwächt, aufgehoben (Obstruktion, Pneumothorax, Pleuraerguss).
- Stridor: Inspiratorisch (Struma, Fremdkörper, Glottisschwellung), exspiratorisch (Asthma).
- Schlürfende Geräusche: Offene Thoraxverletzung („sucking wound").

Palpation
- Krepitation: Rippenfrakturen, Weichteilemphysem (subkutanes „Schneeballknistern").
- Weiche, instabile Thoraxwand: Rippenserienfraktur, instabiler Thorax.

Perkussion
Dämpfung (Erguss, Hämatothorax), hypersonorer Klopfschall (Pneumothorax).

Apparative Untersuchungen

Labor
BB, Quick, PTT, BGA, ggf. CK und CK-MB bei V.a. Herzkontusion, Troponin bei V.a. Myokardinfarkt, FM, D-Dimere und LDH bei V.a. Lungenembolie, CRP bei V.a. Pneumonie oder Pleuraempyem.

Röntgen (▶ 3.5)
Thorax p.a., und seitlich, Hemithorax, Sternum seitlich, Schultergürtel: Frakturen.

> Rippenfrakturen sind nur sicher zu erkennen, wenn auch eine Dislokation vorliegt, v.a. wenn sie in der mittleren Axillarlinie (viele Übereinanderprojektionen) und anterior (Knochen-Knorpelgrenze) liegen → Diagnose oft zunächst nur klinisch oder computertomographisch!

- Herz: Größe, Konfiguration, Lage.
- Lunge: Überblähung, ausgedehnt oder kollabiert, intrathorakaler Spiegel (sicherstes Zeichen eines Seropneumothorax), Infiltrate, Gefäßzeichnung, Erguss.
- Zwerchfell: Glatt berandet, Hochstand, Tiefstand.
- Mediastinum: Mittelständig, verbreitert, Emphysem.

Computertomographie mit Kontrastmittel (▶ 3.10.4)
- Trauma: Beim stumpfen Thoraxtrauma ist das CT Thorax unverzichtbar! Thorakale Gefäßverletzung (z.B. Dissektion oder Extravasat bei Aortenruptur ▶ 5.3.6), Lungenkontusion. Im konventionellen Röntgen werden häufig Frakturen von Rippen, Skapula und an der Wirbelsäule übersehen.

- Raumforderung: Präzise Lokalisation (pulmonal, mediastinal, pleural), Ausdehnung, Infiltration.
- Pneumothorax (▶ 5.3.10): Ausdehnung, Lagebeziehung zur Thoraxdrainage, Lungenemphysem.
- Pleuraempyem: Infiltrate, Ausdehnung, Dichtewertmessung des Ergusses.

Sonographie (▶ 3.8)
- Untersuchung möglichst am sitzenden Pat.
- Pleuraerguss: Echoarmes Areal oberhalb Zwerchfell, Menge (Ergussmenge am sitzenden Pat. bestimmen).
- Hämatothorax: Echoarmes Areal mit echoreichen Einschlüssen oberhalb des Zwerchfells.
- Zwerchfellruptur: Magen- oder Darmanteile im Thorax (Enterothorax), evtl. Zwerchfelllücke darstellbar (schwirige Diagnose).
- Freie intraabdominelle Flüssigkeit → Verletzung parenchymatöser Organe (Leber, Milz).
- Rippenfrakturen u.U. sonographisch erkennbar.

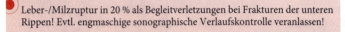

Leber-/Milzruptur in 20 % als Begleitverletzungen bei Frakturen der unteren Rippen! Evtl. engmaschige sonographische Verlaufskontrolle veranlassen!

EKG
Bei Sternumfrakturen (in 15 % Herzkontusion) → Ischämiezeichen, Niedervoltage, Rhythmusstörungen.

UKG
Bei thorakalen Stichverletzungen: Perikarderguss.

TEE (auch ▶ 3.8.9)
Thorakale Aortenruptur (Sensitivität 80 %).

Angiographie (in DSA-Technik, ▶ 3.7)
Thorakale Aortenruptur, Interkostalarterienblutung.

Bronchoskopie (▶ 3.13.7)
- Bei Hämoptysen (▶ 5.2.4): Lokalisation der Blutungsquelle, Freisaugen und evtl. Blutstillung.
- Beim stumpfen Thoraxtrauma mit Mediastinal- oder Weichteilemphysem (Bronchusruptur?).
- Bei Pneumonie oder Lungenabszess Eiter und Sekret absaugen, Bakteriologie.
! Bronchoskopie möglichst zum Zeitpunkt der aktiven Hämoptyse vornehmen oder veranlassen.

Gastrografinschluck (▶ 3.6.4)
Bei Mediastinalemphysem (Ösophagusruptur?).

5.2 Leitsymptome und Differenzialdiagnosen

5.2.1 Dyspnoe

Sichtbarer Ausdruck drohender Erschöpfung der Atem- und Atemhilfsmuskulatur ohne adäquate Belastung. Pat. empfindet Atemnot. Nicht gleichzusetzen mit respiratorischer Insuffizienz (auch ▶ 5.3).

Ätiologie
- Obstruktion der oberen Luftwege: Glottisödem (z.B. Wespenstich), Aspiration, Fremdkörper, Hustenreiz, Mediastinaltumoren, Struma.
- Bronchopulmonale Erkr.: Asthma bronchiale, Lungenemphysem, Lungenfibrose, chron. Bronchitis.
- Pneumothorax (▶ 5.3.10).
- Pleuraerkr.: Ergüsse serös (Herzinsuff.?), blutig (Trauma oder Pleurakarzinose), eitrig (Pleuropneumonie).
- Kardiovaskuläre Erkr.: z.B. Myokardinfarkt (▶ 5.2.2), Aortendissektion (▶ 22.3.1).
- Brustwandverletzungen: Schmerzbedingte Einschränkung der Atemexkursionen.
- Angst: Hyperventilationssyndrom (Tetanie, Pfötchenstellung). **Cave:** Die vielfach empfohlene Rückatmung gelingt nur selten. Langsame Gabe von Diazepam 5–10 mg langsam i.v. (z.B. Valium®) und Ca^{2+} (z.B. Calcium Sandoz 10 %® 5–10 ml i.v.) sind praktisch immer wirksam. Verständnisvolles und beruhigendes Auftreten.
- Inhalationsintoxikation: Z.B. Reizgase, Rauch.

5.2.2 Thoraxschmerz

Ätiologie
Direkt infolge Erkrankungen und Verletzungen von Brustkorb und endothorakalen Organen oder indirekt durch Erkrankungen oder Verletzungen der Oberbauchorgane.

Klinik
Je nach Grundkrankheit sehr unterschiedliche Schmerzcharakteristik und -lokalisation:
- Akut, stechend, unilateral evtl. Atemnot → Pneumothorax (▶ 5.3.10), Rippenfraktur oder -prellung. Spontane Rippenfraktur durch Hustenstoß ist möglich!
- Belastungsabhängig, wiederkehrend, Vorgeschichte → Angina pectoris.
- Zentral, vernichtend, Übelkeit, evtl. Schock → Myokardinfarkt.
- Anhaltend, in den Rücken lokalisiert, evtl. Schock → akute Aortendissektion (▶ 22.3.1).
- Plötzlicher Beginn nach Erbrechen, retrosternal → Ösophagusruptur, Boerhaave-Syndrom.
- Husten, Fieber, laterobasal, atemabhängig → Pleuritis, Pleuraempyem.
- Gürtelförmig, bewegungsabhängig → thorakale Diskopathie (▶ 19.3).

> Entscheidend sind Anamnese (Vorgeschichte, Unfallhergang, Risikofaktoren) und Begleitsymptome (z.B. Hypotonie, Schock, Atemnot, Fieber).

Diagnostik
- Puls: (Arrhythmie, Frequenz), RR (stark ↓ oder ↑).
- Auskultation: Atemgeräusche abgeschwächt (Pneumothorax, Erguss), Pleurareiben.
- Perkussion: Gedämpft (Erguss), hypersonor (Pneumothorax).
- Labor (▶ 3.15): BB, CK, CK-MB, LDH, GOT, Troponin (Myokardinfarkt), C-reaktives Protein (Pleuropneumonie).
- EKG: Infarktzeichen, Hinweise auf Lungenembolie.
- Röntgen (▶ 3.5) Thorax p.-a. und seitlich: Pneumothorax (▶ 5.3.10), Erguss, Aortenaneurysma (▶ 22.3.2), Rippenfraktur (▶ 5.3.2).
- Sonographie (▶ 3.8): Erguss, ggf. sofort Punktion (serös, blutig, eitrig).
- CT/TEE: Aortendissektion, Aneurysmaruptur (▶ 5.3.6), thorakaler Bandscheibenprolaps (▶ 19.3).
- Angiographie (▶ 3.7): Aneurysmatyp, Aortendissektion (▶ 22.3.1), abdominelle Gefäßabgänge verlegt.
- Gastrografinschluck (▶ 3.6.3): Ösophagusruptur.

Tab. 5.1 Differenzialdiagnose Thoraxschmerz

Symptome	Befunde	Besonderheiten	Verdachtsdiagnose	Maßnahmen
Retrosternaler Schmerz (kurze Dauer), evtl. Ausstrahlung Arm, Dyspnoe, Schweißausbruch	Besserung auf Nitrospray	Häufig nach psychischer oder physischer Belastung	Angina pectoris	EKG, Labor, Herzenzyme, internistisches Konsil, s.u.
Retrosternaler Schmerz (längere Dauer), Angst, Übelkeit, Vernichtungsschmerz	Keine Besserung auf Nitrospray	Häufig nach psychischer oder physischer Belastung	Myokardinfarkt	EKG, Labor, Herzenzyme, internistisches Konsil, s.u.
Umschriebene thorakale Schmerzen, Atemnot, Angst, Husten	Tachypnoe, evtl. Fieber, Beinschwellung, Beinschmerzen	Nach OP, Immobilisation, phlebologische, hämatologische Erkrankungen, Familienanamnese, Malignome	Lungenembolie	EKG, CT-Thorax, Labor, internistisches Konsil, Intensivstation
Akuter, atemabhängiger Schmerz, Atemnot, Reizhusten	Einseitig abgeschwächtes Atemgeräusch, hypersonorer Klopfschall	Spontan, nach Trauma, pulmonale Erkrankungen	Pneumothorax	Rö.-Thorax, BGA, O₂-Gabe, Thoraxdrainage, bei Rezidiv: OP

5.2 Leitsymptome und Differenzialdiagnosen

Tab. 5.1 Differenzialdiagnose Thoraxschmerz *(Forts.)*

Symptome	Befunde	Besonderheiten	Verdachtsdiagnose	Maßnahmen
Atem-, evtl. bewegungsabhängige, umschriebene Thoraxschmerzen	Atemabhängiges Reibegeräusch	Meist sekundär, z.B. Pneumonie, Tbc, Lungeninfarkt, Bronchialkarzinom	Pleuritis oder parapneumonisches Pleuraempyem	EKG, CT-Thorax, Labor, internistisches Konsil, bei Empyem: OP!
Umschriebener Thoraxschmerz, atemabhängig	Krepitation, sagittaler oder transversaler Thoraxkompressionsschmerz	Nach Trauma	Rippenfraktur	Rö.-Thorax, Sonographie
Rücken-Schulter-Schmerz, Schock	RR-Differenz zwischen oberer und unterer Extremität	Nach Trauma, Arteriosklerose, Hypertonie, bekanntes Aneurysma	Aneurysmaruptur	Sonographie, Schocktherapie, Notfalloperation
Gürtelförmige oder segmentale Thoraxschmerzen	DS im Bereich eines irritierten N. intercostalis	Häufig Herpes zoster	Interkostalneuralgie	EKG, Rö.-Thorax. Infiltration mit Lokalanästhetika
Bewegungs- oder haltungsabhängige Myalgien und Venenirritationen	Beschwerden durch manuellen Druck auf Sternum und Thorax verstärkbar	Evtl. nach Liegen, belastungsabhängig, degenerative WS-Veränderungen	HWS-/BWS-Syndrom	Rö. BWS, LWS symptomatische Schmerztherapie

Tab. 5.2 Differenzialdiagnose Dyspnoe

Auftreten	Symptome	Befunde	Besonderheiten	Verdachtsdiagnose
Variabel, oft bekannte Anfälle, Allergie?	Exspiratorischer Stridor, Unruhe, Hustenreiz	Exspiratorisches Giemen, Brummen, verlängertes Exspirium	Oft akut, Trigger: bronchialer Infekt, Wetterumschwung	Asthma bronchiale, s.u.
Schlagartig	Thoraxschmerz, Husten, Angst	Tachykardie, Tachypnoe	Risikofaktoren, venöse Thrombose	Lungenembolie, s.o.
Innerhalb von Stunden	Husten	feuchte RG über beiden Lungen	Herzinsuffizienz meist bekannt, hypertone Krise?	Lungenödem, s.u.
Innerhalb von Tagen	Husten mit Auswurf	Fieber, klingende RG über einem Lungenabschnitt	Infektion, Kreislaufstörung, Z. n. Embolie?	Pneumonie

Tab. 5.2 Differenzialdiagnose Dyspnoe (Forts.)

Auftreten	Symptome	Befunde	Besonderheiten	Verdachtsdiagnose
Plötzlich nach Fremdkörperaspiration, Blutung der oberen Luftwege, Erbrechen	Husten	Erbrochenes im Mund	Oft Kinder oder verwirrte Personen, bei Bewusstlosigkeit	Aspiration
Spontan oder nach Trauma	Einseitiger atemabhängiger Thoraxschmerz	Abgeschwächtes AG, hypersonorer Klopfschall, evtl. Hypotonie	Oft gesunde junge Patienten, gelegentlich Folgeereignis	Pneumothorax
Nach Trauma	Atemabhängige Schmerzen	Paradoxe Atmung	Oft zusätzlich Pneumothorax	Instabiler Thorax
Plötzlich, Stresssituation	Periorale und karpopedale Parästhesien	Tetanie	Besserung nach Beruhigung	Hyperventilationssyndrom

5.2.3 Husten

Ätiologie

Infekte, chemische oder thermische Irritation, Tumoren, Aspiration von Fremdkörpern oder Flüssigkeiten, Lungenerkrankungen (z.B. Asthma, Lungenfibrose), Linksherzdekompensation.

Anamnese

- Vorgeschichte: Unfall (Zahnverlust und Aspiration), Zahnarztbesuch (Aspiration einer Füllung), Verschlucken, Fieber, Operationen an Lunge oder Ösophagus.
- Vorerkrankungen: Asthma, Pneumonie.
- Alkohol (Bolusaspiration!), Tabak (chron. Bronchitis).
- Dauer, Qualität (trocken oder produktiv), Zeitpunkt (morgens bei Rauchern, lageabhängig bei Aspiration, z.B. aus Zenker-Divertikel), Menge und Qualität des Auswurfs: blutig, eitrig, glasig, schaumig.
- Begleitsymptomatik: Heiserkeit, Fieber, Schmerzen, Beinschwellung (Thrombose/Embolie).

Vor allem bei der Fremdkörperaspiration wird gelegentlich die Aspiration nicht erinnert (je nach Alkoholisierungsgrad) oder nur nach Befragen ein „Verschlucken" angegeben. Typisch ist zunächst ein produktiver Reizhusten, später dann gelegentlich Hämoptysen bzw. eitrig-purulentes Sputum oder auch Zeichen der Pneumonie infolge Sekretretention.

Diagnostik
- **Röntgen** (▶ 3.5.30) Thorax in 2 Ebenen: Tumor, Atelektase, Infiltrat, Pneumothorax oder Seropneumothorax (Spiegelbildung), Abszess (intraparenchymatöser Spiegel), Fremdkörper, milchige Verschattung (Lungenödem bei Inhalationstrauma).
- **Bronchoskopie** (▶ 3.13.7): Tumor, Fremdkörper, flüssiges Aspirat, ösophagotracheale Fistel, Bronchusstumpffistel, Eiter, Blut. Immer Bakteriologie entnehmen (inkl. Färbung nach Ziehl-Neelsen).

Therapie
- Bei Dyspnoe und zu erwartender invasiver Therapie i.v. Zugang legen, Pulsoxymetrie.
- **Inhalationstrauma:** Sofort Dexamethason (2 × 2 Hübe Auxiloson®), Antitussivum z.B. Codipront® 10–20 Tropfen p.o., CPAP-Maske mit FiO_2 0,5 %; bei manifestem Lungenödem oder O_2-Sättigung (Pulsoxymeter) unter 90 % Intubation und Beatmung (Anästhesie). Kontaktaufnahme mit Vergiftungszentrale (▶ 1.9.4).
- **Aspiration von Flüssigkeiten:** Anästhesie benachrichtigen, bronchoskopische Absaugung und Spülung, endobronchiale Gabe von Glukokortikoiden, (z.B. Auxiloson® 2–3 Hübe), systemisch Antibiotika, O_2-Gabe über Maske (4–6 l/ Min.), Intubation abhängig von Blutgasanalyse oder wenn O_2-Sättigung unter 90 % liegt.
- **Endobronchiale Fremdkörper:** Anästhesie benachrichtigen, Entfernung in Narkose mit dem starren Bronchoskop. I.d.R. kann kein Fremdkörper, der die Stimmritze passiert hat, auch auf diesem Weg wieder entfernt werden. Operation (Bronchotomie) nur im Ausnahmefall erforderlich.
- **Bronchusstumpfinsuffizienz:** Sofortige Drainage der Pneumonektomiehöhle (zur Verhinderung einer weiteren Aspiration, intravenöse Antibiose). Kleine Fisteln können konservativ behandelt werden, bei größeren Dehiszenzen operative Maßnahmen notwendig. Muss der Pat. beatmet werden (respiratorische Insuffizienz nach Massenaspiration) selektive Intubation in den kontralateralen Hauptbronchus.

5.2.4 Hämoptysen bzw. Hämoptoe (Bluthusten)

Definitionen
- **Hämoptysen:** Blutbeimengungen im Auswurf, max. 300 ml/24 h.
- **Hämoptoe: Abhusten von reinem Blut oder von Koageln über 300 ml/24 h, Letalität 30–50 %, bei verzögerter** Therapie 50–100 %.

Ätiologie
Geringere Mengen hellroten Blutes stammen aus den Bronchialarterien, viel dunkles Blut kommt meist aus der Pulmonalarterie.
- Infektion: Pneumonie, Bronchitis, Tuberkulose, Bronchiektasen.
- Bronchial-, Ösophaguskarzinom (Arrosionsblutung).
- Traumata: Lungenkontusion (schaumig, massiv), Lungenlazeration, Bronchusruptur (Mediastinalemphysem), Fremdkörperaspiration.
- Lungenembolie.
- Linksherzversagen, z.B. bei Mitralstenose, hypertensiver Krise.
- Anomalien der Bronchialgefäße (z.B. Aneurysmen, arteriovenöse Fisteln).

Anamnese
- Tracheobronchitis, Trauma, Tabak, Gewichtsabnahme (Tumor?).
- Dauer und Intensität der Blutung (Mengenangabe: „Teelöffel", „Tasse").
- Antikoagulanzieneinnahme

Die Abgrenzung gastrointestinaler und oropharyngealer Blutung ist anamnestisch schwierig.

Klinik
- Sehr variabel, je nach Blutungsintensität.
- Evtl. Atemnot, evtl. anhaltendes Abhusten von Blut.
- Schocksymptomatik selten, weil große Blutungen rasch tödlich sind.

Diagnostik
- Röntgen (▶ 3.5.31) Thorax in 2 Ebenen: Pneumonie, Tumor, Aspiration, Herzinsuffizienzzeichen.
- Bei Traumata ▶ 5.3.
- CT-Thorax (▶ 3.10.4): Infiltrate, Einblutungsareale im Lungenparenchym, Tumoren, Bronchiektasie, Lungenembolie, Kaverne, Aspergillom.
- Labor: BB, Quick, PTT, BGA, Blutgruppe, Kreuzblut, Na, K.
- Bronchoskopie (▶ 3.13.7).
  - Bei „kleinen" Hämoptysen (< 25 ml/h) flexible Bronchoskopie ausreichend.
  - Bei Hämoptoe starre Bronchoskopie in Narkose zur evtl. Intervention.
- Angiographie: Selektive Darstellung der Bronchialarterien und ggf. Embolisation.
- Ggf. Ösophagogastroskopie zum Ausschluss einer GI-Blutung (▶ 3.13.2).

Therapie
- Die meisten Hämoptysen können bronchoskopisch (Argon-Beamer Koagulation, Laser Koagulation, Tamponade) oder radiologisch interventionell behandelt werden (Bronchialarterienembolisation).
- Bei starker Blutung Vorschieben eines Beatmungstubus in den Hauptbronchus der gesunden Lunge (ggf. bronchoskopisch) oder besser Intubation mit einem Doppellumentubus bis OP-Beginn.
- Die kausale Therapie der Hämoptysen ist die Therapie der Grundkrankheit, z.B. Antibiose bei Infekten oder Lungenresektion bei Bronchuskarzinom. Operationen sind mit Ausnahme einiger weniger Massenblutungen als Elektiveingriff möglich.

Sofortmaßnahmen
- Falls möglich, Pat. aufsetzen (erleichtert das Abhusten).
- I.v. Zugang, evtl. Volumenersatz, z.B. Ringer-Laktat, Haes®.
- 4–6 l/Min. O₂ über Nasensonde.
- Antitussivum: Hydrocodon 15 mg i. v. oder i. m.) oder Dihydrocodein 10 mg p.o. 3 × tgl. (z.B. 3 × 20 Tr. Paracodin®).
- CT-Thorax veranlassen.
- Bronchoskopie vorbereiten (inkl. starrem Instrumentarium) ▶ 3.13.7.

- Bronchoskopisches Freisaugen des Bronchialsystems, Lokalisierung der Blutung, ggf. Tamponade.
- Bei starker Blutung OP benachrichtigen, Sofortoperation einleiten.
- Im Zweifel sollte immer die Verlegung in eine Lungenfachklinik angestrebt werden.

5.2.5 Weichgewebe- und Mediastinalemphysem

Definition
Eine aufsteigende oder sich ausbreitende Gasansammlung in Unterhautgewebe, Muskulatur oder Mediastinum nach spontaner oder verletzungsbedingter Eröffnung lufthaltiger Organe.

Ätiologie
- Stumpfe oder perforierende Verletzungen der Nasennebenhöhlen, des Tracheobronchialbaums, des Ösophagus und der Lunge; häufigste Ursache: Rippenfraktur.
- Bei intubierten und beatmeten Pat. tracheobronchiale Intubationsverletzung (▶ 5.3.8).
- Mediastinalemphysem auch durch forciertes Husten oder minimales stumpfes Thoraxtrauma (sog. spontanes Pneumomediastinum).

Auch bei monströsem Aussehen ist ein Gewebeemphysem selbst nie bedrohlich, möglicherweise aber die zugrundeliegende Erkrankung.

Klinik
- „Aufgeblasenes" Aussehen („Froschaugen", „Michelin-Männchen").
- Quäkende „Mickey-Mouse"-Stimme.
- Evtl. Atemnot (begleitender Spannungspneumothorax!?).
- Anamnese ▶ 5.1.

Diagnostik
- Inspektion: Verletzungen.
- Palpation: Subkutanes Knistern (Emphysemausdehnung auf Haut anzeichnen, Verlauf?).
- Röntgen (▶ 3.5.31) Thorax p.a.: Diffuse Lufteinschlüsse im Gewebe, Abheben der Weichteile von der knöchernen Thoraxwand, Fiederung der Muskulatur. **Cave:** Eine feine Pneumothoraxlinie kann von Luft in den Weichteilen überlagert und übersehen werden.
- CT-Thorax (▶ 3.10.4): (Entscheidend!) Sicherer Nachweis der Emphysemausdehnung oder eines begleitenden Pneumothorax oder eines isolierten spontanen Pneumomediastinums. Hinweise auf die Grunderkrankung (Lungenemphysem, Verletzungen).
- Bronchoskopie (▶ 3.13.7): Indiziert bei Thoraxtraumata (Tracheobronchialruptur) oder nach Intubation (Intubationsverletzung der Trachea).
- Gastrografinschluck (▶ 3.6.3): Nachweis einer Ösophagusverletzung.

Therapie
- Rippenfraktur: Thoraxdrainage (▶ 5.3.2), auch wenn im Röntgen-Thorax kein Pneumothorax sicher erkennbar ist (das Weichteilemphysem beweist indirekt die Lungenverletzung!).
- Tracheobronchial- oder Ösophagusruptur: OP, bei kleinen Defekten konservativ.
- Spontanes Pneumomediastinum: Beobachtung.

> - Ein zunehmendes Weichteilemphysem kündigt mitunter einen Spannungspneumothorax an! Pat. mit Rippenfrakturen und progredientem Weichteilemphysem sind dann in Lebensgefahr! Thoraxdrainage ▶ 5.3.2.
> - Keine Kanülen ins Subkutangewebe einstechen, die Resorption erfolgt spontan.
> - Infekte sehr selten, Antibiose nicht erforderlich.

5.2.6 Interkostalneuralgie

Ätiologie
Entzündliche Prozesse, regionale und metastatische Tumoren, traumatische und degenerative Veränderungen, Rippenfrakturen, operative Eingriffe an der BWS.

Klinik
Schmerzen und/oder Parästhesien im Innervationsgebiet einzelner Thorakalnerven oder Nervenwurzeln.

Diagnostik
- Untersuchung: Inspektion (Narben), Palpation (Fraktur, Triggerpunkte), Verlust des Bauchhautreflexes, Vorwölbung der Bauchwand bei Bauchpresse.
- Röntgen: BWS in 2 Ebenen (Fraktur, Wirbelgleiten, Osteolysen), Hemithorax (Rippenfrakturen).
! In jedem Fall bei V.a. Herzinfarkt EKG, Labor (CK, CK-MB, LDH, Troponin) und evtl. internistisches Konsil veranlassen!

Differenzialdiagnosen
Pseudoradikuläre Schmerzen bei Skelett-, Muskel- oder Bandererkrankungen, Myokardinfarkt.

Therapie
- Peripheres Analgetikum, z.B. Paracetamol 3–4 × 500–1000 mg/d (z.B. ben-u-ron®), Diclofenac 3 × 50 mg/d (z.B. Voltaren®).
- Bei unklarer Ursache (Myokardinfarkt nicht auszuschließen) in jedem Fall stationäre Aufnahme.

5.3 Thoraxerkrankungen und -verletzungen

5.3.1 Stumpfes Thoraxtrauma

Stumpfe Thoraxverletzungen treten gehäuft in Kombination mit anderen Verletzungen auf (SHT 42 %, obere Extremität 24 %, Wirbelsäule 32 %, Abdomen 32 %, Becken 40 %, untere Extremität 32 %).

 Bei Kindern und Jugendlichen sind wegen der elastischen Rippen schwerste Organverletzungen ohne Rippenfrakturen möglich.

Diagnostik
- Inspektion, Palpation (▶ 3.2): Zyanose, Dyspnoe, Hämoptysen, Krepitation an der Brustwand, Weichteilemphysem an Brustwand oder Hals.
- Auskultation (▶ 3.2): Atemgeräusche ein- oder beidseitig, lokal oder generalisiert abgeschwächt (Hämatothorax, Pneumothorax, Bronchusabriss).
- Perkussion (▶ 3.2): Klopfschalldämpfung (Hämatothorax), hypersonorer Klopfschall (Pneumothorax).
- Untersuchung (▶ 3.2): Puls, RR, neurologischer Status (SHT), Abdomen (Begleitverletzungen).
- Röntgen (▶ 3.5.31) Thorax a.p. und seitlich: Frakturen, Pneumothorax ▶ 5.3.10), Erguss, Kontusionsherde.
- CT-Thorax mit KM (▶ 3.10.4): Bei Sturz aus mehr als 2 m Höhe oder bei Motorradunfall großzügige Indikationsstellung (ggf.Ganzkörper CT)! Lungenkontusion, Lungenlazeration, Pneumothorax, Frakturen (Rippen, BWS, Skapula), intrathorakale Gefäßläsion (Extravasat?), Zwerchfellruptur.
- Labor (▶ 3.15): BB, CK, CK-MB, LDH, GOT (Anzeichen für Myokardschädigung), BGA, Blutgruppe, ggf. Kreuzblut.
- Sonographie (▶ 3.8.5): Pleuraerguss oder -hämatom, Perikarderguss, freie abdominelle Flüssigkeit, Milz- oder Leberparenchymverletzung.
- Bronchoskopie (▶ 3.13.7): Tracheal- oder Bronchusruptur? Unverzichtbar bei zervikal betontem Weichteilemphysem bzw. radiologisch nachgewiesenem Mediastinalemphysem.

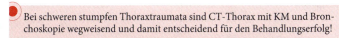 Bei schweren stumpfen Thoraxtraumata sind CT-Thorax mit KM und Bronchoskopie wegweisend und damit entscheidend für den Behandlungserfolg!

Therapie

Sofortmaßnahmen
- I.v. Zugang, Volumenersatz mit Ringer-Laktat, Haes®-Infusion bei Volumenmangel.
- 4–6 l/Min. O_2 über Nasensonde, Pulsoxymetrie: Sauerstoffsättigung > 90 %.
- Blutkonserven (▶ 2.11, 4.3), FFP bei Blutungsschock.

- Anästhesie benachrichtigen, frühzeitige Intubation bei allen (potenziell) ateminsuffizienten Pat. (**Cave:** Spannungspneumothorax).
- Analgetika bei Bedarf, z.B. Piritramid 0,5–1 Amp. (à 7,5 mg) langsam i.v. (Dipidolor®).
- Intensivüberwachung mit Monitoring: Puls-, RR-Kontrollen, Pulsoxymetrie, wirksame Analgesie und Antibiose wegen Pneumoniegefahr (z.B. Augmentan® 3 × 2 g i. v.), Atemgymnastik, tgl. Röntgen Thorax.
- Bei ausgedehnt instabilem Thorax Intubation (▶ 5.3.4) und Beatmung einleiten.
- Bei Rippenserienfraktur ▶ 5.3.3, thorakale Gefäßruptur ▶ 5.3.6, Pneumothorax ▶ 5.3.10, Sternumfraktur ▶ 5.3.5, Zwerchfellruptur ▶ 5.3.7, Bronchus-/Trachearuptur ▶ 5.3.8, offene Thoraxverletzung ▶ 5.3.9.

5.3.2 Rippenfraktur

Definition
Fraktur von 1–2 Rippen (sonst Rippenserienfraktur ▶ 5.3.3). Auch einzelne Rippenfrakturen können mit schwerwiegenden Begleitverletzungen einhergehen (▶ Tab. 5.3).

Ätiologie
Sturz (häufigste Fraktur älterer oder alkoholkranker Menschen), Stoß, path. Frakturen durch Tumor, Metastasen, Osteoporose. Rippenfrakturen durch Hustenstoß sind möglich, auch ohne Grunderkrankung.

Anamnese
Trauma (Stoß, Sturz, Schlag), Vorerkrankungen (Tumor, Osteoporose, Hyperparathyreoidismus → Niereninsuff.).

Klinik
Atemabhängiger Schmerz, evtl. Dyspnoe.

Diagnostik
- Untersuchung (▶ 3.2): Lokalisierter Druckschmerz, sagittaler oder transversaler Thoraxkompressionsschmerz, Krepitation, frakturnahes Weichteilemphysem.
- Auskultation (▶ 3.2): Atemgeräusch abgeschwächt (Schonatmung wegen Schmerzen).
- Röntgen (▶ 3.5.31) Thorax p.a. und seitlich, evtl. knöcherner Hemithorax: Fraktur, Dislokation, Erguss.
- Sonographie (▶ 3.8.5): Pleuraerguss, freie Flüssigkeit im Abdomen.

Tab. 5.3 Begleitverletzungen bei Rippenfrakturen

Obere Rippen	Skapula, Klavikula (häufig), Plexus brachialis, A. und V. subclavia, N. phrenicus, Aorta, Trachea, Bronchien (selten)
Mittlere Rippen	Lungenkontusion, Lungenlazeration, Zwerchfellruptur
Untere Rippen	Hämatothorax, Pneumothorax, Milz-, Leberruptur
Unabhängig von Lokalisation	Hämatothorax, Pneumothorax

Therapie
Stationäre Aufnahme bei starken Schmerzen, hohem Alter, gravierenden Begleiterkrankungen.
- Analgetika: z.B. Paracetamol 3–4 × 1000 mg/d i.v. (z.B. Perfalgan®), Morphin 3–4 × 10 mg/d p.o. (z.B. MST 10 mg®). Ausreichende Schmerztherapie ist die beste Pneumonieprophylaxe.
- Anleitung zur Atemgymnastik, Benutzung von z.B. Triflow®-Atemtrainer.
- ! Keine Immobilisation (Bettruhe → häufig mehr Schmerzen) oder (hemi-)zirkuläre Verbände (Störung der Atemmechanik, Pneumoniegefahr).

Nachbehandlung
Schmerztherapie, Atemgymnastik, Kontrolle des klinischen Befunds und Röntgenkontrolle am nächsten Tag (in Exspiration) zum Ausschluss eines Hämato- oder Pneumothorax.

5.3.3 Rippenserienfraktur

Definition
Fraktur von drei oder mehr benachbarten Rippen. Thoraxwandinstabilität bei Rippenserienfraktur resultiert meist aus Rippenstückfrakturen. In 30 % liegen als Begleitverletzungen ein Hämato- oder Pneumothorax, eine Milz- oder Leberruptur vor.

Ätiologie
Sagittale Kompression des gesamten Thorax (Berstung nach lateral, z.B. Auffahrunfall), direkte Gewalt auf umschriebene Stelle (z.B. Sturz auf Badewannenrand, Berstung nach intrathorakal).

Klinik
Atemabhängige Thoraxschmerzen, evtl. Dyspnoe.

Diagnostik
- Inspektion (▶ 3.2): Äußere Verletzungen, einseitig paradoxe Atmung, atypische Atemexkursionen.
- Untersuchung (▶ 3.2): Schockzeichen (Puls ↑, RR ↓), Kompressionsschmerz des Thorax, Krepitation, Instabilität, frakturnahes Weichteilemphysem.
- Labor (▶ 3.15): BB, Quick, PTT, Na, K, BGA, evtl. Herzenzyme bei V.a. Contusio cordis.
- CT-Thorax (▶ 3.10.4): Ausmaß der Rippenfrakturen erst im Knochenfenster des CT einwandfrei zu beurteilen, Lungenkontusionsherde, Hämato-Pneu-

mothorax, Begleitverletzungen (Skapulafrakturen und Wirbelfrakturen oft erst im CT zu sehen).
- EKG: Anhalt für Myokardschädigung (Herzkontusion), Niedervoltage bei Perikarderguss (im Zweifel UKG).

Therapie
Stationäre Aufnahme obligat (häufig Begleitverletzungen), i.v. Zugang, Ringer-Laktat-Infusion.
- Analgetika, z.B. Piritramid 0,5–1 Amp. (à 7,5 mg) langsam i.v. (Dipidolor®), Paracetamol 3–4 × 1000 mg/d i.v. (z.B. Perfalgan®) oder Diclofenac 3 × 50 mg/d p.o. (z.B. Voltaren®).
- Evtl. kontinuierliche Periduralanästhesie (▶ 2.3).
- Kontinuierliche Überwachung: Pulsoxymetrie, Kreislaufparameter.
- Intensive Atemtherapie durch Krankengymnastik, mit z.B. Triflow®-Atemtrainer, evtl. PEEP-Weaner.
- Thromboseprophylaxe (▶ 2.10), Röntgenkontrolle spätestens nach 12 h.
- Thoraxdrainage (▶ 5.3.10) bei Hämato- oder Pneumothorax oder prophylaktisch, wenn ein Weichteilemphysem vorliegt oder der Pat. zur Intubationsnarkose (z.B. OP bei Begleitverletzung) vorbereitet werden soll (Gefahr des Spannungspneumothorax unter Beatmung). Entleeren sich > 100 ml/h (oder > 1000 ml/12 h) aus der Thoraxdrainage, muss thorakoskopiert werden. Häufig Lazerationen von Lunge oder Zwerchfell oder Blutungen aus Interkostalarterien. Im Zweifel mit Thoraxchirurgie Kontakt aufnehmen.

- Viele Pat. werden erst in den nächsten Tagen nach dem Unfall infolge Lungenkontusion und ARDS ateminsuffizient → Überwachung ggf. auf Intensivstation.
- Schmerzbehandlung und Physiotherapie sind die wichtigsten therapeutischen Maßnahmen!

5.3.4 Instabiler Thorax

Definition
Lokale Instabilität durch Gewalteinwirkung (meist lateral) oder großflächig instabiler Thorax (meist anterior, beidseitig). Vordere Serienfrakturen sind meist instabil, hintere (Rückenmuskulatur) meist stabil, posteriore obere Frakturen (Schultergürtelmuskulatur) meist stabil, aber häufig liegen schwerwiegendere Begleitverletzungen vor.

Ätiologie
Sturz aus großer Höhe, Quetschung durch Hochenergietrauma.

Klinik
- Atemnot ist beim wachen Pat. führendes Symptom (allerdings Mehrzahl der Pat. schon am Unfallort intubiert).
- Inspiratorische Einwärtsbewegung des ausgebrochenen Thoraxstückes (bei dorsalen Serienfrakturen ist wg. Muskelmantel meist keine abnorme Beweglichkeit zu sehen).

- Gesamtzustand des Pat. meist von anderen Verletzungen bestimmt (SHT, Leber- oder Milzruptur).

Diagnostik
- Inspektion (▶ 3.2): Paradoxe Atmung (Einwärtsbewegung der frakturierten Seite im Inspirium), evtl. Prell- oder Gurtmarken.
- Untersuchung (▶ 3.2): Schockzeichen, Krepitation, instabile Thoraxareale.
- CT-Thorax mit KM (▶ 3.10.4): Ist unverzichtbar und ersetzt beim instabilen Thorax die konventionelle Röntgenaufnahme: Ausmaß der Thoraxwandverletzung, Lungenkontusionsherde, Hämato- Pneumothorax, Begleitverletzungen (▶ Tab. 5.4). Je nach Unfallmechanismus ist ein CT von Kopf, Thorax und Abdomen indiziert.
- Sonographie (▶ 3.8.5): Pleuraerguss, freie abdominelle Flüssigkeit, Leber- oder Milzruptur.
- Labor (▶ 3.15): BB, Quick, PTT, Na, K, BGA, Blutgruppe.

Therapie
- Konservativ: Bei kleiner Thoraxwandinstabilität ohne Begleitverletzungen Behandlung wie Rippenserienfraktur (▶ 5.3.3).
- Stabilisierung des instabilen Thorax durch Beatmung (ggf. Tracheotomie). Operativ: Bei intrathorakalen Blutungen, abdominellen Begleitverletzungen (Leber-, Milzruptur). Osteosynthetische Wandstabilisierungen sehr selten indiziert.

> **❗ Sofortmaßnahmen**
> - I.v. Zugang, Volumenersatz mit Ringer-Laktat, Haes®-Infusion.
> - Blutkonserven (▶ 2.11), FFP bei Blutungsschock.
> - Pulsoxymetrie: Sauerstoffsättigung > 90 %; 4–6 l/Min. O_2 über Nasensonde.
> - Analgetika, z.B. Piritramid 0,5–1 Amp. (à 7,5 mg) langsam i.v. (Dipidolor®).
> - Frühzeitig Anästhesie, ggf. OP benachrichtigen.
> - Atemarbeit, -frequenz und BGA immer zusammen beurteilen. Frühzeitig Intubation einleiten (▶ 5.3), nicht Erschöpfung des Pat. abwarten.

5.3.5 Sternumfraktur

Ätiologie
Kompressionstraumata, Lenkradverletzungen, Gurtverletzungen. Selten isoliert, meist mit Rippenfrakturen und anderen Verletzungen assoziiert.

Klinik
- Lokaler Schmerz.
- Schonatmung, Dyspnoe, atemabhängige Schmerzen.
- Evtl. Herzrhythmusstörungen.

Tab. 5.4 Organverletzungen bei Sternumfraktur

Hämatothorax	25 %
Lungenkontusion/Lungenlazeration	24 %
Pneumothorax	18 %
Herzkontusion	15 %
Zwerchfellruptur	6 %
Perikardverletzung	5 %
Aortenruptur	4 %
Bronchusruptur	3 %
Intraabdominelle Blutung	21 %

Diagnostik
- Inspektion (▶ 3.2): Prellmarken, Deformitäten, Hämatom.
- Palpation (▶ 3.2): tastbare Stufe, begleitende Rippenfrakturen.
- Röntgen (▶ 3.5.31).
  - Sternum seitlich: Fraktur nur auf streng seitlicher Projektion nachweisbar.
  - Thorax p.a.: Breites Mediastinum, Hämatothorax (▶ 5.3.11) in 25 % der Fälle, Lungenkontusion.
  - CT-Thorax mit KM (▶ 3.10.4): Ausmaß und genauer Verlauf der Fraktur, Lungenkontusionsherde, Hämatopneumothorax, Perikarderguss, Gefäßverletzungen (Extravasat).
- EKG: Herzrhythmusstörungen, Zeichen der Herzkontusion und Myokardschädigung (z.B. ST-Hebungen), ggf. UKG veranlassen (Perikarderguss).

Therapie
- Stationäre Aufnahme, i.v. Zugang, Ringer-Laktat-Infusion.
- Überwachung mit kardialem Monitoring (fortlaufende EKG- und RR-Registrierung).
- Analgetika und Atemgymnastik wie bei Rippenfrakturen (▶ 5.3.2).
- Operativ: Osteosynthese nur bei Fragmentverschiebung um Knochenbreite (elektiv).

5.3.6 Thorakale Aortenruptur

Nur 1 % aller Pat. mit schweren Thoraxverletzungen, die lebend die Klinik erreichen, haben eine gedeckte thorakale Aortenruptur. Pat. mit freier Aortenruptur erreichen selten lebend die Klinik.

Ätiologie
Dezelerationstrauma (Sturz aus großer Höhe oder Auffahrunfälle), Aorta reißt an anatomischen Schwachpunkten (Übergang Arcus- in Descendens-Bereich). In > 90 % der Fälle am Innenradius des distalen Aortenbogens.

Klinik
- Abhängig von Größe der Lokalisation (Einriss oder zirkuläre Ruptur) evtl. sogar (zunächst) asymptomatisch, mitunter erst nach Monaten im Röntgenbild zufällig festgestellt (posttraumatisches Aneurysma).
- Schockzeichen (RR ↓, Puls ↑, evtl. gestaute Halsvenen).
- Rücken- oder Schulterschmerz, Atemnot (Stridor), Heiserkeit (Rekurrensschaden).
! Prognose wegen kombinierter Verletzungsmuster häufig von Begleitverletzungen bestimmt.

Diagnostik
- Untersuchung ▶ 5.1.
- Röntgen (▶ 3.5.30) Thorax p.-a.: Breites Mediastinum („Schornsteinformation"), subpleurale Verschattung in der Thoraxkuppel („cap sign"), evtl. Erguss (Hämatothorax).
- CT-Thorax mit KM (▶ 3.10.4): Kontrastmittelextravasat, Begleitverletzungen.
- Angiographie (DSA): Nachweis und Lokalisation der Ruptur.
- TEE (▶ 3.8.9): Rupturnachweis möglich.
- Sonographie (▶ 3.8): Freie intrathorakale Flüssigkeit, intraabdominelle oder retroperitoneale Flüssigkeit infolge begleitender Leber- Milz- oder Nierenverletzung.
- Labor (▶ 3.15): BB, Quick, PTT, Na, K, Blutgruppe, Kreuzblut, BGA.

Therapie
Versorgung intrathorakaler und intraabdomineller Blutungen. Wenn keine aktive Blutung in Pleurahöhle und stabile Kreislaufverhältnisse OP nach Stabilisierung im Intervall, z.B. durch Clamp-repair-Verfahren, Direktnaht oder Protheseninterposition bzw. Aortenstent.

> **Sofortmaßnahmen bei instabilen Kreislaufverhältnissen**
> - I.v. Zugang, Volumenersatz mit Ringer-Laktat, Haes®, Blutkonserven (▶ 2.11), FFP.
> - 4–6 l/Min. O_2 über Nasensonde, Pulsoxymetrie, RR-Monitoring.
> - Blutdruckspitzen vermeiden.
> - Anästhesie verständigen, Pat. ggf. sofort intubieren (▶ 4.1.2).
> - Prozedere mit Herz- oder Gefäßchirurgie koordinieren.
> - Pat. schnellstmöglich in den OP transportieren, Befunde und Transfusionen beim Pat. platzieren.

5.3.7 Zwerchfellruptur

Bei ca. 3 % aller schweren stumpfen Thoraxverletzungen, häufig Kombination mit Polytrauma (▶ 4.1.1). 80 % linksseitig (rechts durch Leber geschützt), 1 % beidseitig.

Ätiologie
Erhebliche Gewalteinwirkung, Druckerhöhung im Abdomen durch Kompression von außen (z.B. thorako-abdominelles Überrolltrauma), auch können geborstene Rippen das Zwerchfell durchspießen oder aufschlitzen. Häufig erst lange nach dem Trauma entdeckt, typische „missed injury" beim Polytrauma.

Klinik
Diagnosestellung schwirig, meist von Begleitverletzungen bestimmt:
- Schock (in 30 % Milzruptur).
- Schmerzen, u.U. mit Ausstrahlung in die Schulter.
- Dyspnoe unterschiedlichen Ausmaßes.

Diagnostik
- Perkussion (▶ 3.2): Klopfschalldämpfung.
- Auskultation (▶ 3.2): Darmgeräusche im Thorax (selten, da meist posttraumatische Darmparalyse).
- Röntgen (▶ 3.5.31) Thorax a.p.: „Zwerchfellhochstand" links (Magenkontur), nicht abgrenzbare Zwerchfellkontur, Magen- und Darmanteile im Thorax (Enterothorax), Hämatothorax, Verdrängung des Herzens zur Gegenseite, Durchleuchtung veranlassen.
- CT-Thorax mit oraler Kontrastierung (▶ 3.10.4): Zwerchfellkontur unterbrochen, Magen-Darm-Anteile im Thorax (selbst computertomographisch schwierige Diagnose!).
- Sonographie (▶ 3.8.5): Zwerchfellkontur unterbrochen, Enterothorax.

Differenzialdiagnose
Hämatothorax, Spannungspneumothorax, Zwerchfellhochstand, Atelektase.

> Fehldiagnose „Pneumothorax" → Thoraxdrainage → Magenperforation!

Therapie

Sofortmaßnahmen
- Basismaßnahmen wie bei thorakaler Aortenruptur (▶ 5.3.6).
- Anästhesie und OP verständigen.
- Basislabor: BB, Gerinnung, Elektrolyte, Blutgruppe, evtl. Konserven bestellen.
- Sofortige OP bei gesicherter Diagnose.

5.3.8 Trachea- und Bronchusverletzungen

Seltene Verletzung (1 % aller Thoraxtraumata). Die schwere, aber gut zu behandelnde Verletzung wird oft verspätet diagnostiziert.

Ätiologie
- Stumpfes Thoraxtrauma (die kinetische Energie eines Fahrradsturzes kann genügen).
- Penetrierende Thoraxverletzungen.
- Iatrogen: Intubationsverletzung der Trachealhinterwand (meist durch Führungsstab, der aus dem distalen Tubusende ragt).

Klinik
- Symptomatik variabel, mitunter asymptomatisch.
- Dyspnoe, selten Hämoptysen.

- Von mediastinal/zervikal ausgehendes Weichgewebeemphysem, das unter Beatmung evtl. rasch zunimmt (▶ 5.2.5).
- Häufig erst durch Beatmungsprobleme entdeckt (steigender oder wechselnder Beatmungsdruck, Zunahme eines Weichgewebeemphysems).

Diagnostik
- Inspektion (▶ 3.2): Dyspnoe.
- Auskultation (▶ 3.2): Atemgeräusche seitendifferent, abgeschwächt.
- Röntgen (▶ 3.5.31) Thorax p.a.: Mediastinalemphysem, breites Mediastinum, Hämato- oder Pneumothorax.
- CT-Thorax mit KM (▶ 3.10.4): Lazerationen der Tracheahinterwand sind meist nicht zu sehen, aber möglicherweise eine Kontinuitätsunterbrechung im Tracheobronchialbaum, pulmonale Einblutungen, Begleitverletzungen (Gefäße ▶ 5.3.6), Lungenkontusionsherde.
- Bronchoskopie (▶ 3.13.7): Obligat bei Mediastinalemphysem (Ausnahme: spontanes Pneumomediastinum ▶ 5.2.5), Beatmungsproblemen, fehlender Lungenentfaltung unter Sog, nicht entfaltbarer Atelektase. Basisdiagnostikum beim schweren Thoraxtrauma.

Die Verletzung wird besonders bei polytraumatisierten Pat. übersehen oder verspätet entdeckt. Eine sichere Diagnose oder der Ausschluss ist nur durch Bronchoskopie möglich!

Therapie

Sofortmaßnahmen
- I.v. Zugang, Ringer-Laktat-Infusion, Pulsoxymetrie an Pat. anschließen.
- 4–6 l/Min. O_2 über Nasensonde, Anästhesie verständigen.
- Thoraxdrainage als Sofortmaßnahme bei Pneumothorax (▶ 5.3.10), Hämatothorax (▶ 5.3.11).
- Konservativ: Möglich bei kleineren Läsionen: Antibiotikum, z.B. Piperacillin + Tazobactam 3 × 4,5 g/d (Tazobac®), Intubation (▶ 4.1.2) (Cuff darf nicht an der Stelle der Verletzung sondern nur distal davon platziert werden, weil sonst weitere Zerreisung droht! Besser: Doppellumentubus).
- Operativ: Bei ausgedehnten Perforationen oder Rupturen der Hauptbronchien und der Trachea drohen Mediastinitis und Pleuraempyem, daher sofortige OP (Tracheanaht, Bronchusreanastomosierung) ggf. Verlegung in eine Thoraxchirurgie.

5.3.9 Offene und perforierende Thoraxverletzungen

Definition
Eine perforierende Verletzung wird durch Verschiebung der einzelnen Brustwandschichten zur funktionell geschlossenen Verletzung, selten entsteht ein Ventilmechanismus (sog. sucking wound) (meist Schussverletzungen). **Cave:** Stich-

und Schussverletzungen sind u.U. Zweihöhlenverletzungen. Eine exakte Beurteilung von Stich- und Schusskanälen ist äußerst schwierig. Sondierungen von Stichkanälen sind nicht angezeigt. Messerstichverletzungen sind mitunter nur oberflächlich und reichen nicht nach intrathorakal.

Ätiologie
Schuss-, Stich- oder Pfählungsverletzung.

Klinik
- Variabel, evtl. Volumenmangelschock.
- Dyspnoe durch Tamponade der Thoraxhöhle oder Mediastinalflattern (offener Thorax).
- Einflussstauung, Hypotonie, Pulsus paradoxus (Herztamponade!).
- Komplikationen: Mediastinitis, Mediastinalemphysem, respiratorische Insuffizienz, Pleuraempyem.

Diagnostik (Fotodokumentation)
- Anamnese: Genaue Angaben über Unfallhergang und Verletzungsmechanismus.
- Inspektion: Lokalisation der Verletzung, Atemnot, Einflussstauung.
- Untersuchung: Vitalzeichen (RR ↓, Puls ↑), Schockzeichen, Pulsus paradoxus, Auskultation (Atemgeräusche einseitig abgeschwächt, different).
- Röntgen (▶ 3.5.30) Thorax p.a.: Verschattung (Hämatothorax ▶ 5.3.11), fehlende Lungenzeichnung (Pneumothorax ▶ 5.3.10).
- CT-Thorax mit KM (▶ 3.10.4): Fremdkörperposition (bei Pfählungsverletzungen), Hämato- oder Pneumothorax, pulmonale Einblutungen, Begleitverletzungen (Gefäße ▶ 5.3.6, Extravasat), Lungenkontusionsherde, Perikarderguss.
- Labor (▶ 3.15): BB, Gerinnung, Na, K, Quick, PTT, BGA, Blutgruppe, evtl. Kreuzblut.

Therapie

Sofortmaßnahmen
- I.v. Zugang, Laborabnahme (s.o.), 4–6 l/Min. O_2 über Nasensonde, Pulsoxymetrie.
- Ringer-Laktat-Infusion, ggf. Haes®-Infusion, Tetanusimmunisierung (▶ 2.8.1).
- Anästhesie verständigen.
- Analgetikum, z.B. Piritramid 7,5–15 mg i.v. (Dipidolor®) oder Tramadol 50 mg i.v. (z.B. Tramal®).
- Überwachung auf Intensivstation mit kontinuierlichem RR- und Pulsmonitoring.
- Falls initial kein Nachweis intrathorakaler Flüssigkeit, mehrfache sonographische Kontrollen.
- Wundversorgung Desinfektion Kategorie III (▶ 2.1.2).
  - Glatte Stichwunden nach Exzision u.U. direkt nähen, ggf. Redon-Drainage einlegen, steriler Verband, z.B. mit Kompressen und Fixomull®.

- Nur bei sicher oberflächlichen Schusswunden Débridement und Salbenverband (z.B. Betaisodona®), bei allen anderen Schussverletzungen keine Zeit verlieren und Op. veranlassen.
- Thoraxdrainage bei jedem Pneumothorax und Hämatothorax (▶ 5.3.10).
- Bei Volumenmangelschock Soforttransfusion (2–4 EKs plus FFP) und Sofortoperation einleiten.

Bei thorakalen Schussverletzungen grundsätzlich operative Revision, Projektilbahn und Kavitationsausdehnung sind nicht abzuschätzen. Ggf. sofortige Verlegung in Herz- oder Thoraxchirurgie.

Konservative Therapie
80 % aller nach intrathorakal reichenden Stichverletzungen sind mit einer Thoraxdrainage definitiv versorgt. Voraussetzungen:
- Stabiler Kreislauf.
- Initialer Blutverlust aus der Drainage nicht mehr als 1000 ml/12 h.
- Folgende Drainagemenge < 100 ml/h mit abnehmender Tendenz.
- Volumensubstitution mit Blut und FFP zur Normalisierung der Blutgerinnung.

Operative Therapie
Absolute OP-Indikation bei perforierenden Verletzungen im mittleren und vorderen Mediastinum (zwischen beiden Medioklavikularlinien), auch bei asymptomatischen Pat., bei noch steckenden Stichinstrumenten, bei Zeichen der Herztamponade, bei persistierendem Schock (keine Stabilisierung nach Gabe von 2–3 EKs), bei anhaltender Blutung aus einer Thoraxdrainage, bei Zweihöhlenverletzungen und bei allen thorakalen Schussverletzungen.

Fremdkörper stets in situ belassen; erst im OP nach Thorakotomie unter Sicht entfernen!

5.3.10 Pneumothorax und Spannungspneumothorax

Definition
Luft im Pleuraspalt. Bei etwa 3 % aller Pneumothoraces entsteht ein Spannungspneumothorax. Die Mediastinalverschiebung zur gesunden Seite kann die großen Gefäße abknicken und über einen relativen Volumenmangel zum letalen Kreislaufversagen führen.

Ätiologie
Durch Ruptur einer subpleuralen Emphysemblase (sog. primärer oder juveniler Spontanpneumothorax), Lungengerüsterkrankungen (z.B. bei Lungenemphysem, Fibrose, Mukoviszidose, sog. symptomatischer oder sekundärer Pneumothorax), Verletzungen (traumatischer Pneumothorax), ärztliche Eingriffe (iatrogener Pneumothorax z.B. bei Anlage ZVK, Lungenbiopsie, Pleurapunktion).

Der Spontanpneumothorax ist bei jungen Pat. die wichtigste DD des akuten Thoraxschmerzes!

Klinik
- Akuter, atemabhängiger Thoraxschmerz.
- Zunehmende Atemnot, meist ohne Vorgeschichte (DD: Asthma bronchiale) und maximal gesteigerte Atemarbeit bei Spannungspneumothorax.

Diagnostik
- Inspektion (▶ 3.2): Habitus (häufig große, schlanke Pat.), Dyspnoe, betroffene Thoraxhälfte balloniert, Zyanose, obere Einflussstauung → Spannungspneumothorax.
- Auskultation (▶ 3.2): Atemgeräusch einseitig abgeschwächt oder aufgehoben.
- Perkussion (▶ 3.2): Hypersonorer Klopfschall.
- Röntgen (▶ 3.5.31) Thorax in 2 Ebenen (Aufnahme im Exspirium): partieller bis totaler Lungenkollaps, selten beidseitiger Pneumothorax. Eine intrathorakale Spiegelbildung beweist einen Pneumothorax (allerdings links basal Abgrenzung von der Magenblase entscheidend).
! Bei gleichzeitigem Weichgewebeemphysem ist eine Pneumothoraxlinie schwer zu erkennen!

Therapie

Konservativ
Lediglich bei kleinen Pneumothoraces (< 2 cm apikal und lateral auf das obere Thoraxdrittel begrenzt) ist eine spontane Resorption möglich. Röntgenkontrolle im Exspirium nach 6 h bzw. bei Änderung der Symptomatik. Die Regelbehandlung des Pneumothorax ist aber die Thoraxdrainage.

Operativ (Thoraxdrainage)
Größerer Pneumothorax, ausbleibende spontane Resorption.
- I.v. Zugang.
- Anästhesie verständigen! Intravenöse Sedierung bei Spontanatmung z.B. mit Propofol (Disoprivan®) oder Sedierung, Analgesie durch Chirurgen, z.B. mit Piritramid 0,5 Amp. langsam i.v. (Dipidolor®) oder Midazolam 2–5 mg i.v. (z.B. Dormicum®).
! Die häufigsten Fehler bei der Drainageanlage sind unzureichende Sedierung und dass nach der Lokalanästhesie nicht abgewartet wird! Unnötige Schmerzen belasten Pat. und Chirurg!
- Rückenlage des Patienten. Den Arm der zu drainierenden Seite über den Kopf zur Gegenseite ziehen (ggf. von 3. Person halten lassen), Desinfektion Kategorie II (▶ 2.1.2).
- Material: OP-Set mit Skalpell, Pinzette, Präparierschere, Fadenschere, Nadelhalter, Lochtuch, Thoraxdrainage Ch 24 oder Ch 28, Schlauchklemme, integriertes Ableitungssystem, sterile Handschuhe, Mundschutz.
- Lokalanästhesie im 4. ICR (Schnittpunkt der Medioaxillarlinie mit einer Linie in Mamillenhöhe) oder 5. ICR (Schnittpunkt der Medioaxillarlinie mit einer Linie über der Xyphoidspitze) mit ca. 20 ml Mepivacain (Scandicain® 2 %) zunächst subkutan, dann tiefer bis an das Periost und dieses infiltrieren (Interkostalgefäße meiden), Probepunktion der Thoraxhöhle darf lediglich Luft

oder Erguss fördern (schaumiges Blut deutet auf eine Punktion des Lungenparenchyms hin).
- Steril abdecken, 3 cm lange Hautinzision, Präparation mit der Schere bis durch die Pleura parietalis (meist entweicht hörbar Luft aus der Pleurahöhle); digitales Austasten der Thoraxhöhle, falls Unsicherheit besteht, ob man intrapleural ist.
- Thoraxdrainage in kranialer Richtung mit Kornzange einführen und vorschieben, die Spitze dabei möglichst weit apikal platzieren. Alle Drainagelöcher müssen sicher intrathorakal liegen; die Zentimeterangabe auf der Drainage gibt den Abstand zum letzten Drainageloch an. Eine durchgreifende Einzelknopfnaht (für späteren Wundverschluss bei Drainagenentfernung) legen und nicht knoten.
- Drainage ohne Steg annähen.
- Fäden für den späteren Wundverschluss auf einen Tupfer wickeln, eingeschnittene Kompresse auflegen und mit Fixomull® befestigen.
- Ableitung anschließen, Sog 20 cmH$_2$O.
- Rö-Thorax veranlassen (Lagekontrolle).
- Bei rezidivierendem Spontanpneumothorax oder unter Drainagebehandlung persistierendem Pneumothorax: Pleurektomie zur Pleurodese und Segmentresektion der Blasen tragenden Lungenareale.

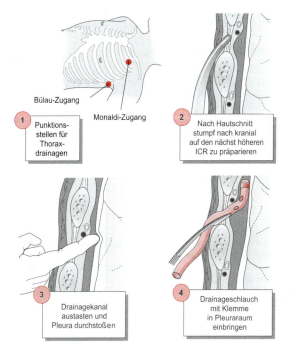

Abb. 5.1 Thoraxdrainage [A300–190]

> Drainageneinlage über Innentrokare ist wegen möglicher Verletzungen der Oberbauch- und intrathorakalen Organe gefährlich.

Sofortmaßnahmen bei Spannungspneumothorax
- Kein Umweg über Röntgenabteilung (Zeitverzug!).
- Sofortige Thoraxdrainage in LA (▶ 2.3.1).
- Allenfalls Probepunktion vornehmen: Beim Pneumothorax lässt sich leicht Luft aspirieren, bei Lungenpunktion ist meist etwas schaumiges Blut im Punktat.
- Kein Tiegel-Ventil, kein Einstechen von Braunülen, kein Pleurocath (unsicher, Dislokation, zu geringer Querschnitt).

Anordnungen für Station
- Analgetika, z.B. Paracetamol 3–4 × 1000 mg/d i.v. (z.B. Perfalgan®), Buprenorphin 2–3 × 0,2 mg/d s.l. (Temgesic®).
- Atemgymnastik (Ausatmung gegen definierten Widerstand).
- Kontinuierlicher Sog für 5 d, dann Abklemmversuch für 24 h, Röntgenkontrolle am 6. d, Drainage am 6. d ziehen.

5.3.11 Hämatothorax

Ätiologie
Rippenfrakturen (ca. 60 %, Blutungsquellen: Spongiosa, Zwerchfell, Pleura, Lunge), penetrierende Thoraxverletzungen (ca. 20 %), seltener Verletzungen von Aorta und supraaortalen Ästen, Zwerchfellverletzungen, aber auch bei Leber- und Milzverletzungen im Rahmen einer Zwerchfellruptur. Selten auch als spontaner Hämatopneumothorax (Abreißen von Briden an der Lungenspitze).

Klinik
Variabel (Verletzungsmuster, Menge der Einblutung): evtl. Schocksymptomatik, Dyspnoe.

Diagnostik
Diagnosestellung meist nicht durch klinische Untersuchung, sondern durch Röntgenbild
- Inspektion (▶ 3.2): Dyspnoe, Einflussstauung.
- Auskultation (▶ 3.2): Atemgeräusch einseitig abgeschwächt/aufgehoben.
- Perkussion (▶ 3.2): Klopfschalldämpfung.
- Röntgen (▶ 3.5.31) Thorax p.a. im Stehen: Nach latero-kranial auslaufende Ergussformation bis zur vollständigen Verschattung einer Thoraxseite.
- Sonographie am sitzenden Pat. (▶ 3.8.5): Basal gemischt echoreicher/echoarmer Erguss.
- CT-Thorax (▶ 3.10.4): Ausdehnung, Kammerung, Begleitverletzungen, Lungenkontusion, Pneumothorax.
- Labor (▶ 3.15): BB; BGA, Na, K, Krea, evtl. Blutgruppe.

Therapie

> **Sofortmaßnahmen (auch ▶ 4.1)**
> - 4–6 l/Min. O_2 über Nasensonde, Pulsoxymetrie.
> - I.v. Zugang, Ringer-Laktat-Infusion, Volumenersatz mit Haes® 500–1000 ml.
> - Ggf. Blutkonserven bestellen und transfundieren.
> - Thoraxdrainage legen (▶ 5.3.10).

Operative Therapie
Blutverlust (nach Drainageanlage) initial > 1000 ml oder Blutverlust > 100 ml/h über mehr als 12 h, Kreislaufinstabilität trotz Volumenersatz. Voraussetzung für eine sichere Identifikation der Blutungsquelle bei der Operation und die suffiziente operative Blutstillung ist die Beatmung durch einen Doppellumentubus zur seitengetrennten Beatmung!

> Die Behandlung eines Hämatothorax gelingt meist thorakoskopisch. Ggf. sollte eine Verlegung in eine Thoraxchirurgie erwogen werden.

5.4 Sofortmaßnahmen bei Thoraxnotfällen

5.4.1 Thoraxnotfälle absoluter Dringlichkeit

Spannungspneumothorax: Zyanose, Atemnot, ballonierte (betroffene)Thoraxseite, verminderte Atemexkursion (betroffene Seite), hypersonorer Klopfschall, aufgehobenes Atemgeräusch, Einflussstauung, steigender Beatmungsdruck, tief stehendes Zwerchfell (betroffene Seite) → sofortige Thoraxdrainage (▶ 5.3.10).
Starke thorakale Blutung: Verletzung A. mammaria (meist perforierende Verletzung), thorakale Aorta (Aortenisthmus, meist stumpfe Verletzung), V. cava (selten), Pulmonalarterie und große Lungengefäße → Sofortoperation.
Schussverletzungen: Der Schusskanal ist klinisch oder durch Bildgebung nicht abzuschätzen. Daher sollte in jedem Fall eine operative Revision in einer Herz- oder Thoraxchirurgie erfolgen.
Offener Thorax: Thoraxwanddefekt oder „sucking wound", Tachypnoe, Tachykardie, Hypotonie, Blutung → Sofortintubation, Sofortoperation.
Perikardtamponade: Trias aus Tachykardie, Hypotonie und abgeschwächten Herzgeräuschen. Hoher ZVD, obere Einflussstauung, Pulsus paradoxus → Perikardpunktion oder Sofortoperation.

5.4.2 Checkliste Vorgehen beim akuten Thoraxnotfall

- Klinische Untersuchung: Bewusstseinslage, Atmung, Blutung, Schockzeichen, Verletzungen.
- Venöser Zugang: Blutentnahme mit BB, Quick, PTT, Blutgruppe, Kreuzblut, Na, K, BGA.

- Infusion: Ringer-Laktat-Infusion zunächst 500–1000 ml.
- Basisdiagnostik: Rö.-Thorax a.p. und seitlich, Sonographie: Blutung, Erguss?
- Pulsoxymetrie, 4–6 l/Min. O_2 über Nasensonde.
- Schockbehandlung: Volumenersatz mit Haes®-steril 500–1000 ml.
- Frühzeitig Anästhesie hinzuziehen (Intubation, Beatmung, Überwachung).
- Schmerzmittel, z.B. Piritramid 7,5–15 mg i.v. bei Schmerzen (Dipidolor®).
- Ggf. spezifische Medikamente, z.B. Broncholytika (Berotec®, Atrovent® oder Pulmicort®) Dosieraerosole 1–2 Hübe, auch in Kombination beim akuten Asthma-Anfall.
- Erweiterte Diagnostik, z.B. Bronchoskopie bei Hämoptysen und bei V.a. Bronchusverletzung (Weichteilemphysem), CT-Thorax mit KM: großzügige Indikationsstellung empfohlen: Ausdehnung Hämatopneumothorax, Lungenkontusionen, ARDS, intrathorakale Gefäßverletzung, übersehene Frakturen (sog. missed injury).
- Erweiterte Therapie: Thoraxdrainage bei Pneumothorax, Hämatothorax, bei Rippenfraktur mit Weichteilemphysem, bei Stichverletzungen. Frühzeitige Intubation bei progredienter Ateminsuffizienz, Hypoxie (Sättigung < 90 %), begleitendem SHT, Operation (wegen Thoraxverletzung oder bei Polytrauma).

6 Unklares und akutes Abdomen, abdominelles Trauma

Stefan Nöldeke

6.1 Unklares und akutes Abdomen 330
6.1.1 Definitionen und Kennzeichen 330
6.1.2 Symptomatik 331
6.1.3 Diagnostik 333

6.2 Abdominelles Trauma 336

6.1 Unklares und akutes Abdomen

6.1.1 Definitionen und Kennzeichen

Akutes Abdomen

 Der Begriff „akutes Abdomen" ist eine vorläufige klinische Bezeichnung, keine Diagnose!

Ätiologie
Das akute Abdomen ist lebensbedrohend. Die Ursache kann im Bauchraum vermutet werden, muss aber nicht dort liegen.

Tab. 6.1 Mögliche Ursachen des akuten Abdomens

Intraabdominelle Ursachen	Extraabdominelle Ursachen
• Verschluss eines Hohlorgans (Darm, Ureter, Gallenwege). • Entzündung eines intraabdominellen Organs (Appendizitis, Cholezystitis). • Organruptur/Perforation: Ulkusperforation, Divertikelperforation. • Mesenteriale Durchblutungsstörung (Mesenterialinfarkt, Milzinfarkt, Pfortaderthrombose). • Intraabdominelle Blutung: Aortenruptur, Extrauteringravidität.	• Nierenkolik, Nierenstau, Nierenarterienveschluss/-embolie. • Pneumonie, Pleuritis, Empyem, Lungenembolie, Pneumothorax. • Myokardischämie, Myokardinfarkt, Perikarditis, Harnverhalt, Pyelonephritis. • Hodentorsion, Epididymitis, Aortendissektion (thorakal, abdominell). • Schwangerschaft mit Wehen, Vergiftung, z.B. Blei, Arsen. • Stoffwechselentgleisung, Azidose, akuter Schub einer Porphyrie, Urämie, Hyperparathyreoidismus. • Leukämie, hämolytische Krise, Drogen, Entzug. • Wirbelsäulenprozesse: Wirbelfrakturen, Hämatome, Psoasabszesse.

Tab. 6.2 Häufigkeit der Ursachen beim akuten Abdomen

Ursache	Häufigkeit in Prozent
Appendizitis	54
Cholezystitis	14
Ileus	11
Perforiertes Ulcus ventriculi/duodeni	7
Akute Pankreatitis	5
Gynäkologische Ursachen	4
Mesenteriale Durchblutungsstörung	4

Unklares Abdomen

Akute Erkr., deren Ursache im Bauchraum vermutet werden kann, die aber ohne die bedrohende Konstellation des akuten Abdomens einhergeht (insbesondere keine Abwehrspannung). In 30 % aller Fälle klingen die Schmerzen innerhalb 48 Stunden wieder spontan ab.

Tab. 6.3 Häufigkeit der Ursachen akuter unklarer Bauchschmerzen

Ursache	Häufigkeit in Prozent
Appendizitis	22
Gallenwegserkrankung	8
Urolithiasis/Harnwegsinfekt	6
Ileus	4
Divertikulitis	3
Perforiertes Ulcus ventriculi/duodeni	2
Pankreatitis	2
Dyspepsie, Obstipation	34
Andere oder mehrfache Erkrankungen	10–19

6.1.2 Symptomatik

Symptomenkomplex aus:
- Akuten starken Schmerzen mit Peritonismus.
- Funktionsstörung der Bauchorgane mit Ileus und Meteorismus.

- Potenzielle Lebensgefahr.
- Keine Relation zwischen Ausprägung der Symptomatik und wirklicher Bedrohung!
- Schnelle, meist chirurgische Behandlung erforderlich.

Schmerzen

Tab. 6.4 Unterscheidung viszeraler und somatischer Schmerzen

Charakter	Viszeraler Schmerz	Somatischer Schmerz
Innervation	Viszerosensible Fasern in sympathischen Nerven	Spinalnerven (segmental)
Ausgangsort	Peritoneum viscerale	Peritoneum parietale
Zeitpunkt	Anfangsschmerz	Folgeschmerz
Intensität	Gleich bleibend	Zunehmend
Empfindung	Diffus, dumpf, kolikartig	Lokalisiert, scharf

6 Unklares und akutes Abdomen, abdominelles Trauma

Tab. 6.4 Unterscheidung viszeraler und somatischer Schmerzen *(Forts.)*

Charakter	Viszeraler Schmerz	Somatischer Schmerz
Zunahme	In Ruhe	Bei Bewegung, Husten (Druckerhöhung)
Ausstrahlung	Head-Zonen	

> ❗ Eine akute Schmerzlinderung bei vorher hoch schmerzhaftem Abdomen ist verdächtig auf Perforation (**Cave:** Freies Intervall mit spontaner Entlastung bei Appendizitis, Cholezystitis), danach wieder zunehmende Symptomatik! Ähnliches gilt für den Mesenterialinfarkt!

Tab. 6.5 Unterscheidung somatischer und viszeraler Schmerzen

Schmerzcharakter	Hinweisend auf
Krampfartig mit späterem Erbrechen	Ileus (▶ 7.1.2)
Kolikartig, rechts ausstrahlend im rechten Oberbauch	Gallenkolik (▶ 7.2.2)
Schlagartig einsetzend Oberbauch	Ulkusperforation (▶ 7.1.1)
Schlagartig einsetzend Mittelbauch	Strangulation (▶ 7.2.4)
Schlagartig einsetzend Unterbauch	Ruptur bei Extrauteringravidität (▶ 11.4)

Abwehrspannung (Peritonismus)

Reaktion des Peritoneums mit reflektorisch-unwillkürlichem Muskelhartspann. Eine Peritonitis ist definiert als Abwehrspannung mit septischer Reaktion des Organismus. Definition der Peritonitis erst intraoperativ möglich, klinisch häufig synonym verwandt!

- Lokale Begrenzung der Abwehrspannung: Oberbauch rechts (z.B. Cholezystitis), Unterbauch rechts oder beidseitig (z.B. Appendizitis), Unterbauch links (z.B. Divertikulitis).
- Diffuse Ausbreitung, z.B. bei kotiger Peritonitis, ggf. vorangehend lokaler Beginn als wichtiger Hinweis auf mögliche DD (z.B. Schmerzwanderung vom Mittel- in den Unterbauch bei Appendizitis).
- Abgrenzung einer gespannten Bauchdecke anderer Ursache (z.B. Rektusscheidenhämatom, Meteorismus).
- Zeitliche Verlaufsbeobachtung in kurzen Intervallen, möglichst durch gleichen Untersucher: Symptomatik zunehmend (Entzündung, Ileus), gleich bleibend, abnehmend (symptomarmes „freies" Intervall oder reale Besserung, z.B. Ileus), wellenförmig (Kolik).

Zielführende Ursachenkomplexe
- Lokale Peritonitis bei Organentzündung wie Appendizitis, Cholezystitis, Divertikulitis.
- Generalisierte Peritonitis bei Hohlorganperforation, z.B. von Magen-/Duodenalulkus, Sigmadivertikulitis, Cholezystitis.
- Ileus durch Briden, inkarzerierte Hernie, Tumorstenose, chron. entzündliche Darmerkr.
- Intraabdominelle Blutung bei Trauma, Aortenaneurysma, extrauteriner Gravidität, Endometriose.
- Intestinale Ischämie bei Mesenterialgefäßverschluss, Torsion, Inkarzeration, Bride.

6.1.3 Diagnostik

❗ Sofortmaßnahmen
- Volumenzugang: 1–2 Venenverweilkanülen (mindestens 18 G grün) legen und möglichst bald ZVK. Großzügige Volumengabe (zügig 1–2 l Ringer-Lösung), ein Pat. mit Schock und Exsikkose kann kurzfristig praktisch nicht überinfundiert werden.
- Blutgasanalyse: Korrektur metabolische Azidose, Elektrolytstörungen, Blutzuckerbestimmung.
- Blutabnahme: BB, Kreuzprobe, Gerinnung, Notfallserum.
- Sauerstoffgabe: Nasensonde 3 l/Min., Schutz vor Wärmeverlust: warme Decken.
- Schmerztherapie (▶ 2.12): Nach Erstbeurteilung sofort ausreichende Schmerzmedikation (kurz wirkende Analgetika, so auch wiederholte Beurteilung möglich), evtl. Sedierung mit kurz wirksamen Benzodiazepinen wie Midazolam 1–2 × 5 mg i.v. (z.B. Dormicum®).
- Magensonde (▶ 2.9.11): Aspirationsschutz bei Ileus, Blut im Rücklauf (obere GIT-Blutung).
- Blasenkatheter (▶ 2.9.9): Harnverhalt, Flüssigkeitsbilanzierung.

Gezielte Anamnese
- Beginn der jetzigen Beschwerden/Symptome, evtl. frühere gleiche Symptome.
- Schmerzen: Zeitpunkt und Art des Beginns, Verlauf, Lokalisation (wechselnd?), Ausstrahlung.
- Vorerkrankungen und Voroperationen, frühere mitbehandelnde Ärzte, andere Krankenhäuser (wann/wo), wichtige Unterlagen wie Entlassungsbriefe und OP-Berichte kopieren, zufaxen oder zuschicken lassen.
- Letzter Stuhlgang: Konsistenz, Beimengungen (Blut: hellrot/dunkel), Farbe (schwarz, entfärbt).
- Übelkeit und Erbrechen, ggf. Fieberverlauf, Ernährung, Gastroenteritis in der Umgebung.
- Familienanamnese: Bekannte Erkrankungen abfragen.

- Medikamentenanamnese: gerinnungsaktive Medikamente (Phenprocoumon, ASS), ulzerogene Medikamente (nicht steroidale Antiphlogistika, Kortikoide), Opstipanzien (Loperamid, Quellmittel).
- Gynäkologische Anamnese: Letzte Regel, Schwangerschaft, Kontrazeptiva, Dysmenorrhö
- Neigung zu Obstipation: Geringe Flüssigkeitsaufnahme, faserreiche Kost.

Körperliche Untersuchung

> In jedem Fall sofort eine orientierende klinische Untersuchung durchführen, auch wenn der Pat. bereits mit einer scheinbar feststehenden Diagnose eingeliefert wird.

- Inspektion (▶ 3.2): Allgemeinzustand (gut, reduziert, schlecht, kachektisch, moribund), Zyanose, Dyspnoe, Gesichtszüge (schmerzverzerrt), Hydrierung (Exsikkose), Narben (Voroperationen), Abdomen aufgebläht (Meteorismus, Ileus), Schonhaltung mit angezogenen Beinen (Peritonitis), Vorwölbungen, Hernien, Gefäßzeichnung.
- Palpation: DS (-maximum), Abwehrspannung, Loslassschmerz, Klopfschmerz, Schmerzintensivierung durch Hustenprovokation, Faszienlücken (Brüche), stehende Schlingen, Tumor, pulsierender Tumor (Aneurysma).
- Auskultation: Darmgeräusche in den 4 Quadranten (normal, metallisch, hochstehend), Totenstille (Paralyse), Stenosegeräusche (Pressstrahlgeräusch). Hochgestellte Stenoseperistaltik, Plätschern bei Palpation, später aufgehobene Darmgeräusche → mechanischer Ileus.
- Perkussion: Meteorismus (Ileus), Aszites.
- Rektale Untersuchung (▶ 3.2.6): Rektumtumor, Douglas-Schmerz (Appendizitis), Vorwölbung bei Douglas-Abszess, Blut oder Teerstuhl am Fingerling.
- Temperaturmessung: Rektal und axillar (Fieber bei > 38,5 °C). **Cave:** Messung ist unspezifisch und von geringer klinischer Relevanz zur Frage der Diagnose einer Appendizitis oder Operationsindikation.

Akuter rechter Unterbauch
▶ Abb. 6.1.
Der akute rechte Unterbauch ist das häufigste Problem in der Notfallambulanz, das wegen der vielfältigen Organbeziehungen und Ursachen schwierig zu beurteilen ist. Bei unklarem Befund und zum Ausschluss gynäkologischer Erkrankungen ist oft eine frühzeitige diagnostische Laparoskopie angezeigt.

Bildgebende Diagnostik
- Sonographie (▶ 3.8.2): Im Schockraum durch Chirurgen. Suche nach Organveränderungen von Leber, Milz und Nieren, nach Gallensteinen, Beurteilung der Gallenwege (erweitert), Suche nach freier Flüssigkeit und freier Luft sowie nach Ileuszeichen. Sonographischer „pathway" mit häufigem direktem Nachweis der Ursache bzw. Ausschluss einer anderen möglichen Ursache.
- Röntgen (▶ 3.5.33): Abdomenübersicht im Stehen oder Linksseitenlage, Thorax-Übersicht.

6.1 Unklares und akutes Abdomen

- MDP (Gastrografinpassage ▶ 3.6.3): Passage (Dünndarm- oder Dickdarmileus), Kontrastmittelaustritt bei (gedeckter oder freier) Perforation, strenge Indikationsstellung.
- Kolonkontrasteinlauf (▶ 3.6.6): Stenosenlokalisation, Perforation, Divertikel.
- CT (▶ 3.10.5) mit KM und ggf. rektaler Füllung: bei V.a. Pankreatitis, Pankreasnekrosen, unklarem sonographischem Befund, Divertikulitis (Abszess), Ausdehnung eines Aortenaneurysmas.
- Endoskopie (▶ 3.13). Gastroskopie (Ulkus, Blutung, Perforation), Koloskopie (Divertikel, Divertikulitis, Tumor).

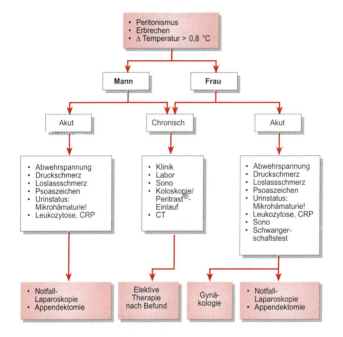

Abb. 6.1 Clinical pathway „akuter rechter Unterbauch" [A300–106]

6 Unklares und akutes Abdomen, abdominelles Trauma

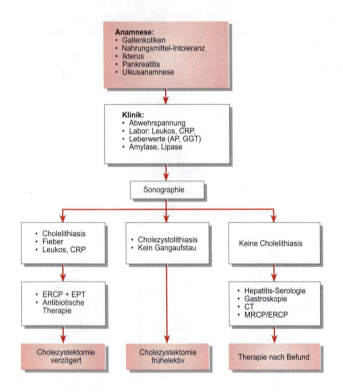

Abb. 6.2 Clinical pathway „akuter rechter Oberbauch" [A300–106]

6.2 Abdominelles Trauma

Schweregrad- und Dringlichkeitseinteilung

Eindeutig, akut lebensbedrohlicher Befund

Schwerwiegender Charakter der Abdominalverletzung meist zu erkennen (v.a. bei schwerer intraabdomineller Blutung): massiver hypovolämischer Schock, Zentralisierung, anämische Bindehäute, fehlende capillary refill, Beatmungspflichtigkeit und Desorientiertheit. Bei stumpfem Trauma kann Symptomatik und damit Schwere einer abdominellen oder retroperitonealen Verletzung (z.B. Aortenruptur) zunächst sehr diskret sein. **Vorgehen:** Sofort Erstmaßnahmen zur Schockbekämpfung einleiten. Organdiagnostik unnötig, da ohnehin operative Revision erforderlich.

6.2 Abdominelles Trauma

Sicher pathologische Symptomatik ohne akute vitale Bedrohung
Pat. wach, ansprechbar. Abdominelle Symptome, wie Peritonismus, abdomineller Spontan-, Druckschmerz, Ileus, Harnverhalt. **Cave:** larvierte und untypische Symptome bei Kombinationsverletzungen, wie protrahierter intra- oder retroperitonealer Blutung, Perforation, Zwerchfellruptur.
Vorgehen: In Ergänzung zum klinischen Befund weitere Diagnostik erforderlich: Sonographie (▶ 3.8.2), KM-Spiral-CT (▶ 3.10.5), Angiographie (▶ 3.7). Laboruntersuchungen dienen der kurzfristigen Verlaufsbeobachtung und weniger der Akutentscheidung, die Ind. zur Probelaparotomie ist prinzipiell gegeben!

Der diskrete Befund
Immer an die Möglichkeit einer schwerwiegenden Verletzung denken (z.B. subkapsuläre Milz-, Leber-, Nierenblutung, retroperitoneale Duodenalruptur, Pankreaskontusion).
Vorgehen: Ausführliche Diagnostik mit kurzfristigen Wiederholungen, adäquate präoperative Vorbereitung (max. 12 h), um eine ggf. erforderliche OP unter optimalen Bedingungen ausführen zu können.

Bauchwandverletzungen
- **Ätiologie:** Kontusion, Einklemmung, Sicherheitsgurt.
- **Diagnostik:** Sonographie (▶ 3.8.2), CT (▶ 3.10.5).
- **Klinik:** Lokalisierter Druckschmerz, ggf. Prellmarken, Hauteinblutungen oder -schürfungen. Äußerst selten traumatische Bauchwandhernien (Zerreißung von Muskulatur und Faszien ohne Verletzung von Haut und Peritoneum).
- **KO:** Bauchdeckenhämatom (Phenprocoumon oder ASS), Abszess.
- **Vorgehen:** Überwachung.

- Diagnose einer harmlosen Bauchwandverletzung erst nach sicherem Ausschluss einer intraabdominellen Verletzung.
- Bei ambulanten Pat. Aufklärung der Angehörigen, Telefonnummer für Rückfragen oder Befundveränderung vereinbaren, Zweituntersuchung nach 24 h erforderlich!
- Im Zweifelsfall immer stationäre Aufnahme und Beobachtung.

Stumpfes Bauchtrauma
▶ Abb. 6.3.
- **Ätiologie:** Isolierte stumpfe Verletzung (z.B. Sicherheitsgurt, Hufschlag). Häufiger kombinierte stumpfe Verletzung (Verkehrs- oder Arbeitsunfall, Sturz aus großer Höhe, Überfahrenwerden, Verschüttungen, Einklemmungen, Explosionen). Betroffene Organe sind Milz (25 %), Leber (15 %), Nieren (12 %), retroperitoneales Hämatom (13 %), GIT, Harnblase, Zwerchfell.
- **Diagnostik:** Sonographie (▶ 3.8.2), CT (▶ 3.10.5, sicherste Organdiagnostik), Angiographie (▶ 3.7, bei V.a. Aorta-, Nierenarterien- oder Kavaverletzungen), ggf. Urethro-Zystographie und i.v. Urogramm.

6 Unklares und akutes Abdomen, abdominelles Trauma

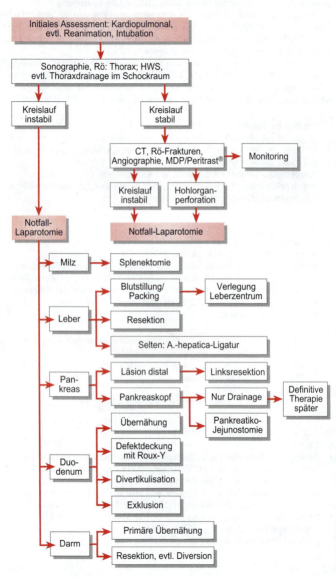

Abb. 6.3 Clinical pathway stumpfes Bauchtrauma [A300–106]

- Schwere intraabdominelle Verletzungen können sich hinter zwar offensichtlichen, aber weniger lebensbedrohlichen Traumata verbergen.
- Häufig wird ein asymptomatisches Intervall durchlaufen.
- Ein Schädel-Hirn-Trauma allein bedingt keinen protrahierten Schock (intraabdominelle Blutung).

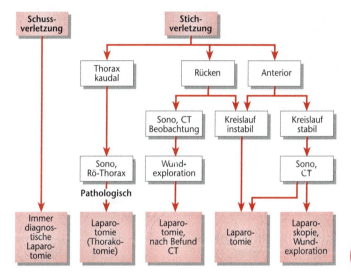

Abb. 6.4 Clinical pathway penetrierendes Bauchtrauma [A300–106]

Penetrierendes Bauchtrauma
▶ Abb. 6.4.
- **Ätiologie:** Stich-, Schuss-, Pfählungsverletzungen. Betroffene Organe sind Dünndarm (30 %), Mesenterien und Netze (18 %), Leber (16 %), Kolon (9 %).
- **Diagnostik:** Sonographie (▶ 3.8.2) (freie Flüssigkeit, direkte Organläsion?), evtl. Rektoskopie (▶ 3.13.4), ggf. Urethro-Zystographie und i.v. Urogramm. **Cave:** KM-Darstellung oder Sondierung des Stichkanals wegen Verschiebung der Bauchdeckenschichten nur wenig hilfreich. Lediglich bei eindeutig subkutaner Verletzung ohne Peritonismus anwendbar.
- **OP-Ind.:** Meist gegeben. Unabhängig von der Eröffnung des Peritoneums, abhängig von der Organverletzung. Bei perforierenden Verletzungen im Oberbauch immer an die Möglichkeit einer gleichzeitigen Thoraxverletzung denken.

Konzept Torsotrauma: Gleichzeitige Verletzungen thorakal, diaphragmal oder abdominell.

Retroperitoneale Verletzungen
- **Ätiologie:** Stumpfe und penetrierende Bauchtraumata können auch zu retroperitonealen Verletzungen führen. Mögliche Folgen: unter regulären Blutdruckverhältnissen kann der retroperitoneale Raum ca. 4 l Blut aufnehmen. Blutungsursachen sind Gefäßverletzungen (**Cave:** Bekanntes Aortenaneurysma ▶ 22.3.3), Blutung aus Lumbalvenen (Wirbelfrakturen ▶ 19.7) oder dem pelvinen Plexus (Beckenfrakturen ▶ 20).
- **Diagnostik:** Sonographie (▶ 3.8.2), Angiographie (▶ 3.7), bei V.a. Aorta-, Nierenarterien- oder Kavaverletzungen, sonst i.v. Urogramm.
- **Therapie:**
  – Zentrale Hämatome sind Folge einer Aorten-, Kava-, Pankreas- oder Duodenalverletzung. Bei Läsion der Aorta direkte Stentmöglichkeit bei der Angiographie gegeben. Große Hämatome mit zunehmender Kreislaufinstabilität des Pat. müssen exploriert werden.
  – Flankenhämatome entstehen durch Nierenverletzungen. Die Exploration hängt vom Nierentrauma ab, mehr als 90 % können konservativ behandelt werden. Parakolische Hämatome können je nach Größe und Progredienz zum Ausschluss einer Kolonperforation exploriert werden.
  – Beckenhämatome sind Folge von Becken- und Wirbelsäulenverletzungen, zunächst möglichst keine operative Revision ohne traumatologische Indikation. Hämatomausräumung nach Stabilisierung nur bei Gefahr der Abszedierung (**Cave:** Rektumläsion).

50 % der Pat. mit retroperitonealem Hämatom weisen gleichzeitig eine intraabdominelle Blutung auf.

7 Viszeralchirurgie

Hartwig Nürnberger und Udo Bernd Sulkowski

7.1 **Leitsymptome** 342
7.1.1 Gastrointestinale Blutung 342
7.1.2 Ileus 346
7.1.3 Ikterus 350
7.1.4 Dysphagie 352
7.2 **Häufige abdominelle Krankheitsbilder** 354
7.2.1 Appendizitis 354
7.2.2 Cholelithiasis 356
7.2.3 Chronisch entzündliche Darmerkrankungen 358
7.2.4 Divertikulitis 363
7.2.5 Hernien allgemein 365
7.2.6 Epigastrische Hernie 370
7.2.7 Nabelhernien 370
7.2.8 Narbenhernie 371
7.2.9 Schenkelhernie 372
7.2.10 Pankreatitis 372
7.2.11 Refluxösophagitis 376

7.1 Leitsymptome

7.1.1 Gastrointestinale Blutung

Herkunft zu > 80 % aus dem oberen GIT (Ösophagus, Magen, Duodenum).

Blutungssymptome
Hämatemesis: Bluterbrechen, Blutungsquelle oberhalb der Treitz-Flexur.
Meläna: Teerstuhl durch mehrstündige Passage von Blut durch den Darm unter Einfluss von Darmbakterien, > 90 % Blutungsquelle im oberen GIT (**Cave:** vorgetäuscht bei Kohlekompretteneinnahme, Eisen- oder Wismutpräparaten, Heidelbeeren).
Hämatochezie: Blutstuhl durch große Blutmengen mit damit beschleunigter Darmpassage, oft untere GIT-Blutung (bei Hämorrhoidalblutung oft zunächst Auffüllen der Rektumampulle und dann explosionsartige Entleerung, führt zu Überschätzung der Situation).

Ösophagusvarizenblutung

Sofortmaßnahmen
- Sofortige Intubation (▶ 4.1.2) zur Aspirationsprophylaxe: Beatmung ohne PEEP (venöse Druckerhöhung!).
- Schockbehandlung (▶ 4.2).
- Volumenzugänge: Am besten gleich Jocath® oder Shirly® in V. subclavia (V. femoralis) und ZVK (V. jugularis interna re.) zur ZVD-Messung, dabei Kreuzblut und BGA abnehmen.
- Volumengabe mit kristalloiden und kolloidalen Infusionen, ZVD von 0–3 mmHg anstreben.
- β_1-Sympathomimetikum wie Dobutamin (z.B. Dobutrex®): Positiv inotrop.
- Zunächst kein α-Sympathomimetikum: Erhöht den portalvenösen Druck und unterhält die Blutung (α_1-Rezeptoren im Splanchnikusgebiet).
- Notfallendoskopie, nach intra- oder paravasaler Sklerosierung mit Polidocanol 1 % (Aethoxysklerol®) in 90 % Blutstillung. (KO: Nekrose, Narben = Stenose, Ulzera) **Cave:** Ausschluss von weiteren Blutungsursachen (erosive Gastropathia hypertensiva!).
- Ballontamponade (▶ 2.9.14) mit Sengstaken- oder Linton-Nachlas-Sonde (Letztere bes. bei Fundusvarizen), falls Notfallendoskopie nicht verfügbar oder zur Überbrückung bis zur Endoskopie. Blutstillung in 80 %. Entblockung nach 6–8 h, bei Blutungsstillstand weitere 24 h sicherheitshalber liegenlassen. Bei erfolgreicher Endoskopie mit Varizensklerosierung nicht erforderlich (**Cave:** Extrem hohe Komplikationsrate nach Sklerosierung, max. 6 h blocken, dann Entlastung, immer radiologische Lagekontrolle).

- Magensonde (▶ 2.9.11): In den proximalen Ösophagus zur Aspirationsprophylaxe.
- Leberkomaprophylaxe: 3 × tägl. hohen Schwenkeinlauf zur Kolonentleerung, 3 × 20–30 ml Laktulose p.o. (z.B. Bifiteral®), 4–6 g Neomycin (z.B. Bykomycin®) oder Paromomycin (z.B. Humatin®) zur Darmdekontamination.
- Bei nicht beherrschbarer Blutung frühzeitig Indikation zum TIPSS (selten noch portokavaler Shunt) stellen, da jede weitere Zeitverzögerung die Prognose deutlich verschlechtert.

Bei Notfallendoskopie bluten nur noch 20 % aktiv! Führende Todesursache ist die Aspiration, nicht die Blutung!

Magen- und Duodenalblutung
Lebensbedrohlich bei Arrosion einer Organarterie (A. gastrica sinistra, A. gastroduodenalis).

Blutungsaktivität (Einteilung nach Forrest)
- Typ 1A: Spritzende arterielle Blutung.
- Typ 1B: Existente Sickerblutung.
- Typ 2A: Thrombosierter Gefäßstumpf.
- Typ 2B: Zeichen der stattgehabten Blutung (Koagel, Hämatin).
- Typ 3: Läsion ohne Zeichen der stattgehabten Blutung.

Blutungsintensität
Kritischer Hb-Wert liegt zwischen 5–7 g/dl, > 6 Ery-Konzentrate zur Stabilisierung notwendig.

Spontanverlauf
65 % der oberen GIT-Blutungen sistieren spontan, 30 % stehen zunächst und rezidivieren, 5 % persistieren. 90 % der frühen Blutungsrezidive treten innerhalb von 72 h nach Erstblutung auf.

Konservative Therapie
Die Notfallendoskopie dient der Lokalisation der Blutung, der Bestimmung des Blutungstyps, der Blutstillung und der Differenzialdiagnostik (Ösophagusvarizen, Mallory-Weiss-Syndrom, Ulcus Dieulafoy, erosive Gastritis).

Die endoskopische Therapie (Unterspritzung, Laser) kann eine Typ-1A-Blutung zunächst bestenfalls in einen Typ 2A überführen! Kontrolle nach 6–8 und 24 h. Dann frühelektive Operation (innerhalb von 36 h) oder weitere endoskopische Kontrollen alle 24 h.

Chirurgische Therapie

Indikationen
Endoskopisch keine Blutstillung oder Blutungslokalisation möglich; Blutstillung durch interventionelle Endoskopie bei Forrest 1A: Frühelektive Operation innerhalb von 36 h; Verbrauch von 6 EK/24 h trotz maximaler intensivmedizinischer Maßnahmen.

Vorgehen
- Ulcus ventriculi: Immer Exzision und keine alleinige Übernähung (Histologie zum Ausschluss eines Karzinoms, sichere Versorgung der submukösen Gefäße, keine Rezidivblutung), evtl. distale Magenresektion nach Billroth I.
- Ulcus duodeni: Durchstechungsligatur der Blutung im Ulkusgrund, **Cave:** Bulbushinterwand → A. gastroduodenalis! Unterbindung supra- und infraduodenal oft nur unter schwieriger Präparation möglich → Komplikationen.

Untere GIT-Blutung
Blutung aus dem GIT aboral des Treitz-Bandes.

Ätiologie
- Hämorrhoidalblutung (häufigste Ursache).
- Divertikel (singuläre Divertikel meist im rechten Hemikolon, multiple Divertikel meist im Sigma).
- Colitis ulcerosa.
- Meckel-Divertikel (ektope Magenschleimhaut, häufige Blutungsquelle bei Kindern und Jugendlichen).
- Angiodysplasien (in 50 % der Fälle multipel, sonst meist im rechten Kolon, neben Divertikeln häufigste Ursache der akuten unteren gastrointestinalen Blutungen über 65 Jahren).
- Seltener: Strahlenkolitis; Enteritiden, bei Z.n. Y-Prothese rezidivierende Blutung aus Aneurysma falsum.

> Häufigste Ursache von analem Blutabgang sind blutende Ulcera ventriculi oder duodeni.

Diagnostik
! Lokalisationsdiagnostik oft sehr schwierig.
- Anamnese (▶ 3.1): Vorerkrankungen, Medikamente, z.B. Marcumar®.
- Nach Ausschluss einer Hämorrhoidalblutung (Rektoskopie) zunächst obere Gastrointestinoskopie.
- Koloskopie (▶ 3.13.3) zur groben Eingrenzung der Blutungsquelle hilfreich, genaue Lokalisation gelingt meist nicht.
- Mesenterikographie (▶ 3.7.1): Erfolg versprechend nur bei starker Blutung über 1 ml/Min.).
- Blood-pool-Szintigraphie: Markierte Erythrozyten, sehr empfindlich, Nachteil: ungenaue Lokalisation.
- Video-Kapselendoskopie (▶ 3.13.5).

7.1 Leitsymptome

> Dickdarmblutungen sistieren häufig zumindest zeitweise spontan, daher ist Abwarten vor allem bei unklarer Lokalisation zunächst gerechtfertigt. Typisch ist die intermittierend auftretende Blutung, daher Pat. immer überwachen (RR, Puls, Hb, Gerinnung).

Therapie
- Hämorrhoidalblutung ▶ 8.1.
- Bei lokalisierter Blutungsquelle evtl. endoskopische Blutstillung, sonst Resektion des betroffenen Darmsegmentes.

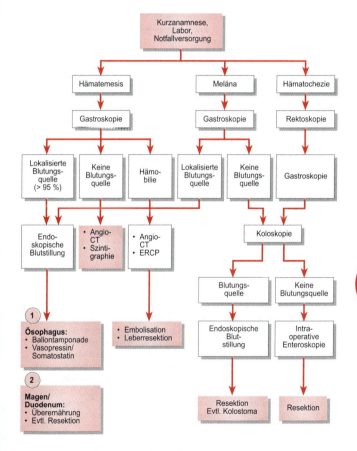

Abb. 7.1 Clinical pathway akute GIT-Blutung [A300–106]

- Bei nicht sicher lokalisierbarer Blutung:
  - Hemikolektomie rechts (Blutung häufig im Colon ascendens oder Zökum) ex juvantibus gerechtfertigt (da Letalität mit länger bestehender transfusionspflichtiger Blutung sprunghaft ansteigt).
  - Laparotomie, Kolotomie mit Darmspülung und diagnostischer Koloskopie intraoperativ. Falls Blutungsquelle nicht eingrenzbar, Anlage eines doppelläufigen Anus praeter transversalis (Differenzierung linkes, rechtes Kolon).
  - Laparotomie, intraoperative Enteroskopie: Dünndarmblutung distal von Treitz ist diagnostisch ein großes Problem (z.B. Tumoren, Angiodysplasien, Tbc).
- In speziellen Fällen angiographische Embolisation durch interventionell-radiologischen Eingriff (**Cave:** Darmnekrose).
- Medikamentöse Therapie z.B. mit Argipressin (Pitressin®) 2 Amp./24 h i.v. möglich (**Cave:** Rezidivblutung).

7.1.2 Ileus

Diagnostik und Erstversorgung ▶ 6.1.

> **Leitsymptome des Ileus**
> - Übelkeit, Erbrechen.
> - Krampfartige abdominelle Schmerzen.
> - Meteorismus.
> - Stuhl- und Windverhalt.
>
> **Leitfragen bei Ileus**
> - Mechanischer oder paralytischer Ileus.
> - Dick- oder Dünndarmileus.
> - Strangulation (Gefäßbeteiligung).
>
> Akuter, subakuter, chron. oder chron. rezidivierender Ileus.

Ileuskrankheit

Pathogenese

Im Zentrum steht bei allen Ileusformen die Darmdistension: beim mechanischen Ileus als Folge des Aufstaus vor dem Hindernis, beim paralytischen Ileus durch Hemmung der Peristaltik. Die Distension führt zu einer Erhöhung des intraluminalen Druckes, einem Anstieg der Wandspannung und durch die resultierende Störung der Mikrozirkulation zur Schädigung der Darmwand, lokaler Hypoxie und Freisetzung biogener Amine. Das entstehende Darmwandödem und der Einstrom von großen Flüssigkeitsmengen in das Darmlumen münden in einer Hypovolämie, einer Hypalbuminämie, Elektrolytstörungen, einer Hämokonzentration und einem nachfolgend reduzierten Herzminutenvolumen. Im Endstadium resultiert eine Störung aller Organsysteme mit Kreislaufschock, Zentralisation, Lungenfunktionsstörung, Nierenversagen und Leberinsuffizienz.

Tab. 7.1 Klinische Differenzialdiagnose der unterschiedlichen Ileusformen

Ileusform		Anamnesedauer	Erbrechen	Schmerz	Stuhlverhalt	Peristaltik
Paralytischer Ileus		Mittel	Übelkeit, später Erbrechen im Schwall (Überlaufmagen)	Diffus	Stuhlverhalt, wenig Stuhl nach Einlauf	Keine Darmgeräusche, „Totenstille", Plätschern
Mechanischer Ileus	Hoher Dünndarmileus	Kurz	Frühzeitig	Intermittierend, paraumbilikal	Stuhlgang	Anfangs Hyperperistaltik
	Tiefer Dünndarmileus	Mittel	Später	Diffus krampfartig	Zunächst noch Stuhl	Hyperperistaltik
	Dickdarmileus	Lang, bis zu mehreren Tagen	Im Spätstadium	Eher mäßiger Bauchschmerz	Wenig bis kein Stuhl	Länger Hyperperistaltik
	Strangulationsileus	Sehr kurz, praktisch sofort	Frühzeitig reflektorisch	Dauerschmerz mit heftigen Koliken	Erst Stuhl, dann Stuhlverhalt	Zu Beginn Ileus, Hyperperistaltik

Ätiologie

Mechanischer Ileus
- Strangulationsileus: mechanischer Stopp der Darmpassage mit Beteiligung der Mesenterialgefäße und segmentaler Minderdurchblutung; meist im Dünndarm gelegen.
    - Inkarzeration: Einklemmung von Darmanteilen in innere oder äußere Hernien oder durch Briden (die häufigste Ursache des mechanischen Ileus beim jüngeren Menschen ist der Bridenileus nach Appendektomie).
    - Invagination: Einstülpung eines Darmanteiles in einen anderen. Meist stülpt sich der orale Darm, der Peristaltik folgend, in den aboralen ein. Gehäuft bei Kindern durch polypöse Tumoren oder beim Meckel-Divertikel.
    - Volvulus: Torsion des Darmes um die Mesenterialachse (bis 360°), häufiger bei Kindern nach Malrotation des Darmes; bei älteren Erwachsenen meist im Sigma gelegen.
- Okklusionsileus:
    - Stenose: Tumoren, Entzündungen, Fehlbildungen.
    - Striktur: Entzündliche Genese (M. Crohn, Colitis ulcerosa, Tbc).
    - Obstruktion: Fremdkörper, Gallensteine, Kotsteine, Askariden.
    - Kompression: Tumoren, die von außen den Darm einengen.
    - Abknickung: Briden, Adhäsionen.

Ein länger bestehender mechanischer Ileus ohne Gefäßbeteiligung ist klinisch von einem paralytischen Ileus oft nur schwer zu differenzieren.

Paralytischer Ileus
- Entzündlich: Diffuse bakterielle oder chemisch toxische Peritonitis, intraabdominelle Abszesse, generalisierte Sepsis.
- Metabolisch: Urämie, Hypokaliämie, diabetische Azidose.
- Reflektorisch: Harnverhalt mit Blasenüberdehnung, Hodentorsion, Gallen- und Nierensteinkolik, Stieldrehung des Ovars, retroperitoneale Hämatome (z.B. Frakturen).
- Vaskulär: Mesenterialverschluss (zunächst Hyperperistaltik, dann Paralyse).
- Spastischer Ileus (selten): Bei Askariden oder nach Bleiintoxikation.

 Bei ca. 30 % der Tumorpat. liegt ein benigner Ileus vor!

Therapie

Konservativer Therapieversuch
Bei paralytischem Ileus ohne Peritonitis oder bei inkompletter Stenose:
- Parenterale Ernährung über ZVK.
- Peristaltika, z.B.
  - „Donnertropf": 6 Amp. MCP (z.B. Paspertin®), 6 Amp. Dexpanthenol (z.B. Bepanthen®), 6 Amp. Neostigmin (z.B. Prostigmin®) in 500 ml Ringer-Lösung mit 60–80 ml/h oder
  - Ubretid z.B. 2 × 1 Amp. s.c. (Distigminbromid®); gut verträglich.
- Wiederholte Schwenkeinläufe.
- Therapie evtl. Begleiterkrankungen.

Operative Therapie

Indikationen
Beim Ileus, speziell beim mechanischen, prinzipiell gegeben und häufig zeitlich dringend:
- Absolute OP-Indikation (sofort OP): Mechanischer Ileus (Gallensteinileus, Briden, Adhäsionen, Tumor, Stenose, Invagination), Strangulationsileus, Inkarzeration bei innerer oder äußerer Hernie, Mesenterialinfarkt (vaskulärer Ileus), Peritonitis mit paralytischem Ileus, konservativ nicht beherrschbarer paralytischer Ileus.

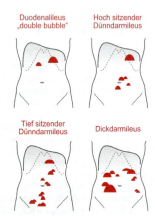

Abb. 7.2 **Röntgenbefunde** beim Ileus [A300–106]

7.1 Leitsymptome

- Relative OP-Indikation: Rezid. Subileus, chron. rezid. Ileus bei Verwachsungsbauch, entzündliche Erkrankung (M. Crohn, Colitis ulcerosa), Peritonealkarzinose, Paralyse nach Peritonitis-OP, radiogener Ileus.

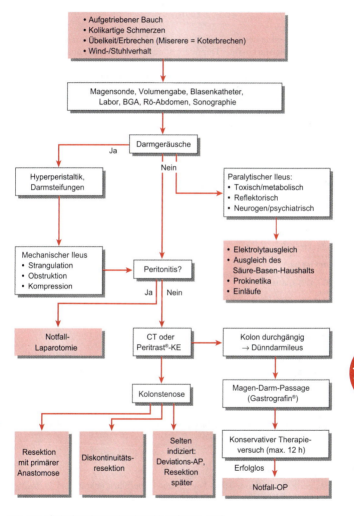

Abb. 7.3 Clinical pathway Ileuskrankheit [A300–106]

Kontraindikationen
Paralytisch reflektorischer Ileus (Harnverhalt, Nierenstein, retroperitoneales Hämatom, Wirbelkörperfraktur, Beckenfraktur)
Paralytisch metabolischer Ileus (Elektrolytentgleisung, Coma diabeticum, Urämie).

OP-Prinzipien
- Dekompression des gestauten Darmes durch Ausstreichen oralwärts und Absaugen über Magen- oder Dünndarmsonde bzw. Absaugen über kleine Enterotomie.
- Beseitigung eines mechanischen Hindernisses durch Resektion oder Umgehung befallener Darmabschnitte, Entlastung durch Anlage eines Anus praeter oral des Hindernisses und Lösung von Briden oder Verwachsungen.
- Resektion irreversibel durchblutungsgestörter Darmsegmente.
- Beseitigung einer Peritonitisursache.

7.1.3 Ikterus

Tab. 7.2 Differenzialdiagnose des Ikterus

	Prähepatisch (hämolytisch)	Hepatisch (parenchymatös)	Posthepatisch (cholestatisch)
Serumwert			
Indirektes Bili	↑	↔(↑)	↔
Direktes Bili*	↔	↑	↑
GOT, GPT, GLDH	↔	↑↑	↑
AP, γ-GT	↔	↑	↑↑
LDH	↑↑	↑	(↑)
Urinwerte			
Bilirubin	↔	↑ (Urin dunkel)	↑ (Urin dunkel)
Urobilinogen	↑	↑/↓	↑/↔
Stuhlfarbe	Dunkel	Hell oder dunkel	Hell
Juckreiz	Nein	Evtl.	Ja

*Quotient direktes Bili/Gesamt-Bili > 0,5 spricht für posthepatische Cholestase

Ätiologie
Prähepatischer Ikterus
Gesteigerte Produktion: Hämolyse, Shunt-Hyperbilirubinämie bei ineffektiver Erythropoese, Resorption ausgedehnter Hämatome.

Hepatischer Ikterus

Konjugationsstörung
- Physiologisch: Neugeborenenikterus.
- Gilbert-Meulengracht-Syndrom (Icterus juvenilis intermittens): Meist autosomal dominant vererbte Störung der Glucuronyltransferase.
- Crigler-Najjar-Syndrom: Absoluter Glucuronyltransferasemangel.
- Medikamente: Z.B. Chloramphenicol, Rifampicin.

Exkretionsstörung
Hepatitis, Leberzirrhose, Stauungsleber, Medikamente (z.B. Pantozol®), Alkoholfettleber, Schwangerschaft, bakterielle Infektion (z.B. Pneumonie).

Posthepatischer Ikterus
Leberabszess, Echinokokkuszyste, Lebermetastasen, Leberhilustumoren (Klatskin-Tumoren, Lymphome der Leberpforte), Choledocholithiasis (▶ 7.2.2), Tumor

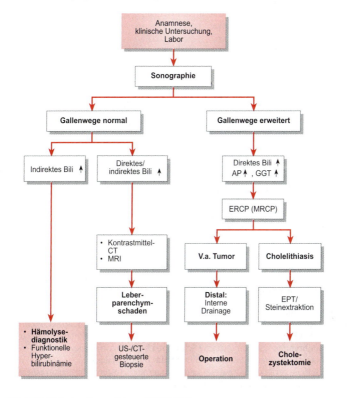

Abb. 7.4 Clinical pathway Ikterus [A300–106]

oder Striktur (meist postoperativ) der Gallenwege, Cholangitis, Pankreaskopfkarzinom, Pankreatitis (▶ 7.2.10), Parasiten (Askariden).

Anamnese
- Juckreiz, dunkler Urin, heller Stuhl: Cholestase.
- Übelkeit, Abgeschlagenheit, Fieber (evtl. mehrere Tage vor Ikterus): Hepatitis.
- Hohes Fieber, Schüttelfrost: Cholangitis, Leberabszess, Leptospirose.
- Schmerzcharakter: Kolik bei Choledocholithiasis, bei schmerzlosem Ikterus V.a. Karzinom.
- Schmerzen: im Rücken V.a. Pankreatitis; im Bauch, ggf. Ausstrahlung in rechte Schulter: Galle, Leber.
- Massiver Gewichtsverlust: Lebermetastasen, Pankreaskarzinom.
- Alkoholkonsum (Zirrhose) und Medikamentenanamnese.
- Bluttransfusion, Drogenabhängige. Kontakt mit Personen mit Hepatitis oder infektiöser Mononukleose.
- Auslandsreisen (Hepatitis A, E), Sexualanamnese (HIV, Hepatitis).
- Vorausgegangene OP, bekannter Tumor.

7.1.4 Dysphagie

- Oropharyngeale Dysphagie: Meist Koordinationsstörung („Der Nahrungsbolus kann nicht wegbefördert werden"). Ursache ist oft eine zentralnervöse Störung (z.B. Apoplex, TIA mit Pseudobulbärparalyse, MS, progressive Bulbärparalyse, amyotrophe Lateralsklerose. Hypopharynxtumoren).
- Ösophageale Dysphagie: Eher Störung des unwillkürlich hirnstammgesteuerten Transports („Nahrungsbolus bleibt stecken").

Anamnese

Auslöser der Schluckschwierigkeiten
- Nur feste Nahrung bei beginnender Lumeneinengung, z.B. durch Tumoren oder Strikturen.
- Sowohl feste als auch flüssige Nahrung bei Motilitätsstörungen, wie Achalasie oder dem Spätstadium eines Karzinoms.

Zeitlicher Verlauf
- Zunahme über Wochen ist hochverdächtig auf Karzinom!
- Zunahme über Jahre ist typisch für eine Achalasie.
- Während des Essens zunehmende Beschwerden weisen auf Divertikel oder Motilitätsstörungen (z.B. Achalasie) hin.

Begleitsymptome
- Retrosternale Schmerzen (v.a. beim Schlucken): Bei Schleimhautläsionen (z.B. Ösophagitis), diffusem Ösophagusspasmus und Nussknackerösophagus.
- Sodbrennen und epigastrische Schmerzen bei Refluxkrankheit.
- Nächtliche Regurgitationen bei Divertikel oder Achalasie.
- Heiserkeit (Rekurrensparese) und andauernder Husten (ösophagotracheale Fistel) oft Zeichen eines fortgeschrittenen Karzinomwachstums.

- Anämie bei Refluxkrankheit, paraösophagealer Hernie oder Karzinomen.
- Artikulationsstörungen (Dysarthrie) bei zentralnervösen Störungen.

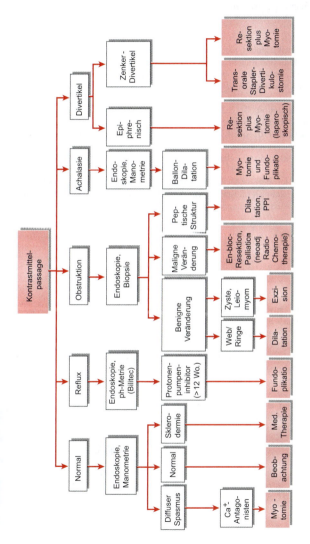

Abb. 7.5 Clinical pathway Dysphagie [A300–106]

> Viele Pat. gewöhnen sich bei langsam zunehmender Symptomatik an ihre Schluckbeschwerden, sodass gezielte Fragen nötig sind, z.B. Dauer der Speiseaufnahme, Umstellung auf Brei oder Suppe, Nachtrinken.

Wichtigste Differenzialdiagnosen
- Ösophaguskarzinom: Häufigste Ursache im Erwachsenenalter; M >> F; oft Alkoholiker und Raucher; Crescendo-Anamnese von wenigen Wo.; Gewichtsabnahme. Gutartige Ösophagustumoren (meist Leiomyome) sind selten.
- Zenker-Divertikel: Vor allem ältere Männer. Regurgitation, Mundgeruch, Husten.
- Peptische Stenose: Bei Refluxösophagitis. Lange Anamnese von Sodbrennen.
- Entzündungen im Halsbereich: Pharyngitis, Tonsillitis, Seitenstrangangina.
- Mediastinale Prozesse: Z.B. retrosternale Struma, Neoplasien, Gefäßanomalien.
- Motilitätsstörungen: Achalasie, diffuser Ösophagusspasmus, Nussknackerösophagus.
- Selten: Sklerodermie, Dermatomyositis, Myasthenia gravis (meist mit Dysphonie), Globus hystericus (Fremdkörper-, Druck- oder Trockenheitsgefühl im Hals; Ausschlussdiagnose).

7.2 Häufige abdominelle Krankheitsbilder

7.2.1 Appendizitis

Klinik
„Klassische" Entwicklung:
- Kurze Phase mit Übelkeit, Erbrechen, Appetitlosigkeit.
- Zunächst epigastrischer Schmerz, nach einigen Stunden Verlagerung in den rechten Unterbauch.
- Abwehrspannung, Schmerzen beim Gehen, Anheben des rechten Beines (Schonhaltung) bringt Entlastung.
- Fieber im Allgemeinen nicht über 39 °C mit rektal-axillarer Differenz von > 0,8 °C, unsicheres Zeichen!
- Bei Kindern evtl. Durchfall, gebläthes Abdomen, hier kann Appetitlosigkeit einziges Symptom sein.

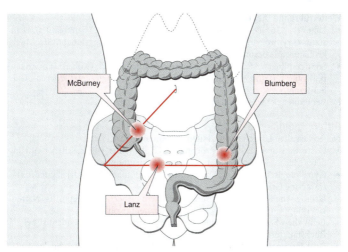

Abb. 7.6 Druckpunkte bei Appendizitis [A300–106]

- Die „klassische" Symptomkombination ist selten.
- Die Symptome sind im Senium larviert (perforierte Appendizitis ohne Peritonitis).
- Bei Gravidität Verlagerung der Appendix und Symptomatik nach kranial.

Diagnostik

Körperliche Untersuchung
Körperliche Untersuchung (▶ 3.2) ist entscheidend für die OP-Indikation:
- **McBurney-Druckpunkt:** Mitte zwischen Spina iliaca ant. sup. und Nabel.
- **Lanz-Druckpunkt:** Übergang rechtes zum mittleren Drittel zwischen beiden Spinae iliacae ant. sup.
- **Blumberg-Zeichen** (kontralateraler Loslassschmerz): Eindrücken der Bauchdecken auf der Gegenseite und plötzliches Loslassen erzeugt peritonealen Dehnungsschmerz auf der rechten Seite.
- **Rovsing-Zeichen:** Retrogrades Ausstreichen des Kolonrahmens führt zu Dehnungsschmerzen im Zökalbereich (selten).
- **Psoasdehnungsschmerz:** Schnelle Beugung im zuvor gestreckten rechten Hüftgelenk erzeugt durch Dehnung des über dem M. psoas liegenden entzündlich veränderten Peritoneums Schmerzen.
- Lokale bzw. diffuse heftige Abwehrspannung (Peritonitis) bei gedeckter bzw. freier Perforation und bei perityphlitischem Infiltrat.
- Rektaler Druckschmerz rechts (obligate Untersuchung), bei Douglas-Abszess fluktuierende stark schmerzhafte Vorwölbung.

Weiterführende Diagnostik
- Labor (▶ 3.15): Leukozytose (meist nur gering), Amylase (Pankreatitis), Urinstatus (Erythrozyturie – Steinabgang, Bakterien – Zystopyelonephritis, Mikrohämaturie besonders verdächtig).
- Sonographie (▶ 3.8.2) direkter Nachweis häufig möglich (Kokarde am Zökalpol), aber v.a. zum Ausschluss anderer Erkrankungen geeignet (Nieren-, Gallensteine).
! Bei Frauen Schwangerschaft ausschließen.

Differenzialdiagnosen
Neben fast allen Ursachen des akuten Abdomens (▶ 6.1.1) v.a.:
- Gastrointestinale Erkr.: Gastroenteritis, Cholezystitis, Ulkus, seltener entzündeter Meckel-Divertikel, M. Crohn, basale Pneumonie.
- Gynäkologische Erkr. (▶ 11): Adnexitis, symptomatische Ovarialzysten, extrauterine Gravidität.
- Urologische Erkr. (▶ 12): Zystitis (meist kein Fieber), Pyelonephritis (Nierenlagerklopfschmerz, Fieber > 39 °C), Ureterstein (Kolik).
- Beim alten Pat. oft nur wenige Symptome. **Cave:** „Pseudoappendizitis" bei Rückstau durch stenosierenden Kolonprozess.
- Bei Kindern auch Obstipation (Klysma geben, Befunde engmaschig kontrollieren).

Therapie
- Unklarer Befund: Meist stationäre Beobachtung für 12–24 h mit wiederholter klinischer Kontrolle (**Cave:** Keine antibiotische Therapie!), Nahrungskarenz, 2000–2500 ml/d kristalline Flüssigkeit i.v. (z.B. Ringer-Lösung). Bettruhe.
- Weiterhin verdächtiger Befund: Ind. zur diagnostischen Laparoskopie stellen. Bei Rückgang der Symptomatik Kostaufbau (Tee, Zwieback, Suppe, leichte Kost), evtl. weitergehende Diagnostik (Koloskopie zum Ausschluss einer chron. entzündlichen Darmerkr.).
- Akute Appendizitis (mit/ohne Perforation): dringliche OP-Indikation.
- Perityphlitisches Infiltrat (akute Entzündung mit lokaler Tumorbildung): Zunächst konservative Behandlung mit Bettruhe, Nahrungskarenz, lokaler Kühlung und Antibiotika (z.B. Augmentan® 3 × 4 g i.v., Kinder > 2 J. Augmentan®-Trockensaft 3 × 6–8 ml p.o.). Bei ausbleibender rascher Besserung des Befundes Abszessdekompression, Spülung, Drainage, Intervallappendektomie nach 2–4 Mon. erwägen.

7.2.2 Cholelithiasis

Unkomplizierte Steincholezystitis
Klinik
Beginn mit viszeralem Oberbauchschmerz „Gastritisschmerz" (keine erhöhten Laborparameter), Speisenunverträglichkeit, positives „Murphy-Zeichen". Allmähliches Übergreifen der Entzündung auf alle Wandschichten mit somatischem, typisch lokalisiertem „Galleschmerz", evtl. mit Ausstrahlung in rechte Schulter.
KO: Gallenblasenhydrops oder -empyem, akute Cholangitis, Perforation, akute Pankreatitis, Ileus.

Diagnostik
Klinik (▶ 3.2), Sonographie (▶ 3.8.2, Wandverdickung, Mehrschichtung, Steine), Rö-Thorax (▶ 3.5.31, Begleiterguss), EKG.

Differenzialdiagnosen
Ulcus duodeni et ventriculi, Pankreatitis, akute Appendizitis, Nierenkolik, Lungenembolie, Herzinfarkt; andere Ursachen des akuten Abdomens.

Therapie
Cholezystektomie, vorzugsweise laparoskopisch. Bei schwierigem Situs, KO während der Laparoskopie oder bei Malignomverdacht konventionell.

Gallenkolik

Klinik
Dauerschmerz mit krampfartigen Schmerzspitzen (Kolik) im rechten Mittel- und Oberbauch mit evtl. Ausstrahlung in die rechte Schulter.
Begleitsymptome: Übelkeit, ggf. leichter Ikterus, evtl. mit Temperaturerhöhung bis 38 °C, BSG-Erhöhung und geringgradiger Leukozytose, Stuhlentfärbung und Braunfärbung des Urins. Bei Palpation Druckschmerz über der Gallenblase.

! Sofortmaßnahmen
- Stationäre Aufnahme, venöser, peripherer Zugang mit gleichzeitiger Blutentnahme (BB, E'lyte, Leberwerte, Bili, CK, Amylase/Lipase, Glukose und Gerinnung zur OP-Vorbereitung).
- Urinstatus (dunkler Urin, erhöhtes Bilirubin).
- Analgesie (▶ 2.12) durch 20 mg (= 1 Amp.) N-Butylscopolamin (z.B. Buscopan®) langsam i.v., bei Erfolglosigkeit Pethidin (Dolantin®) oder Pentazocin 30 mg i.v. (Fortral®). Bei Bedarf einmalige Wiederholung der Dosis nach 10–15 Min. **Cave:** Morphinderivate sind wegen der spasmogenen Wirkung auf den Sphincter Oddi kontraindiziert.
- Spasmolytische Dauertherapie mit 60 mg N-Butylscopolamin (Buscopan®) auf 500 ml Ringer-Laktat/24 h. Tageshöchstdosis 100 mg N-Butylscopolamin.
- Bei Verdacht auf Choledochusstein ERCP mit Papillotomie und Steinextraktion; im beschwerdefreien Intervall elektive (laparoskopische oder konventionelle) Cholezystektomie.
- Bei Versagen der ERCP Cholezystektomie innerhalb 48 h mit Revision der Gallenwege.

Akute Cholezystitis und Cholangitis

Ätiologie
Eingeklemmter Zystikus- oder Choledochusstein. Zystikusstein Gallenblasenhydrops mit nachfolgender Infektion und ggf. Empyem. Choledochusstein → eitrige Cholangitis, Hepatocholangitis, Pankreatitis, Stauungsikterus. Erreger meist aszendierende oder hämatogen gestreute E. coli, Klebsiellen, Enterokokken, Bacteroides und Clostridium perfringens.

Klinik
Übelkeit und Erbrechen, Schmerzen im rechten Oberbauch, Fieber > 38,0 °C, Schüttelfrost, Ikterus, Koliken.

Diagnostik
Siehe oben.

Sofortmaßnahmen
- Stationäre Aufnahme, Erstmaßnahmen und weiteres Vorgehen wie bei Gallenkolik.
- Volumen- und Elektrolytsubstitution (Exsikkose), möglichst intensivmedizinische Überwachung.
- Antibiotikaschutz mit Breitspektrumpenicillinen, wie Mezlocillin 2 × 4 g/d i.v. (z.B. Baypen®), und bei V.a. Anaerobierinfektion Metronidazol 2 × 0,5 g/d i.v. (z.B. Clont®).
- OP innerhalb von 48 h: Cholezystektomie. Choledochusrevision nur bei nachgewiesener Cholangiolithiasis und Unmöglichkeit der endoskopischen Steinextraktion.
- Bei Nachweis von Gallengangssteinen: endoskopische Papillotomie mit Steinextraktion und Verlaufsbeobachtung über 24 h (therapeutisches Splitting). Nach Ausschluss einer postinterventionellen Pankreatitis (Lipase) Cholezystektomie (meist laparoskopisch).
- Bei multimorbidem Pat. und Kreislaufinstabilität (oft Stressgallenblasen nach THG-OP) evtl. zunächst nur perkutane Gallenblasenpunktion und Dekompression. Nach Stabilisierung dann konventionelle Cholezystektomie.

Die akute Schmerzlinderung bei vorher hoch schmerzhaftem Abdomen ist verdächtig auf Gallenblasenperforation (spontane Entlastung)!

7.2.3 Chronisch entzündliche Darmerkrankungen

Colitis ulcerosa
Beginnt meist im Rektum oder Sigma zwischen dem 20. und 40. Lj. mit familiärer Häufung. Die Ätiologie ist unbekannt. Das Malignitätsrisiko ist je nach Verlauf gegenüber der Normalbevölkerung um das 8- bis 20fache erhöht.

Klinik

Chron.-rezidivierende bis hochakut ulzeröse Kolitis mit von der Mukosa des Rektums und Kolons ausgehender diffuser Entzündung, meist mit Ulzerationen. Verlauf in Schüben. Weites Spektrum von Manifestationen und Schweregrad (leichte hämorrhagische Proktitis bis zum schweren Totalbefall des Kolons).
- Leitsymptom: Schleimig-blutiger Durchfall (nicht selten bis 20-mal pro Tag) mit Bauchschmerzen, Tenesmen, Gewichtsverlust, Anämie und Hypoproteinämie.
- Bei längerem Verlauf bilden zwischen den Geschwüren verbliebene Schleimhautinseln so genannte Pseudopolypen.

Komplikationen

Massive Kolonblutung; toxisches Megakolon (Enterotoxine): Schock, gespanntes Abdomen, Durchwanderungsperitonitis, Sepsis, hohe Letalität; Perforation mit kotiger Peritonitis; Karzinomentwicklung; selten Stenosierung.

Diagnostik

- Koloskopie mit Stufenbiopsien (▶ 3.13.3): Leicht blutende, entzündlich veränderte Schleimhaut, Pseudopolypen.
- Rö (▶ 3.5.33): Kolon-KE (Pseudopolypen, verminderte bzw. fehlende Haustrierung). **Cave:** Bei Perforationsgefahr wasserlösliches KM (z.B. Gastrografin).
- Labor (▶ 3.15): Unspezifische Erhöhung der Entzündungsparameter (Leukozyten, BSG, CRP), evtl. Anämie, Hypoproteinämie.

Differenzialdiagnosen

M. Crohn (Abgrenzung kann sehr schwierig sein), unspezifische Enteritiden, Divertikulitis.

Therapie

Primär konservativ, i.d.R. durch Internisten
- Diätetisch (ballaststoffarme Diät, nur bei Unverträglichkeit keine Milch und Milchzucker), Salofalk, Claversal (3–6 Kps./d).
- Bei schwerem Schub parenterale Ernährung, Glukokortikoide, wie Hydrocortison 150 mg/d i.v., evtl. Antibiose, z.B. mit Mezlocillin 3 × 4 g/d (z.B. Baypen®) und Metronidazol 2 × 500 mg/d i.v. (z.B. Clont®).

Indikationen zur operativen Therapie
- **Absolut:** Perforation, toxische Kolitis, Blutung, konservative Therapieresistenz, schwere Dysplasie, maligne Entartung.
- **Relativ:** Entartungsrisiko bei jeder Colitis ulcerosa mit ausgedehntem Kolonbefall, häufigen oder schweren Schüben und im Kindesalter.

Chirurgische Therapie
- Koloproktektomie mit ileoanalem J-Pouch: Methode der Wahl bei Elektiv-OP. Bei schlechtem AZ ggf. passagere Vorschaltung eines doppelläufigen Ileostomas. KO: Pouchitis.
- Koloproktektomie mit endständigem Ileostoma.
- Kolektomie mit Ileorektostomie: Minimaleingriff bei jüngeren Pat. mit intaktem Rektum. Nachteil: Entartungsrisiko des verbliebenen Rektums (5–10 %).

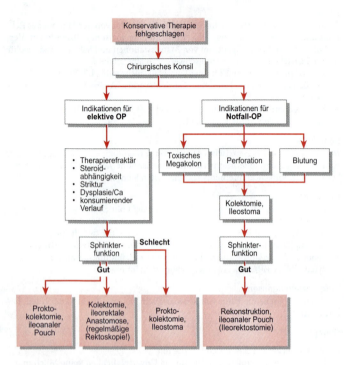

Abb. 7.7 Clinical pathway Colitis ulcerosa [A300–190]

Morbus Crohn (Enteritis regionalis, Ileitis terminalis)

Ätiologie unklar, familiäre Häufung, Erkrankungsbeginn zwischen dem 20. und 40. Lebensjahr.

Klinik

In Schüben verlaufende, segmentale chron.-entzündliche Erkrankung der gesamten Darmwand. Lokalisation im gesamten GIT vom Mundboden bis zum Anus, meist Dünn- und Dickdarm (Ileokolitis 50 %, Ileitis 30 %, Kolitis 20 %).
Durchfälle, je nach Aktivität der Krankheit durchschnittlich 3–6 täglich, bis 30 täglich mit Schleim und Blutabgang, Koliken, Leibschmerzen, Gewichtsverlust, Fieberschübe, Fisteln, abdominelle Resistenzen, bei Stenosen Tenesmen; perianale Abszesse und Fisteln, extraintestinale Symptome (Erythema nodosum, Arthritiden, Iridozyklitis).

Komplikationen

Fistelbildung (entero-enteral, entero-kutan, entero-vesikal, rekto-vaginal), Stenosen, Ileus, Konglomerattumoren, Schlingenabszesse, massive Blutung, Perforationen (selten), Entartung, perianale Komplikationen (perianale Abszesse, gehäuft transsphinktäre oder suprasphinktäre Fistelbildung), gehäuft Nephro- und Cholezystolithiasis.

Diagnostik
- Anamnese und klinische Untersuchung (▶ 3.1, ▶ 3.2): Crohn-Aktivitäts-Index: AZ, Bauchschmerzen, Stuhlfrequenz, Fistelbildung, palpabler Tumor, Fieberschübe, Gewichtsverlust, Hämatokrit.
- Dünndarmdoppelkontrast nach Sellink (▶ 3.6.5): Langstreckige Stenosen, Wandstarre, Strikturen, Pflastersteinrelief, Fisteln (▶ Abb. 7.9).
- Kolon-KE (▶ 3.6.6): Segmentale Stenosen, enterale Fistel.
- Koloskopie bis ins terminale Ileum (▶ 3.15.3): Stenosen, Pflastersteinrelief, Schleimhautrötungen, diskontinuierlicher Befall.
- Stufenbiopsien: Befall aller Wandschichten.

Differenzialdiagnosen
Colitis ulcerosa und Morbus Crohn können schwer gegeneinander abzugrenzen sein, oft existieren bei langer Anamnese beide Diagnosen.

Therapie
Primär konservative Therapie, i.d.R. durch Internisten
- Leichte abwechslungsreiche Vollkost, bei Stenosen ballaststoffarme Diät.
- Im akuten Schub Entlastung des Verdauungstraktes mit Formeldiäten bzw. parenteraler Ernährung, Glukokortikoide, wie Hydrokortison 100–150 mg/d i.v., evtl. Antibiotika, wie Mezlocillin 3 × 4 g/d i.v. (z.B. Baypen®) und Metronidazol 2 × 500 mg/d i.v. (z.B. Clont®). Bei milder entzündlicher Aktivität Mesalazin (Claversal®) oder Sulfasalazin (Azulfidine®) jeweils 3–6 Kps./d (Dauertherapie 30–40 mg/kg KG) und niedrig dosierte Kortikoide, wie Pred-

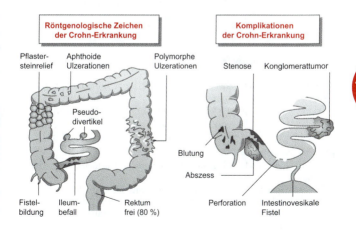

Abb. 7.8 Röntgenologische Befunde und Komplikationen des M. Crohn [A300–190]

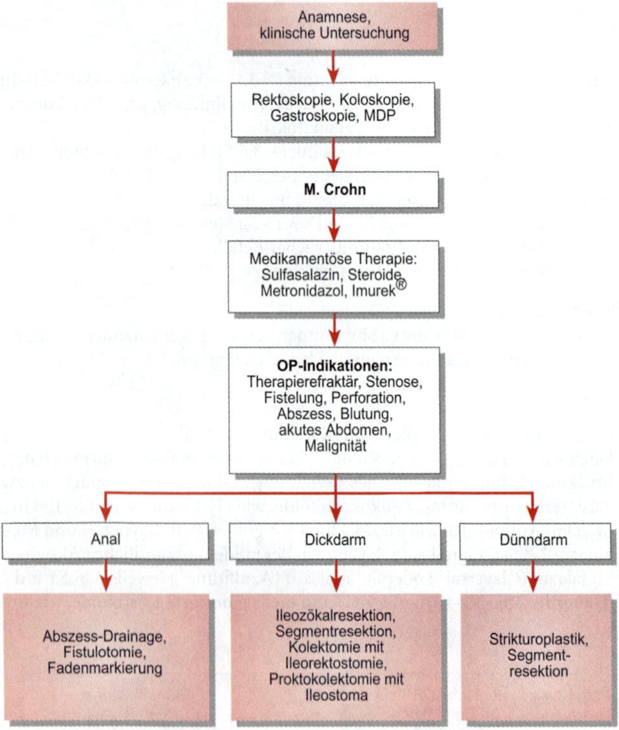

```
┌─────────────────────────┐
│ Anamnese,               │
│ klinische Untersuchung  │
└─────────────────────────┘
            │
┌─────────────────────────┐
│ Rektoskopie, Koloskopie,│
│ Gastroskopie, MDP       │
└─────────────────────────┘
            │
       **M. Crohn**
            │
┌─────────────────────────┐
│ Medikamentöse Therapie: │
│ Sulfasalazin, Steroide, │
│ Metronidazol, Imurek®   │
└─────────────────────────┘
            │
┌─────────────────────────┐
│ **OP-Indikationen:**    │
│ Therapierefraktär,      │
│ Stenose, Fistelung,     │
│ Perforation, Abszess,   │
│ Blutung, akutes Abdomen,│
│ Malignität              │
└─────────────────────────┘
```

Anal	Dickdarm	Dünndarm
Abszess-Drainage, Fistulotomie, Fadenmarkierung	Ileozökalresektion, Segmentresektion, Kolektomie mit Ileorektostomie, Proktokolektomie mit Ileostoma	Strikturoplastik, Segmentresektion

Abb. 7.9 Clinical pathway M. Crohn [A300–106]

nisolon 5–15 mg/d p.o. (z.B. Solu-Decortin®H), evtl. Immunsuppressiva, wie Azathioprin (z.B. Imurek®).
- Bei Malabsorption parenterale Substitution von Vitaminen und Spurenelementen (Fe, Zn, Se).
- Psychologische Betreuung.

Operative Therapie
! Bypassverfahren oder Seit-zu-Seit-Anastomosen vermeiden (Blindsackbildung!)
- Stenosen: sparsame Resektion nur der befallenen Darmabschnitte, evtl. Strikturoplastik (Längsdurchtrennung der Muskularis und Quervernähung).
- Enterale Fisteln: Exzision der Fistelöffnungen mit Übernähung oder sparsame Segmentresektion.
- Konglomerattumoren: Soweit möglich auflösen, Rest resezieren.

- Analfisteln, Abszesse: Zurückhaltend angehen, da die Grundkrankheit nicht heilbar ist, häufig nur Drainage angezeigt, hohe Rezidivrate. **Cave:** Inkontinenz.
- Perforation: Resektion des betroffenen Darmsegmentes, Spülung, Drainage, evtl. passagerer Anus praeter.

7.2.4 Divertikulitis

Meist Pseudodivertikel, bei denen Mukosa und Submukosa durch Muskularislücken in der Darmwand prolabieren (▶ Abb. 7.10), echte Divertikel sind selten.

Lokalisation
Divertikel können im gesamten Kolon vorkommen, in über 95 % ist das Sigma beteiligt, in ca. 80 % ausschließlich.

Klinik
Eine blande Divertikulose ist asymptomatisch, in 15–20 % tritt eine Divertikulitis auf, die sich zunächst durch eine Obstipation äußert, gelegentlich durch Diarrhöen, Schmerzen im linken Unterbauch, subfebrile Temperaturen, mäßige Leukozytose. Bei fortschreitender Entzündung Meteorismus, Stuhlverhalt, Erbrechen, hohes Fieber, heftiger Druckschmerz, starke Leukozytose. Bei chron. Verlauf narbige Sigmaschrumpfung mit zunehmender Stenosesymptomatik.

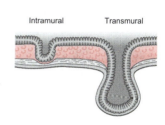

Abb. 7.10 Kolondivertikel [A300–190]

Komplikationen
Treten bei ca. 30 % der Fälle auf:
- Stenose: Durch chron. Entzündungen mit Subileus oder Ileus (▶ 7.1.2).
- Gedeckte Perforation mit Abszess- oder Fistelbildung: Mesokolisch, parakolisch oder im kleinen Becken lokalisierte Abszesse. Akutes Krankheitsbild mit lokalisierter Peritonitis, hohem Fieber, Stuhl- und Windverhalt. Benachbarte Strukturen grenzen den Prozess ab. Fisteln zur Haut, Blase, Vagina oder Dünndarm möglich.
- Freie Perforation: Perakutes, häufig aber protrahiert entstandenes Vollbild einer diffusen Peritonitis.
- Divertikelblutung: Selten, aber akut und massiv auftretende untere GIT-Blutung, auch intermittierender Verlauf möglich.

Spezielle Diagnostik
- Druckschmerz linker Unterbauch („Linksappendizitis") bis zur Peritonitis, evtl. tastbarer Tumor.
- CT (▶ 3.10.5): Tumor-, Stenose- und Abszesslokalisation eindeutig darstellbar.
- Kolondarstellung (▶ 3.6.6): Ausstülpungen, Stenosen (bei akuten Krankheitszeichen mit wasserlöslichem Kontrastmittel z.B. Peritrast®). **Cave:** Bariumperitonitis.

- Koloskopie mit Biopsie (▶ 3.13.3): Im akuten Stadium kontraindiziert, Perforationsgefahr.
- Labor (▶ 3.15): Leukos, BSG und CRP erhöht.

Differenzialdiagnosen
Kolorektales Karzinom.

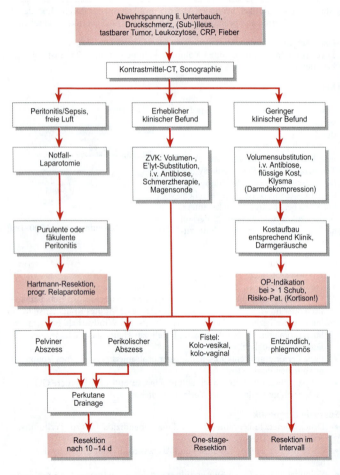

Abb. 7.11 Clinical pathway Divertikulitis [A300–106]

Therapie

Konservative Therapie
Bei akuter Divertikulitis mit lokalem Peritonismus nach Ausschluss einer Perforation und Dekompression eines Abszesses Antibiotika, wie Mezlocillin 3 × 4 g/d i.v. (z.B. Baypen®) und Metronidazol 2 × 500 mg/d i.v. (z.B. Clont®), parenterale Ernährung (ggf. Flüssigkeit erlaubt), ggf. milde Laxanzien, wie Laxoberal® 1 × 10–15 Tropfen). Nach Abklingen der akuten Phase Kostaufbau mit ballaststoffreicher, nicht blähender Kost, Laxanzien vermeiden.

Operative Therapie
Die Operationsindikation ergibt sich aus der Rezidivneigung und dem zu erwartenden Auftreten schwerer Komplikationen.
- OP nach Divertikulitis (elektive OP-Indikation): Nach völligem Abklingen der akuten Entzündung, ausreichende Darmreinigung und einzeitige kontinenzerhaltende Sigmaresektion.
- OP bei schwerem Divertikulitisbefund (dringliche OP-Indikation): Bei fortgeschrittener entzündlicher Stenose, Peritonismus und lokaler Abszessbildung einzeitiges Vorgehen mit Infektsanierung und Anastomosierung (evtl. programmierte Relaparotomie) vorteilhaft.
- Operation bei freier Divertikelperforation (absolute OP-Indikation): Primäre Herdsanierung durch Resektion des perforierten Darmabschnittes. Diskontinuitätsresektion nach Hartmann und programmierte Relaparotomie zur Reinigung der Bauchhöhle. Wiederanschluss nach ca. 6 Mon.

7.2.5 Hernien allgemein

Prädisponierende Faktoren
- Akute und/oder chron. intraabdominelle Druckerhöhungen, z.B. bei körperlicher Schwerarbeit, Spielen von Blasinstrumenten, Husten (z.B. Raucherbronchitis), Obstipation (z.B. stenosierender Kolontumor), Blasenentleerungsstörung (z.B. Prostatahyperplasie).
- Laparotomienarben.
- Intraabdominelle Volumenerhöhungen (z.B. Gravidität, Aszites, Tumoren).
- Hypoproteinämie, veränderter Kollagenstoffwechsel.
- Selten: Traumata der Bauchwand (z.B. OP).

Bauchwandhernien

Bei Hernien im Erwachsenenalter (> 30. Lj.) ist die digitale Untersuchung des Rektums zum Ausschluss eines Karzinoms obligat.

Inkarzeration
Einklemmung von Darm oder anderen Organen (Omentum, Ovar, Blase); häufigste und gefährlichste KO!

Differenzialdiagnosen
Pseudoeinklemmung: Bei alter irreponibler Hernie wird durch akute intraabdominelle Erkrankung (z.B. Appendizitis, Ulkusperforation, Pankreatitis) eine Inkarzeration vorgetäuscht.

Formen der Inkarzeration und Klinik
- **Partiell** (Darmwandbruch): Nur ein Teil der Darmwand befindet sich im Bruchsack (Richter-Hernie); meist symptomarm; kein Passagestopp!
- **Komplett:** Vollständige Einklemmung des Bruchinhaltes infolge plötzlicher abdomineller Druckerhöhung Passagestopp, Darmwandödem, venöse Stauung, Drosselung der arteriellen Blutzufuhr.

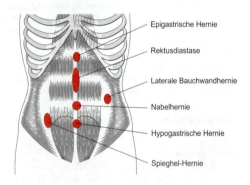

Abb. 7.12 Lokalisation der Bauchwandhernien [A300–106]

> Bei „Schwellung oder Vorwölbung" mit Übelkeit, Erbrechen und Schmerzen an inkarzerierte Hernie denken! Die Inkarzerationsgefahr ist umso größer, je kleiner die Bruchpforte ist.

> Bruchband ist wegen Komplikationen obsolet!

Manuelle Reposition (Taxis)
Vorgehen
Wichtig vor Beginn sind entspannte Bauchdecken (Beine anwinkeln lassen, warmes Bad oder Sedativa), Blase und Darm sollten entleert sein. Analgesie (z.B. 1 Amp. Dolantin® i.m./i.v.), trichterförmiges Umfassen des Bruches bis zum Bruchring (bei Rechtshändern mit der linken Hand) und massierendes Ausstreichen des Bruchinhalts zur Bauchhöhle. Wenn nach 5 Min. keine Reposition möglich, OP.

Kontraindikationen
Dauer der Einklemmung > 4–6 h, peritoneale und lokale Reizerscheinungen, Zeichen der Bakteriämie/Septikämie, Zeichen des paralytischen Ileus (fehlende Darmgeräusche), enge Bruchpforte ohne Aussicht auf Repositionserfolg.

Nach geglückter Taxis Pat. möglichst stationär beobachten, um eine partielle Reposition oder En-bloc-Reposition frühzeitig zu erkennen; auf Darmgeräusche, Abwehrspannung, Zeichen der Peritonitis achten! Operativer Bruchlückenverschluss in den nächsten 2 d.

Operative Therapie
Therapie der Wahl ist die OP, bei Pat. mit sehr hohem OP-Risiko evtl. in Lokalanästhesie.

Absolute Indikationen
Inkarzerierte Hernie > 4–6 h (sofort), irreponible Hernie mit lokalen und peritonealen Reizerscheinungen, Zeichen der Bakteriämie/Sepsis (sofort), Hernie mit enger Bruchpforte ohne Aussicht auf Repositionserfolg (baldmöglichst), Hernie mit Ileussymptomatik (sofort).

Kontraindikationen
Bei überdimensional großen und lang bestehenden Narben oder Bauchwandhernien und schlechter Lungenfunktion, bei inkurablen intraabdominellen Erkr. mit Aszites (Leberzirrhose, Peritonealkarzinose), bei metastasierendem Karzinom mit intraperitonealen Absiedlungen und ungünstiger Prognose.

Postoperative Behandlung
- Frühmobilisierung, d.h. spätestens 24 h postop.
- Im Rahmen der Frühmobilisierung adäquate Schmerztherapie, z.B. Diclofenac bis zu 150 mg/d rektal (z.B. Voltaren® Supp.) unter Magenprotektion, z.B. mit Ranitidin 300 mg/d p.o. (z.B. Sostril®).
- Stuhlgangregulierung und Vermeidung der Bauchpresse durch kurzzeitig mildes Abführmittel (z.B. Agiolax® 1 × 1 TL/d).
- Ggf. Abhusten erleichtern, z.B. Acetylcystein 3 × 200 mg/d p.o. (z.B. Fluimucil®); bei trockenem Reizhusten ggf. Antitussiva wie Codein 2 × 30 mg/d p.o. (z.B. Codipront®). Atemgymnastik.

Körperliche Belastung
Die Primärheilung der Hautwunde ist nach 6–8 Tagen abgeschlossen. Frühestens nach 4 Wo., spätestens nach 3 Mon. wird das Bindegewebe zug- und druckstabil, wobei die Belastungsstabilität in den ersten 6 Wo. durch das Nahtmaterial und erst später durch Narbenheilung gewährleistet ist.
Richtwerte bei komplikationsloser Heilung:
- Steuern eines PKW wegen möglicher schmerzhafter Bewegungseinschränkung ab dem 10. postop. Tag.
- Leichte körperliche Tätigkeiten nach 3–4 Wo. (z.B. Schwimmen, Heben von Lasten < 10 kg, Geschlechtsverkehr).
- Mittelschwere Tätigkeiten nach 6 Wo. (z.B. Joggen, Fahrradfahren).
- Schwere körperliche Tätigkeiten nach 3–6 Mon. (z.B. Ballsportarten, Gewichttraining, Leistungssport).

Leistenhernie (Hernia inguinalis)

Häufigkeitsgipfel im Kindesalter (meist angeboren, lateral, indirekt); jüngeres Erwachsenenalter (größte sportliche Aktivität); Rentenalter.

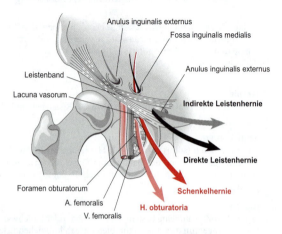

Abb. 7.13 Bruchpforten der Inguinalhernien [A300–106]

Klinik
Unspezifischer stechender und ausstrahlender Schmerz im Bereich der Leiste; in dieser Phase dezente Vorwölbung oder Schwellung in der Bruchregion, z.B. beim Husten oder Niesen, die vom Pat. häufig noch nicht bemerkt wird.

Diagnostik
Inspektion (▶ 3.1): Vorwölbung im Leistenbereich (Pat. pressen und husten lassen). Hautverfärbung bei fortgeschrittener Inkarzeration.
Palpation (▶ 3.2.5):
- Weiche Leiste: Weiter innerer Leistenring, schlaffe Hinterwand des Leistenkanals.
- Hernia incipiens (beginnende Leistenhernie): Peritonealsack stößt an die Fingerkuppe an.
- Hernia completa: Eintreten des Bruches in den Leistenkanal, DD: direkt/indirekt ▶ unten.

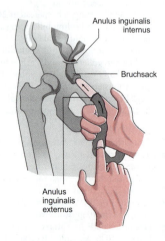

Abb. 7.14 Palpation inguinaler Bruchpforten [A300–190]

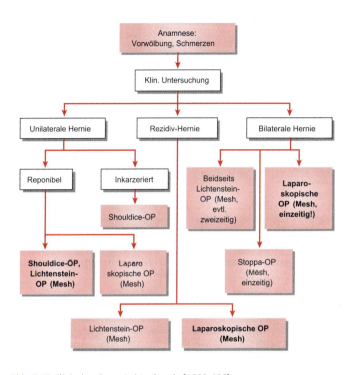

Abb. 7.15 Clinical pathway Leistenhernie [A300–106]

- Femoralispulse bds. tastbar.
- Beurteilung des Hodens und Nebenhodens: Loco typico, Größe, Konsistenz, Oberfläche, Dolenz, Abgrenzbarkeit.
- Anorektaler Befund, Untersuchung untere Extremität (z.B. Läsionen, Tumoren).
- Sonographie (▶ 3.8.2): Herniennachweis, Seitenvergleich.

Differenzialdiagnosen
- Lokal: Femoralhernie, Femoralaneurysma, AV-Fistel, Varixknoten der V. saphena magna; Lk-Metastase (Analkarzinom, Hautkarzinom), Lipom, Zyste, Senkungsabszess.
- Erkr. des Stütz- und Bewegungsapparates z.B. Coxarthrose.
- Lymphadenopathien: entzündlich, neoplastisch.
- Urogenitale Erkr. (z.B. Varikozele, Hydrozele).

Tab. 7.3 Unterscheidung indirekte und direkte Leistenhernie	
Direkte Leistenhernie	Medial der epigastrischen Gefäße (muskelarmes Hesselbach-Dreieck), erworben
Indirekte Leistenhernie	Lateral der epigastrischen Gefäße, angeboren oder erworben

- Die Ergebnisse sind maßgeblich vom Operateur abhängig. In der Qualitätssicherung NRW > 10 % Rezidive heute nicht besser als vor 100 J.
- Problem: hoher Standard bei gut zu erlernender Ausbildungsoperation muss gewährleistet sein.

7.2.6 Epigastrische Hernie

Definition
Häufigkeit 5 %; meist Männer (70 %) ab dem 50. Lj.; Bruchpforte liegt in der Linea alba zwischen Processus xiphoideus und Nabel, in 10 % multipel.

Klinik
Faszienlücke, häufig aber auch schmerzhafte und nicht reponible Vorwölbung tastbar; gelegentlich Zufallsbefund (jeden Pat. pressen und aufrichten lassen). Ca. 30 % nur sonographisch (▶ 3.8.2) nachweisbar.

Differenzialdiagnosen
- Rektusdiastase: Kein Bruch oder Bruchpforte, sondern Auseinanderweichen der Rektusmuskulatur mit Ausdünnung der Linea alba. Häufig im Oberbauch und nach Gravidität, gelegentlich auch angeboren. Verursacht kaum Beschwerden, daher OP selten indiziert (Rezidivrate: 50 %).
- Intraabdominelle Erkrankung: Z.B. Ulkus- oder Gallensteinleiden, Pankreatitis, Aszites.

Therapie
OP-Ind. siehe oben.

Prognose
Selten Rezidive (2–5 %).

7.2.7 Nabelhernien

Die Nabelhernie des Erwachsenen (etwa 5 % aller Hernien) ist erworben; bevorzugt sind Frauen im Alter von 40–50 J. betroffen.

Prädisposition
Schwangerschaft, Adipositas, körperliche Schwerarbeit. Nabelhernie im Kindesalter.

Klinik
Unspezifische ziehende oder brennende Schmerzen in der Nabelgegend, Vorwölbung des Nabels, bei Inkarzeration gelegentlich livide Verfärbung des Nabels.

KO: Inkarzerationsrisiko 30 %, Letalität bei Inkarzeration 10–18 %, Spontanheilung bei Erwachsenen nie, beim Kleinkind 98 %!

 Im Anfangsstadium ausgeprägte Neigung zur Inkarzeration!

Diagnostik
Klinische Diagnose. Immer Ausschluss einer symptomatischen Hernie (Peritonealkarzinose, Aszites). Bruchsackinhalt bei kleinen Hernien meist präperitoneales Fett oder Omentum majus, bei großen auch Dünn- und/oder Dickdarm möglich.

Differenzialdiagnosen
Paraumbilikalhernie, Lipom.

Therapie
Bei gesicherter Diagnose ist die OP-Ind. gegeben; Ausnahme sind multimorbide Pat. und asymptomatische Hernien. Allgemein- oder Lokalanästhesie möglich.

Prognose
Rezidivquote ca. 3 %.

7.2.8 Narbenhernie

Herniengefährdet sind Schnittführungen in muskelschwachen Bauchwandanteilen wie Medianschnitte oder Pararektalschnitte; selten nach Querschnitt oder Wechselschnitt. Inzidenzrate nach medianen Laparotomien 15 %; paramedian ca. 5 %; Rippenbogenrandschnitt < 4 %.

Klinik
Bei kleinem Bruch Gefahr der elastischen Inkarzeration (Inzidenz ca. 10 %), Schmerzen, Instabilitätsgefühl, große Symptombreite.
KO: Häufig Infektionen und Blutungen!

Diagnostik
Klinische Diagnose (▶ 3.2); bei inzipienter Hernie oder extremer Adipositas Sonographie (▶ 3.8.2)/CT (▶ 3.10.5) hilfreich. Häufig mehrere kleine Bruchlücken in unmittelbarer Nachbarschaft.

Therapie
OP-Ind. ist die Revisions-OP frühestens 6 Mon. nach Primäreingriff. Bei hoher Rezidivgefahr generell Versorgung durch eine Meshplastik.
Vorbereitung: Gewichtsreduktion, Atemgymnastik, mildes Abführen.

Prognose
Rezidivquote 10 %.

7.2.9 Schenkelhernie

Ätiologie
Mit etwa 10 % zweithäufigste Bruchform; stets erworben. Bevorzugt in der Schwangerschaft (gelockertes Bindegewebe) und bei älteren Frauen (42 % bei Pat. > 65 J.). Geschlechtsverhältnis F : M = 3 : 1; rechtsseitig etwa doppelt so häufig wie linksseitig; in 20 % beidseitig. Durch die enge Schenkelbruchpforte ist die Inkarzerationsneigung sehr groß, und Repositionsversuche sind meist erfolglos.

Klinik
Oft uncharakteristisch, z.B. als Leistenschmerz, Stuhlunregelmäßigkeiten, Schmerzen beim Gehen, und daher häufig erst im Inkarzerationsstadium erkannt (25–30 %).

Diagnostik
Durch klinische Untersuchung (▶ 3.2), Sonographie (▶ 3.8.2).

Differenzialdiagnosen
Wie bei Leistenhernie (▶ 7.2.5).

Therapie
OP-Indikation großzügig stellen, bei Inkarzeration oder Ileus sofort.

7.2.10 Pankreatitis

Akute Pankreatitis

Formen
Bei der ödematösen Form (Letalität ca. 1 %) kommt es lediglich zur entzündlichen Anschwellung des Organs, bei der nekrotisierenden Form zum Untergang von Pankreasgewebe (Letalität ca. 20 %).

Ätiologie
Gallenwegserkr. (60 %), Alkoholismus (20 %), virale Infektionskrankheiten (z.B. Mumps), Traumata (auch postop. und nach ERCP). In 10–30 % der Fälle bleibt die Ursache unbekannt.

Klinik
- Heftige Oberbauchschmerzen (90–100 %) ohne Prodromi mit Übelkeit. Häufig Schmerzausstrahlung in den Rücken, gürtelförmig in die Flanke oder den Brustkorb.
- Erbrechen (70–90 %) und Unruhe.
- Ggf. bekanntes Gallensteinleiden oder zuvor eingenommene „opulente" Mahlzeit.
- Häufig primär starke Kreislaufreaktion (Hypotonie, Tachykardie).

Spätkomplikationen
- Pseudozyste (Remissionsrate 50 % innerhalb 6 Wo. Sonst ggf. sonographisch oder CT-gesteuerte Punktion mit äußerer Drainage, OP bei Infektion, Einblutung, Größenzunahme oder innere Drainage bei Persistenz nach 6–8 Wo.
- Abszess, Fisteln.
- (Passagere) exokrine und/oder endokrine Pankreasinsuffizienz.

Diagnostik

Untersuchung (▶ 3.2.5): Elastische Bauchdeckenspannung („Gummibauch") bei diffusem Druckschmerz des Abdomens (50 %), evtl. Subikterus oder Ikterus, Meteorismus, Subileus mit verminderten Darmgeräuschen (60–80 %), Gesichtsflush, „red drops" (runde, rote, scharf begrenzte Papeln), bräunlich-grünliche Verfärbung der paraumbilikalen Haut (Cullen-Zeichen) oder der Flanken (Grey-Turner-Zeichen) bei organüberschreitender hämorrhagisch-nekrotisierender Pankreatitis, jedoch nicht pathognomonisch. Evtl. Fieber mit Tachykardie. Seltener sind Aszites, Pleuraergüsse, eine respiratorische Insuffizienz, eine Oligo- bzw. Anurie, ein palpabler Tumor und Peritonismus.

Labor (▶ 3.15): Eine Erhöhung von Amylase und Lipase auf den zweifachen oberen Normwert macht die Diagnose wahrscheinlich, ein vierfacher Normwert sichert sie. Im Zweifelsfall ist die Amylase ausreichend. Das CRP dient der Schweregradabschätzung.

> Normalwerte schließen eine abgelaufene Pankreatitis nicht aus. Die Amylase erreicht schneller den Normbereich als die Lipase. Falsch positive Ergebnisse bei Niereninsuffizienz.

Sonographie (▶ 3.8.2): Häufig schlechte Sichtbedingungen (Meteorismus). Kriterien sind ein vergrößerter Pankreas mit echoarmem, inhomogenem Echomuster, peripankreatischer Flüssigkeitssaum, evtl. ein Pleuraerguss, Pseudozysten und eine Gallenwegsbeurteilung (Steine, Dilatation des D. choledochus bei biliärer Genese möglich).

CT mit KM (▶ 3.10.5): Nekrosen und Nekrosestraßen. CT nach ca. 7 d und bei Befundänderung wiederholen.

ERCP (▶ 3.13.2): Immer bei V.a. biliäre Genese mit Papillotomie und Steinextraktion.

Basistherapie bei allen Schweregraden

- Immer stationäre Aufnahme, (Intensiv-)Überwachung.
- Bettruhe, Nahrungs- und Flüssigkeitskarenz.
- ZVK, Blasenkatheter (mögl. suprapubisch), Magensonde (▶ 2.9.11) bei Subileus bzw. Ileus.
- Volumensubstitution nach ZVD-Werten, Urinausscheidung (**Cave:** Bedarf wird regelmäßig weit unterschätzt!). Bei der nekrotisierenden Form sollte zur Steuerung einer differenzierten Volumentherapie ein Pulmonaliskatheter eingeschwemmt werden.
- Schmerztherapie (▶ 2.12), **Cave:** Möglicher Papillenspasmus bei Morphinderivaten.
- Ulkusprophylaxe (▶ 7.1.1) mit H_2-Blockern oder Protonenpumpeninhibitoren.
- Antibiotika (▶ 14.4) bei jeder nekrotisierenden Pankreatitis. Mittel der Wahl sind Imipenem 4 × 500 mg/d (Zienam®) und Ciprofloxacin 2 × 200 mg/d (Ciprobay®), die erwiesenermaßen eine besonders hohe Pankreasgängigkeit besitzen.
- Parenterale Ernährung: In den ersten Tagen Glukose 5- bis 10 %ig (150–200 g/d Kohlenhydrate); ab 3.–4. d zusätzlich Aminosäuren (25–50 g/d zusätz-

lich). Primär kein Fett. Nach Stabilisierung frühe enterale Ernährung über Dünndarmsonde.
- ERCP mit Papillotomie und Steinextraktion bei biliärer Pankreatitis.

Chronische Pankreatitis

Ätiologie
In bis zu 90 % der Fälle chron. Alkoholismus, selten Gallenwegserkr., Hyperparathyreoidismus, Proteinmangel, Hämochromatose oder Hyperlipidämie. Manifestation vorwiegend bei Männern zwischen dem 30. und 50. Lj.

> **Stadieneinteilung bei alkoholinduzierter chron. Pankreatitis (Zürich 1996)**
> - Frühstadium: Keine exokrine oder endokrine Insuffizienz, keine Kalzifikationen.
>   - Unkomplizierter Verlauf: Rezidivierende Schmerzen, längere schmerzfreie Intervalle.
>   - Komplizierter Verlauf: Dauerschmerzen oder häufige Schmerzattacken, lokale KO.
> - Spätstadium:
>   - Irreversible exokrine oder endokrine Insuffizienz, Kalzifikationen.
>   - Schmerzfreiheit, Schmerzen durch lokale KO.

Klinik
Häufig oligosymptomatisches Krankheitsbild. Postprandialer, heftiger, in der Tiefe lokalisierter Oberbauchschmerz (in 90 % der Fälle), in Kombination mit Übelkeit und Erbrechen manchmal über mehrere Tage. Gewichtsverlust aufgrund reduzierter Nahrungsaufnahme wegen Schmerzen, Diarrhö und Meteorismus und als Spätsymptome Steatorrhö (Abnahme der Enzymproduktion auf unter 90 % des Normalwertes) und ein pankreatogener Diab. mell. (bei 60–80 % der Pat.). Ikterus und Cholestase bei Einbeziehung des distalen D. choledochus.

Diagnostik
Wie bei akuter Pankreatitis:
- Sonographie (▶ 3.8.2): Größe, Pankreasgangerweiterung, Verkalkungen.
- CT und ERCP (▶ 3.13.2): Insbesondere Nachweis von Gangstenosen (distaler Choledochus, Wirsungianus), Pseudozysten, Parenchymveränderungen (Atrophie, Tumor, Beziehung zur portalen Gefäßachse).
- Funktionsdiagnostik erst bei fortgeschrittener Pankreasinsuffizienz aussagekräftig.
  - Direkte Pankreasfunktionstests (Sekretin-Pankreozymin-Test) nur für wissenschaftliche Fragestellungen (hoher personeller und finanzieller Aufwand).
  - Indirekte Pankreasfunktionstests: NBT-PABA-Test (proteolytische Aktivität des Sekrets) und Pankreolauryl-Test (lipolytische Aktivität des Sekrets).

Differenzialdiagnosen
V.a. Pankreaskarzinom (schwierig), Magen- oder Duodenalulkus, Gallensteinleiden, Angina abdominalis, Colon irritabile, akut nekrotisierende Pankreatitis.

Konservative Therapie

- Schmerzbekämpfung (▶ 2.12): medikamentös, evtl. Pankreasenzyme (z.B. Kreon®), auch bei fehlender Pankreasinsuffizienz (Reduzierung des Sekretionsdruckes über neg. Rückkoppelungsmechanismus).
- Diät: absoluter Alkoholverzicht. Im akuten Schub parenterale Ernährung; im Intervall kleine, fettarme (Fettgehalt 100 g/d oder 20–25 % der Gesamtkalorienzufuhr), kalorienreiche Mahlzeiten; Vermeidung von koffeinhaltigen Getränken (Kaffee, Cola, Tee). Mittelkettige Triglyceride können ohne Pankreaslipase resorbiert werden (z.B. Ceres- oder MCT-Margarine).
- Enzymsubstitution bei exokriner Pankreasinsuffizienz. Abhängig von der Schwere der Steatorrhö 20 000–50 000 Einheiten pro Mahlzeit: z.B. 3 × je 2 Kps. Kreon® zu den Hauptmahlzeiten und 3 × je 1 Kps. Kreon® zu den Zwischenmahlzeiten. Bei Pat. mit Magenteil- oder Totalresektion besser Granulat (ggf. mit H_2-Blocker bei Restmagen) verwenden. Bei therapierefraktärer Steatorrhö Substitution der fettlöslichen Vitamine A, D, E und K i.m.
- Diabeteseinstellung.

Vermeidung insulininduzierter Hypoglykämien bei erhöhter Insulinempfindlichkeit.

Operative Therapie

Indikationen

Therapieresistente Schmerzen, Organkomplikationen: Pseudozysten, Choledochusstenose, Duodenal- bzw. Magenausgangsstenose, segmentäre portale Hypertension, Karzinomverdacht.

Verfahrenswahl

- Drainierende Verfahren (z.B. Pankreatojejunostomie): Der Ductus Wirsungianus sollte auf 8 mm erweitert sein.
- Resezierende Verfahren (z.B. Whipple-OP, duodenumerhaltende Pankreaskopfresektion, Linksresektion): Indiziert bei lokalisierten pankreatitischen Veränderungen (z.B. im Pankreaskopf mit Choledochuskompression). Bei Malignomverdacht intraop. Probenentnahme (Schnellschnitt) und ggf. Whipple-OP auch bei neg. histologischem Befund.

Drainage bei Pseudozyste

- Zystojejunostomie mit nach Roux-Y ausgeschalteter Jejunumschlinge als häufigster Eingriff. Seltener Zystoduodenostomie (Ind. bei Zyste im Pankreaskopf) und Zystogastrostomie (Eröffnung der Magenvorderwand und Schaffung eines 3–4 cm großen Stomas zwischen Magenhinter- und Zystenvorderwand).

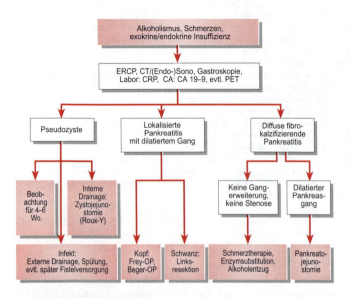

Abb. 7.16 Clinical pathway chronische Pankreatitis [A300–106]

7.2.11 Refluxösophagitis

Klinik

Retrosternales Druckgefühl (**Cave:** Nach kardialer Abklärung weitere ösophageale Diagnostik!), Sodbrennen und Aufstoßen (sauer: Magensaft; bitter: galliger Reflux), Erbrechen, tagsüber evtl. Besserung (Pufferung durch Nahrungsaufnahme). Chron.-rezidivierende Erkr.: In 80 % Rezidive innerhalb von 6 Mon., mehr als zwei Drittel der Fälle im Stadium 0 (Refluxkrankheit ohne Ösophagitis) erleiden innerhalb von 3 J. ein Rezidiv. Eine effektive Rezidivprophylaxe ist nur mit Protonenpumpeninhibitoren möglich, die teuer sind!

Diagnostik

- Endoskopie mit Biopsie (▶ 3.13.2): Bester Nachweis von Refluxveränderungen, Suche n. Dysplasien (Entwicklung Barrett-Metaplasie oder eines -karzinoms).
- Rö-KM-Untersuchung (▶ 3.6): Beurteilung der Ösophagusmotilität und Darstellung des Refluxes.
- pH-Metrie: Beste Untersuchung zur Quantifizierung des gastroösophagealen Refluxes.
- Bilitec: Messung des duodeno-gastro-ösophagealen Refluxes (alkalisch) anhand von Bilirubin als Markersubstrat. Induziert, wenn bei Symptomatik kein azider Reflux verifizierbar ist.

- Manometrie: Zur Bestimmung des unteren Ösophagussphinkterdrucks und der Funktion des tubulären Ösophagus. Bei Vorliegen eines Endobrachyösophagus zur präoperativen Sphinkterlokalisation sinnvoll.

Endoskopische Schweregradeinteilung (n. Savary und Miller)
- Stadium 0: Normale Schleimhaut.
- Stadium 1: Fleckförmige Läsionen.
- Stadium 2: Streifenförmig-konfluierende Läsionen.
- Stadium 3: Zirkuläre Läsionen.
- Stadium 4: Komplikationen der Refluxösophagitis: Stenose, Barrett-Ulkus, Endobrachyösophagus.

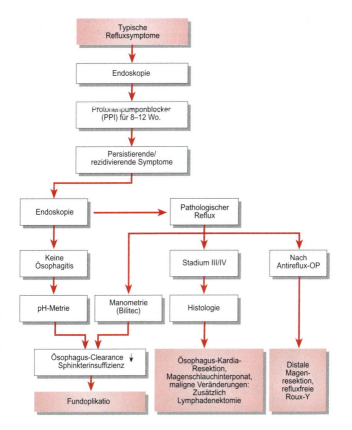

Abb. 7.17 Clinical pathway Refluxösophagitis [A300–106]

Konservative Therapie
- Gewichtsreduktion bei Adipösen, häufig kleine Mahlzeiten, ballaststoffreiche Nahrung, Vermeiden von säurehaltigen Getränken, Schlafen mit um 45° erhöhtem Kopfende, Alkohol und Nikotin meiden. Regulieren der Lebensweise.
- Protonenpumpeninhibitor (PPI) wie Omeprazol 20–40 mg/d p.o. (z.B. Antra®), darunter in 80 % Heilung, in seltenen Fällen bei weiterer Beschwerdesymptomatik Steigerung der Dosis bis 120 mg/d als Langzeittherapie. Therapieversager: Rezidivprophylaxe mit H_2-Blockern, Prokinetika oder Filmbildnern gleicht der Effektivität einer Placebotherapie! Daher vor OP-Indikation auf Durchführung einer optimalen medikamentösen Therapie achten.
- Endoskopische Kontrolle nach 6 Wo., vorsichtige Bougierung peptischer Stenosen.

Operative Therapie
Ind. bei unkomplizierter Ösophagitis frühestens nach 8–12 Mon. optimaler konservativer Ther. Endobrachyösophagus und unkompliziertes Barrett-Ulkus sind keine OP-Ind.
- Nissen-DeMeester 360°-Fundoplikatio.
- Partielle 270°-Fundoplikatio (Toupet): Ind. bei gestörter tubulärer Ösophagusmotilität.
- Selektiv proximale Vagotomie: Nur bei Ulkusleiden.
- Subtotale Ösophagus-Kardia-Resektion und Magenschlauchinterponat: Evtl. bei narbiger und symptomatischer Stenose (Schweregrad IV) mit schwerer Dysplasie.
- Y-Roux-Anastomose: Methode der Wahl als Rezidiveingriff nach Antirefluxoperation bei Risikopat. oder alkalischer Refluxösophagitis. Kombination aus distaler Magenresektion (Reduzierung der Gastrinzellmasse) und refluxfreier (Gallensäuren) Magenableitung.

Laparoskopische und offene Technik bringen > 90 % (sehr) gute Ergebnisse. Hauptfehler sind ein ungenügender Verschluss der Zwerchfellschenkel und eine insuffiziente Manschettennaht.

8 Proktologie

Hartwig Nürnberger

- 8.1 Hämorrhoidalleiden 380
- 8.2 Marisken 382
- 8.3 Analfissur 382
- 8.4 Periproktischer Abszess 383
- 8.5 Analfistel 384
- 8.6 Anal- und Rektumprolaps 385
- 8.7 Fremdkörper 386
- 8.8 Anorektale Verletzungen 387

8.1 Hämorrhoidalleiden

Hämorrhoiden

Definition
Erweiterung des arteriovenösen Plexus haemorrhoidalis superior oberhalb der Linea dentata. Davon zu unterscheiden sind „äußere Hämorrhoiden", die einer Perianalthrombose entsprechen!

Ätiologie
Vor allem chron. Obstipation mit verlängertem Pressen bei der Defäkation, konstitutionell, portale Hypertension, häufig auch bei Schwangeren peripartal akut auftretend.

Klinik
Lokalisation: Drei Hauptkolumnen bei 3, 7, und 11 Uhr in Steinschnittlage, Satellitenknoten (Hämorrhoiden zwischen den 3 Hauptlokalisationen) möglich.

Tab. 8.1 Stadieneinteilung der Hämorrhoiden			
Stadien	Befund	Klinik	Komplikationen
I	Knoten oberhalb Linea dentata (nicht tastbar)	Oft Blutungen, evtl. Juckreiz, keine Schmerzen	Massive Blutung
II	Beginnende Fibrose, beim Pressen Knoten unterhalb L. dentata, spontane Reposition	Selten Blutung, oft Schmerzen, Pruritus, Brennen, Nässen	Thrombose
III	Prolaps nach Defäkation, manuelle Reposition möglich	Oft Schmerz, Pruritus, schleimige Sekretion, selten Blutung	Thrombose, Inkarzeration
IV	Wie III, jedoch Reposition unmöglich, evtl. Übergang zum Analprolaps	Starke Schmerzen, Pruritus, schleimige Sekretion, selten Blutung	Thrombose, Inkarzeration

Diagnostik
Anamnese (helles Blut **auf** dem Stuhl), Inspektion (Pat. pressen lassen), Palpation (Hämorrhoiden im Stadium I sind **nicht** tastbar, Sphinktertonus), Proktoskopie (▶ 3.13.4); bei Thrombose nur Inspektion (Schmerzen). Bei Blutung immer Ausschluss eines Karzinoms (Kolon-KE ▶ 3.6.6 oder Koloskopie ▶ 3.13.3).

Differenzialdiagnosen
Anal- oder Rektumkarzinom, Rektumpolyp, Analfibrom, Analfissur, Perianalthrombose, Analabszess und Fistel.

Therapie
- Stadium I: Konservativ mit Stuhlregulierung (z.B. Agiolax® 1 × 1 TL), Gewichtsreduktion, kortikoidfreie Zäpfchen oder Salben (z.B. Faktu®), gründliche Analhygiene.

- Stadium II: Sklerosierung durch Unterspritzung (z.B. Aethoxysklerol) oder Gummibandligatur (Baron-Ligatur. **Cave:** Nachblutung bei zu tiefem Sitz des Gummirings durch Eröffnung der zuführenden Arterie).
- Stadium III–IV: Staplerhämorrhoidektomie (**cave:** Unmöglich bei fixiertem Befund), submuköse Hämorrhoidektomie nach Milligan-Morgan oder nach Parks.
- Komplikationen: Inkontinenz (meist passager, bei zu aggressiver OP permanente Inkontinenz möglich), Nachblutung (Kontrolle), selten Stenose des Analkanals.
- Nachbehandlung: Mehrmals täglich Sitzbäder (z.B. Kamillosan®). Duschen nach jedem Stuhlgang, Stuhlregulierung mit mildem Laxans, z.B. Agarol® 1–3 EL/d). Diät (ballaststoffreiche Kost, Leinsamen), Nahrungskarenz nicht notwendig. Ggf. Gewichtsreduktion und weiterhin ballaststoffreiche Ernährung anregen.

Perianalthrombose
Schmerzhafter prall-elastischer bläulich-livider Knoten im Bereich der Linea anocutanea durch geplatzte Vene des Plexus haemorrhoidalis inf. (häufig mit Hämorrhoiden verwechselt!).

Klinik
Im akuten Stadium heftige Schmerzen, häufig mäßige Blutung beim Stuhlgang.

Therapie
Im akuten Stadium ambulant Stichinzision und Exprimieren des thrombotischen Materials in Lokalanästhesie (z.B. Xylocain®), sonst analgesierende, abschwellende Salben (z.B. Anaesthesin®-Salbe oder Xylocain®), evtl. operative Exzision in Narkose. Im Endstadium resultiert eine Mariske.

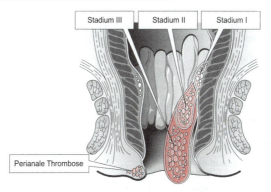

Abb. 8.1 Hämorrhoiden und Perianalthrombose [A300–86]

8.2 Mariken

Definition
Schlaffe Hautfalten am Anus, meist ohne Krankheitswert. I.d.R. nach Perianalthrombose (s.o.) entstanden.

Klinik
Häufig asymptomatisch, Pruritus, Analekzeme, problematische Analhygiene möglich.

Therapie
Bei Symptomatik (s.o.) Abtragung in Lokalanästhesie.

8.3 Analfissur

Definition
Schmerzhafter Längsriss der distalen Analkanalhaut zwischen Linea anocutanea und Linea dentata fast immer bei 6 Uhr in Steinschnittlage.

Ätiologie
Erhöhter Sphinktertonus, zunächst akute Fissur, dann Chronifizierung durch schmerzbedingten Sphinkterspasmus.
Im chron. Stadium häufig distale Hautverdickung, die von außen sichtbar ist (Vorpostenfalte).

Klinik
Schmerzen bei und nach dem Stuhlgang (Sphinkterkrampf), Pruritus, Nässen, manchmal Blutung, Obstipation als Folge des Defäkationsschmerzes.

Diagnostik
Inspektion des leicht gespreizten Anokutanringes (Vorposten), digitale Untersuchung sehr schmerzhaft (Lokalanästhesie), Rektoskopie (▶ 3.13.4) in Narkose.

Differenzialdiagnosen
Rhagaden (oberflächliche kleine Hautrisse mit Pruritus ani), Analkarzinom, Analfistel, Hämorrhoiden.

Therapie

Frische Fissur
Konservativ mit lokal analgesierenden abschwellenden Salben (z.B. Anaesthesin®, Faktu®), milde Laxanzien (z.B. Agarol®) zur Stuhlregulierung, ambulant.

Chronische Fissur und Rezidiv
- **Operativ:** Durch geschlossene laterale submuköse Sphinkterotomie nach Parks bei 3 Uhr in Steinschnittlage (**cave:** Bei jungen Frauen Zurückhaltung, da nach späterer Geburt Inkontinenz möglich), ambulant oder stationär.
- **Alternativ:** Infiltration des Sphincter ani mit Botulinum Toxin (Botox®) oder digitale Sphinkterdehnung in ITN (**cave:** Bei unvorsichtigem Vorgehen droht Inkontinenz durch Sphinkterriss) oder Versuch der Behandlung mit Nitro-

Salbe zur temporären Sphinkterrelaxation bis die Läsion abgeheilt ist (hohe Rezidivrate!).
- **Nachbehandlung:** Mehrmals täglich Sitzbäder (z.B. Kamillosan®), Duschen nach jedem Stuhlgang, Stuhlregulierung mit mildem Laxans, wie Agarol® 1–3 EL/d, Diät (ballaststoffreiche Kost, Leinsamen), Nahrungskarenz nicht notwendig.

8.4 Periproktischer Abszess

Definition
Entzündung der Proktodealdrüsen bzw. Analgänge in Höhe der Linea dentata.

Klinik
Heftige periproktische Schmerzen, fluktuierender prall-elastischer Tumor, Rötung, Fieber, Schüttelfrost, kann extreme Ausmaße annehmen und den Anus umschließen (Hufeisenabszess).
Ausbreitungswege der periproktischen Abszesse (nach Stelzner):
- Submukös: Selten, da die Proktodealdrüsen fast stets im Spatium intersphincterium liegen.
- Intersphinktär: 80 %, zwischen M. sphincter ani int. und ext. („perianaler Abszess").
- Transsphinktär: 15 %, durch den M. sphincter ani externus hindurch in die Fossa ischiorectalis („ischiorektaler Abszess").
- Suprasphinktär 1 %, oberhalb der Pars profunda, M. sphincter ani externus, d.h. über die puborektale Schlinge in die Fossa pelviorectalis („pelviorektaler Abszess").
- Abszess kann ischiorektal Grube der Gegenseite erreichen, dann Entwicklung eines Hufeisenabszesses.

Diagnostik
Inspektion (▶ 3.2), Palpation (▶ 3.2), Proktoskopie (▶ 3.13.4), Rektoskopie (▶ 3.13.4), ggf. Endosonographie, genaue Untersuchung wegen Schmerzen meist erst in Narkose möglich.

Therapie
! Dringliche OP-Indikation!
- Bei äußerer Schwellung stets Entlastung in Spinalanästhesie oder Allgemeinnarkose vornehmen. Dazu perianale zirkuläre Inzision in Steinschnittlage über Punctum maximum unter Beachtung des M. sphincter externus, stumpfe Erweiterung, Wundabstrich, Spülung, Tamponade. Anschließend mehrfach täglich Spülung, i.d.R. kurze stationäre Behandlung.
- Nach Konsolidierung einige Tage später in Narkose Fistelsuche und Fadenmarkierung bzw. primäre Spaltung. Bei ausgedehntem Befund kann die zusätzliche Anlage eines protektiven Anus praeter angezeigt sein.
- Nachbehandlung: Tägl. Spülung, Sitzbäder, Drainage. Nach jedem Stuhlgang duschen, Stuhlregulierung (z.B. Agiolax® 1 × 1 TL).

8.5 Analfistel

Ätiologie
Ausgangspunkt ist meist eine Proktodealdrüseninfektion; primäre Fisteln ohne Grunderkrankung; sekundäre Fisteln bei M. Crohn, Colitis ulcerosa, selten Tbc.

Klinik
Analer Pruritus, trübe evtl. putride Sekretion (Wäsche verschmutzt). Selten Defäkationsbeschwerden, rezidivierende Abszedierungen.

Einteilung der Analfisteln nach Parks
- Intersphinktär (I): Häufigste Form, zwischen M. sphincter internus und externus.
- Transsphinktär (II): Durch den M. sphincter ext. unterhalb der puborektalen Schlinge.
- Suprasphinktär (III): Selten. Ausbreitung bis über die puborektale Schlinge durch die Levatorplatte und nach kaudal zur Haut.
- Extrasphinktär (IV): Sehr selten. Durchbruch durch die Levatorplatte, endgültiger Fistelgang Rektum-Haut.

Diagnostik
Inspektion (▶ 3.2) und Palpation (innere Fistelöffnung induriert tastbar) der Analregion. Vorsichtige Sondierung (**cave:** Via falsa), Farbstoffinjektion (z.B. Methylenblau). Proktoskopie (▶ 3.13.4), Rektoskopie (Farbstoffaustritt an innerer Fistelöffnung).

Differenzialdiagnosen
Analfissur, entzündliche Darmerkrankungen, Analekzem.

Therapie
In tiefer Narkose (max. Sphinkterrelaxation!) und Steinschnittlagerung.
- Inspektion der Analregion und vorsichtige Sondierung der äußeren Fistelöffnung (**cave:** Via falsa).
- Darstellung der inneren Fistelöffnung mit dem Analspreizer. Farbstofffüllung, Sondierung.
- Intersphinktäre Fistel: Entdachung des äußeren Porus, Débridement im interspinkteren Raum, Fadendrainage, später Spalten des gereinigten Fistelganges.
- Transsphinktäre Fisteln: Entdachung des äußeren Porus, Débridement im intersphinktären Raum, Advancement flap zur Deckung des inneren Porus und Adaptation des Internus, Abfluss nach außen sichern.
- Suprasphinktäre und extrasphinktäre Fisteln müssen **mehrzeitig** durch einen erfahrenen Spezialisten behandelt werden, meist temporäre Anus-praeter-Anlage notwendig, breite Spaltung der Fistel von außen bis zum Sphinkter, dann evtl. Naht der inneren Öffnung; vom Hauptgang abzweigende Gänge, die meist blind enden, sind breit von außen zu eröffnen.
- KO: Inkontinenz bei zu großzügiger Spaltung der Sphinktermuskulatur, Rezidivfistel.
- Nachbehandlung: Wie nach Spaltung eines periproktischen Abszesses. Wundtaschen bis zur vollständigen Abheilung offen halten (spreizen).

> Zurückhaltung bei M. Crohn und Colitis ulcerosa, die Fisteln können hier bei Therapie der Grunderkrankung spontan ausheilen.

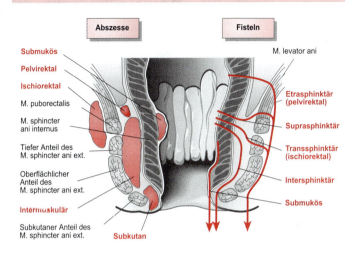

Abb. 8.2 Periproktische Abszesse und Fisteln [A300–106]

8.6 Anal- und Rektumprolaps

Tab. 8.2 Differenzialdiagnose Anal- und Rektumprolaps		
	Analprolaps	**Rektumprolaps**
Ätiologie	Meist Hämorrhoiden IV, Sphinkterapparat meist intakt	Sphinkterapparat geschädigt, Beckenbodenschwäche v.a. bei älteren Frauen und Multipara vorkommend
Klinik	Schmierinkontinenz, rezidivierende Blutungen, Reposition nicht immer möglich	Inkontinenz, Nässen, Blut und Schleimabgang, ödematöse Schleimhaut, Druckulzera, Reposition möglich
Diagnostik	**Radiäre** Schleimhautfältelung, Inspektion, pressen lassen, Vortreten der Analhaut	**Zirkuläre** Schleimhautfältelung, Inspektion, pressen lassen, Austritt von Rektumschleimhaut
DD	Rektumprolaps, Analkarzinom	Analprolaps, Analkarzinom

Therapie

Analprolaps
Staplerhämorrhoidektomie, Hämorrhoidektomie (Parks, Milligan-Morgan), Läppchenplastik, bei Kindern evtl. Sklerotherapie.

Rektumprolaps
- Akut manuelle Reposition, ggf. Ödem vorsichtig ausdrücken.
- Operativ: Laparoskopische Resektions-Rektopexie oder gleiches transabdominelles Vorgehen; bei gleichzeitiger Divertikulose oder Obstipationsneigung zusätzliche Sigmaresektion (niedrige Rezidivrate, gutes funktionelles Resultat).
- Bei hohem OP-Risiko perianale Resektion der prolabierten Rektumschleimhaut mit Raffung der Muskulatur (Delorme), evtl. Beckenbodenplastik.

Abb. 8.3 Anal- (li; radiäre Falten) und Rektumprolaps (re; zirkuläre Falten) [A300–190]

8.7 Fremdkörper

Ätiologie
Fremdkörper gelangen entweder peroral (z.B. Zahnstocher, Obstkerne, Zähne, Knochen, Spielzeug) oder peranal (Thermometer, Vibratoren) in den Darm. Dabei spielen anorektale Sexualpraktiken mit scharfkantigen oder überdimensionalen Gegenständen eine immer größere Rolle.

Klinik
Beschwerden sind abhängig von der Beschaffenheit des eingeführten Objektes. Stumpfe Gegenstände führen meist nur zu Tenesmen, scharfkantige und spitze Gegenstände zu Schleimhautverletzungen mit Blutabgang bis hin zur Darmperforation mit Peritonitis.

Diagnostik
- Anamnese (▶ 3.1): Ausführliche Erhebung der Beschaffenheit (scharfkantig, spitz, glatt) und Größe des eingeführten Objektes, des Zeitpunktes der Einführung, der Beschwerden, sowie der letzten Miktion und des letzten Stuhlganges.
- Inspektion (▶ 3.2): Blut-, Eiterspuren Einrisse im Anus.
- Palpation (▶ 3.2): Gegenstand noch mit Finger erreichbar.
- Rektoskopie (▶ 3.13.4): Nach vorsichtigem Einführen des Spekulums oder Rektoskops (keine Luftinsufflation) Lokalisation und Größe des Fremdkörpers, eine evtl. Lumenobstruktion, Blutungen oder Darmwandperforationen ausschließen.
- Röntgen (▶ 3.5): Plastik und Glasfremdkörper sind in der Röntgenaufnahme nicht sichtbar.

Therapie
- **Konservativ:** Nur wenn keine Begleitverletzungen oder Infektionen. Nach Dehnung des Sphinkters Versuch der manuellen peranalen Extraktion des Objektes, wenn zu weit kranial gelegen, endoskopische Entfernung mittels Fasszange oder Schlinge. Scharfe oder spitze Gegenstände werden meist problemlos mit einem Überstreiftubus extrahiert. Gelegentlich gelingt es, das Corpus alienum unter anästhesiologischer Relaxation des Sphinkters und suprapubischem Druck zu entfernen. Kurze stationäre Behandlung sinnvoll.
- **Operativ:** Bei Scheitern evtl. Sphinkterotomie oder Laparotomie.

8.8 Anorektale Verletzungen

Definition
Perforierende Verletzungen bei Anwendung von Fieberthermometern und Einläufen sowie nach Geburtstrauma, selten iatrogen (Rektoskop) oder bei Pfählungen.

Klinik
Peranale Blutung, Schmerzen, bei Beteiligung von Nachbarorganen evtl. Hämaturie (Blasenverletzung), Harnverhalt (Urethraabriss), vaginale Blutung (Vagina- oder Uterusverletzung). Die Symptomatik ist abhängig davon, ob es sich um eine intraperitoneale (Peritonitis, Schock) oder extraperitoneale (Abszess, Fistelbildung) Verletzung handelt.

Diagnostik
- Inspektion (▶ 3.2): Blutspuren, evtl. Gasansammlung in den perianalen Weichgeweben.
- Palpation (▶ 3.2): Lokaler Druckschmerz. Vorsichtige rektal-digitale Untersuchung (Rektumwandverletzung Blut am Fingerling, Fremdkörper), Abdomenabwehrspannung bei Peritonitis (nach Perforation).
- Rektoskopie (▶ 3.13.4): Vorsichtiges Einführen des Gerätes (Spekulum oder Rektoskop ohne Luftinsufflation) und Einstellung des Rektums mit Beurteilung der Verletzungen, wie Schleimhautläsionen, Blutungen, Perforationen und Fremdkörper.
- Gynäkologisches und urologisches Konsil bei Verdacht auf Verletzung von Nachbarorganen veranlassen.

Therapie

Auch bei fehlendem Nachweis einer Verletzung stationäre Aufnahme zur klinischen Beobachtung mit Nahrungskarenz und Infusionstherapie veranlassen. Kein bariumhaltiges KM (Peritonitisgefahr)!

- **Konservativ:** Fremdkörperentfernung, wenn keine Begleitverletzungen vorliegen. Endoskopische Entfernung mittels Fasszange, bei Scheitern evtl. Sphinkterotomie. Kurze stationäre Beobachtung sinnvoll.
- **Operativ:** Jede anhaltende Blutung oder jede diagnostizierte bzw. nicht sicher auszuschließende Darmperforation.

9 Endokrine chirurgische Ambulanz

Hartwig Nürnberger

9.1 **Schilddrüse** 390
9.2 **Hyperparathyreoidismus** 396
9.3 **Nebenniere** 399

9.1 Schilddrüse

Körperliche Untersuchung
- Inspektion: Symmetrische/asymmetrische Vergrößerung der SD, obere Einflussstauung, Hautbeschaffenheit, Exophthalmus, Tremor; Halsumfangsmessung zur Verlaufskontrolle.
- Auskultation: Inspiratorischer Stridor und Heiserkeit bei Rekurrensschädigung (HNO-Konsil).
- Palpation: Bimanuell von dorsal durchführen. Knoten, Größe, Konsistenz, Verschieblichkeit (evtl. aufgehoben beim Malignom); Druckdolenz, Überwärmung bei Thyreoiditis.

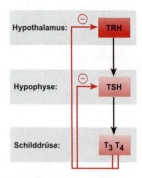

Abb. 9.1 Regelkreis Schilddrüse [A300–106]

Spezielle Diagnostik

Thyreoideastimulierendes Hormon (TSH) im Serum
Empfindlichster Parameter zur Funktionsdiagnostik, die Bestimmung von TSH basal genügt zum Ausschluss einer Fehlfunktion. **Normalwert:** 0,3–4,0 mU/l. Werte im Grenzbereich sind weiter abklärungsbedürftig → TRH-Test. Cave: TSH erniedrigt bei Mangelernährung, Glukokortikoid-, Dopaminmedikation.

Schilddrüsenautoantikörper

Tab. 9.1 Schilddrüsenautoantikörper

Bezeichnung	Antigen	Erhöht bei
TAK	Thyreoglobulin	Autoimmunthyreoiditis, insbesondere bei der fibrösen Verlaufsform der Hashimoto-Thyreoiditis
Anti-TPO (früher MAK)	Thyreoidale Peroxidase	Chron. Hashimoto-Thyreoiditis (90 %), Basedow-Krankheit (70 %), atrophischer Verlaufsform der Autoimmunthyreoiditis (hier auch TAK) Cave: Auch erhöht bei M. Addison, Diabetes mellitus Typ 1, systemischem Lupus erythematodes
TRAK (früher TSI oder LATS)	TSH-Rezeptor	Basedow-Krankheit (80–90 %)
SD-Hormon-AK	T_3, T_4	Mögliche Störfaktoren bei T_3-, T_4-Bestimmung.

Bildgebende Diagnostik
- Sonographie (▶ 3.8.4): Volumenbestimmung der SD-Lappen: Normales Gesamtvolumen bei 15- bis 18-Jährigen 15 ml, bei Erwachsenen, F = 18 ml, M = 25 ml. Zur DD solide Knoten, Zysten.
- SD-Szintigraphie (▶ Tab. 9.2): Lage, Form und Größe der SD. Zum Ausschluss von ektopem SD-Gewebe, Metastasen differenzierter SD-Karzinome (^{131}Iod-Ganzkörperszintigraphie).
- Suppressionsszintigraphie: Nachweis einer fokalen oder disseminierten, funktionellen Autonomie. Nur nicht supprimierbare, autonome Bezirke speichern ^{99m}Tc. Funktionelle Autonomie bei ^{99m}Tc-Uptake > 1,5 %.

Tab. 9.2 Schilddrüsenszintigraphie

Szintigraphischer Befund		DD	Weitere Abklärung
Kalter Knoten	Areal ohne Nuklidanreicherung	Zyste, regressiv umgewandelter Kolloidknoten, Malignom	Histologie (evtl. Feinnadelbiopsie, besser operative Entfernung)
Warmer Knoten	Anreicherung wie übriges SD-Gewebe	SD-Adenom, selten Malignom	Suppressionsszintigraphie
Heißer Knoten – fokale Autonomie = autonomes Adenom	Intensive umschriebene Mehranreicherung bei geringer Anreicherung in der Restschilddrüse	autonomes SD-Adenom, unterliegt nicht mehr der hypophysären Kontrolle und produziert vermehrt SD-Hormone	Hormonstatus, TRH-Test, Suppressionsszintigraphie
Disseminierte Autonomie	Diffuse Mehranreicherung	Häufig bei Basedow-Krankheit	Suppressionsszintigraphie, AK-Bestimmung, Sono, Hormonstatus

Aspirationszytologie (Feinnadelpunktion)
Bei V.a. Thyreoiditis, Malignität. **Cave:** Neg. Ergebnis schließt Karzinom nicht aus. Bei klinischem Verdacht immer operative Abklärung anstreben.

Euthyreote Struma nodosa
Häufigste Form der SD-Erkrankungen (90 %), M : F = 1 : 4.

Tab. 9.3 Größenklassifikation der Struma nach WHO

Stadium I	Solitärer SD-Knoten oder tastbare Struma nur bei Reklination des Kopfes sichtbar
Stadium II	Struma auch bei normaler Kopfhaltung sichtbar
Stadium III	Sehr große Struma, auch auf Distanz sichtbar, Lokalsymptome (Einflussstauung, Trachealeinengung, retrosternale Anteile)

Ätiologie
Alimentärer Jodmangel (häufigste Ursache); endokrine Umstellung wie Pubertät, Gravidität, Klimakterium, strumigene Substanzen.

Klinik
Halsschwellung, bei massivem Befund evtl. Schluckstörungen oder Atemhindernis.

Konservative Therapie
Bei mäßiger Struma diffusa, v.a. bei jüngeren Pat., bei mäßiger Struma nodosa ohne funktionelle Autonomie bzw. Malignitätsverdacht.
- Suppressionsther. mit T_4-Präparaten: Ther. der Wahl, z.B. L-Thyroxin über etwa 1 J. initial für 8–14 d 50 g/d p.o. dann weiter 100 g/d bis 1,5–2,0 g/kg KG (z.B. Euthyrox®) oder
- Iodidther. mit 300–500 µg/d p.o. (z.B. Jodetten®) zum Ausgleich des intrathyreoidalen Ioddefizits für 9–12 Mon., max. 2 J., danach Dauerprophylaxe mit 150–200 µg/d, regelmäßige klinische, sonographische und Hormonkontrolle wie oben (**KI:** Struma mit Autonomie) oder
- Radioiodther. bei KI für OP, evtl. bei großer Rezidivstruma; bei Erfolg Volumenreduktion um 30 % zu erwarten. **KI:** Gravidität, Laktation, Malignomverdacht.

Operative Therapie
Bei Wachstum unter Suppressionsbehandlung, dystopem Schilddrüsengewebe, aus mechanischen oder kosmetischen Gründen, bei Malignomverdacht.
- Bei Knotenstruma befund- und funktionsorientierte Resektion: Entfernung aller knotigen Schilddrüsenanteile, Hemithyreoidektomie im Allgemeinen auf der stärker knotig veränderten Seite bzw. dort, wo szintigraphisch kalte oder sonographisch echoarme Areale nachgewiesen wurden.
- Hemithyreoidektomie auf der Seite mit stärker ausgeprägten Parenchymveränderungen und kontralaterale subtotale Resektion.

Hyperthyreose
Häufig immunogen (M. Basedow) oder durch fokale oder disseminierte Autonomie. Selten: Passagere Hyperthyreose bei Thyreoiditis, iatrogen (Hyperthyreosis factitia), SD-Malignom, TSH-produzierende Hypophysentumoren.

Klinik
Gewichtsabnahme, Diarrhöen, Wärmeintoleranz, Schweißausbrüche, Haarausfall, Affektlabilität, psychomotorische Unruhe, Angst, Schlafstörungen, Adynamie bei thyreotoxischer Myopathie, lokale Beschwerden (Schluckstörungen, Dyspnoe) bei großer Struma mit Kompressionserscheinungen.
Struma (in 70–90 %), auskultatorisch evtl. Schwirren über der SD bei starker Vaskularisation, Tachykardie, Rhythmusstörungen, große RR-Amplitude, evtl. subfebrile Temperaturen; bei M. Basedow häufig endokrine Orbitopathie, prätibiales Myxödem. Cave: Im Alter oft oligosymptomatisch, oft verkannt als „Altersdepression" oder Herzinsuffizienz.

Differenzialdiagnosen
Psychose, Diabetes mellitus, Phäochromozytom, vegetative Dystonie.

Basedow-Krankheit

Autoimmunhyperthyreose durch Antikörper, die am TSH-Rezeptor der SD-Zelle stimulierend wirken (TRAK). Genetische Prädisposition, M : F = 1 : 5.

Klinik
Klinische Zeichen der Hyperthyreose, Struma, endokrine Orbitopathie in 60 %.

Diagnostik
T_3, T_4, TSH ↑; TRAK, Anti-TPO (= MAK) oft; Sono: Diffuse Echoarmut; Szinti: Diffuse Struma; bei Nachweis fokaler Autonomien M. Basedow nahezu ausgeschlossen; ophthalmologischer Ausschluss anderer Augenerkr. bei endokriner Orbitopathie.

 Aufklärung des Pat. über Gefahr der thyreotoxischen Krise bei Iodbelastung (KM-Untersuchung)

Thyreostatische Therapie
In 40 % dauerhafte Spontanremission innerhalb eines Jahres; übrige Fälle oft jahrelanger schubweiser Verlauf mit Hyperthyreoserezidiven.
- Initial Thiamazol 10–20 mg/d p.o. (z.B. Favistan®); alternativ Carbimazol 15–60 mg/d p.o. über ca. 4 Wo. (z.B. Neo-Thyreostat®), ggf. zusätzlich Betablocker, wie Propranolol 3 × 20–40 mg/d p.o. (z.B. Dociton®). Nach 4 Wo. Hormonkontrolle.
- Bei Euthyreose Erhaltungsdosis Thiamazol 2,5–10 mg/d oder Carbimazol 2,5–5 mg/d p.o., Ausschleichen der Betablocker. Bei Struma zusätzlich L-Thyroxin 50–100 µg/d p.o. (z.B. Euthyrox®).
- Hormonkontrollen, BB, Leberwerte alle 6–12 Wo. (dosisabhängige NW der Thyreostatika: Agranulozytose, Thrombopenie, Cholestase); sonographische Verlaufskontrolle (Volumenab- oder -zunahme). TRAK-Abfall spricht für Remission, prognostische Bedeutung umstritten.
- Behandlungsdauer etwa 12–18 Mon., nach Remission Kontrolle halbjährlich.

Operative Therapie
Bei Struma mit lokalen Symptomen, Malignomverdacht, mangelnder Kooperation des Pat., chron. rezidivierenden Hyperthyreoseschüben.
- Präop. Vorbereitung: Thyreostatische Ther., evtl. Betablockade für etwa 3 Wo.
- OP-Verfahren: Weitgehende Reduktion des Schilddrüsengewebes unter Belassen eines nur sehr kleinen Restes (4–6 g), meist Thyreoidektomie.
- Postop. Ther.: Thyreostatika absetzen, Betablocker über 3–4 d ausschleichen, auf Zeichen der thyreotoxischen Krise achten, Hormonsubstitution nach operativem und Titer-Befund.

Radioiodtherapie
Versagen der medikamentösen Therapie und Inoperabilität, Rezidiv nach OP. Therapieerfolg erst langsam einsetzend (bis zu 6 Mon.), Hypothyreoserate nach 1 J. 5–20 %, nach 10 J. 50–80 %.

Schilddrüsenautonomie (fokal, disseminiert)

Autonomes Adenom (Syn.: Fokale Autonomie) im normalen SD-Parenchym. Solitär in 30 % (unifokale Autonomie), multipel in 50 % (multifokale Autonomie); selten diffus (disseminierte Autonomie). Häufig Entwicklung in langjährig bestehenden Knotenstrumen, häufigste Ursache der Hyperthyreose im höheren Lebensalter.

Klinik
Struma uni-/multinodosa, lokale Symptome, klinische Zeichen der Hyperthyreose, insbes. nach Iodexposition. Stets **ohne** endokrine Orbitopathie.

Diagnostik
- T_3, T_4, TSH, TRH-Test: Latente oder manifeste Hyperthyreose.
- Sono: In 75 % echoarme Knoten, z.T. zystische Anteile.
- SD-Szintigraphie, ggf. Suppressionsszintigraphie: Umschriebene Mehranreicherung.
- TRAK, Anti-TPO (= MAK) zur Abgrenzung von Basedow-Krankheit.

Therapie
- Bei Euthyreose und kleinem autonomem Adenom (< 3 cm) sowie fehlenden mechanischen Problemen nur Verlaufskontrolle (Hormonbestimmung, Sono). Beratung: Vermeidung einer höhergradigen Iodexposition.
- Bei Hyperthyreose oder mechanischen Problemen: **Thyreostatische Therapie** (Basedow-Krankheit) bis zur Euthyreose vor definitiver chirurgischer oder Radioiodtherapie, ggf. in Kombination mit Betablockern.
- Operative Ther.: Meist Hemithyreoidektomie auf der Seite des Hauptbefundes, bei kontralateralen Befunden dort subtotale SD-Resektion unter Belassen normaler Parenchymanteile; Enukleation unzureichend, häufig Autonomierezidive.
- Radioiodther.: Ind. fehlende Operabilität, Strumarezidiv nach SD-OP ohne Malignomverdacht.

Struma maligna

0,1 % aller SD-Erkr., M : F = 1 : 3. Risiko erhöht nach externer Bestrahlung der Halsregion, nicht nach Radioiodther.

Tab. 9.4 Einteilung der Schilddrüsenkarzinome

Einteilung		Metastasierung	Prognosefaktoren	Bilaterales Vorkommen	5-JÜR
Differenzierte Karzinome	Papillär (40–50 %)	Lymphogen → regionale Lk	Mikrokarzinom < 10 mm, gekapselt, intra-/extrathyreoidal	Bis 80 %	80–90 %
	Follikulär (20–40 %)	Hämatogen → Lunge, Skelett, Gehirn	Gekapselt (mikroangioinvasiv), invasiv	Selten	60–75 %

Tab. 9.4 Einteilung der Schilddrüsenkarzinome (Forts.)

Einteilung		Metastasierung	Prognosefaktoren	Bilaterales Vorkommen	5-JÜR
Karzinom der kalzitoninbildenden C-Zellen	Medullär (5–10 %)	Lymphogen und hämatogen → regionale Lk	Lk-Metastasen	Bis 75 %	50 %
Undifferenziertes Karzinom	Anaplastisch (10–25 %)	Lymphogen, hämatogen, kontinuierliches Wachstum → regionale Lk, Lunge, Skelett	Tumorausdehnung (organbegrenzt, organüberschreitend)	Bis 80 %	0–5 %

Klinik
- **Im Frühstadium:** Strumaknoten ohne lokale Symptomatik.
- **Spätsymptome:** Struma von derber, harter Konsistenz mit schlechter Verschieblichkeit, evtl. zervikale oder supraklavikuläre Lk. Hinweise auf infiltratives Wachstum: **Horner-Syndrom** (Ptosis, Miosis, Enophthalmus) bei Beteiligung zentraler Sympathikusbahnen, Rekurrensparese; Schluckstörungen, Dyspnoe bei Infiltration von Ösophagus oder Trachea.

Die differenzierten SD-Karzinome haben nur eine geringe Wachstumstendenz → auch in länger bestehenden Knoten mit nur geringer Größenzunahme ist ein Karzinom möglich!

Diagnostik
- Sono, Feinnadelpunktion (**cave:** Eine benigne Zytologie schließt ein Karzinom nicht aus → im Zweifelsfall immer operative Abklärung).
- Schilddrüsenszinti: Kalter Knoten.
- **Tumormarker: Kalzitonin** für das medulläre Schilddrüsenkarzinom, **Thyreoglobulin** für differenzierte Karzinome zur Verlaufskontrolle.
- Pentagastrin-Test bei V.a. medulläres Schilddrüsenkarzinom.
- Medulläres Schilddrüsenkarzinom im Rahmen eines MEN-II-Syndroms → Phäochromozytom, Nebenschilddrüsenhyperplasie ausschließen.

Therapie
Differenziertes Schilddrüsenkarzinom (papillär, follikulär): Totale Thyreoidektomie und regionale Lymphadenektomie (paratracheale, parajuguläre Lk), bei ausgedehnter Lk-Metastasierung auch systematische laterale Lymphadenektomie. **Ausnahme:** Kleines, papilläres Schilddrüsenkarzinom (< 1,5 cm) beim Pat. unter 40 J.: Hemithyreoidektomie mit Isthmusresektion und regionale Lymphadenektomie ausreichend.

- Bei überraschendem Karzinomnachweis in SD-OP-Präparat Komplettierung zur Restthyreoidektomie und Lymphadenektomie mögl. innerhalb der ersten 6–8 d.
- 6 Wo. postop. ^{131}I-Szinti (Restschilddrüsengewebe), ggf. ablative Radioiodtherapie; Ganzkörper-Szinti (Metastasen), ggf. Radioiodtherapie bei Metastasen.

Medulläres (C-Zell)-Karzinom: Grundsätzlich totale Thyreoidektomie und modifizierte neck-dissection beidseits, da keine Möglichkeit der Radioiodbehandlung.

Anaplastisches (undifferenziertes) Karzinom: Bei Diagnosestellung meist fortgeschrittenes Tumorwachstum mit Infiltration der Nachbarorgane, sehr schlechte Prognose. Totale Thyreoidektomie mit Versuch der vollständigen Tumorentfernung, ggf. palliative Tumorverkleinerung. Postop. perkutane Hochvoltbestrahlung evtl. in Kombination mit Chemotherapie; Radioiodbehandlung nicht möglich.

Nachbehandlung
Nach Abschluss der postop. nuklearmedizinischen Diagnostik/Therapie **Substitution** mit L-Thyroxin von etwa 250 µg/d. Ziele:
- **Papilläres und folllikuläres Karzinom:** Vollständige Suppression von TSH, um das Wachstum TSH-abhängiger Metastasen einzudämmen.
- **Medulläres Karzinom:** Keine vollständige TSH-Suppression erforderlich.

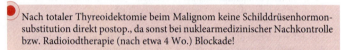

Nach totaler Thyreoidektomie beim Malignom keine Schilddrüsenhormonsubstitution direkt postop., da sonst bei nuklearmedizinischer Nachkontrolle bzw. Radioiodtherapie (nach etwa 4 Wo.) Blockade!

Nachsorge
- **Papilläres und folllikuläres Schilddrüsenkarzinom:** Thyreoglobulin alle 6 Mon. als Tumormarker zur Verlaufskontrolle, Anstieg deutet auf Rezidiv- oder Metastasenwachstum hin.
- **Medulläres Schilddrüsenkarzinom:** Kalzitonin und CEA als Tumormarker halbjährlich; anfangs vierteljährliche, dann halbjährliche Halssonographie, ^{131}Iod-Szintigraphie zur Verlaufskontrolle beim differenzierten Karzinom, Rö.-Thorax jährlich.

9.2 Hyperparathyreoidismus

Primärer Hyperparathyreoidismus (pHPT)
Fehlregulation des NSD-Gewebes mit erhöhter PTH-Produktion. M : F = 1 : 3. Vor allem 50.–60. Lj.

Ätiologie
80 % solitäre, 2 % multiple Adenome, 15 % Hyperplasie aller Epithelkörperchen, 2 % durch Nebenschilddrüsenkarzinom, selten paraneoplastisch beim Bronchial- oder Nierenzellkarzinom. Familiäre Häufung, v.a. im Rahmen des MEN-Syndroms.

Tab. 9.5 Operationsziele und Operationsverfahren bei Nebenschilddrüsenerkrankungen

	Ziel	OP	alternatives OP-Verfahren
pHPT	Vollständige Entfernung des überfunktionierenden und Belassen des normalen NSD-Gewebes	Solitäres NSD-Adenom	
		Darstellung aller 4 NSD, Adenomentfernung, Entfernung/Biopsie einer weiteren NSD	Adenomentfernung, Biopsie der ipsilateralen NSD, ggf. intraoperative PTH-Schnellbestimmung
		Hyperplasie und multiple Adenome	
		Darstellung aller NSD, subtotale Parathyreoidektomie	Totale Parathyreoidektomie, heterotope Autotransplantation
sHPT, tHPT	Weitgehende Reduktion des hormonproduzierenden Gewebes, Erhalt eines funktionell ausreichenden NSD-Restes	Subtotale Parathyreoidektomie, Erhalt einer Hälfte des am wenigsten veränderten Epithelkörperchens	Totale Parathyreoidektomie, heterotope Autotransplantation
		Kryokonservierung von NSD-Gewebe zur Retransplantation bei postop. Hypoparathyreoidismus	
NSD-Malignome	Tumorexstirpation	Tumorentfernung, ipsilaterale Hemi- und Parathyreoidektomie, ggf. einschließlich infiltrierter Weichteile und systematische Lymphadenektomie en bloc	Bei postop. Diagnose entsprechende Nachoperation

pHPT = primärer Hyperparathyreoidismus, sHPT = sekundärer Hyperparathyreoidismus, tHPT = tertiärer Hyperparathyreoidismus

Klinik („Stein-, Bein- und Magenpein")

- Renal: Nephrolithiasis, Nephrokalzinose.
- Gastrointestinal: Übelkeit, Erbrechen, rezidivierende Ulcera ventriculi und duodeni, rezidivierende Pankreatitiden.
- Ossär: Osteolysen, Markfibrose (Osteodystrophia fibrosa generalisata).
- Hyperkalzämiesyndrom: Polyurie, Polydipsie, Muskelschwäche, rasche Ermüdbarkeit, psychische Veränderungen.

Diagnostik
- Labor (▶ 3.15): Ca^{2+} im Serum ↑, PO_4^{3-} ↓ (Albumin mitbestimmen, Hypalbuminämie kann eine Hyperkalzämie maskieren!). AP erhöht bei Osteodystrophie, PTH im Serum oder normal. Kreatinin, Harnstoff normal.
- Rö (▶ 3.5): Hände a.p. (subperiostale Resorptionszonen an den Phalangen, Akroosteolysen); Abdomenübersicht (Nierensteine, Organverkalkungen), evtl. i.v. Pyelogramm (Nephrolithiasis).
- Lokalisationsdiagn.: Sonographie (▶ 3.8.4) der Halsregion mit Vergrößerung einer oder mehrerer NSD, hohe Trefferquote (80–90 %). CT Hals/Mediastinum nativ und mit KM (▶ 3.10.2); Thallium-Technetium-Szinti (▶ 3.14.3), MRT von Hals und Thorax (▶ 3.11), ggf. Arteriographie des Truncus thyreocervicalis und seiner Äste (▶ 3.7.1), selektive Blutentnahme aus den Schilddrüsen- und Halsvenen zur Parathormonbestimmung.

Keines der genannten Lokalisationsverfahren ersetzt die sorgfältige Halsexploration durch einen erfahrenen Operateur.

Differenzialdiagnosen
Malignome (v.a. Bronchialkarzinom, Hypernephrom, Mammakarzinom) mit und ohne Knochenmetastasen, Sarkoidose, Vitamin-D-Intoxikation, übermäßige Kalziumzufuhr, Thyreotoxikose, Addison-Krankheit, Thiazidtherapie, Immobilisation, Osteoporose.

Therapie
Immer operativ zur vollständigen Entfernung des überfunktionierenden NSD-Gewebes, besonders dringlich bei drohendem Hyperkalzämie-Syndrom. Intraoperative Bestimmung des Parathormonabfalles ist ein wichtiger Indikator der kompletten Entfernung.

Sekundärer Hyperparathyreoidismus (sHPT)
Reaktiver HPT mit Hyperplasie aller 4 NSD bei Hypokalzämie, z.B. bei Niereninsuffizienz, Malabsorption, Vitamin-D-Mangel.

Klinik
Knochenschmerzen, Muskelschwäche, extraossäre Verkalkungen, insbes. der periartikulären Weichteile und Gefäße, Juckreiz.

Spezielle Diagnostik
- Labor (▶ 3.15): Serum-Ca^{2+}, PTH reaktiv auf das 10- bis 20fache der Norm, AP ↑↑ (> 500 U/ml), Kreatinin, Harnstoff ↑, Phosphat ↑ bei renaler Genese, normal bei Malabsorption.
- Knochenbiopsie (Beckenkamm): DD zwischen Ostitis fibrosa generalisata durch HPT bzw. renal bedingter Osteomalazie (hier Parathyreoidektomie nutzlos).

Therapie
- Wenn möglich, konservativ: Behandlung des Grundleidens, bei renaler Genese Normalisierung des Serumphosphatspiegels, Gabe von Kalzium und Vitamin D.

- Bei Versagen der konservativen Therapie und Fortschreiten der Symptome (insbesondere Juckreiz, Knochenveränderungen, > 12 Mon. persistierende Hyperkalzämie nach Nierentransplantation) **operativ** (s.o.): Entfernung aller 4 NSD, Autotransplantation von NSD-Gewebe.

Tertiärer Hyperparathyreoidismus (tHPT)
Entstehung aus einem sHPT durch ständige Stimulation der NSD → autonome, adenomatöse Wucherung einer/mehrerer NSD mit Ausbildung eines autonomen HPT. Klinik, Diagn. und Ther.: Wie bei primärem HPT.

9.3 Nebenniere

- Primäre NNR-Karzinome sind sehr selten und bei Diagnose in > 90 % größer als 6 cm.
- Ein zufällig entdeckter NNR-Tumor < 5–6 cm stellt zu über 99,9 % kein Malignom dar.

Tab. 9.6 Nebennierenhormone und Krankheitsbilder bei Funktionsstörungen

Syntheseort	NN-Normal	Überfunktion	Unterfunktion
NNM	Adrenalin, Noradrenalin	Phäochromozytom	Asymptomatisch
NNR	Mineralokortikoide, Aldosteron	Conn-Syndrom	Addison-Krankheit (primär), Sheehan-Syndrom (sekundär)
	Glukokortikoide, Kortisol	Cushing-Syndrom	
	Androgene, Östrogene	Adrenogenitales Syndrom (AGS)	

Inzidentaliom
Zufällig mit einem bildgebenden Verfahren entdeckte Raumforderung der Nebenniere. Prävalenz 2 % (0,5–9 %). Bei Inzidentaliomen (d.h. nach Ausschluss von symptomatischen Tumoren und bekannten Malignomen) besteht selten Krankheitswert, Malignome sind die Ausnahme. OP-Indikation bei allen Tumoren > 4 cm gegeben!

Phäochromozytom
Seltener Tumor des NNM (auch im Rahmen des MEN-II-Sy.), der autonom große Mengen an Adrenalin und Noradrenalin ausschüttet. Inzidenz: 0,1–1 % aller Hypertoniker.

„10 %-Tumor"
In jeweils ca. 10 % bilaterales Auftreten, maligne Entartung (= Phäochromoblastom), extraadrenale Lokalisation (sympathische Ganglien), multiples Vorkommen, familiäre Häufung, Manifestation bei Kindern.

Klinik
- **Leitsymptom:** Art. Hypertonie (permanent oder anfallsartig) bis 300 mmHg systolisch, Kopfschmerzen, Tachykardie, Schweißausbruch, Blässe; Auslösung durch lokale Druckerhöhung möglich (Defäkation, Palpation des Abdomens).
- **Sonstige Symptome:** Gewichtsverlust, Nervosität, Übelkeit, Erbrechen, Fieber, im Anfall evtl. Abdominal- oder Flankenschmerzen.

Diagnostik
- Katecholamine i.S. und i.U. im Hochdruckanfall.
- Mehrfache Kalzitoninkontrolle (Ausschluss MEN-Syndrom).
- BZ, freie Fettsäuren.
- Clonidintest und apparative Diagnostik.

Keine manuellen Provokationstests! Gefahr der massiven Katecholaminausschüttung.

Differenzialdiagnosen
Art. Hypertonie: Essenziell, renal, renovaskulär, endokrine Ursachen wie Cushing-Sy., primärer Hyperaldosteronismus; Hyperthyreose, Karzinoid.

Konservative Therapie
- Im Anfall α-Blockade durch Urapidil 10–50 mg i.v. (Ebrantil®) bei Tachykardie > 140/min evtl. zusätzlich Betablockade, z.B. mit Propranolol 1 mg langsam i.v. (z.B. Dociton®).
- Bei Inoperabilität, metastasierendem Phäochromoblastom Phenoxybenzamin 2 × 5 mg/d p.o. (z.B. Dibenzyran®) alle 4–7 d steigern, bis Beschwerdefreiheit, max. 3 × 20 mg.

Operative Therapie
Vorbereitung: Präop. über 2–3 Wo. Betablockade in steigender Dosierung bis zur orthostatischen Hypotension mit Phenoxybenzamin anfangs 20–40 mg/d p.o. (Dibenzyran®), tägl. um 10–20 mg steigern, bis auf max. 200–300 mg/d. Bei persistierender Ruhetachykardie oder Arrhythmie evtl. zusätzlich Betablockade mit Propranolol 15–45 mg/d p.o. (Dociton®).
Technik (auch laparoskopisch): Einseitige Adrenalektomie bzw. Exstirpation des betroffenen Paraganglions, bilaterale Adrenalektomie bei beidseitigem Befund, bei Metastasierung Resektion des Primärtumors und, wenn möglich, auch der Metastasen.

Prognose
Nach Phäochromozytomexstirpation vollständige Heilung (Ausnahme: Irreversible, hypertoniebedingte Sekundärveränderungen, Metastasen). Bei Phäochromoblastom: Überlebenszeit 1–5 J.

Primärer Hyperaldosteronismus (Conn-Krankheit)
Gesteigerte autonome Aldosteronproduktion durch die NNR; 80 % solitäres oder multiples NNR-Adenom, 20 % bilaterale NNR-Hyperplasie, selten (< 1 %) NNR-Karzinom M : F = 1 : 2, Altersgipfel 30.–50. Lj.

Klinik
- **Leitsymptome:** Art. Hypertonie (Na$^+$- und Wasser-Retention); Hypokaliämie (renale K$^+$-Verluste).
- **Sonstige Symptome:** Polyurie, Polydipsie, Müdigkeit, Kopfschmerzen, Obstipation, Parästhesien, intermittierende Lähmungen.

Diagnostik
- Labor (▶ 3.15): Na$^+$ ↑, K$^+$ ↓ (**cave:** Kaliumspiegel mehrfach bestimmen, Diuretika 3 Wo., Spironolacton 6 Wo. vor Untersuchung absetzen).
- Plasmaaldosteron, Plasmarenin: Beim primären Hyperaldosteronismus Aldosteron, Renin ↓, Verhältnis von Aldosteron zu Plasmareninaktivität > 400; beim sek. Hyperaldosteronismus Aldosteron, Renin ↑.
- Lokalisationsdiagnostik: Sono (▶ 3.8.4), CT (▶ 3.10.2), MRT (▶ 3.11); spezifisch: Nebennierenszintigraphie mit ^{131}I-6-Iodomethylnorcholesterol; selektive Venenblutentnahme zur Aldosteronbestimmung nur noch selten erforderlich.
- Lageabhängige Aldosteronsekretion: 4 h Bettruhe, dann vor und nach 4-stündigem Umhergehen Aldosteronbestimmung (bei bilateraler Hyperplasie erhöht, bei NNR-Adenom erniedrigt).

Differenzialdiagnosen
Andere Ursachen der art. Hypertonie, zusätzlich Erkrankungen, mit sekundärem Hyperaldosteronismus: a.v.-Aneurysmen der Nieren, reninproduzierende Nierentumoren, einseitige Hydronephrose, Nierenzysten, maligne Hypertonie.

Therapie
- Bei NNR-Adenom: Adrenalektomie einseitig oder beidseitig bei bilateralen Adenomen.
- Bei beidseitiger NNR-Hyperplasie: Dauerbehandlung mit hohen Spironolactondosen, keine Operation.

Cushing-Syndrom

Definition
Folge eines erhöhten Glukokortikoidspiegels; M : F = 1 : 4; Altersgipfel 30.–50. Lj.

Ätiologie
- Exogen: (Am häufigsten) durch Glukokortikoidmedikation.
- Endogen:
  - Primäres, adrenales Cushing-Syndrom mit NNR-Autonomie bei NNR-Adenom, -Karzinom oder bilateraler NNR-Hyperplasie (20 %).
  - Sekundäres, ACTH-induziertes Cushing-Syndrom (80 %), z.B. bei hypothalamisch-hypophysärer Dysfunktion und HVL-Adenomen mit ACTH-Sekretion (= Cushing-Krankheit im engeren Sinne) oder durch ektope, paraneoplastische ACTH-Sekretion bei Bronchialkarzinom, Pankreastumoren etc.

Klinik
- Adynamie, Müdigkeit, psychische Störungen (z.B. depressives Sy.).
- Neigung zu Akne, Furunkulose, Ulzera, Wundheilungsstörungen.
- Amenorrhö, Hirsutismus, Libido- und Potenzstörungen.

- „Cushing-Habitus": Fettverteilungsstörung mit Vollmondgesicht, Stiernacken, Stammfettsucht, Striae rubrae.
- Diab. mell., Hypercholesterinämie.
- Art. Hypertonie (85 %), Hypokaliämie (5 %).

Diagnostik
- Plasmakortisoltagesprofil: Kortisolspiegel, zirkadiane Rhythmik aufgehoben.
- Freies Kortisol im 24-h-Urin ↑.
- Plasma-ACTH: ↓ bei adrenalem Cushing-Sy.
- Dexamethason-Test: Zunächst Kurztest, bei pathologischem Ergebnis Langzeittest zur Differenzierung zwischen zentralem und adrenalem Cushing-Sy.
- BZ-Tagesprofil.
- Lokalisationsdiagnostik: Sono der Nebennieren, Rö-Schädel mit Sella-Spezialaufnahme, CT und MRT Schädel (Hypophysenadenom); CT und MRT der Nebennieren (bilaterale Hyperplasie, Adenom), ggf. weitere Diagnostik zur Lokalisation eines extraadrenalen Tumors mit autonomer ACTH-Produktion (Endoskopie, CT/MRT Abdomen).

Differenzialdiagnosen
Exogene Fettsucht, art. Hypertonie anderer Genese.

Therapie
- Hypophysär-hypothalamisches Cushing-Sy.: Neurochirurgische Tumorexstirpation (transsphenoidale Hypophysenrevision, Mikro- bzw. Makroadenomexstirpation, selten partielle oder totale Hypophysenresektion); beidseitig totale Adrenalektomie nur bei erfolgloser Hypophysenrevision.
- Adrenales Cushing-Sy.: Beim unilateralen NNR-Adenom/-Karzinom **unilaterale Adrenalektomie.** Bei bilateraler NNR-Hyperplasie oder bilateralem NNR-Adenom/-Karzinom **bilaterale Adrenalektomie.**
- Ektoper ACTH-produzierender Tumor: Tumorexstirpation; bei nicht möglicher Exstirpation **bilaterale Adrenalektomie.**
- Nachbehandlung: Alle durch den Hyperkortisolismus bedingten Veränderungen bilden sich in 3–4 Wo. postop. zurück. Nach einseitiger Adrenalektomie am 1. postop. Tag 300 mg Hydrocortison (kontralat. NNR stets supprimiert), dann langsam ausschleichen. Nach bilateraler Adrenalektomie lebenslange Substitution von NNR-Hormonen, in 10–20 % nach Jahren Entwicklung eines Hypophysentumors.

Adrenogenitales Syndrom (AGS)
Angeborener Enzymdefekt der Glukokortikoid- und/oder Mineralokortikoidsynthese (in 90 % der 21-Hydroxylase). Niedriger Plasmakortikoidspiegel, gesteigerte ACTH-Ausschüttung, NNR-Stimulation, Androgenüberschuss. Selten erworbenes AGS durch NNR-Tumoren.

Klinik
- Bei Mädchen/Frauen: Haarausfall, Hirsutismus, Klitorishyperplasie, Amenorrhö.
- Bei Jungen/Männern: Pseudopubertas praecox, Hodenatrophie, Infertilität, Impotenz, bilaterale Gynäkomastie (Überproduktion von Östrogenen).

- Bei erworbenem AGS meist kombinierte Symptomatik, da mehrere Hormone gebildet werden.

Diagnostik
Bei Mädchen/Frauen Testosteron im Plasma, bei Jungen zusätzlich LH (luteinisierendes Hormon) und FSH (follikelstimulierendes Hormon) supprimiert; außerdem erhöht: Dehydroepiandrosteron (DHEAS), Kortisol, 17-Ketosteroide im 24-h-Urin. Bei V.a. androgenproduzierenden Tumor (NNR, Ovar, Testes): Lokalisationsdiagnostik.

Differenzialdiagnosen
Cushing-Sy., Stein-Leventhal-Sy. (polyzystische Ovarien), Akromegalie, Anabolikaabusus, androgenproduzierende Tumoren (Ovar, Testes, NNR).

Therapie
- Konservativ: Möglichst frühzeitige Cortisolsubstitution.
- Operativ: Plastische Korrektur von Genitalfehlbildungen, Exstirpation hormonproduzierender Tumoren. **Cave:** Die Adrenalektomie ist beim AGS kontraindiziert!

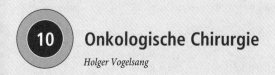

10 Onkologische Chirurgie

Holger Vogelsang

- **10.1 TNM-System** 406
- **10.2 Metastasierung** 408
- **10.3 Therapieziele** 409
- **10.4 Chirurgische Therapie** 409
- 10.4.1 Verfahrensregeln in der Tumorchirurgie 409
- 10.4.2 Kurative chirurgische Therapie 410
- 10.4.3 Palliative chirurgische Therapie 410
- **10.5 Tumormarker** 411
- **10.6 Nachsorge** 413

Definition
- **Onkologische Chirurgie:** Teil der Chirurgie, der sich mit Indikation, Verfahrenswahl und Technik der operativen Behandlung von Tumoren befasst.
- **Chirurgische Onkologie:** Teil der Onkologie, der sich mit Indikation und Art multimodaler Therapieprinzipien am chirurgischen Patienten, d.h. mit prä-, intra- und postoperativen Therapieprinzipien befasst mit der Operation als Zentrum dieser Therapieprotokolle.

10.1 TNM-System

Klassifizierungssystem für solide Tumoren; für einzelne Tumorarten existieren jedoch auch andere Einteilungen, z.B. FIGO-Einteilung beim Ovarialkarzinom, Einteilung nach DUKES bei Kolon- und Rektumkarzinom.

Tab. 10.1 TNM-System

cTNM/pTNM	Prätherapeutisch-klinische/postoperativ-pathologische Klassifikation	
y-Symbol	Mit anderer Therapie vorbehandelte Fälle, yTNM	
r-Symbol m-Symbol	rcTNM/rpTNM: Rezidive; multiple Primärtumoren, z.B. pT2(m)	
C-Faktor	(C = certainty/C1 bis C5): Kennzeichnung des bei der Tumordiagnostik verwendeten diagn. Verfahrens (z.B. T3C2, N2C1, M0C2)	
Staging: Festlegung des Tumorstadiums		
T = Ausdehnung des Primärtumors	Tis	Nicht-invasives Karzinom (Tumor in situ; auch: Carcinoma in situ = Cis)
	T0	Keine Anhaltspunkte für Primärtumor
	T1, T2, T3, T4	Zunehmende Größe und Eindringtiefe des Primärtumors
	TX	Mindesterfordernisse zur Erfassung des Primärtumors nicht erfüllt
	T1m/sm	M Mukosainfiltration, sm Submukosainfiltration
	T1a/b T2a/b	Subklassifikation untschiedlicher Tumorausdehnung innerhalb einer T-Kategorie

Tab. 10.1 TNM-System (Forts.)

Staging: Festlegung des Tumorstadiums

N = regionäre Lymphknoten[*]	N0	Keine Anhaltspunkte für regionale Lymphknotenbeteiligung
	N1, N2, N3	Anhaltspunkte für regionalen Lk-Befall (Unterteilung in N1, N2, N3 je nach Zahl und Lokalisation der betroffenen Lk)
	NX	Mindesterfordernisse zur Erfassung von Lk-Beteiligung nicht erfüllt, u.a. für jedes Organ definierte Mindestanzahl entfernter Lymphknoten, z.B. Schilddrüse 6, Kolon 12 Lymphknoten; bei Entfernung einer kleineren Anzahl Lymphknoten als in der Mindestanforderung definiert dennoch Angabe des Lk-Quotienten sinnvoll, z.B. N0(0/5)
	pN(sn)	„Sentinel lymph node" (Wächterlymphknoten)
M = Metastasen	M0	Keine Anhaltspunkte für Fernmetastasen
	M1	Anhaltspunkte für Fernmetastasen
	MX	Mindesterfordernisse zur Erfassung von Fernmetastasen nicht erfüllt
	I, II, III, IV	Tumorstadien, jeweils zusammengesetzt aus der T-, N-, und M-Kategorie
		Die Kategorien M1 und pM1 können wie folgt weiter spezifiziert werden: Lunge = PUL; Knochenmark = MAR; Knochen = OSS; Pleura = PLE; Leber = HEP; Peritoneum = PER; Gehirn = BRA; Haut = SKI; Lymphknoten = LYM; andere Organe = OTH, z.B. cM1(PER,HEP)
G = histopathologisches Grading	G1, G2, G3	Gut, mäßig, schlecht differenziert
	G4	Undifferenziert
	GX	Differenzierungsgrad kann nicht bestimmt werden
R = Resektionsart[+]	R0	Im Gesunden
	R1	Mikroskopische Tumorreste
	R2	Makroskopische Tumorreste

(gekürzt nach UICC: TNM-Klassifikation maligner Tumoren, 6. Auflage Springer Heidelberg)
* nach Möglichkeit immer Angabe der Anzahl befallener zu entfernter Lymphknoten (Lk-Quotient), z.B. N0 (0/23) oder N1 (3/17)
+ die R-Kategorie kann auf den Primärtumor und seine Metastasen bezogen werden

10.2 Metastasierung

Tab. 10.2 Organmetastasen

Primärtumor	Leber	Lunge	Gehirn	Knochen	Maligner Pleuraerguss	Häufigste Lokalisation von Lymphknotenmetastasen
Schilddrüse	+ (C-Zell)	+*	(+)	++		Hals, Mediastinum
Mamma	+++	+++	+	+++	+++	Axillär, (sub-)sternal
Ösophagus	+	+				Paratracheal, parabronchial, mediastinal, paraösophageal, zervikal, zöliakal
Magen	+++	+	+	(+)	(+)	Perigastrisch (Netz), Aa. gastrica sin., hepatica com., lienalis, T. coeliacus; Peritonealkarzinose M1(PER) **Sonderform:** Krukenberg-Tumor (= Ovarialmetastasen)
Kolon/Rektum	+++	+		+	(+)	Perikolisch/perirektal, entlang versorgender Gefäße
Pankreas	+	+	(+)		+	Netz, entlang versorgender Gefäße
Gallenwege	+++	+				Leberhilus (Lig. hepatoduodenale), entlang der Gallenwege und großen Bauchgefäße, Pankreaskopf, periduodenal
Melanom	++	++	++	+	+	Je nach Lokalisation

* v.a. folliculäres Karzinom
(+) selten; + gelegentlich, ++ häufig, +++ sehr häufig

10.3 Therapieziele

Tab. 10.3 Therapieziele der Tumortherapie

Kurativ	Heilung wird angestrebt: Bei potenziell kurablen Tumoren (10–12 % aller Tumoren, z.B. Hodentumoren, ALL, M. Hodgkin, AML; bestimmte solide Tumoren im Frühstadium, z.B. Mammakarzinom)
Adjuvant	Unterstützende Chemo-/Strahlentherapie in Ergänzung einer vorangegangenen potenziell kurativen OP (R0-Resektion)
Neoadjuvant	„Prophylaktische" Chemo- oder Strahlentherapie vor potenziell kurativer Operation zur Therapie okkulter Metastasen u. Primärtumor- („Downsizing") bzw. Stadienreduktion („Downstaging")
Additiv	Zusätzliche Chemo-/Strahlentherapie nach unvollständiger Resektion des Primärtumors oder seiner Metastasen (R1-/R2-Resektion)
Palliativ	Milderung von Krankheitssymptomen (ohne Aussicht auf Heilung); Verbesserung der Lebensqualität, evtl. auch Lebenserwartung
Neoadditiv	Chemo- und/oder Strahlentherapie bei zunächst inkurabler Tumorerkrankung zur Tumorreduktion mit dem Ziel einer potenziell kurativen Operation
Supportiv	unterstützende Ther., z.B. bei Nebenwirkungen, Infektionen

10.4 Chirurgische Therapie

Insbesondere das lokalisierte und lokoregionäre Karzinom sowie mono- und oligotope Fernmetastasen sind die Domäne der chirurgischen Onkologie.

10.4.1 Verfahrensregeln in der Tumorchirurgie

Operationsplanung
Präoperatives Staging (Rö, Sono, PE, Endosonographie, CT, MRT, PET, Laparoskopie), histologisches Typing und Grading durch Biopsie. Hierdurch Festlegung der onkologischen und technischen Resektabilität. Parallel Abklärung der funktionellen Operabilität des Pat., bei entsprechender Inoperabilität Anpassung des noch notwendigen Stagings.

Intraoperatives Staging
- Makroskopische Abklärung von Fernmetastasen, Infiltration von Nachbarorganen, Ausdehnung im Ursprungsorgan.
- Intraoperative Sonographie: In ca. 20 % Änderung der OP-Strategie.
- Histologische Diagnostik mittels Schnellschnittuntersuchung (**cave:** Höhere Fehlerquote bei Schnellschnittuntersuchungen als bei Paraffinschnittverfahren).

Verhinderung der Tumorzelldissemination („No-touch"-Technik)
- Frühzeitige, möglichst zentrale Ligatur von Arterien und Venen.
- Adäquate Sicherheitsabstände.
- Tumorresektion und Lk-Dissektion en bloc; **cave:** Tumoreinriss, Schnitt durch Tumor.

10.4.2 Kurative chirurgische Therapie

Prinzip
Vollständige Tumorentfernung (Primärtumor, Fernmetastasen) ohne mikro- und makroskopischen Hinweis für lokal verbliebenes Tumorgewebe (R0-Resektion). Bei einzelnen Tumorentitäten kann auch die R1- oder R2-Resektion (maximales Tumordebulking) zusammen mit einer additiven Therapie ein potenziell kuratives Therapieziel verfolgen (z.B. Ovarialkarzinom, differenziertes Schilddrüsenkarzinom).

Verfahren
- Klassische Radikaloperation: Entfernung des Primärtumors mit genügendem Sicherheitsabstand und Lk-Dissektion (En-bloc-Resektion).
- Sentinel-Lymphknotenexstirpation: Entfernung des sog. Wächterlymphknotens nach Farbstoff- und/oder radioaktiver Markierung.
- Prophylaktische Lk-Dissektion: Lk-Entfernung ohne klinische Hinweise auf das Vorliegen von Lk-Metastasen. Vorteil: Entfernung klinisch okkulter Lk-Metastasen, exakteres Staging, frühzeitiger und gezielter Einsatz adjuvanter Behandlungsverfahren. Nachteil: Erhöhte Morbidität und Letalität (erweiterter Eingriff, Lymphödem).
- Therapeutische Lk-Dissektion: Lk-Entfernung bei Verdacht oder klinischem Nachweis regionaler Lk-Metastasen.
- Lokale Exzision mit beschränktem Sicherheitsabstand bzw. limitierte chirurgische Therapieverfahren (z.B. bei Basaliom).
- Organbegrenzte Resektionsverfahren, z.B. Nephrektomie.
- Erweiterte Resektionsverfahren bei Infiltration angrenzenden Gewebes bzw. von Nachbarorganen.

10.4.3 Palliative chirurgische Therapie

Indikationen
Besserung von Tumorsymptomen bei inoperabler Situation, besonders bei zunehmender Beeinträchtigung der Vitalfunktionen zur Besserung der Lebensqualität, Verlängerung der Überlebenszeit, Schmerzlinderung, Komplikationsprophylaxe.

Vorgehen
- Resezierende Verfahren: Primärtumorresektion und Wiederherstellung der Passage zur Verbesserung der Lebensqualität (Magen, Kolon).
- Debulking: Tumorresektion mit verbleibendem Tumorgewebe oder Metastasen nur sinnvoll, wenn wirksame Chemo-, Bio- oder Strahlenther. verfügbar (z.B. neuroendokrines Karzinom, differenziertes Schilddrüsenkarzinom, Ovarialkarzinom).

- Nicht resezierende Verfahren: Symptomatische Therapie, z.B. Anus praeter, Bypass-Verfahren (biliodigestive, gastroenterale Anastomose, Ileotransversostomie), Ösophagus-Stent, Osteosynthese bei path. Frakturen.

Metastasenchirurgie
Bei günstigen Prognosefaktoren und einzelnem oder oligotopen Organbefall potenziell kurativ. Bei diffuser Metastasierung in der Regel nicht indiziert. Ziel ist Verbesserung der Lebensqualität. Folgende Überlegungen sind präoperativ abzuwägen:
- Tumorentität.
- Notwendigkeit der histologischen Sicherung, Ausschluss Zweittumor.
- Alter, Allgemeinzustand, Dauer der Tumorerkr.
- Umfang der Operation.
- Wachstumsverhalten des Tumors.
- Voraussichtliche Überlebenszeit mit und ohne den op. Eingriff.
- Therapiealternativen.
- Optionen und Effizienz einer additiven/adjuvanten Ther.
- Komplikationen der Metastasen (z.B. Fraktur).
- Soziale Verhältnisse, wie eigenständige Versorgung, familiäre Strukturen.

10.5 Tumormarker

Definition
Von bestimmten Neoplasmen gebildete oder induzierte Stoffe, die in normal ausdifferenziertem Gewebe nicht oder nur in geringem Ausmaß vorkommen, z.B. onkofetale Antigene, tumorassoziierte Antigene, Hormone, Enzyme, Serumproteine.

Indikation
Hauptindikation Kontrolle der Wirksamkeit einer Therapie: Tumormarker weisen früher als andere diagn. Verfahren auf Rezidive oder einen Progress hin.

Vorgehen
Bei radikaler OP Markerabfall innerhalb von 4–8 Wo. Deshalb **vor** Ther. (OP, Chemo-, Hormon-, Radiother.) geeigneten, deutlich erhöhten Marker auswählen (ein Marker reicht zur Verlaufskontrolle). Weitere Bestimmungen postop. bzw. nach Therapiebeginn zur Verlaufskontrolle und Nachsorge 10–20 Tage nach Therapiebeginn (je nach HWZ des Markers), alle 3 Mon. während der ersten 2 J., alle 6 Mon. im 3., 4. und 5. J. nach der ersten Therapie sowie vor jedem Therapiewechsel, bei V.a. Rezidiv oder Metastasierung, erneutem Staging sowie 2–4 Wo. nach dem Auftreten eines Konzentrationsanstieges des Markers.

- Zur Primärdiagnostik und zum Screening unbrauchbar; Ausnahme z.B. Verwandte von Pat. mit C-Zell-Karzinom bzw. multipler endokriner Neoplasie (MEN), Pat. mit Z.n. Blasenmole, V.a. Keimzelltumoren (β-HCG).
- Markerwerte werden durch Rauchen (CEA, TPA), Schwangerschaft (AP, HCG), Katabolismus, entzündliche oder toxische Erkr. beeinflusst.
- Marker-Normwerte differieren je nach verwendeter Labormethode, daher Werte möglichst stets im gleichen Labor bestimmen lassen!

Tab. 10.4 Klinisch relevante Tumormarker

Tumor	CEA	TPA	CA-15–3	CA-19-9	CA-125	SCC	AFP	HCG	Andere
Ösophagus (Plattenepithelkarzinome)	+	+				+++			
SD anaplastisch	+	+							
SD differenziert									TG[2]
SD C-Zell und MEN	+	+							HCT[1]
Mamma	++	+	+++						
Pankreas	+			+++	+				
Leber, hepatozelluläres Karzinom							+++		
Leber, Metastasen, andere Tumoren	+								
Gallenwege	++			+++					
Magen	++			++					CA 72–4
Kolorektalkarzinom	+++			+					
Neuroendokrine Karzinome									Chromagranin, HIES[3]

+++ Marker der ersten Wahl
++ Marker empfehlenswert (evtl. als Zweitmarker)
+ Markereinsatz möglich
[1] Kalzitonin
[2] Thyreoglobulin
[3] 5-Hydroxyindolessigsäure

10.6 Nachsorge

Ziele
- Frühzeitige Erkennung eines Tumorrezidivs in einem möglichst asymptomatischen Stadium, um durch erneute kurative Behandlung die Prognose zu verbessern.
- Frühzeitige Erkennung der Folgen einer Operation bzw. eines Organverlustes und Bereitstellung von ausreichender Hilfe.
- Rehabilitation: Akzeptanz der verbliebenen Behinderung und von aufgetretenen Funktionsstörungen zur möglichst weitgehend unabhängigen Eigenversorgung und Leistungsfähigkeit, soziale und berufliche Reintegration.

Planung
Die Nachsorge sollte an das Risikoprofil einer Tumorerkrankung angepasst sein:
- R-Kategorie (R0 vs. R1/2).
- Stadium (früh vs. fortgeschritten).
- Rezidiv-/Metastasenrisiko.
- Biologische Potenz/Wachstumsverhalten.

Eine strukturierte Nachsorge ist im Rahmen von Studien unerlässlich. Abzugrenzen ist die Vorsorge bzw. Früherkennung, die das Risiko einer Tumorzweiterkrankung berücksichtigt (z.B. totale Restkoloskopie nach Kolonkarzinom, Restgastroskopie nach subtotaler Magenresektion).

Indikation
- Kolorektales Karzinom: Höhere Rate an kurativen Nach-OP, jedoch kein Überlebensvorteil nachgewiesen!
- Rezidivtumoren, für die keine (Ösophagus-, Pankreas-, Gallenblasen, Gallengangskarzinom nur symptomorientierte Nachsorge) oder nur in Einzelfällen (Magen-, hepatozelluläres Karzinom strukturierte Nachsorge alle 6 Mon.) eine kurative Behandlungsoption besteht.

Nachsorgeleitlinie

Tab. 10.5 Nachsorgeleitlinie Kolonkarzinom							
Untersuchung	Monate						
	6	12	18	24	36	48	60
Stadium I							
Anamnese, körperliche Untersuchung	+[2]			+			+
Koloskopie[1]	+[2]			+			+
Stadium II–III							
Anamnese, körperliche Untersuchung	+	+	+	+	+	+	+
CEA	+	+	+	+	+	+	+

Tab. 10.5 Nachsorgeleitlinie Kolonkarzinom (Forts.)

Untersuchung	Monate						
	6	12	18	24	36	48	60
Abdomensonographie	+	+	+	+	+	+	+
Rö-Thorax		+		+	+		+
Koloskopie[1]				+			+

[1] 3 Mon. postop., wenn präop. keine Abklärung des gesamten Kolons möglich war. Nach dem 5. J. alle 3 J. Koloskopie
[2] Nach endoskopischer Abtragung.

Tab. 10.6 Nachsorgeleitlinien Rektumkarzinom

Untersuchung	Monate						
	6	12	18	24	36	48	60
Stadium I							
Anamnese, körperliche Untersuchung				+			+
Koloskopie[1]				+			+
Stadium II–III[2]							
Anamnese, körperliche Untersuchung	+	+	+	+	+	+	+
CEA	+	+	+	+	+	+	+
Abdomensonographie	+	+	+	+	+	+	+
Rö-Thorax		+		+	+		+
Nach Rektumresektion							
Rekto-/Sigmoidoskopie (Endosono)	+	+	+		+[3]	+[3]	
Koloskopie[1]				+			+

[1] 3 Mon. postop., wenn präop. Abklärung des gesamten Kolons nicht möglich war; nach dem 5. J. alle 3 J. Koloskopie
[2] Rektosigmoidkarzinom wird wie Rektumkarzinom nachgesorgt
[3] Nach adjuvanter Strahlen-/Chemotherapie wegen verzögert auftretender Lokalrezidive

11 Gynäkologische Notfälle

Rainer Wahl

11.1 Besonderheiten 416
11.2 Differenzialdiagnosen und Leitsymptome 416
11.3 Adnexitis 417
11.4 Extrauteringravidität (EUG) 419
11.5 Vaginale Blutungen (ohne Verletzung) 420
11.6 Verletzungen von Vulva und Vagina 421
11.6.1 Kohabitationsverletzungen 421
11.6.2 Fremdkörperverletzungen 422
11.6.3 Unfälle 422
11.6.4 Verätzungen 423

11.1 Besonderheiten

- Patientinnen bei V.a. gynäkologische Erkr. schnellstmöglich einer gynäkologischen Abteilung zuführen.
- Bei männlichen Kollegen häufig Scheu vor genauer Befragung bzw. Untersuchung des weiblichen Genitale. Im Notfall (Gynäkologie nicht verfügbar) muss diese Hürde jedoch überwunden werden.
- Befragung und Untersuchung immer in Gegenwart einer weiblichen (Pflege-) Person.
- Auf die Psyche der Frau besondere Rücksicht nehmen.
- Vaginale Untersuchung, wenn unbedingt notwendig, immer durch die/den erfahrenste(n) Kollegin/en, wenn kein Gynäkologe verfügbar (Gefahr der Zystenruptur, Blutung, Infektion, unsichere diagnostische Aussagen).
- Alle gynäkologischen Notfälle können auch bei Schwangeren auftreten (Ektopieblutungen, Varizenblutungen).
- Bei vermutetem oder offensichtlichem sexuellem Missbrauch (▶ 1.4.7).
- Bei der Anamnese immer nach dem 1. Tag der letzten Menstruation, üblicher Zyklus- und Menstruationsdauer und Kontrazeptionsmethode fragen.
- Bei Sprachproblemen unbedingt Übersetzer/in hinzuziehen.

11.2 Differenzialdiagnosen und Leitsymptome

Tab. 11.1 Gynäkologische Differenzialdiagnosen und Leitsymptome

Schmerz UB-Mitte	Schmerz UB-Seite	Fieber	PSS/PLS	CRP/Leuko	Grav-Test	Besonderheiten	Vaginale Blutung	Verdachtsdiagnose
+	+	+	+	↑	–		–	Akute Adnexitis (▶ 11.3)
+	(+)	(+)	+	↑	–			Chron. Adnexitis
+	–	(+)	+	↑	–			Endomyometritis
+		+	+	↑	+		+	Septischer Abort
(+)	+	–	(+)	–	+	Amenorrhö 5–9 Wo.	(+)	EUG (▶ 11.4)
(+)	+	–	(+)	(↑)	–	Plötzlich nach Bewegung oder GV einsetzender Peritonismus	–	Ovarialzyste (ggf. Stieldrehung)

Tab. 11.1 Gynäkologische Differenzialdiagnosen und Leitsymptome (Forts.)

Schmerz UB-Mitte	Schmerz UB-Seite	Fieber	PSS, PLS	CRP, Leuko	Grav-Test	Besonderheiten	Vaginale Blutung	Verdachtsdiagnose
(+)	+	–	(+)	–	–	Evtl. Peritonismus	–	Ovarialzystenruptur
+	–	–	(+)	–	–	Beschwerden mit Menstruation	+	Dysmenorrhö
(+)	(+)	–	(+)	–	–	Perimenstruelle Schmerzen, oft Dyspareunie	–	Endometriose
(+)	(+)	(+)	(+)	(↑)	–	Tumor-Zeichen	(+)	Genitalkarzinom
+	–	(+)	(+)	(↑)	–	Dysurie	–	Zystitis
–	+	–	–	–	–	Koliken	–	Urolithiasis
–	+	+	(+)	↑	–		–	Appendizitis (▶ 7.2.1)
(+)	+	(+)	(+)	(↑)	–		–	Divertikulose (▶ 7.2.4)

+ = ja, (+) = möglicherweise vorhanden, – = nicht vorhanden; PSS = Portioschiebeschmerz; UB = Unterbauchschmerz; PLS = Portiolüftungsschmerz

11.3 Adnexitis

Definition
Syn.: PID, pelvic inflammatory disease. Entzündlicher Prozess der Tuben mit Beteiligung des lokalen Peritoneums.

Ätiologie
Meist aufsteigende Infektion. I.d.R. Mischinfektion, oft mit Beteiligung von Chlamydia trachomatis, seltener Gonokokken. Extrem selten nach Sterilisation, praktisch nie nach Hysterektomie und in der Postmenopause. Anamnestisch oft Z.n. IUD-Einlage, Abrasio, Interruptio oder häufig wechselnde Geschlechtspartner.

Klinik
- Akuter, zunächst seitenbetonter Unterbauchschmerz.
- Subfebrile bis febrile Temperaturen.
- Zervikaler Fluor, Defäkationsschmerz, Übelkeit und Erbrechen bei Begleitperitonitis.
- Meist direkt postmenstruell, selten in Zyklusmitte.

Diagnostik
- Spekulumuntersuchung: Zervix und Vagina beurteilen (Rötung, Fluor, Beläge, Schmierblutung bei Endometritis), dabei Abstriche für Nativpräparat (NaCl/KOH), auf Chlamydien und Bakterien (mit geeignetem Medium für Gonokokken), sowie Zytologie abnehmen.
- Bimanuelle/rektale Palpation: Druckdolente Adnexe, Portioschiebe- und Lüftungsschmerz, evtl. teigiger Adnextumor, Schwellung oder Druckschmerz des Douglas-Raumes.
- Labor (▶ 3.15): BB (Leukozyten ↑), BSG (↑), CRP (↑), Urinstatus (Grav.-Test negativ).
- Sonographie (▶ 3.8): Freie Flüssigkeit im Douglas-Raum (Peritonitis), schlecht abgrenzbare Ovarien (Ödem), zystischer Adnextumor (Hydro- oder Pyosalpinx), zystische oder solide Strukturen (Tuboovarialabszess).
- Laparoskopie: Sicherste Methode, da nur der intraperitoneale Keimnachweis die Diagnose sichert (Abstrich Douglas/Fimbrien), gleichzeitig operative Therapie (Adhäsiolyse, Salpingotomie, Abszessdrainage) und Ausschluss der Appendizitis → Gynäkologie.

Differenzialdiagnosen
- Akute Adnexitis: Appendizitis (▶ 7.2.1), Extrauteringravidität (▶ 11.4), stielgedrehte oder rupturierte Ovarialzyste, Dysmenorrhö, septischer Abort, Ovulationsschmerz, Zystitis, Urolithiasis.
- Chron. Adnexitis: Endometriose, entzündliche Darmerkr. (▶ 7.2.3), Genitalkarzinom.

Therapie
Immer gynäkologisches Konsil veranlassen! Wenn zunächst nicht möglich, Einleitung der Therapie.
- Bettruhe, Antiphlogistika, wie Diclofenac 3 × 50 mg/d p.o. (z.B. Voltaren®).
- Antibiotikagabe (zunächst kein Erregernachweis):
  - Cephalosporin, wie Cefalexin 3 × 1000 mg/d p.o. (z.B. Ceporexin®), **plus** Doxycyclin 200 mg/d p.o. (z.B. Azudoxat®) **plus** Metronidazol 2 × 250 mg/d p.o. (z.B. Clont®), **alternativ:**
  - Ampicillin 3 × 2000 mg/d p.o. (z.B. Ampicillin-ratiopharm®) **plus** Doxycyclin 1 × 200 mg/d p.o. (z.B. Azudoxat®), **alternativ:**
  - Gyrasehemmer, wie Ciprofloxacin 3 × 50 mg/d p.o. (z.B. Ciprobay®), **plus** Metronidazol 2 × 250 mg/d p.o. (z.B. Clont®) jeweils 10 d.

11.4 Extrauteringravidität (EUG)

Definition
Implantation der Eizelle außerhalb des Cavum uteri (ca. 2 % aller Schwangerschaften, davon 99 % in den Eileitern).

Anamnese
Amenorrhö von meist 6–8 Wo. oder schwächere letzte Menstruation, evtl. subjektive Schwangerschaftszeichen (Brustspannen, Übelkeit, Pollakisurie). Häufig bereits bekannter positiver Schwangerschaftstest ohne sonographischen Nachweis einer intrauterinen Gravidität. Häufiger bei intrauteriner Spirale.

Klinik
- **Tubarruptur:** Einriss der Tubenwand, meist schwere intraabdominelle Blutung mit akut einsetzenden, heftigen Schmerzen, evtl. auch leichte vaginale Blutung.
- **Tubarabort:** Ablösung der Frucht von der Tubenwand und wehenartiges Ausstoßen in den Bauchraum mit zunehmenden, seitenbetonten, evtl. wehenartigen Unterbauchschmerzen.
- Hämatoperitoneum mit rechtsseitigen Schulterschmerzen (Zwerchfellreiz), harten Bauchdecken und Peritonismus.

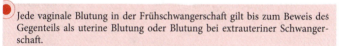

Jede vaginale Blutung in der Frühschwangerschaft gilt bis zum Beweis des Gegenteils als uterine Blutung oder Blutung bei extrauteriner Schwangerschaft.

Diagnostik

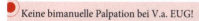

Keine bimanuelle Palpation bei V.a. EUG!

- ! Bei V.a. eine EUG sofort Schwangerschaftstest veranlassen, sofortiges Gyn-Konsil.
- Spekulumuntersuchung: (evtl. Blutung ex utero).
- Labor (▶ 3.15): BB, Na, K, Gerinnung, Urinstatus, Blutgruppe, HCG im Serum.
- Sonographie: Möglichst transvaginal, ersatzweise rektal, perineal oder abdominal. Falls sich eine EUG nicht direkt nachweisen lässt, finden sich ab der 5. SSW fast immer indirekte Hinweiszeichen, wie freie Flüssigkeit im Douglas-Raum oder Abdomen (Blut), ein leeres Cavum uteri (**cave:** Pseudogestationssack), ein hohes Endometrium, ein zystischer oder solider Adnextumor (Fruchtsack, Corpus luteum, Koagel).
- Laparoskopie: Operative Vorbereitung (▶ 1.7).

Differenzialdiagnosen
Dysmenorrhö, Abortus completus oder incompletus, Ovarialtumoren, Urolithiasis, Appendizitis, Zystitis.

Therapie
- **Konservativ:** Auch bei niedrigem HCG Laparoskopie. Tubarrupturen sind auch wegen der intratubaren Blutung bei abgestorbener EUG und niedrigem HCG möglich. Nur bei völliger Beschwerdefreiheit kann zugewartet werden, stationäre Weiterleitung in die Gynäkologie.
- **Operativ:** Laparoskopie mit Salpingotomie als Therapie der Wahl bei Kinderwunsch. Das Rezidivrisiko von ca. 25 % muss präoperativ mit der Pat. besprochen werden. Eine Salpingektomie ist bei abgeschlossener Familienplanung oder komplett rupturierter Tube erforderlich, mit Adhäsiolyse und Bauchtoilette. Nur bei laparoskopisch inoperablem Situs ist eine Laparotomie indiziert (extrem selten). Weiterleitung Gynäkologie zur OP.

> **!** **Sofortmaßnahmen bei akuter Symptomatik, wie Schock, Anämie, akutem Abdomen**
> - Venösen Zugang legen, Ringer-Laktat infundieren.
> - Labor abnehmen: BB, Blutgruppe (evtl. im Mutterpass dokumentiert), Na, K, Quick, PTT.
> - Blutkonserven bestellen.
> - OP-Abklärung mit Oberarzt, OP-Vorbereitungen treffen (▶ 1.7), Kontakt mit Gynäkologie.
> - OP-Aufklärung (▶ 1.6.1), wenn zeitlich möglich (Laparoskopie, Laparotomie, Salpingotomie, Salpingektomie, Adnexektomie, Bluttransfusion).
> - Alle Unterlagen beim Transport in den OP bei der Patientin belassen.

11.5 Vaginale Blutungen (ohne Verletzung)

Ätiologie
Eine irreguläre vaginale Blutung kann durch die unterschiedlichsten Störungen hervorgerufen werden:
- Hormonelle Ursachen: Spotting (Eisprung/Zyklusmitte), Zwischenblutungen, Menometrorrhagie, Abbruchblutung nach vergessener Pilleneinnahme oder z.B. Diarrhö und Erbrechen.
- Schwangerschaft: Abortus imminens oder incompletus, EUG, Randsinusblutung, Ektopieblutung (häufig nach Geschlechtsverkehr), Zeichnungsblutung (**cave:** Frühgeburt, vorzeitige Plazentalösung.
- Tumoren: Zervixkarzinom (häufig Kontaktblutung), Korpuskarzinom (meist ältere Patientinnen), seltener Ovarialtumoren.
- Sonstige: Ektopieblutung, Zervixpolyp, hämorrhagische Kolpitis oder Zervizitis, atrophische Kolpitis (vorwiegend postmenopausal), Endometritis, vaginale Verletzungen, blutendes Druckulkus (Pessar), Defloration.

Diagnostik
- Gynäkologische Untersuchung (falls möglich Fachkonsil).
- Labor (▶ 3.15): Schwangerschaftstest, ggf. Urinstatus und Hormonstatus (FSH, 17-β-Estradiol).
- Sonographie (▶ 3.8): Schwangerschaft, Ovarialzyste, Myome, Endometriumbreite.
- Zysto- und Rektoskopie.

Differenzialdiagnosen
Blutung aus den Harnwegen (z.B. hämorrhag. Zystitis, Tumor, Urethralkarunkel), Vulvavarikosis, Dickdarmblutungen (z.B. Hämorrhoidalblutung, Tumor).

Therapie
- **Operativ:** Bei Abort: Kürettage veranlassen, dazu Verlegung in die Gynäkologie. Bei Verletzungen ▶ 11.6.3.
- **Konservativ:** Tamponade mit Gazestreifen. Spezifische Therapie nur nach gynäkologischer Abklärung.

Tab. 11.2 Differenzialdiagnose vaginaler Blutungen			
Blutungen	Schmerzen	Besonderheiten	Verdachtsdiagnose
Rezid. über Monate zunehmend, keine regelmäßigen gyn. Untersuchungen	Meist keine	Gewichtsabnahme, Tumorzeichen	Karzinomblutung
Keine oder wenig	Evtl.	Anamnese!	Sexueller Missbrauch
Ja	Ziehende Unterbauchschmerzen, Kreuzschmerzen	Ausgebliebene oder unregelmäßige Menstruation	Extrauteringravidität (▶ 11.4), Abortblutung
Ja	Regelmäßig bei Menstruation		Dysmenorrhö
Ja	Kolikartig, Flankenklopfschmerz, Dysurie		Nierenkolik (▶ 12.6), Pyelonephritis (▶ 12.6) und vaginale Blutung
Ja	Kolikartig, diffus	Darmgeräusche verstärkt, evtl. tympanitischer Klopfschall	GIT-Erkr. (▶ 7.2) und gynäkologische Erkr.

11.6 Verletzungen von Vulva und Vagina

11.6.1 Kohabitationsverletzungen

Ätiologie
Defloration und fehlende Bereitschaft der Frau (trockener Introitus, fehlende Hyperämie der Scheidenhaut, sehr häufig bei kriminellen Delikten).

Klinik
Risse der Scheidenhaut gehen meistens mit starken arteriellen und venösen Blutungen einher, ebenso Verletzungen im Bereich der Klitoris und des Ostium urethrae. Bei Defloration meist leichtere Blutungen, selten schwerste Blutungen bei sehr derbem, engem oder gefenstertem Hymen.

Diagnostik
Häufig zeigen sich nach der Durchtrennung der Scheidenhaut weitergehende Verletzungen im Bereich des Septum rectovaginale, des vesikourethralen Bindegewebes, sowie auch der Blase und des Rektums.

11.6.2 Fremdkörperverletzungen

Ätiologie
Die verschiedensten Gegenstände werden aus unterschiedlichsten Motiven vaginal und auch rektal eingeführt (z.B. Murmeln von Kleinkindern, Heranwachsende beim „Doktorspielen", sexuelle Manipulationen, illegale Interruptio, kriminelle Delikte).

Klinik
Besonders gefährlich sind zerbrechliche, spitze und scharfkantige Objekte, die zu Verletzungen der Scheide, der Blase und des Rektums führen können oder in das Abdomen penetrieren. Häufig erfolgt eine ärztliche Konsultation aus Scham erst spät, wegen zunehmenden, sekundären Beschwerden (Schmerzen, Kolpitis, Fluor, Fieber).

Konservative Therapie
Fremdkörper schonend entfernen, bei Kindern und Virgo intacta evtl. vaginoskopisch, ggf. intravaginale Zerkleinerung, gelegentlich Versuch des digitalen Ausstreifens von rektal erfolgreich. Sedierung oder Kurznarkose erwägen (Schmerzen, mangelnde Kooperation, psychische Traumatisierung!).

Operative Therapie
- Blutende Verletzungen: Tamponade und Vorstellung beim Gynäkologen. Ist kein Frauenarzt verfügbar, kleinere Verletzungen nach lokaler Desinfektion z.B. mit Betaisodona®-Lösung in LA nähen (tiefere Nähte z.B. mit Vicryl Rapid® 1/0, Haut 3/0 oder 4/0).
- Schwere Verletzungen: Vor allem bei Scheidenrissen, deren Ausdehnung oft erst in Narkose erkannt wird, unbedingt im OP unter Vollnarkose mit demselben Nahtmaterial (OA). Weitergehende Verletzungen ausschließen, ggf. prophylaktische Antibiose (z.B. Augmentan® 3 × 1 Tbl.).

11.6.3 Unfälle

Ätiologie
Gewalteinwirkung im Bereich des äußeren Genitales führt, abgesehen von den o.g. Verletzungen, häufig zu Dammrissen, Labienrissen/-quetschungen oder einem Vulvaödem.

Therapie
Nicht blutende, oberflächliche Verletzungen konservativ. Tiefere Damm- oder Labienrisse mit zu erwartender Defektheilung oder stark blutende Platzwunden müssen in LA oder ggf. in Narkose (insbesondere Kinder) versorgt (tiefere Nähte mit z.B. Vicryl Rapid® 1/0, Haut 3/0 oder 4/0) werden.

11.6.4 Verätzungen

Ätiologie
Durch Spülungen mit Seifenlösungen, Säuren, Laugen oder auch kompakten Seifenstücken verursacht (z.B. bei illegalem Abruptionsversuch).

Klinik
Je nach Konzentration und Einwirkungszeit des Agens reicht die Reaktion der Scheidenhaut von einem Ödem über eine hämorrhagische Kolpitis bis hin zu schwersten nekrotisierenden Verletzungen, auch unter Einbeziehung der umgebenden Strukturen.

Diagnostik
Gynäkologische Untersuchung, ggf. Zysto-, Rekto- und Laparoskopie, immer Gyn-Konsil.

Therapie
Konservativ: lokales Agens, falls noch möglich entfernen, schonende Spülung, ggf. prophylaktische Antibiose (z.B. Augmentan® 3 × 1 Tbl.), Dexpantheноltamponade (z.B. Bepanthen®).

12 Urologische Notfälle

Markus Wöhr

- 12.1 Urethrale Blutung 426
- 12.2 Akuter Harnverhalt 427
- 12.3 Epididymitis 428
- 12.4 Hodentorsion 429
- 12.5 Orchitis 431
- 12.6 Pyelonephritis 431
- 12.7 Nierensteine und Harnleiterkolik 433
- 12.8 Paraphimose 434
- 12.9 Priapismus 435
- 12.10 Fournier-Gangrän 436

12.1 Urethrale Blutung

Einteilung
- **Makrohämaturie:** Sichtbare Blutbeimengung zum Urin, relevanter Blutverlust möglich. Man unterscheidet:
  - Schmerzlose und schmerzhafte Makrohämaturie (▶ Tab. 12.1).
  - Initiale, terminale, totale Makrohämaturie je nach Herkunft der Blutung.
- **Mikrohämaturie:** Nur mikroskopisch sichtbare Blutung, meist keine relevanten Blutverluste.

Diagnostik
- Urinstatus: Schnelltest (Leukozyturie, Nitrit positiv, Keimnachweis), Sediment (Erythrozytenmorphologie), Kultur (Keim- und Resistenzbestimmung).
- Sonographie (▶ 3.8.2): Blase (Koagel, Tamponade, Steine, Raumforderung), Nieren (Harnstauung, Steine, Raumforderung), Retroperitoneum (Raumforderung, Aneurysma).
- Labor (▶ 3.15): BB (Leukozytose), Quick, PTT (Gerinnungsstörung), Kreatinin, Elektrolyte.
- Urethrozystoskopie: Sofern möglich, immer sofort zur Sicherung der Blutungsquelle, jedoch nicht bei Infekt (Kunstfehler).
- Weitere bildgebende Diagnostik: Ausscheidungsurogramm (▶ 3.6.7), CT (▶ 3.10.5), retrograde Pyelographie, ggf. MRT (▶ 3.11) und Angiographie (▶ 3.7) nach Rücksprache mit Urologie.
- Generell Weiterleitung Urologie.

Differenzialdiagnosen
- Dysurie, Pollakisurie, Unterbauchschmerzen → Tumor, Entzündung, z.B. hämorrhagische Zystitis.
- Evtl. Abgang von Koagelen → beginnende Tamponade.
- Harnverhalt, palpabler Unterbauchtumor → Blasentamponade.
- Zyklusabhängige Schmerzen → Endometriose.
- Bei Rotfärbung des Urins: Hämoglobinurie, Porphyrinurie, Nahrungsmittel (Rote Bete, Rhabarber), Medikamente (Salicylsäure, Phenolphthalein).

Tab. 12.1 Differenzialdiagnose der Makrohämaturie	
Schmerzlose Makrohämaturie	**Schmerzhafte Makrohämaturie**
Blasentumor Urothelkarzinom des oberen Harntraktes Nierentumor (Flankenschmerz) Prostataadenom (Randvenenblutung) Prostatakarzinom Traumata (Nierenkontusion, Harnleiterverletzung, Blasenruptur, Harnröhrenverletzung) Gefäßmissbildungen Nierenarterienembolie, Nierenarterienthrombose (anamnestisch Herzrhythmusstörungen, Thrombosen) Urolithiasis Endometriose	Hämorrhagische Zystitis Koagelabgang bei Urolithiasis Tumor Trauma

Therapie
- Bei stärkerer Blutung Einlage eines Dauerspülkatheters.
- Bei Schmerzen und Blasenkrämpfen Spasmoanalgetika: N-Butylscopolaminbromid 20–40 mg i.v. (z.B. Buscopan®) und Metamizol 500–1000 mg i.v. (z.B. Novalgin®).
- Bei Harnwegsinfekt antibiotische Therapie, z.B. mit Co-trimoxazol 2 × 2 Tbl. p.o. (z.B. Bactrim®), Amoxicillin 3 × 750 mg p.o. (z.B. Augmentan®) oder einem Gyrasehemmer, wie Ofloxacin 2 × 200 mg p.o. (z.B. Tarivid®) oder Ciprofloxacin 2 × 250 mg p.o. (z.B. Ciprobay®) bzw. nach Austestung.
- Bei fieberhaftem Harnwegsinfekt intravenöse Kombinationsantibiose, z.B. mit Mezlocillin (Baypen®) oder Ampicillin/Sulbactam (Unacid®) und Aminoglykosid oder Gyrasehemmer (z.B. Tarivid®).
- Bei Blasentamponade Ausräumung über einen Zystoskopschaft in Narkose erforderlich → Urologie.
- Kreislaufüberwachung, venöser Zugang, Ringer-Laktat infundieren.
- Ggf. Volumenersatz: Plasmaexpander (Haes®), Erythrozytenkonzentrate bei massiver Blutung.
- Weiterleitung an Urologie.
- Bei V.a. Porphyrie (Anamnese, Medikamente) → Weiterleitung Innere Medizin.

> Eine schmerzlose Makrohämaturie ist bis zum Beweis des Gegenteils immer tumorverdächtig.

12.2 Akuter Harnverhalt

Definition
Beim akuten Harnverhalt (Ischurie) kann die Blase nicht mehr willentlich entleert werden. Selten bei Frauen und Kindern.

Ätiologie
! Häufigste Ursache ist bei Männern über 45 J. ein Prostataadenom.
- Infravesikale Obstruktion: Prostataadenom, Blasenhalssklerose, Prostatakarzinom, Blasensteine, Harnröhrenstriktur, Harnröhrenklappen (Kleinkinder), Phimose, Blasentumor, selten Harnröhrenstein, Harnröhrentumor, Fremdkörper, Peniskarzinom.
- Neurologische Ursachen: Neurogene Blasenentleerungsstörung, Schädigung der peripheren Nerven (z.B. nach OP im Becken), Schädigung unterhalb des sakralen Miktionszentrums (z.B. nach Bandscheibenvorfall), Sphinkter-Detrusor-Dyssynergie bei Schädigung oberhalb des sakralen Miktionszentrums (z.B. nach Querschnittslähmung, neurologischen Systemerkrankungen wie multipler Sklerose), medikamentös (Anticholinergika, Antidepressiva, Sedativa), psychisch, Blasentamponade, Tumoren im kleinen Becken.
- Weitere Ursachen: Trauma (Harnröhrenverletzung), Blasenruptur, Tumoren im kleinen Becken, Blasentamponade.

Klinik
- Miktionsbeschwerden, Vorerkrankungen.
- Starker Harndrang, starke Unterbauchschmerzen, unruhiger Pat.
- Überlaufinkontinenz (Harnträufeln, unwillkürlicher bzw. meist tropfenweiser Urinverlust).
- Palpabler Unterbauchtumor.

Diagnostik
- Untersuchung (▶ 3.2): Unterbauchtumor, Resistenzen, Unterbauchschmerzen.
- Rektale Untersuchung (▶ 3.2.6): Meist nicht schmerzhaft.
- Sonographie (▶ 3.8.2): Prall gefüllte Blase, Harnstauung, Prostataauffälligkeiten (Einschmelzung, Prostataabszess).

Therapie
- Sofortige Urindrainage: Anlage eines transurethralen oder suprapubischen Katheters → fraktionierte Entleerung jeweils 500–700 ml, max. 1000 ml. **Cave:** Kreislaufreaktion (RR-Abfall), reaktive Polyurie.
- Bei Harnstauung stationäre Überwachung (venöser Zugang, Elektrolytausgleich, Kreislaufüberwachung).
- Bei V.a. Harnröhrenabriss Urethrogramm bzw. Zystogramm vor Kathetereinlage.
- Im Intervall weitere urologische Abklärung und Therapie der Ursache veranlassen.

12.3 Epididymitis

Definition
Akute, meist bakterielle Entzündung des Nebenhodens. Häufig kanalikulär fortgeleitet bei Harnwegsinfektionen, selten hämatogen. Meist Beteiligung des Hodens. Häufigste Erreger sind E. coli, Enterokokken, Proteus, Pseudomonas, Chlamydien, Mykoplasmen.

Klinik
- Meist langsam zunehmende schmerzhafte Schwellung eines Hodens oder Skrotums (evtl. Schmerzausstrahlung in die Leiste) über Stunden bis Tage, Fieber. Häufig Dysurie oder vorbestehende obstruktive Miktionsbeschwerden.
- Meist ältere Pat., selten jünger als 30 J.

Diagnostik
- Untersuchung (▶ 3.2): Druckschmerzhafte Schwellung von Nebenhoden und Hoden mit Rötung des betroffenen Hemiskrotums, Prehn-Zeichen (Schmerzlinderung beim Anheben des Hodens, unsicher!).
- Urinstatus: Schnelltest (Leukozyturie, Nitrit positiv), Sediment, Kultur (Keim- und Resistenzbestimmung).
- Sonographie (▶ 3.8.2): Schwellung von Hoden und Nebenhoden, freie skrotale Flüssigkeit, Begleithydrozele.

- Doppleruntersuchung (▶ 3.8.10): Arterieller Zustrom und venöser Abfluss des Hodens intakt (DD Torsion).
- Labor (▶ 3.15): Leukozytose, CRP und BSG ↑.
- Urologisches Konsil: Baldmöglichst veranlassen.
- MRT (▶ 3.11): In unklaren Fällen.

Konservative Therapie
- Stationäre Aufnahme, wenn möglich Weiterleitung an Urologie.
- Sofortige i.v. Kombinationsantibiose für 5–10 d:
  - Mezlocillin 3 × 4 g (z.B. Baypen®) und Aminoglykosid, wie Gentamicin, Beginn mit 160 mg i.v. (erwachsener Pat.), weiter nach KG und Wirkspiegel (z.B. Refobacin®).
  - Ampicillin/Sulbactam 3 × 3 g (Unacid®) und Aminoglykosid (z.B. Gentamicin).
  - Cephalosporin (Cefotiam, Cefoxitin, Cefotaxim) und Aminoglykosid (z.B. Gentamicin).
  - Alternativ: Gyrasehemmer Ofloxacin (Tarivid®), Ciprofloxacin (Ciprobay®) bzw. je nach klinikspezifischem Schema.
  - Anpassung der Medikation nach Resistenzbestimmung. Fortführen einer oralen Antibiotikagabe für wenigstens eine Woche.
- Anlage einer suprapubischen Harnableitung.
- Bettruhe, Hodenhochlagerung (Hodenbänkchen, Suspensorium), lokal antiphlogistische (Schmerzmittel ▶ 2.12) Maßnahmen (Kühlung, Salbenumschläge). Systemische antiphlogistische Maßnahmen nach Bedarf.

Operative Therapie
- Bei Abszedierung Ablatio testis und Drainage des Skrotalfaches → Urologie.
- Nachbehandlung: Nach Abheilung Ausschluss einer subvesikalen Obstruktion oder anderer prädisponierender Faktoren für Harnwegsinfekte (Restharnbestimmung, Uroflowmetrie, MCU, Urethrogramm).

12.4 Hodentorsion

Definition
Samenstrangtorsion mit konsekutiver hämorrhagischer Infarzierung des Hodens, am häufigsten zwischen dem 15. und 20. Lebensjahr, sowie vor dem 2. Lebensjahr. Unterscheidung in intravaginale und extravaginale Torsion.

Ätiologie
Ungenügende Fixation des Hodens im Skrotum, z.B. durch nicht obliterierten Processus vaginalis peritonei oder Insuffizienz des Gubernaculum testis.

Klinik
- Plötzlich auftretender heftiger Schmerz im Skrotum mit Ausstrahlung in die Leiste, meist aus dem Schlaf heraus oder nach körperlicher Anstrengung/Sport.
- Häufig Übelkeit, Erbrechen, evtl. Fieber.
- Hoch stehender fixierter Hoden, Rötung und Schwellung.

Diagnostik

Tab. 12.2 Differenzialdiagnose „akutes Skrotum"

Mechanisch	Hodentorsion (hoch stehender, elastisch fixierter Hoden), Anamnese s.o. Hydatidentorsion (Schwellung und Druckschmerz am oberen Hodenpol). Akute Hydrozele, inkarzerierte Leistenhernie (offener Leistenring, evtl. akutes Abdomen)
Entzündlich	Epididymitis oder Orchitis, Hodenabszess
Traumatisch	Hodenruptur (Anamnese, Sonographie), Hämatozele
Tumor	Hodentumor mit Begleitsymptomen (langsam zunehmende, zunächst nicht schmerzhafte Schwellung)

- Untersuchung (▶ 3.2): Initial hoch stehender, elastisch fixierter Hoden, Nebenhoden abgrenzbar, evtl. verdickter Samenstrang tastbar, positives Prehn-Zeichen (Schmerzzunahme bei Anheben des Hodens). Später Rötung und Ödem des Skrotums, Nebenhoden und Hoden nicht abgrenzbar, Begleithydrozele.
- Urinstatus: Schnelltest, Sediment, Kultur.
- Sonographie (▶ 3.8.2): Hoden homogen, evtl. Begleithydrozele.
- Farbduplexsonographie (▶ 3.8.13): Arterielle Strömungsgeräusche bzw. venöse Abflussgeräusche im Samenstrang und Hoden ableitbar.
- MRT (▶ 3.11): In unklaren Fällen.
- Urologisches Konsil: Unbedingt veranlassen, evtl. zusätzlich Hodenszintigraphie.

> - Jeder unklare Hodenbefund muss sofort durch Hodenfreilegung geklärt werden. Eine klinische Unterscheidung ist meist zu Beginn des Krankheitsbildes möglich, im weiteren Verlauf sehr uniformes Bild (Rötung, Druckschmerz, Begleithydrozele, Ruheschmerz).
> - Weder der klinische Befund noch die genannten bildgebenden Verfahren können eine Hodentorsion sicher ausschließen. Daher wird ein zu langes Hinauszögern, insbesondere bei jungen Pat., als Behandlungsfehler gewertet → im Zweifelsfall immer Freilegung des Hodens!

Therapie

Sofortmaßnahmen

- I.v. Zugang, Ringer-Laktat infundieren.
- Samenstrangblockade, Versuch der manuellen Detorquierung nach lateral.
- In jedem Fall (auch nach manueller Detorquierung) Hodenfreilegung und Orchidopexie innerhalb von 4–6 h nach dem akuten Ereignis einleiten.
- OP-Vorbereitung (▶ 1.7), Oberarzt informieren oder Pat. in Urologie verlegen.
- Frühzeitige prophylaktische Orchidopexie der Gegenseite.

12.5 Orchitis

Definition
Meist bakterielle Entzündung, am häufigsten kanalikulär deszendierend bei Harnwegsinfekt, seltener hämatogen. Häufig infolge einer Epididymitis. Eine isolierte Orchitis ist selten, ebenso eine virale (Coxsackie, Varizellen, Epstein-Barr).

Klinik
Langsam zunehmende Schmerzsymptomatik, häufig Dysurie; vergrößerter, druckschmerzhafter Hoden, Rötung, Überwärmung und Schwellung des Skrotums, Fieber, Krankheitsgefühl.

Diagnostik
- Untersuchung (▶ 3.2): Hodenschwellung, Druckschmerz, Prehn-Zeichen, Überwärmung.
- Urinstatus: Schnelltest (Leukozyturie, Nitrit, Bakteriurie), Sediment, Kultur (Keim- und Resistenzbestimmung).
- Labor (▶ 3.15): BB (Leukozytose, CRP ↑, Blutsenkung ↑).
- Sonographie (▶ 3.8.2): Nieren- und Blasenauffälligkeiten.
- MRT (▶ 3.11): In unklaren Fällen.

Therapie
Wie bei Epididymitis (▶ 12.3).

Komplikationen
- Abszedierung → Ablatio testis und Drainage des Skrotalfachs durch Urologie.
- Mumpsorchitis: Selten vor der Pubertät, 4–6 d nach Parotisschwellung, 70 % einseitig. Keine kausale Therapie möglich → häufig Hodenatrophie.

12.6 Pyelonephritis

Definition
Meist bakterielle interstitielle Entzündung des Nierenbeckens und des Nierenparenchyms. Reine Nierenbeckenentzündungen kommen praktisch nicht vor. Frauen sind wesentlich häufiger betroffen. Bei Kindern 2–5 % aller Erkrankungen. Überwiegend aerobe, gramnegative Erreger wie E. coli, Enterokokken, Proteus, Klebsiella, Pseudomonas.

Ätiologie
- Meist intrakanalikulär aszendierend bei Harnwegsinfektion, seltener hämatogen.
- Häufigste Ursache: Harntransportstörung mit konsekutivem Harninfekt (ca. 50 % bei Frauen, über 90 % bei Männern).
- Bei Kindern häufig vesikorenaler Reflux.
- Erhöhte Inzidenz in der Schwangerschaft (meist rechtsbetonte Harntransportstörung).

Klinik
Anamnese erfasst Beschwerdebeginn, frühere Harnwegsinfekte, Steinleiden, Schwangerschaft, Diabetes mellitus, Blasenentleerungsstörung. Erkrankung beginnt plötzlich mit schwerem Krankheitsgefühl, Fieber, Dysurie, Pollakisurie und meist einseitiger Flankensymptomatik, Darmparalyse, Übelkeit, Erbrechen.

Diagnostik
- Untersuchung (▶ 3.2): Klopfschmerzhaftes Nierenlager.
- Urinstatus: Schnelltest (Leukozyturie, Nitrit positiv, Bakteriurie, Erythrozyturie), Sediment, Kultur.
- Labor (▶ 3.15): BB (Leukozytose), Gerinnung, Elektrolyte, Kreatinin (meist normal), BSG ↑, CRP ↑.
- Sonographie (▶ 3.8.2).
  - Niere: Meist vergrößert, aufgetrieben (Harnstauung, Stein, Raumforderung, Einschmelzung).
  - Blase: Restharn, Stein, Raumforderung.
  - Retroperitoneum: Raumforderung, Abszess.
- Ausscheidungsurogramm (▶ 3.6.7): Aufstau.
- CT (▶ 3.10.5): Bei V.a. Abszedierung oder zur weiteren Abklärung einer unklaren Harntransportstörung.

Therapie
- Stationäre Aufnahme, intravenöser Zugang, Ringer-Laktat infundieren.
- Sofortiger Beginn mit intravenöser Kombinationsantibiose für 7–10 d.
  - Mezlocillin 3 × 4 g (z.B. Baypen®) und Aminoglykosid (z.B. Gentamicin) nach Wirkspiegel.
  - Ampicillin/Sulbactam 3 × 3 g (z.B. Unacid®) und Aminoglykosid.
  - Cephalosporin, wie Cefotiam, Cefoxitin oder Cefotaxim i.d.R. 3 × 2 g i.v. (z.B. Claforan®) und Aminoglykosid.
  - Alternativ Gyrasehemmer, wie Ofloxacin oder z.B. Ciprobay 2 × 200–400 mg p.o. (z.B. Ciprofloxacin®) ggf. in Kombination mit Ampicillin/Sulbactam (Uacid®).
  - Anpassung der Medikation nach Resistenzbestimmung. Fortführen einer oralen Antibiotikagabe für wenigstens 10 d.
- Sofortige Beseitigung der Ursache veranlassen:
  - Bei Harnstauung Entlastung des Hohlsystems und Urinableitung mittels perkutaner Nephrostomie oder Harnleiterschiene → Urologie.
  - Bei Restharnbildung oder bekanntem Reflux Einlage eines Blasenkatheters bzw. bei Männern besser suprapubische Harnableitung.
- Bei Schwangerschaft Gabe von Penicillinderivaten oder Cephalosporinen.
- Bettruhe, ausreichende Hydrierung, antipyretische Medikamente, wie Paracetamol 2–3 × 500 mg (z.B. ben-u-ron®) und analgetische Maßnahmen, wie Tramadol nach Bedarf, z.B. 3–4 × 20–30 Tr. p.o. (z.B. Tramal®) oder bei starken Schmerzen 1 Amp. Tramal® in Kurzinfusion langsam i.v.

Komplikationen

Eine Pyelonephritis kann foudroyant verlaufen, v.a. bei älteren Pat. maskierte Symptomatik und z.T. wenig signifikante Laborveränderungen möglich.

- Pyonephrose (eitrige Einschmelzung), Nierenabszess, paranephritischer Abszess, → perkutane Drainage, ggf. operativ offene Drainage, ggf. (bei bedrohlichem AZ) Nephrektomie.
- Urosepsis: Engmaschige Kontrolle von Thrombozyten, Gerinnung, Entzündungspara-metern → intensivmedizinische Überwachung.
- Steinbildung im alkalischen Milieu durch ureasebildende Keime (Magnesium/Ammonium/Phosphat) → Entwicklung einer chron. Pyelonephritis → ausreichend lange Behandlung notwendig. Im Intervall Abklärung möglicher Ursachen (Reflux, Obstruktion), 5–7 d i.v. Antibiose, anschließend 10–14 d oral.

12.7 Nierensteine und Harnleiterkolik

Definition
Die Harnleiterkolik ist ein akut einsetzendes heftiges Schmerzereignis in der Flanke oder entlang des Harnleiterverlaufes von wellen- oder wehenförmigem Charakter.

Ätiologie
Wahrscheinlich erhöhter Druck im Nierenhohlsystem mit Reizung sympathischer Nervenfasern durch Dehnung der Wand. Kontrovers diskutiert wird auch eine Hyperperistaltik von Nierenbecken und Harnleiter. Steine in der Niere verursachen keine Koliken, erst bei Übertritt in den Harnleiter.

Klinik
Motorisch unruhiger Pat., krümmt sich vor Schmerzen, läuft umher, Begleitreaktion mit Übelkeit, Erbrechen, Schwitzen, Kollapsneigung, Darmparalyse; Schmerzen meist wehenartig mit Ausstrahlung in die Hoden bzw. Labien, häufig begleitet von Harndrang.

Diagnose
- Urinstatus: Schnelltest mit Mikrohämaturie (< 90 %), pH-Wert < 6 bei Harnsäuresteinen, Sediment, Kultur (Keim- und Resistenzbestimmung).
- Sonographie (▶ 3.8.2.): Blase, Nieren, Retroperitoneum (Schallschatten, Harnstauung).
- Labor (▶ 3.15): BB (Leukozytose), CRP (↑), Blutsenkung (↑), Harnsäure, Elektrolyte, Kreatinin, Gerinnung.
- CT-nativ (▶ 3.10.5) zur Steinlokalisation und Dichtemessung zeigt die höchste Treffsicherheit.
- Röntgen (▶ 3.5.33): Abdomenleeraufnahme (Steinschatten).
- Ggf. Ausscheidungsurogramm (▶ 3.6.7): Nach Abklingen der Kolik im Intervall (im akuten Stadium Gefahr der Fornixruptur durch Druckerhöhung bei osmotischer Diurese durch das Kontrastmittel).
- Retrograde Pyelographie durch Urologen und ggf. Entlastung des Hohlsystems durch Harnleiterschiene.

Therapie
! Schmerzbekämpfung durch i.v. Gabe von Analgetika und Spasmolytika (s.u.).

- Beseitigung der ursächlichen Harnstauung → perkutane Nephrostomie oder Harnleiterschiene (Urologie).
- Physikalische Maßnahmen: Heiße Bäder, Bewegung, Reizstrombehandlung.
- Blasenkatheter/suprapubischer Katheter bei Restharn oder Reflux.
- Nach erfolgter Abklärung definitive Steintherapie durch Urologen.

Tab. 12.3 Schmerztherapie der akuten Harnleiterkolik	
1. Wahl	Metamizol (Novalgin®, Baralgin M®): 10–15 mg/kg KG langsam i.v., max. 5 g/d Komb. mit Parasympathikolytikum N-Butylscopolaminbromid (Buscopan®) initial 40 mg langsam i.v., weiter nach Bedarf
2. Wahl	Pethidin (Dolantin®): 0,5–1 mg/kg KG (25–75 mg) langsam i.v., max. 500 mg/d Piritramid (Dipidolor®): 0,1–0,2 mg/kg KG (7,5–15 mg) langsam i.v., alle 6–8 h
Alternativ	Diclofenac 50 mg alle 8 h (p.o., i.m., als Suppositorien)
Zusätzlich	Tamsulosin 0,4 mg 1 × tgl. bei distalen Harnleitersteinen

Differenzialdiagnosen
Cholezystolithiasis (▶ 7.2.2), Milzruptur, Cholezystitis, Milzinfarkt, Ulcus ventriculi/duodeni, Pankreatitis (▶ 7.2.10), subphrenischer Abszess, Niereninfarkt, Pyelonephritis (▶ 12.6), Appendizitis (▶ 7.2.1), Sigmadivertikulitis (▶ 7.2.4), M. Crohn (▶ 7.2.3), Meckel-Divertikel, Adnexitis (▶ 11.3), stielgedrehte Ovarialzyste (▶ 11.4), Tubargravidität (▶ 11.4), inkarzerierte Hernie (▶ 7.2.5), akutes Skrotum (▶ 12.4), akuter Nierenarterienverschluss, Nierenvenenthrombose.

12.8 Paraphimose

Pathogenese
Bei Vorhautverengung kann es beim Zurückstreifen z.B. nach einer Erektion zu einer Einschnürung des distalen Penis im Bereich des Sulcus coronarius kommen. Bei Behinderung des venösen Abstroms und fortbestehendem arteriellen Zustrom kommt es zu einer Schwellung der Glans penis mit schmerzhaftem Ödem des inneren Vorhautblattes. Dies kann unbehandelt zu einer Gangrän der Glans penis führen.

Klinik
Blaurote Färbung der Glans penis und typisches schmerzhaftes Vorhautödem („spanischer Kragen").

Therapie
- Meist konservativ möglich: Oberflächenanästhesie (Instillagel®) oder nach Peniswurzelblockanästhesie manuelle Kompression der Glans penis für mehrere Min. und Reposition der Vorhaut.
- Gelingt dies nicht, dorsale Längsinzision des Schnürrings und Schnitt quer vernähen. Nach Abklingen der akuten Entzündungsphase dann Zirkumzision veranlassen.

12.9 Priapismus

Definition
Persistierende, schmerzhafte Erektion ohne sexuelle Erregung > 2 h. Ist die Erektion durch vasoaktive Substanzen (Prostaglandin, Phentolamin/Papaverin, PDE5-Hemmer) zur Therapie einer erektilen Dysfunktion bedingt, spricht man von einer prolongierten Erektion.

Ätiologie
- Idiopathisch: 35–70 % aller Fälle.
- Hämatologische Erkr.: Leukämie, Sichelzellanämie, Dialyse.
- Neurologische Erkr.: ZNS-Tumoren, Traumata, Entzündungen.
- Medikamentös: Psychopharmaka, Antihypertensiva, Steroide, Antiepileptika, Drogen.
- Traumata: Querschnittslähmung, Penis-Dammverletzungen.
- KO nach oraler (PDE5-Hemmer), urethraler (MUSE) oder intrakavernöser Medikation (Phentolamin, Papaverin, Prostaglandin) bei erektiler Dysfunktion.

Einteilung
- Low-Flow oder Stasepriapismus: Blutfüllung der Corpora cavernosa bei venöser Abflussblockade z.B. durch Relaxation der glatten Schwellkörpermuskulatur. Anstieg des CO_2-Partialdruckes, Hypoxie, Hyperkapnie und Azidose führen nach mehr als 12 Stunden zur Fibrose der Corpora cavernosa.
- High-Flow-Priapismus: Erhöhter arterieller Zustrom. Geringeres Risiko der Azidose und des Potenzverlustes. Häufig Mischformen v.a. bei prolongierter Erektion nach Schwellkörperautoinjektionstherapie (SKAT). Risiko der Entstehung eines Stasepriapismus mit Potenzverlust.

Klinik
Schmerzhafte Dauererektion der Corpora cavernosa, Glans penis meist weich. Pulsationen
beim High-Flow-Priapismus, holzharter Penis ohne Pulsationen beim Stasepriapismus. Wegen der Schmerzen und dem drohenden Potenzverlust urologische Notfallsituation.

Diagnose
Klinische Untersuchung, Farbdopplersonograhie, Blutgasanalyse aus Corpus cavernosum.

Therapie
! Ther. möglichst innerhalb von 4–6 h, um Schwellkörperfibrose zu verhindern!
- Stationäre Aufnahme, intravenöser Zugang, Ringer-Laktat infundieren, Kreislaufkontrolle. Urologie!
- Analgesie bei Bedarf (z.B. Metamizol i.v. oder Piritramid i.v.).
- Punktion der Corpora cavernosa mit dicker Butterflykanüle und Aspiration von Blut und Spülung mit NaCl.
- Intrakavernöse Applikation von α-adrenergen Substanzen z.B. 0,01–0,02 mg Noradrenalin (Arterenol®). Hierzu 1 Amp. Arterenol® entspechend 1,2 mg

Noradrenalin auf 10 ml NaCl aufziehen. Erneut 1 ml entnehmen und wieder auf 10 ml NaCl aufziehen. Dann langsam milliliterweise applizieren. Alternativ Adrenalin (Suprarenin®) 0,01 mg. **Cave:** Blutdruckanstieg, Gewebenekrose bei Überdosierung von Noradrenalin und Adrenalin.
- Bei fehlender Detumeszenz ggf. erneute Aspiration von Blut und Spülung mit NaCl oder Heparinlösung (max. 15 000 IE).
- Bei Detumeszenz Kompressionsverband für ca. 2 h.
- Bei fehlender Detumeszenz operative Intervention (→ Urologie).
- Glandokavernosaler Shunt nach Winter oder Al-Ghorab oder Shunt zwischen Corpus spongiosum und Corpara cavernosa (Quackels) bzw. zwischen Corpus und V. saphena (Grayhack).

12.10 Fournier-Gangrän

Definition
Foudroyant verlaufende, lebensbedrohliche nekrotisierende Gangrän der Faszie und der Subkutis des äußeren Genitales.

Ätiologie
Häufig Mischinfektion aerober und anaerober Keime. Ausgangspunkt sind inadäquat behandelte Entzündungen im Bereich des Genitals und des Damms, z.B. kleine Hautwunden oder Fisteln und Abszesse oder diagnostische/therapeutische Manipulationen im Anogenitalbereich.

Risikofaktoren
Schwere Allgemeinerkr., konsumierende chronische Erkr., Gefäßerkr., Diabetes mellitus, Dialyse, Dauerkatheter.

Klinik
Rötung, Schwellung, phlegmonöse Entzündung des Penis, Skrotums und Perineums. Häufig Demarkierung von Hautarealen. Innerhalb von Stunden Entwicklung ausgedehnter Nekrosen mit schweren Allgemeinsymptomen bis hin zur Sepsis.

Therapie
- Stationäre Aufnahme, i.v. Zugang, Ringer-Laktat infundieren, Kreislaufkontrolle.
- Ggf. intensivmedizinische Behandlung.
- Breitspektrumantibiotika z.B. Ampicillin/Sulbactam 3 × 3 g (z.B. Unacid®) und Aminoglykosid oder in Kombination mit Gyrasehemmer oder Piperacillin/Tazobactam 3 × 4,5 g oder Meropenem 3 × 500–1000 mg. Weiter nach Antibiogramm.
- → Urologie: Sofortige großzügige chirurgische Exzision des nekrotischen Gewebes (ggf. Penektomie, Orchiektomie, Anus praeter erforderlich). Suprapubische Harnableitung. Sekundäre plastische Deckung.
- Trotz sofortiger Therapie hohe Letalität!

13 Haut und Weichteile

Stefan Nöldeke

- **13.1 Differenzialdiagnosen von Hautveränderungen** 438
- 13.1.1 Untersuchungsverfahren 438
- 13.1.2 Differenzialdiagnosen 438
- **13.2 Hauttumoren** 439
- 13.2.1 Eradikation 440
- 13.2.2 Gutartige Hautläsionen 440
- 13.2.3 Bösartige Hautläsionen 444
- **13.3 Bissverletzungen** 446
- **13.4 Verbrennungen, Verätzungen, Erfrierungen** 448
- 13.4.1 Verbrennungen 448
- 13.4.2 Verätzungen 451
- 13.4.3 Unterkühlung und Erfrierungen 451
- **13.5 Insektenstiche und Hautparasiten** 453
- 13.5.1 Insektenstiche 453
- 13.5.2 Hautparasiten 453

13.1 Differenzialdiagnosen von Hautveränderungen

13.1.1 Untersuchungsverfahren

- Diaskopie (Glasspatelabdruck), Sondendruck, Schuppenabkratzung, Dermographismus.
- Erregernachweis (Mikroskop), Abstrich, Tuberkulintest, TPHA- und VDRL-Tests (Lues).
- Labor: BB; Entzündungsparameter, Serumeiweiß (Mangel), Spurenelemente (Zink).
- Urin: Path. Keime, Pilze, Stuhl: Würmer.
- Rö-Thorax (▶ 3.5.30; Tuberkulose, M. Boeck), Sonographie (▶ 3.8.2; Dicke von Haut- und Weichteilprozessen).

13.1.2 Differenzialdiagnosen

Tab. 13.1 Differenzialdiagnose von Hauteffloreszenzen

Hyperpigmentation	• Genetische Ursachen: Neurofibromatose, Xeroderma pigmentosum, Fanconi-Syndrom. • Chemische, medikamentöse, physikalische Ursachen: Zytostatika, Arsen, Phenytoin, Silber, Ovulationshemmer, UV-Licht, Trauma, Druck. • Endokrine Ursachen: Addison-Krankheit, Hyperthyreose, Östrogentherapie, Hypophysentumoren. • Entzündungen, Infektionen (▶ 14.4): Psoriasis, Herpes zoster, Lupus erythematodes, allergische Exantheme. • Tumoren: Malignes Melanom (▶ 13.2.3): Urticaria pigmentosa, paraneoplastische Veränderungen. • Sonstige: Unterernährung, Leberzirrhose, Nephritis, Sprue, M. Whipple.
Depigmentation	• Genetische Ursachen: Vitiligo, Diabetes mellitus, tuberöse Sklerose. • Medikamente: Glukokortikoide. • Physikalische Ursachen: Bestrahlungen, Trauma, Verbrennungen (▶ 13.4.1). • Endokrinologische Ursachen: Hypophyseninsuffizienz, Hyperthyreose, selten Addison-Krankheit. • Ernährung: Eiweißmangel.
Erytheme, Exantheme	• Lokalisiert: Erysipel (▶ 14.3.1): Verbrennungen (▶ 13.4.1), Medikamente (Ovulationshemmer, Antibiotika, Salizylate). • Generalisiert: Infektionen (▶ 14.4, z.B. Scharlach, Masern, Röteln), Medikamente (Antibiotika, Heparin, Barbiturate). • Schuppen: Pityriasis rosea, Psoriasis.
Bläschenbildung der Haut	• Infektionen (▶ 14.4): Herpes-simplex-, Varicella-Zoster-Virus. • Pruritus: Parasiten.

Tab. 13.1 Differenzialdiagnose von Hauteffloreszenzen *(Forts.)*	
Blasenbildung der Haut	• Pemphigus vulgaris, bullöses Pemphigoid, Erythema exsudativum multiforme (häufig bei Infektionen), Stoffwechselstörung: Porphyrie. • Medikamente: Sulfonamide, Tetrazykline.
Hautpapeln (kleine Hautknoten)	• Infektionen: Lues II, Vaskulitiden. • Tumoren (▶ 10): Basaliome, maligne Melanome, Kaposi-Sarkom.
Hautplaques	• Lichen ruber planus, Mycosis fungoides, Xanthomatosen.
Hautknoten	• Epidermale Tumoren ▶ 13.2 (Karzinome, Basaliome, Pigmentnaevi, Melanome, Keratoakanthome), Erythema nodosum. • Panarteriitis nodosa, noduläre Vaskulitiden, noduläre Pannikulitis. • Infektionen: Hauttuberkulose, Sarkoidose, Lues. • Metastasierende Tumoren: Z.B. Bronchialkarzinom, Mammakarzinom, malignes Melanom. • Stoffwechselkrankheiten: Gicht, Diabetes mellitus, Porphyrie. • Kollagenkrankheiten: Dermatomyositis, Sklerodermie.
Hautpusteln	• Pustulöse Psoriasis, Medikamente (Halogene), virale Infekte (Herpes), M. Reiter.
Hautulzerationen	• pAVK (▶ 22.4.2), chron.-venöse Insuffizienz (▶ 22.5.1), M. Crohn (▶ 7.2.3), Colitis ulcerosa (▶ 7.2.3), maligne Tumoren (▶ 10).
Hautverkalkungen	• Sklerodermie, Polymyositis, Vitamin-D-Intoxikation, Hyperkalzämie (Tumor), Knochenmetastasen, multiples Myelom, Hauttumoren, Myositis ossificans.
Schwellungen	• Fluktuierend: Zyste, Abszess (▶ 14.3.7). Konsistent gutartige Tumoren (Lipom, Fibrom, Fibromatose, Myom, Angiom, Synovialom), maligne Tumoren (Sarkom, Lympherkrankung, Metastasen).

13.2 Hauttumoren

In der chirurgischen Ambulanz müssen häufig Hautveränderungen beurteilt werden. Primär gutartige Tumoren können maligne entarten. Aufgabe in der Ambulanz ist, bei geplant vorgestellten oder zufällig entdeckten Hautveränderungen schnell richtige Weichen zu stellen → fachhautärztliches Konsil bei allen unklaren Veränderungen, Entfernung bei gesichertem malignen Tumor bzw. klinischem Tumorverdacht oder engmaschige Beobachtung bei gutartig erscheinenden Veränderungen. **Cave:** Bei V.a. semimaligne oder maligne Veränderungen (schnelle Farb- oder Größenveränderungen) rasche Diagnostik bzw. Therapie einleiten.

13.2.1 Eradikation

Indikationen
Absolut bei V.a. Malignität, relativ bei kosmetischem Begehren des Pat.

Entfernungsmodus
Aufweichen (z.B. mit Salizylatspiritus) und Abkratzen (z.B. bei senilen Keratosen, Keratoma palmare oder plantare), Entfernen mit dem Elektrokauter (kleine Angiokeratome), totale Exzision des Bezirkes (alle breitbasigen oder malignitätsverdächtigen Tumoren), Bestrahlung (z.B. Retikulogranulomatosen).

Aufklärung
Gründliche Aufklärung in genügendem Abstand zur OP (mindestens am Vortag) v.a. über Gefäßläsion mit Blutung, Nachblutung, Nervenläsion mit Kraft- und Gefühlsausfall, insbesondere bei Halseingriffen: N. accessorius, Infektion, Wundheilungsstörung, Narbenbildung, mögliches Rezidiv, mögliche weitere Eingriffe bei erwiesener Malignität.

Auswahl des Anästhesieverfahrens
Oberflächliche Veränderungen in LA oder Feldblock (▶ 2.3.1), tiefer sitzende Tumoren z.B. in Plexusanästhesie und Blutsperre (Extremitäten) oder Allgemeinnarkose (▶ 2.3.3).

Exzisionstechnik
Desinfektion Kategorie III (▶ 2.1.2). Steril abdecken, Mundschutz, Kopfhaube. Lokalanästhesie setzen mittels Quaddelung (z.B. Lidocain) mit kleiner Nadel an den Enden der geplanten Schnitte, bei größeren Befunden anschließend größere Nadel nehmen und tiefer liegendes Gewebe infiltrieren.
Schnittführung planen: Hautveränderung zwischen Daumen und Zeigefinger nehmen und feststellen, ob die geplante Exzision zu größerer Hautspannung führt. Hautspannungslinien beachten. Hautläsion spindelförmig, wetzsteinförmig oder elliptisch umschneiden, sodass ein in die Tiefe dreieckiger Gewebekeil entsteht. Auf geringe Gewebetraumatisierung achten, ggf. Blutstillung durch Diathermienadel bzw. Gefäßligaturen vornehmen. Ggf. Hautränder unterminieren, um einen spannungsfreien Wundverschluss zu erzielen. Bei in die Tiefe reichenden Prozessen Hautinzision, Präparation und Entfernung des Tumors. Abschließend auf Bluttrockenheit achten und Verband mit leichter Kompression anlegen.

Jedes entnommene Präparat obligat histopathologisch untersuchen lassen, dabei klinische Symptome, evtl. multiple Läsionen und Ort der Entnahme angeben.

13.2.2 Gutartige Hautläsionen

Nävus

Definition
Syn.: Leberfleck, Muttermal
Kommen vor als Pigmentnävus, Tierfellnävus. Häufigste Veränderungen der Haut, angeboren oder erworben. Entartungsrisiko 0,7–5 % (große Läsionen).

Ätiologie
Primär gutartige Fehlbildung der epidermisständigen Melanozyten.

Therapie
Spindelförmige Exzision (▶ 13.2.1) bei kosmetisch störenden oder verdächtigen Naevi, druckexponierter Lage (Schulter, Ellenbogen, Fußsohlen). **Cave:** Keine Probeexzision, immer gesamten Tumor im Gesunden entfernen.

Differenzialdiagnose malignes Melanom.

Zysten

Definition
Verschiebliche, schmerzlose (außer infizierte Zysten), mit der Haut verbackene talg- und horngefüllte Zysten.

Einteilung
- Epidermoidzyste (Hautanhangsgebilde): Verschleppte Epidermiszellen in der Subkutis, meist an Hautstellen starker mechanischer Beanspruchung.
- Atherom: Retentionszyste von Talgdrüsen, meist an Kopf und Gesicht, Steatom (Talgzyste).
- Dermoidzyste: Kongenitaler Tumor, kann Talgdrüsen und Haare enthalten, oft an Nase, Stirn, Augen, Hidrozystom: Schweißdrüsenretentionszyste.
- Milie: 1–2 mm große, geschichtete Hornkügelchen im oberen Korium.

Klinik
Subkutane Knötchen, bei Entzündung schmerzhaft. Häufig Ausführungsgang erkennbar, aus dem sich Talg oder Sekret entleert.

Therapie
- Exstirpation der gesamten Zystenwand, da sonst Rezidiv wahrscheinlich.
- Bei infiziertem Atherom keine LA, sondern zunächst nach lokaler Vereisung (▶ 2.3) durch kleinen Schnitt Abfluss schaffen, ggf. Antibiose (▶ 14.4), später Exstirpation des gesamten Herds.

Klavus

Definition
Hornhautschwiele, meist durch Dauerdruck bzw. chron. mechanische Reizung, meist an den Streckseiten der Zehengelenke.

Therapie
Aufweichen mit Keratiolytika, z.B. Salizylsäure (entweder mehrmals tägl. auftragen und einwirken lassen, auch als Pflasterauflage erhältlich) oder Kompresse mit Salizylat mind. 30 Min. auf betroffene Stelle auftragen, anschließend chirurgische Abtragung, Polsterung des Schuhwerks. Alternativ LA setzen, Klavus exzidieren, Wunde primär verschließen (nicht bei superinfiziertem Klavus).

Verruca vulgaris

Klinik
Hyperkeratotische, runde, oft erhabene Hautläsionen mit zerklüfteter Oberfläche, besonders an Händen und Fingern, aber auch am übrigen Körper.

Differenzialdiagnose
Hornschwiele.

Therapie
- Aufweichen. Salizylspiritus (Einweichen mit Salizylattupfer), anschließend Entfernung mit scharfem Löffel.
- Keratolytische Pflaster (v.a. bei Kindern) und Virustatika, z.B. Fluorouracil (Verumal®, 2–3 × tägl. auf jede Warze auftragen, 6 Wo. Dauer).
- Monochloressigsäure: Säure mit kleinem Holzstift auf die obere Hornschicht auftragen, bis keine Flüssigkeit von der Warze mehr aufgenommen wird (eine Anwendung häufig ausreichend).
- Vereisen mit Stickstoff oder Chloräthylspray. Nach 24 h die entstandene Blase mit Elektrokauter oder scharfem Löffel abtragen.
- Abtragung mit Elektrokauter (höchste Rezidivgefahr): Abwaschen und steril abdecken, LA setzen, Warze ausschälen, Blutungen koagulieren, trockenen Verband anlegen.
- Kryotherapie: Warze mit Glyzerin befeuchten, Kryosonde aufsetzen (CO_2, NO oder N_2), Warze während des Gefriervorgangs vom Subkutangewebe abheben und entfernen.
- Bei unklarer Dignität (rasches Wachstum, unregelmäßige Begrenzung, Blutungen) Exzision des gesamten Bezirks: Abwaschen und steril abdecken, LA setzen, elliptisches Hautstück samt der Warze exzidieren, Wunde mit dünnen Einzelknopfnähten verschließen, Verband anlegen. Präparat histologisch untersuchen lassen.
- Kürettage in LA mit einem scharfen Löffel.

Verruca plana juvenilis

Klinik
Verschiedenfarbige (hautfarben bis gelbbraun), multipel auftretende kleine (1–3 mm) erhabene Hautläsionen ohne ausgeprägte Verhornung. DD Hornschwiele.

Therapie
Evtl. Vereisung mit Stickstoff oder Chloräthylspray, dann abkratzen mit scharfem Löffel oder Abtragung mit Elektrokauter (s.o.).

Sinus pilonidalis

Definition
Synonym Haarnest, „Jeeps disease". Bildung einer Schwellung mit oder ohne Fistelbildung über dem Steißbein oberhalb der Rima ani, oft auch Rezidiv.

Ätiologie
Rest eines rudimentären Gangs bzw. Haarwachstum Richtung Steißbeinfaszie und Bildung eines Haarnests mit oder ohne Entzündung oder Fistel.

Klinik
Schmerzen, Schwellung, Juckreiz, meist Rötung und Fistelbildung, z.T. mit Sekretion. Bevorzugt Männer, Altersgipfel 25 J.

Diagnostik
Untersuchung: Rötung, Schwellung, Fisteln, Sonographie: Liquider Inhalt, Ausdehnung.

Therapie
Bei Abszedierung Inzision, Entlastung, Tamponade. Nach Rückgang der Entzündung Exzision des gesamten Bezirks bis auf die Steißbeinfaszie in Narkose. Vor Exzision Blaufärbung zur Markierung der gesamten Pilonidalhöhle. Anschließend offene Wundbehandlung, Verbandswechsel (1–2 × tägl.), tägl. Sitzbäder. Meist wenige Tage stationäre Behandlung notwendig.

Pat. auf Rezidivgefahr hinweisen. Besonders Pat. mit sitzender Tätigkeit sind gefährdet.

Lipome

Definition
Häufiger, gutartiger, vom Fettgewebe der Subkutis ausgehender Weichteiltumor, bevorzugte Lokalisation an den Extremitäten. Entartung selten.

Klinik
Subkutane, meist schmerzlose Knoten (Schmerz nur bei Druck auf Nerven), oft verschieblich, weich. Gelegentlich multiples Vorkommen (Lipomatose).

Therapie
Aufklärung (Vortag), Desinfektion Kategorie III (▶ 2.1.2), Hautschnitt über dem Lipom, Präparation des Weichteiltumors, Ligatur des Stiels und Entfernung des Lipoms. Blutstillung, Subkutannaht, Hautnaht, Pflaster oder Kompressionsverband. Trick: Lipom lässt sich oft durch Druck auf das umliegende Gewebe herausdrücken → nur noch Gefäßstiel unterbinden.

Komplikationen
Nervenläsion, v.a. bei Lipomentfernung am Hals. **Cave:** Läsion des N. accessorius!

Fibrome

Definition
Gutartiger, vom Bindegewebe ausgehender Tumor, meist Hals oder Achsel, Häufung im Alter.

Sonderformen
Fibromatosis palmaris (Dupuytren-Krankheit) oder plantaris (Ledderhose-Syndrom), oder als Fibroma pendulans.

Therapie
Aufklärung (Vortrag), Desinfektion Kategorie III (▶ 2.1.2), Hautschnitt über dem Fibrom, Präparation des Weichteiltumors, Ligatur eines evtl. vorhandenen Stiels und Entfernung des Tumors. Blutstillung, Subkutannaht, Hautnaht, Pflaster oder Kompressionsverband.

Keloide

Definition
Hautveränderungen durch überschießende Narbenbildung nach Verletzung, Bestrahlung oder OP.

Diagnostik
Überschießende hypertrophe Narbenbildung nach Hautwunde.

Therapie
Abschleifen oder Lasertherapie durch Dermatologen oder plastischen Chirurgen, ggf. Exzision (auf Rezidivgefahr hinweisen). **Cave:** Keine voreiligen Narbenexzisionen (Rezidivgefahr).

13.2.3 Bösartige Hautläsionen

Basaliom

Definition
Semimaligner, langsam wachsender, infiltrierender, aber nicht-metastasierender Tumor der Basalzellen. Typischer Alterskrebs. Häufigster (semi-)maligner Hauttumor, meist Gesicht oder Hals.

Formen
- Tiefe, kraterähnliche Form (Ulcus rodens), pigmentiert, Verwechslung mit Melanom möglich.
- Oberflächliche Form: Ringartige Ausbreitung (multizentrische Basaliome).
- Infiltrative Form: Wächst wurzelförmig in die Tiefe, verstreute Tumornester in der Haut.
- Knotenform: Einzelne umschriebene Knoten mit zentralem Ulkus, häufig im Gesicht, Nacken.

Differenzialdiagnosen
Fibroepitheliom, Paget-Krankheit, Bowen-Krankheit, Psoriasis, Warzen, malignes Melanom, Lues III, chron. Pyodermie, Melanom.

Therapie
Therapie nur in Rücksprache mit Dermatologie und Onkologie:
- Exzision im Gesunden (▶ 13.2.1), Sicherheitsabstand 3–5 mm, bei infiltrativen Formen 10–15 mm.
- Ggf. plastische Deckung notwendig (▶ 2.5), Radiotherapie.
- Alternativ: Imiquimod (Aldara 5 %®) als Creme.

Spinaliom

Definition
Synonym Plattenepithelkarzinom, Tumor mit schnellem Wachstum und früher Metastasierung.

Klinik
Wenig charakteristische, hautfarbene bis rötliche Knoten mit Tendenz zur Ulzeration. Verbirgt sich gelegentlich unter einem Cornu cutaneum, Narbenulzera, Verbrennungsnarben oder atrophischen Veränderungen. 75 % der Tumoren im Kopf-Hals-Bereich.

Differenzialdiagnosen
Keratoakanthom, benigne Ulzera, Pyodermien.

Therapie
Exzision im Gesunden (▶ 13.2.1), Sicherheitsabstand 10–15 mm, u.U. prophylaktische Lymphadenektomie (Tumor > 2 cm). Vollständige Entfernung so früh wie möglich. Therapie nur in Rücksprache mit Dermatologie und Onkologie.

Malignes Melanom

Definition
Weltweit Zunahme bei hellhäutigen Menschen. Tumor der Pigment bildenden Hautzellen. Frühe Metastasierung in Lunge, Leber, Gehirn, Knochen.

Einteilung
- Oberflächlich spreitendes Melanom (SSM – **superficial spreading melanoma**, Häufigkeit ca. 65 %)
- Noduläres malignes Melanom (NMM, Häufigkeit ca. 20 %).
- Lentigo-maligna-Melanom (LMM, Häufigkeit ca. 10 %).
- Akrolentiginöses Melanom (ALM, Häufigkeit ca. 5 %).
- Amelanotisches Melanom (AMM, selten).

Klinik
Häufig unbemerkte asymmetrische, unregelmäßig begrenzte Knoten, Flecken oder Naevi. Hochverdächtig sind alle Pigmentnaevi, die schnell ihr Aussehen verändern, an Größe zunehmen oder bluten. Farbe schwärzlich bis pigmentlos.

Diagnostik
Bei V.a. malignes Melanom sofortige Weiterleitung an entsprechendes Zentrum oder stationäre Aufnahme und gründliche Diagnostik (Metastasen) einleiten:
- Untersuchung: Größe und Farbe der Veränderungen, weitere Lokalisationen, Lymphknotenschwellungen.
- Autofluoreszenz (infrarotes Laserlicht), erkennt auch frühe Stadien.
- Röntgen: Thorax in 2 Ebenen (Metastasen).
- Sonographie: Abdomen, Weichteile inkl. Lymphknoten (Metastasen?).
- Sentinel-Lymphknoten-Screening.

Therapie
Exzision (▶ 13.2.1) mit mikroskopisch-kontrollierter Chirurgie, Sicherheitsabstand je nach Stadium 1–3 cm, Lymphadenektomie, Radiatio, Chemotherapie. Therapie in Rücksprache mit Dermatologie und Onkologie.

Wichtig ist die Untersuchung (oft zufällig) gefundener verdächtiger Hautveränderungen und die sofortige Weichenstellung → Diagnostik, OP, ggf. Weiterleitung in Spezialzentrum.

Hautveränderungen bei malignen Grundkrankheiten
Bei metastasierenden Tumoren (z.B. Mammakarzinom) oder malignen systemischen Krankheiten (Hodgkin-Lymphom, Leukämie) können Hautläsionen vorkommen.

Klinik
Hauttumor (neu aufgetreten, wachsend), Ulzerationen; nicht heilende, u.U. infizierte Wunden, Hauteinziehungen, Orangenhaut, Blutungen.

Therapie
Exzision (▶ 13.2.1) oft nur aus diagnostischen Gründen, weiteres Vorgehen nach Histologie.

13.3 Bissverletzungen

In Deutschland jährlich ca. 30 000 registrierte Bissverletzungen. Meist oberflächliche, narben- und komplikationslos heilende Hautverletzung. Bei 15–20 % Wundinfektion.
- Infektion v.a. bei tiefen oder verschmutzten Wunde, starker Gewebedestruktion, Lokalisation an Händen, in Knochen- oder Gelenknähe.
- Infektionsrate: Hundebisse 10–20 %, Katzenbisse > 50 %, Menschenbisse ~ 50 %.

Erregerspektrum
- Tierbisse: Pasteurella multocida, Staphylococcus aureus, Staphylococcus intermedius, Streptokokken, Capnocytophaga canimorsus und Mischinfektionen mit Anaerobiern (Bacteroides, Clostridien und andere), Wundstarrkrampf wegen Impfung Rarität.
- Menschenbisse: Streptokokken, Staphylococcus aureus, Eikenella corrodens, Haemophilus spec. und Anaerobier. Übertragung von Hepatitis B und HIV möglich.

Infektionen nach Bissverletzungen
Meist innerhalb weniger Stunden, selten nach 2 d. Bei Infektion mit Pasteurella multocida Diskrepanz zwischen geringer entzündlicher Reaktion und subjektiv starken Schmerzen, z.T. eitrige Sekretionen im Wundgebiet und regionäre Lymphadenitis.
In Knochen- und Gelenknähe durch Eröffnung der Gelenkkapsel oder Punktion des Knochens entzündliche Prozesse von Gelenken, Sehnen und Sehnenscheiden.

Vorgehen
- Anamnese auch unter Berücksichtigung juristischer Gesichtspunkte.
- Daten zum beißenden Tier für Untersuchungs- und Quarantänemaßnahmen. Rabiesanzeichen erfragen, bei Rabiesverdacht, v.a. bei Wildtieren, innerhalb 24 h Meldung an das Gesundheitsamt.
- Tetanus-Impfstatus.
- Untersuchung auf Infektionszeichen, Lymphknotenvergrößerungen, Funktionsprüfung der betroffenen Gliedmaßen. Im Zweifelsfall Sonographie, Röntgen (Fremdkörper, Frakturen, Gas im Gelenk).
- Gewinnung von Untersuchungsmaterial (Abstrich ▶ 14.1), wegen der häufigen Beteiligung von Anaerobiern auf Verwendung geeigneter Transportmedien achten.
- Bei Fieber und Schüttelfrost Blutkulturen vor Beginn oder Fortsetzung einer Antibiotikatherapie.

Wundversorgung
- Reichlich mit steriler physiologischer Kochsalzlösung spülen. Iodhaltige Spülflüssigkeiten wegen Gewebsirritation meiden. Tiefe Wunden ggf. mit Spritze und Spülaufsatz mit Kochsalzlösung ausspülen. Bei Tollwutverdacht gründliche Spülung mit Wasser und Seife, danach Desinfektion mit Iodtinktur oder einer 60- bis 80 %igen alkoholischen Lösung.
- Wunddébridement bei avitalen bzw. tiefen Anteilen, Fremdkörperentfernung (ggf. asservieren!).
- Wundverschluss kritisch unter Berücksichtigung Infektgefährdung und kosmetischem Aspekt abwägen. Keinen Wundverschluss und offene Behandlung bei allen infizierten Wunden oder solchen, die später als 24 h in ärztliche Behandlung gelangen und Bisswunden durch tollwutverdächtige Tiere.
- Wundversorgung im OP bei allen Bisswunden mit größeren nekrotischen Arealen, sehr tiefen Bisswunden, bei V.a. Gelenkbeteiligung, bei größeren kosmetischen Defekten (Nacken, Gesicht).
- Antibiose (▶ 14.4) in jedem Fall bei schon eingetretener Infektion, Immunschwäche, tiefen Wunden, Wunden in Gelenknähe. Bei Wunden, die noch nicht älter als acht Stunden sind und keine klinischen Anzeichen für eine Infektion zeigen, kann bei einer entsprechenden Antibiotikaprophylaxe auf eine mikrobiologische Untersuchung verzichtet werden, ebenso wenn Wunden nach 24 h noch nicht infiziert erscheinen.
- Stationäre Aufnahme bei allen größeren bzw. tiefen Bissverletzungen, notwendiger operativer Therapie, bereits eingetretener Infektion, großzügig bei Kindern.
- Für alle schweren Menschenbisse und alle Wunden mit Gewebeabriss wird ein verzögerter Wundverschluss nach etwa 2–5 d empfohlen. Die Erfahrungen mit Abrissverletzungen nach Bissen in Gesicht und Nacken sprechen für die chirurgische Rekonstruktion und gegen die operative Wiedereingliederung des Amputats.

Tab. 13.2 Antibiotikaprophylaxe bei Bissverletzungen		
Bissart	**Orale Antibiotika**	**Parenterale Antibiotika**
Tierbisse	• Propicillin® • Chinolone • Cefuroxim-Axetil • Makrolide (z.B. Roxithromycin®)	• Penicillin G® • Ciprofloxacin® (nur Erwachsene) • Cefuroxim
Menschenbisse	• Amoxicillin + Clavulansäure • Clindamycin	• Amoxicillin + Clavulansäure • Clindamycin

13.4 Verbrennungen, Verätzungen, Erfrierungen

13.4.1 Verbrennungen

Definition
Lokale oder systemische Schädigung durch Hitze → Koagulationsnekrose → reversible oder irreversible vaskuläre Veränderungen.

Ätiologie
Strahlung (z. B. Sonne, Rö- oder radioaktive Strahlung), heiße Flüssigkeiten (Häufigkeitsgipfel im 2. Lebensjahr), Explosionen, heiße Gegenstände, elektrothermische Schädigungen, Feuereinwirkung, Verletzungen durch Chemikalien (z.B. Säuren, Laugen, Phenol).

Tab. 13.3 Einteilung der Verbrennungstiefe			
Verbrennungsgrad	**Klinik**	**Subjektive Symptome**	**Heilung**
Grad I	Erythem, Schwellung	Starke Schmerzen	Restitutio ad integrum
Grad IIa	Erythem, Schwellung, bullöse Hautabhebung Wunde dermal	Starke Schmerzen	Restitutio ad integrum
Grad IIb	Anämische Haut, Schmerzen, Blasen, Wunde tief dermal (Schädigung tiefer Koriumanteile, Basalzellen und Talgdrüsen erhalten)	Geringere Schmerzen	Narbenbildung
Grad III	Graufleckige Haut, Ischämie bis zur Verkohlung	Analgesie	Defektheilung Narbenbildung

Klinik

Diagnostik
Ausmaß der Verbrennung nach der Neunerregel nach Wallace (▶ Abb. 13.1) festlegen (Handinnenfläche entspricht 1 % der KOF).

- Wundinspektion, Festlegung der Schädigungstiefe und -ausdehnung.
- Labor (▶ 3.15), Puls, EKG, Temperatur.
- Genaue Dokumentation der Erstbefunde (▶ 1.2), ggf. Fotodokumentation.

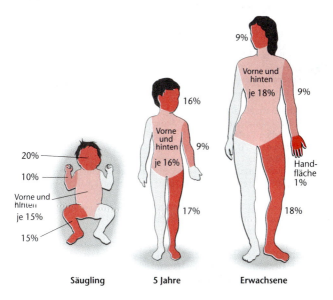

Abb. 13.1 Neunerregel [A300-M247]

Sofortmaßnahmen bei schwerer Verbrennung
- Kleidung entfernen, um einen Hitzestau und ein Nachbrennen zu verhindern.
- Lokale Erstversorgung der Brandwunde durch Kühlung mit kaltem, sauberen Leitungswasser (ca. 15 °C über 10–20 Min.), Auflegen kalter Kompressen oder Handtücher. Kühlung bis zu 1 h nach dem Trauma sinnvoll (Schmerzreduktion, geringe Ödembildung).
- Großlumige venöse Zugänge legen, bei ausgedehnten Verbrennungen notfalls auch im verbrannten Areal.
- Großzügige Infusionstherapie, Infusionsvolumen/24 h = 4 ml Ringer-Laktat × Prozent verbrannter KOF II°/III° × kg KG.
- Bei zusätzlichem Inhalationstrauma, Schleimhautödem im Nasen-Rachen-Raum Auxiloson®-Spray (mehrere Hübe initial, danach 2 Hübe/10 Min.).
- Keine grundsätzliche prophylaktische „Frühintubation". Primäre Intubation (▶ 4.1.2) bei Verbrennungen im Gesichtsbereich, Verbrennungen über 50 % KOF oder gesichertem Inhalationstrauma, Bewusstlosigkeit, schwerem Schock, schweren Begleitverletzungen, schwerem Inhalationstrauma mit Dyspnoe (z.B. Atemfrequenz > 30/Min.).

- Tubusdurchmesser mindestens 7,0 mm (30 Ch), um später bronchoskopisch ein mögliches Inhalationstrauma diagnostizieren zu können und eine adäquate Atemwegshygiene zu ermöglichen. Beatmung kontrolliert mit 100 % Sauerstoff und PEEP.
- Blasenkatheter (▶ 2.9.9) legen, Tetanusprophylaxe (▶ 2.8.1), Ulkusprophylaxe, Thromboseprophylaxe (▶ 2.10).
- Analgesie (▶ 2.12) z.B. mit Morphin oder Piritramid 15 mg (Dipidolor®) oder Fentanyl 0,5 mg fraktioniert i.v. nach Wirkung oder Ketanest®.
- Sedierung, z.B. mit Midazolam 2,5 mg (z.B. Dormicum®) oder Diazepam 10 mg fraktioniert i.v. (z.B. Valium®).

Chirurgische Erstmaßnahmen
- Sterile Handschuhe und Schutzkleidung, kein Auftragen von Pudern, Salben oder speziellen Verbänden.
- Abduschen des Verletzten und Abwaschen der gesamten verletzten Haut mit Braunol®-Lösung.
- Inzision tiefer, zirkulärer dermaler Verbrennungen, wenn Ödeme die Durchblutung (z.B. Extremitäten, Finger) oder die Atmung (z.B. Hals, Thorax) gefährden.
- Bei ausgedehnten Verbrennungen nach Erstbehandlung sofortige Verlegung in ein Verbrennungszentrum (mit Hubschrauber).
- Alle tief dermalen zweitgradigen (IIb) und drittgradigen Läsionen müssen frühzeitig durch eine Nekrektomie und autologe Spalthautdeckung versorgt werden, um einer Infektion und Sepsis entgegenzuwirken.
- Brandblasen öffnen, nekrotische Hautanteile abtragen.
- Sterile Schutzverbände (z.B. Betaisodona®, Flammazine®).
- Tetanusprophylaxe klären bzw. durchführen.
- Bei Verlegung in Verbrennungszentrum Angaben über Unfallhergang, Verletzungszeitpunkt und -ausmaß, evtl. Begleiterkrankungen dokumentieren. Genaue Informationen für weiterbehandelnde Kollegen über Infusionsart und -menge, Medikamente, Tetanusimpfung, Katecholamine, Respiratortherapie, bisherige Urinausscheidung. Alle Untersuchungsergebnisse mitgeben (Rö-Thorax, Laborwerte, Blutgruppe).
- Bei Arbeitsunfällen (▶ 1.5) zusätzlich zum D-Arzt-Bericht einen Verbrennungsbogen ausfüllen.

Indikation zur sofortigen Verlegung in ein Verbrennungszentrum
- Verbrennungen 2. und 3. Grades über 30 % KOF bei Erwachsenen.
- Verbrennungen über 8 % KOF bei Kindern.
- Tiefe dermale Verbrennungen an Gesicht, Händen, Füßen, Genitalien.
- Schädigung der Atemwege, Inhalationstrauma.
- Verletzte mit bekannten wesentlichen Vorerkrankungen, z.B. Diabetes mellitus, Nieren- oder Herzinsuffizienz, schwere Elektrounfälle, chemische Verbrennung.
- Zentrale Vermittlungsstelle für Schwerstverbrannte: 040/24 82 88 37–38.

13.4.2 Verätzungen

Definition
Lokale Schädigung des Gewebes durch Einwirkung von Säuren, Laugen, Oxidation, Reduktion, Chelatierung von Kalzium oder Magnesium und Solvatation.

Klinik
Außerdem können durch Resorption systemische Vergiftungssymptome auftreten.
Allgemeinsymptomatik: Hypovolämie mit Blutdruckabfall, Nierenschädigung, Störung des Elektrolyt- und Säure-Basen-Haushalts.
Lokalsymptomatik: Verätzungen mit Säuren führen zu Koagulationsnekrosen, Laugen führen zu Kolliquationsnekrosen (reichen tiefer ins Gewebe): Grau-weiß bis schwarz verfärbte Hautareale.

Sofortbehandlung
! Selbstschutz (Handschuhe, Schürze, Schutzbrille!).
- Entfernung der chemischen Substanz durch ausgiebige Spülung mit Wasser, getränkte Kleidung abnehmen.
- Bei **Ingestion** Wasser oder Neutralisationslösungen trinken lassen.

- Unbedingt stationäre Behandlung.
- Bei peroralen Laugen- oder Säureverletzungen hohe Letalität!
- Bei ausgedehnter Verätzung können Störungen des Kreislaufs und Nierenschädigungen auftreten. Immer Säure-Basen-Haushalt und Elektrolyte kontrollieren!

13.4.3 Unterkühlung und Erfrierungen

Definition
Erfrierung: Lokale Gewebeschädigung durch Kälte.
Unterkühlung: Abfall der Körperkerntemperatur unter 35 °C.

Ätiologie
Kühle Umgebung (z.B. bewusstloser Pat., kaltes Wasser), Medikamente (Hypnotika, Antidepressiva), Alkohol, Hirnschädigung (Störung des Temperaturzentrums), endokrinol. Erkrankungen (Coma diab., Addison-Krise, Hypophyseninsuff.).

Erfrierung

Tab. 13.4 Stadien der Erfrierung

1. Grades	Gefäßkrampf, Haut bläulich-weiß marmoriert, gefühllos, völlige Ausheilung möglich
2. Grades	Erhöhte Gefäßpermeabilität, Blasenbildung, Rötung, Schwellung, Schmerz, Haut ist tiefrot, violett und kalt
3. Grades	Kältebedingte Gangrän, Hautblutung, die in bläulich-schwarze Nekrose übergeht
4. Grades	Totalvereisung, häufig betroffen Zehen, Finger, Ohren

Therapie
- Lokale Wärmeapplikation unter Analgesie (▶ 2.3).
- Keine mechanische Irritation (Massage, Abreibung) der erfrorenen Bereiche.
- Nach Demarkation Nekrosenabtragung und ggf. Defektdeckung.
- Tetanusprophylaxe (▶ 2.8.1). Bei ausgedehnten Erfrierungen evtl. Sympathikusblockade.
- ! KO: Thrombose, Crush-Niere.

Unterkühlung

Tab. 13.5 Stadien der Unterkühlung

Stadium	Körpertemp.	Symptome
1. Grades	37–34 °C	Muskelzittern, Schmerzen!, RR ↑, bewusstseinsklarer Pat., Tachykardie, Haut blass und kalt
2. Grades	34–27 °C	kein Muskelzittern, Somnolenz, ggf. Koma, keine Schmerzen, Bradykardie, Arrhythmie, RR normal oder ↓, BZ ↓, Reflexe abgeschwächt
3. Grades	< 27 °C	Koma (Scheintod): Puls nicht tastbar, minimale Atmung, keine Reflexe, extreme Bradykardie

Diagnostik
- Messung der Rektaltemperatur.
- EKG (z.B. Herzkammerflimmern, QRS verbreitet, ST-Hebung, Bradykardie).
- Atmungsfrequenz und -tiefe vermindert.

Therapie
- Entfernung feuchter Kleidungsstücke, Isolations- oder Wolldecke.
- Bei Grad I heiße, gezuckerte Getränke und Wärmedecke. Ab Grad II Intensivpflicht, Monitorkontrolle.
- Langsame Erwärmung (1 °C/h) durch warme Infusionen (40 °C) z.B. Ringer-Laktat.
- Azidosekorrektur nach BGA.
- Bewegungen des Verletzten kühlen durch Volumeneinstrom aus der Peripherie in den Körperkern weiter aus.

- Weite lichtstarre Pupillen sind **kein** sicherer Hinweis auf irreversible Hirnschädigung!
- KO: Herzrhythmusstörungen, Azidose, Elektrolytverschiebung, Schock.
- Reanimationsmaßnahmen grundsätzlich länger als üblich durchführen.

13.5 Insektenstiche und Hautparasiten

13.5.1 Insektenstiche

Definition
Stiche durch Mücken, Wespen, Bienen, Hornissen. Können systemisch-allergische Reaktionen (Urtikaria, Asthma bronchiale, Schocksymptomatik) und lokale Entzündungserscheinungen hervorrufen.

Klinik
Schwellung, Rötung um Stichkanal (manchmal mit sichtbarem Stachelrest). Bei fortschreitendem Befund phlegmonöse Entzündung und Induration bis zur Ausbildung eines Abszesses möglich.

Therapie
Stachelextraktion, lokal feuchte, kühlende Umschläge, alternativ Gelauflagen, z.B. Tavegil®-Gel oder Systral® auftragen. Bei phlegmonöser Entzündung Antibiotika (▶ 14.4) und Ruhigstellung mit Verband oder Schiene (▶ 2.6.5), bei Abszedierung Eröffnung des Abszesses in Plexusanästhesie (▶ 2.3.1) (Extremitäten) oder Allgemeinnarkose (▶ 2.3.3). Behandlung systemisch-allergischer Reaktionen.
Stationäre Behandlung bei ausgedehnten Infekten/Lymphadenitis.

13.5.2 Hautparasiten

Erkennen, evtl. Erstbehandlung, ggf. Weiterleiten des Pat. und auch an Eigenschutz (Schutzkittel, Handschuhe, Kopfhaube) denken.

Zecken

Erreger
Waldzecken (Ixodes ricinus) sind große Milben, die unbemerkt in die Epidermis eindringen, sich durch Blutsaugen füllen und dann abfallen. **Cave:** Zecken können Überträger gefährlicher Infektionserkrankungen sein: Lyme-Krankheit (Borrelien), FSME (Arboviren). Übertragungsrate für Borreliose für alle Zecken 2,6 % (Infektiosübertragungsrate durch borrelienhaltige Zecken jedoch 25 %!). Übertragungsrate abhängig von Dauer des Saugaktes (24 h 30 %, 72 h fast 100 %).

Klinik
Zecke entweder in situ oder schon teilentfernt (meist steckt der Kopf noch in der Haut). Bei Lyme-Krankheit Erythema migrans (wanderndes rundliches Erythem), Fieber, Kopfschmerzen selten Arthralgie oder Neuropathie (Spätsymptome, Wochen bis Monate nach Infektion).

Therapie
Desinfektion, Zeckenkopf mit einer Splitterpinzette im Kopfbereich greifen und durch rasche Drehung entfernen (keine Quetschung!). Besser aber kleine Larven, Zeckenreste und Nymphen mit einem Skalpell entfernen.

 Keine Anwendung von Öl, Klebstoff etc. (erhöht das Risiko einer Inokulation von Erregern durch die Zecke).

Borreliose
Krankheit mit akutem Beginn mit Schüttelfrost, Fieber, Erythema migrans. Monate bis Jahre später Mono- oder Oligoarthritis der großen Gelenke, Myokarditis und Pseudoneuromeningitis möglich.

Vorgehen bei Borrelioseverdacht
- Jede Zecke auf Borrelien untersuchen lassen (keine Kassenleistung, PCR-Untersuchung ca. 20 €, vom Pat. zu bezahlen), Zecke in einem verschlossenen Gefäß mit einem Tropfen Wasser oder NaCl versenden.
- Wenn dringender V.a. auf Borreliose bzw. Borreliennachweis positiv, Pat. zur internistischen Behandlung weiterleiten.

FSME
Zentraleuropäische Zeckenenzephalitis, Infektion durch FSME-Virus, übertragen durch Zecken in Endemiegebieten (Österreich, Tschechien, Slowakei, Südosteuropa, Süddeutschland).

Klinik
Inkubationszeit 2–15 Tage. Etwa 10 % der Infizierten entwickeln eine Meningoenzephalitis, wobei in 10–20 % mit bleibenden Schäden zu rechnen ist.

Therapie
Keine kausale Therapie möglich. Impfung als Postexpositionsprophylaxe oder präexpositionell (3–5 Wo. vorher) bei Waldarbeitern, Förstern oder Urlaubern in Endemiegebieten.

Milben (Krätze, Skabies)
Erreger
Weibliche Krätzmilbe, bohrt blind endende Gänge in die Hornschicht der Haut.

Klinik
Wechselt je nach Immunitätslage des Pat., starker, nächtlicher Juckreiz, entzündliche Papeln um die Gänge, Exanthem. Bei obdachlosen Pat. gelegentlich auch Besiedlung von chron. Wunden durch Milben. Gangbildungen v.a. an den Fingerzwischenräumen, am Thorax und im Schambereich.

Therapie
Kleiderreinigung (normale Waschmaschinenreinigung) oder Kleider wegwerfen. Antiscabiosum 10 % für Kinder/-25 % Emulsion®, Crotamitex® Gel, Delitex Haarwäsche N Gel®, Jacutin® Emulsion. Jeweils Gebrauchsanweisung beachten! Bei Sekundärinfektion Antibiose.

Läuse

Klinik
Rötung, Pusteln, Bläschenbildung mit Nässen und Schuppen. Bei Kopflaus Nissen, zusammenklebende Haare, Juckreiz. Bei Kleiderlaus Hämorrhagien, Papeln, evtl. Quaddeln und allergische Reaktionen, evtl. Pyodermien. Bei Filzlaus Papeln, Krusten, Kratzeffekte und graublaue Flecken (Ätiologie ungeklärt).

Therapie
- Kopflaus: Kopf mit Haarschampoo waschen, Jacutin®-haltiges Mittel (ca. 15 g Gel) auftragen und 3 Tage einwirken lassen bzw. bei Kopfwäsche auswaschen, Wiederholung nach 8 Tagen. **Cave:** Bei (Klein-)Kindern und Säuglingen besondere Vorsicht.
- Kleiderlaus: Kleiderreinigung, Gammexan(Jacutin®)-Anwendung (Gebrauchsanleitung!)
- Filzlaus: Waschen mit Seife, Einreiben mit Gammexan (Jacutin®-Emulsionen) über mehrere Tage.

14 Infektionen in der chirurgischen Ambulanz

Stefan Nöldeke

14.1 Diagnostik von Infektionen 458
14.2 Vermeidung chirurgischer Infektionen 459
14.2.1 Klinische Maßnahmen 459
14.2.2 Infektionsschutzgesetz 459
14.3 Häufige Infektionen in der chirurgischen Ambulanz 461
14.3.1 Erysipel 462
14.3.2 Phlegmone 462
14.3.3 Erysipeloid 463
14.3.4 Lymphangitis und Lymphadenitis 463
14.3.5 Furunkel 463
14.3.6 Karbunkel 464
14.3.7 Abszess 464
14.3.8 Gasbrand 465
14.3.9 Empyem 465

14.4 Antibiotikatherapie 466
14.4.1 Lokale Antibiotikatherapie 466
14.4.2 Systemische Antibiotikatherapie 467

14.1 Diagnostik von Infektionen

Körperliche Untersuchung
Lokale Zeichen sind Rötung, Überwärmung, Schmerz, Schwellung, Gewebeinduration, ggf. Fluktuation und Funktionseinschränkung, Fistelbildungen mit/ohne Sekretion. Systemische Zeichen sind Fieber, Abgeschlagenheit, reduzierter AZ.

Bildgebende Untersuchung
- Röntgen: Aufhellungen, Lysezonen in Knochen (erst nach 2–3 Wochen Infektdauer erkennbar), Schichtaufnahmen zur Sequestererkennung.
- Knochenszintigraphie: Grad der Anreicherung von Isotopen als Maß für die Entzündungsaktivität.
- CT: Zusatzuntersuchung bei unklaren Fragestellungen und schwierigen anatomischen Regionen.
- Sonographie: Erkennen von liquiden Raumforderungen (Serom, Hämatom, Abszess), Gelenkergüssen, intraabdominellen Flüssigkeitsansammlungen. Ggf. interventionelle Punktion oder Drainage möglich.
- MRT: Grad der Weichteil- und Knochenbeteiligung gut beurteilbar.

Labor
- BSG: In Akutpase ↑, allerdings Latenzzeit von einigen Tagen.
- CRP (C-reaktives Protein): ↑, reagiert als Akute-Phase-Protein schneller als BSG.
- BB: Leukozytose und Linksverschiebung bei bakteriellen Infekten, Lymphozytose bei Virusinfektionen.
- Elektrophorese: α_2-Globulinerhöhung bei bakteriellen Infektionen.
- Serumeisenspiegel ↓ bei chron.-entzündlichen Prozessen.
- Antikörpertiter:
    - Bei V.a. Streptokokkeninfektion Streptokinasetiter.
    - Bei unklarer Spondylitis Brucellen- und Salmonellentiter.
    - Bei unklaren Arthritiden Borrelien-, Chlamydien- und Luestiter.

Mikrobiologischer Keimnachweis

Wundabstriche
Bei allen neu aufgetretenen oder erstmals diagnostizierten Infektionen, unklaren Sekretionen oder Hautläsionen. Allerdings ist jede mikrobiologische Untersuchung mit Kosten verbunden, also immer auf klare Indikationsstellung achten. Bei stationärer Aufnahme wegen eines Infektes bereits in der Ambulanz Abstrich entnehmen. Begleitzettel exakt ausfüllen: Angabe zu Krankheit, Dauer der Infektion, Antibiose, Lokalisation des Abstrichs, Sensibilitätstestung und ob Tbc-Kultur angelegt werden soll.

Vorgehen
Mit sterilem Tupferende aus Abstrichröhrchen Sekretentnahme vom Wundgrund. Bei Wundtaschen Wundranddesinfektion und Auswischen des Wundgrunds mit Tupfer, dann in steriles Röhrchen stecken.

Punktionen
Liquide Raumforderungen und Gelenkergüsse punktieren. Punktat in sterilen Behälter (Probenröhrchen) einbringen.

14.2 Vermeidung chirurgischer Infektionen

14.2.1 Klinische Maßnahmen

- Infektionsprophylaxe immer ernst nehmen, frühzeitige chirurgische Wundversorgung anstreben.
- Stets ausreichende Wundausschneidung vornehmen, alle avitalen Gewebeanteile entfernen.
- Alle Eiter enthaltenden Wundareale chirurgisch säubern: Nekrosen entfernen, Beläge abtragen, alle Wundhöhlen eröffnen.
- Infizierte oder sicher kontaminierte Wunden (z.B. Bisswunden) nicht primär verschließen.
- Fremdkörper diagnostizieren und entfernen.
- Ausreichende Weichteildeckung von Knochen, Sehnen, Gefäßen und Nerven anstreben.
- Stets spannungsfreien Wundverschluss erzielen.
- Frakturen reponieren, stabilisieren und ruhig stellen.
- Entzündete oder infizierte Körperteile wenn möglich ruhig stellen (Extremität).
- Evtl. vorhandene Zirkulationsstörung beseitigen, Ödembildung vermeiden (Hochlagerung), venösen Rückfluss fördern (Wickelung, KG).
- Abstrich zur Keim- und Resistenzbestimmung immer vor Antibiotikagabe entnehmen.
- Sinnvollen Antibiotikaeinsatz durchführen. Antibiotika sind kein Ersatz für suffiziente chirurgische Behandlung und Ruhigstellung.
- Bei primär ungezielter Antibiose Auswahl nach empirischen Gesichtspunkten vornehmen (▶ 14.4).
- Begleitkrankheiten, welche die Heilung verzögern können, erkennen und behandeln (z.B. Diabetes mellitus einstellen).
- Aktive und passive Immunisierung (z.B. Tetanusschutzimpfung) überprüfen bzw. durchführen.

14.2.2 Infektionsschutzgesetz

Dem Robert-Koch-Institut wurde die zentrale Koordinierung der Datenerhebung, Analyse und Bewertung übertragbarer Erkrankungen übertragen.

14 Infektionen in der chirurgischen Ambulanz

Tab. 14.1 Meldepflichtige Infektionskrankheiten

Namentlich	Nicht namentlich
Besteht für Krankheitsverdacht, Erkrankung sowie einem Sterbefall bei:	Besteht für den labordiagnostischen Nachweis von:
<ul><li>Botulismus, Cholera, Diphtherie</li><li>Humaner spongiformer Enzephalopathie außer familiär hereditäre Formen</li><li>Akute Virushepatitis, enteropathisch hämolytisch-urämischem Syndrom (HUS)</li><li>Virusbedingtes hämorrhagisches Fieber, Masern</li><li>Meningokokkenmeningitis oder -sepsis, Milzbrand</li><li>Poliomyelitis (als Verdacht gilt jede akute schlaffe Lähmung, außer traumatischer Genese)</li><li>Pest, Tollwut, Typhus abdominalis</li><li>Erkrankung und Tod an einer behandlungsbedürftigen Tuberkulose auch ohne Keimnachweis</li><li>V.a. oder Erkrankung an einer mikrobiell bedingten Lebensmittelvergiftung oder einer akuten infektiösen Gastroenteritis</li><li>V.a. einer über das übliche Ausmaß einer Impfreaktion hinausgehenden gesundheitlichen Schädigung</li><li>Verletzung eines Menschen durch ein tollwutkrankes, -verdächtiges oder -ansteckungsfähiges Tier sowie die Berührung eines solchen Tiers oder Tierkörpers</li><li>Auftreten von 2 oder mehr gleichartigen Erkrankungen, bei denen ein epidemischer Zusammenhang wahrscheinlich ist oder vermutet wird</li></ul>	Adenoviren (Konjunktivalabstrich), Bacillus anthracis, Borrelia recurrentis, Brucella spp., Campylobacter spp. (darmpathogen), Chlamydia psittaci, Clostridium botulinum oder Toxinnachweis, Corynebacterium diphtheriae (toxinbildend), Coxiella burnetii, Cryptosporidium parvum, Ebolavirus, E. coli (EHEC, darmpathogene Stämme), Francisella tularensis, FSME-Virus, Gelbfiebervirus, Giardia lamblia, Haemophilus influenzae (Liquor und Blut), Hantaviren, alle Hepatitisviren, Influenzaviren (direkter Nachweis), Lassavirus, Legionella spp., Leptospira interrogans, Listeria monocytogenes (Blut, Liquor, Neugeborene), Marburgvirus, Masernvirus, Mycobacterium leprae, Mycobacterium tuberculosis/africanum und bovis, Neisseria meningitidis, Norwalk-ähnliches Virus (Stuhl), Poliovirus, Rabiesvirus, Rickettsia prowazekii, Rotavirus, Salmonella paratyphi und typhi, Shigella spp., Trichinella spiralis, Vibrio cholerae, Yersinia enterocilitica (darmpathogen), Yersinia pestis, andere Erreger hämorrhagischer Fieber

Inhalt einer namentlichen Meldung

Name und Vorname des Pat., Geschlecht, Geburtsdatum, Anschrift und Tätigkeit des Pat., Diagnose bzw. Verdachtsdiagnose, Tag der Erkrankung, ggf. Tag des Todes, wahrscheinliche Infektionsquelle, Land (in dem die Infektion wahrscheinlich erworben wurde), Name der beauftragten Untersuchungsstelle, Name des Krankenhauses oder anderen Einrichtung der stationären Pflege und Entlassung aus der Einrichtung, Blut-, Organ- oder Gewebespende in den letzten 6 Mon., Name und Anschrift des Meldenden. Die Meldung muss unverzüglich, spätestens innerhalb von 24 h nach erlangter Kenntnis dem für den Aufenthalt des Betroffenen zuständigen Gesundheitsamtes erfolgen.

14.3 Häufige Infektionen in der chirurgischen Ambulanz

Tab. 14.2 Klinisches Bild häufiger Infektionen in der Chirurgie

Hautveränderung/Überwärmung	Schmerzen	Schwellung	Fieber	Sonstige	Diagnose
Scharf abgegrenzte, flammende Rötung	+	+	Hoch	AZ ↓	Erysipel ▶ 14.3.1
Flächenhafte, unscharf begrenzte, derbe Rötung		Derbe Infiltration	+		Phlegmone ▶ 14.3.2
Begrenzte, bläulich-rote Veränderung, erysipelähnlich	+	An Händen/Fingern	+		Erysipeloid ▶ 14.3.3
Streifenförmig entlang der Lymphbahnen einer Extremität	+	Lk-Schwellung			Lymphangitis, Lymphadenitis ▶ 14.3.4
Begrenzt, evtl. Eitersekretion; an Kopf, Axilla, Nacken, Gesäß, Hals, Oberschenkel	DS	+			Furunkel ▶ 14.3.5
Begrenzt, größer als Furunkel, evtl. mehrere Eiteraustrittsstellen	DS	Derbe Schwellung			Karbunkel ▶ 14.3.6
Rötung, Schwellung	DS, Spontanschmerz	+, Fluktuation	+		Abszess ▶ 14.3.7
Rötung an Fingern und Zehen	DS, pochender Schmerz	+, Fluktuation		Evtl. Lymphangitis	Panaritium ▶ 16.4.11
Blutig-seröses Exsudat, Hautkrepitation	+	+		AZ ↓, zunehmender Schock	Gasbrand ▶ 14.3.8
Rötung, Überwärmung von Gelenken	+	+	+	Funktionseinschränkung der Gelenke	Gelenkempyem ▶ 14.3.9

14.3.1 Erysipel

Definition
Flächenhafte Entzündung des Koriums, Ausbreitung meist über Lymphbahnen (Lymphangitis) und Haut, Ausbreitung in die Tiefe möglich.

Ätiologie
Streptococcus pyogenes (ss-hämolysierende Streptokokken der Gruppe A). Keimeintritt durch kleine Rhagaden, Hautulzera, Interdigitalmykosen. Rezidivgefahr!

Klinik
Scharf begrenzte Rötung und Schwellung der Haut, evtl. bullös-hämorrhagische Hautveränderungen, hohes Fieber, Schmerzen.

Komplikationen
Rezidivneigung, Zerstörung von Lymphbahnen → Lymphödem, Elephantiasis; Endokarditis.

Diagnostik
Klinischer Befund, Leukos ↑, BSG ↑.

Differenzialdiagnosen
Allergische oder toxische Reaktion (z.B. Insektenstich, Schlangenbiss), Kontaktdermatitis, Thrombophlebitis, Thrombose.

Therapie
Ruhigstellung, Hochlagerung, lokale Umschläge (z.B. mit Rivanol®), systemische Antibiose mit Penicillin G 3 × 5 Mio. IE i.v. oder Penicillin V 3 × 1,2 Mega p.o. (z.B. Baycillin®) für 10 d, ggf. Rezidivprophylaxe.

14.3.2 Phlegmone

Definition
Fortschreitende, sich diffus und flächenhaft ausbreitende eitrige Entzündung mit Zellgewebsnekrose von Haut und Subkutis. Keine Neigung zur Abkapselung, sondern ungebremstes Ausbreiten.

Ätiologie
Meist hämolysierende Streptokokken, seltener Staphylokokken oder gramnegative Keime. Bei Mischinfektionen Gasbildung und nekrotisierende Entzündung möglich. Keimeintritt durch Verletzungen und Rhagaden an Extremitäten (v.a. Händen), Gesäß, AVK (▶ 22.4.2), Diabetes mellitus.

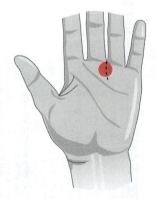

Abb. 14.1 Schnittführung bei Interdigitalphlegmone [A300–190]

Komplikationen
Fortschreitende Abszedierung, septisches Krankheitsbild.

Diagnostik
Klinischer Befund, Leukozytose, BSG ↑.

Therapie
- Stationäre Aufnahme, Ruhigstellung, Hochlagerung, feuchte Umschläge bei milderer Ausprägung.
- Inzision und breite Eröffnung aller betroffenen Gewebsareale (z.B. Eröffnung von betroffenen Sehnenscheiden) bei ausgeprägtem Befund bzw. V.a. Sehnenbeteiligung. Systemische Antibiose auch ohne vorliegende Resistenzbestimmung, z.B. Penicillin G 4 × 5 Mio. IE i.v.

Bei Interdigitalphlegmone bei Schnittführung mind. 5 mm Abstand von der Interdigitalfalte einhalten und Gefäß-Nerven-Strukturen beachten (▶ Abb. 14.1).

14.3.3 Erysipeloid

Ätiologie
Durch einen in faulem Fleisch oder Fisch vorkommenden Keim (Erysipelothrix rhusiopathiae) verursachte Weichteilinfektion, gefährdet sind Fischer, Metzger, Tierärzte, Forstbeamte, Hausfrauen.

Diagnostik
Klinische Untersuchung.

Therapie
Ruhigstellung, Antibiose (Penicillin G 3 × 5 Mio. IE), ggf. Eröffnung, offene Wundbehandlung. Antiseptische Verbände mit Alkohol oder Octenisept®.

14.3.4 Lymphangitis und Lymphadenitis

Ätiologie
Meist Streptokokken, Staphylokokken. Entwickelt sich von einem distal gelegenen Infektherd aus nach prox. über die Lymphbahnen (fortgeleitete Entzündung) und Reaktion in den Filterlymphknoten.

Therapie
Infektherd sanieren, Extremität ruhig stellen, desinfizierende, abschwellende Umschläge (z.B. Rivanol® oder Braunol®). Bei eingeschmolzenen Lymphknoten Exstirpation.

14.3.5 Furunkel

Ätiologie
Meist Staphylokokken, seltener andere Keime, z.B. Streptokokken. Entzündung von Talgdrüsen und Haarbalg.

Komplikationen
Übergang in Karbunkel, Osteomyelitis, fortschreitende Phlegmone, Sepsis.

Therapie
- Konservativ: Im Anfangsstadium, v.a. im Gesicht keine Inzision. Desinfizierende Umschläge, Ruhigstellung. Bei Gesichtslokalisation Sprechverbot und Antibiose (▶ 14.4).
- Operativ: Inzision und offene Wundbehandlung mit desinfizierenden Umschlägen. Operative Maßnahmen in Regionalanästhesie, z.B. Plexusanästhesie (▶ 2.3.2) oder Allgemeinnarkose (▶ 2.3.3), keine LA wegen Gefahr der Keimverschleppung.

14.3.6 Karbunkel

Ätiologie
Meist Staphylokokken, seltener andere Keime, z.B. Streptokokken. Folge einer fortschreitenden Follikulitis mit Einschmelzung mehrerer Follikulitis- oder Furunkelherde und Nekrosenbildung.

Therapie
Ausschneiden aller nekrotischen Areale, u.U. bis auf die jeweilige Faszie; offene Wundbehandlung mit desinfizierenden Umschlägen. Bei generalisierter Entzündung und bei abwehrgeschwächten Pat. Antibiose (▶ 14.4). Anästhesie wie bei Furunkel.

14.3.7 Abszess

Definition
Eitrige Gewebseinschmelzung eines geschlossenen Infektionsherds, der von einem Granulationswall (Abszessmembran) umgeben ist.

Ätiologie
Meist Staphylokokken (fast immer Staphylococcus aureus), seltener Streptokokken. Verletzungen, Fremdkörpereinsprengung, iatrogen (Spritzenabszess, subphrenischer Abszess nach Milzexstirpation), Analfistel (periproktitischer Abszess), Appendizitis (perityphlitischer Abszess).

Diagnostik
Klinischer Befund, Labor (Leukos ↑, BSG ↑), Sonographie (▶ 3.8.2) mit echoarmer Raumforderung. Bei rezid. Abszessen konsumierende Erkrankung (z.B. Leukämie), Abwehrschwäche (z.B. HIV) oder Stoffwechselentgleisung (z.B. Diabetes mellitus) ausschließen.

Therapie
- Konservativ: Nur bei nicht-fluktuierenden Entzündungen: Lokale feuchte, desinfizierende Umschläge.
- Operativ: Inzision und Entlastung, Nekrosektomie, offene Wundbehandlung. Meist Regional- oder Allgemeinanästhesie notwendig. Ruhigstellung an Extremitäten, bei ausgedehnten Abszedierungen systemische Antibiose (▶ 14.4).
- Täglich Verband oder Tamponaden wechseln, reinigende Bäder, z.B. mit Kamillosan® oder Betaisodona®.

14.3.8 Gasbrand

 Erkrankung und Tod sind meldepflichtig.

Ätiologie
Clostridium perfringens, novyi, septicum, histolyticum. Gasbildende Keime ubiquitär vorkommend, Saprophyten im menschlichen Darm. Bagatellverletzung, landwirtschaftliche Verletzungen, Schusswunden, aber auch iatrogen möglich (i.m. Spitze, Darmeingriffe). Inkubationszeit oft nur wenige Stunden.

Diagnostik
- Untersuchung: Klinisches Bild (daran denken!). Krepitation (Knistern) der Haut bei Druck (gashaltige Phlegmone).
- Erregernachweis kommt meist zu spät.
- Sonographie (▶ 3.8.3): Diffuser Schallschatten im Gewebe durch Gas?
- Röntgen: Muskelfiederung?

Sofortmaßnahmen
- Stationäre Aufnahme, i.v. Zugang, Infusion.
- Labor (▶ 3.15).
- Aufklärung (▶ 1.6.1, wenn aufgrund des AZ möglich): Wundausschneidung, offene Wundbehandlung, Blutung, Gefäß- und Nervenläsion, ggf. sogar Amputation einer Extremität („limb for life"), schlechte Prognose (Angehörige) ansprechen.
- Oberarzt und Anästhesie verständigen, Prozedere abstimmen, Sofortoperation veranlassen.
- OP-Vorbereitung ▶ 1.7, Intensivbett besorgen bzw. intensivmedizinische Behandlung vorbereiten.

Therapie
Sofort großzügige Wundrevision, ggf. Amputation („life before limb"), breite systemische Antibiose (Penicillin G 20–30 Mio. IE/24 h, alternativ Clindamycin), Intensivtherapie.

14.3.9 Empyem

Definition
Eiteransammlung in anatomisch präformierten Höhlen, z.B. Gelenken, Sehnenscheiden.

 Infektion eines Gelenks durch Keime (iatrogen, hämatogen, unfallbedingt, fortgeleitet). Notfallsituation: Empyem führt zu Gelenkdestruktion und Ankylose. Betroffen meist Kniegelenk.

Ätiologie
Meist grampositive Kokken (Staphylococcus aureus), auch andere Keime möglich.

Diagnostik
- Untersuchung (▶ 3.2): Umfang (Seitenvergleich), Beweglichkeit, Fistelung. Hinweise für Primärinfekt?
- Punktion → trübes Punktat, Abstrich.
- Röntgen (▶ 3.5): Unscharfe Gelenkflächen, ggf. Osteolysen bei knöcherner Beteiligung.

> **Sofortmaßnahmen**
> - Gelenkpunktion (▶ 2.9.8), Abstrich mit Schnellausstrich (grampositive Kokken?) veranlassen.
> - I.v. Zugang, Infusion, parenterale Antibiose (▶ 14.4), Labor (▶ 3.15) inkl. CRP, BSG.
> - Aufklärung (▶ 1.7.1): Spül-Saug-Drainage, Blutung, Gefäß- und Nervenläsion, Folgeeingriffe, Möglichkeit des bleibenden Funktionsverlusts ansprechen, OP-Vorbereitung ▶ 1.8.

Therapie
Arthroskopische Spülung, Spül-Saug-Drainage, u.U. Synovektomie.

14.4 Antibiotikatherapie

14.4.1 Lokale Antibiotikatherapie

Indikationen
Impetigo contagiosa, eitrige Konjunktivitis, superinfizierte Ekzeme, chronisch eitrige Osteomyelitis.

Kontraindikationen
Wundinfektionen mit Abflussmöglichkeit für Sekret und Eiter, Abszesse, kleinflächige Verbrühungen und Verbrennungen, Spülung von Kathetern (Katheterwechsel bei Infekt).

Lokale Antibiotika
- Sind meist entbehrlich und sollten durch desinfizierende Mittel (z.B. Betaisodona®-Lösung, Braunol®-Lösung, Octenidin, Octenisept®) ersetzt werden. Lösungen können zur Herabsetzung des brennenden Gefühls auf der Haut ggf. 1 : 10–1 : 100 ohne wesentlichen Wirkungsverlust verdünnt werden.
- Es sollten nur Substanzen angewendet werden, die bei systemischer Therapie keine oder nur eine sehr geringe Indikationsbreite haben.

- Liegen als Creme-, Puder-, Salben-, Kegelzubereitung oder in Form von Schwämmchen vor.
- Enthalten oft Kombinationen aus verschiedenen Antibiotika, verursachen Resistenzbildungen.
- Können lokale allergische Reaktionen (Kontaktallergien) auslösen.

14.4.2 Systemische Antibiotikatherapie

Indikationen
Gezielte Behandlung bei nachgewiesenem Keim:
- Wenn nach der Verletzung aus empirischen Gründen eine Infektion zu erwarten ist.
- Wenn eine Wunde chirurgisch nicht komplett zu sanieren ist.
- Wenn eine Wunde aus anatomisch funktionellen Gesichtspunkten schwer zu sanieren ist.
- I.v. Antibiose meist mit mehr Nebenwirkungen behaftet und teurer → möglichst orale Therapie, bei notwendiger i.v. Therapie (parenterale Ernährung, Intensivpat., Kombinationstherapie) möglichst Sequenztherapie (zuerst einige Tage i.v. Gabe, anschließend orale Antibiotikagabe) anstreben.

Substanzauswahl für die Ambulanz

Tab. 14.3 Antibiotikaauswahl für die chirurgische Ambulanz

Präparat (Beispiel)	Spektrum	Indikation	Tagesdosis Erw.	NW, Bemerkungen
Penicillin G/Oralpenicilline				
Penicillin G (Penicillin Grünenthal®)	β-hämolysierende Streptokokken	Erysipel, Phlegmone	3–4 × 0,5–10 Mio. IE i.v.	Exantheme, allergische Reaktion, Nephritis, Krämpfe, Anämie
Penicillin V (Isocillin®)	▶ Penicillin G	Erysipel	3 × 0,6–1,2 Mio. IE p.o.	▶ Penicillin G, GIT-NW
Staphylokokkenpenicilline (penicillinasefest)				
Flucloxacillin (Staphylex®)	Staphylokokken	wie Oxacillin	4 × 0,5–1 g p.o., i.m., i.v.	NW ähnlich Oxacillin, bessere Resorption
Aminopenicilline				
Ampicillin (Binotal®)	Grampos. und gramneg. Bakterien, Enterokokken E. coli, Proteus mirabilis	Atemwegs-, Harnwegs-, GIT-Infekte	4 × 0,5–1 g p.o., 150–200 mg/kg KG/d i.v.	Diarrhö, Exanthem, Fieber, selten pseudomembranöse Kolitis
Amoxycillin/ Clavulansäure (Augmentan®)	Ähnlich Ampicillin, inkl. β-Lactamasebildner (Staphylokokken)	Weichgewebeinfekte, Harnwegsinfekt, Endokarditisprophylaxe	3 × 625–1250 mg p.o. 3–4 × 1,2–2,2 g/d i.v.	Übelkeit, Erbrechen, Durchfall, allergische Reaktion
Oralcephalosporine				
Cefalexin (Ceporexin ratiopharm®)	Grampos. und gramneg. Bakterien	Infekte von Weichgeweben, Haut und Gelenken	3–4 × 0,5–1 g p.o.	GIT-NW, allergische Reaktion

Tab. 14.3 Antibiotikaauswahl für die chirurgische Ambulanz (Forts.)

Präparat (Beispiel)	Spektrum	Indikation	Tagesdosis Erw.	NW, Bemerkungen
Cephalosporine II. Generation				
Cefuroxim (Cefuroxim ratiopharm®)	Grampos. und gramneg. Bakterien, E. coli, Klebsiella, Haemophilus influenzae, Staphylokokken	Offene Frakturen, prä-/perioperative Prophylaxe	2–4 × 750 mg–1,5 g p.o., i.v.	GIT-NW, allergische NW, Fieber, BB-Veränderungen, Exanthem
Cephalosporine III. Generation				
Ceftriaxon (Rocephin®)	Gramneg. Keime, geringer gegen Staphylococcus aureus	Schwere Haut, Weichgewebe- und Gelenkinfekte	1 × 1–2 g i.v. über 30 Min.	Wegen Einmalgabe ambulante Anwendung bei Problempat. (z.B. Drogenabhängige)
Tetrazykline				
Doxycyclin (Doxycyclin ratiopharm®)	Grampos. und gramneg. Erreger, Mykoplasmen, Chlamydien	Atypische Pneumonie	2 × 100 mg p.o. oder i.v.	GIT-NW, Exantheme KI: Schwangerschaft und Stillzeit
Makrolid-Antibiotika und andere Substanzen				
Erythromycin (Erycinum® Erythro-CT 500® Filmtbl.)	Grampos., Pneumokokken, Corynebakterien, Staphylokokken meist resistent	Atemwegs-, HNO-, Weichteil- und Urogenitalinfektionen, Erysipel, Erythrasma, Acne vulgaris	2–4 × 250–1000 mg p.o. oder i.v.	GIT-NW, selten Allergie, Leberschäden, KI: Stillperiode
Clindamycin (Sobelin® Granulat, Hartkapseln)	Anaerobierinfektionen, multiresistente Staphylokokken (Abszesse)	Chron. Osteomyelitis, Protheseninfekte	3–4 × 300 mg p.o. oder 3–4 × 600 mg i.v.	Gute Gewebepenetration KI: Stillzeit

Tab. 14.3 Antibiotikaauswahl für die chirurgische Ambulanz (Forts.)

Präparat (Beispiel)	Spektrum	Indikation	Tagesdosis Erw.	NW, Bemerkungen
Makrolid-Antibiotika und andere Substanzen				
Co-trimoxazol (Cotrim®ratiopharm)	Salmonellen, Shigellen, Klebsiellen, E. coli, Proteus, Enterokokken	Bronchitis, Harn- und Gallenwegsinfektionen	2 × 2 Tbl. (80 mg TMP; 400 mg SMZ) p.o.	Allergie, GIT-NW, Thrombo- und Leukopenie, Stevens-Johnson-Syndrom
Metronidazol (Clont® Filmtabletten)	Anaerobier, Entamoeba histolytica, Giardia lamblia, Trichomonas vaginalis	Anaerobierinfekte, Helicobacter-Eradikation (Kombination)	3 × 500–1000 mg i.v., 2–3 × 400 mg p.o., 2 × 200 mg p.o. bei Eradikation von Helicobacter	GIT-NW, periphere Neuropathie, Alkoholintoleranz
Gyrasehemmer (Chinolone)				
Ciprofloxacin (Ciprobay®)	Enterokokken, Hämophilus, Chlamydien, Mykoplasmen, Klebsiella, Staphylokokken	Komplizierte Harnwegsinfekte, Pneumonie, Osteomyelitis, Weichteil- und Gelenkinfekte	2 × 250–750 mg p.o., 2 × 100/200/400 mg i.v.	GIT-NW, ZNS-NW. KI: Schwangerschaft, Stillzeit
Levofloxacin (Tavanic®)	Enterokokken, Hämophilus, Chlamydien, Mykoplasmen, Staphylokokken	▶ Ciprofloxacin, Weichteil-, Knochen und Gelenkinfektionen	1–2 × 250–500 mg p.o., i.v., bei Harnwegsinfekt 1 × 250 mg p.o., bei Weichteilinfekten bis 2 × 500 mg p.o.	GIT-NW, ZNS-NW. KI: Schwangerschaft, Stillzeit, Hautveränderungen

15 Allgemeine Traumatologie

Richard Mährlein

15.1 Anamnese, Untersuchung, Dokumentation 472	**15.3 Häufige Krankheitsbilder und Symptome** 476
15.1.1 Anamnese 472	15.3.1 Fraktur 476
15.1.2 Untersuchung des Bewegungsapparats 472	15.3.2 Luxationen 479
15.1.3 Dokumentation 473	15.3.3 Traumatische Amputationen 481
15.2 Leitsymptome, Differenzialdiagnosen 473	15.3.4 Nervenverletzungen 482
15.2.1 Schmerz 473	15.3.5 Tendopathien 483
15.2.2 Bewegungseinschränkung 473	15.3.6 Ganglien 484
15.2.3 Schwellung 475	15.3.7 Muskelkontusion und -faserriss 484
	15.3.8 Myogelosen 485
	15.3.9 Kompartmentsyndrom 485
	15.3.10 Sudeck-Dystrophie 487

15.1 Anamnese, Untersuchung, Dokumentation

15.1.1 Anamnese

(▶ 3.1).
Die bei der ersten Konsultation erhobene Anamnese hat die höchste Authentizität. Insbesondere bei Unfällen kann sich die Darstellung des Pat. schon nach wenigen Tagen erheblich ändern (Beeinflussung durch Dritte, drohender Rechtsstreit, Druck des Arbeitgebers, Rentenbegehren). Bei Arbeitsunfällen (▶ 1.5.2) Schilderung des Verletzten in wörtlicher Rede festhalten. Jede Anamneseerhebung muss so erschöpfend sein, dass sie einer evtl. späteren Begutachtung standhält. Die Anamnese lässt wichtige Rückschlüsse auf die Art der Verletzung zu.

Checkliste Anamnese bei Trauma
- Datum, Uhrzeit, Ort, Startpunkt, Ziel, Umwege (bei Wegeunfällen).
- Tätigkeit zum Unfallzeitpunkt, bei Verkehrsunfällen: Fahrer, Beifahrer vorn/hinten, Gurt, Helm, Airbag.
- Unfallhergang, Alkohol, Drogen, Medikamente, Richtung der einwirkenden Gewalt, Beginn und Qualität der Schmerzen, Art der bereits durchgeführten Behandlung.
- Vorschäden, Behinderungen, schwerwiegende Allgemeinerkr.
- Tetanusschutz (▶ 2.8.1).
- Sporttätigkeit.

Checkliste Anamnese bei atraumatischen Beschwerden
- Zeitpunkt des Beschwerdebeginns, Umstände zu Beschwerdebeginn, z.B. ungewohnte körperliche Belastung, Infekte, Aufenthalt in Tropen oder Zeckenendemiegebieten.
- Qualität, Art und zeitliche Entwicklung von Schmerzen, Begleitumstände von Zeiten der Beschwerdebesserung, wie Urlaub, Wochenende, Ortswechsel, Sportpause, Behandlung.
- Begleiterscheinungen, wie Bewegungseinschränkung (▶ 15.2.2), Schwellung, Infektzeichen, Fieber, Allgemeinsymptome.
- Bereits durchgeführte Diagnostik, Art der bereits durchgeführten Behandlung.
- Vorschäden, Behinderungen, schwerwiegende Allgemeinerkrankungen, Sporttätigkeit.

15.1.2 Untersuchung des Bewegungsapparats

Spezielle Untersuchungstechniken ▶ 3.2, ▶ 3.3.

Allgemeine Beurteilung
- Erscheinen des Pat., z.B. gehend, hinkend, sitzend, liegend, Transportmittel.
- Allgemein- und Ernährungszustand.
- Verhaltensauffälligkeiten.
- Orthopädische Hilfsmittel, wie Gehstock, Krücken, Rollstuhl, Orthesen, Einlagen (▶ 23.6).

Allgemeine Untersuchung
- Inspektion: Hautfarbe, Wunden (Lokalisation, Größe, Art, Zustand, Tiefenausdehnung, Blutung, Umgebung), Verbände, Schwellungen, Fehlstellungen, Spuren alter Verletzungen/OP, Atrophien, Fehlbildungen, Verfärbungen.
- Passive Prüfung: Palpation (z.B. DS, Temperatur, Schwellung, Ödem, Fluktuation, Erguss, Krepitation, Tumor), passive Bewegungsprüfung (Schmerz, Bewegungseinschränkung), Qualität des Anschlags (z.B. hart → Hinweis auf Bandstabilität, weich → Hinweis auf Bandinstabilität, Reiben, Geräusche), Stabilitätsprüfung, Umfangsdifferenzen (Maßband), Längendifferenzen (Maßband, Beckenwaage), Pulsstatus.
- Aktive Prüfung: Bewegungsumfang, Funktionstests (z.B. Greiffunktionen, Gangbild, Koordination), Neurostatus (Reflexe, Sensibilität, Innervation), Widerstandstests (Prüfung der groben Kraft).

> Vor jeder manuellen Untersuchung den Pat. über das Vorgehen informieren und sein Einverständnis einholen.

15.1.3 Dokumentation

Jede erfolgte diagnostische oder therapeutische Maßnahme schriftlich dokumentieren. Bei BG-Behandlung Messbögen und Ergänzungsberichte verwenden (▶ 1.5.5). Wunden, Hautläsionen, Narben zeichnen oder fotografieren. Mitgebrachte Befunde und Röntgenbilder kopieren.

15.2 Leitsymptome, Differenzialdiagnosen

15.2.1 Schmerz

- Zeitpunkt des Schmerzbeginns.
- Art des Schmerzbeginns: Plötzlich, schleichend, anfallsartig.
- Zeitverlauf: Ständig, unterbrochen, zunehmend, abnehmend.
- Qualität: Bohrend, brennend, dumpf, ziehend, stechend, pulsierend.
- Quantität: Skala von 1 bis 10 verwenden, Lokalisation und Ausstrahlung.

15.2.2 Bewegungseinschränkung

Bewegungsmessung nach der Neutral-Null-Methode (▶ 3.3.1), dabei immer Vergleich mit der Gegenseite. Gemessen wird grundsätzlich der aktive (vom Pat. selbst ausgeführte) Bewegungsumfang, Abweichungen zum passiven Bewegungsumfang werden gesondert notiert. Winkelmesser benutzen, Messwerte auf 5° auf- oder abrunden.

Ätiologie
Angeborene Erkr., Arthritis (▶ unten), Arthrose, Einklemmung (Meniskus ▶ 17.2.4, freier Gelenkkörper, Synovia), Empyem (▶ 14.3.9), Fraktur (▶ 15.3.1), Hämarthros, Kapselschrumpfung, Kontraktur, Luxation (▶ 15.3.2), Muskelerkr., neurologische Erkr., posttraumatische Gelenksteife, Sehnenerkr., Synostosen, Systemerkr., Tumor.

Tab. 15.1 Schmerz als Leitsymptom

Schmerzart	Qualität	Intensität	Beginn	Verlauf	Lokalisation	Verweise
Instabilitätsschmerz	Bohrend, einschnürend, dumpf	Mittelstark bis stark	Plötzlich	Wechselnd, bewegungsabhängig	Umschrieben	Fraktur ▶ 15.3.1, Luxation ▶ 15.3.2
Dehnungsschmerz	Dumpf, drückend	Mittelstark bis unerträglich	Langsam zunehmend	Dauerschmerz	Umschrieben	Kompartmentsyndrom ▲ 15.3.9, Weichteilverkürzung, Hämatom, Erguss, Abszess, Thrombose ▶ 22.5.4
Wundschmerz	Schneidend	Mittelstark	Plötzlich	Abnehmend	Umschrieben	
Neuropathischer Schmerz	Brennend	Stark bis unerträglich	Langsam zunehmend	Dauerschmerz, bewegungsabhängig	Distal betont	Polyneuropathie, Nervenkompressionssyndrom → Sudeck-Dystrophie ▶ 15.3.10
Muskuloskelettaler Schmerz	Stechend, ziehend, bohrend	Mittelstark bis stark	Langsam zunehmend	Wechselnd, belastungsabhängig	Diffus, ausstrahlend	Myogelose ▶ 15.3.8, Tendopathie ▶ 15.3.5
Entzündungsschmerz	Dumpf, pulsierend	Schwach bis stark	Langsam zunehmend	Dauerschmerz	Umschrieben	Abszess, Phlegmone ▲ 14.3.2 Arthritis ▶ unten
Ischämieschmerz	Krampfartig, ziehend	Mittelschwer bis unerträglich	Plötzlich	Dauerschmerz	Distal vom Schädigungsort	Gefäßverletzung, AVK ▲ 22.4.2
Phantomschmerz	Kein typischer Charakter	Sehr unterschiedlich	Meist Wochen nach Amputationen	Sehr unterschiedlich, oft einschießend	Außerhalb des Körpers	Amputation ▶ 15.3.3

15.2.3 Schwellung

Beschreiben
Lokalisation, Ausdehnung, Begrenzung (abgegrenzt, diffus), Verschieblichkeit, Niveau (subkutan, subfaszial, intramuskulär → Tumor, intraartikulär → Erguss), Qualität (weich, derb, fluktuierend → Erguss, Serom, Abszess; prall → Hämatom, Erguss; höckerig → Tumor?). Aussehen (Rötung → Entzündung? Blässe → AVK? Verfärbung → z.B. Hämatom). Qualitätsänderung bei Bewegung oder Muskelanspannung, Schmerzhaftigkeit, Schallphänomene (Schwirren → AV-Fistel? Reibegeräusche → Fraktur?). Hauttemperatur (erhöht → Entzündung?).

Ätiologie
Aneurysma (▶ 22.4), Arthritis (s.u.), Bindegewebserkrankungen (M. Dupuytren, Ledderhose-Syndrom), Fraktur (▶ 15.3.1), Fremdkörper, Ganglion (▶ 15.3.6), Gelenkerguss, Hämatom, Hernie (▶ 7.2.5), Infekt, Kallus, Kompartmentsyndrom (▶ 15.3.9), Lk, Lymphstau, Metastase, Muskelbauch bei Sehnenabriss (▶ 15.3.5), Muskelhernie (Faszienlücke mit herniderendem Muskel), Muskelhypertrophie, Narbe, Ödem, Sehnenverdickung, Tumor, Thrombose (▶ 22.5.4), Phlegmasie (▶ 22.4.4), Zyste, Parasit (Echinokokkose, Leishmaniose, Drakunkulose).

Arthritis
Akute oder chron. Entzündung eines (Monarthritis) oder mehrerer (Polyarthritis) Gelenke. Mit (Arthritis exsudativa) oder ohne (Arthritis sicca) Erguss.

Ätiologie
(Reihenfolge nicht nach Häufigkeit).

Infektarthritiden
Pyogene oder septische Arthritis (E. coli, Gonokokken, Haemophilus influenzae, Pneumokokken, Salmonellen, Shigellen, Staphylokokken, Streptokokken, Treponema pallidum), transiente Infektsynovitis (Brucellose, Meningokokkensepsis), reaktive Arthritis (Adenoviren, Chlamydien, Coxsackie B, Epstein-Barr, Hepatitis, Histoplasmose), intestinale Infekte (Yersinien, Salmonellen, Shigellen, Campylobacter), Lambliasis, Mumps, Mycoplasma pneumoniae, Neisserien, Parvoviren, Röteln, Varizellen, Reiter-Syndrom (Trias: Infektassoziierte Arthritis, Konjunktivitis, Urethritis), migratorische Polyarthritis (Haverhill-Fieber, Rattenbissfieber), toxische Arthritis (Scharlach, Streptokokken), Lyme-Arthritis, Tuberkulose, Penetration (Wunde, Fremdkörper, Punktion).

Bindegewebserkrankungen
Dermatomyositis, Felty-Syndrom, juvenile rheumatoide Arthritis, Lupus erythematodes, primär chron. Polyarthritis, rheumatisches Fieber, Sjögren-Syndrom, Sklerodermie.

Traumatische und degenerative Arthritiden
Arthrose, Distorsion, Fraktur, Kapsel-/Bandverletzung, Knorpelschaden, Luxation, Meniskusläsion, Osteochondrosis dissecans, Ahlbäck-Krankheit, Plica-shelf-Syndrom (Knorpelschaden durch rigide Plica mediopatellaris), Prellung („bone bruise"), Überlastung.

Verschiedene Ursachen
AIDS (HIV-assoziierte Arthritis oder sekundäre Infektarthritis), Alkaptonurie (Ochronose, Störung des Aminosäurenstoffwechsels), familiäres Mittelmeerfieber, Gicht, Guérin-Stern-Syndrom (Arthrogryposis multiplex congenita, angeborene Versteifung zahlreicher Gelenke), Hämophilie, Leukämien, Bechterew-Krankheit, Behçet-Krankheit (Komb. von Gelenkschwellungen mit aphthös-ulzerösen Veränderungen an Schleimhäuten, Augenveränderungen, Thrombophlebitiden), Hodgkin-Lymphom, Kawasaki-Krankheit (mukokutanes Lymphknotensyndrom), Non-Hodgkin-Lymphome, paraneoplastische Arthritis, Psoriasis, Purpura Schönlein-Henoch (allergische Vaskulitis), Serumkrankheit, Sichelzellanämie, Stickler-Syndrom (hereditäre Arthroophthalmopathie), Still-Syndrom (juvenile Sonderform der chron. Polyarthritis bei Kindern), Turner-Kieser-Syndrom (multilokuläre mesodermale Dysplasie).

Klinik
Schwellung, Schmerz, Funktionseinschränkung.

15.3 Häufige Krankheitsbilder und Symptome

15.3.1 Fraktur

Definition
Kontinuitätsunterbrechung eines Knochens.

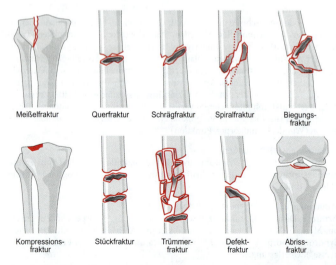

Abb. 15.1 Frakturformen [A300–106]

Ätiologie

Traumatisch (durch eine adäquate direkte oder indirekte Gewalteinwirkung) oder atraumatisch (adäquate Gewalteinwirkung fehlt)

Frakturformen

Meißelfraktur (Metaphysen), Querfraktur (Diaphysen), Schrägfraktur (Diaphysen), Spiralfraktur (Diaphysen, evtl. mit Drehkeil), Biegungsfraktur (Diaphysen, Basis des Biegungskeils liegt auf der Seite der Gewalteinwirkung), Kompressionsfraktur (Wirbelkörper, Fußwurzel, Metaphysen), Stückfraktur (lange Röhrenknochen), Trümmerfraktur (mehr als 6 Fragmente), Defektfraktur (Verlust von Knochensubstanz), Abrissfraktur (Ansätze von Sehnen, Bändern, Faszien).

Fraktursonderformen

- Pathologische Fraktur: Inadäquates Trauma (Gewalteinwirkung, die nicht geeignet ist, einen gesunden Knochen in seiner Kontinuität zu unterbrechen) bei vorbestehender Veränderung der mechanischen Eigenschaften des Knochens durch Tumor, Metastase, Osteoporose, Stoffwechselstörung, Osteomyelitis, Entwicklungsstörung oder Vitaminmangel.
- Fissur: Rissbildung mit unvollständiger Kontinuitätsunterbrechung, keine Dislokation.
- Ermüdungsfraktur: Kontinuitätsunterbrechung eines gesunden (Unterschied zur pathologischen Fraktur) Knochens nach lang dauernder mechanischer Überbeanspruchung (z.B. Marschfraktur).
- Grünholzfraktur: Biegungsschaftbruch am wachsenden Skelett mit unvollständiger Durchtrennung des Periostschlauchs (▶ 21.1.1).
- Refraktur: Kontinuitätsunterbrechung in einem Knochenabschnitt mit früherer Fraktur, die adäquat versorgt und bereits ausgeheilt war.

Dislokationsformen

Stellung des körperfernen Fragments zum körpernahen Fragment beschreiben:
- Dislocatio ad latus (Verschiebung quer zur Achse), Angabe in Bruchteilen des Schaftdurchmessers („halbe Schaftbreite") oder in Zentimeter.
- Dislocatio ad longitudinem (Verschiebung längs zur Achse), Angabe in Zentimeter.
- Dislocatio ad axim (Knick der Achse), Angabe in Winkelgraden.
- Dislocatio ad peripheriam (Verdrehung der Achse), Angabe in Winkelgraden und der Drehrichtung

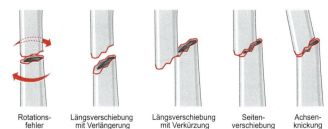

Abb. 15.2 Dislokationsformen [A300–106]

Sofortmaßnahmen
- I.v. Zugang, evtl. Schmerzmittelgabe (▶ 2.12), z.B. 1 Amp. Piritramid langsam i.v. (Dipidolor®), ggf. Anästhesie hinzuziehen → ITN (▶ 2.3), Plexusanästhesie (▶ 2.3.2).
- Grobe Dislokationen annähernd reponieren (manueller Zug und/oder im Aushang) und Achskorrektur unter Bildwandlerkontrolle anstreben.
- Provisorisch ruhig stellen, z.B. Kramerschiene, Schaumstoffschiene, Luftkammermanschette (▶ 2.6.5).
- Weitere Diagnostik einleiten bzw. weiteres Prozedere mit OA besprechen: OP, ambulant, stationär.

Fraktur und Weichteilschaden
Offene Frakturen: Knochenbruch mit benachbarter Verletzung der Weichteile, wenn eine Verbindung des Bruchbereichs mit der Wunde besteht.

Einteilung offener Frakturen (nach Gustilo und Anderson)
- **Grad 1:** Eröffnung des Hautmantels auf max. 1 cm Länge, häufig Durchspießung von innen nach außen, minimale Zerstörung von Muskelgewebe. Meist einfache Quer- oder Schrägfraktur.
- **Grad 2:** Eröffnung des Hautmantels > 1 cm. Ausgeprägter Weichteilschaden, Lappenbildung oder Weichteildefekt. Geringe bis mäßige Weichteilquetschung. Meist einfache Quer- oder Schrägfraktur teils mit kleiner Trümmerzone.
- **Grad 3:** Ausgedehnter Weichteilschaden einschließlich Haut, Muskulatur und neurovaskulären Strukturen. Meist Rasanztraumen (Verkehr, Schussbrüche). Deutliche Weichteilquetschung.
  - **3A:** Knochen weitgehend bedeckt.
  - **3B:** Knochen liegt großflächig frei.
  - **3C:** Therapiebedürftiger Gefäßschaden.

Offene Frakturen werden primär operativ stabilisiert.

Einteilung geschlossener Frakturen mit Weichteilschaden (nach Tscherne und Oestern)
- **Grad 0:** Minimaler Weichteilschaden, indirekte Gewalteinwirkung; Beispiel: Spiralfraktur der Tibia des Skifahrers.
- **Grad 1:** Oberflächliche Schürfung oder leichte Weichteilquetschung durch Druck von innen; Beispiel: Sprunggelenkluxationsfraktur.
- **Grad 2:** Tiefe, verschmutzte Schürfung, begrenzte Quetschung der Weichteile. Drohendes Kompartmentsyndrom (▶ 15.3.9). Beispiel: Tibiastückbruch durch Stoßstangenanprall.
- **Grad 3:** Ausgedehnte Weichteilquetschung, ausgedehnte Zerstörung der darunter liegenden Muskulatur, subkutane Abledung. Manifestes Kompartmentsyndrom (▶ 15.3.9), häufig begleitender Gefäßschaden (▶ 22.6). Beispiel: Schwerste Trümmerfrakturen.

Geschlossene Frakturen hinsichtlich des Weichteilschadens nicht unterschätzen.

Tab. 15.2 Gängige Osteosyntheseverfahren

Verfahren	Anwendung (Beispiele)	Abb. 15.3
Kirschner-Draht	Distaler Humerus, distaler Radius, Hand	a
Zuggurtung	Humeruskopf, Olekranon, Patella, Innenknöchel	b
Zugschraube	Schrägfrakturen von Röhrenknochen, Abrissfrakturen	c
Neutralisationsplatte	Schutz einer Zugschraubenosteosynthese an Röhrenknochen	d
Kompressionsplatte	Einfache Frakturen von Röhrenknochen	d
Brückenplatte	Komplexe Frakturen von Röhrenknochen	e
Abstützplatte	Tibiakopf, distaler Radius	f
Winkelstabile Platte	Gelenknahe Frakturen langer Röhrenknochen	g
Gleitlaschenplatte (DHS®)	Trochanterregion	h
Zervikotrochantärer Nagel (Gamma-Nagel®, PFN®)	Trochanterregion	i
Marknagel	Humerus, Femur, Tibia	j
Markraumschienung (TEN®, Nancy-Nagel®)	Kindliche Röhrenknochen	k
Fixateur externe	Offene Frakturen, Trümmerfrakturen	l
Fixateur interne	Wirbelsäule	m

Therapie
Frakturen obere Extremität ▶ 16, Wirbelsäule ▶ 19, untere Extremität ▶ 17, kindliche Frakturen ▶ 21.

15.3.2 Luxationen

Definition
Vollständiges oder unvollständiges (Subluxation) Heraushebeln gelenkbildender Knochenenden aus ihrer normalen Position, Kontaktverlust der Gelenkflächen. Bei Luxationsfraktur zusätzlich Fraktur gelenkbildender Knochenanteile.

Einteilung
- Traumatisch: Direkte oder indirekte adäquate Gewalteinwirkung.
- Habituell: Geringfügige Krafteinwirkung.
- Willentlich: Erlernter Verrenkungsmechanismus, kann vorgeführt werden.
- Paralytisch: Lähmung der stabilisierenden Muskulatur.
- Kongenital: Angeboren.

480 15 Allgemeine Traumatologie

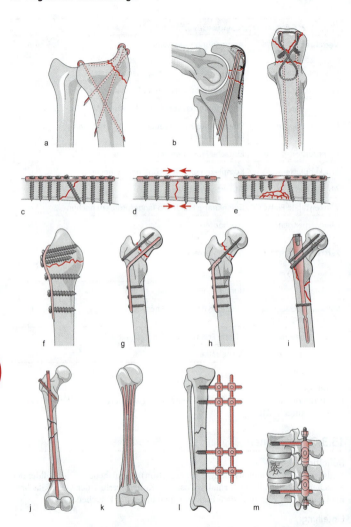

Abb. 15.3 Osteosyntheseverfahren (a = Kirschner-Draht, b = Zuggurtung, c = Zugschraube + Platte, d = Neutralisationsplatte, e = Brückenplatte, f = Abstützplatte, g = winkelstabile Platte, h = Gleitlaschenplatte (DHS®), i = zervikotrochantärer Nagel (Gammanagel®), j = Marknagel, k = Markraumschienung, l = Fixateur externe, m = Fixateur interne) [A300–106]

Diagnostik
- Untersuchung: Schmerzhafte federnde Fixation, Deformierung, leeres Gelenk. DMS vor und nach Reposition prüfen und dokumentieren.
- Röntgen (▶ 3.5): Betroffenen Skelettabschnitt vor und nach Reposition stets in mind. 2 Ebenen röntgen, bei Unklarheiten Zusatzaufnahmen anfordern (z.B. Schrägaufnahmen).

Therapie
Jede frische Luxation muss rasch reponiert und anschließend ruhig gestellt werden. Luxationsfrakturen sind meist Operationsindikationen. Veraltete Luxationen sind, wenn überhaupt, oft nur offen zu reponieren. Bei habituellen Luxationen nach der Reposition Stabilitätsprüfung, ob eine plastische Stabilisierung erforderlich ist → unter Bildwandler prüfen, ob und wenn ja, in welche Richtung ein Gelenk instabil ist. Anschließend Befund radiologisch und schriftlich genau dokumentieren!

> **Sofortmaßnahmen**
> - Kleine Gelenke:
>   - Lokalanästhesie (▶ 2.3.1).
>   - Reposition durch manuellen Zug, ggf. an der oberen Extremität auch aushängen.
> - Große Gelenke:
>   - Labor (▶ 3.15).
>   - EKG, evtl. Rö-Thorax (▶ 3.5).
>   - (Kurz-)Narkose oder Plexusanästhesie (▶ 2.3.2).
>   - Pat. aufklären (alternatives Therapiekonzept konservativ – operativ, Reposition, Sekundärverletzungen ▶ 1.6), Pat. auf stabiler Unterlage lagern.
>   - Bildwandler bereitstellen, in die entsprechende Position bringen, Fußschalter bereitlegen, Zentralstrahl auf das luxierte Gelenk zentrieren (in Bildmitte), freie Schwenkbarkeit prüfen.
>   - Verband bzw. Gips vorbereiten je nach betroffenem Skelettabschnitt (▶ 2.6).
> - Luxationsfrakturen:
>   - OP-Vorbereitung (▶ 1.7).
>   - Pat. aufklären (▶ 1.6): Repositionsrisiken (Gefäß-, Nervenläsion, Knochen- und Knorpelabsprengungen, zusätzliche Fraktur), notwendige offene Reposition bei Repositionshindernissen mit allen Risiken eines operativen Eingriffs, evtl. chron. Instabilität, Reluxation, Nachbehandlung (Gipsruhigstellung und Ruhigstellungsrisiken, Bewegungseinschränkung, krankengymnastische Übungsbehandlung).
> - Alle Befunde beim Pat. platzieren.

15.3.3 Traumatische Amputationen

Bis zur endgültigen Indikationsstellung jede totale Amputation als potenziell replantationsfähig behandeln. Bei subtotalen Amputationen Durchblutungssituation und Neurostatus prüfen und dokumentieren.

> **Sofortmaßnahmen**
> - Erstversorgung des Stumpfes: Steriler Kompressionsverband, bei Blutung keine Gefäßklemmen, kein Tourniquet, notfalls manuelle Kompression der Gefäßstümpfe.
> - Erstversorgung des Amputates: Jedes Amputat zunächst bergen. Lagerung trocken bei + 4 °C.
> - OA informieren, ggf. Kontakt mit Replantationszentrum aufnehmen.

Indikation zur Replantation
Indikationsstellung an der oberen Extremität ▶ 16.4.7.
An der unteren Extremität sehr zurückhaltende Indikationsstellung (Beispiel: Verlust oder drohender Verlust des anderen Beins), da mit Prothesen innerhalb kürzester Zeit deutlich bessere Funktion als nach monatelanger Behandlung mit verkürztem, bewegungseingeschränktem und neurologisch defizitären Replantat.

15.3.4 Nervenverletzungen

Ätiologie
Durch Kontusion, Quetschung, Überdehnung, Hitzeeinwirkung, chemisch (Injektion), stumpfe oder scharfe Durchtrennung.

Diagnostik
Bei jedem über eine Bagatellverletzung hinausgehenden Trauma des Bewegungsapparats ist eine orientierende neurologische Untersuchung erforderlich. Bei klinischem Verdacht auf ein neurologisches Defizit baldmöglichst neurologisches Konsil veranlassen

Tab. 15.3 Klassifikation der Nervenverletzungen nach Seddon

	Befund	Klinik	Chirurgische Intervention
Grad 1 (Neurapraxie)	Kontinuität des Nervs erhalten, selektive Demyelinisierung der Nervenfasern	Motorische Paralyse, erhaltene Sensorik und Autonomie. Geringe oder fehlende Muskelatrophie	Nicht erforderlich; vollständige Erholung der Funktion innerhalb Tagen bis Wochen
Grad 2 (Axonotmesis)	Kontinuität des Nervs äußerlich erhalten, Axone teilweise oder komplett unterbrochen	Motorische, sensorische und autonome Paralyse. Progressive Muskelatrophie	Nicht erforderlich; Erholung durch axonale Regeneration (1 mm/d). Meist vollständige Erholung der Funktion
Grad 3 (Neurotmesis)	Kontinuitätsunterbrechung des Nervs	Motorische, sensorische und autonome Paralyse. Progressive Muskelatrophie	Heilung nur nach chirurgischer Intervention möglich. Erholung durch axonale Aussprossung (1 mm/d). Keine vollständige Erholung der Funktion

Therapie
Voraussetzungen für eine primäre Nervennaht:
- Ausgebildeter Operateur, mikrochirurgische Ausrüstung (OP-Mikroskop, Instrumentarium).
- Kein Nervendefekt, unkomplizierte Wunde.

Im Zweifelsfall sekundäre Versorgung (Neurochirurgie), dann bei Erstversorgung Markierung der Nervenenden mit nicht-resorbierbarem Nahtmaterial und übliche Wundversorgung.

Prognose
Je jünger der Pat., desto schneller die Heilung. Rein motorische oder sensible Nerven erholen sich besser als gemischtfaserige. Dauert die Erholung länger als 12 Mon., verbleiben durch die Muskelatrophie motorische Defizite, obwohl die Wiederherstellung der Sensibilität weiter möglich ist. Ausmaß der Erholung nach Nervennaht stark von deren Qualität abhängig.

15.3.5 Tendopathien

Definition
Bindegewebserkrankung des Sehnengewebes (Tendinose) oder des Sehnenansatzes (Insertionstendinose).

Häufige Lokalisationen
Rotatorenmanschettenansatz (Tendinosis calcarea ▶ 16.2.4), Epicondylus ulnaris (Golferellbogen), Epicondylus radialis (Tennisellbogen), Adduktorenansätze, Quadrizepssehnenansatz, Patellarsehnenansatz („jumper's knee"), Achillessehnenansatz, Ansatz der Plantaraponeurose (plantarer Fersensporn).

Ätiologie
Durch übermäßige Beanspruchung entstehende Mikrorupturen mit Faserödem, fokaler Degeneration und Nekrosen. Kalzifikation im Spätstadium.

Klinik
Bewegungs- und belastungsabhängiger, häufig auch ausstrahlender Schmerz, der sich zunächst unter Belastung bessert, später Dauerschmerz.

Diagnostik
- Untersuchung: Druck- und Dehnungsschmerz, Verdickungen, Sehnenreiben.
- Sonographie: Konturveränderungen der Sehne, Kontinuitätsunterbrechung, Faserödem, Verdickung des Sehngleitgewebes, Röntgen: Z.B. Kalkschatten, Knochensporne.

Konservative Therapie
Im Frühstadium Schonung, mechanische Entlastung, Sportkarenz, evtl. auch kurzfristige Ruhigstellung. Später Krankengymnastik, Iontophorese, Ultraschallbehandlung. Bei hartnäckigen Beschwerden ein- bis zweimalige Infiltration mit Kortikoid und Lokalanästhetikum (z.B. Volon A 40® 1 ml plus Carbostesin® 0,5 % 4 ml). Injektion nur in die Umgebung, nie direkt in die Sehne (Nekrosegefahr → Ruptur möglich).

Operative Therapie
Bei Therapieresistenz nach längeren (mind. 6 Wo.) konservativen Behandlungsversuchen operative Revision erwägen.

15.3.6 Ganglien

Definition
Sackartige, prall mit gallertiger Synovialflüssigkeit gefüllte Ausstülpungen des Synovialgewebes von Gelenkkapsel oder Sehnenscheiden. Synonyme: Überbein, Sehnenscheidenhygrom, Gelenkzyste.

Häufige Lokalisationen
Handrücken (häufigste Lokalisation), Akromioklavikulargelenk, Hohlhand im Bereich der Ringbänder, Handgelenk, meist beugeseitig, Langfinger dorsolateral, Hüfte (Bursitis iliopsoatica), Kniekehle (Bakerzyste), Kniegelenksspalt (Meniskusganglion, meist lateral), medial am Tibiakopf (Pes-anserinus-Ganglion), Fußrücken.

Diagnostik
- Untersuchung (▶ 3.2): Pralle, rundliche häufig druckschmerzhafte Schwellung an typischer Lokalisation. Anamnestisch gelegentlich wechselnde Größe.
- Sonographie (▶ 3.8) bei klinisch nicht eindeutigen Befunden zum sicheren Ausschluss solider Tumoren.
- MRT (▶ 3.11) bei Hüftganglien.

> Bei Meniskusganglien und Bakerzysten (Ausnahme: Kinder) liegt fast immer ein Kniebinnenschaden vor, der zuerst saniert werden muss.

Konservative Therapie
Ggf. bei Hüftganglion, sonst wenig erfolgversprechend.

Operative Therapie
Ganglien an Hand und Fuß können in der Ambulanz versorgt werden:
- Labor (▶ 3.15), EKG, evtl. Rö-Thorax
- Intravenös Regionalanästhesie, Plexusanästhesie an der oberen Extremität; i.v. Regionalanästhesie, Spinalanästhesie an der unteren Extremität; oder ITN, Pat. aufklären (▶ 1.6): Insbesondere auf Rezidivgefahr (bis 30 %) hinweisen, Blutsperre anlegen: Druck je nach Blutdruck nicht > 250 mmHg obere Extremität, nicht > 400 mmHg untere Extremität, Desinfektion Kategorie III (▶ 2.1.2).
- Exstirpation einschließlich des Ganglionhalses, Nahtverschluss der Verbindung zum Gelenk oder zur Sehnenscheide unnötig. Vor allem an der Hand auf benachbarte Nerven und Gefäße achten.

15.3.7 Muskelkontusion und -faserriss

Ätiologie
Direktes oder indirektes Trauma, häufig bei Sportlern nach insuffizienter Aufwärmphase. Häufige Lokalisationen: Adduktoren, M. biceps femoris, M. quadriceps, M. gastrocnemius.

Klinik
Plötzlich auftretender umschriebener Bewegungsschmerz.

Diagnostik
- Untersuchung: Umschriebener DS, Dehnungsschmerz, Hämatom, Schwellung. Bei ausgedehnten Verletzungen tastbare Muskellücke, Einschränkung der aktiven Beweglichkeit bei freier passiver Beweglichkeit.
- Sonographie: Einblutung, Hämatom, Muskellücke.

Therapie
Bei frischen Verletzungen Kühlung, anschließend elastische Kompression. Bei ausgedehnten Verletzungen (tastbare Delle) bis zu 2 Wo. Ruhigstellung (Tape, Zinkleimverband ▶ 2.6.5). Sportkarenz je nach Ausmaß 2–6 Wo. Aufklärung des Pat. über mögliche Funktionseinbuße.
Jede Muskeldurchtrennung heilt mit bindegewebiger Narbe, die bei großer Ausdehnung zu Funktionseinbußen führen kann.

15.3.8 Myogelosen

Definition
Muskelverhärtungen bei reflektorisch ausgelöstem Dauertonus.

Ätiologie
Dauerbeanspruchung durch monotone Bewegungsabläufe, Fehlhaltung oder Gelenkerkrankungen, dadurch Laktatanhäufung und Faserödem. Bei generalisiertem Auftreten psychosomatische Genese möglich.

Klinik
Druck- und Bewegungsschmerz, bei Lokalisation an der oberen Wirbelsäule häufig auch Kopfschmerzen.

Diagnostik
Meist gut tastbare spindelförmige bis pflaumenkerngroße Verhärtungen.

Therapie
Wärmeanwendung (▶ 1.3.4), Massagen (▶ 1.3.4), Chlormethylbenzodiazepin, wie Tetrazepam anfangs 25 mg/d p.o., Steigerung jeweils um 25 mg/d bis auf 50–100 mg/d (z.B. Musaril®). Krankengymnastik (▶ 1.3.4) zur Haltungskorrektur.

15.3.9 Kompartmentsyndrom

Definition
Druckerhöhung in einem volumenbegrenzten Raum (z.B. Muskelloge, Abdominalhöhle) mit drohender oder manifester Schädigung der darin befindlichen Gewebe (Ausmaß hängt von der Höhe des Drucks und der einwirkenden Zeit ab). Am häufigsten betroffen ist die Loge des M. tibialis anterior (▶ 17.3.3).

Ätiologie
Vermehrung des Kompartmentinhalts durch Fraktur, Hämatom, Ödem, Exsudat oder Verminderung des Kompartmentvolumens durch Gewebekontraktur, Verbrennung, komprimierende Verbände. **Cave:** Kompartmentsyndrom auch durch starke sportliche Beanspruchung ohne Trauma möglich!

Klinik

Drohendes KS: Erstes Symptom ist ein heftiger, durch Analgetika kaum zu beeinflussender Schmerz, der über das Maß dessen hinausgeht, was die Grundkrankheit erwarten lässt. Das Kompartment ist prall geschwollen, die Haut ist gespannt und glänzend (nicht bei tiefem Beugerkompartment des Unterarms und tiefem posteriorem Kompartment des Unterschenkels), Palpation und Muskeldehnung sind extrem schmerzhaft.

Manifestes KS: Bei andauernder Druckerhöhung folgen sensible Störungen im Ausbreitungsgebiet der durch das betroffene Kompartment ziehenden Nerven. Motorische Ausfälle sind ein spätes Symptom und zeigen erste irreversible Schäden an.

Das Kompartmentsyndrom führt in der Regel nicht zu einer peripheren Pulslosigkeit

Tab. 15.4 Kompartmentsyndrome: Typische klinische Befunde und neurologische Ausfälle

Kompartment und Strukturen	Schmerzen	Motorische Ausfälle	Sensible Ausfälle
Tibialis-anterior-Loge (M. tibialis ant., A./V. tibialis ant., N. peroneus prof.)	Fuß, Sprunggelenk	Zehenhebung, Fußhebung, später Hackengang unmöglich	Interdigitalraum 1. und 2. Zehe
Peroneus-Loge (M. peroneus longus, N. peroneus sup.)	Fußrücken, lateraler Unterschenkel	Abschwächung von Fußpronation und Plantarflexion	Fußrücken, z.T. Großzehe, Zehen 2–5 (mit Ausnahme des Interdigitalraums 1 und 2)
Tibialis-posterior-Loge (M. tibialis post., A./V. tibialis post., N. tibialis)	Unterschenkel, Fußsohle	Abschwächung von Plantarflexion, Zehenbeugung, Supination des Fußes	Fußsohle, Unterschenkelrückseite
Flexorenloge Unterarm (Mm. flexor carpi radialis, flexor digitorum superficialis et profundus, palmaris longus, Nn. ulnaris, medianus)	Unterarm beugeseitig	Hand- und Fingerbeugung	Kleinfinger streck- und beugeseitig, Ringfinger ulnarseitig streck- und beugeseitig
Extensorenloge Unterarm (Mm. extensor digitorum, N. radialis prof.)	Unterarm streckseitig	Hand- und Fingerstreckung	Evtl. Hypästhesie Handgelenk streckseitig
Radialisextensorenloge (Mm. extensor carpi ulnaris, extensor carpi radialis longus, brachioradialis, N. radialis superficialis)	Unterarm radialseitig	Ellbogenbeugung abgeschwächt, Dorsalflexion und Radialabduktion der Hand	Handrücken, Streckseite von Daumen, Zeige- und Mittelfinger, radiale Hälfte Ringfingerstreckseite
Handbinnenmuskeln	Hand	Fingerbeugung, Fingerstreckung	Evtl. Hypästhesie der Finger

Diagnostik
Neben der klinischen Untersuchung Druckmessung mit industriell angebotenen Messsystemen (Braun-Dexon®, Stryker®): Einstechen der zugehörigen Messkanüle in das betroffene Kompartment unter sterilen Bedingungen. Bei Diskrepanz des Messwerts zur Klinik Mehrfachmessungen an benachbarten Orten der befallenen Seite.
- Normalwert < 10 mmHg, drohendes Kompartmentsyndrom ≤ 30 mmHg.
- Manifestes Kompartmentsyndrom > 30 mmHg.

Differenzialdiagnosen
Thrombophlebitis (▶ 22.5.3), Phlebothrombose (▶ 22.5.4), akute Nervenlähmung (z.B. N. peroneus), Infektion (▶ 14), Pharmaka (z.B. Ergotamin), arterielle Embolie.

Therapie

> **Sofortmaßnahmen bei manifestem Kompartmentsyndrom**
> - Entfernen aller zirkulären Verbände, ggf. Fotodokumentation (u.U. juristische Konsequenzen!).
> - Flache Lagerung der Extremität, i.v. Zugang, Ringer-Laktat-Infusion.
> - Labor (▶ 3.15), Myoglobin, EKG, evtl. Rö-Thorax (▶ 3.5.30), Anästhesie und OP verständigen.
> - Patientenaufklärung (▶ 1.6): Spaltung aller betroffenen Faszien, Offenlassen der Wunde, ggf. weitere Eingriffe (Sekundärnaht, Hauttransplantation, plastische Deckung), ggf. Nekrosektomie, bleibende Funktionseinbußen durch Gefäß-/Nerven-/Muskelläsion, Nierenschaden durch Myoglobinämie.

Aufklärung des Pat. vordringlich: Mögliche Schäden bei konservativer, aber auch sofortiger operativer Therapie (Funktionsverluste können nach 4–6 h irreversibel sein!).
Drohendes Kompartmentsyndrom: Extremität nur leicht hoch lagern, alle zirkulären Verbände entfernen, vorsichtige lokale Kryotherapie. Klinischen Befund ständig kontrollieren und dokumentieren. Druckmessung stündlich wiederholen.
Manifestes Kompartmentsyndrom: Sofortige ausgedehnte Faszienspaltung im OP (Notfalleingriff) und offene Wundbehandlung. Abdominelles KS: Laparotomie und offene Abdominalbehandlung. Stationäre Aufnahme, OP-Vorbereitung ▶ 1.7.

Prognose
Bei rechtzeitiger Intervention Restitutio ad integrum, nach dem Eintritt irreversibler Gewebeschäden Kontrakturen, Muskelatrophien, Extremitätenverlust möglich.

15.3.10 Sudeck-Dystrophie

Definition
Wahrscheinlich neurovaskulär bedingte Weichteil- und Knochenerkrankung an peripheren Gliedmaßenabschnitten. Synonyme: Algodystrophie, sympathische Reflexdystrophie, Kausalgie.

Ätiologie

Ungeklärt. Mögliche Auslöser: Repositionsmanöver, OP an den Extremitäten, Erfrierungen, Gefäßerkrankungen, Herzinfarkt, Infektionen der Extremität, Injektionen, Langzeitmedikation (Thyreostatika, Tuberkulostatika, Barbiturate), neurologische Erkrankungen, Tumoren in Nervennähe, Verbrennungen, Verletzungen aller Art. Eine psychische Disposition wird diskutiert, Nachweise fehlen jedoch. Das Ausmaß der auslösenden Noxe lässt keine Prognose bezüglich der zu erwartenden Schwere der Erkrankung zu

Klinik und Diagnostik

 Im Kindesalter ist die Sudeck-Dystrophie extrem selten.

Tab. 15.5 Stadieneinteilung der Sudeck-Dystrophie

	Stadium 1 (hyperämische Phase)	Stadium 2 (ischämische Phase)	Stadium 3 (atrophische Phase)
Schmerz	Heftig, konstant (Ruhe und Bewegung), brennend, lokalisiert	Sehr heftig, konstant, brennend/pulsierend, ausgedehnt	Gering bis fehlend
Haut	Hyperämisch gerötet, ödematös, gespannt	Gefleckt, weniger ödematös, verstärkter Haarwuchs, brüchige Nägel	Zyanotisch, atrophisch, blass, glänzend
Temperatur	Erhöht	Erniedrigt	Erniedrigt
Schweißsekretion	Erhöht	Normal/erhöht	Erniedrigt
Funktion	Gering eingeschränkt	Deutlich eingeschränkt	Zunehmende Einsteifung, Muskelatrophie
Röntgenbild	Normal	Fleckige Entkalkung, Kortikalisauflockerung (bleistiftartige Umrandung)	Diffuse Entkalkung, „Glasknochen"

Therapie

- Stadium 1: Immobilisierung, vorsichtige aktive Bewegungsübungen, Eis, Lymphdrainage, Kalzitonin 100 IE/d s.c. für 3 Wochen (z.B. Karil®), Dihydroergotamin (Hydergin® 3 × 15 Tr.), Diazepam 1 × 5 mg/d (z.B. Valium®), Nervenblockaden durch Anästhesisten (Ganglion stellatum oder Plexus brachialis für obere Extremität, Lumbalplexus oder Epiduralraum für untere Extremität).
- Stadium 2: Aktive Bewegungsübungen, Eis, Hydrotherapie.

- Stadium 3: Aktive und passive Bewegungsübungen, Quengelschienen, Ergotherapie.
! In allen Stadien psychologisch einfühlsame Führung der Pat. (Vertrauen aufbauen, Ängste nehmen).

Prognose
Restitutio ad integrum im Stadium 1 wahrscheinlich, im Stadium 2 möglich, Dauerschaden im Stadium 3 sicher.

16 Obere Extremität

Richard Mährlein

16.1 Schultergürtel 492
16.1.1 Sternoklavikulargelenksprengung 493
16.1.2 Klavikulafraktur 494
16.1.3 Akromioklavikulargelenkverletzung 495
16.1.4 Skapulafraktur 497
16.2 Schulter und Oberarm 498
16.2.1 Schulterluxation 498
16.2.2 Rotatorenmanschettenläsion 501
16.2.3 Frozen shoulder 502
16.2.4 Tendinosis calcarea (Morbus Duplay) 504
16.2.5 Bizepssehnenruptur 504
16.2.6 Proximale Humerusfraktur 505
16.2.7 Humerusschaftfraktur 507
16.2.8 Distale Humerusfraktur 508
16.3 Ellenbogen und Unterarm 510
16.3.1 Differenzialdiagnostik 510
16.3.2 Ellenbogenluxation 510
16.3.3 Bursaverletzung, Bursitis 512
16.3.4 Olekranonfraktur 513
16.3.5 Radiusköpfchenfraktur 514
16.3.6 Unterarmschaftfraktur 515
16.3.7 Monteggiafraktur 516
16.3.8 Galeazzifraktur 518
16.3.9 Distale Radiusfraktur 519

16.4 Hand 523
16.4.1 Differenzialdiagnose 523
16.4.2 Luxationen des Handgelenks und der Handwurzel 524
16.4.3 Frakturen der Handwurzelknochen 525
16.4.4 Frakturen der Mittelhandknochen 526
16.4.5 Fingerfrakturen 528
16.4.6 Fingerluxationen 530
16.4.7 Traumatische Amputationen im Bereich der Hand 531
16.4.8 Beugesehnenverletzungen 532
16.4.9 Strecksehnenverletzungen 533
16.4.10 Tendovaginitis stenosans 535
16.4.11 Panaritium 536
16.4.12 Fibromatosis palmaris (M. Dupuytren) 539
16.5 Nervenkompressionssyndrome obere Extremität 540
16.5.1 Karpaltunnelsyndrom 540
16.5.2 Sulcus-ulnaris-Syndrom 541
16.5.3 Nervus-radialis-Kompression 541

16.1 Schultergürtel

Tab. 16.1 Symptome und Differenzialdiagnosen Schulter (auch ▶ 15)

Leitsymptom	Diagnostik	Differenzialdiagnose
Schwellung	Rö (▶ 3.5)	Skapulafraktur (▶ 16.1.4), proximale Humerusfraktur (▶ 16.2.6)
	Rö (▶ 3.5), Sonographie (▶ 3.8.6), Labor (▶ 3.15)	Hämatom, Infekt (▶ 14), Arthritis, Tumor
	Farbdoppler (▶ 3.8.10), Phlebographie (▶ 3.7.4)	Thrombose (▶ 22.5.4)
Schmerz	Rö (▶ 3.5)	Fraktur (▶ 15.3.1), Luxation (▶ 15.3.2), Arthrose, Tendinosis calcarea (▶ 16.2.4)
	Rö (▶ 3.5), Sonographie (▶ 3.8), Arthrographie	Rotatorenmanschettenläsion (▶ 16.2.2), frozen shoulder (▶ 16.2.3)
	Rö (▶ 3.5), Sonographie (▶ 3.8.6), Labor (▶ 3.15)	Arthritis, Infekt (▶ 14)
	Rö (▶ 3.5), neurologische Untersuchung	HWS-Läsion (▶ 19.5), Nervenkompressionssyndrome
	Rö-Thorax (▶ 3.5.30), EKG, Labor (▶ 3.15), Sonographie Abdomen (▶ 3.8.2)	Ausstrahlende Schmerzen (Herz, Lunge, Zwerchfell, Gallenblase)
Bewegungseinschränkung	Rö (▶ 3.5)	Schulterluxation (▶ 16.2.1), Arthrose
	Rö (▶ 3.5), Sonographie (▶ 3.8.6), Arthrographie	Rotatorenmanschettenläsion (▶ 16.2.2), frozen shoulder (▶ 16.2.3)
	Neurologische Untersuchung	Nervenläsion
	Rö (▶ 3.5), CT (▶ 3.10), Labor (▶ 3.15)	Tumor
Konturveränderung	Rö (▶ 3.5)	Klavikulafraktur (▶ 16.1.2), Akromioklavikulargelenkverletzung (▶ 16.1.3), Schulterluxation (▶ 16.2.1), proximale Humerusfraktur (▶ 16.2.6)
	Neurologische Untersuchung	Nervenläsion, Muskelatrophie

16.1.1 Sternoklavikulargelenksprengung

Definition
Sprengung der Verbindung zwischen Sternum und Klavikula (Kugelgelenk mit Discus articularis). Selten, bei Kindern extrem selten.

Ätiologie
Sturz auf ausgestreckten Arm oder Schulter, wobei die erste Rippe das sternale Klavikulaende aus seinem Lager hebelt. Luxation meist prästernal oder suprasternal, selten retrosternal.

Klinik
Schmerzen über Sternoklavikulargelenk bei Bewegung im Schultergürtel, im Seitenvergleich asymmetrische Gelenkkontur.

Diagnostik
- Körperliche Untersuchung (▶ 3.2): Schwellung, DS, Federn des sternalen Klavikulaendes? Mit der gesunden Seite vergleichen.
- Rö (▶ 3.5): Aufnahme beider Schlüsselbeine mit 45° nach kaudal gekippter Röhre, seitliche Aufnahme des Sternums zur Beurteilung retrosternaler Luxationen (Fehlstellung des sternalen Klavikulaendes), Beurteilung auch für Geübte schwierig.
- CT (▶ 3.10.6): Luxation verlässlich nachweisbar.

Differenzialdiagnose
Weit mediale Klavikulafraktur, habituelle Luxation (anlagebedingt, meist beidseits), Epiphysenlösung (bei Kindern), Tumoren, Tietze-Syndrom, rheumatische Erkr., Thoraxdeformitäten.

> Bei retrosternaler Luxation nach Verletzungen mediastinaler Organe fahnden (z.B. Gefäßverletzung, Hämatothorax, Trachealäsion, Rekurrensparese).

Konservative Therapie
Bei prästernaler oder suprasternaler Luxation.
- Intravenöser Zugang, Ringer-Laktat-Infusion, Labor (▶ 3.15), EKG, evtl. Rö-Thorax (▶ 3.5.30).
- Anästhesie verständigen (Stand-by oder Kurznarkose).
- Pat. aufklären über Therapie und mögliche Alternativverfahren (Reposition, mögliche Sekundärverletzungen an Knochen, Nerven, Gefäßen, mögliche Folgeschäden → Arthrose) und dies dokumentieren.
- Pat. auf stabilem Tisch lagern, Bildwandler bereitstellen, Rucksackverband (▶ 2.6.5) richten.
- Analgosedierung (▶ 2.12), z.B. Piritramid 7,5 mg langsam i.v. (Dipidolor®), evtl. zusätzlich Diazepam 5 mg i.v. (z.B. Valium®), anästhesiologisches Monitoring erforderlich.
- Reposition in Rückenlage und Allgemeinnarkose durch Zug am Arm nach außen/hinten (Sandsack oder Tuchrolle unter BWS legen) und gleichzeitigen Druck auf das sternale Klavikulaende.

- Rucksackverband anlegen (▶ 2.6.5), Röntgenkontrolle nach Reposition.
- Ambulante Weiterbehandlung, Schmerzmittel (▶ 2.12) mitgeben (z.B. Voltaren®), Information des Hausarztes.

Operative Therapie
Bei retrosternaler Luxation. Prästernale oder suprasternale Luxation nur bei jüngeren Pat., falls Retention nicht möglich (Pat. stationär aufnehmen, OP am nächsten Werktag). Gurtung des Sternoklavikulargelenks mit resorbierbarer Kordel.

Nachbehandlung
Postoperativ Gilchristverband (▶ 2.6.5) anlegen, Kontrolle von DMS und Rö-Thorax (z.B. Pneumothorax). Bei Schmerzen Analgetika (▶ 2.12). KG (▶ 1.3.4) obligatorisch, für 6 Wo. Arm nicht über Horizontale heben. Bei konservativer Behandlung Rucksackverband (▶ 2.6.5) für 4–6 Wo., CT-Kontrolle nach Reposition und evtl. zum Abschluss der Behandlung.

Prognose
Verbleibende Subluxation häufig, funktionelles Ergebnis dennoch meist gut. AU 6–10 Wo.

16.1.2 Klavikulafraktur

Ätiologie
Häufige Fraktur. Sturz auf ausgestreckten Arm, direktes Trauma. Fraktur durch Muskelzug (Wurfverletzung) möglich, aber sehr selten. Geburtstrauma möglich.

Klinik
Kräftige Bandverbindungen von der Klavikula zum Sternum, zum Akromion und Processus coracoideus. M. deltoideus zieht bei Frakturen distales Fragment nach kaudal, M. sternocleidomastoideus proximales Fragment nach kranial.
Schwellung, Fehlstellung (Hochstand des proximalen Fragments), sicht- und tastbare Stufenbildung, Druck- und Bewegungsschmerz.

Diagnostik
- Klinische Untersuchung (▶ 3.2): Z.B. Schwellung, Stufe, Hämatom, Krepitation. **Cave:** Auf Begleitverletzungen achten (z.B. Gefäße, Plexus brachialis, Pleura).
- Rö (▶ 3.5.15): Klavikula in 2 Ebenen, a.p. und tangential (Röhre 45° nach kaudal gekippt): Frakturverlauf (z.B. laterales oder mediales Ende, Klavikulamitte, Dislokation, Luxation).

Konservative Therapie
Bei gering verschobenen Frakturen ohne Durchspießungsgefahr, Gelenkbeteiligung oder Begleitverletzungen (über 90 % der Fälle).
- Rucksackverband (▶ 2.6.5) für 2–3 Wo. bei Kindern und 4 Wo. bei Erwachsenen.
- Röntgenkontrolle nach Reposition und Anlage des Rucksackverbands.
- Ambulante Behandlung möglich. Aufklärung des Pat. über Pseudarthrose, Folgeschäden (evtl. verbleibende Deformation im Frakturbereich → kosmetisches Problem!) und dies dokumentieren. Information des weiterbehandeln-

den Arztes, Röntgenkontrolle nach 1 Wo. und nach Ausheilung. Geburtstraumatische Frakturen bei Neugeborenen bedürfen keiner Therapie.

Operative Therapie
Bei Durchspießung, Nerven-, Gefäß-, Pleuraverletzung (Sofort-OP); Durchspießungsgefahr (OP am nächsten Tag); starker Dislokation mit Distanz zwischen den Fragmenten > 2 cm (OP innerhalb einer Woche); AC-Gelenkbeteiligung (bei weit lateralen Klavikulafrakturen), Pseudarthrose.
- Im mittleren Schaftbereich Markraumschienung (TEN®), Plattenosteosynthese, lateral gelenküberschreitende Platte oder Hakenplatte.
- Bei Sofort-OP stationäre Aufnahme, OP-Vorbereitung (▶ 1.7), Aufklärung (▶ 1.6); elektive OP ambulant möglich (▶ 1.7.1).

Nachbehandlung
- Bei konservativer Behandlung Rucksackverband in der 1. Wo. täglich kontrollieren, evtl. nachspannen (DMS prüfen). Rö-Kontrolle nach 1, 2 und 4 Wo., krankengymnastische Behandlung nur ausnahmsweise bei älteren Pat. erforderlich. Genaue Information für weiterbehandelnden Arzt mitgeben.
- Postoperativ DMS kontrollieren, Rö-Kontrolle: Repositionsergebnis und Lage der Implantate. Bei Schmerzen Analgetika (▶ 2.12), Gilchristverband (▶ 2.6.5) für 1 Wo., frühfunktionelle Behandlung, KG (▶ 1.3.5) bei liegenden Implantaten bis max. 90° Abduktion, Rö-Kontrolle nach 3 und 6 Wo.

Prognose
In über 90 % Restitutio ad integrum. Bei stark dislozierten Frakturen Pseudarthrose möglich (OP-Ind.). AU 5–10 Wo.

16.1.3 Akromioklavikulargelenkverletzung

Ätiologie
Sturz auf die Schulter, direkter Schlag auf die Schulter.
Bei Erwachsenen häufige Verletzung, bei Kindern praktisch nicht vorkommend.

Klinik
Zum AC-Gelenk gehören zwei kräftige Bandverbindungen, das akromioklavikuläre Band (Reißfestigkeit 400 N) und das zweizügelige korakoklavikuläre Band (Reißfestigkeit 800 N).
Schwellung, DS, Hämatomverfärbung über dem Akromioklavikulargelenk.

Diagnostik
- Untersuchung (▶ 3.2): Schwellung, Hochstand und Federn des lateralen Klavikulaendes (Klaviertastenphänomen) bei Tossy 2 und 3 sowie Rockwood 5, mit der gesunden Gegenseite vergleichen.
- Rö (▶ 3.5.15): Klavikulafraktur klinisch oder radiologisch (Klavikula in 2 Ebenen) ausschließen, danach Belastungsaufnahme beider Schultereckgelenke a.p. möglichst auf einer Platte (bei hängenden Armen jeweils 10–15 kg an den Handgelenken mit Schlaufe befestigen. **Cave:** Beim aktiven Halten der Gewichte kann die Anspannung der Schultermuskulatur das Ergebnis verfälschen).

16 Obere Extremität

> **Klassifikation der Akromioklavikulargelenkluxation nach Tossy oder Rockwood**
> - **Tossy 1 (= Rockwood 1):** Teilruptur des akromioklavikulären Bands, korakoklavikulärer Bandapparat stabil. Rö-Belastungsaufnahme zeigt Stufe von weniger als halber Schaftbreite der Klavikula.
> - **Tossy 2 (= Rockwood 2):** Ruptur des akromioklavikulären Bands, Teilruptur des korakoklavikulären Bandapparates. Rö-Belastungsaufnahme zeigt Stufe von weniger als ganzer Schaftbreite der Klavikula.
> - **Tossy 3 (= Rockwood 3):** Rupturen aller Bandverbindungen. Rö-Belastungsaufnahme zeigt Stufe von ganzer Schaftbreite der Klavikula oder mehr.
> - **Rockwood 4:** Rupturen aller Bandverbindungen, Klavikula hinter Akromion verhakt.
> - **Rockwood 5:** Rupturen aller Bandverbindungen, Klavikula zusätzlich aus ihrem Periostschlauch ausgerissen und massiv nach kranial disloziert.
> - **Rockwood 6:** Rupturen aller Bandverbindungen, Klavikula unter Korakoid verhakt.
>
> Als Sonderform können die Verletzungen Typ 3–5 statt mit einer Ruptur des korakoklavikulären Bandapparats mit einer Fraktur des Korakoids einhergehen.

Differenzialdiagnose
Arthrose des Akromioklavikulargelenks, laterale Klavikulafraktur, laterale Klavikulapseudarthrose, Gicht, Distorsion.

Therapie

> **Sofortmaßnahmen**
> Pat. über geplante und alternative Behandlungsmöglichkeiten (operativ, konservativ) aufklären, mögliche Folgeschäden besprechen, Aufklärung dokumentieren. Gilchristverband (▶ 2.6.5) anlegen, falls OP-Indikation. Termin für Versorgung innerhalb einer Woche festlegen, ggf. präoperative Vorbereitung einleiten bzw. den weiterbehandelnden Arzt informieren.

- **Konservativ:** Bei Tossy 1 und 2, bei wenig aktiven Pat. auch Tossi 3. Behandlung ambulant möglich. Gilchristverband (▶ 2.6.5) anlegen, ggf. Schmerzmittel mitgeben (z.B. Voltaren®).
- **Operativ:** Bei allen anderen Verletzungstypen (Tossy 3 nur bei sehr aktiven Pat.) stationäre Aufnahme und OP innerhalb einer Woche. Temporäre Fixierung des Gelenks mit Hakenplatte, Schraube oder resorbierbarer Kordel.
- **Nachbehandlung:** Postoperativ Röntgenkontrolle (Repositionsergebnis, Lage der Implantate?). Bei Schmerzen Analgetika (▶ 2.12.). Gilchristverband (▶ 2.6.5) für 1–3 Wo. KG obligatorisch (auch aus dem Gilchristverband heraus). Heben des Arms über 90° erst nach Metallentfernung (üblicherweise nach 6 Wo. bis 3 Mon.). Bei konservativer Behandlung Ruhigstellung je nach Schmerzhaftigkeit für maximal eine Wo., danach funktionelle Behandlung. KG (▶ 1.3.4), falls Beweglichkeit nach 3 Wo. noch eingeschränkt.

Prognose
Auch nach operativer Therapie häufig verbleibende Subluxation oder geringgradige Instabilität. Sehr häufig Verkalkungen der korakoklavikulären Bänder. Den-

noch in über 90 % Beschwerdefreiheit. AU bei kons. Behandlung 2–4 Wo., nach OP bis zu 3 Mon. Als Spätfolge Arthrose des Akromioklavikulargelenks möglich (Pat. aufklären!). Die Vorteile der OP bei Tossy 3 sind umstritten.

16.1.4 Skapulafraktur

Anatomie
Das Schulterblatt ist großflächig von Muskulatur bedeckt. Der Skapulahals trägt das Glenohumeralgelenk. Frakturen kommen in jedem Lebensalter vor, häufig im Rahmen von schweren Mehrfachverletzungen.

Ätiologie
Kräftige direkte Gewalteinwirkung. Verletzungen von Glenoid und Skapulahals auch bei Sturz auf den Arm.

Klinik
Bewegungsschmerz, DS über der Skapula bzw. dem Schultergelenk.

Diagnostik
- Körperliche Untersuchung (▶ 3.2): Z.B. Schulterkonturen verstrichen, Schwellung, Hämatomverfärbung, Krepitation.
- Rö (▶ 3.5.13): Schulter in 3 Ebenen (a.p., axillär-axial, transskapulär, Y-Aufnahme der Skapula): Fraktur, Dislokation, Glenoidbeteiligung.
- CT (▶ 3.10.6): Bei unklarem Röntgenbefund veranlassen.

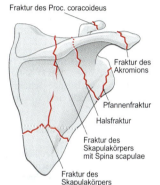

Abb. 16.1 Skapulafrakturen [A300–106]

In über 90 % der Fälle liegen Begleitverletzungen vor: Rippenfrakturen, Thoraxverletzung, Schulterluxation (▶ 16.2.1), Klavikulafraktur (▶ 16.1.2), Läsion des Plexus brachialis, N. axillaris, N. suprascapularis, Gefäßläsion (▶ 22.6).

Klassifikation der Skapulafrakturen nach Ada und Miller
- **Typ 1:** Fortsatzfrakturen.
  - 1A Akromionfraktur.
  - 1B Frakturen von Akromionbasis und Spina scapulae.
  - 1C Korakoidfraktur.
- **Typ 2:** Halsfrakturen.
  - 2A Halsfraktur lateral von Akromionbasis und Spina.
  - 2B Halsfraktur unter Einbeziehung von Akromionbasis oder Spina.
  - 2C Transverse Halsfraktur.
- **Typ 3:** Intraartikuläre Fraktur (Glenoid).
- **Typ 4:** Frakturen des Korpus.

16 Obere Extremität

> **Sofortmaßnahmen**
> Bei begleitender Schulterluxation, Nerven- oder Gefäßverletzung stationäre Aufnahme und sofortige OP, ansonsten zunächst Gilchristverband anlegen und definitives Behandlungsregime sekundär nach vollständiger Diagnostik festlegen. Pat. über geplante und alternative Behandlungsmöglichkeiten (konservativ, operativ) bzw. mögliche Folgeschäden informieren. Pat. kann vorerst ambulant bleiben.

Konservative Therapie
Bei nicht dislozierten Fortsatzfrakturen (Typ 1), stabil eingestauchten Halsfrakturen (Typ 2) und Korpusfrakturen (Typ 4). Gilchristverband (▶ 2.6.5) anlegen, Röntgenkontrolle, ggf. Schmerzmittel mitgeben (▶ 2.12). Ambulante Behandlung möglich, Information des weiterbehandelnden Arztes.

Operative Therapie
Bei dislozierten Fortsatzfrakturen (Typ 1), instabilen Halsfrakturen (Typ 2), intraartikulären Frakturen (Typ 3). Sofortige stationäre Aufnahme, OP-Vorbereitung (▶ 1.7), OP bei gleichzeitiger Schulterluxation bzw. Nerven- oder Gefäßverletzung sofort, sonst innerhalb einer Woche. Platten- oder Schraubenosteosynthese.

Nachbehandlung
- Bei konservativer Behandlung Ruhigstellung bis zu 2 Wo., obligatorisch gefolgt von KG (▶ 1.3.4).
- Postoperativ DMS kontrollieren, Röntgenkontrolle (Repositionsergebnis, Lage der Implantate). Bei Schmerzen Analgetika (▶ 12.2). Ruhigstellung in Abduktionsschiene oder Gilchristverband (▶ 2.6.5) je nach erreichter Stabilität 2–4 Wo. Frühzeitig KG (▶ 1.3.4).

Prognose
Bei einfachen Korpusfrakturen, Fortsatzfrakturen und unverschobene Halsfrakturen meist Restitutio ad integrum, AU 3–6 Wo. Bei Trümmerfrakturen, verschobenen Halsfrakturen und intraartikulären Frakturen häufig Bewegungseinschränkung und/oder Impingement, AU 8–12 Wo. Sekundärarthrose bei intraartikulären Frakturen (Pat. darauf hinweisen!).

16.2 Schulter und Oberarm

16.2.1 Schulterluxation

Anatomie
Stabilisierung des Glenohumeralgelenks erfolgt weitgehend muskulär. Vorhandene Bänder sind eher schwach, die Pfanne ist klein und wenig formschlüssig, wird von einem zirkulären Labrum funktionell verbreitert. Die Anteversion der Pfanne begünstigt vordere Luxationen (97 %); hintere Luxationen (2 %) und axilläre Luxationen (1 %) sind selten. Als Sonderform Luxatio axillaris erecta.

16.2 Schulter und Oberarm

Ätiologie
Sturz auf ausgestreckten Arm oder Schulter, forcierte Rotation, Krampfanfall, Unfall durch elektrischen Strom (traumatische Luxation), rezidivierende Luxation nach adäquatem Trauma, Luxation nach Bagatelltrauma (habituelle Luxation), willkürliche Luxation (wird vom Pat. vorgeführt).

Klinik
Federnde schmerzhafte Fixation des Gelenks.

Diagnostik
- Körperliche Untersuchung (▶ 3.3.3): Leere Gelenkpfanne tast- und sichtbar (Epaulettenzeichen), Deformität des Gelenks. Pat. hält den verletzten Arm mit der gesunden Hand. Neurologie und Pulsstatus vor Reposition prüfen und dokumentieren. Bei chron. Schulterinstabilität positive Schubladentests.
- Rö (▶ 3.5.13): Schultergelenk in drei Ebenen (tangential-glenoidal, axillär-axial, transskapulär): Luxationsrichtung (vorne, hinten, axillär), Aufhellungslinien (Fraktur), Pfannenrandfraktur (Bankartläsion), Humeruskopfimpression (Hill-Sachs-Defekt), Trough-line bei hinterer Luxation. **Cave:** Unbedingt vor Reposition Rö, sonst später Nachweis einer schon unfallbedingt bestehenden Fraktur nicht mehr möglich!

Therapie
Jede Schulterluxation muss schnellstens reponiert werden.

> **❗ Sofortmaßnahmen**
> - I.v. Zugang, Ringer-Laktat-Infusion.
> - Labor (▶ 3.15), EKG, evtl. Rö-Thorax, Anästhesie verständigen (Stand-by oder Kurznarkose).
> - Pat. aufklären (Reposition, mögliche Sekundärverletzungen an Knochen, Nerven, Gefäßen, mögliche offene Reposition bei Repositionshindernis, Folgeschäden; Luxationsrezidive).
> - Pat. auf stabilem Tisch lagern, Strahlenschutz, Bildwandler bereitstellen und Zentralstrahl a.p. auf das Gelenk zentrieren (Schultergelenk in Bildmitte).
> - Gilchristverband (▶ 2.6.5) richten.
> - Analgosedierung (▶ 2.3), z.B. Piritramid 7,5 mg langsam i.v. (Dipidolor®), evtl. zusätzlich Diazepam 5 mg i.v. (z.B. Valium®), anästhesiologisches Monitoring erforderlich.
> - Reposition (s.u.) durchführen, Gilchristverband (▶ 2.6.5) anlegen, Röntgenkontrolle in 2 Ebenen veranlassen.

Konservative Therapie
Alle frischen Luxationen, ambulante Behandlung in der Regel möglich (stationäre Aufnahme nur bei Hilflosigkeit und unklarer häuslicher Versorgung).
- **Hippokrates:** Pat. in Rückenlage, Zug am gestreckten Arm in 40°-Abduktion. Als Hypomochlion dient die Ferse des Arztes in der Axilla des Pat. oder eine von einer Hilfsperson als Gegenzug gehaltene Schlinge (gerolltes Bettlaken) durch die Axilla über die gegenseitige Schulter (▶ Abb. 16.2). Bei älteren Pat. mit sklerotischen Gefäßen ist bei der Schlingenvariante die Gefahr einer Gefäßläsion geringer.

- **Arlt:** Sitzender Pat. lässt Arm über (gepolsterte) Stuhllehne hängen, Ellenbogen ist 90° gebeugt. Zug am Arm in 40°-Abduktion (▶ Abb. 16.2). Für narkotisierte Pat. weniger geeignet.
- **Stimson:** Pat. in Bauchlage, Arm hängt der Schwerkraft entsprechend in 90°-Flexion. Zug nach unten bei gebeugtem Ellenbogen (▶ Abb. 16.2). Schonende Methode, Nachteil ist die Bauchlage. Vorsicht bei der Umlagerung nach Abschluss der Reposition: Relaxationsgefahr.

> Falls Reposition misslingt, besteht V.a. ein Repositionshindernis (Weichteilinterposition, Knochenfragment in der Pfanne) oder veraltete Luxation. Dann zunächst CT und evtl. offene Reposition.

Operative Therapie
Bei Repositionshindernis (sofortige stationäre Aufnahme), OP-Vorbereitung (▶ 1.7.6) und OP, rezid. Luxationen (stationäre Aufnahme und elektive OP oder ambulante Weiterbehandlung und Information des weiterbehandelnden Arztes mit OP-Empfehlung zum elektiven Zeitpunkt).
Beseitigung des Repositionshindernisses; OP nach Bankart, Neer oder arthroskopische Verfahren für rezidivierende Luxationen.

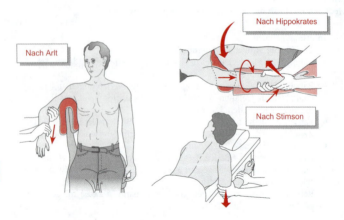

Abb. 16.2 Repositionsmanöver bei Schulterluxation [A300–106]

Nachbehandlung
Nach jeder Reposition unbedingt DMS prüfen und dokumentieren, Erfolg der Reposition mit Röntgenbildern dokumentieren (tangential-glenoidal und transskapulär). Arthro-CT oder MRT nach Reposition zur Aufdeckung von Pfannenrandverletzungen, Limbusablösungen, Kopfimpressionsfrakturen, Dysplasien obligatorisch bis zum 40. Lj. Bei älteren Pat. fakultativ, falls klinischer Verdacht auf therapierelevante Begleitverletzung. Sonographie bei V.a. Rotatorenmanschettenläsion oder Bizepssehnenluxation.

Bis zum 40. Lj. bei traumatischer Luxation oder Reluxation Gilchristverband (▶ 2.6.5) für 2–3 Wo. Über dem 40. Lj. und bei habitueller Luxation Gilchristverband bis zur Schmerzfreiheit, maximal eine Woche.

KG (▶ 1.3.4) obligatorisch bei traumatischer Luxation oder Reluxation in jedem Alter. Bei habitueller Luxation kann krankengymnastische Muskelkräftigung die Rezidivrate senken.

Limbusablösung und Pfannenrandfraktur müssen zumindest beim jüngeren Pat. operativ (offen oder arthroskopisch) refixiert werden. Therapie von Rotatorenmanschettenrupturen (▶ 16.2.2). Abrissfrakturen des Tuberculum majus reponieren sich meist stufenlos. Die (perkutane) Schraubenosteosynthese ermöglicht eine frühfunktionelle Behandlung.

Prognose
Nach traumatischer Luxation verbleibende Instabilität mit habituellen Luxationen in über 50 % bis zum 20. Lj., 30 % bis zum 30. Lj., bei älteren Pat. selten. AU 2–6 Wo. nach traumatischer Luxation, kürzer nach habitueller Luxation.

16.2.2 Rotatorenmanschettenläsion

Anatomie
Als Muskelsehnenplatte (M. subscapularis, M. supraspinatus, M. infraspinatus, M. teres minor) umgreift die Rotatorenmanschette den Humeruskopf wie eine Kappe. Hauptaufgabe neben der Rotation ist die Zentrierung des Kopfs in der Pfanne.

Ätiologie
Zu 95 % degenerativ bedingt, Auftreten meist jenseits des 40. Lj. Echte traumatische Rupturen (5 %) sind meist Begleitverletzung (Schulterluxation, proximale Humerusfraktur). Ursache für die Degeneration der Rotatorenmanschette ist das subakromiale Impingement (wörtlich: Einklemmung), bei dem eine Verringerung des Platzangebots im Subakromialraum zu einer Störung der Ernährung und des Gleitvorgangs der Rotatorenmanschette führt.

Ursachen für ein Impingement
Einengung des „supraspinatus outlet" durch knöcherne Veränderungen am Akromion, Bursitis subacromialis oder Arthrose, in Fehlstellung verheilte Fraktur des Tuberculum majus, Riss der langen Bizepssehne, chron. Subluxation des Akromioklavikulargelenks, Trapeziuslähmung, Erb-Lähmung.

Klinik
Schmerzhafte Bewegungseinschränkung, vor allem bei Abduktion und Elevation.

Diagnostik
- Körperliche Untersuchung: Z.B. tastbare Krepitation ventral oder lateral des Akromions bei passiver Rotation.
  - Schmerzhafter Bogen (painful arc) bei Abduktion des Arms zwischen 70° und 120°, darüber hinaus schmerzfrei.
  - Impingementtest (nach Neer): Schmerz bei passiver Elevation des Arms unter Fixation der Skapula durch den Untersucher. Schmerz verschwindet nach Injektion von 10 ml Lidocain in den Subakromialraum.

- Null-Grad-Abduktionstest: Schmerz bei Abduktion des angelegten Arms gegen Widerstand.
- Supraspinatustest: Arm 90° abduziert, 30° nach vorne geführt, innenrotiert (Daumen zeigt zum Boden). Schmerz und Halteschwäche bei Supraspinatusläsion.
- Kraftloses Herabfallen des Arms: „Drop-arm-sign".
- Rö (▶ 3.5.13): Schulter in 2 Ebenen, Supraspinatus-outlet-Aufnahme, Impingementserie: Humeruskopfhochstand, Subluxation des Humeruskopfs, Verkalkungen.
- Sonographie (▶ 3.8.6): Verschmälerung, Kalibersprung, Defekt und Ödem der Manschette, Bursaverdickung, (Beurteilung manchmal schwierig). MRT (▶ 3.11): Defekt, Ödem.

Stadien des Impingements (nach Neer)
- **Stadium 1:** Ödem und Einblutung, typisches Alter < 25 J.
- **Stadium 2:** Fibrose und Tendinitis, typisches Alter 25–45 J.
- **Stadium 3:** Knochenspornbildung und Manschettendefekt, typisches Alter > 40 J.

Konservative Therapie
Alle Stadien nach Diagnosestellung, ambulante Behandlung möglich. Pat. über geplante Therapie, alternative Behandlungsmethoden und Prognose informieren und dies dokumentieren.
- Stadium 1: Schonung, Antiphlogistika (▶ 2.12), z.B. Diclofenac 2 × 50 mg p.o. (z.B. Voltaren®), KG (▶ 1.3.4).
- Stadium 2 und 3: Antiphlogistika (▶ 2.12.), z.B. Diclofenac 2 × 50 mg p.o. (z.B. Voltaren®), KG (▶ 1.3.4), Kälteanwendung. Bei Persistenz OP (s.u.).

Operative Therapie
Nach mindestens dreimonatiger erfolgloser konservativer Therapie, ambulante elektive OP.
- Stadium 2: Bursektomie und Akromioplastik offen oder arthroskopisch.
- Stadium 3: Zusätzlich Verschluss des Defektes.

Nachbehandlung
Postoperativ DMS kontrollieren und dokumentieren. Bei Schmerzen Analgetika (▶ 2.12). Gilchristverband oder Abduktionskissen für 2–3 Wo., KG für 4 Wo. mit passiven Übungen, danach auch aktiv gegen Widerstand (▶ 1.3.4).

Prognose
Stadium 1 voll reversibel. Im Stadium 2 und 3 auch bei adäquater Therapie nur in 75 % Beschwerdefreiheit erreichbar. Lange Rehabilitationsdauer. AU nach OP 8–12 Wo.

16.2.3 Frozen shoulder

Definition
Fibröse Gelenksteife im Glenohumeralgelenk mit Kapselschrumpfung. Erkrankungsalter 40–60 J. Verhältnis Frauen/Männer 3 : 1.

Ätiologie
Ungeklärt, 70 % primäre Form nach Schonung des Arms, 30 % sekundäre Form nach Trauma (meist Bagatelltrauma). Häufiges Zusammentreffen (jeweils 10 %) mit Dupuytren-Kontraktur, Diabetes mellitus, Hyperparathyreoidismus.

Klinik
- Phase 1 („freezing-phase"): Bewegungsschmerz unterschiedlicher Lokalisation, nächtlicher Ruheschmerz. Zunehmende aktive und passive Bewegungseinschränkung.
- Phase 2 („frozen-phase"): Ruheschmerz verschwindet, Bewegungseinschränkung nimmt zu. Muskelatrophie.
- Phase 3 („thawing-phase"): Teilweise oder vollständige Rückkehr der Schulterbeweglichkeit.

Diagnostik
- Körperliche Untersuchung (▶ 3.3): Schmerzhafte Bewegungseinschränkung im Glenohumeralgelenk. Bei passiver Abduktion des Arms bewegt sich das Schulterblatt frühzeitig mit.
- Rö (▶ 3.5.13): Schulter in 2 Ebenen zum Ausschluss anderer Ursachen. Normalbefund bei frozen shoulder.
- Sonographie (▶ 3.8.6): Gelenkerguss, Kapselverdickung, Veränderungen der Rotatorenmanschette.
- Arthrographie: Verringerung des Kapselvolumens auf 5–15 ml (normal 20–35 ml) ist beweisend.

Differenzialdiagnosen
Omarthrose, Rotatorenmanschettenläsion, Tendinitis calcarea, Impingementsyndrom.

Konservative Therapie
Pat. ambulant behandeln, über geplante Therapie, langen Krankheitsverlauf (bis 2 J.) und ggf. alternative Behandlungsmöglichkeiten aufklären. Narkosemobilisation ambulant.
- Phase 1: KG (▶ 1.3.4) mit aktiven Bewegungsübungen, Kryotherapie, Analgetika (▶ 2.12), z.B. Tramadol 3 × 50 mg/d p.o. (z.B. Tramal®), Antiphlogistika (▶ 2.12), z.B. Diclofenac 2 × 50 mg p.o. (z.B. Voltaren®).
- Phase 2: KG (▶ 1.3.4) mit aktiven und passiven Bewegungsübungen, Stretching, Kryotherapie, CPM. Bei persistierender erheblicher Bewegungseinschränkung trotz mehrmonatiger Therapie Narkosemobilisation erwägen.
- Phase 3: KG (▶ 1.3.4) mit aktiven und passiven Bewegungsübungen, zusätzlich Muskelkräftigung.

Prognose
Prinzipiell selbstheilend. Die Therapie soll den bis zu zweijährigen Krankheitsverlauf abkürzen und eine möglichst vollständige Rehabilitation gewährleisten.

16.2.4 Tendinosis calcarea (Morbus Duplay)

Definition
Ansatznahe Kalkdepots in den Sehnen der Rotatorenmanschette, meist jenseits des 40. Lj. Ursache ungeklärt (evtl. ständige Traumata mit Mikrorupturen und regenerativen Verkalkungen).

Klinik
Schulterschmerz mit symptomfreien Intervallen.

Diagnostik
- Körperliche Untersuchung (▶ 3.3): DS am Tuberculum majus, „schmerzhafter Bogen" bei Innenrotation? Symptome ähnlich wie Rotatorenmanschettenläsion (▶ 16.2.2).
- Rö (▶ 3.5.13): Schulter in 2 Ebenen (weiche Belichtung), z.B. mit Weichteilverkalkungen.
- Sonographie (▶ 3.8.6): Kalkdepots, Rotatorenmanschettenläsion.

Konservative Therapie
Symptomatische Tendinosis calcarea, zunächst immer konservativ ambulant. Aufklärung des Pat. über geplante und ggf. alternative Therapiemöglichkeiten und dies dokumentieren. Antiphlogistika (▶ 2.12), z.B. Diclofenac 2 × 50 mg p.o. (z.B. Voltaren®), Kryotherapie, Ultraschallbehandlung, Stromtherapie. Infiltration des Subakromialraums mit Lokalanästhetikum und Kortikosteroid (z.B. Volon A 40® 1 ml plus Carbostesin® 0,5 % 4 ml), dabei Versuch der Kalkaspiration. Behandlungsversuch mit Lithotripsie möglich.

Operative Therapie
Bei Therapieresistenz elektive ambulante OP, Information des weiterbehandelnden Arztes. Operative Entfernung des Kalkdepots arthroskopisch oder offen.

Prognose
Meist Restitutio ad integrum. AU 3–6 Wo.

16.2.5 Bizepssehnenruptur

Anatomie
Der M. biceps ist der wichtigste Beuger und stärkste Supinator im Ellenbogengelenk. Proximal zieht die lange Sehne durch den Sulcus bicipitalis, umschlingt den Humeruskopf und setzt kranial am Glenoid an. Die kurze Sehne zieht zum Korakoid. Die gemeinsame distale Sehne inseriert an der Tuberositas radii. 96 % der Rupturen betreffen die lange Sehne, 3 % die distale Sehne. Rupturen der kurzen Sehne sind sehr selten. Häufigkeitsgipfel > 50. Lj. für die lange, 30.–50. Lj. für die distale Bizepssehne.

Ätiologie
Verschleiß der langen Bizepssehne im Sulcus bicipitalis und durch subakromiales Impingement (▶ 16.2.2). Riss dann oft bei alltäglichen Belastungen. Riss der distalen Bizepssehne meist traumatisch bedingt (ruckartige Gewalteinwirkung bei maximal kontrahiertem Muskel), Degeneration selten.

Klinik
Kraftminderung, evtl. Hämatom, meist wenig Schmerzen.

Diagnostik
- Untersuchung (▶ 3.3): Muskelbauch nach distal (lange Bizepssehne) oder proximal (distale Bizepssehne) disloziert, Kraftminderung für Beugung und Supination des Ellenbogens. Sehne nicht tastbar (distale Ruptur)? Immer mit der Gegenseite vergleichen.
- Rö (▶ 3.5.13): Bei distaler Ruptur Ellenbogen in 2 Ebenen (knöcherner Ausriss). Bei proximaler Ruptur nicht erforderlich.
- Sonographie (▶ 3.8.6): Leerer Sulcus bicipitalis, Kontinuitätsunterbrechung der Sehne.
- MRT in Zweifelsfällen (▶ 3.11).

Konservative Therapie
Bei Ruptur der langen Bizepssehne bei inaktiven Pat. > 60. Lj. Ambulante Therapie möglich. Aufklärung des Pat. über geplante Therapie, mögliche alternative Behandlungsmöglichkeiten (operativ), mögliche bleibende Funktionsausfälle. Einige Tage Schonung, Gilchristverband (▶ 2.6.5) für max. eine Wo. KG nicht erforderlich. Information des weiterbehandelnden Arztes.

Operative Therapie
Bei Ruptur der langen Bizepssehne bei aktiven Pat. < 60. Lj. und alle Rupturen der distalen Sehne wegen erheblichem Funktionsverlust. Bei aktiven Pat. > 60. Lj. ist die Ruptur der langen Bizepssehne eine relative Indikation.
- Ausführliche Beratung des Pat. (sowohl bei operativer als auch konservativer Therapie Funktionseinbußen möglich) und dies dokumentieren, individuelle Entscheidung treffen.
- OP nicht dringlich, kann noch nach bis zu 2 Wo. durchgeführt werden, Pat. bleibt so lange ambulant. Information des weiterbehandelnden Arztes.
- Lange Bizepssehne: Versenkung des geknoteten Sehnenendes in ein Kortikalisloch oder Fixation an der kurzen Bizepssehne. Distale Bizepssehne: Refixation an der Tuberositas radii.

Nachbehandlung
Postoperativ DMS kontrollieren und dokumentieren. Bei Schmerzen Analgetika (▶ 2.12). Gilchristverband (▶ 2.6.5) für 3–4 Wo., KG (▶ 1.3.4) von Beginn an einleiten, da Gefahr der Schultersteife besteht (Pat. darüber aufklären!).

Prognose
Funktionell meist Restitutio ad integrum. Nach OP der langen Bizepssehne verbleibt häufig eine mäßige Distalisierung des Muskelbauchs, die aber nur kosmetisch stört. AU 6–10 Wo.

16.2.6 Proximale Humerusfraktur

Anatomie
Typische Verletzung des älteren Menschen (Osteoporose), aber in jedem Lebensalter vorkommend. Bei Kindern meist als Epiphysenlösung mit metaphysärem Fragment (▶ 21.2.1).

Ätiologie
Sturz auf ausgestreckten Arm oder Ellenbogen, seltener direktes Trauma.

Einteilung
AO-Klassifikation (▶ 24.1.1), Klassifikation nach Neer.

> **Klassifikation proximaler Humerusfrakturen nach Neer**
> - **Typ 1:** Alle Frakturen mit weniger als 1 cm Dislokation und weniger als 45°-Fragmentkippung.
> - **Typ 2:** Fraktur im Collum anatomicum.
> - **Typ 3:** Fraktur im Collum chirurgicum.
> - **Typ 4:** Fraktur des Tuberculum majus.
>   - 4a: Alleine.
>   - 4b: Mit Fraktur im Collum anatomicum.
>   - 4c: Mit Fraktur im Collum anatomicum und des Tuberculum minus (identisch mit 5c).
> - **Typ 5:** Fraktur des Tuberculum minus.
>   - 5a: Alleine.
>   - 5b: Mit Fraktur im Collum anatomicum.
>   - 5c: Mit Fraktur im Collum anatomicum und des Tuberculum majus (identisch mit 4c).
> - **Typ 6:** Luxationsfrakturen.

Klinik
Schmerz, Bewegungseinschränkung, Hämatom.

Diagnostik
- Untersuchung (▶ 3.3): Schmerzhafte Bewegungseinschränkung, Verstreichen der Schulterkontur, DS. Überprüfung Sensibilität und Motorik (Nervenläsion?), Pulse tasten (Gefäßläsion).
- Rö (▶ 3.5.13): Schulter in 2 Ebenen (a.p., transthorakal). Frakturverlauf, Fragmentkippung, Luxation des Kopfes.
- CT (▶ 3.10.6) zur OP-Planung bei komplexen Frakturen.

> **! Sofortmaßnahmen**
> - Pat. aufklären über mögliche Therapie und alternative Behandlungsmöglichkeiten (konservativ, operativ) und dies dokumentieren.
> - Unter Bildwandler Stabilität prüfen (fakultativ).
>   - Humeruskopf bewegt sich bei geführten Oberarmbewegungen mit → Fraktur eingestaucht, stabil (→ eher konservatives Vorgehen).
>   - Humeruskopf bewegt sich nicht mit → Fraktur disloziert, abgekippt (→ eher operatives Vorgehen).
> - Zunächst Ruhigstellung (Gilchristverband ▶ 2.6.5), Schmerzmittel (▶ 2.12).
> - Entscheidung über konservatives oder operatives Vorgehen (s.o.). **Cave:** Gerade bei Humerusfrakturen große Unterschiede in der jeweiligen Therapie der einzelnen Krankenhäuser, deshalb hausspezifisches Vorgehen mit OA abklären.

Konservative Therapie
- Ind.: Typ 1 (95 % aller Frakturen), Typ 2, falls stabil eingestaucht. AO-Typen A2, B1, evtl. auch C1.
- Ambulant durchführbar, bei älteren Pat. aber gelegentlich stationäre Aufnahme erforderlich. Gilchristverband für eine Wo., danach keine Ruhigstellung mehr (auch keine Schlinge). KG (▶ 1.3.4) nach 3 d beginnen.

Operative Therapie
Bei Typ 2, falls instabil, Typen 3–6. Alle anderen AO-Typen. OP bei Luxationsfrakturen sofort, sonst möglichst innerhalb einer Wo.
- Typ 3 (AO: C2, C3): Geschlossene Reposition und perkutane Schraubenosteosynthese, Platte oder proximaler Humerusnagel.
- Alle anderen Typen: Möglichst geschlossene Reposition und perkutane Schraubenosteosynthese, sonst offene Reposition und Osteosynthese (Schrauben, Nagel, winkelstabile Platte).
- Bei irreparablen Zertrümmerungen (AO: B3, C3) Resektion und endoprothetische Versorgung. Nachbehandlung.

Nachbehandlung
Postoperativ Röntgenkontrolle (Repositionsergebnis, Implantatlage, Subluxation des Humeruskopfes?), DMS kontrollieren und dokumentieren. Bei Schmerzen Analgetika (▶ 2.12). Gilchristverband (▶ 2.6.5) oder Thoraxabduktionsschiene (▶ 2.6.7) anlegen, Tragedauer wird von Operateur festgelegt. KG (▶ 1.3.4) obligatorisch.

Prognose
Typ 1 gut, bei anderen Typen Bewegungseinschränkung häufig, Pseudarthrose und Humeruskopfnekrose möglich. AU 8–12 Wo.

16.2.7 Humerusschaftfraktur

Anatomie
M. pectoralis adduziert und innenrotiert proximales Fragment. N. radialis umläuft Humerusschaft langstreckig dorsal von proximal/medial nach distal/lateral (Radialisläsion in 8 %, bei Frakturen des distalen Drittels in 16 %). Verkürzung und kleinere Rotations- und Angulationsfehler beeinträchtigen nicht die Funktion des Arms.

Ätiologie
Meist direkte Gewalteinwirkung.
Bei Erwachsenen in jedem Lebensalter vorkommend. Als Geburtstrauma möglich, ansonsten bei Kindern außerordentlich selten.

Einteilung
AO-Klassifikation (▶ 24.1.1).

Klinik
Schmerzen, Gebrauchsunfähigkeit des Arms.

Diagnostik
- Körperliche Untersuchung (▶ 3.3.6): Z.B. Schwellung, Schmerzen, Fehlstellung, abnorme Beweglichkeit, Krepitation. Unbedingt Sensibilität und Moto-

rik prüfen und dokumentieren (Fallhand → Radialisläsion). Im Zweifelsfall neurologisches Konsil anfordern. Pulse prüfen (Gefäßläsion).
- Rö (▶ 3.5.17): Oberarm in 2 Ebenen, z.B. Frakturverlauf, Dislokation.

> **Sofortmaßnahmen**
> Aufklärung des Pat. über geplante Therapie und mögliche alternative Methoden und dies dokumentieren. Grobe Fehlstellungen zunächst vorsichtig unter Analgesie (▶ 2.12), z.B. Piritramid 22 mg i.v. (z.B. Dipidolor®) und Längszug korrigieren; provisorische Ruhigstellung in Rechtwinkelstellung des Ellenbogens und Supination des Unterarms (Kramerschiene ▶ 2.6.7).

Konservative Therapie
Bei langen Schrägfrakturen, Spiralfrakturen und Trümmerfrakturen ohne Weichteilinterposition (AO: A1, A2, B1, C1) möglich, falls keine Radialisläsion vorliegt. Prinzipiell ambulant durchführbar, bei älteren Pat. häufig stationäre Aufnahme für einige Tage erforderlich. Gilchristverband (▶ 2.6.5) für 1–2 Wo., danach Brace bis 6. Wo.

Operative Therapie
Sofortige OP bei offenen Frakturen, Radialisläsion, Läsion der A. brachialis. Aufgeschobene Dringlichkeit bei kurzen Schräg- und Querfrakturen (AO: A2, A3, B2). Polytrauma, SHT, irreponiblen Frakturen, Ateminsuffizienz, Rippenfrakturen. Elektiver OP-Zeitpunkt bei verzögerter Frakturheilung und Pseudarthrosen.
- OP-Vorbereitung (▶ 1.7.6), Aufklärung des Pat. (▶ 1.6), Dokumentation.
- Plattenosteosynthese, intramedulläre Osteosynthesen (Drähte, unaufgebohrter Humerusnagel), Fixateur externe.

Nachbehandlung
Postoperativ Röntgenkontrolle (Repositionsergebnis, Implantatlage?), DMS kontrollieren und dies dokumentieren, bei Radialisbeteiligung immer erneutes neurologisches Konsil anfordern, auf Kompartmentsyndrom (▶ 15.3.9) achten. Bei Schmerzen Analgetika (▶ 2.12). Arm im Bett erhöht lagern (Kissen). Funktionell mit KG (▶ 1.3.4) behandeln ohne Ruhigstellung. Konsolidierung in 6–10 Wo., Platten wegen Gefahr der iatrogenen Radialisläsion bei der Entfernung möglichst belassen. Entfernung intramedullärer Osteosynthesen falls erforderlich nach 1 J.

Prognose
In unkomplizierten Fällen meist Restitutio ad integrum. Pseudarthrose in 6 %. Radialisläsion bei Osteosynthese oder ME 4 %. AU 8–12 Wo.

16.2.8 Distale Humerusfraktur

Anatomie
Nach distal teilt sich die Röhre des Humerus in zwei Säulen, die lateral das Capitulum und medial die Trochlea stützen. Frakturen in jedem Lebensalter vorkommend, bei Kindern sehr häufig (▶ 21.2.3).

Ätiologie
Sturz auf gebeugten Ellenbogen oder gestreckten Arm.

Einteilung
AO-Klassifikation (▶ 24.1.1).

Klinik
Schmerz, Bewegungseinschränkung, Funktionsverlust.

Diagnostik
- Körperliche Untersuchung (▶ 3.3.6): Z.B. abnorme Beweglichkeit, Krepitation. Sensibilität und Motorik prüfen (Nervenläsion), Pulse tasten (Gefäßläsion) und das Ergebnis dokumentieren.
- Rö (▶ 3.5.17): Distaler Humerus mit Ellenbogen in 2 Ebenen, z.B. Frakturverlauf, Dislokation, Gelenkbeteiligung.

Vor allem bei Trümmerfrakturen Kompartmentsyndrom möglich (▶ 15.3.9).

Sofortmaßnahmen
- Pat. über geplante Therapie aufklären und dies dokumentieren.
- I.v. Zugang, Ringer-Laktat-Infusion.
- Grobe Fehlstellungen unter Analgesie (▶ 2.12), z.B. mit Piritramid 22 mg i.v. (z.B. Dipidolor®), Längszug und Beugung des Ellenbogens vorsichtig korrigieren.
- Provisorische Ruhigstellung in Rechtwinkelstellung des Ellenbogens (Kramerschiene ▶ 2.6.7).

Konservative Therapie
Bei gering verschobenen supra- und perkondylären Frakturen, unverschobenen intraartikulären Frakturen (AO: A2, B1, B2, C1) und schweren intraartikulären Trümmerfrakturen bei alten Pat. ambulant durchführbar mit geschaltem Oberarmgips (▶ 2.6.6) für 3 Wo., nach Gipsabnahme KG (▶ 1.3.4).

Operative Therapie
Bei allen nicht konservativ zu behandelnden Frakturen OP mit aufgeschobener Dringlichkeit (Luxationsfrakturen sofort). Sofortige stationäre Aufnahme. Plattenosteosynthese, Schrauben, Kirschner-Drähte, Fixateur externe.

Nachbehandlung
Postoperativ Röntgenkontrolle (Repositionsergebnis, Implantatlage), DMS kontrollieren und dokumentieren, auf Kompartmentsyndrom (▶ 15.3.9) achten. Arm im Bett erhöht lagern (Kissen). Bei Schmerzen Analgetika (▶ 2.12). Funktionelle Nachbehandlung, zunächst nur aktiv geführte Bewegungsübungen, nach beginnender Konsolidierung auch passiv, CPM. Konsolidierungszeit 6–8 Wo., ME nach 9 Mon., bei Kirschner-Drähten nach 4–8 Wo.

Prognose
Häufig verbleibende Bewegungseinschränkung. Myositis ossificans als Spätfolge nach allzu forschen passiven Bewegungsübungen oder Massagen möglich. AU 8–12 Wo.

16.3 Ellenbogen und Unterarm

16.3.1 Differenzialdiagnostik

Tab. 16.2 Differenzialdiagnosen Ellenbogen (auch ▶ 15)

Leitsymptom	Diagnostik	Differenzialdiagnose
Schwellung	Rö (▶ 3.5.18)	Fraktur (▶ 16.3.4), Luxation (▶ 16.3.2)
	Rö (▶ 3.5.18), Sonographie (▶ 3.8.6), Labor (▶ 3.15)	Hämatom, Infekt (▶ 14.4), Arthritis (▶ 14.4), Bursitis (▶ 16.3.3), Tumor (▶ 10)
	Farbdoppler, Phlebographie	Thrombose (▶ 22.5.4)
Schmerz	Rö (▶ 3.5.18)	Fraktur (▶ 16.3.4), Luxation (▶ 16.3.2), Subluxation (▶ 16.3.2), Arthrose
	Rö (▶ 3.5.18), Sonographie (▶ 3.8.6), Labor (▶ 3.15)	Infekt (▶ 14.4), Arthritis (▶ 14.4)
	Klinische Untersuchung (▶ 3.3.3)	Epikondylitis, Kompartmentsyndrom (▶ 15.3.9)
	Neurologische Untersuchung	Nervenkompressionssyndrome (▶ 16.5)
	Doppleruntersuchung (▶ 3.8.10), Angiographie (▶ 3.7)	Ischämie (▶ 22.5.4)
Bewegungseinschränkung	Rö (▶ 3.5.18)	Luxation (▶ 16.3.2), Subluxation (▶ 16.3.2), Arthrose
	Rö (▶ 3.5.18), CT (▶ 3.10.6)	Freier Gelenkkörper
Konturveränderung	Rö (▶ 3.5.18)	Luxation (▶ 16.3.2), Fehlstellung nach früherer Fraktur
	Rö (▶ 3.5.18), Sonographie (▶ 3.8.6)	Tumor
	Klinische Untersuchung (▶ 3.3.3)	Bursitis (▶ 16.3.3)

16.3.2 Ellenbogenluxation

Anatomie
Der Ellenbogen wird durch radiale und ulnare Seitenbänder geführt. 25 % aller Luxationen. In 90 % Luxation beider Unterarmknochen nach dorsal, knöcherne Begleitverletzungen in 30 %.

Ätiologie
Sturz auf gestreckten Arm, Olekranon wird aus Fossa olecrani gehebelt.

Einteilung
Luxation mit oder ohne Bandzerreißung oder knöchernen Bandausrissen möglich.

Klinik
Schmerzhafter Funktionsverlust.

Diagnostik
- Körperliche Untersuchung (▶ 3.3.3): Federnde Fixation in Streckstellung, Deformierung, leere Fossa olecrani. Meist erhebliche Schwellung. Sensibilität und Motorik prüfen (Läsionen N. medianus, N. radialis, N. ulnaris), Pulse tasten (Läsion der A. brachialis) und dies dokumentieren.
- Rö (▶ 3.5.18): Ellenbogen in 2 Ebenen. Luxationstyp, Fraktur, knöcherne Bandausrisse, Hinweis auf osteochondrale Läsionen.

Therapie

Sofortmaßnahmen
- Intravenös Zugang, Ringer-Laktat-Infusion, Labor (▶ 3.15), EKG, evtl. Rö-Thorax (▶ 3.5.18), Anästhesie verständigen, Aufklärung des Pat. (▶ 1.6) über Repositionsmanöver, mögl. Sekundärschäden (Gefäße, Nerven, Fraktur), evtl. notwendige operative Revision mit Osteosynthese und Bandnaht, evtl. bleibende Instabilität und posttraumatische Arthrose.
- Bildwandler bereitstellen, Strahlenschutz für Pat. und Personal.
- Sofortige Reposition in Narkose oder Plexusanästhesie: Zug am Unterarm in Streckstellung, dann Ellenbogen beugen. Nach Reposition unter Bildwandler prüfen: Reposition gelungen, Gelenk stabil? Beweglichkeit bzw. Luxierbarkeit in allen Ebenen prüfen und dokumentieren, neue Fraktur, knöcherne Ausrisse, osteochondrale Fragmente im Gelenk?

Nachbehandlung
- Bei stabilen Verhältnissen ambulant: Gespaltener Oberarmgips (▶ 2.6.6) für 1 Wo., danach geführte aktive Bewegungsübungen.
- Bei Instabilität (mediale oder laterale Aufklappbarkeit) Vorgehen mit dem Pat. besprechen: Anlage eines geschalten Oberarmgipses (▶ 2.6.6) für 4 Wo., Bewegungsübungen nach 1 Wo. aus der Schale. Knöcherne Bandausrisse werden refixiert (Schraubenosteosynthese), in diesem Fall und bei völliger Instabilität stationäre Aufnahme sofort (oder innerhalb 1 Wo.) und OP-Vorbereitung.

Prognose
Meist Restitutio ad integrum, gelegentlich Streckdefizit. Luxationsrezidive < 2 %. AU 3–8 Wo., posttraumatische Arthrose möglich (Aufklärung!).

16.3.3 Bursaverletzung, Bursitis

Anatomie
Die Bursa olecrani liegt dorsal subkutan am Ellenbogen und bildet eine Verschiebeschicht als Weichgewebeschutz.

Ätiologie
Bursaeröffnung durch stumpfe oder scharfe Gewalt. Bursitis nach Bagatellverletzungen (Schürfung, Insektenstich), fortwährenden Druck (Schreibtisch, Handwerker) oder ohne erkennbare Ursache.

Klinik
Über dem Olekranon sezernierende Wunde bei Bursaeröffnung; Schwellung und evtl. Entzündungszeichen bei Bursitis.

Diagnostik
- Körperliche Untersuchung (▶ 3.3.3): Offene Wunde mit steriler Sonde austasten. Bei Bursitis Schwellung (oft prall), Rötung, Überwärmung, Schmerz, Fluktuation. Tastbares „Reiskornreiben" bei lang dauernder chron. Bursitis. Ellenbogenbeweglichkeit meist nicht eingeschränkt.
- Rö (▶ 3.5.18): Ellenbogen in 2 Ebenen (bei Trauma). Knöcherne Begleitverletzung.
- Sonographie (▶ 3.8.6): Echoarme Raumforderung über dem Olekranon.

Therapie
Geplantes Vorgehen (konservativ oder operativ) mit dem Pat. besprechen (▶ 1.6), über jeweils alternative Behandlungsmöglichkeit aufklären und dies dokumentieren.

Konservative Therapie
Bei mäßiggradiger Bursitis (keine oder nur mäßige Entzündung) Ruhigstellung (Oberarmgipsschiene bzw. Oberarmspaltgips ▶ 2.6.6), Umschläge mit Rivanol® flüssig oder Salbenverbände mit Rivanol® oder Fucidine®. Ambulant durchführbar.

Operative Therapie
Bei jeder traumatisch eröffneten Bursa (Wundverschluss Kunstfehler!), hochakute Bursitis, Bursektomie in LA (nicht bei Bursitis) oder Plexusanästhesie (bessere Übersicht durch Blutsperre). Bursa komplett mit allen Anteilen entfernen. Traumatische Bursaeröffnung sofort operieren, ambulant behandeln, Infektbursitis stationär, OP meist mit aufgeschobener Dringlichkeit, bei Lymphangitis, Fieber, Leukozytose > 10 000/µl jedoch sofort. Abstrich zur Erregertestung entnehmen.

Nachbehandlung
Ruhigstellung (Oberarmgipsschiene ▶ 2.6.6) bis zum Abschluss der Wundheilung (etwa 1 Wo.) bzw. bis zum Abklingen des Infekts, danach meist rasche Wiederherstellung der Beweglichkeit ohne KG. Antibiose (▶ 14.4) bis zum Abklingen des Infekts, jedoch mindestens 5 d.

Prognose
Restitutio ad integrum, meist kein Funktionsverlust nach Entfernen der Bursa. AU 2–4 Wo.

16.3.4 Olekranonfraktur

Ätiologie
Eine Olekranonfraktur unterbricht den Streckapparat. Die Trizepssehne distrahiert das frakturierte Olekranon. Gelenkfraktur.
Avulsion durch plötzlichen Zug des Trizeps (Auffangen eines Sturzes nach hinten), Hyperextension oder direktes Trauma bei Sturz auf Ellenbogen.
Eine der häufigsten Frakturen der oberen Extremität, im Kindesalter selten.

Einteilung
AO-Klassifikation (▶ 24.1.1).

Klinik
Schmerzhafter Funktionsverlust des Ellenbogens.

Diagnostik
- Körperliche Untersuchung (▶ 3.3.3): Schmerzen, Bewegungseinschränkung, Schwellung, tastbare Stufe streckseitig am Ellenbogengelenk. Die aktive Streckung ist nicht immer vollständig aufgehoben.
- Rö (▶ 3.5.18): Ellenbogen in 2 Ebenen. Frakturverlauf, Anzahl und Lage von Fragmenten.

Therapie

Sofortmaßnahmen
- Aufklärung des Pat. über die geplante Therapie und dies dokumentieren.
- Provisorische Ruhigstellung in Rechtwinkelstellung des Ellenbogens und Supination des Unterarms (Kramerschiene ▶ 2.6.7).

Konservative Therapie
Bei unverschobener Fraktur im Kindesalter. Ambulant je nach Alter des Kindes 3–5 Wo. Oberarmgips.

Operative Therapie
Bei allen anderen Frakturen OP mit aufgeschobener Dringlichkeit. OP-Vorbereitung (▶ 1.7.6), Aufklärung des Pat. (▶ 1.6), OP-Anmeldung. Pat. bis zur OP ambulant belassen, Ruhigstellung, Hochlagerung, ggf. Schmerztherapie (▶ 2.12), z.B. mit Diclofenac 3 × 50 mg p.o. (z.B. Voltaren®). Zuggurtung, seltener Plattenosteosynthese.

Nachbehandlung
Postoperativ Röntgenkontrolle (Repositionsergebnis, Implantatlage?), DMS kontrollieren und dies dokumentieren. Arm im Bett erhöht lagern (Kissen). Bei Schmerzen Analgetika (▶ 2.12). Bei ausreichend stabiler Osteosynthese funktionelle Nachbehandlung mit sofortiger KG (▶ 1.3.4) ohne Ruhigstellung möglich, dennoch dorsale Oberarmgipsschiene bis zum Abschluss der Wundheilung sinnvoll. Konsolidierungszeit 6 Wo., ME nach 6 Mon., bei Perforationsgefahr früher.

Prognose
Häufig Restitutio ad integrum, selten verbleibendes Streckdefizit. Pseudarthrose bei (nicht indizierter) konservativer Behandlung möglich (Pat. darüber aufklären). AU 8–10 Wo.

16.3.5 Radiusköpfchenfraktur

Anatomie
Das Humeroradialgelenk (Kugelgelenk mit zwei Freiheitsgraden) sorgt für die Unterarmdrehung. Das Radiusköpfchen stützt den Unterarm gegen eine Valgusinstabilität ab. Kommt in jedem Lebensalter vor, 20 % aller Ellenbogenverletzungen.

Ätiologie
Sturz auf gestreckten Arm, Valgustrauma des Ellenbogens.

Einteilung
AO-Klassifikation (▶ 24.1.2) oder nach Mason und Johnston.

> **Einteilung der Radiusköpfchenfrakturen nach Mason und Johnston**
> - **Typ 1:** Undislozierte Frakturen.
> - **Typ 2:** Meißelfraktur mit Stufe.
> - **Typ 3:** Trümmerfraktur.
> - **Typ 4:** Luxationsfraktur nach dorsal, kombiniert mit Ulnafraktur.

Klinik
Schmerzhaft eingeschränkte Unterarmdrehung.

Diagnostik
- Körperliche Untersuchung (▶ 3.3.3): Schwellung (oft gering), DS über Radiusköpfchen, schmerzhaft eingeschränkte Pro- und Supination.
- Rö (▶ 3.5.18): Ellenbogen in 2 Ebenen. Frakturverlauf, Fehlstellung, Fragmentzahl, Begleitverletzungen, z.B. Fraktur des Capitulum humeri, Ruptur des medialen Kollateralbands, Olekranonfraktur, osteochondrale Flakes.

Therapie
Aufklärung des Pat. (▶ 1.6) über die geplante Therapie und alternative Behandlungsmöglichkeiten (konservativ, operativ). Zunächst Ruhigstellung im Oberarmgips (▶ 2.6.6), definitive Versorgung elektiv möglich, Information des weiterbehandelnden Arztes über geplante Therapie.

Konservative Therapie
- Ind.: Unverschobene Frakturen (AO: A2, B2). Ambulante Behandlung möglich.
- Vorgehen: Oberarmgips (▶ 2.6.6) für 1 Wo., danach Röntgenkontrolle empfehlen. Punktion des Ellenbogengelenks (▶ 2.9.8) bei starken Schmerzen und V.a. Hämarthros.
- Nachbehandlung: Falls nach 1 Wo. keine Sekundärdislokation, Gelenk freigeben. KG (▶ 1.3.4), falls nach 3 Wo. noch erhebliche Bewegungseinschränkung.

Operative Therapie
- **Ind.:** Primär oder sekundär verschobene Frakturen, Luxationsfraktur Typ 4 nach Mason, AO: C2, C3.
- **Vorgehen:** Resorbierbare Stifte, Schraubenosteosynthese oder kleine Platte.
  - Bei Trümmerfrakturen Radiusköpfchenresektion, ersatzlos oder mit Protheseninterposition.
  - Bei Typ 2 elektiver OP-Zeitpunkt, stationäre Aufnahme innerhalb 1 Wo.
  - Bei Typ 3 aufgeschobene Dringlichkeit.
  - Bei Typ 4 sofort.
  - Bei Typ 3 und 4 sofortige stationäre Aufnahme, OP-Vorbereitung (▶ 1.7.6).

Nachbehandlung
Postoperativ Oberarmgipsschiene (▶ 2.6.6), Röntgenkontrolle (Repositionsergebnis, Implantatlage), DMS kontrollieren und dies dokumentieren. Arm im Bett erhöht lagern (Kissen). Bei Schmerzen Analgetika (▶ 2.12). Dauer der Ruhigstellung, Beginn und Intensität der KG wird vom Operateur festgelegt. ME nach einem halben J. nur bei Plattenosteosynthese und nicht versenkten Schrauben. Versenkte Schrauben können belassen werden.

Prognose
Restitutio ad integrum bei unverschobenen Frakturen. Rotationseinschränkung und Streckhemmung bei komplizierten Frakturen möglich. Valgusinstabilität nach Radiusköpfchenresektion möglich. AU 2–6 Wo. bei konservativer, 6–10 Wo. nach operativer Behandlung.

16.3.6 Unterarmschaftfraktur

Anatomie
Die Membrana interossea verspannt die Unterarmknochen longitudinal und transversal. In Supinationsstellung ist die Membran voll entfaltet (bei Gipsruhigstellung anzustreben). Die Unterarmschaftfraktur kommt in jedem Lebensalter vor.

Ätiologie
Meist direkte Gewalteinwirkung, bei der Ulna als „Parierfraktur" (Gewalteinwirkung auf den schützend erhobenen Unterarm). Isolierte Radiusschaftfraktur auch bei Sturz auf die ausgestreckte Hand.

Einteilung
AO-Klassifikation (▶ 24.1.2).

Klinik
Schmerzhafter Funktionsverlust, Schonhaltung.

Diagnostik
- Körperliche Untersuchung (▶ 3.3.3): Schwellung, DS, evtl. Krepitation. Keine Verkürzung und nur geringe Deformation bei Fraktur nur eines Unterarmknochens. Sensibilität und Motorik prüfen (Nervenläsion), Pulse tasten (Gefäßverletzung) und dies dokumentieren.
- Rö (▶ 3.5.19): Unterarm in 2 Ebenen mit Ellenbogen- und Handgelenk. Frakturverlauf, Dislokation.

Kompartmentsyndrom möglich (▶ 15.3.9).

Therapie

Sofortmaßnahmen
- Provisorische Ruhigstellung in Rechtwinkelstellung des Ellenbogens (Kramerschiene ▶ 2.6.7).
- Intravenös Zugang, Ringer-Laktat-Infusion.
- Labor (▶ 3.15), EKG, evtl. Rö-Thorax, Anästhesie verständigen, OP-Vorbereitung (▶ 1.7.6).
- Pat. über geplante Therapie und alternative Behandlungsmöglichkeiten (▶ 1.6) aufklären (Osteosynthese, Nerven-/Gefäßläsion, Bewegungseinschränkung, Nachbehandlung, ME, Pseudarthrose) und dies dokumentieren.

- Konservativ: Unverschobene und reponible Frakturen nur bei Kindern (▶ 21.3.4).
- Operativ: Alle Frakturen bei Erwachsenen, dislozierte oder irreponible Frakturen bei Kindern. Sofortige stationäre Aufnahme, OP mit Plattenosteosynthese, bei offenen Frakturen evtl. Fixateur externe. Bei Kindern auch intramedulläre Schienung (▶ 21.3.4).
- Nachbehandlung: Postoperativ Röntgenkontrolle (Repositionsergebnis, Implantatlage?), DMS kontrollieren und dokumentieren, auf Kompartmentsyndrom (▶ 15.3.9) achten. Arm im Bett erhöht lagern (Kissen). Bei Schmerzen Analgetika (▶ 2.12). Funktionelle Nachbehandlung ohne Ruhigstellung. Aktive und passive KG (▶ 1.3.4), evtl. CPM. Konsolidierungszeit 8 Wo. ME nach 1–1,5 J., bei Plattenosteosynthese beider Unterarmknochen evtl. im Abstand von 6 Mon., um eine Refraktur zu vermeiden.

Prognose
Bei Radiusverplattung Risiko der intraoperativen Schädigung des tiefen Astes des N. radialis. Bei anatomiegerechter Osteosynthese häufig Restitutio ad integrum. Verbliebene Achsenfehlstellungen und Ossifikationen im Bereich der Membrana interossea führen zu Behinderung der Unterarmumwendung. AU 8–12 Wo.

16.3.7 Monteggiafraktur

Definition
Ulnaschaftfraktur mit Luxation des Radius im proximalen Radioulnargelenk. Kommt in jedem Lebensalter vor. Selten (1 % aller Unterarmfrakturen).

Ätiologie
Direktes Trauma oder Hyperpronation. Ulna frakturiert, Radius bleibt stabil, wird aber proximal aus seinem Gelenk gehebelt.

16.3 Ellenbogen und Unterarm

Klassifikation der Monteggiafrakturen nach Bado
- **Typ 1:** Dislokation des Radiusköpfchens nach anterior, Ulnafraktur.
- **Typ 2:** Dislokation des Radiusköpfchens nach posterior mit kleiner knöcherner Absprengung vom anterioren Aspekt desselben, Ulnafraktur.
- **Typ 3:** Dislokation des Radiusköpfchens nach lateral, Ulnafraktur.
- **Typ 4:** Dislokation des Radiusköpfchens nach anterior mit proximalen Frakturen von Radius und Ulna.

Klinik
Schmerzhafte Bewegungseinschränkung im Ellenbogengelenk.

Diagnostik
- Untersuchung (▶ 3.3.3): Schwellung, Beweglichkeit im Ellenbogen schmerzhaft aufgehoben.
- Rö (▶ 3.5.19): Unterarm in 2 Ebenen mit Ellenbogen- und Handgelenk. Die Achse des proximalen Radiusendes ist normalerweise in allen Ebenen auf das Capitulum humeri zentriert. Bei Kindern kann statt einer Ulnafraktur auch eine „bowing fracture" vorliegen (▶ 21.3.3).

Sensibilität und Motorik prüfen, Läsionen von N. ulnaris und N. radialis vor allem bei Typ 3 häufig. Kompartmentsyndrom möglich (▶ 15.3.9).

Sofortmaßnahmen
- Provisorische Ruhigstellung in Rechtwinkelstellung des Ellenbogens (Kramerschiene ▶ 2.6.7).
- Intravenös Zugang, Ringer-Laktat-Infusion.
- OP-Vorbereitungen treffen (▶ 1.7.6).
- Pat. aufklären (▶ 1.6) über geplante Therapie (Osteosynthese, Nerven-/Gefäßläsion, Bewegungseinschränkung, Nachbehandlung, ME, mögliche Pseudarthrose und Funktionseinschränkung) und dies dokumentieren.

Konservative Therapie
Nur bei Kindern (▶ 21.3.3). Reposition durch Zug am Arm mit gleichzeitigem Druck auf die Ulnafraktur (Radiusköpfchen reponiert sich dann spontan) in Narkose oder Plexusanästhesie, Oberarmgips für 4–6 Wo. Ambulante Behandlung möglich.

Operative Therapie
Bei irreponiblen Luxationen und bei allen Erwachsenenfrakturen sofortige stationäre Aufnahme und OP mit Plattenosteosynthese der Ulna, Reposition des Radiusköpfchens.

Nachbehandlung
Postoperativ Röntgenkontrolle (Repositionsergebnis, Implantatlage), DMS kontrollieren und dokumentieren. Arm im Bett erhöht lagern (Kissen). Bei Schmerzen Analgetika (▶ 2.12). Geschalter Oberarmgips für 2–4 Wo., von Beginn an KG (▶ 1.3.4). ME nach 9 Mon.

Prognose
Meist Restitutio ad integrum. Selten verbleibende Einschränkung der Umwendbewegung, sehr selten Synostose zwischen Ulna und Radius. Als Folge insuffizienter Osteosynthese Pseudarthrose möglich (Pat. aufklären). AU 8–10 Wo.

16.3.8 Galeazzifraktur

Definition
Radiusschaftfraktur mit Luxation der Ulna im distalen Radioulnargelenk. Kommt in jedem Lebensalter vor. Selten (4 % aller Vorderarmfrakturen).

Ätiologie
Stauchung des hyperpronierten Vorderarms.

Einteilung
AO-Klassifikation (▶ 24.1.2).

Klinik
Schmerzhafte Funktionseinschränkung.

Diagnostik
- Körperliche Untersuchung (▶ 3.3.3): Schwellung, Drehbeweglichkeit im Handgelenk schmerzhaft aufgehoben. Sensibilität und Motorik prüfen (häufig Läsion der Radialisäste).

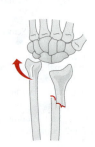

Abb. 16.3 Galeazzifraktur [A300–106]

- Rö (▶ 3.5.19): Unterarm mit Handgelenk in 2 Ebenen (Frakturverlauf, Dislokation). Nach Zeichen einer Luxation im distalen Radioulnargelenk suchen:
  - Dislozierte Fraktur der Basis des Processus styloideus ulnae.
  - Aufweitung des Gelenkspalts im Radioulnargelenk im a.p. Röntgenbild (im Zweifel Seitenvergleich).
  - Dislokation zwischen Radius und Ulna im seitlichen Röntgenbild.
  - Verkürzung des Radius gegenüber der distalen Ulna > 5 mm (Seitenvergleich).

Therapie

> **Sofortmaßnahmen**
> - Provisorische Ruhigstellung in Rechtwinkelstellung des Ellenbogens (Kramerschiene ▶ 2.6.7).
> - Allgemeine OP-Vorbereitung wie Monteggiafraktur.
> - Pat. aufklären (▶ 1.6) über geplante Therapie (Osteosynthese, Nerven- oder Gefäßläsion, Bewegungseinschränkung, Nachbehandlung, ME, mögliche Pseudarthrose und Funktionseinschränkung) und dies dokumentieren.

Konservative Therapie
Nur bei reponiblen Frakturen bei Kindern (▶ 21.3.4) geschlossene Reposition durch Zug am Arm mit gleichzeitigem Druck auf Radiusfraktur (Luxation im distalen Radioulnargelenk reponiert sich dann spontan), gespaltener zirkulärer Oberarmgips (▶ 2.6.6) je nach Alter 3–6 Wochen. Ambulante Behandlung möglich.

Operative Therapie
Bei allen Frakturen bei Erwachsenen und irreponiblen Frakturen bei Kindern sofortige stationäre Aufnahme und OP:
- Offene Reposition und Plattenosteosynthese der Radiusfraktur.
- Geschlossene Reposition der Ulnaluxation (Repositionshindernis selten).

Nachbehandlung
Postoperativ Röntgenkontrolle (Repositionsergebnis, Implantatlage?), DMS kontrollieren. Arm im Bett erhöht lagern (Kissen). Bei Schmerzen Analgetika (▶ 2.12). Geschalter Oberarmgips 4–6 Wo. bzw. funktionelle Weiterbehandlung von Beginn an KG (▶ 1.3.4). ME nach 9 Mon.

Prognose
Bei einwandfreier Osteosynthese und vollständiger Reposition häufig Restitutio ad integrum. AU 8–10 Wo.

16.3.9 Distale Radiusfraktur

Ätiologie
Sturz auf flektierte oder extendierte Hand.
Häufigste Fraktur des Menschen im Radiokarpalgelenk (Ellipsoidgelenk mit Bandverbindungen und Discus articularis zwischen Radius und Ulna). Vorkommend in jedem Lebensalter mit Gipfeln im 5.–10. und über dem 50. Lj. Bei älteren Pat. Verhältnis Frauen/Männer 7 : 1 (Osteoporose).

Einteilung
AO-Klassifikation (▶ 24.1.2), Sonderformen:
- Colles fracture: Extensionsfraktur, distales Fragment nach dorsal disloziert.
- Smith fracture: Flexionsfraktur, distales Fragment nach volar disloziert.
- Barton fracture: Fraktur der dorsalen Gelenkflächenlippe.
- Hutchinson fracture: In die Gelenkfläche reichende Querfraktur des Processus styloideus radii.

Klinik
Schmerzhafte Bewegungseinschränkung im Handgelenk, Schwellung und Deformierung des Handgelenks.

Diagnostik
- Körperliche Untersuchung (▶ 3.3.3): Druck- und Bewegungsschmerz, Fehlstellung, Schwellung? Sensibilität (Irritation des N. medianus?) und Durchblutung prüfen und dies dokumentieren. Mögliche Begleitverletzungen: Daumenextension eingeschränkt → Ruptur der Sehne des M. extensor pollicis longus?

- Rö (▶ 3.5.20): Handgelenk in 2 Ebenen. Im Röntgenbild a.p. Gelenkfläche des gesunden Radius radial 25° ansteigend, im seitlichen Bild dorsal 10° ansteigend. Frakturverlauf, Gelenkbeteiligung, Dislokation?

Wie bei allen Verletzungen der oberen Extremität sofort Fingerringe entfernen.

Tricks zur Entfernung von Fingerringen
Lässt sich ein Fingerring auch mit Schmierseife nicht abziehen, kräftigen Faden (Seide o.Ä.) durch den Ring fädeln und unter Zug nach distal zügig zirkulär kreisen lassen. Ring wandert nach distal und rutscht nach 30–50 „Umrundungen" über das Mittelgelenk (▶ Abb. 16.4). Alternativ Finger mit einem Faden von distal nach proximal eng umwickeln, Faden unter dem Ring durchfädeln und wieder nach distal abwickeln. Falls das nicht geht, Ring mit Seitenschneider oder Ringsäge durchtrennen.

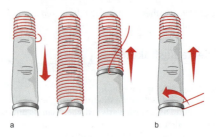

Abb. 16.4 Trick zur Entfernung eines Fingerrings [A300–106]

Konservative Therapie
Bei unverschobenen Frakturen, Extensionsfrakturen ohne Gelenkbeteiligung nach Reposition (AO: A2, A3, C1).

Reposition einer Radiusfraktur
- Intravenös Zugang, Ringer-Laktat-Infusion, Labor (▶ 3.15).
- Anästhesie verständigen. Falls kein Anästhesist verfügbar, Reposition auch in Bruchspaltanästhesie mit 10 ml Bupivacain 0,5 % oder in i.v. Regionalblock (▶ 2.3) möglich.
- Pat. aufklären (▶ 1.6) über geplante Therapie: Repositionsverfahren, Misslingen der Reposition, Nachbehandlung, spätere Dislokation, verbleibende Funktionseinbuße, Pseudarthrose, posttraumatische Arthrose, Sudeck-Dystrophie (▶ 15.3.10), Nervenläsion primär → meist Radialisast oder sekundär → N. medianus durch Druck von Kallus oder Knochen auf den Nerv sowie über alternative Behandlungsmöglichkeit (operativ) und dies dokumentieren.
- Bildwandler bereitstellen, Gips richten.

Techniken
- **Methode 1:** Pat. in Rückenlage, Schulter abduziert, Ellenbogen gebeugt, Unterarm zeigt zur Decke. Aufhängen der Finger 1–3 mit Fingerextensionen („Mädchenfänger") am Flaschenzug. Als Gegengewicht 2–4 kg mit breiter Lederschlaufe am Oberarm befestigen. 15 Min. aushängen lassen, dann manuelle Reposition durch Daumendruck von volar auf distales Fragment unter Zug. Bildwandlerkontrolle, Gipsanlage, Entfernung der Extension. Vorteil: Alleine durchführbar. Nachteil: Zeitaufwändig.
- **Methode 2:** Pat. in Rückenlage, Schulter abduziert, Ellenbogen gebeugt, Unterarm weist zum Fußende. Hilfsperson umfasst mit beiden Händen Oberarm, Arzt zieht mit einer Hand am Daumen, reponiert mit der anderen Hand durch Daumendruck auf distales Fragment. Bildwandlerkontrolle, Gipsanlage durch zweite Hilfsperson unter Beibehaltung des Zuges. Vorteil: Geht schneller. Nachteil: Personalaufwändig.

Nachbehandlung
Ambulante Behandlung möglich, nur bei Hilflosigkeit, unklarer Weiterversorgung oder bei notwendiger Narkose ggf. stationäre Aufnahme veranlassen. Gespaltener Unterarmgips (▶ 2.6.6), nach Abschwellen der Weichteile (1–2 Wo.) neuer zirkulärer Unterarmgips. Pat. auf erhöhte Lagerung des Arms („Hand höher als Ellenbogen, Ellenbogen höher als Schulter") und Gipsnachschau am Folgetag hinweisen (▶ 1.6.3). Röntgenkontrollen nach Gipsanlage und nach 3, 7, 14 d. Gipsabnahme und Röntgenkontrolle nach 6 Wo., KG (▶ 1.3.4), falls nach weiteren 2 Wo. noch erhebliche Bewegungseinschränkung.

Operative Therapie
Frakturen mit Gelenkbeteiligung, dislozierte Frakturen, alle Flexionsfrakturen (AO: B1.3, C2, C3). Sofortige stationäre Aufnahme und OP. Alternativ Reposition in Kurznarkose (▶ 2.3) und frühelektive OP.

Vorgehen
- OP-Vorbereitung ▶ 1.7.6.
- Pat. aufklären (OP-Verfahren, Nerven-/Gefäßverletzung, Nachbehandlung, ME, verbleibende Funktionseinbuße, posttraumatische Arthrose) und dies dokumentieren.
- OP-Verfahren: Trümmerfrakturen → Fixateur externe. Hutchinson fracture → Schraubenosteosynthese (Kleinfragment, Herbertschraube). Alle anderen Frakturen (winkelstabile) Plattenosteosynthese oder Fixation mit Kirschner-Drähten.

Nachbehandlung
Postoperativ Röntgenkontrolle (Repositionsergebnis, Gelenkachsen, Implantatlage), DMS kontrollieren und dokumentieren, auf Kompartmentsyndrom (▶ 15.3.9) achten. Arm im Bett erhöht lagern (Kissen). Bei Schmerzen Analgetika (▶ 2.12). Nach Kirschner-Draht-Osteosynthese wie konservative Therapie, bei zweifelhafter Stabilität Oberarmgips anlegen, ME nach 6 Wo. Bei Platten- und Schraubenosteosynthesen volare Unterarmgipsschiene (▶ 2.6.6) für 1–4 Wo., von Beginn an KG (▶ 1.3.4), ME nach 6 Mon., Herbertschrauben verbleiben in situ. Fixateur externe ohne zusätzliche Ruhigstellung, von Beginn an KG (▶ 1.3.4). ME nach 6–8 Wo.

Technik der Kirschner-Draht-Osteosynthese am Handgelenk

- Patientenlagerung s.o., Bildwandler bereitstellen (so richten, dass auf der Bildverstärkerseite, also nicht auf der Röhre) gearbeitet werden kann.
- Desinfektion Kategorie III (▶ 2.1.2), steriles Abdecken des Bildwandlers.
- Fassen der Hand (am besten Daumen und Zeigefinger des Pat.) mit der linken Hand, Zug und Reposition durch Druck auf distales Fragment (BV-Kontrolle in 2 Ebenen).
- Radiale Eintrittsstelle mit der rechten Hand zunächst mit dem Skalpell markieren, dort Stichinzision, Übernehmen des mit einem Kirschner-Draht (Stärke ca. 1,4–1,6 mm) armierten Bohrers und Draht von distal radial (Spitze des Proc. styloideus radii) nach prox. ulnar einbringen, sodass der Draht die Gegenkortikalis ulnarseitig ca. 2–3 cm distal der Fraktur gerade perforiert und in der seitlichen Ebene mittig im Radius zu liegen kommt. Zweiten Draht, leicht gekreuzt in gleicher Weise einbringen.
- Bei dorsoulnaren Fragmenten markieren einer zweiten Eintrittsstelle ulnarseitig wie oben. **Cave:** Strecksehnen-, Nervenverletzung. Einbringen eines Kirschner-Drahts von der ulnaren Spitze des Radius nach prox., sodass der Draht die radiale Kortikalis ca. 2–3 cm distal der Fraktur gerade perforiert und in der zweiten Ebene mittig im Radius zu liegen kommt.
- Bei intraartikulärer Fraktur auch queres Einbringen eines Kirschner-Drahts ca. 1 cm parallel zur Gelenkfläche von radial nach ulnar möglich (Transfixation), dann unbedingt Oberarmgips erforderlich.
- Röntgenkontrolle in 2 Ebenen, ggf. Korrektur der Drähte (in manchen Kliniken auch Umbiegen der Enden üblich).
- Kürzen der Drähte (diese müssen mind. 2–3 mm aus dem Knochen herausschauen → spätere ME) und Versenken unter Hautniveau, ggf. Einzelknopfnähte, Pflaster, Anlage einer dorsalen Gipsschiene, Röntgenkontrolle in 2 Ebenen zur Dokumentation.

Prognose

Bei 25 % aller distalen Radiusfrakturen verbleiben Beschwerden. Sekundäre Dislokation häufig (Nachreposition). Häufig verbleibende Bewegungseinschränkung, seltener Karpaltunnelsyndrom (▶ 16.5.1), Sudeck-Dystrophie (▶ 15.3.10) → Pat. aufklären! Bei Kirschner-Draht-Osteosynthese Verletzung des Ramus superficialis nervi radialis möglich, Bohrdrahtinfektionen sind selten. AU 8–12 Wo.

16.4 Hand

16.4.1 Differenzialdiagnose

Tab. 16.3 Differenzialdiagnosen Hand (auch ▶ 15.2)

Leitsymptom	Diagnostik	Differenzialdiagnose
Schwellung	Rö (▶ 3.5.20)	Fraktur (▶ 16.4.3, ▶ 16.4.4), Luxation (▶ 16.4.2), Prellung, Verstauchung
	Klinische Untersuchung, Sonographie, klinische Untersuchung (▶ 3.3.6), Labor (▶ 3.15)	Ganglion (▶ 15.3.6), Ödem, Infekt (▶ 14)
	Klinische Untersuchung (▶ 3.3.6), Phlebographie (▶ 3.7.4)	Thrombose (▶ 22.5.4)
Schmerz	Rö (▶ 3.5.20)	Fraktur (▶ 16.4.3, ▶ 16.4.4), Luxation (▶ 16.4.2), Arthrose, Fremdkörper
	Rö (▶ 3.5.20), Labor (▶ 3.15)	Infekt (▶ 14), Arthritis (▶ 14)
	Rö (▶ 3.5.20), neurologische Untersuchung	Nervenkompressionssyndrome (▶ 16.5)
	Klinische Untersuchung (▶ 3.3.6)	M. Sudeck, frühes Stadium (▶ 15.3.10), Tendovaginitiden (▶ 16.4.10), Kompartmentsyndrom (▶ 15.3.9)
	Doppleruntersuchung (▶ 3.8.10), Angiographie (▶ 3.7)	Ischämie (▶ 22.4.3)
Bewegungseinschränkung	Rö (▶ 3.5.20)	Fraktur (▶ 16.4.3, ▶ 16.4.4), Luxation (▶ 16.4.2), Arthrose, rheumatische Erkrankung
	Klinische Untersuchung (▶ 3.3.6)	Tendovaginitiden (▶ 16.4.10), Sehnenverletzung (▶ 16.4.8, ▶ 16.4.9)
	Rö (▶ 3.5.20), neurologische Untersuchung	M. Sudeck, spätes Stadium (▶ 15.3.10)
Konturveränderung	Rö (▶ 3.5.20)	Fraktur (▶ 16.4.3, ▶ 16.4.4), Luxation (▶ 16.4.2), angeborene Deformitäten
	Klinische Untersuchung, Sonographie	Ganglion (▶ 15.3.6), Tumor (▶ 10)

16.4.2 Luxationen des Handgelenks und der Handwurzel

Insgesamt seltene, variantenreiche Verletzungen. Diagnostik und Therapie äußerst anspruchsvoll. Am häufigsten perilunäre Luxation, seltener skapholunäre Dissoziation. Radiokarpale Luxation extrem selten.

Ätiologie
Sturz auf die maximal dorsal extendierte Hand, sehr selten Sturz auf gebeugte Hand. Massive Gewalteinwirkung bei radiokarpaler Luxation.

Einteilung
- Perilunäre dorsale Luxation: Handwurzelreihe luxiert nach dorsal, Bandverbindungen zum Lunatum zerreißen. Handwurzelreihe reponiert sich, verdrängt Lunatum nach palmar. Mit oder ohne Abrissfrakturen eines oder beider Processus styloidei.
- Perilunäre palmare Luxation: Handwurzelreihe luxiert nach palmar, Bandverbindungen zum Lunatum zerreißen. Handwurzelreihe reponiert sich, verdrängt Lunatum nach volar. Mit oder ohne Abrissfrakturen eines oder beider Processus styloidei.
- Perilunäre transtriquetrale Luxation: Bandverbindungen zum Triquetrum bleiben erhalten, ein Fragment des Triquetrums verbleibt beim Luxationsvorgang am Lunatum.
- Perilunäre transskaphoidale Luxation (De-Quervain-Luxationsfraktur): Bandverbindungen zum Skaphoid bleiben erhalten, ein Fragment des Skaphoids verbleibt beim Luxationsvorgang am Lunatum.
- Skapholunäre Dissoziation: Riss der Bandverbindungen zwischen Skaphoid, Lunatum und Triquetrum. Dadurch Rotation des Skaphoids nach palmar.
- Radiokarpale Luxation: Zerreißung des gesamten Bandapparats zwischen Radius, Ulna und Handwurzel.

Klinik
Schwellung, schmerzhafter Funktionsverlust.

Diagnostik
- Untersuchung (▶ 3.3.6): Diffuse Schwellung, Schmerzen. Sensibilität und Motorik prüfen (Medianusläsion) und dies dokumentieren.
- Rö (▶ 3.5.20): Handgelenk in 2 Ebenen, „Skaphoidquartett" (Fraktur, Luxation).
- CT (▶ 3.10.6): Falls im Röntgenbild keine eindeutige Diagnose gestellt werden kann.

Konservative Therapie
Bei allen perilunären Luxationen, die sich geschlossen reponieren lassen (90 % bei frischen Luxationen).
- Pat. über die geplante Therapie und die weitere Behandlung aufklären und dokumentieren.
- 15 Min. aushängen, Hand zeigt zur Decke, „Mädchenfänger" an Fingern 1–3, Ellenbogen gebeugt, Lederschlaufe mit 2 kg Gewicht an Oberarm (▶ 2.6.8),

Reposition durch direkten Druck auf das Lunatum von volar; gelingt bei frischen Luxationen meist leicht. Ambulant behandeln.

Operative Therapie
Perilunäre Luxationen, die geschlossen nicht zu reponieren sind, perilunäre transskaphoidale Luxation mit nach der Reposition verbleibender Stufe oder Diastase des Skaphoids, skapholunäre Dissoziation, radiokarpale Luxation.
- Stationäre Aufnahme, OP-Vorbereitung (▶ 1.7.6). OP dringlich bei radiokarpaler Luxation, aufgeschoben dringlich bei den übrigen Luxationsformen.
- Offene Reposition mit Kirschner-Drahtfixation bei perilunären Luxationen.
- Skaphoidosteosynthese (Herbertschraube) bei transskaphoidaler Luxation.
- Offene Reposition, Kirschner-Drahtfixation und Bandnaht bei skapholunärer Dissoziation.
- Offene Reposition, Fixateur externe, Bandnaht bei radiokarpaler Luxation.

Nachbehandlung
Postoperativ Röntgenkontrolle (Repositionsergebnis, Implantatlage?), DMS kontrollieren und dokumentieren, auf Kompartmentsyndrom (▶ 15.3.9) achten. Arm im Bett erhöht lagern (Kissen). Bei Schmerzen Analgetika (▶ 2.12). Bei reiner Luxation und nach Skaphoidosteosynthese 3 Wo. Unterarmgips. Bei transtriquetraler und transskaphoidaler Luxation ohne Osteosynthese 12 Wo. Skaphoidgips (▶ 2.6.6). Bei skapholunärer Dissoziation postoperativ 6 Wo. Skaphoidgips. Bei radiokarpaler Luxation Fixateur für 6–8 Wo. Immer krankengymnastische Nachbehandlung (▶ 1.3.4).

Die operativen Eingriffe bei Luxationen der Handwurzel sollten handchirurgisch ausgebildeten Operateuren vorbehalten sein.

Prognose
Unbehandelt immer schlechtes Ergebnis. Nach adäquater Therapie häufig weitgehend gute Funktion. Langwierige Nachbehandlung. Radiokarpale Luxation wegen der Schwere der Gewalteinwirkung meist ungünstige Prognose, gelegentlich sekundäre Arthrodese erforderlich.

16.4.3 Frakturen der Handwurzelknochen

Anatomie
Das Os scaphoideum ist zentraler Stabilisator der Handwurzel. Hauptgefäßversorgung von distal.
Zweithäufigste Fraktur des Vorderarms. Altersgipfel 20–40 J. Bei Kindern selten. Frakturen der anderen Handwurzelknochen sehr selten.

Ätiologie
Sturz auf die ausgestreckte Hand.

Einteilung
Querfraktur (55 %), horizontale Schrägfraktur (35 %), vertikale Schrägfraktur (5 %), Stück- und Trümmerfraktur (5 %).

Klinik
Schwellung, schmerzhafte Funktionseinschränkung.

Diagnostik
- Untersuchung (▶ 3.3.6): Meist nur diskrete Schwellung. DS über der Tabatière, Daumenstauchungsschmerz, schmerzhafte Radialflexion im Handgelenk.
- Rö (▶ 3.5.21): Skaphoidquartett: Fraktur, Frakturverlauf, Luxation?.
- CT: In Zweifelsfällen bei unklarem Röntgenbefund oder Diskrepanz zum klinischen Befund.

Der klinische V.a. Skaphoidfraktur wird durch eine negative Röntgenserie am Unfalltag nicht widerlegt. In jedem Zweifelsfall Frakturbehandlung einleiten, Röntgenkontrolle nach 10 d empfehlen bzw. anordnen.

Therapie
Pat. über geplante Therapie und alternative Behandlungsmöglichkeiten aufklären und dies dokumentieren.
Konservativ: Bei unverschobenen Frakturen des Skaphoids, Lunatums, Triquetrums, allen Frakturen der anderen Handwurzelknochen ambulante Behandlung möglich. Skaphoidgips (▶ 2.6.6) anlegen, anschließend Röntgenkontrolle.
Operativ: Bei verschobenen Frakturen von Skaphoid, Lunatum, Triquetrum. Elektiver Zeitpunkt, stationäre Aufnahme und OP innerhalb 1 Wo. Herbertschraube, Lunatum und Triquetrum auch Kirschner-Draht-Osteosynthese.

Nachbehandlung
Konservativ: Bei Skaphoidfraktur Ruhigstellung für 8–12 Wo., bei kleinem proximalen Fragment bis zu 16 Wo., anschließende KG (▶ 1.3.4). Bei Lunatumfraktur 12 Wo., bei Triquetrumfraktur 4 Wo., bei anderen Handwurzelknochen volare Unterarmgipsschiene für 2 Wo. anlegen. Jeweils Rö-Kontrolle im Gips. Information an weiterbehandelnden Arzt, Gipsnachschau am Folgetag.
Operativ: Postoperativ Rö-Kontrolle (Repositionsergebnis, Implantatlage), DMS kontrollieren und dokumentieren, auf Kompartmentsyndrom (▶ 15.3.9) achten. Arm im Bett erhöht lagern (Kissen). Bei Schmerzen Analgetika (▶ 2.12). Volare Unterarmgipsschiene oder nach Anordnung des Operateurs frühfunktionelle Behandlung.

Prognose
Pseudarthroserate 5 %. Je kleiner das proximale Fragment ist, desto gefährdeter ist seine Blutversorgung → kleine proximale Fragmente können nekrotisch werden. Selten Sudeck-Dystrophie (▶ 15.3.10). Bei Ausheilung der Fraktur häufig Restitutio ad integrum. AU (Skaphoidfraktur) bei konservativer Behandlung 12–20 Wo., bei operativer Behandlung deutlich kürzer.

16.4.4 Frakturen der Mittelhandknochen

Ätiologie
Meist direkte Gewalteinwirkung, seltener durch Stauchung oder Verrenkung.

Einteilung

Basisnahe Frakturen von Os metacarpale 1
- Bennett-Fraktur: Intraartikuläre Luxationsfraktur der Basis.
- Rolando-Fraktur: Intraartikuläre Y- oder T-Fraktur der Basis.
- Winterstein-Fraktur: Extraartikuläre basisnahe Schrägfraktur.

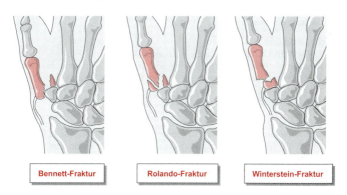

Abb. 16.5 Basisnahe Frakturen des Metakarpale 1

Klinik
Bei basisnahen Frakturen des Metakarpale 1 luxiert das distale Fragment durch Zug des M. abductor pollicis longus nach radial/proximal. Frakturen der Metakarpale 2–5 neigen durch Muskelzug zur Abkippung des distalen Fragments nach volar. Isolierte Schaftfrakturen der Metakarpale 3 und 4 dislozieren selten. Schwellung, schmerzhafte Funktionseinschränkung.

Diagnostik
- Untersuchung (▶ 3.3.6): Schmerzhafte Schwellung und Funktionseinschränkung, Druck- und Stauchungsschmerz.
- Rö (▶ 3.5.20): Mittelhand in zwei Ebenen, evtl. Schrägaufnahme: Frakturverlauf, Dislokation.

Therapie
Pat. über die geplante Ther. und alternative Behandlungsmöglichkeiten aufklären und sie dokumentieren.

Konservative Therapie
- **Ind.:** Unverschobene und reponierte Schaftfrakturen des Metakarpale 1 und 5 sowie Frakturen der übrigen Metakarpalia.
- **Vorgehen:** Ambulante Behandlung möglich. Reposition in Regionalanästhesie durch Zug am Finger und Druck auf die Fraktur. **Cave:** Achsabknickung und Rotationsfehlstellung oft schwierig zu beurteilen. Bei Beugung der Langfinger müssen die Fingerspitzen auf das Skaphoid zeigen (▶ Abb. 16.6).

Operative Therapie
- **Ind.:** Alle gelenknahen und dislozierten Frakturen des Metakarpale 1 und alle dislozierten Frakturen der übrigen Metakarpale.
- **Vorgehen:** Elektiver OP-Zeitpunkt, stationäre Aufnahme innerhalb 1 Wo., OP-Aufklärung (▶ 1.6), bleibende Fehlstellung, Pseudarthrose, Funktionsminderung, Zweiteingiff ME). Information an weiterbehandelnden Arzt, ggf. mit OP-Termin. Osteosynthese (Kirschner-Drähte, Platten, Schrauben, intramedulläre Schienung).

Nachbehandlung
- Konservativ Unterarmfaustgips (▶ 2.6.6) für 4–6 Wo.
- Postoperativ Röntgenkontrolle (Repositionsergebnis, Implantatlage), DMS kontrollieren und dokumentieren. Arm im Bett erhöht lagern (Kissen). Bei Schmerzen Analgetika (▶ 2.12). Volare Unterarmgipsschiene (▶ 2.6.6) für 4 Wo. bzw. auch übungsstabile Versorgung möglich.

Prognose
Bei adäquater Behandlung meist Restitutio ad integrum. Übersehene Rotationsfehler führen zu störender Überkreuzung der Finger bei Faustschluss. Bei Basisfrakturen des Metakarpale 1 spätere Arthrose im Daumensattelgelenk möglich. AU 5–10 Wo.

16.4.5 Fingerfrakturen

Ätiologie
Meist direkte Gewalteinwirkung, Faustschlag auf feste Unterlage.
50 % aller Frakturen der Hand.

Klinik
Schwellung, Bewegungsschmerz.

Diagnostik
- Untersuchung (▶ 3.3.3): Schmerzhafte Schwellung, Stauchungsschmerz, Rotationsschmerz. Bei Endgliedfrakturen häufig schmerzhafte subunguale Hämatome.
- Rö (▶ 3.5.22): Finger in 2 Ebenen (Frakturverlauf, Dislokation, Gelenkbeteiligung).

Therapie
Pat. über geplante Therapie und mögliche alternative Behandlungsmethoden (konservativ, operativ) aufklären und dies dokumentieren.

> Die Fixierung eines Fingers in Streckstellung mit der Zungenspatel-Pflaster-Methode ist ein Kunstfehler.

Konservative Therapie
- **Ind.:** Alle unverschobenen Frakturen. Ambulante Behandlung möglich.
- **Vorgehen:** Reposition in Leitungsanästhesie (▶ 2.3) durch Zug am Finger. Unterarmfingergips oder vorgefertigte „Butterfly-Schienen" aus Aluminium

(gut polstern). Auf Beugestellung von 80–90° in den Grundgelenken achten, Mittelgelenke entgegen früherer Auffassung in Streckstellung („intrinsic-plus-position"). Bei Endgliedfrakturen auch Stack-Schiene möglich (▶ 2.6.7). Stülpaverband für Nagelkranzfrakturen.

Operative Therapie
- Ind.: Alle verschobenen Gelenkfrakturen und alle dislozierten Schaftfrakturen, sofern keine ausreichende Reposition gelingt.
- Vorgehen: Ambulant behandeln. Minischrauben, Kirschner-Drähte.

Nachbehandlung
Postoperativ Röntgenkontrolle (Repositionsergebnis, Implantatlage?), DMS kontrollieren und dokumentieren. Fingerschiene für 4 Wochen, dann meist knöchern durchbaut (Röntgenkontrolle).

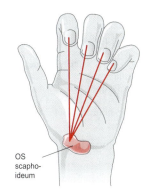

OS scaphoideum

Abb. 16.6 Kontrolle der Rotationsstellung der Langfinger [A300–106]

Prognose
Meist Restitutio ad integrum. AU 2–6 Wo.

Entlastung eines subungualen Hämatoms
- **Methode 1:** Desinfizieren Kategorie I (▶ 2.1.2). Das aufgebogene Ende einer Büroklammer mit Feuerzeug zum Glühen bringen. Nagel über dem Hämatom punktförmig aufschmelzen, bis Hämatom herausquillt.
- **Methode 2:** Kanüle (0,9 mm, gelb) auf desinfizierten Fingernagel aufsetzen und als Drillbohrer zwischen den Fingern zwirbeln bis Hämatom herausquillt.
- Bei beiden Methoden mehrere Entlastungslöcher anlegen. Methode 2 sieht für den Pat. harmloser aus, daher bei ängstlichen Pat. bevorzugen.

Technik der Kirschner-Draht-Osteosynthese an der Hand
- Patientenlagerung s.o., Bildwandler bereitstellen (so richten, dass auf der Bildverstärkerseite, also nicht auf der Röhre gearbeitet werden kann oder Handtisch verwenden).
- Desinfektion Kategorie III (▶ 2.1.2), steriles Abdecken des Bildwandlers.
- Fassen des betroffenen Fingers mit der linken Hand, Zug und Reposition (BV-Kontrolle in 2 Ebenen). **Cave:** Nicht nur auf richtige Länge, sondern auch auf richtige Rotation des Fingers achten!
- Markieren der radialen Eintrittsstelle mit der rechten Hand, Übernehmen des mit einem Kirscher-Draht (Stärke ca. 1,0–1,2 mm) armierten Bohrers und Einbringen des Drahts von distal radial in Höhe des Köpfchens nach prox. ulnar, sodass der Draht die Gegenkortikalis ulnarseitig am besten in Basisnähe perforiert oder in der Basis direkt verankert wird und in der seitlichen Ebene mittig im Knochen zu liegen kommt.

- Markieren einer zweiten Eintrittsstelle ulnarseitig wie oben. Einbringen eines Kirschner-Drahts von der ulnaren Seite nach distal, sodass der Draht analog zum anderen auf der anderen Seite zu liegen kommt und in der zweiten Ebene mittig im Knochen zu liegen kommt.
- Alternativ K-Drahtstiftung von prox., u.U. mit gebogenem K-Draht, Röntgenkontrolle in 2 Ebenen, ggf. Korrektur der Drähte, anschließend Kürzen der Drähte (diese müssen mind. 2–3 mm aus dem Knochen herausschauen → spätere ME) und Versenken unter Hautniveau, Pflaster, Anlage einer Fingerschiene, Röntgenkontrolle in 2 Ebenen zur Dokumentation.

16.4.6 Fingerluxationen

Ätiologie
Direkte Gewalteinwirkung oder Hängenbleiben und Verkanten.

Klinik
Fixation in Fehlstellung.

Diagnostik
- Untersuchung (▶ 3.3.6): Bajonettfehlstellung, nur geringe Schwellung.
- Rö (▶ 3.5.22): Finger in 2 Ebenen. Luxationstyp, Fraktur, knöcherner Ausriss.

Mögliche Begleitverletzungen
- Luxation im DIP nach dorsal: Ruptur und Einschlagen der palmaren Kapsel, Ausriss des Beugesehnenansatzes.
- Luxation im DIP nach palmar: Strecksehnenruptur mit oder ohne knöcherne Beteiligung.
- Luxation im PIP: Ruptur der palmaren Kapsel und Faserknorpelplatte, knöcherne Ausrisse von der Mittelgliedbasis, Zerreißung des Strecksehnenmittelzügels (Knopflochdeformität), Seitenbandrupturen.
- Luxation im MCP-Gelenk: Ruptur der palmaren Kapsel und Faserknorpelplatte, Interposition der Beugesehne, Seitenbandrupturen.

Therapie
Pat. über geplante Therapie und alternative Behandlungsmöglichkeiten (operativ, konservativ) aufklären und dies dokumentieren.

Konservative Therapie
- **Ind.:** Luxation ohne Begleitverletzung, kleine knöcherne Ausrisse, die sich nach Reposition reponieren, Strecksehnenruptur ohne knöcherne Beteiligung. Ambulant behandeln.
- **Vorgehen:** Desinfektion Kategorie I (▶ 2.1.2), Oberst-Leitungsanästhesie (▶ 2.3), Reposition unter Zug, danach Prüfung der Seitenbandstabilität. Röntgenkontrolle.

Operative Therapie
- **Ind.:** Irreponible Luxationen, größere dislozierte knöcherne Ausrisse.
- **Vorgehen:** Ambulante Behandlung möglich. Minischraube, Kirschner-Draht, Lengeman-Naht.

Nachbehandlung
- Konservativ: Ruhigstellung auf Fingerschiene für 2–3 Wo.
- Postoperativ: Röntgenkontrolle (Repositionsergebnis, Implantatlage), DMS kontrollieren und dokumentieren, Fingerschiene für 4–6 Wo. Bei Strecksehnenruptur mit Stack-Schiene (▶ 2.6.7) für 6 Wo. ruhig stellen. Lengeman-Naht und Kirschner-Drähte nach 6–8 Wo. entfernen, Schrauben nach 3 Mon. (nur falls sie stören).

Prognose
Folgenlose Abheilung, falls keine Begleitverletzungen vorliegen. AU 1–6 Wo.

16.4.7 Traumatische Amputationen im Bereich der Hand

Die Replantation eines Fingers dauert 2–6 h, die Rehabilitation bis zu 18 Mon.

Diagnostik
- Untersuchung (▶ 3.3.3): Amputationshöhe, arterielle Blutung, Zustand der Wunde (Verschmutzungsgrad, Vitalität der Wundränder), Zustand des Amputats (Zeichnung anfertigen).
- Rö (▶ 3.5.22): Hand in 2 Ebenen, bei Amputationen distal der Grundglieder Finger in 2 Ebenen. Knöcherne Amputationshöhe, Frakturen, Fremdkörper?

Operative Therapie
Geplantes Vorgehen mit dem Pat. genau besprechen, ggf. Rücksprache mit OA und mit handchirurgischem Zentrum und dies genau dokumentieren. Beruf, Tätigkeit und Wünsche des Pat. mit einbeziehen. Auf mögliche lange Nachbehandlung, sekundäre Amputation, bleibende Funktionseinbußen hinweisen und dies dokumentieren.
- Ind. zur Replantation: Amputationen mehrerer Langfinger, des Daumens, der Mittelhand oder der gesamten Hand sowie Amputationen bei Kindern. Relative Indikationen sind Amputationen einzelner Langfinger.
- KI sind vital bedrohende Begleitverletzungen, schwer geschädigte Amputate, Amputationen distal der Nagelwurzel, hohes Alter und Pat., die mangelnde Mitarbeit erwarten lassen. Sofortige stationäre Aufnahme, OP-Vorbereitung (▶ 1.7) und OP.
- Erstversorgung des Stumpfes: Keine Reinigungsversuche, keine Desinfektionsmittel. Trockenen sterilen Verband anlegen. Bei Blutung Kompressionsverband, keinesfalls Tourniquet anlegen.
- Erstversorgung des Amputats: Keine Reinigungsversuche, keine Desinfektionsmittel. Amputat in trockenem Plastikbeutel wasserdicht verpacken, diesen in zweiten Plastikbeutel lagern, der mit Wasser und Eiswürfeln gefüllt ist. Optimale Transporttemperatur + 4 °C. Direkten Kontakt des Amputats mit den Eiswürfeln vermeiden. Tetanusschutz überprüfen, dann schnellstmögliche Verlegung in Replantationszentrum, ggf. mit Hubschrauber.
- Versorgung von Amputationsstümpfen ohne Replantation: Blutende Gefäße unterbinden, Sehnenstümpfe und Nerven kürzen. Gute Stumpfdeckung durch Kürzen des Knochens oder durch Lappenplastik, Verschiebeplastik

oder freies Transplantat (▶ 2.5) erreichen. Am Daumen keine Länge durch Kürzen des Knochens verschenken.

 Die endgültige Entscheidung, ob eine Replantation sinnvoll ist, trifft der ausführende Operateur.

Nachbehandlung
Postoperativ Röntgenkontrolle (Höhe und Aussehen der knöchernen Resektion, Knochensplitter und Fremdkörper entfernt?). Durchblutung und Sensibilität kontrollieren und dokumentieren. Arm im Bett erhöht lagern (Kissen). Bei Schmerzen Analgetika (▶ 2.12). Nach Stumpfversorgung nur bei gestielten Lappenplastiken Ruhigstellung erforderlich.

Prognose
Nach Replantationen Einheilungsrate zwischen 60 und 90 %. Häufig verbleibende Sensibilitätsstörungen und Bewegungseinschränkungen.

16.4.8 Beugesehnenverletzungen

Ätiologie
Fast ausschließlich perforierende Verletzungen, sehr selten geschlossene Rupturen bei entzündlichen oder rheumatischen Erkrankungen.

Klinik
Verlust von Bewegungsqualitäten.

Diagnostik
- Körperliche Untersuchung (▶ 3.3.3): Wunde unter sterilen Bedingungen inspizieren, Funktionsausfälle genau prüfen, Sensibilität und Durchblutung prüfen. Bei klinischer Prüfung Nachbarfinger in Streckstellung fixieren. Bei Durchtrennung der tiefen Beugesehne isolierter Ausfall der Endgliedbeugung. Bei Durchtrennung der oberflächlichen Beugesehne isolierter Ausfall der Mittelgliedbeugung. Bei Durchtrennung beider Sehnen Ausfall von Mittel- und Endgliedbeugung.
- Rö (▶ 3.5.22): Finger bzw. Mittelhand in 2 Ebenen zum Ausschluss knöcherner Begleitverletzungen.

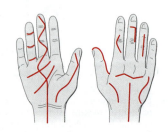

Abb. 16.7 Schnittführung an der Hand [A300–106]

 Die Grundgliedbeugung ist auch bei Durchtrennung beider Beugesehnen erhalten.

Operative Therapie

Sofortmaßnahmen
- Wunden steril abdecken.
- Allgemeine OP-Vorbereitung (▶ 1.7).
- Pat. aufklären ▶ 1.6 (Sehnennaht, Nachbehandlung, verbleibende Funktionsausfälle, ggf. Zweiteingriff).

- Versorgung nur im OP, niemals in der Ambulanz. Sofortige primäre Naht bei allen Beugesehnenverletzungen außer bei Defekt, Verschmutzung, veralteter Verletzung (> 6 h). Stationäre Behandlung.
- Vorgehen: Nahttechnik nach Bunnell, Kleinert oder Zechner (▶ Abb. 16.8). Auf Schnittführung achten (▶ Abb. 16.7).
- Nachbehandlung: Arm im Bett erhöht lagern (Kissen), DMS kontrollieren. Bei Schmerzen Analgetika. Dynamische Ruhigstellung nach Kleinert (▶ Abb. 16.9) für 6 Wo. KG (▶ 1.3.4) obligatorisch.

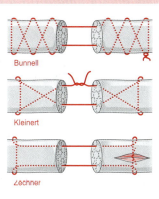

Abb. 16.8 Nahttechniken Beugesehne [A300–106]

Beugesehnenverletzungen müssen durch handchirurgisch erfahrenen Arzt versorgt werden.

Prognose
Oft verbleiben Funktionsstörungen wegen Verklebungen und Verwachsungen. Reruptur möglich. AU 8–12 Wo.

16.4.9 Strecksehnenverletzungen

Ätiologie
Häufig perforierende Verletzungen, gelegentlich geschlossene Rupturen an typischen „Sollbruchstellen".

Geschlossene Strecksehnenverletzungen (Auswahl)
- Subkutane Strecksehnenruptur über dem Endgelenk („Mallet-Finger"): Durch gewaltsame Beugung (Ballkontakt, Stoß gegen Hindernis, Hängenbleiben beim Einstecken des Bettlakens). Endgelenk 60° gebeugt, Verlust der aktiven Streckung.
- Riss der langen Daumenstrecksehne („Trommlerlähmung"): Ruptur der Sehne des M. extensor pollicis longus in Höhe des Retinaculum extensorum durch plötzliche Anspannung bei vorbestehenden degenerativen Veränderungen oder bei distaler Radiusfraktur.

- Riss des Strecksehnenmittelzügels über dem Mittelgelenk („Knopflochdeformität"): Grundgliedköpfchen luxiert zwischen den erhaltenen Seitenzügeln nach dorsal. Klinisch Beugestellung im Mittelgelenk und Überstreckstellung im Endgelenk.

Klinik
Verlust von Bewegungsqualitäten (siehe Kasten).

Diagnostik
- Untersuchung (▶ 3.3.3): Wunden steril inspizieren, Funktionsausfälle prüfen, Sensibilität und Durchblutung prüfen.
- Rö (▶ 3.5.22): Finger bzw. Mittelhand in 2 Ebenen (knöcherne Begleitverletzungen).

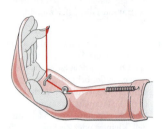

Abb. 16.9 Dynamische Ruhigstellung nach Kleinert [A300–106]

Therapie
Pat. über geplante Therapie und alternative Behandlungsmöglichkeiten (konservativ, operativ) und die notwendige, oft lange Nachbehandlung genau aufklären und dies dokumentieren.

Konservative Therapie
- **Ind.:** Subkutane Strecksehnenruptur über den Endgelenken und Knopflochdeformität. Ambulant behandeln.
- **Vorgehen:**
  - Subkutane Ruptur: Stack-Schiene (▶ 2.6.7) für 6–8 Wo.
  - Knopflochdeformität: Palmare Unterarmfingerschiene (▶ 2.6.6) in 40°-Grundgliedbeugung und max. Streckung in Mittel- und Endgelenk für 4–6 Wo.

Operative Therapie
- **Ind.:** Alle anderen Strecksehnenverletzungen. Ambulant behandeln.
- **Vorgehen:**
  - Offene Verletzungen: Desinfektion Kategorie III (▶ 2.1.2), OP in Ambulanz-OP möglich. Lengeman-Naht und Feinadaptation mit resorbierbarem Nahtmaterial Stärke 5–0. Auf Schnittführung achten (▶ Abb. 16.7).
  - Bei knöchernem Strecksehnenausriss am Endglied operative Refixation mit transossärer Lengeman-Naht oder K-Draht.
  - Bei Trommlerlähmung: Primäre Naht bei traumatischer Ruptur, sekundäre Transpositionsplastik mit der Sehne des M. extensor indicis proprius bei degenerativer Ruptur.

Nachbehandlung
Postoperativ DMS kontrollieren. Bei Schmerzen Analgetika (▶ 2.12). Unterarmfingerschiene (▶ 2.6.7) oder temporäre Arthrodese mit K-Draht für 5 Wo. (in diesem Fall Röntgenkontrolle), danach KG (▶ 1.3.4).

Prognose
Gelegentlich verbleibende Funktionsdefizite (Pat. darauf hinweisen!). AU 0–8 Wo.

16.4.10 Tendovaginitis stenosans

Definition
Behinderung des Sehnengleitens in Sehnenscheiden, Sehnenfächern oder Ringbändern später mit Formveränderung der Sehne. Im Erwachsenenalter häufigste Sehnenerkrankung. Selten auch angeboren bei Säuglingen oder Kleinkindern.

Ätiologie
Nach Überbeanspruchung durch entzündliche Reaktion der Synovia, selten nach Trauma.

Einteilung
- Schnellender Finger: Einklemmung der Beugesehne eines Langfingers oder des Daumens im 1. Ringband.
- Tendovaginitis de Quervain: Schmerzhafte Reizung des Sehnengleitgewebes im 1. Strecksehnenfach über dem Processus styloideus radii. Behinderung der Gleitbewegung der Sehnen des M. abductor pollicis longus und des M. extensor pollicis brevis.

Klinik
Blockierte Bewegung bei schnellendem Finger, Bewegungsschmerz bei Tendovaginitis de Quervain.

Diagnostik
- Schnellender Finger: Erhebliche Bewegungseinschränkung mit oder ohne Schmerzen. Ruckartiges aktives oder passives Überwinden des Widerstands. Im Spätstadium fixierte Beugung des betroffenen Fingers.
- Tendovaginitis de Quervain: Schmerzhafte Verdickung des 1. Strecksehnenfachs, gelegentlich fühlbares Reiben. Starker Schmerz bei passiver Ulnarabduktion der Hand bei opponiertem Daumen (Finkelstein-Test).

Operative Therapie
- Regionalanästhesie (▶ 2.3).
- Desinfektion von Hand und Unterarm Kategorie III (▶ 2.1.2).
- Schnellender Finger: Quere Inzision über der distalen Hohlhandbeugefalte, Aufsuchen und komplettes Spalten des Ringbands.
- Tendovaginitis de Quervain: Aufsuchen und komplettes Spalten des 1. Strecksehnenfachs über quere Inzision dorsoradial am Handgelenk. Intraoperativ freies Gleiten der Sehne überprüfen. Ambulant behandeln.

Nachbehandlung
Postoperativ DMS kontrollieren und dokumentieren. Funktionell behandeln, keine Ruhigstellung, keine KG.

Prognose
Restitutio ad integrum. AU 0–2 Wo.

16.4.11 Panaritium

Häufigste Infektionsform an den Akren (Zehen und Finger).

Einteilung
- Panaritium parunguale (Nagelumlauf): Infektion um den Nagel herum.
- Panaritium subunguale: Infektion unter dem Nagel.
- Panaritium cutaneum: Infektion in der Kutis.
- Panaritium subcutaneum: Infektion im Unterhautgewebe, Sonderform: Kragenknopfpanaritium.
- Panaritium periostale: Infektion um den Knochen ohne Osteomyelitis.
- Panaritium ossale: Osteomyelitischer Herd.
- Panaritium articulare: Gelenkinfektion = Gelenkempyem.
- Panaritium tendinosum: Sehenscheidenphlegmone.

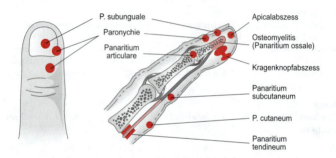

Abb. 16.10 Verschiedene Formen des Panaritiums [A300–106]

Klinik

Tab. 16.4 Klinik bei Panaritium subcutaneum und tendinosum (Beugeseite) Grund- und Mittelglieder		
	Panaritium subcutaneum	**Panaritium tendinosum**
Fingerhaltung	Gestreckt	Gebeugt
Berührungsschmerz	Ein Maximalpunkt	Gleichmäßig im Sehnenverlauf
Spontanschmerz	Ja	Ausgeprägt
Fieber	Ja	Evtl.
Schüttelfrost	Evtl.	Nein

Diagnostik
- Anamnese: Verletzungen, bisheriger Verlauf, Vorbehandlung, Allgemeinerkrankungen.
- Körperliche Untersuchung (▶ 3.3.3): Genaue Lokalisation der Infektion, Pustelbildung, Handrückenödem, Druckschmerzhaftigkeit, Schwellungen über Weichteilen und Gelenken, Bewegungsschmerzen oder -einschränkung von Gelenken. Bei Sehnenbeteiligung leichte Beugestellung der Hand oder Finger und Schmerzen bei Beugung und Streckung.
- Rö (▶ 3.5.22): Ausschluss knöcherner Beteiligung.
- Sonographie (▶ 3.8.6): Nachweis echoarmer Areale.

Therapie

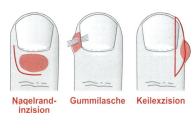

Abb. 16.11 Nagelrandinzision, Gummilasche, Keilexzision [A300–106]

- Panaritium parunguale: Oberst-Leitungsanästhesie (▶ 2.3), Eröffnung am Nagelrand, alternativ seitliche Keilexzision parallel zum Nagelrand. Nagelmatrix darf nicht verletzt werden. Einlage einer Gummilasche.
- Panaritium subunguale: Distale Keilexzision des Nagels oder türflügelartige Inzision und Abheben des prox. Nagels vom Nagelwall, ggf. Entfernung des prox. Nagelanteils und Lascheneinlage.
- Panaritium cutaneum: Tangentiale Blasenabtragung, Suche nach zweitem Eiterherd in der Tiefe (Kragenknopfpanaritium), dann Schnitt spindelförmig über dem Infektionsherd erweitern.
- Panaritium subcutaneum: Eröffnung durch seitlichen Schnitt oder Nagelrandinzision, bei Eiterungen über Gelenken schräge bzw. bogenförmige Schnittführung.
- Panaritium periostale: Eröffnung, Lascheneinlage.
- Panaritium ossale: Eröffnung, ggf. Nekrosektomie und Sequestrektomie, Einlage von Refobacin (PMNA®-Ketten), systemische Antibiose, z.B. mit Ofloxacin i.v. (z.B. Tarivid®).
- Panaritium articulare: Inzision, Eröffnung des Gelenks, ggf. Minispüldrainage, systemische Antibiose, z.B. Ofloxacin 2 × 200 mg i.v. oder p.o. (z.B. Tarivid®).
- Panaritium tendinosum: Inzision, Eröffnung der Sehnenscheide, Entlastung, Spülung des Sehnenraums (▶ Abb. 16.12) ggf. Einlage einer Minispüldrainage. Entfernung der Sehne nur, wenn Sehne aufgequollen und grau-avital erscheint. Einlage von Refobacin (PMNA®-Kette), später Silikonstab als Platzhalter für spätere Sehnenrekonstruktion. Systemische Antibiose, z.B. mit Levofloxacin 2 × 200 mg i.v. oder p.o. (z.B. Tavanic®).

16 Obere Extremität

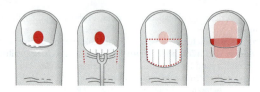

Abb. 16.12 Panaritium subunguale, Nagelteilextraktion [A300–106]

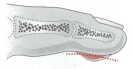

Tangentiale Abtragung eines Panaritium cutaneum

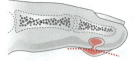

Tangentiale Abtragung des oberflächlichen Anteils eines Kragenknopfpanaritiums

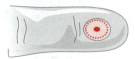

Befund nach oberflächlicher Abtragung (zentrale Fistel)

Abb. 16.13 Panaritium cutaneum und Kragenknopfpanaritium [A300–106]

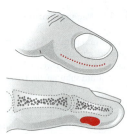

Abb. 16.14 Eröffnung Panaritium subcutaneum [A300–106]

Nachbehandlung
Immer Ruhigstellung (Schiene, Gips) bis zur Ausheilung, tägl. Kontrolle, Wundspülung, Finger-/Handbad, Verbandswechsel. Bei Verschlechterung evtl. Wundrevision.

> Bei fortschreitenden Infekten droht Finger- oder Zehenverlust! Entscheidend sind rasche chirurgische Therapie, suffiziente Weiterbehandlung und konsequente Ruhigstellung. Stationäre Weiterbehandlung immer bei:
> - Infektionen von Knochen und Gelenken.
> - Infektionen der Beugesehnenscheide.
> - Infektionen der Hohlhand und des tiefen Vorderarmraums.

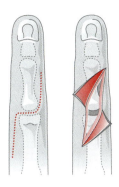
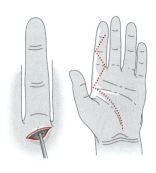

Abb. 16.15 Schnittführung bei Panaritium articulare [A300–106]

Abb. 16.16 Eröffnung Panaritium tendinosum (Beugeseite) und Schnittführung Zeigefingerphlegmone [A300–106]

16.4.12 Fibromatosis palmaris (M. Dupuytren)

Definition
Knoten- und Strangbildung der Palmarfaszie unter der Haut der Hohlhand und Finger mit zunehmender Beugekontraktur der Finger. Ätiologie ist unklar. „Myofibroblasten" bilden Knoten und kontrakte Stränge, in denen vermehrt Kollagen III nachgewiesen werden kann. M : F = 10 : 1, familiäre Häufung der Erkrankten. Bei jüngeren Menschen oft ausgeprägtere Kontrakturen mehrerer Finger und stärkere Progredienz. Sonst meist Verlauf über viele Jahre.

Klinik
Behinderung durch Streckdefizit, gelegentlich Druckschmerz beim festen Zugreifen auch schon im Anfangsstadium (Knoten). Befallen werden häufig zunächst der Klein- bzw. Ringfinger, selten der radiale Finger. Anfänglich kleine, tastbare Knoten und Einziehungen der Haut, dann Strangbildungen. Zunehmende Beugekontrakturen des Grund- oder Mittelgelenks, gelegentlich Überstreckung des Endgelenks.

Stadieneinteilung
Der Grad der Beugekontraktur aller Gelenke des betroffenen Fingers wird addiert: Stadium I: 0–45°, Stadium II: 45–90°, Stadium III: 90–135°, Stadium IV: > 135°.

Differenzialdiagnosen
Gelenkkontraktur anderer Genese, Kampylodaktylie (angeborene Beugekontraktur), Narbenbildung.

Konservative Therapie
Nicht erfolgreich, Fortschreiten der Erkrankung kann nicht aufgehalten werden. Aber zuwarten im Anfangsstadium, da die Progredienz der Erkrankung nicht vorhersehbar ist.

Operative Therapie
- Ind.: Wenn die Hand nicht mehr flach auf den Tisch gelegt werden kann, aber abhängig von Bedürfnissen und Beschwerden des Pat., ambulante OP möglich.
- Technik: Plexusanästhesie, Blutsperre, Lupenbrille. Zickzackförmiger Schnitt oder Z-Plastik. Darstellung der befallenen Palmarfaszie, Präparation von proximal nach distal entlang der Gefäß-Nerven-Bündel. Resektion der gesamten betroffenen Anteile. Nach Öffnen der Blutsperre sorgfältige Blutstillung. Hautnaht, lockerer Verband mit Gazeknäuel unter leichter Kompression.
- NB: Regelmäßige Verbandswechsel, KG ab dem 7. d.
- KO: Gefäß-Nerven-Läsionen, Hautnekrosen, Narbenkontraktur, Rezidiv.

Prognose
Hohe Rezidivrate (v.a. am Kleinfinger) bis 50 %.

16.5 Nervenkompressionssyndrome obere Extremität

16.5.1 Karpaltunnelsyndrom

Ätiologie
Häufigstes Engpasssyndrom, Kompression des N. medianus im Karpaltunnel, ausgelöst durch Entzündungen, Ganglien, Traumata, Tumoren, endokrine Störungen, rheumatoide Arthritis.

Klinik
Schmerzen und Parästhesien der Finger (vorwiegend 1–3) und der Hand v.a. nachts, Gefühlsstörung an den radialen 3½ Fingern, Schwäche und Atrophie der Thenarmuskulatur.

Diagnostik
- Untersuchung (▶ 3.3.3): Sensible und motorische Störungen, Thenaratrophie.
- Neurologisches Konsil: NLG (verzögerte distale Latenz).
- Rö (▶ 3.5.22): Bei Z.n. Trauma Karpaltunnelaufnahme (knöcherne Einengung?), evtl. HWS in 4 Ebenen (Einengung der Foramina intervertebralia).

Differenzialdiagnosen
Wurzelkompression C7 (▶ 19.3), Motoneuronerkrankung, Rhizarthrose.

Therapie
- Konservativ: In leichten Fällen, dorsale Unterarmschiene (▶ 2.6.7), Antiphlogistika (▶ 2.12), wie Diclofenac 3 × 50 mg p.o. (z.B. Voltaren®), lokale Kortikoidinjektion (z.B. Volon A® 1 ml in den Canalis carpalis).
- Operativ: Bei neurologisch eindeutig nachgewiesenem Karpaltunnelsyndrom Spaltung des Lig. carpi transversum in Plexusanästhesie oder auch Lokalanästhesie (▶ 2.3) → elektive OP-Vorbereitung (▶ 1.7), ambulante OP möglich.

16.5.2 Sulcus-ulnaris-Syndrom

Ätiologie
Irritation des N. ulnaris im Sulcus ulnaris, evtl. durch rezidivierende Luxation des Nervs aus dem Sulkus, arthrotische Veränderungen, Lagerungsschäden, Trauma.

Diagnostik
- Untersuchung (▶ 3.3.3): Krallenhand, Atrophie von Hypothenar und Interossei, Sensibilitätsstörungen im Verteilungsgebiet des N. ulnaris.
- Rö (▶ 3.5.18): Ellenbogen in 2 Ebenen und tangential. Traumafolgen, Einengung des Sulcus ulnaris.
- Neurologisches Konsil: EMG, NLG.

Differenzialdiagnosen
Wurzelkompression C8, untere Armplexusläsion, Motoneuronerkrankung.

Therapie
- **Konservativ:** Bei Reizerscheinungen (Schmerzen, Parästhesien). Vermeiden von Druck auf den Nerv, Polsterung.
- **Operativ:** Bei Ausfallserscheinungen (Paresen) operative Dekompression und evtl. Verlagerung des Nervs aus dem Sulcus ulnaris. Ambulante OP nach Vorbereitung möglich.

16.5.3 Nervus-radialis-Kompression

Ätiologie
Exogener Druck im Canalis spiralis am Oberarm posttraumatisch, Lagerungsschaden oder sog. Parkbanklähmung. Häufig Männer, Alkoholiker.

Klinik
Lähmungen der Hand und Fingerstrecker (Fallhand), sensible Störungen an der Radialseite und Dorsalseite des Unterarms und der Hand.

Diagnostik
- Körperliche Untersuchung (▶ 3.3.3): Fallhand, Sensibilitätsstörungen im Verteilungsgebiet des N. radialis. **Cave:** Wenn Faustschluss möglich → zentrale Parese!
- Rö (▶ 3.5.17): Oberarm in 2 Ebenen (Fraktur oder Frakturfolgen).
- Neurologisches Konsil: EMG, NLG.

Therapie
Konservativ, KG (▶ 1.3.4), Prognose meist gut.

17 Untere Extremität

Manuel Kalt

17.1 Hüftgelenk, Oberschenkel 544
17.1.1 Hüftgelenkluxation 544
17.1.2 Femurkopffraktur 546
17.1.3 Schenkelhalsfrakturen 547
17.1.4 Per- und subtrochantäre Femurfrakturen 549
17.1.5 Coxarthrose 551
17.1.6 Coxitis 552
17.1.7 Femurschaftfrakturen 553
17.1.8 Distale Femurfrakturen 555
17.2 Knie 556
17.2.1 Anatomische Grundlagen 556
17.2.2 Kniebinnentrauma 558
17.2.3 Kniegelenkluxation 560
17.2.4 Meniskusverletzungen 561
17.2.5 Seitenbandverletzungen 564
17.2.6 Patellafraktur 565
17.2.7 Patellaluxation 566
17.2.8 Rupturen des Kniestreckapparats 568
17.2.9 Bursaverletzungen am Knie, Bursitis 569
17.2.10 Gonarthrose 570
17.3 Unterschenkel 572
17.3.1 Tibiakopffraktur 572
17.3.2 Tibiaschaftfraktur 574
17.3.3 Distale Tibiafrakturen, Pilontibiale-Frakturen 576
17.3.4 Malleolarfrakturen 577
17.3.5 OSG-Distorsion, Bandruptur 580
17.3.6 Sprunggelenkarthrose 581
17.4 Fuß 582
17.4.1 Achillessehnenruptur 582
17.4.2 Talusfrakturen 584
17.4.3 Kalkaneusfrakturen 585
17.4.4 Frakturen Fußwurzelknochen 587
17.4.5 Luxationen Fußwurzelknochen 588
17.4.6 Frakturen Mittelfußknochen 589
17.4.7 Zehenfrakturen, Zehenluxationen 590
17.4.8 Krallenzehe 590
17.4.9 Hallux valgus 591
17.4.10 Unguis incarnatus 593
17.4.11 Morton-Neuralgie 593
17.4.12 Fibromatosis plantaris (Ledderhose-Syndrom) 594
17.5 Nervenkompressionssyndrome untere Extremität 595
17.5.1 Nervus-peroneus-Kompression 595
17.5.2 Tarsaltunnelsyndrom 595

17.1 Hüftgelenk, Oberschenkel

17.1.1 Hüftgelenkluxation

Definition
Seltene Luxation, nur 5 % aller Luxationen betreffen das Hüftgelenk. In 90 % Luxatio iliaca. Obligates Zerreißen des Lig. capitis femoris, dadurch Zerstörung eines Teils der Blutversorgung → Hüftkopfnekrose möglich.

Ätiologie
Verkehrsunfälle (dashboard-injury), Sturz aus großer Höhe, Hochenergietrauma, Dysplasie, Z.n. Hüftendoprothesenimplantation (TEP-Luxation).

Topographische Einteilung
- Luxatio iliaca: Bein adduziert und innenrotiert.
- Luxatio ischiadica: Bein adduziert, innenrotiert, flektiert.
- Luxatio suprapubica: Bein adduziert, außenrotiert.
- Luxatio obturatoria: Bein adduziert außenrotiert, flektiert.

Klinik
- Stark schmerzhaft bedingte Bewegungseinschränkung, federnd fixierte Fehlstellung, Beinlängendifferenz.
- **Begleitverletzungen:** Femurfrakturen, dorsale Pfannenrandfrakturen, Ischiadikusparese, Gefäßverletzungen, Knieverletzungen, Fußluxationsfrakturen (so genannte Kettenverletzung: Kalkaneus-Fuß-Knie-Hüfte).

Diagnostik
- Inspektion (▶ 3.3.4): Fehlstellung (abhängig vom Luxationstyp).
- Körperliche Untersuchung (▶ 3.3.4) soweit schmerzbedingt möglich (an Kettenverletzung denken!).
- Rö (▶ 3.5.23): Beckenübersicht (z.B. leere Pfanne, Fehlstellung), weitere radiologische Untersuchungen oft erst nach Reposition möglich.
- CT (▶ 3.10.6): Beurteilung Pfanne und Hüftkopf, Fragmentlokalisation.
- Doppleruntersuchung (▶ 3.8.10), wenn Fußpulse nicht tastbar.
- Duplexsonographie (▶ 3.8.13) oder Angiographie (▶ 3.7) bei V. a. Gefäßläsionen.

Operative Therapie
OP-Indikation:
- Repositionshindernis (Begleitfraktur): Notfalloperation.
- Dorsaler Pfannenabbruch: Elektive Frühoperation.

17.1 Hüftgelenk, Oberschenkel

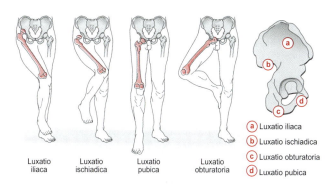

Abb. 17.1 Einteilung der Hüftgelenkluxationen
li: Ansicht von vorne, re: Ansicht von seitlich [A300–106]

❗ Sofortmaßnahmen
- Schockprophylaxe (▶ 4.1.2): I.v. Zugang, Ringer-Laktat-Infusion.
- Sofortige Reposition in Allgemeinnarkose und Relaxation → sofort Anästhesie verständigen. Pat. nüchtern lassen, Reposition ohne Abwarten der Nüchterngrenze durchführen.
- OP-Aufklärung (▶ 1.6): Pat. über mögliche Folgeschäden (z.B. Hüftkopfnekrose, periartikuläre Verkalkungen, Coxarthrose, Reluxation, evtl. sofortige oder spätere Prothesenimplantation, evtl. offene Reposition) informieren und unterschreiben lassen.

Notfallmäßige Reposition in Narkose
Bei hinterer Luxation Hüfte und Knie rechtwinklig beugen. Eine zweite Person fixiert das Becken. Danach Oberschenkel in Richtung der Längsachse unter Außenrotation im Hüftgelenk ziehen. Bei vorderer Luxation am gestreckten, im Hüftgelenk innenrotierten Bein ziehen.
Nach der Reposition muss eine sorgfältige Rö-Kontrolle zum Ausschluss von Begleitverletzungen (z.B. Azetabulumfraktur) erfolgen. Durchblutung, Sensibilität und Motorik überprüfen und dokumentieren!

Nachbehandlung
Nach geschlossener Reposition funktionell ohne Extension. Für 2 Wochen Mobilisation am Gehbock ohne Belastung, danach zunehmende Vollbelastung. Wegen des Risikos der Ausbildung einer Hüftkopfnekrose regelmäßige radiologische Kontrolluntersuchungen (besser MRT ▶ 3.11) empfehlen.

Prognose
Irreversible Ischiadikuslähmung bei hinterer Luxation möglich; in 15 % der Fälle Hüftkopfnekrose (v.a. bei verspäteter Reposition).

17.1.2 Femurkopffraktur

Definition
Seltene Verletzung, meist bei dorsaler Hüftluxation, Hüftpfannenfrakturen, dashboard-injury.

Ätiologie
Massive Gewalteinwirkung durch Stoß oder Hebelwirkung.

Einteilung
- **Klassifikation nach Pipkin** (▶ Abb. 17.2).
  - Abscherfraktur der Kalotte kaudal der Fovea capitis femoris (Pipkin I, außerhalb der Belastungszone).
  - Abscherfraktur der Kalotte kranial der Fovea capitis femoris (Pipkin II, innerhalb der Belastungszone).
  - Abscherfraktur der Kalotte kombiniert mit Schenkelhalsfraktur (Pipkin III).
  - Abscherfraktur der Kalotte kombiniert mit Azetabulumfraktur (Pipkin IV).
- **AO-Klassifikation** (31-C-Frakturen ▶ 24.2.1), für die Therapieentscheidung wenig hilfreich.

Diagnostik
- Inspektion (▶ 3.3.4): Z.B. Beinlängendifferenz, Fehlstellung, Frakturhämatom.
- Körperliche Untersuchung (▶ 3.3.4): Schmerzen besonders in der Leistengegend, schmerzhafte Bewegungseinschränkung, federnde Fixation (Luxation), Fußpulse.
  - Motorik: N. ischiadicus, N. peroneus (Kniebeugung, Dorsalextension, Plantarflexion).
  - Sensibilität an Unterschenkel und Fuß prüfen (Parese des N. ischiadicus).
- Rö: Beckenübersicht (▶ 3.5.23), Hüfte in 2 Ebenen (▶ 3.5.24), Konturaufnahmen.
- CT (▶ 3.10.6): Bei Becken- und Schenkelhalsfrakturen können Femurkopffrakturen leicht übersehen werden.

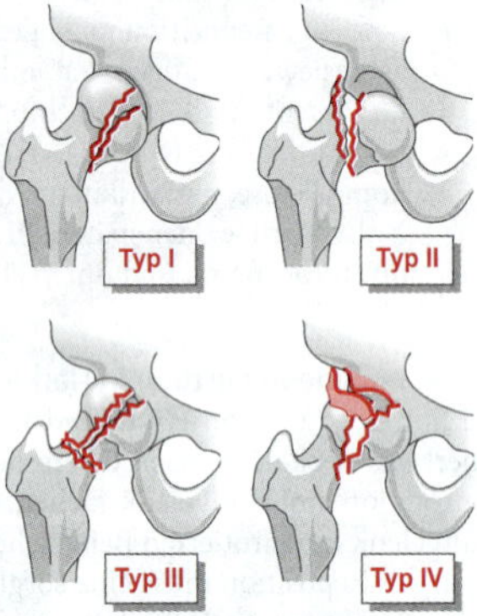

Abb. 17.2 Lokalisation von Femurfrakturen [A300–106]

- Doppleruntersuchung (▶ 3.8.10): Verschlussdrücke von A. poplitea, A. tibialis post., A. dorsalis pedis, wenn Fußpulse nicht tastbar.

Therapie

Sofortmaßnahmen
- Schockprophylaxe (▶ 4.1.2): I.v. Zugang, Ringer-Lakat-Infusion.
- OP- bzw. Anästhesievorbereitung (▶ 1.7).

Konservative Therapie
Bei Fraktur Typ Pipkin I.
- Sofortige Reposition in Vollnarkose.
- Sofern stufenlose Reposition möglich, frühfunktionelle Behandlung.
- Antiphlogistika (▶ 2.13), Ulkusprophylaxe.
- Nach Reposition Rö- und CT-Kontrolle.

Operative Therapie
Bei Pipkin II, III, IV, Reposition und Osteosynthese. Bei Pat. > 60 J. oder biologisch vorgealtert prothetischer Ersatz.

Nachbehandlung
Frühfunktionelle Nachbehandlung mit Teilbelastung 20 kg für 6–8 Wochen. Vollbelastung i.d.R. sofort bei zementierter Hüft-TEP oder bipolarer Prothese.

Prognose
Posttraumatische Arthrose, Hüftkopfnekrose bei hüftkopferhaltender Therapie.

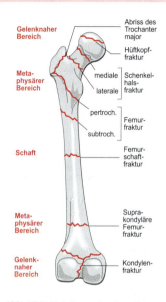

Abb. 17.3 Einteilung der Luxationsfrakturen des Hüftkopfs nach Pipkin [A300–106]

17.1.3 Schenkelhalsfrakturen

Ätiologie
Trauma (direkter Sturz auf Hüfte), Osteoporose, Tumoren, Metastasen, path. Fraktur (inadäquates Trauma, z.B. beim Treppabgehen).

Einteilung
- Lokalisation: Medial, lateral, intermediär (▶ Abb. 17.3).
- Winkel der Fraktur zur Horizontalen ≤ 30° Pauwels I, ≤ 50° Pauwels II, > 50° Pauwels III.
- Dislokationsgrad (▶ Abb. 17.4): Eingestauchte, nicht dislozierte Abduktionsfraktur (Garden I), nicht-dislozierte Adduktionsfraktur (Garden II), dislozierte Adduktionsfraktur ohne Zertrümmerung der dorsalen Kortikalis (Garden III), komplette Dislokation mit Unterbrechung der Gefäßversorgung (Garden IV).

Klinik
Ruheschmerz, Schmerzen in der Leiste, schmerzbedingte Bewegungseinschränkung.

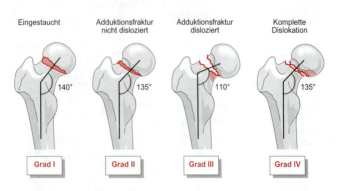

Abb. 17.4 Einteilung der Schenkelhalsfrakturen nach Garden [A300–106]

Diagnostik
- Inspektion (▶ 3.3.4): Frakturhämatom, Beinlängendifferenz, Außenrotationsfehlstellung, Trochanterhochstand.
- Körperliche Untersuchung (▶ 3.3.4): Eingeschränkte Beweglichkeit, Stauchungs-, Rotationsschmerz, lokaler DS über Hüftgelenk und Trochanter, Fußpulse, Motorik und Sensibilität.
- Rö: Beckenübersicht a.p. (▶ 3.5.23) und Hüfte in 2 Ebenen (▶ 3.5.24), bei path. Fraktur immer kompletten Oberschenkel (▶ 3.5.25) und ggf. weitere Skelettabschnitte röntgen lassen (zusätzliche Osteolysen).
- Szintigraphie (▶ 3.14.2) nur bei zweifelhaften Fällen (Mehrspeicherung).
- Doppleruntersuchung (▶ 3.8.10) wenn Fußpulse nicht tastbar.

Therapie
Mögliche Therapieverfahren und geplantes Vorgehen mit dem Pat. und ggf. mit den Angehörigen besprechen und dies dokumentieren.

Sofortmaßnahmen
- I.v. Zugang, Ringer-Laktat-Infusion (**cave:** Alte Menschen oft chron. exsikkiert → bei rascher Auffüllung des Volumenmangels droht kardiale Dekompensation!), Mind. 2 EK bestellen.
- Pat. stationär aufnehmen, nüchtern lassen.
- Weiteres Vorgehen (Untersuchungen, OP) mit OA besprechen.
- Mind. 2 EK bestellen.
- Abklärung der OP-Fähigkeit (nach Rücksprache mit Anästhesist evtl. internistisches Konsil).

- Extensionsbehandlung, wenn OP-Indikation gegeben, aber Pat. nicht narkosefähig oder OP im Moment nicht durchführbar → im Zweifelsfall immer Extension.
- Thromboseprophylaxe (▶ 2.10).

Konservative Therapie
- Ind.: Eingestauchte Abduktionsfrakturen (Pauwels I, Garden I).
- Vorgehen: Lagerung in Schaumstoffschiene (Außenrotation vermeiden), nach Abklingen der Schmerzen frühfunktionelle Behandlung (▶ 1.3.4) unter Vollbelastung. Nach der ersten Mobilisation, nach 2 und 6 Wochen Röntgenkontrolle.
- Thromboseprophylaxe (▶ 2.10).

Operative Therapie
Das biologische Alter und der Verschleißzustand des Gelenks sind entscheidend dafür, ob hüftkopferhaltende oder -ersetzende Maßnahmen getroffen werden (Checkliste OP-Vorbereitung ▶ 1.7.6):
- Älterer Pat. mit Coxarthrose: Hüft-TEP.
- Jüngerer Pat.: Operative Stabilisierung mit kanülierten Schrauben.

Nachbehandlung
- Pat. mit Hüft-TEP dürfen in der Regel sofort belasten.
- Vollbelastung nach Schenkelhalsverschraubung erst nach 10–12 Wo. oder nach Absprache mit dem Operateur.
- Röntgenkontrollen nach 1, 6, 12 Wo.
- Thromboseprophylaxe bis zur Vollbelastung (▶ 2.10).

Prognose
Mediale Schenkelhalsfrakturen zeigen bei konservativer Therapie zu 20–30 % eine Kopfnekrose, in 10–15 % eine Pseudarthrose. Biomechanisch ungünstig (instabil) sind Abscher- und Adduktionsfrakturen, die fast immer disloziert sind und daher besonders zu Kopfnekrose oder Pseudarthrose führen.

17.1.4 Per- und subtrochantäre Femurfrakturen

Ätiologie
Meist direkter Sturz auf die Hüfte, auch ohne Trauma (path. Fraktur) bei Osteoporose, Knochentumor (Prädilektionsstelle für Metastasen).
Extrakapsulärer Verlauf am proximalen Femur, häufige Fraktur des alten Menschen (▶ Abb. 17.3).

Klinik
Ruheschmerz, Schmerzen in der Leiste, schmerzbedingte Bewegungseinschränkung.

Diagnostik
- Inspektion (▶ 3.3.4): Frakturhämatom, Beinlängendifferenz, Rotationsfehlstellung.

- Körperliche Untersuchung (▶ 3.3.4): Eingeschränkte Beweglichkeit, Stauchungsschmerz, Motorik und Sensibilität prüfen.
- Rö: Beckenübersicht a.p. (▶ 3.5.23) und Hüfte in 2 Ebenen (▶ 3.5.24), Oberschenkel a.p. und seitlich (▶ 3.5.25).

Operative Therapie
! Bei jeder Fraktur.

> **Sofortmaßnahmen**
> - I.v. Zugang, Ringer-Laktat-Infusion.
> - OP-Vorbereitung (▶ 1.7.6).
> - Extensionsbehandlung, wenn Pat. nicht narkosefähig oder OP erst für den nächsten Tag geplant ist → Thromboseprophylaxe (▶ 2.10). Im Zweifelsfall bei Verkürzung immer Extension anlegen.
> - Stationäre Aufnahme, Pat. nüchtern lassen, evtl. internistische Vorbereitung.
> - Weiteres Vorgehen (Untersuchungen, OP) mit OA besprechen.

Vorgehen
- Pat. aufklären, Einverständnis unterschreiben lassen, ggf. mit Angehörigen Kontakt aufnehmen. Risiken: Pseudarthrose, sekundäre Dislokation, Bruch bzw. Dislokation des Osteosynthesematerials, evtl. sofortiger oder späterer Verfahrenswechsel, evtl. lange Entlastungsphase. Metallentfernung (2. Eingriff) i.d.R. nur bei jüngeren Pat. (< 65 J.).
- Osteosynthese: Bei pertrochantären Frakturen dynamische Hüftschraube (DHS, ggf. mit Abstützplatte), PFN (proximaler Femurnagel), Gamma-Nagel, DCS, Winkelplatte (heute selten), Verbundosteosynthese oder Tumorprothese bei path. Frakturen; lange DHS, PFN, Gamma-Nagel, DCS bei per- und subtrochantären Femurfrakturen. **Cave:** Hausspezifische Unterschiede bei der Versorgung bzw. Verfügbarkeit von Osteosynthesematerial.

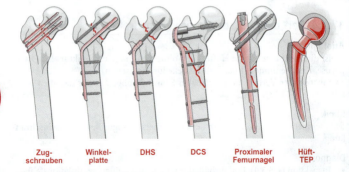

Zugschrauben | Winkelplatte | DHS | DCS | Proximaler Femurnagel | Hüft-TEP

Abb. 17.5 Osteosyntheseverfahren bei pertrochantären Oberschenkel- und Schenkelhalsfrakturen [A300–106]

Nachbehandlung
- Belastung nach Anordnung des Operateurs (bei DHS, DCS und Gamma-Nagel häufig sofort).
- Entlastung für 6–12 Wo. bei Winkelplatte, KG (▶ 1.3.4).
- Röntgenkontrollen 1 (bzw. vor Entlassung), 6 und 12 Wo. nach OP.
- Metallentfernung beim jungen Pat. nicht vor 18–24 Mon., beim alten Menschen keine ME.

17.1.5 Coxarthrose

Ätiologie
Idiopathisch, bei Dysplasie, nach Epiphyseolyse, posttraumatisch, entzündlich (bakterielle Coxitis), Perthes-Krankheit, chron. Polyarthritis, Stoffwechselstörungen (Gicht, Chondrokalzinose, Ochronose), Hämophilie, Osteoradionekrose, toxische Femurkopfnekrose (Zytostatika, Virustatika, Alkohol).
An Häufigkeit zunehmende Erkrankung durch steigende Lebenserwartung, neben der Gonarthrose häufigste Arthroseform großer Gelenke.

Klinik
Leisten- und Gesäßschmerzen, Schmerzausstrahlung auf Oberschenkel und Knie, Anlaufschmerzen, progredienter Verlauf, wetterabhängige Beschwerden.

Diagnostik
- Körperliche Untersuchung (▶ 3.3.4): Gangbild (Verkürzungshinken, Schmerz- oder Schonhinken), Trendelenburg-Zeichen positiv, Muskelatrophie, Gelenkkontraktur (fortgeschrittenes Stadium), Trochanterklopfschmerz, Einschränkung der Beweglichkeit (nach Neutral-Null-Methode dokumentieren, ▶ 3.3.1) → Innenrotation und Abduktion meist zuerst eingeschränkt. LWS und Kniegelenk mituntersuchen (Schmerzausstrahlung).
- Rö: Beckenübersicht (▶ 3.5.23) und Hüfte axial (▶ 3.5.24), evtl. Funktionsaufnahmen in Abduktion und Adduktion (z.B. verschmälerter Gelenkspalt, Randkantenausziehung, subchondrale Sklerose, Geröllzysten, Osteophyten).
- Labor (▶ 3.15): BB, BSG, CRP, evtl. Rheumafaktoren (Hinweis auf entzündliche Erkrankung).

Differenzialdiagnosen
Rheumatoide Arthritis, LWS-Beschwerden, Bandscheibenvorfall.

Nicht immer Korrelation zwischen Beschwerdebild und radiologischem Befund. LWS-Beschwerden strahlen häufig in das Hüftgelenk aus.

Konservative Therapie
Bei gering ausgeprägtem Beschwerdebild, keiner regelmäßigen Schmerzmitteleinnahme, regelrechter Biomechanik, fehlender Compliance für OP oder internistischen Kontraindikationen für OP sowie auf Wunsch des Pat.
- Nicht-steroidale Antiphlogistika (▶ 2.13):, z.B. Diclofenac (z.B. Voltaren®) oder Ibuprofen (z.B. Imbun®). Perkutane antiphlogistische Therapie (umstritten), z.B. Voltaren®-Emulgel, Amuno®-Salbe.

- Physikalische Therapie (▶ 1.3.4) und KG, Bewegungsbad, Kryotherapie (akutes Stadium), manuelle Ther., Ultraschallther., Pat. z.B. zu Schwimm- und Gehtraining und zum Fahrradfahren ermutigen, Gewichtsreduktion bei Adipositas empfehlen, ggf. Akupunktur.
- Orthopädietechnische Versorgung (▶ 23): Gehstock, Pufferabsätze, elastischen Fersenkeil verordnen.

Operative Therapie
Bei starker Beschwerdesymptomatik, therapieresistenten Schmerzen, ständiger Schmerzmitteleinnahme, nächtlichen Schmerzen mit Schlafstörungen.
- Planung: OP-Vorbereitung ambulant möglich (Labor, EKG, Eigenblutspende), Pat. elektiv einbestellen, Hausarzt um Einweisung zum geplanten Termin bitten und entsprechende Information mitgeben.
- Hüftkopfnahe Femurkorrekturosteotomie beim jüngeren Pat. mit korrigierbaren Achsverhältnissen.
- Hüfttotalendoprothese: Unzementiert beim jüngeren Pat. mit guter Knochensubstanz, zementiert oder teilzementiert (= Hybridprothese) bei älteren Pat.

Nachbehandlung
Voll- und teilzementierte Prothesen dürfen i.d.R. sofort voll belastet werden. Bei unzementierten Prothesen langsamer Belastungsaufbau um Osteointegration nicht zu stören. Prothesenhaltbarkeit 12–15 J.

17.1.6 Coxitis

Definition
Entzündung der Hüftgelenkskapsel, meist hämatogen nach grippalem Infekt (sog. Hüftschnupfen). Meist im Kleinkindesalter.

Klinik
Plötzliche Hüftschmerzen, Bewegungseinschränkung, Schmerzangabe bei Belastung.

Diagnostik
- Untersuchung: Schmerzhafte Bewegungseinschränkung.
- Sonographie (▶ 3.8.6): Echoarme Raumforderung im Gelenk (Erguss).
- Rö: Beckenübersicht (▶ 3.5.23), Hüfte axial (z.B. Lateralisation des Hüftkopfs, Abheben der Gelenkkapsel; ▶ 3.5.24).
- Labor (▶ 3.15): BB, BSG, CRP ↑.

Differenzialdiagnosen
Eitrige Coxitis (s.u.), Perthes-Krankheit.

Therapie
- Leichte Symptomatik, sonographisch geringer Erguss: Bettruhe (2–3 Tage), Antiphlogistika (▶ 2.13), ambulante Verlaufsbeobachtung.
- Bei deutlicher Symptomatik, sonographisch ausgeprägtem Erguss: Hüftgelenkspunktion (▶ 2.9.8), Punktat untersuchen lassen, Abstrich entnehmen.

Symptomatische antiphlogistische Therapie s.o., ambulante Verlaufsbeobachtung möglich, ggf. stationäre Aufnahme bei starker Symptomatik/unklarer Diagnose.
- V.a. eitrige Coxitis: Sofortige stationäre Aufnahme, OP-Vorbereitung (▶ 1.7.6), operative Therapie (arthroskopische oder offene Spülung, Drainage), Antibiose (▶ 14.4).

17.1.7 Femurschaftfrakturen

Oft schwere Verletzung mit Schockgefahr, da meist mit erheblichem Blutverlust und starken Schmerzen verbunden. Kombinationsverletzungen häufig!

Ätiologie
Hochenergietrauma, Verkehrsunfälle, Sturz (einfache Bruchform), breitflächige Krafteinwirkung (Zertrümmerung, Etagenfraktur), indirekte Gewalteinwirkung (Drehfrakturen).

Klinik
- Lokalisation: Subtrochantär, Schaftmitte, Schaft distal.
- Einteilung: AO-Klassifikation (▶ 24.2.1).
- Symptomatik: Schocksymptome (blasse, kalte Haut, schweißig, Hypotonus, Tachykardie, Dyspnoe), massive Ruhe- und Bewegungsschmerzen im betroffenen Bein, Verkürzung und Verformung des Femurs, Rotationsfehlstellung und Instabilität.

Diagnostik
- Inspektion (▶ 3.3.4): Oberschenkelhämatom, Weichteilmantel intakt, Wunden.
- Körperliche Untersuchung (▶ 3.3.4): Krepitation beim Bewegen, abnorme Beweglichkeit, Sensibilität und Motorik überprüfen, Leisten-, Popliteal- und Fußpulse aufsuchen.
- Rö: Femur mit Hüfte und Knie in zwei Ebenen (▶ 3.5.24, ▶ 3.5.25, ▶ 3.5.26).
- Duplexsonographie (▶ 3.8.13) oder Angiographie (▶ 3.7): Bei V.a. Gefäßläsion (▶ 22.6), notfallmäßig bei peripherer Pulslosigkeit, Schussbrüchen, weit offenen Frakturen, subtotalen Amputationen, schweren Quetschverletzungen und Kettenbrüchen, unklarem Dopplerbefund.
- Logendruckmessung bei V.a. Kompartmentsyndrom (▶ 15.3.9).

An typische Begleitverletzungen, wie Hüftluxation (▶ 17.1.1), Schenkelhalsfraktur (▶ 17.1.3), Kniegelenksverletzungen (▶ 17.2), denken!

> **Sofortmaßnahmen**
> - Möglichst Sofortoperation, da durch Stabilisierung Schmerzreduktion und Pflegeerleichterung. V.a. beim Polytrauma ist die primäre Stabilisierung der Fraktur erforderlich.
> - I.v. Zugänge, Schockprophylaxe (▶ 4.1.2), zunächst 500–1000 ml Ringer-Laktat, Plasmaexpander, wie 500 ml HAES-steril® i.v.
> - Verletzte Extremität unter vorsichtigem Längszug auf Schiene.
> - Ggf. sofort Schmerzmittel (▶ 12.2), wie Piritramid ½–1 Amp. langsam i.v. (z.B. Dipidolor®).
> - Sofortige OP veranlassen, OP-Vorbereitung (▶ 1.7.6).
> - Blutgruppe bestimmen, Blutkonserven anfordern (2–4 bzw. nach Verletzungsmuster und Zusatzverletzungen).

Konservative Therapie
Bei kindlichen Frakturen (▶ 21), sehr selten Femurfrakturen beim Erwachsenen. Jede Femurfraktur, die primär nicht operativ versorgt wird, muss der Extensionsbehandlung zugeführt werden. Thromboseprophylaxe (▶ 2.10).

Operative Therapie
Bei jeder Fraktur von Erwachsenen, Jugendlichen sowie u.U. bei Kindern.
- Marknagelung (aufgebohrt oder unaufgebohrt Verfahren der 1. Wahl). Bei Kindern Markraumschienung möglich (TEN®, Prevot-Nägel®).
- Plattenosteosynthese: Bei Polytrauma (bei Marknagelung besteht erhöhte Gefahr eines ARDS), gelenknahen Frakturen, kindlichen sowie periprothetischen Frakturen.
- Fixateur externe: Bei Kindern und Jugendlichen in manchen Häusern üblich. Bei Erwachsenen nur in Ausnahmesituationen, wie schwerem Polytrauma (vordringliche andere Versorgungen), schwerer Weichteilverletzung oder zur temporären Ruhigstellung bei instabilen Pat., Lungenkontusion oder (drohender) Schocklunge.

Nachbehandlung
- Meist (kurzfristige) Intensivüberwachung notwendig (häufig pulmonale Komplikationen!).
- Hochlagern, Kryotherapie, Antiphlogistika (▶ 2.13).
- Durch die Marknagelung lässt sich je nach Frakturtyp und -lokalisation im günstigen Fall eine primäre Belastungsstabilität erreichen. Beim Verriegelungsnagel kann – in Abhängigkeit von der röntgenologischen Durchbauung – eine Dynamisierung (Entfernen der Verriegelungsschraube) erforderlich werden (meist nach 6 Wo.); nach Entfernen der Drainagen mit der Mobilisation beginnen: Zunächst Teilbelastung (20 kg bis halbes KG). Bei stabil versorgten Frakturen rascher Übergang zur Vollbelastung.
- Plattenosteosynthesen sind prinzipiell nicht belastungsstabil. Nach Entfernen der Drainagen rasche Mobilisation mit Teilbelastung 10–20 kg. Belastungssteigerung von Frakturtyp, Stabilität der Osteosynthese und radiologischen Durchbauungszeichen abhängig, Beginn frühestens nach 8–10 Wo., Vollbelastung i.d.R. nach 12–14 Wo.
- Rö-Kontrollen: Postoperativ, nach 4, 8, 12 Wo.
- Implantatentfernung frühestens nach 18 Mon.

17.1.8 Distale Femurfrakturen

 Häufig grobe Weichteilschädigungen. Durch die muskuläre Spannung (Zug der Adduktoren am prox. Femur) und den distrahierenden Unterschenkel sind die Frakturen schwer zu reponieren bzw. in ihrer Stellung zu halten.

Ätiologie
Direkte (dashboard-injury) oder indirekte Gewalteinwirkung meist im Rahmen eines Verkehrsunfalls oder Sturzes.

Klinik
- Massive Ruhe- und Bewegungsschmerzen der betroffenen Extremität, verformte Kniekontur, Weichteilschäden (häufig).
- Typische Begleitverletzungen: Weichgewebeläsionen, Bandläsion, Meniskusläsion, Knorpelläsion, Patellafrakturen. Gefäßverletzungen (A. femoralis superficialis, A. poplitea), Nervenverletzungen (N. peroneus), Kapsel-Band-Läsionen am Kniegelenk. Kettenverletzung möglich (Fuß-Knie-Hüfte-Wirbelsäule).

Diagnostik
- Inspektion: Z.B. Weichteilschwellung, Beinverkürzung, Deformierung.
- Körperliche Untersuchung: Schmerzhafte Bewegungseinschränkung im Kniegelenk, Krepitation.
  - Durchblutung (▶ 3.8.10): A. poplitea aufsuchen.
  - Motorik (N. peroneus:) Dorsalflexion im Sprunggelenk überprüfen.
  - Sensibilität: Seitengleiche Hautempfindungen an Unterschenkel und Fuß.
- Rö: Oberschenkel (▶ 3.5.25) mit Knie a.p. und seitlich (▶ 3.5.26), Beckenübersicht (▶ 3.5.23, Ausschluss von Kettenverletzungen), Rö-Thorax (▶ 3.5.30).
- Doppleruntersuchung (▶ 3.8.10): Verschlussdrücke von A. poplitea, A. tibialis post., A. dorsalis pedis, wenn Fußpulse nicht tastbar sind.
- Duplexsonographie (▶ 3.8.13) oder Angiographie (▶ 3.7): Wenn Popliteal- und Fußpulse fehlen sowie bei unklarem Dopplerbefund.

Sofortmaßnahmen
- I.v. Zugang, Ringer-Lösung, stationäre Aufnahme.
- Pat. aufklären (▶ 1.6), mögliche Spongiosaentnahme am Beckenkamm.
- Weiteres Vorgehen (Untersuchungen, OP) mit OA besprechen.
- Thromboseprophylaxe (▶ 2.10), ggf. OP-Vorbereitungen treffen (▶ 1.7.6).

Konservative Therapie
Bei nicht dislozierten kindlichen Frakturen (▶ 21.4), Frakturen Erwachsener nur bei Kontraindikationen für OP.

Vorgehen
- Oberschenkelliegegips anlegen (▶ 2.6.6), Gips spalten.
- Thromboseprophylaxe (▶ 2.10), bei Kindern abhängig vom Alter und Körpergewicht.
- Nach Abschwellung der Weichteile zirkulärer Oberschenkelgips für 7–8 Wo.
- Extensionsbehandlung nur temporär zur OP-Vorbereitung.

Operative Therapie
Bei allen dislozierten kindlichen Frakuren (▶ 21.4), allen Frakturen Erwachsener.
- Bei Trümmerfrakturen ggf. temporär Anlage eines Fixateur externe.
- Gleichzeitige Arthroskopie möglich, um Gelenkflächen bzw. Kniebinnenschäden auszuschließen (Aufklärung des Pat.).
- Osteosynthese: Kondylenplatte 95°, zusätzlich Schrauben, DCS (dynamic condylar screw), LISS (less invasive stabilizing system), DFN (distaler Femurnagel), Kondylenabstützplatte, bei Trümmer- und Defektfrakturen zusätzlich autologe Spongiosaplastik.

Nachbehandlung
Osteosynthese in der Regel nur übungsstabil. Postoperativ Hochlagern mit Beugung um 50–60° im Kniegelenk. Isometrische Muskelspannungsübungen ab 1. postoperativen Tag. Nach Redonentfernung Mobilisierung mit Teilbelastung von 10 kg am Gehwagen. Motorschiene zunächst 0–20–60°, bei stabiler Versorgung rasche Steigerung auf 0–0–90°. Vollbelastung je nach Frakturtyp und Röntgenbefund nach 8–12 Wochen. Eisanwendung, Antiphlogistikum (▶ 2.12), Lymphdrainage, Metallentfernung nach 1,5 Jahren.

Prognose
Posttraumatische Arthrose (20 %), Pseudarthrose (10 %) möglich.

17.2 Knie

17.2.1 Anatomische Grundlagen

Die Kreuzbänder sichern das Gelenk gegen Translation und führen die Rotation. Laterale Führung durch Außenband, Tractus iliotibialis, M. biceps femoris und M. popliteus. Mediale Führung durch Innenband, Mm. sartorius, gracilis, semitendinosus und semimembranosus. Die Menisken sorgen für Kongruenz der Gelenkflächen und stabilisieren gegen Translation (Bremsklotzeffekt).

Knieverletzungen kommen bei 7 % aller Unfälle vor, meistens bei Sportunfällen.

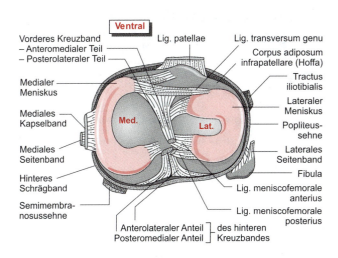

Abb. 17.6 Kapsel-Band-Strukturen des Kniegelenks [A300–190]

Tab. 17.1 Differenzialdiagnose der Kniegelenkserkrankungen					
Symptom	Anamnese, Begleitbefunde	Rö (▶ 3.5.26)	Sonographie (▶ 3.8.6)	Labor (▶ 3.15)	Verdachtsdiagnose
Schwellung		Arthrosezeichen	Evtl. Gelenkerguss	BB, CRP (↑), BSG (↑), RF (pos.)	Rheumatische Erkr., Arthrose
Überwärmung, Rötung	Z.n. Injektion, Punktion	Lysezonen, Arthrosezeichen	Gelenkerguss	CRP (↑), Leukos (↑), BSG (↑), RF (pos.)	Kniegelenksempyem, aktivierte Arthrose
DS Gelenkspalt	Meniskustests pos., Rotationsschmerz, Einklemmungszeichen	Höhenminderung Gelenkspalt, Meniskuskalk	Echoreiche Linien innerhalb der Meniskusfigur echoarme Zone am Meniskusrand	Nicht relevant	Meniskusläsion (▶ 17.2.4), Meniskusganglion

Tab. 17.1 Differenzialdiagnose der Kniegelenkserkrankungen (Forts.)

Symptom	Anamnese, Begleitbefunde	Rö (▶ 3.5.26)	Sonographie (▶ 3.8.6)	Labor (▶ 3.15)	Verdachtsdiagnose
DS Kniekehle	Schwellung	Phlebographie (▶ 3.7.4)	Echoarme Raumforderung Kniekehle	Nicht relevant	Popliteale Zyste
	DS, Schwellung Unterschenkel	Phlebographie (▶ 3.7.4) zum Ausschluss intravasaler Strukturen	Intravasale Strukturen V. poplitea, Inkompressibilität	FM-Test positiv, D-Dimere ↑	Venenthrombose (▶ 22.5.4)
Streck- oder Beugehemmung	Pos. Meniskustests (▶ 17.2.4)	Verschattungen im Gelenk, Meniskusverkalkung	Intraartikuläre Strukturen, Linien intrameniskal	Nicht relevant	Meniskusriss (▶ 17.2.4), freier Gelenkkörper
Fehlstellung	Sturz	Frakturlinie Tibia/Femur gegeneinander disloziert	Erguss	Nicht relevant	Tibiakopffraktur (▶ 17.3.1), Luxation (▶ 17.2.3)
Laterale oder mediale Instabilität	Distorsion, Sturz			Nicht relevant	Seitenbandruptur (▶ 17.2.5)
Vordere oder hintere Instabilität zusätzlich Seitenbandinstabilität	Distorsion, Sturz, blutiges Punktat, pos. Lachman-Test	Knöcherner Bandausriss	Gelenkerguss, Schublade nachweisbar	Nicht relevant	Ruptur Kreuzband (▶ 17.2.2) komplexe Knieverletzung (Kreuzband + Seitenband)
Bewegungsschmerz	Schwellung, Knacken, Reiben, trübes Punktat	Arthrosezeichen	Erguss	Evtl. CRP ↑, Punktat	Arthrose

17.2.2 Kniebinnentrauma

Ätiologie
Häufig Valgus-Flexions-Außenrotationsstress (z.B. beim Skifahren), seltener Varus-Innenrotationstrauma oder Hyperextension. Unfallhergang genau erfassen. Bei Arbeitsunfällen „Kniebogen" der BG ausfüllen (www.elsevier.de/klinikleitfaden-chirurgische-ambulanz).

Kreuzbandruptur

Vordere (häufig) und hintere (seltenere) Kreuzbandruptur sind oft mit anderen Verletzungen kombiniert (z.B. + Innenbandruptur + Innenmeniskusläsion = unhappy triad). Topographische Einteilung in tibialen, femoralen und interligamentären Riss bzw. knöchernen Bandausriss.

Verletzungsformen
Knöcherner Ausriss, intraligamentäre Elongation, intraligamentärer Riss, partielle Ruptur (Existenz umstritten). Bei Kindern sehr selten, dann meist als knöcherner Ausriss des tibialen Ansatzes.

Klinik
Gelenknaher Ruhe- und Bewegungsschmerz, Gelenkschwellung, Erguss, spontanes Wegknicken (giving-way).

Diagnostik
- Körperliche Untersuchung (▶ 3.3.6): Wegen Schmerzen häufig nur eingeschränkt möglich. Gelenkerguss (tanzende Patella), Druckdolenz, Lachman-Test, Schubladentests, Meniskuszeichen, Pivot-shift-Test (▶ 3.3.6), Abduktions- und Adduktionstests, Motorik überprüfen.
- Doppleruntersuchung (▶ 3.8.10): Bei V.a. begleitende Gefäßläsion bzw. vorbestehende AVK.
- Rö (▶ 3.5.26): Knie in 2 Ebenen wegen knöcherner Begleitverletzungen (Tibiakopffraktur, knöcherne Bandausrisse). Patellatangential, p.a.-Tunnelaufnahme in 45°-Beugung (Frick), Funktionsaufnahmen erst nach Ausschluss knöcherner Verletzungen.
- CT (▶ 3.10.6): Bei knöchernen Bandausrissen.
- MRT (▶ 3.11).
- Arthroskopie (diagnostische und therapeutische).

Therapie

> **Sofortmaßnahmen**
> - Kniegelenkspunktion (▶ 2.9.8) bei Erguss: Punktat serös (Reizerguss), blutig (Kreuzband-, Plica-, kapselnaher Meniskusriss), Fettaugen (z.B. bei knöchernen Verletzungen).
> - Weiteres Vorgehen (diagnostische bzw. therapeutische Arthroskopie) mit OA besprechen und Entscheidung konservative oder operative Therapie mit dem Pat. besprechen.

Konservative Therapie
Bei isolierter Ruptur des vorderen Kreuzbands, inaktiven oder älteren Pat. (> 60 J.) ohne sportliche oder berufliche Belastung, schlechter Compliance.
- Versorgung mit geeigneter Sperrorthese (z.B. Donjoy Defiance®), Extension/Flexion 0–0–90° für 6 Wo. oder funktionelle Nachbehandlung ohne Orthese.
- Thromboseprophylaxe (▶ 2.10).
- Krankengymnastische Übungen, konsequentes Training der kniegelenkführenden Muskulatur (▶ 1.3.4).

Operative Therapie
Bei körperlich und sportlich aktiven Pat., kombinierter Kapsel-Band-Verletzungen, zusätzlicher hinterer Kreuzbandläsion.
Bei eindeutiger OP-Indikation (ausgeprägter seröser oder blutiger Erguss, Fettaugen), V.a. Meniskusschaden, Kreuzbandschaden, Kapsel- oder Bandruptur oder Instabilität Arthroskopie empfehlen. Pat. entweder sofort stationär aufnehmen (OP-Planung und -Vorbereitung durchführen) oder Pat. mit Gehstöcken, bei ausgeprägter Klinik mit industrieller Extensionsschiene, Gipsschiene oder Oberschenkeltutor und Schmerzmitteln (▶ 2.12) versorgen, entsprechende Information (▶ 1.2.8) an den weiterbehandelnden Arzt mitgeben (Therapieempfehlung Arthroskopie, ggf. geplanten Aufnahmetermin mitgeben und Bitte um erneute Zuweisung des Pat.).

Vorgehen
Arthroskopie: Nach Abrasionsplastik der Stümpfe sofort oder nach 4- bis 6-wöchigem Muskelaufbautraining (KG) elektive Kreuzbandplastik (z.B. Patellarsehnenersatz- oder Semitendinosusersatzplastik). Bei sofortigem Kreuzbandersatz Gefahr der Arthrofibrose.

Nachbehandlung
Richtet sich nach den operativen Maßnahmen, bei Kreuzbandersatzplastik i.d.R. mind. 3 Mon., EAP (= erweiterte ambulante Physiotherapie) beantragen. Weiterbehandlung nach Anordnung Operateur. Prinzipiell volle Belastung möglich, aktiv möglichen Bewegungsumfang freigeben, meist mit Sperrorthese (0–0–90° bei vorderem, 0–0–60° bei hinterem Kreuzband).

Prognose
Verbleibende Instabilität nicht auszuschließen, dann frühzeitige Arthrose möglich.

17.2.3 Kniegelenkluxation

> Luxationen gehen mit komplexen Kapsel-Band-Verletzungen einher. Oft sind dabei auch Gefäße (A. poplitea) und Nerven (N. tibialis, N. peroneus) geschädigt. Seltene Verletzung.

Ätiologie
Seltene Luxation, die nur bei hochenergetischen Traumen auf das Kniegelenk möglich ist, Sport- und Verkehrsunfälle.

Klinik
- Einteilung: Dorsale, ventrale, laterale, mediale und Rotationsluxationen.
- Typische Begleitläsionen: Band-, Gefäß-, Nervenverletzungen.
- Symptomatik: Diffuse Schmerzen, Fehlstellung, Ekchymosen in der Fossa poplitea.

Diagnostik
- Inspektion (▶ 3.3.4): Gelenkdeformierung, Fehlstellung, Schwellung.
- Palpation (▶ 3.3.4): Fußpulse tastbar, Motorik und Sensibilität überprüfen.

- Spezielle Untersuchung des Femoro-patellaren-Gelenks.
- Rö (▶ 3.5.26): Kniegelenk a.p. und seitlich.
- Duplexsonographie (▶ 3.8.13) oder Angiographie (▶ 3.7) bei V.a. Gefäßläsionen.
! Begleitverletzungen exakt dokumentieren!

> **Sofortmaßnahmen**
> - I.v. Zugang, kristalloide Infusion, z.B. Ringer-Laktat-Infusion.
> - Pat. über geplante Maßnahme und evtl. weitergehende Maßnahmen (OP, Bandnaht, Arthroskopie bzw. offener Gelenkeingriff, postoperative Nachbehandlung) aufklären und dies dokumentieren.
> - OP-Vorbereitung (▶ 1.7.6).
> - Sofortige Reposition in Narkose (s.u.), anschließend operative Versorgung.
> - Neurologischen und vaskulären Status vor und nach Reposition genau dokumentieren.

Konservative Therapie
Nur bei Hochrisikopat. bzw. Kontraindikationen zur OP.
- Reposition.
- Immobilisation des reponierten Gelenks im Oberschenkelgips je nach Verletzungsausmaß, ggf. Orthese (▶ 23.6.4).
- Stationäre Aufnahme, Thromboseprophylaxe (▶ 2.10).

Operative Therapie
OP-Indikation prinzipiell immer gegeben.
- Gefäßverletzung rekonstruieren dann Stabilisierung mit Fixateur externe erforderlich.
- Verletzungen des Kapselbandapparats, des Knorpels und der Menisken werden arthroskopisch beurteilt, weiteres Vorgehen je nach erhobenem Befund.
- Fasziotomie bei Kompartmentsyndrom (▶ 15.3.9).

Nachbehandlung
Individuelle Orthesen nach Art und Umfang der erfolgten Rekonstruktion (▶ 23.6.4), KG (▶ 1.3.4), rehabilitative Maßnahmen, evtl. sekundäre Bandrekonstruktion bei verbliebenen Instabilitäten.

Prognose
Postischämische Schäden (Amputationsrate bei erkannter Gefäßläsion 4 %, bei übersehener Gefäßläsion 100 %), verbleibende motorische und sensible Ausfälle, verbleibende Instabilität, Arthrose → Pat. entsprechend aufklären!

17.2.4 Meniskusverletzungen

Anatomie
Die Menisken werden von der Basis her über Gefäße und von intraartikulär über die Synovialflüssigkeit ernährt. Zentral im Meniskus liegt daher eine bradytrophe Zone, die zur Degeneration neigt und von der aus es zu Rissbildungen kommt.

Ätiologie
- Traumatische Genese: Durch Abscherung beim Distorsionstrauma (Meniskus wird v.a. belastet durch Rotation in Flexionsstellung).
- Degenerative Genese: Riss ohne adäquates Unfallereignis (sog. Gelegenheitsursache).

Einteilung
- Topographische Einteilung ▶ Abb. 17.7.
- Rissformen: Längs, horizontal, quer, Korbhenkel, Lappen (Vorder- und Hinterhorn).
- Lokalisation:
  - In durchbluteter Randzone = Rot/rot-Läsion.
  - Am Übergang durchblutete Randzone zu gefäßfreier Zone = Rot/weiß-Läsion.
  - In gefäßfreier Zone = Weiß/weiß-Läsion.

Klinik
- Anamnese: Schmerzen, Blockierungen, rezid. Ergüsse, Giving-way-Episoden, berufliche Exposition (Bergleute, kniende Tätigkeiten).
- Symptomatik: Bewegungsschmerz, Streckhemmung, Blockade bei Einklemmung, druckschmerzhafter Gelenkspalt, Schwellung, Erguss.

Längsriss   Korbhenkelriss

Differenzialdiagnosen
Freier Gelenkkörper, Einriss/Einblutung Hoffa-Fettkörper, Kreuzbandruptur, subluxierte Patella, Gonarthrose, hypertrophe Synovia oder Plica, Chondromalazie der Patella.

Vorderhornlappenriss   Hinterhornlappenriss

Diagnostik
- Körperliche Untersuchung: Meniskuszeichen (▶ 3.3.4). Meniskustests provozieren über axiale Kraft oder Rotationsstress eine Einklemmung des Meniskus (= Impingement) und führen bei Läsion zu Schmerzen oder mechanischem Knacken. Bandstabilität (▶ 3.3.4). Ausschluss von Begleitverletzungen, wie Kreuzbandruptur (▶ 17.2.2).
- Rö (▶ 3.5.26): Knie a.p. und seitlich, Patella tangential: Knöchernen Verletzungen, Gelenkspaltverschmälerung, Meniskuskalk, Osteophyten tibial, subchondrale Sklerose, z.B. bei älteren Verletzungen.

Querriss   Horizontalriss

Abb. 17.7 Einteilung der Meniskusrisse (Aufsicht) [A300–106]

- Sonographie (▶ 3.8.6): Geübte erkennen Doppelecholinien oder Kontinuitätsunterbrechungen bei frischen Läsionen.
- MRT (▶ 3.11): Meniskusläsionen mit hoher Sensitivität nachweisbar.

Differenzialdiagnosen
Distorsion ohne morphologisch fassbare Störung, Meniskusganglion, Seitenbandrisse (▶ 17.2.5), Osteochondrosis dissecans, Synovitis, Arthrose.

> **Sofortmaßnahmen**
> - Gelenkpunktion bei ausgeprägtem Erguss: Seröser Erguss, Hämarthros, Fettaugen.
> - Bei ausgeprägtem oder blutigem Erguss und eindeutiger Klinik mit V.a. eingeklemmten Meniskus baldmögliche Arthroskopie einleiten/empfehlen bzw. Pat. sofort stationär aufnehmen.
> - Geplante Therapie, mögliche operative und alternative Behandlungsmöglichkeiten mit dem Pat. besprechen und dies dokumentieren.

Konservative Therapie
Bei aymptomatischen Rupturen unter 10 mm (Zufallsbefund bei MRT oder Sonographie), Kontraindikationen für OP.
- Physikalische Maßnahmen (▶ 1.3.4), Antiphlogistika (▶ 2.13).
- Thromboseprophylaxe (▶ 2.10), temporäre Entlastung (Gehstutzen ▶ 23.3).
- Unbedingt Verlaufskontrolle und ggf. erneute Wiedervorstellung bei anhaltenden Beschwerden veranlassen, entsprechende Information an Hausarzt mitgeben (▶ 1.2.8).

Operative Therapie
Bei symptomatischem Riss (Schmerzen, Streck- oder Beugehemmung), blutigem oder serösem Erguss, starken Schmerzen, Begleitverletzungen.
- Aufklärung (▶ 1.6): Allgemeine Komplikationen, v.a. Gefäßläsion mit Blutung, Knorpelläsion, Instrumentenbruch, Narbenbildung und -schmerzen, vorzeitige Arthrose, Bewegungseinschränkung, postoperativ rezid. Ergussbildungen im Gelenk, Rezidive, ggf. Arthrotomie (wenn arthroskopischer Eingriff nicht möglich).
- Meniskusrefixation: Frische Rot/rot- und Rot/weiß-Läsionen. Arthroskopische Naht oder spezielle Fixationsimplantate (Klammern, Schrauben, Dübel).
- Meniskusresektion: Degenerative und ältere traumatische Risse, frische Weiß/weiß-Läsionen. Reseziert wird nur der rupturierte Anteil (z.B. Korbhenkel).

Nachbehandlung
- Meniskusrefixation: Teilbelastung, Dauer legt Operateur fest, meist 3–6 Wo. Orthese (▶ 23.6.4), isometrische Übungen.
- Meniskusresektion: Vollbelastung, keine Ruhigstellung, KG (▶ 1.3.4), Thromboseprophylaxe (▶ 2.10).
- Bei ambulanter OP dem weiterbehandelnden Arzt entsprechende Therapieempfehlung mitgeben (▶ 1.2.8).

Prognose
Nicht-adäquat behandelte Meniskusläsionen führen zu Knorpelverschleiß und chron. Synovitis → Arthrosefaktor (→ Aufklärung!).

17.2.5 Seitenbandverletzungen

Ätiologie
Rotationstrauma, Valgus-/Varusstress, z.B. beim Skifahren oder Fußballspielen. Verletzungen des medialen Seitenbandes sind häufig, Verletzungen des lateralen Seitenbands sind sehr selten.

Einteilung (nach Hughston)
- **Grad 1:** Minimale Bandzerrung, keine Instabilität, deutliche Druckdolenz.
- **Grad 2:** Mäßig schwere Bandverletzung, keine Instabilität, deutliche Druckdolenz.
- **Grad 3:** Vollständige Bandruptur, Instabilität, aufklappbar + (3–5 mm), + + (6–10 mm), + ++ (> 10 mm).

Klinik
- Schmerzen im medialen oder lateralen Gelenkbereich, u.U. Instabilitätsgefühl.
- Begleitverletzungen: Ruptur vorderes oder hinteres Kreuzband, Meniskusriss, Knorpelläsion.

Diagnostik
- Untersuchung (▶ 3.3.4): Druckdolenzen, Stabilitätstest, Valgusstresstest, Varusstresstest.
- Rö (▶ 3.5.26): Knie a.p. und seitlich (z.B. knöcherne Verletzungen, Patellahochstand).
- Sonographie (▶ 3.8.6): Bandkontur unterbrochen, echoarme Raumforderung (Hämatom), Gelenk aufklappbar.
- MRT (▶ 3.11).

Vorgehen
Geplante Therapie und alternative Behandlungsmöglichkeiten mit dem Pat. besprechen und dies dokumentieren. Seitenbandverletzungen sind häufig mit Meniskusrissen und Kreuzbandverletzungen kombiniert. Pat. bei der Aufklärung darauf hinweisen (Erweiterung und Verlängerung der Behandlung).
Stationäre Aufnahme bei Ind. zur Arthroskopie (Instabilität, V.a. Begleitverletzungen), ambulante Behandlung (Schiene, Entlastung, s.u.) bei geplantem konservativem Vorgehen bzw. geplanter und mit dem Pat. besprochener Arthroskopie, entsprechende Information (▶ 1.2.8) an den weiterbehandelnden Arzt mitgeben (Therapieempfehlung Arthroskopie, ggf. geplanter Aufnahmetermin und Bitte um erneute Zuweisung des Pat.).

Konservative Therapie
Bei isolierten Läsionen Grad 1 und 2, in manchen Häusern auch bei Innenbandrissen Grad 3, falls Begleitverletzung ausgeschlossen.
- Kryotherapie (▶ 1.3.4), Antiphlogistika (▶ 2.13), Thromboseprophylaxe (▶ 2.10).
- Instabilität Grad 1 elastischer Kompressionsverband, Vollbelastung.

- Instabilität Grad 2 und 3 Knieorthese für 4–6 Wo. (0–0–90°) mit 20 kg Teilbelastung.
- KG, Quadrizepstraining (▶ 1.3.4).

Operative Therapie
- Läsionen Grad 3, Begleitverletzungen (Meniskus, Kreuzbänder, Knorpel, Kapsel-Bandstrukturen).
- Adaptationsnähte, Refixation mit Schrauben, Nahtanker. Bei veralteten Läsionen plastische Verfahren.

Nachbehandlung
- Orthese, z.B. Donjoy®-Schiene in definiertem Bewegungsausmaß (▶ 23.6.4).
- Frühfunktionelle Behandlung, KG (▶ 1.3.4) nach Anordnung Operateur, Belastung mit angelegter Orthese meist möglich, Thromboseprophylaxe (▶ 2.10).

17.2.6 Patellafraktur

Anatomie
Größtes Sesambein, funktionell in den Streckapparat eingebaut. Die Patellarückseite ist zu drei Vierteln von Knorpel bedeckt.

Ätiologie
Meist Kombination aus direktem und indirektem Trauma.

Einteilung
Klassifikation nach Bruchverlauf (Quer- oder Längsfraktur), Fragmentanzahl (Mehrfragment-, Trümmerbruch) und Dislokationsgrad.

Klinik
Schmerzhafte Bewegungseinschränkung, geschwollene Weichteile, Prellmarke oder Frakturhämatom, Erguss.

Diagnostik
- Untersuchung (▶ 3.3.4): Diastase tastbar, Gelenkerguss, Schmerzen bei Bewegung, aktive Streckung im Kniegelenk unmöglich, offene Wunde.
- Rö (▶ 3.5.26): Knie a.p., seitlich, axial bei V.a. Längsfraktur oder Verletzung des femoropatellaren Gelenks: Patelladéfilée in 30°-, 60°- und 90°-Knieflexion.
- Sonographie (▶ 3.8.6): Kontinuitätsunterbrechung Quadrizeps- oder Patellarsehne.
- CT (▶ 3.10.6): Ausschluss von osteochondralen Frakturen, Beurteilung von Inkongruenzen und Dysplasien des femoropatellaren Gleitlagers.

! Sofortmaßnahmen
- Bei notwendiger operativer Therapie (s.u.) Pat. stationär aufnehmen, sonst ambulante Behandlung möglich.
- Extremität auf Schiene lagern, Kryotherapie anordnen (▶ 1.3.4).
- Thromboseprophylaxe (▶ 2.10).
- Weiteres Vorgehen (diagnostische Arthroskopie, OP) mit OA besprechen.

Konservative Therapie
Nicht dislozierte Längsfrakturen werden konservativ behandelt: Keine Ruhigstellung, frühfunktionelle Therapie, Analgesie (▶ 2.12), Thromboseprophylaxe (▶ 2.10), Eisanwendung.

Operative Therapie
- Dislozierte Längsfrakturen werden offen reponiert und mit Zugschrauben verschraubt.
- Frakturen des Unterpols werden mit einer Zugschraube und zusätzlicher Drahtzuggurtung versorgt. Bei kleinen Fragmenten Teilpatellektomie mit Refixation der Patellarsehne am Hauptfragment (transossäre Naht, Fadenanker).
- Einfache Querfrakturen werden mit einer doppelten Drahtzuggurtung versorgt. Zusatzfragmente werden mit Kirschner-Drähten oder Zugschrauben mit dem Hauptfragment verbunden.
- Mehrfragmentfrakturen werden zunächst mit einer Drahtcerclage zusammengefasst und dann mit einer zusätzlichen Zuggurtungsosteosynthese bewegungsstabil versorgt.
- Bei komplexen, nicht-rekonstruierbaren Frakturen Patellektomie.
- Operationsziel ist mind. Übungsstabilität, sofern möglich (Teil-)Belastungsstabilität.
- Versorgungszeitpunkt: Offene Frakturen innerhalb von 6 h, geschlossene Frakturen werden operiert, sobald die durch das direkte Trauma häufig kontusionierten Weichteile dies zulassen.

Nachbehandlung
Passive Mobilisierung auf der Motorschiene (Beginn 0–0–20°, zunehmende Steigerung bis 0–0–90°). Nach Maßgaben des Operateurs ggf. Teilbelastung bis zur 4. Wo., dann Übergang zur Vollbelastung bis zur 6. Wo. Stabil versorgte, einfache Querfrakturen können postoperativ primär voll belasten und bis 90° bewegt werden. Thromboseprophylaxe bis zur Vollbelastung (▶ 2.10). Metallentfernung: Nach 6–12 Mon.

Prognose
Bei retropatellarer Stufe droht frühzeitige Arthrose im femoropatellaren Gleitlager, sekundäre Dislokation bei ungenügender Stabilisierung bzw. Pseudarthrose möglich.

17.2.7 Patellaluxation

 Meist luxiert die Patella nach lateral, häufig spontane Reposition.

Einteilung
- Traumatische Luxation: Adäquater Unfallmechanismus.
- Habituelle Luxation: Patella luxiert in leichter Beugung ohne wesentliche Beschwerden (anlagebedingt).
- Rezidivierende Luxation: Erneutes Trauma, Schmerz, keine Gelegenheitsursache.

17.2 Knie

Ätiologie
Selten traumatische Luxationen durch seitlichen Schlag gegen das Knie. Häufiger habituelle Luxation bei angeborenen Fehlbildungen der Patella (Typ Wiberg III und IV, Jägerhut), Hypoplasie des lateralen Femurkondylus, Genu valgum, Patella alta, Insuffizienz des M. vastus medialis, valgischer Zugwinkel (Q-Winkel) der Patellarsehne.

Anamnese
Erstluxation oder schon häufiger luxiert? Plötzliches Wegknicken ohne Trauma, Sturz bei Drehbewegung, Spontanreposition? Genaue Unfallmechanismen erfragen v.a. bei BG-Fällen (Kniebogen)!

Klinik
- Keine wesentlichen Beschwerden nach Reposition bei habitueller Luxation. Oft starke Schmerzen und Schwellung bei traumatischer Luxation. Bei nicht reponierter Luxation Deformierung, Streckdefizit.
- Begleitverletzungen: Zerreißung oder Elongation des medialen Retinakulums, Knorpelkontusion, osteochondrale Frakturen.

Diagnostik
- Inspektion (▶ 3.3.4): Schwellung, Erguss (tanzende Patella), Fehlstellung, Streck- und Beugehemmung.
- Körperliche Untersuchung (▶ 3.3.4): Bei manifester Luxation eindeutiger Befund mit meist nach lateral luxierter Patella. Bei Z.n. Spontanreposition Apprehension-Zeichen: Pat. wehrt iatrogene Subluxation nach lateral ab, DS am medialen Retinakulum bzw. an der medialen Patellafacette sowie am lateralen Femurkondylus, vermehrte Subluxierbarkeit nach lateral.
- Rö (▶ 3.5.26): Knie a.p., seitlich, axial (knöcherne Verletzungen, Form der Patella, freier Gelenkkörper, V.a. Flake?), Defilée-Aufnahmen in 30°-, 60°- und 90°-Beugung (Darstellung der Patellarückfläche und der Zentrierung zur femoralen Gleitfläche).
- CT (▶ 3.10.6): Erkennung osteochondraler Frakturen und Anomalien des Streckapparats.
- MRT (▶ 3.11): Einriss oder Elongation des Retinakulums, osteochondrale Fraktur, „bone-bruise" des lateralen Kondylus.

Therapie
Pat. über Repositionsmaßnahme aufklären (Risiko der osteochondralen Fraktur, posttraumatische Veränderungen) und weitere mögliche Therapie (operativ → Arthroskopie, konservativ) und dies dokumentieren.

Sofortmaßnahmen
- Reposition schnellstmöglich bei akuter Luxation einleiten bzw. durchführen. Schmerzmittelgabe (z.B. Pethidin ½–1 Amp. i.v. z.B. Dipidolor®, ▶ 2.12). Patella bei gestrecktem Bein in Richtung des Gleitlagers drücken → Zurückschnappen der Patella spür- bzw. auch hörbar. Rö-Kontrolle: Fraktur, Flake.
- Evtl. Ergusspunktion: Z.B. blutig, Fettaugen.

- Ruhigstellung in Oberschenkelgipsschiene (▶ 2.6.6) ohne Fußeinschluss oder mit industrieller Extensionsschiene.
- Bei traumatischer Luxation und jeder Luxation mit blutigem Gelenkerguss Arthroskopie veranlassen: Entweder präoperative Vorbereitung einleiten (Terminvergabe) oder den weiterbehandelnden Arzt informieren.
- Bei habitueller Luxation KG mit Aufbau des M. vastus medialis (▶ 1.3.4) und Abklärung der prädisponierenden Faktoren. Bei Erfolglosigkeit des Muskelaufbaus operative stabilisierende Maßnahmen diskutieren.
- Ziel der Behandlung ist die Wiederherstellung eines stabilen Gelenks mit einer kongruenten Gelenkfläche und mit einer achsengerechten Reposition gegenüber dem Schaftfragment sowie eine möglichst frühzeitige Mobilisation des Kniegelenks zur Vermeidung einer Einsteifung.

17.2.8 Rupturen des Kniestreckapparats

Patellarsehnenruptur

Ätiologie

Plötzliche Kontraktion des M. quadriceps, z.B. Vertreten auf einer Leiter- oder Treppenstufe. Oft degenerative Veränderungen. Sportunfall, plötzliches Anspannen der Quadrizepsmuskulatur, oft schon früher Beschwerden an der Patellarsehne.

Klinik

Schmerzen, Streckhemmung, hoch stehende Patella, tastbare Lücke.

Diagnostik
- Körperliche Untersuchung: Tastbare oder sichtbare Delle in der Sehnenkontur, aktive Streckung des Kniegelenks unmöglich.
- Rö (▶ 3.5.26): Knie a.p. und seitlich Ausschluss von knöchernen Verletzungen, Patellahochstand.
- Sonographie (▶ 3.8.6): Sehnenkontur unterbrochen.

Therapie

> **Sofortmaßnahmen**
> - Ruhigstellung in Oberschenkelgipsschiene ohne Fußeinschluss oder mit industrieller Extensionsschiene.
> - Stationäre Aufnahme, i.v. Zugang, Ringer-Laktat-Infusion bei geplanter Sofortversorgung.
> - Absolute OP-Indikation, OP-Vorbereitung (▶ 1.7.6).

Geplante Therapie mit dem Pat. besprechen und dies dokumentieren. Alle Rupturen müssen zur Wiederherstellung der Funktion operativ versorgt werden.
- Transossäre Sehnennaht oder Reinsertion mit Nahtanker, evtl. zusätzlich Absicherung der Naht durch Drahtcerclage oder PDS®-Kordel zwischen Patella und Tuberositas tibiae.
- Sehnentransferoperation bei veralteten Rupturen.

Nachbehandlung
Oberschenkelgipstutor oder Sperrorthese (▶ 23.6.4) zur Ruhigstellung für 2–4 Wo. oder frühfunktionelle Behandlung (▶ 1.3.4) bzw. nach Anordnung Operateur, meist 4–6 Wo. Teilbelastung und keine aktive Streckhebung. Thromboseprophylaxe (▶ 2.10). Sportfähigkeit nach 8–10 Wo.

Quadrizepssehnenruptur
Ruptur der Sehne des M. rectus femoris, meist Abriss vom oberen Patellapol.

Ätiologie
Häufig durch plötzliches Anspannen der Quadrizepsmuskulatur bei degenerativer Vorschädigung (Stoffwechselstörungen, Kollagenerkrankungen, erfolgte Injektionen). Selten durch direktes scharfes oder stumpfes Trauma.

Klinik
Schmerzen, tastbare Lücke, Unfähigkeit das gestreckte Bein zu heben.

Diagnostik
- Inspektion (▶ 3.3.4): Patellatiefstand, sichtbare Delle.
- Untersuchung (▶ 3.3.4): Aktives Streckdefizit, tastbarer Defekt der Quadrizepssehne.
- Rö (▶ 3.5.26): Knie in 2 Ebenen, knöcherne Ausrisse, Patellatiefstand.
- Sonographie (▶ 3.8.6): Direkte Darstellung der Ruptur, Diagnose von Teilrupturen.

Konservative Therapie
Bei inkompletten Rissen (sehr selten) Immobilisation in Oberschenkelgipstutor in Streckstellung für 6 Wochen, Thromboseprophylaxe (▶ 2.10).

Operative Therapie
Bei allen kompletten Rupturen transossäre Naht, Fadenanker, evtl. zusätzliche Sicherung der Naht durch PDS®-Kordel. Plastische Verfahren bei veralteten Rupturen.

Nachbehandlung
Oberschenkelgipstutor, industrielle Extensionsschiene oder Sperrorthese (▶ 23.6.4) zur Ruhigstellung für 4–6 Wo., Thromboseprophylaxe (▶ 2.10), Sportfähigkeit nach 8–10 Wo.

17.2.9 Bursaverletzungen am Knie, Bursitis

Ätiologie
Akutes stumpfes Knietrauma, chron. Reizung (kniender Beruf) oder Infekt nach lokaler Wunde (Schürfung, Insektenstich). Die chronische Bursitis ist bei entsprechender beruflicher Tätigkeit als Berufskrankheit (Bk 2105) anerkannt.

Klinik
Schmerzangabe mit Schwellung prä-/infrapatellar, Unmöglichkeit, kniende Tätigkeiten auszuüben.

Diagnostik
- Inspektion: Weichteilschwellung präpatellar, Fluktuation, offene Wunde, Infektzeichen.
- Palpation: DS über der Patella.

Therapie

Sofortmaßnahmen
- Kühlende Umschläge, Antiphlogistika (▶ 2.13), bei Infektzeichen Antibiotika.
- Thromboseprophylaxe (▶ 2.10).
- OP-Vorbereitung (▶ 1.7.6) bei traumatisch eröffneter Bursa oder eitriger Bursitis.

OP-Indikation
- Traumatisch eröffnete Bursa: Sofortige Bursektomie.
- Eitrige Bursitis: Sofortige Inzision und Drainage, nach Abklingen des Infekts Bursektomie.
- Chron. Bursitis: Elektive Bursektomie.

Bursektomie
- I.v. Zugang, Ringer-Laktat-Infusion, Pat. nüchtern lassen, Pat. aufklären (▶ 1.6).
- Bei ambulanter OP bzw. bei vorgeschlagener Bursektomie dem Pat. Information an weiterbehandelnden Arzt mitgeben (▶ 1.2.8) und ggf. um erneute Zuweisung zum OP-Termin bitten.
- Eingriff in LA gut durchführbar, OP-Bereich rasieren, Desinfektion Kategorie III (▶ 2.1.2).
- Sterile Kleidung, Mundschutz, Kopfhaube anlegen. OP-Bereich steril abdecken.
- Lokalanästhetikum, z.B. Lidocain 2 % subkutan rund um die präpatellare Weichteilschwellung herum injizieren, Hautschnitt quer über Patellamitte, stumpfes Präparieren auf die Bursa.
- Bursa anklemmen und weiter bis zur jeweiligen Umschlagsfalte präparieren, Bursa komplett entfernen, Redon-Drainage in die Wundhöhle einlegen, Hautnaht.
- Kompressionsverband (Fuß bis Mitte Oberschenkel) anlegen, Gipsschiene oder industrielle Extensionsschiene bis zur Wundheilung, Redon-Drainage unter Sog bringen.
- Pat. evtl. stationär aufnehmen, Thromboseprophylaxe (▶ 2.10).

17.2.10 Gonarthrose

Ätiologie
Statisch (Achsenfehlstellung), posttraumatisch, entzündlich oder rheumatisch, bei Stoffwechselstörungen (Gicht, Chondrokalzinose), Hämophilie, extremer Adipositas, idiopathisch.

Klinik
Gelenkschmerzen, Gelenkergüsse, Schwellneigung, Steifigkeitsgefühl, Anlaufschmerzen, progredienter Verlauf, wetterabhängige Beschwerden.

Diagnostik
- Körperliche Untersuchung (▶ 3.3.4): Gangbild (z.B. Schonhinken), Achsfehler (Varus, Valgus), Gelenkkonturen (z.B. vergröbert, deformiert), Schwellung (z.B. Synovitis, Gelenkerguss), popliteale Zyste (Bakerzyste), Bandlockerung, Reibegeräusche, DS Gelenkspalt, Kontrakturen (fortgeschrittenes Stadium), Muskelatrophie Oberschenkel.
- Rö (▶ 3.5.26): Kniegelenk in 2 Ebenen, Patella tangential (Verschmälerung Gelenkspalt, Randkantenausziehung, subchondrale Sklerose, Geröllzysten, Osteophyten?). Ganzbeinaufnahme im Stehen (Achsabweichung → Valgus oder Varus? Gradzahl bestimmen).

> Nicht immer Korrelation zwischen Beschwerdebild und radiologischem Befund. Hüftschmerzen strahlen häufig in das Kniegelenk aus (→ Hüfte klinisch und ggf. radiologisch mit untersuchen).

Differenzialdiagnosen
Rheumatoide Arthritis, Meniskusschaden (▶ 17.2.4), Hüftgelenkserkrankungen (▶ 17.1).

Konservative Therapie
Bei gering ausgeprägtem Beschwerdebild, keiner regelmäßigen Schmerzmitteleinnahme, keiner rezid. Ergussbildung, fehlender Compliance für OP oder internistischer KI für OP sowie auf Wunsch des Pat.
- Nicht-steroidale Antiphlogistika (▶ 2.13), perkutane antiphlogistische Therapie, z.B. Voltaren®-Emulgel, Amuno®-Salbe.
- Physikalische Therapie (▶ 1.3.4): KG, Bewegungsbad, Kryotherapie (akutes Stadium), Ultraschalltherapie, Pat. zu Schwimm- und Gehtraining, Fahrradfahren ermutigen, Gewichtsreduktion bei Adipositas.
- Hyaluronsäureinjektion, Cortisoninjektion (z.B. Supertendin®), Akupunktur (versuchen).
- Bei unilateraler Arthrose Schuhranderhöhung verordnen (Varusarthrose → Außenranderhöhung, Valgusgonarthrose → Innenranderhöhung), (▶ 23.4).
- Bei ausgeprägtem Erguss Kniepunktion (▶ 2.9.8) durchführen, Punktat untersuchen lassen auf Zellen, Abstrich entnehmen. Ggf. 10 ml Lokalanästhetikum instillieren (z.B. Scandicain®).

Operative Therapie
Bei starker Beschwerdesymtomatik, z.B. auch mit nächtlichen Schmerzen und ständiger Schmerzmitteleinnahme.
- Planung: OP-Vorbereitung ambulant möglich (Labor, EKG, Eigenblutspende), Pat. elektiv einbestellen, Hausarzt um Einweisung zum geplanten Termin bitten, Arztbrief mitgeben (▶ 1.2.8).
- Arthroskopie mit „Gelenktoilette": Gelenksanierung, Meniskusglättung, Entfernung freier Gelenkkörper, Knorpelglättung, Pridiebohrungen, Microfracturing, Osteophytenabtragung Gelenkspülung.

- Umstellungsosteotomie: Bei unikompartimentaler Arthrose, jungem und aktivem Pat., guter Compliance, keiner Adipositas.
- Schlittenprothese bei unikompartimentaler medialer Arthrose, wenn Umstellung nicht indiziert.
- Knietotalendoprothese mit oder ohne Ersatz der Patellarückfläche bei Pangonarthrose.

17.3 Unterschenkel

17.3.1 Tibiakopffraktur

Ätiologie
Axiale Stauchung oder direkte Gewalteinwirkung von lateral oder medial, z.B. Sturz aus der Höhe. Einteilung nach AO-Klassifikation (▶ 24.2.2).

Anamnese
Unfallhergang zur Beurteilung der Krafteinwirkung erfragen.

Klinik
Begleitverletzungen: Meniskusläsionen, Kapsel-Band-Verletzungen, Kompartmentsyndrom, Läsion des N. tibialis und der A. poplitea bei disloziertem dorsalen Fragment, Läsion des N. fibularis bei Trümmerfrakturen.

Diagnostik
- Inspektion (▶ 3.3.4): Z.B. geschwollenes Kniegelenk, Weichteilverletzungen.
- Untersuchung (▶ 3.3.4): Eine exakte Untersuchung der Bandstabilität ist oft erst in Narkose möglich! Unterschenkel belastungs-, bewegungsunfähig, Kniegelenkerguss, Fußpulse tastbar.
- Motorik: N. peroneus profundus (Dorsalflexion des Fußes, Zehenstrecker, bei Ausfall kann das Sprunggelenk nicht gebeugt werden), N. peroneus communis (Dorsalflexion des Fußes, Zehenextension, bei Ausfall Spitzfußstellung), N. tibialis (Plantarflexion des Fußes, Streckung der Zehenmittel- und -endglieder, Krallenzehen bei Ausfall), N. peroneus superficialis (Hochheben des lateralen Fußrands bei Pronation).
- Sensibilität: N. tibialis (Haut laterale Fersenseite, lateraler Fußrand, Periost der Tibia), N. peroneus communis (Haut laterale Unterschenkelseite bis Malleolus lat.), N. peroneus superficialis (Haut am Fußrücken, dorsal 2.–5. Zehe).
- Rö (▶ 3.5.26): Knie mit distalem Oberschenkel und proximalem Unterschenkel a.p. und seitlich, evtl. Schrägaufnahmen (Außen-, Innenrotation um 45°).
- CT (▶ 3.10.6): Bei unklaren Befunden (3-D-Rekonstruktion).
- Doppleruntersuchung (▶ 3.8.10): Wenn keine Fußpulse tastbar sind.
- Duplexsonographie (▶ 3.8.13) oder Angiographie (▶ 3.7): Bei nicht tastbaren Fußpulsen und unklarem Dopplerbefund.
- Gewebedruckmessung: Bei V.a. Kompartmentsyndrom.

> Kompartmentsyndrom ausschließen (▶ 15.3.9)!

Therapie
Ziel der Behandlung ist die Wiederherstellung eines stabilen Gelenks mit einer kongruenten Gelenkfläche und mit einer achsengerechten Reposition gegenüber dem Schaftfragment sowie eine möglichst frühzeitige Mobilisation des Kniegelenks zur Vermeidung einer Einsteifung.

> **Sofortmaßnahmen**
> - Hämarthros punktieren (▶ 2.9.8).
> - Ruhigstellung in Oberschenkelgipsschiene oder industrieller Extensionsschiene.
> - Stationäre Aufnahme, zunächst Bettruhe anordnen, Thromboseprophylaxe (▶ 2.10).
> - Bein hoch lagern, lokale Kühlung (Eisauflage), weiteres Vorgehen mit OA besprechen.

Konservative Therapie
- **Ind.:** Nicht oder minimal verschobene Frakturen ohne Gelenkstufe und ohne Begleitverletzungen.
- **Vorgehen:** Antiphlogistika (▶ 2.13).
  - Zuerst isometrische Bewegungsübungen, Physiotherapie (▶ 1.3.4). Nach Abklingen der Schmerzen Mobilisation mit 20 kg Teilbelastung für 6–8 Wo.
  - Verschobene Frakturen, die wegen KI nicht operativ behandelt werden können (schlechter AZ, Weichteilschaden, Infektionen): Kalkaneusdrahtextension für 4–6 Wo. Anschließend Mobilisation im Oberschenkelgips mit steigender Belastung.

Operative Therapie
- **Ind.:** Dislozierte und offene Frakturen, instabiles Kniegelenk, Abrissfrakturen, begleitende Gefäß- und Nervenläsionen (Notfallindikation), Kompartmentsyndrom (Notfallindikation, ▶ 15.3.9).
- **Aufklärung** (▶ 1.6): Geplante Spongiosaentnahme am Becken, geplante Arthroskopie, verbleibender Gelenkschaden, möglicher Meniskusschaden, verbleibende Einschränkung der Kniegelenkbeweglichkeit, Instabilität, Arthrose.
- Die AO-Klassifikation ist für die Therapieentscheidung hilfreich:
  - 41-A1: Drahtzuggurtung (Tuberositas, Fibulaköpfchen), Zugschraube (Eminentiafragment).
  - 41-A2: Plattenosteosynthese, Fixateur externe bei offenen Frakturen oder kritischen Weichteilverhältnissen.
  - 41-A3: Plattenosteosynthese, Fixateur externe.
  - 41-B1: Zugschraubenosteosynthese (in ausgewählten Fällen unter arthroskopischer Kontrolle minimal-invasiv möglich). Bei schlechter Knochenqualität Abstützplatte.
  - 41-B2: Reine Impressionsfrakturen werden durch ein metaphysäres Knochenfenster angehoben und mit Spongiosa unterfüttert.

- 41-B3: Anheben der Gelenkfläche, Zugschraube, Abstützung mit Platte (T- oder L-förmig).
- 41-C: Meist beidseitige Abstützung notwendig: Zur Vermeidung einer ausgedehnten Devaskularisierung des Knochens auf der weniger fragmentierten Seite kleine Platte (z.B. 3,5 LC-DCP) oder Fixateur externe, kontralateral Abstützplatte. Bei offenen Frakturen temporär (bis zur Abheilung der Weichteile) gelenküberbrückender Fixateur externe. Winkelstabile Platten mit hoher Stabilität besonders bei osteoporotischen Knochen.

Nachbehandlung
- Abhängig vom Schweregrad der Verletzung bzw. operativer Versorgung.
- Passive Bewegungstherapie auf CPM-Schiene (▶ 2.6.7).
- Muskeltraining (▶ 1.3.4), Mobilisation ohne Belastung.
- Vollbelastung bei einfachen Frakturen nach 8–10 Wo., bei Trümmerfrakturen und komplexen Verletzungen nach 12–14 Wo.
- Evtl. Oberschenkelgipstutor in 30°-Beugung oder Orthese, z.B. Donjoy®-Schiene.

Prognose
Posttraumatische Arthrose, bleibende Instabilität, Achsenfehlstellung möglich.

17.3.2 Tibiaschaftfraktur

Definition
Frakturen, deren Zentrum im diaphysären Bereich der Tibia liegt. Frakturausläufer können bis in den prox. oder distalen metaphysären Bereich oder sogar bis in die Gelenkflächen reichen. Mit 35 % häufigste aller Schaftfrakturen langer Röhrenknochen. Einteilung nach AO-Klassifikation (▶ 24.2.2).

Ätiologie
Indirektes Trauma, z.B. Rotation bei fixiertem Fuß (Skifahrer); direktes Trauma, z.B. Stoßstangenverletzung bei Fußgängern (meist mit Weichteilschädigung). Häufige Verletzung bei Kindern.

Klinik
- Symptomatik: Schmerz, Schwellung, Steh- und Gehunfähigkeit, Fehlstellung.
- Begleitverletzungen: Fibulafraktur, Syndesmosenruptur, Fibulaköpfchenluxation, Kompartmentsyndrom (▶ 15.3.9).

Diagnostik
- Typische klinische Frakturzeichen. Zu achten ist auf die Zeichen eines beginnenden Kompartmentsyndroms, ggf. Gewebedruckmessung (▶ 3.3.4).
- Rö (▶ 3.5.27): Unterschenkel mit Knie und Sprunggelenk a.p. und seitlich.
- Doppleruntersuchung (▶ 3.8.10): Verschlussdrücke A. tibialis post. und A. dorsalis pedis bei klinischem Verdacht auf pAVK oder nicht tastbaren Pulsen vor OP.

Kompartmentsyndrom ausschließen (▶ 15.3.9) bzw. wiederholte Prüfung bei drohendem Kompartmentsyndrom!

Sofortmaßnahmen
- Stationäre Aufnahme. Geplante Therapie und mögliche alternative Therapieverfahren mit dem Pat. besprechen und dies dokumentieren.
- I.v. Zugang, Ringer-Laktat-Infusion, Schmerztherapie (▶ 2.12).
- Fraktur unter BV-Kontrolle reponieren, weiteres Vorgehen mit OA besprechen.
- Sofortige OP-Vorbereitung (▶ 1.7.6) bei OP-Indikation (s.u.).

Konservative Therapie
Bei kindlichen Frakturen (▶ 21), unverschobenen Brüchen, reponierbaren Frakturen Typ A1 und A3 AO-Klassifikation, u.U. bei chron. trophischen Hautschäden, Bluterkrankungen, ausgeprägter pAVK.
- Ruhigstellung im Oberschenkelliegegips (▶ 2.6.6), Entlastung für 4–6 Wo., dann zunehmende Belastung je nach Röntgenbefund. Abhängig von knöcherner Durchbauung bei distalen Frakturen späterer Ersatz durch Unterschenkelgips möglich.
- Bei C1- und C2-Frakturen Extensionsgips nach Böhler (als Ausnahmebehandlung bei KI zur OP!). Bein hoch lagern, Eisauflage, Antiphlogistika (▶ 2.13), Schmerztherapie (▶ 2.12). Zunächst Bettruhe anordnen (Abschwellung), Thromboseprophylaxe (▶ 2.10).

Operative Therapie
Absolute Ind.: Offene Frakturen, begleitende Gefäß-, Nervenläsionen, dislozierte Frakturen, Achsabweichung, Weichteilinterposition.

Marknagel (konventionell oder unaufgebohrt)
- Quer- und kurze Schrägfrakturen im mittleren Drittel und am metaphysären Übergang, Osteoporose, Pseudarthrose mittleres Drittel, lange Torsionsfrakturen, Segmentfrakturen.
- Im Idealfall nach Marknagelung Voll- oder Teilbelastbarkeit. Bei proximalen und distalen Frakturen Verriegelung obligat. Belastbarkeit richtet sich nach Frakturart. I.d.R. zuerst 20 kg Teilbelastung.
  - Bei dynamischer Verriegelung und günstiger Fraktur rasche Steigerung der Belastung. Vollbelastung nach 6–8 Wo.
  - Bei statischer Verriegelung nach der 6. Wo. Röntgenkontrolle, Entriegelung des Nagels und Belastungssteigerung.

Plattenosteosynthese
- Schaftfrakturen, die für Nagelung ungeeignet sind (weit proximale oder distale Frakturen, Diastase, geschlossen irreponibel, Gelenkbeteiligung, Kettenfrakturen, Gefäß-, Nervenverletzungen, enger oder sklerosierter Markraum).
- Mit Platte ist die Fraktur immer nur übungsstabil. Im Idealfall Teilbelastung von 10–20 kg für 6–8 Wo. Je nach Röntgenbefund danach Belastungssteigerung bis zur Vollbelastung nach 8–12 Wo.

Fixateur externe
- Als primäre Notfallmaßnahme bei offenen Frakturen, Trümmerfrakturen, erheblichen Weichteilverletzungen oder Polytrauma.
- Postoperativ nur übungsstabil. Teilbelastung maximal 20 kg für 6–8 Wo.

- Verfahrenswechsel nach Konsolidierung der Weichteilverhältnisse möglich. Entfernung des Fixateur externe, Ruhigstellung in Gipsschiene für ca. 1 Woche bis zur Abheilung der Pin-Eintrittsstellen. Danach Marknagelung oder Plattenosteosynthese. Bei verzögerter Frakturheilung evtl. Spongiosatransplantation.

Nachbehandlung
Thromboseprophylaxe (▶ 2.10) bis zur vollen Belastung. Unabhängig von der Art der Osteosynthese frühzeitige Krankengymnastik notwendig (▶ 1.3.4).

17.3.3 Distale Tibiafrakturen, Pilon-tibiale-Frakturen

Definition
Distale Tibiafrakturen betreffen die Metaphyse. Frakturen können rein extraartikulär liegen oder die Gelenkfläche miteinbeziehen (Pilon-tibiale-Fraktur). AO-Klassifikation ▶ 24.2.2.

Ätiologie
Axiale Stauchung, z.B. Sprung oder Sturz aus der Höhe.

Klinik
Symptomatik: Schmerz, Schwellung, Steh- und Gehunfähigkeit, Fehlstellung.

Diagnostik
- Inspektion (▶ 3.3.4): Weichgewebeschwellung, Weichgewebeläsion, Fehlstellung.
- Körperliche Untersuchung (▶ 3.3.4): Bewegungsschmerz, Sensibilität an Fußrücken und Zehen intakt, Fußpulse tastbar.
- Rö (▶ 3.5.28): Sprunggelenk a.p. und seitlich, evtl. schräg (z.B. Fraktur, Luxation).
- CT (▶ 3.10.6): Bei komplexen Frakturen (3-D-Rekonstruktion).
- Dopplersuntersuchung (▶ 3.8.10) wenn Fußpulse nicht oder schlecht tastbar sind.

> Begleitverletzungen an Kalkaneus und WS und klinisch und evtl. röntgenologisch ausschließen!

Therapie
Ziel der Behandlung ist die Wiederherstellung der Gelenkfläche und des Weichteilmantels.

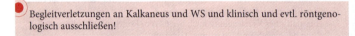

> **Sofortmaßnahmen**
> - Stationäre Aufnahme, i.v. Zugang, Ringer-Laktat-Infusion.
> - Sofortige OP-Vorbereitung (▶ 1.7.6) bei dislozierten und offenen Frakturen, Kompartmentsyndrom (▶ 15.3.9), Schmerztherapie (▶ 2.12).

Konservative Therapie
Bei unverschobenen geschlossenen Brüchen oder exakt reponierten extraartikulären Brüchen, temporär bei Polytrauma (Versorgung nachrangig) Unterschenkelgips (▶ 2.6.6). Kalkaneus-Drahtextension, Zug 10 % des KG bei dislozierten Frakturen, wenn andere Verletzungen mit höherer Priorität zuerst versorgt werden müssen. Unterschenkel auf Schiene hochlagern, Antiphlogistika (▶ 2.13), Thromboseprophylaxe (▶ 2.10).

Operative Therapie
Bei allen anderen Frakturen:
- Aufklärung (▶ 1.6), speziell: Ein- oder zweizeitiges Vorgehen, evtl. Spongiosaentnahme (Becken oder Tibiakopf), verbleibender Gelenkschaden, posttraumatische Arthrose, Bewegungseinschränkung, bei Trümmerfrakturen spätere Arthrodese.
- Osteosynthese: Behandlungskonzept richtet sich nach dem vorliegenden Weichteilschaden bzw. nach der Gesamtsituation (Polytrauma). Bei schwerem Weichteilschaden oder polytraumatisiertem Pat. zweizeitiges Vorgehen:
  - Stabilisierung der Tibia durch gelenküberschreitenden Fixateur externe, Plattenosteosynthese der Fibula (Wiederherstellen der korrekten Länge). Sekundär – nach Erholung der Weichteile – Rekonstruktion der Gelenkfläche mit autologer Spongiosaplastik und Osteosynthese.
  - Bei leichten Frakturen (z.B. A1, A2, B1) mit guten Weichteilverhältnissen einzeitiges Vorgehen mit primärer Plattenosteosynthese (z.B. LC-DCP an der Tibia, Drittelrohrplatte Fibula).

Nachbehandlung
- Konservativ: Ruhigstellung für 7–8 Wo., Teilbelastung für 8–12 Wo.
- Operativ: Gipsschiene bzw. Unterschenkespaltgips bis zur Wundheilung, dann 15 kg Teilbelastung, endgültige Belastung ist abhängig von der Frakturversorgung (i.d.R. 6–12 Wochen), nach Spongiosaplastik evtl. erst nach 12–16 Wo.
  - Bei Schwellneigung Kompressionsstrumpf, Thromboseprophylaxe (▶ 2.10).
  - Aktive KG aus der Gipsschale (▶ 2.6.6).

Prognose
Bei schweren Verletzungen zu 50 % posttraumatische Arthrose, bei einfachen Verletzungen Arthroserate 10–15 %.

17.3.4 Malleolarfrakturen

Fibula und Tibia bilden distal eine Gabel, die durch Syndesmosenbänder gehalten wird. Malleolarfrakturen liegt ein **Distorsionstrauma** des oberen Sprunggelenks zugrunde, sie können isoliert oder kombiniert vorkommen.

Ätiologie
Malleolarfrakturen entstehen durch **indirekte Gewalteinwirkung** bei Distorsion des oberen Sprunggelenks.

Einteilung

AO-Klassifikation (▶ 24.2.2). Klassifikation der Außenknöchelfrakturen nach Weber (▶ Abb. 17.8):
- Weber A: Außenknöchelfraktur unterhalb der Syndesmose, die Syndesmose ist intakt.
- Weber B: Außenknöchelfraktur in Höhe der Syndesmose, die Syndesmose kann, muss aber nicht verletzt sein.
- Weber C: Außenknöchelfraktur oberhalb der Syndesmose, die Syndesmose ist verletzt.
- Maisonneuve-Fraktur: Hohe Weber-C-Fraktur mit langstreckiger Ruptur der Membrana interossea und Syndesmosensprengung.

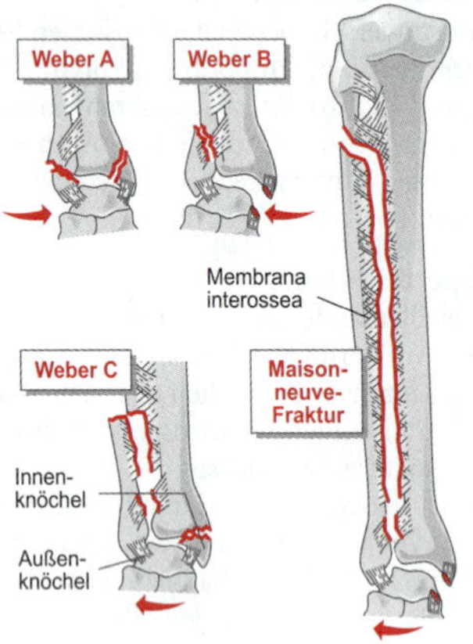

Abb. 17.8 Einteilung der Malleolarfrakturen nach Weber [A300-106]

Diagnostik

- Inspektion (▶ 3.3.4): Schwellung, Luxation, Hämatom, Weichteilläsionen.
- Untersuchung (▶ 3.3.4): DS, Kompressionsschmerz (Syndesmose intakt?), Sensibilität an Fußrücken und Zehen prüfen, Fußpulse aufsuchen.
- Rö (▶ 3.5.28): OSG a.p. in 20°-Innenrotation und seitlich, bei Zeichen der Gabelsprengung (Innenknöchelfraktur, Fraktur der dorsalen Tibiakante, Talussubluxation) ohne Fraktur der distalen Fibula immer gesamten Unterschenkel abbilden (V.a. Maisonneuve-Fraktur). Bei V.a. Syndesmosensprengung und intakten Malleolen Prüfung unter BV durch Pronationsstress.
- CT (▶ 3.10.6): Bei unklaren Befunden.
- Dopplerunteruchung (▶ 3.8.10): A. tibialis post. und A. dorsalis pedis, wenn keine Fußpulse tastbar sind.
- Weitere Untersuchungen und Therapie mit OA besprechen.

Differenzialdiagnosen

Distorsion mit Bandruptur (▶ 17.3.5), Talusfraktur (▶ 17.4.2), subtalare Luxation.

Sofortmaßnahmen
- Intravenös Zugang, Ringer-Laktat-Infusion, Schmerztherapie (▶ 2.12).
- Geplante Therapie und vorgesehene Maßnahmen mit dem Pat. besprechen und dies dokumentieren.
- Stark dislozierte bzw. Luxationsfrakturen sofort in der Ambulanz unter BV-Kontrolle durch Zug reponieren, anschließend temporär auf Schiene ruhigstellen.

Konservative Therapie

Bei unverschobenen und perfekt reponierten Frakturen ohne Syndesmosenbeteiligung, Polytrauma (temporär) oder KI zur OP (schwere Allgemeinerkrankung,

Infektion) Reposition und Unterschenkelgipsschale, nach Abschwellen Unterschenkelgehgips anlegen (▶ 2.6.6), Antiphlogistika (▶ 2.13). Im Zweifelsfall zunächst stationäre Aufnahme, Thromboseprophylaxe (▶ 2.10).

Operative Therapie
Dringlich bei allen verschobenen und offenen Frakturen, bei Subluxation des OSG, bei Maisonneuve-Fraktur, bei vorliegenden knöchernen Zeichen der Syndesmosenbeteiligung (hinteres Tibiakantenfragment = Volkmann-Dreieck, anterolaterales Tibiakantenfragment = Tubercule de Tillaux-Chaput, anteromediales Fibulakantenfragment = Wagstaffe-Fraktur).
- Aufklärung (▶ 1.6): Speziell posttraumatische Arthrose, Bewegungseinschränkung, Sudeck-Dystrophie.
- Osteosynthese des Außenknöchels mit Zugschraube und Drittelrohrplatte zur Neutralisation. Osteosynthese des Innenknöchels mit zwei 4,0-mm-Spongiosaschrauben mit kurzem Gewinde (Zugschrauben) oder mit 2 parallelen Kirschner-Drähten und Drahtzuggurtung. Die Osteosynthese des Volkmann-Dreiecks mit 1–2 Zugschrauben ist sinnvoll und notwendig, wenn dieses einen Gelenkanteil > 20 % umfasst. Die Syndesmose wird mit einer Stellschraube stabilisiert, falls nach der Osteosynthese eine Instabilität der Sprunggelenkgabel verbleibt. Bei hohen Fibulafrakturen (Maisonneuve) keine direkte Osteosynthese sondern Syndesmosennaht und Stabilisierung der Gabel mit ein bis zwei Stellschrauben.
- Bei erheblicher Schwellung oder länger zurückliegendem Trauma Anlage eines gespaltenen Unterschenkelgipses, stationäre Aufnahme, Bettruhe, Bein hoch lagern, Thromboseprophylaxe, Osteosynthese nach Abschwellen (nach 3–8 d).

Nachbehandlung
- Bei konservativer Behandlung 6 Wo. Unterschenkel(geh-)gips, Vollbelastung nach 1–2 Wo.
- Bei operativer Versorgung wird in der Regel Übungsstabilität erreicht.
- Hochlagern, Kryotherapie, Gabe eines Antiphlogistikums (▶ 2.13).
- Postoperativ Lagerung in dorsaler Unterschenkelgipsschiene (▶ 2.6.6).
- Nach Entfernen der Redon-Drainagen um den 2. postoperativen Tag Beginn mit Extensions-/Flexionsübungen. Keine Pro- und Supinationsübungen.
- Nachbehandlung beim Frakturtyp Weber A und B:
  – Bei zuverlässigem Pat. Teilbelastung von 20 kg für 6 Wo. unter Verwendung von Gehstützen ohne Gips. Danach rascher Übergang zur Vollbelastung.
  – Bei fehlender Compliance nach Fädenentfernung Unterschenkelgehgips bis zur 6. postoperativen Wo. (Vollbelastung), nach Gipsabnahme Mobilisation und Gangschulung mit Vollbelastung.
- Nachbehandlung beim Frakturtyp Weber C:
  – 6 Wo. postoperativ Entlastung.
  – Bei stabiler Osteosynthese Flexions-/Extensionsübungen, keine Ruhigstellung.
  – Bei unzuverlässigen Pat. Unterschenkelliegegips für 6 Wo., danach rascher Übergang zur Vollbelastung.
  – Stellschraube wird vor Belastungsaufnahme entfernt (in LA möglich), KG (▶ 1.3.4), Kryotherapie, Lymphdrainage.
  – Bei Schwellneigung Kompressionsstrumpf Klasse II verordnen.

Prognose
Verbliebene Fehlstellung führt zur Arthrose.

17.3.5 OSG-Distorsion, Bandruptur

Häufigkeit
Außenbandrupturen sind sehr häufig und von klinischer Bedeutung (OSG-Stabilität), Innenbandrupturen selten.

Einteilung der Bandverletzungen am Außenknöchel
- **Grad 1:** Zerrung der Gelenkkapsel und des Lig. fibulotalare anterius (Taluskippung < 10°, Schublade < 5 mm).
- **Grad 2:** Riss des Lig. fibulotalare anterius, Zerrung oder Riss des Lig. fibulocalcaneare (Taluskippung 10–20°, Schublade 5–10 mm).
- **Grad 3:** Riss der Ligg. fibulo-talare anterius und fibulo-calcaneare, Zerrung oder Riss des Lig. fibulotalare posterius (Taluskippung 20–30°, Schublade > 10 mm).

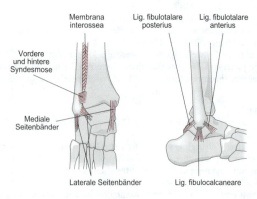

Abb. 17.9 Bandapparat des OSG [A300-106].

Ätiologie
Supinationstrauma.

Diagnostik
- Inspektion: Z.B. Schwellung, Hämatom.
- Untersuchung: Druckdolenz an den Bandansätzen, Aufklappbarkeit bei Supination, „Schubladenphänomen".
- Rö: OSG a.p. und seitlich, gehaltene Aufnahmen (▶ Abb. 17.10) evtl. mit Seitenvergleich (manuell oder Gerät nach Scheuba). Wenn gehaltene Aufnahmen wegen Schmerzen nicht möglich, entweder Bandprüfung nach Leitungsanästhesie (10 cm proximal der Fibulaspitze jeweils 2 ml Lokalanästhetikum ventral und dorsal der Fibula injizieren) oder 2–3 d später.

Differenzialdiagnosen
Malleolarfraktur, Syndesmosensprengung.

Therapie
Die geplante Therapie, mögliche alternative Therapiemöglichkeiten (konservativ, operativ) und mögliche Folgeschäden (verbleibende Instabilität) mit dem Pat. besprechen und dies dokumentieren.

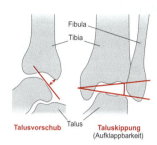

Abb. 17.10 Gehaltene Röntgenaufnahme des OSG. Strahlengang a.p. und seitlich [A300-106]

Konservative Therapie
- **Ind.:** Verletzungen Grad 1 und 2, vielfach auch Grad 3 (die Tendenz in der Behandlung geht – bei gleichen Ergebnissen bezüglich der erreichten Stabilität – zur konservativen Therapie).
- **Vorgehen:** Salbenverband, Kühlung, kurzfristige Schonung (z.B. 1–2 Wo. Entlastung), Tapeverband oder Orthese (z.B. Aircast®, Malleoloc® ▶ 23.6.3) für insgesamt 6 Wo., Belastung erlaubt. Unterschenkel-Gipsschale bzw. gespaltenen Unterschenkelgips (▶ 2.6.6) nur anfangs bei extrem geschwollenen Weichteilen oder starken Schmerzen, Unterarmgehstützen verordnen (dokumentieren!), Gipskontrolle nach 24 h. Thromboseprophylaxe (▶ 2.10) bis zur vollen Belastung, Verordnen von Eigenreflex- und Pronatorentraining (wichtig!).

Operative Therapie
- **Ind.:** Verletzungen Grad 3, z.B. bei jungen Sportlern, Talusluxation.
- **Vorgehen:** Bandnaht nach Abschwellen. Nach Entfernen der Redon-Drainage ab 2. postoperativen Tag vorsichtige Dorsalflexion aus der Schiene heraus. Keine Pro- und Supinationsbewegungen! Nach Entfernen der Fäden Unterschenkelgehgips (alternativ Orthese) bis zur 6. postoperativen Wo. (Thromboseprophylaxe!). Nach Gipsentfernung Koordinationstraining, Muskelaufbau, Gangschulung. Bei chron. Instabilitäten mit rezid. (Sub-)luxationen: Bandplastik, z.B. mit Peroneus-brevis-Sehne (Watson-Jones).

 Hausinterne Gepflogenheiten in der Behandlung beachten!

17.3.6 Sprunggelenkarthrose

Ätiologie
Meist posttraumatisch, rheumatisch, nach Infekt, seltener idiopathisch.

Klinik
Anlauf-, Belastungsschmerzen, Bewegungseinschränkung, Schwellneigung bei Belastung.

Diagnostik
- Körperliche Untersuchung (▶ 3.3.4): Verplumpung des Gelenkumrisses, schmerzhafte Bewegungseinschränkung, hinkendes Gangbild.
- Rö (▶ 3.5.28): Gelenkspaltverschmälerung, Randkantenausziehung, subchondrale Sklerosierung. Auf Achsfehlstellungen und Arthrosezeichen in angrenzenden Gelenken (USG) achten.

Therapie
- **Konservativ** (zunächst immer versuchen): Antiphlogistika (▶ 2.13), physikalische Therapie, KG (▶ 1.3.4), Fersenkeil, Schuheinlagen, orthopädisches Schuhwerk (▶ 23.6.1).
- **Operativ** bei Versagen der konservativen Therapie, starken Beschwerden und entsprechendem Leidensdruck:
  – Arthroskopie (Gelenktoilette).
  – Sprunggelenkendoprothese: Keine Standardoperation, geringe Dauerhaltbarkeit, hohe Versagerquote.
  – Arthrodese: Hohe Erfolgsquote bezüglich Schmerzfreiheit, grundsätzlich mit orthopädischer Schuhversorgung verbunden, spätere Arthrose angrenzender Fußgelenke möglich.

17.4 Fuß

17.4.1 Achillessehnenruptur

Ätiologie
Plötzliche Gewalteinwirkung auf gespannte Achillessehne, bei Sport, Fehltritt oder Bagatelltrauma. Fast immer degenerativer Vorschaden (nach früheren Beschwerden fragen). Gehäuft Männer zwischen 30. und 50. Lebensjahr.

Klinik
- Initial hörbarer, lauter Knall, spürbarer Schlag, stechender, rasch verschwindender Schmerz. DS am Sehnenansatz, Bewegungsunfähigkeit, Schwellung der Wadenmuskulatur.
- Begleitverletzungen: Malleolarfraktur, Abriss Tuber calcanei.

Diagnostik
- Körperliche Untersuchung (▶ 3.3.4): Tast- und sichtbare Lücke im Sehnenverlauf, Einbeinballenstand unmöglich, aktive Plantarflexion bei vorhandener und intakter Plantarissehne angedeutet möglich. Kneiftest nach Thompson: Der Pat. kniet oder liegt auf dem Bauch. Die Wadenmuskulatur mit der Hand zusammendrücken. Bei intakter Sehne beugt sich der Fuß nach plantar. Bei Achillessehnenruptur unterbleibt die Plantarflexion (Test positiv).
- Sonographie (▶ 3.8.6): Kontinuitätsunterbrechung der Sehnen (Abstand der Sehnenenden messen!), Vorhandensein und Integrität der Plantarissehne (fehlt physiologischerweise bei jedem 5.), Umgebungshämatom.
- Rö (▶ 3.5.29): Rückfuß a.p und seitlich zum Ausschluss knöcherner Verletzungen (z.B. Abriss Tuber calcanei, Entenschnabelfraktur).

Differenzialdiagnosen
Partielle Risse, Riss des medialen M. gastrocnemius, Peritendinitis (Achillodynie).

Therapie
Stationäre Aufnahme bei geplanter Soforttherapie. Wenn Pat. unsicher bzw. keine Soforttherapie vorgesehen, Anlage eines gespaltenen Unterschenkelgipses in Spitzfußstellung (25°), Thromboseprophylaxe (▶ 2.10), ggf. Schmerzmittel (▶ 2.12), evtl. Planung des OP-Termins, Mitgabe entsprechender Information an den Hausarzt (geplantes Vorgehen, Bitte um erneute Zuweisung, Thromboseprophyxlaxe). **Cave:** Große Unterschiede in klinikspezifischen Konzepten!

- Pat. über mögliche operative und alternative konservative Therapien aufklären und dies dokumentieren (▶ 1.6), speziell Funktionseinschränkung, Reruptur.
- Hochlagerung, Eis, Thromboseprophylaxe (▶ 2.10).
- OP-Vorbereitung (▶ 1.7.6).

Konservative Therapie
- **Ind.:** Frische, geschlossene Ruptur (Tag 1–3 nach der Verletzung), sonographisch adaptierte Sehnenstümpfe in 25°-Plantarflexion.
- **Vorgehen:** Tag 0 Unterschenkelgips in 25°-Spitzfußstellung, Teilbelastung 20 kg an 2 Unterarmgestützen. Nach 3 Wo. Unterschenkelgips in 5°-Spitzfußstellung, sonographische Kontrolle der Adaptation, Übergang zur Vollbelastung, nach 6 Wo. Gips ab, sonographische Kontrolle der Adaptation Schuhabsatzerhöhung für weitere 2 Mon.

Operative Therapie
Sofern sonographisch keine Sehnenstumpfadaptation in 25°-Plantarflexion, Ruptur älter als 3 Tage, offene Verletzungen:
- Sehnennaht mit zentraler Verstärkung (PDS®-Kordel), Plantarissehnendurchflechtung.
- Knöcherne Refixation bei kalkanearen Ausrissen (Nahtanker).
- Umkippplastik nach Silverskijöld, Griffelschachtelplastik nach Lange.
- Perkutane Naht, z.B. mit Achillon®-System.

Nachbehandlung
- Entlastung des Beins für insgesamt 6 Wo. im Unterschenkelgips oder Orthese (▶ 23.6.3).
- Zunächst 2 Wo. Spitzfußstellung, dann für weitere 4 Wo. in Neutralstellung im OSG.
- Gehstützen verordnen, KG (▶ 1.3.4), Thromboseprophylaxe (▶ 2.10).
- Nach Freigabe Absatzerhöhung für 2 Mon.

Prognose
Meist Restitutio ad integrum.

17.4.2 Talusfrakturen

Seltene Fraktur. 80 % der Talusoberfläche ist Gelenkfläche, deswegen prekäre Blutversorgung. Mit zunehmender Dislokation steigt das Risiko einer ischämischen Nekrose.

Einteilung
- Periphere Frakturen: Taluskopf, Taluskantenfraktur, Proc. lat. tali, Proc. post. tali.
- Zentrale Frakturen: Talushals, Taluskörper, Trümmerfrakturen.

Ätiologie
Häufigster Mechanismus ist die Längsstauchung des Beins (Auffahrunfall). Häufig im Rahmen eines Polytraumas.

Klinik
- Meist erhebliche Weichteilschwellung mit Hämatom. Auf Kompartmentsyndrom achten.
- Begleitverletzungen: Frakturen der Tibia (7 %), Malleolen (15 %), Kalkaneus (10 %), Fußwurzel (7 %), Mittelfußknochen (7 %), offene Läsionen (20 %).

Diagnostik
- Rö (▶ 3.5.29): Fuß a.p. (15°-IRO) und seitlich.
- CT (3-D-Rekonstruktion, ▶ 3.10.6): Bei komplexen Frakturen.

Therapie
Pat. über geplante Maßnahmen aufklären und diese dokumentieren.

Sofortmaßnahmen
Notfallmäßige Reposition dislozierter Frakturen und Luxationen ist dringlich.
- Narkose mit Relaxation, Zug und Plantarflexion des Vorfußes.
- Falls geschlossene Reposition nicht möglich (häufig): Sofortige OP.
- Rö-Stellungskontrolle nach Reposition, weiteres Vorgehen nach Absprache mit OA.

Konservative Therapie
Bei exakter Reposition, fehlender Dislokation, peripheren Frakturen, keinen zusätzlichen Frakturen:
- Periphere Frakturen: Nach Abschwellen Anlegen eines Unterschenkelgehgipses für 4–6 Wochen. Nach Gipsabnahme Vollbelastung.
- Unverschobene zentrale Frakturen: Ruhigstellung im Unterschenkelgips für 6 Wo. mit 15 kg Teilbelastung. Nach Gipsabnahme Übergang zur Vollbelastung nach weiteren 2 Wo.
- Dislozierte Frakturen bei Kontraindikationen zur OP: Reposition. Danach Ruhigstellung im Unterschenkelgips unter Entlastung (max. 10 kg Teilbelastung) für 6–10 Wo. (je nach Frakturtyp). Danach Gipsabnahme und Rönt-

genkontrolle. Je nach Befund Übergang zur Vollbelastung innerhalb von 2–4 Wo.
- Antiphlogistika (▶ 2.13), KG (▶ 1.3.4), Thromboseprophylaxe (▶ 2.10).

Operative Therapie
Bei dislozierten, irreponiblen Frakturen, Luxationen, Begleitfrakturen (z.B. Kalkaneus), peripheren Frakturen:
- Aufklärung (▶ 1.6): Evtl. Spongiosaplastik (Beckenkamm/Tibiakopf), Talusnekrose, Bewegungseinschränkung, Arthrose.
- Vorgehen: Osteosynthese durch Verschraubung, evtl. Defektfüllung mit Spongiosa, Kirschner-Draht-Osteosynthese.

Nachbehandlung
Unterschenkelgipsschale für 4–8 Wo. ohne Belastung, Hochlagerung, Thromboseprophylaxe (▶ 2.10), KG (▶ 1.3.4) aus der Gipsschale, Gehstützen verordnen.

Prognose
Nekroserate je nach Frakturtyp 5–100 %.

17.4.3 Kalkaneusfrakturen

Ätiologie
Axiale Stauchung, z.B. durch Sturz aus großer Höhe, z.B. Arbeitsunfall, Suizid, Sportunfall.
Häufigste Fraktur der Fußwurzel. 75 % aller Frakturen beziehen die Gelenkfläche mit ein.

Einteilung
Morphologische Einteilung ▶ Abb. 17.11.
- Abrissfrakturen: Proc. anterior (Sehnenansatz Lig. fibulo-calcaneare), Tuber (Sehnenansatz Achillessehne).
- Entenschnabelfraktur (tongue-type).
- Impressions- und Trümmerfrakturen mit Zerstörung des unteren Sprunggelenks (joint-depression-type).

Klinik
Belastungsschmerz, Rückfußdeformierung, Schwellung.

Diagnostik
- Inspektion (▶ 3.3.4): Hämatom, geschwollene Ferse, deformierter Fuß.
- Untersuchung: Schmerzhaft eingeschränkte Beweglichkeit, Belastungsschmerz, periphere Durchblutung, Motorik und Sensibilität prüfen.
  Cave: Kompartmentsyndrom möglich.
- Rö (▶ 3.5.29): Fuß seitlich und axial zur Beurteilung von Frakturtyp, Tubergelenkwinkel bestimmen (▶ Abb. 17.12), Sprunggelenk a.p. und seitlich.
- CT (3-D-Rekonstruktion, ▶ 3.10.6) bei komplexen Gelenkfrakturen.
- Rö-Aufnahmen nach Brodén zur Beurteilung der subtalaren Gelenkfläche. Aufnahmetechnik: Pat. in Rückenlage, OSG in Neutralstellung. Betroffenes Bein 45° nach innen rotiert. Zentralstrahl zeigt auf einen Punkt knapp distal des Außenknöchels. 4 Aufnahmen unter Kippung der Röhre um 10°, 20°, 30° und 40°.

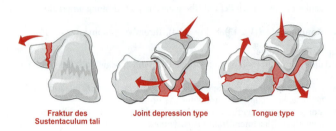

Abb. 17.11 Einteilung der Kalkaneusfrakturen [A300–106]

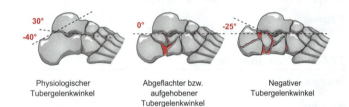

Abb. 17.12 Formen des Tubergelenkwinkels bei Kalkaneusfraktur [A300–190]

Therapie
Pat. über geplante Maßnahmen aufklären und diese dokumentieren.

> **Sofortmaßnahmen**
> Kein allgemeingültiges Therapieschema, individuelle Behandlung, je nach Frakturlokalisation, Begleitverletzungen, Alter des Pat.
> - Pat. stationär aufnehmen.
> - Unterschenkelliegegips bzw. Unterschenkelspaltgips anlegen.
> - Hochlagern, Kühlung und Antiphlogistika (▶ 2.13), Schmerztherapie (▶ 2.12).
> - Thromboseprophylaxe (▶ 2.10).

Konservative Therapie
Bei extraartikulären Frakturen ohne Rückfußfehlstellung und ohne Formveränderungen des Kalkaneus, älteren Pat. (biologisch > 60 J.) Unterschenkelgipsschiene in Funktionsstellung, Hochlagern, Analgetika/Antiphlogistika, Kryotherapie. Ab dem 2. Tag KG (▶ 1.3.4) mit Dorsal- und Plantarflexion für 4 Wo., danach Pro- und Supination. Entlastung für 6–12 Wo. Thromboseprophylaxe (▶ 2.10), KG (▶ 1.3.4), evtl. Einlagen oder orthopädisches Schuhwerk (▶ 23.6.1).

Operative Therapie
Bei dislozierten Frakturen mit Inkongruenz der Gelenkfläche im unteren Sprunggelenk (thalamische Impressionsfraktur), extraartikulären Frakturen mit nicht

akzeptabler Abflachung des Böhler-Winkels, Verkürzung und Verbreiterung des Rückfußes:
- Aufklärung (▶ 1.6): Spongiosaplastik (Beckenkamm/Tibiakopf), Deformation, Bewegungseinschränkung, chron. Schmerzen, Arthrose.
- Vorgehen: Osteosynthese durch offene oder geschlossene (mit temporärem Fixateur externe) Reposition, Schraubenosteosynthese, Plattenosteosynthese, Spongiosaplastik. Zugangsweg bevorzugt lateral.

Nachbehandlung
Je nach Operationsverfahren, erreichter Reposition und Stabilität: Rücksprache mit dem Operateur. Grundsätzlich „wenig belasten, viel bewegen".
- Langfristige Physiotherapie (▶ 1.3.4).
- Entlastung (nicht > 15 kg) 8–14 Wo., bei Spongiosaplastik 12–14 Wo.

Prognose
Sudeck-Dystrophie möglich, posttraumatischer Plattfuß, frühzeitige Arthrose.

17.4.4 Frakturen Fußwurzelknochen

Ätiologie
Seltene Fraktur. Direkte Gewalteinwirkung (Überfahren, Quetschung) oder indirekt (Umknicken). Häufig mehrere Fußwurzelknochen betroffen.

Klinik
- Symptomatik: Belastungsschmerz, Fußdeformierung, Schwellung, Steh- und Gehunfähigkeit.
- Begleitverletzungen: Luxationen der Fußwurzelgelenke.

Diagnostik
- Inspektion (▶ 3.3.4): Deformiertes, geschwollenes Fußgewölbe.
- Untersuchung (▶ 3.3.4): DS, periphere Durchblutung, Motorik und Sensibilität überprüfen.
- Rö (▶ 3.5.29): Fußwurzel a.p. und seitlich, evtl. schräge Aufnahmen zum Nachweis von Frakturen oder Luxationen.
- CT (▶ 3.10.6) bei komplexen Brüchen und Luxationen.

Therapie
Pat. über geplante Maßnahmen aufklären und diese dokumentieren.

> **Sofortmaßnahmen**
> - Bei Luxationen und Dislokationen sofortige Reposition in Narkose, Anästhesie informieren.
> - Rö-Stellungskontrolle nach Reposition, weiteres Vorgehen mit OA besprechen.

Konservative Therapie
Bei unverschobenen oder perfekt reponierten, geschlossenen Frakturen Unterschenkelgips (▶ 2.6.6) für 6 Wo., Rö-Stellungskontrolle nach Anlage des Gipses und Wiedervorstellung zur Gipskontrolle nach 24 h. Hochlagerung, Entlastung (Unterarmgehstützen). Antiphlogistika (▶ 2.13), Thromboseprophylaxe (▶ 2.10).

Operative Therapie
Bei geschlossen, nicht zu reponierenden Frakturen oder begleitenden Luxationen offene Reposition, Kirschner-Draht-Osteosynthese, Schraubenosteosynthese.

17.4.5 Luxationen Fußwurzelknochen

Ätiologie
Sturz mit Umknicktrauma, seltene Luxation.

Einteilung
Topographische Einteilung der Luxationen (▶ Abb. 17.13).
- Luxation im Chopart-Gelenk: Distal von Talus und Kalkaneus.
- Luxation im Lisfranc-Gelenk: Proximal der Mittelfußknochen-Basis.

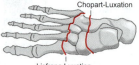
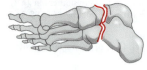

Abb. 17.13 Luxation der Fußwurzelknochen [A300-190]

> Kompartmentsyndrom möglich (▶ 15.3.9).

Klinik
Belastungsschmerz, Fußdeformierung, Schwellung, Geh- und Stehunfähigkeit.

Diagnostik
- Inspektion (▶ 3.3.4): Deformiertes, geschwollenes Fußgewölbe.
- Untersuchung (▶ 3.3.4): DS auf dem Fußgewölbe, Durchblutung, Motorik und Sensibilität intakt.
- Rö (▶ 3.5.29): Fußwurzel a.p. und seitlich, evtl. schräg wegen Luxationsrichtung, begleitende Frakturen ausschließen.
- CT (▶ 3.10.6): Bei komplexen Brüchen und Luxationen.

Therapie

> **Sofortmaßnahmen**
> - I.v. Zugang legen, Ringer-Laktat-Infusion.
> - OP-Vorbereitung (▶ 1.7.6), OP-Bereitschaft, falls Repositionshindernis offene Reposition.
> - Pat. aufklären (▶ 1.6) und Einverständniserklärung unterschreiben lassen (zusätzliche Fraktur, offene Reposition, Osteosynthese, Durchblutungsstörung).
> - Reposition in Allgemeinnarkose, Stellungskontrolle (Röntgen) nach Reposition.
> - Unterschenkelgipsschiene, stationäre Aufnahme, hochlagern.
> - Schmerztherapie (▶ 2.12), Thromboseprophylaxe (▶ 2.10).

Nachbehandlung
Ruhigstellung und Entlastung für 6 Wo.

Prognose
Bei sofortiger Reposition Restitutio ad integrum möglich.

17.4.6 Frakturen Mittelfußknochen

Ziel der Behandlung ist die Wiederherstellung des Fußgewölbes und schmerzfreies Gehen. Dystrophische Störungen (Sudeck) müssen durch frühfunktionelle Behandlung vermieden werden.

Ätiologie
Direktes Quetschtrauma oder indirekt bei Umknicktrauma, unphysiologische Dauerbelastung (chron. Mikrotraumen z.B. Marschfraktur).

Klinik
Belastungsschmerz, Mittelfußdeformierung, Schwellung.

Diagnostik
- Inspektion (▶ 3.3.4): Schwellung, deformiertes Längsgewölbe.
- Untersuchung (▶ 3.3.4): DS, Palpation von Knochenfragmenten.
- Rö (▶ 3.5.29): Vorfuß a.p. und schräg.

Therapie

Sofortmaßnahmen
- Reposition dislozierter Frakturen: LA setzen, axialen Zug ausüben, unter Bildwandler Reposition überprüfen.
- Unterschenkelliegegips anlegen und spalten (posttraumatische Schwellung oft massiv!) oder Gipsschiene (▶ 2.6.6), Rö-Stellungskontrolle.
- Hochlagerung dringend empfehlen/anordnen und dokumentieren.
- Wiedervorstellung zur Gipskontrolle nach 24 h.
- Schmerztherapie (▶ 2.12), Antiphlogistika (▶ 2.13), Thromboseprophylaxe (▶ 2.10).

Operative Therapie
- Ind.: Dislozierte Abrissfrakturen der Basis des MT V (Ansatz M. peroneus brevis), dislozierte Gelenk- und Schaftfrakturen MT I und V, begleitende Luxationen.
- Aufklärung (▶ 1.6): Bleibende Fußdeformität.
- Osteosynthese: Zuggurtung (MTV-Basis), Schrauben, Platten, K-Drähte.

Nachbehandlung
Unterschenkelgips für 4–6 Wo., nach 2–4 Wo. Gehgips möglich.

Prognose
Meistens Restitution ad integrum. Sudeck-Dystrophie (▶ 15.3.10) möglich.

17.4.7 Zehenfrakturen, Zehenluxationen

Ätiologie
Direktes Trauma.

Klinik
Belastungsschmerz, Zehendeformierung, Schwellung.

Diagnostik
- Inspektion (▶ 3.3.4): Lokale Schwellung, Hämatom, Deformierung.
- Untersuchung (▶ 3.3.4): DS, Krepitation.
- Rö (▶ 3.5.29): Vorfuß in zwei Ebenen zum Nachweis der Fraktur.

Konservative Therapie
- Zehenluxationen umgehend reponieren (LA). Nach Reposition Pflasterschienung mit dem Nachbarzehen für 2–3 Wo., Belastung erlaubt. Bei Reluxationstendenz temporäre Kirschner-Drahtfixation für 3 Wo.
- Großzehengrundgliedfrakturen 3–4 Wo. im Unterschenkelgehgips ruhigstellen, alternativ Vorfußentlastungsschuh verordnen.
- Frakturen der 2.–5. Zehe und Endglied 1. Zehe: Pflasterzügelverband (▶ 2.6.5): Heftpflasterverband in dachziegelartiger Technik.
- Thromboseprophylaxe bei Frakturen der Zehen 2–5 bei erlaubter Vollbelastung verzichtbar. Bei Großzehenfraktur übliche Thromboseprophylaxe (▶ 2.10), Antiphlogistika (▶ 2.13).
- Wiedervorstellung nach 24 h zur Gipskontrolle.

Operative Therapie
Bei dislozierter Fraktur des Großzehengrundglieds, irreponiblen Luxationen (perkutane K-Drähte und Gips).

17.4.8 Krallenzehe

Definition
Kontraktur der Zehen II–V in Streckstellung der Grundgelenke und Flexion der Mittel- und Endgelenke.

Ätiologie
Fußfehlbildungen (Senk-, Spreiz-, Hohlfuß), enges und unphysiologisches Schuhwerk, rheumatische Erkrankungen.

Klinik
- Bajonettstellung mit Luxation im Grundgelenk.
- Hypertrophe Beschwielung (Klavus = Hühnerauge) der Mittel- und Endgelenke.
- Chron. Hautreizungen, Sehnenschrumpfung, Gelenkkapselschrumpfung.

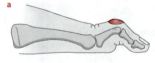
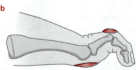

Abb. 17.14 **a** Hammerzehe und **b** Krallenzehe

Diagnostik
- Grundleiden abklären, Fußfehlbildungen mit Einlagen versorgen (▶ 23.6.1).
- Schuhwerk kontrollieren: Genügend Platz für Zehen, Absatzhöhe.
- Untersuchung (▶ 3.3.4): Beweglichkeit der Zehengelenke, lokaler DS, Hyperkeratosen.
- Rö (▶ 3.5.29): Belastungsaufnahmen Vorfuß dorsoplantar und schräg, z.B. Achsfehlstellungen, Luxationen, Arthrosezeichen.

Therapie
Ambulante Behandlung.

Konservative Therapie
Einlagen (▶ 23.6.1), Filzringe zur lokalen Entlastung. Keratolytika, z.B. Salicylsäure, zur Behandlung der Schwielen, Anpassung des Schuhwerks.

Operative Therapie
Bei Versagen der konservativen Behandlung und starkem Leidensdruck:
- Resektion der Basis der Grundphalanx nach Nicoladoni.
- Resektion des Köpfchens der Grundphalanx nach Hohmann.
- Fixation der Restzehe in physiologischer Position mit K-Draht.

Nachbehandlung
Bei Korrektur nur einer Zehe genügt ein zehenschienender elastischer Verband. Bei mehreren Zehen Vorfußentlastungsschuh für 2 Wo., Kirschner-Drähte nach 2 Wo. entfernen. Einlagenverordnung falls erforderlich.

17.4.9 Hallux valgus

Ätiologie
Fußfehlbildungen (Senk-, Spreiz-, Hohlfuß), enges und unphysiologisches Schuhwerk, rheumatische Erkrankungen. Häufigste Vorfußdeformität, oft beidseits, meist Frauen.

Klinik
- Varusfehlstellung der Großzehe im Grundgelenk > 10°.
- Sekundäre Valgisierung der Zehen II und III.
- Schmerzhafte Pseudoexostose des Metatarsaleköpfchens.
- Bursitis medial über Grundgelenk.

Diagnostik
- Inspektion (▶ 3.3.4): Großzehe weicht nach lateral ab, Ballen- und Schwielenbildung am Großzehengrundgelenk, Ulzerationen, Rötung (Bursitis).
- Untersuchung (▶ 3.3.4): DS, Bewegung im Großzehengrundgelenk schmerzhaft.
- Rö (▶ 3.5.29): Vorfuß dorsoplantar unter Belastung, z.B. Achsenabweichung, Subluxation, subluxierte Sesambeine, Arthrosezeichen.

Therapie
Ambulante Behandlung.

Konservative Therapie
- Orthopädische Einlagen, Spreizfußbandage (▶ 23.5).
- Schuhwerk mit genügend Großzehenhenraum empfehlen.
- Schuhzurichtung zur Entlastung der Pseudoexostose.
- Abrollsohle zur Ruhigstellung der Gelenke.

Operative Therapie
Bei Fehlstellung mit subjektiven Beschwerden und Leidensdruck, Bursitis, sekundären Veränderungen der Nachbarzehen.
- Operation nach Keller-Brandes (bei älteren Pat. mit deutlicher Arthrose im Grundgelenk): Proximale Kürzung der Grundphalanx um mind. ein Drittel, Interposition eines gestielten Kapsel-Periost-Lappens, Pseudoexostosenabmeißelung.
- OP nach McBride (bei jüngeren Pat. ohne Arthrose und passiver Redressierbarkeit der Fehlstellung): Ablösen des M. adductor hallucis am Grundglied, Reinsertion am Metatarsale I, Pseudoexostosenabmeißelung, Kapselplastik.
- OP nach Chevron (bei jüngeren Pat. ohne Arthrose im Großzehengrundgelenk): Verschiebeosteotomie des Metatarsale-I-Köpfchens.
- Osteotomie nach Akin (bei Valgusfehlstellung des Grundglieds): Varisationsosteotomie des Grundglieds.
- Osteotomie nach Scarf (bei Vergrößerung des Intermetatarsalgelenkes).

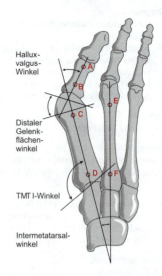

Abb. 17.15 Hallux-valgus-Winkel

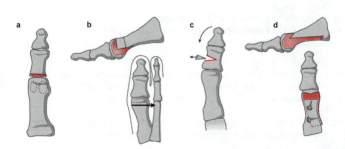

Abb. 17.16 OP-Verfahren bei Hallux valgus **a** Operation nach Keller-Brandes. **b** Chevronosteotomie. **c** Akin-Osteotomie. **d** Scarf-Osteotomie.

Nachbehandlung
Große individuelle Unterschiede, immer Rücksprache mit dem Operateur.
- Vorfußentlastungsschuh.
- Kirschner-Drähte nach 10–20 d entfernen.
- Aktive Bewegungsübungen, Beginn mit Fußabrollen nach 2–3 Wo.
- Großzehen-Abduktionsschiene für 3 Mon.
- Maßeinlagen nach abgeschlossener Wundheilung (▶ 23.6.1).
- Thromboseprophylaxe (▶ 2.10).

17.4.10 Unguis incarnatus

Definition
Einwachsen der Nagelkante in die Endgliedweichteile.

Ätiologie
Falsche Fußpflege, unphysiologisches Schuhwerk.

Klinik
Schwellung des medialen und/oder lateralen Nagelwalles, Schmerzen, Rötung.

Diagnostik
- Inspektion (▶ 3.3.4): Entzündeter, geschwollener Nagelfalz.
- Palpation; DS.

Therapie
Ambulante Behandlung durch partielle Nagelresektion (Keilexzision nach Emmert) in Lokalanästhesie:
- Aufklärung, Hautdesinfektion (z.B. mit Betaisodona®) Kategorie II (▶ 2.1.2).
- Oberst-Leitungsanästhesie (▶ 2.3).
- Sterile Kleidung, Handschuhe, Mundschutz, steriles Abdecken (Lochtuch).
- Keilförmige Exzision des Nagelfalzes mit der dazugehörigen Matrix, transunguale Naht zur Adaptation (nicht bei ausgedehntem Infekt).
- Salbenverband mit jodhaltiger Salbe (z.B. Betaisodona®).
- Schmerztherapie (▶ 2.12), Antiphlogistika (▶ 2.13), bequemes Schuhwerk empfehlen.

Nachbehandlung
- Wundkontrolle am Folgetag, tägl. VW und Fußbäder.
- Arbeitsunfähigkeit bei stehendem Beruf max. 2–3 Wo.
- Auf richtige Fußpflege hinweisen (oder professionelle Pediküre).

17.4.11 Morton-Neuralgie

Definition
Schmerzhafte Erkrankung am metatarso-phalangealen Übergang durch Neurombildung eines Plantarnervs, in 90 % im Spaltraum zwischen 3.- und 4. Strahl betroffen.

Ätiologie
Unklar, evtl. chronische mechanische Reizung.

Klinik
Belastungsabhängige Schmerzen (brennend, stechend, verstärkt durch enges Schuhwerk), evtl. Taubheitsgefühl an den Zehen.

Diagnostik
- Untersuchung (▶ 3.3.4): Schmerzprovokation durch Druck auf das Quergewölbe.
- MRT (▶ 3.11): Einziges bildgebendes Verfahren zum Nachweis eines Neuroms.
- Rö (▶ 3.5.29): Vorfuß zum Ausschluss knöcherner Ursachen.

Differenzialdiagnosen
Spreizfuß, Marschfraktur.

Therapie
- Konservativ: Akut Nervenblockade mit 1 ml Bupivacain 0,25 % von dorsal in das Spatium interosseum dorsalis des betroffenen Nervs injizieren.
- Operativ: Bei persistierenden Beschwerden Resektion des Neuroms (elektive Planung nach Information des Hausarztes).

17.4.12 Fibromatosis plantaris (Ledderhose-Syndrom)

Definition
Seltene Fibromatose im Bereich der Plantaraponeurose, die sich meist in nodulärer, weniger in flächig-diffuser Form manifestiert.

Ätiologie
Unbekannt, entspricht phänomenologisch der Dupuytren-Kontraktur (▶ 16.4.12), jedoch seltener.

Klinik
Umschriebene, tastbare Knoten in der Plantaraponeurose. Ausdehnung bevorzugt plantar-medial, aber auch im ganzen Längsgewölbe möglich.

Diagnostik
- Untersuchung (▶ 3.3.4): Knoten in der Plantarfaszie.
- MRT, CT: Meist entbehrlich, können die Ausdehnung darstellen.

Differenzialdiagnosen
- Fibrosarkom, Fasziitis (gutartiger Weichteiltumor).

Therapie
- Konservativ: Bei kleinen Knoten abwarten, plantarentlastende Einlagen.
- Operativ: Größere Knoten, Schmerzen. Großzügige Exstirpation aller der die Knoten umgebenden Plantaraponeurose.

Prognose
Hohe Rezidivrate, gutartiger Verlauf.

17.5 Nervenkompressionssyndrome untere Extremität

Definition
Akute oder chron. Kompression eines peripheren Nervs mit Blockierung der Erregungsleitung.

Klinik
Schmerzen, Missempfindungen (Frühsymptome), sensible, motorische und vegetative Ausfälle (Spätsymptome).

17.5.1 Nervus-peroneus-Kompression

Ätiologie
Unphysiologische Körperhaltung (langes Knien, Hocken). Chron. Druck am Fibulaköpfchen (Ganglion, Lagerungsschaden, Gips).

Klinik
Fußheberschwäche, Steppergang, Sensibilitätsstörungen am lateralen Unterschenkel, Fußrücken und an dorsalen Zehen.

Diagnostik
- Untersuchung (▶ 3.3.4): Gangbild (Steppergang), sensible oder motorische Ausfälle, Frakturzeichen.
- Rö (▶ 3.5.26, ▶ 3.5.27): Proximaler Unterschenkel und Knie in 2 Ebenen (Fraktur oder Frakturfolgen).
- Neurologisches Konsil: NLG, EMG.

Differenzialdiagnosen
Wurzelkompression L5, Ischiadikusläsion.

Therapie
- Konservativ: Vermeiden der auslösenden Faktoren, KG (▶ 1.3.4).
- Operativ: Bei progredienter Symptomatik operative Freilegung des Nervs → elektive OP nach ambulanter Vorbereitung (▶ 1.7.6).

17.5.2 Tarsaltunnelsyndrom

Ätiologie
Kompression des N. tibialis posterior oder seiner Endäste, Nn. plantares, durch Traumafolgen, Ganglien, Synovialzysten, rheumatoide Arthritis.

Klinik
Belastungsabhängige Schmerzen und Missempfindungen an der Fußsohle. Lähmungen und Atrophien der Plantarmuskulatur, Sensibilitätsstörungen an der Fußsohle.

Diagnostik
- Untersuchung (▶ 3.3.4): Sensible und motorische Ausfälle, schmerzhafte Druckpunkte.

- Rö (▶ 3.3.4): Fuß in 2 Ebenen (Fersensporn, Fraktur).
- Neurologisches Konsil: NLG, EMG.

Differenzialdiagnosen
Pes planovalgus, Fersensporn, Morton-Neuralgie.

Therapie
- Konservativ: Ruhigstellung mit Unterschenkelschiene, Injektion LA (Prilocain 1 % 1 ml hinter dem Malleolus med.).
- Operativ: Bei persistierenden Beschwerden Dekompression des Nervs → ambulante oder stationäre OP.

18 Schädel und Gehirn

Heinz-Georg Bloß, Joachim Dodenhöft und Kei Müller-Jensen

18.1	**Beurteilung des Patienten** *Heinz-Georg Bloß* **599**
18.1.1	Anamnese **599**
18.1.2	Klinische Untersuchung **599**
18.1.3	Apparative Diagnostik **602**
18.1.4	Vorgehen **604**
18.2	**Leitsymptome bei Schädel-Hirn-Verletzungen** *Heinz-Georg Bloß* **604**
18.2.1	Battle sign (retroauriculäres Hämatom, Mastoid) **607**
18.2.2	Bewusstseinstrübung (Vigilanz- und Wachheitsstörung) **608**
18.2.3	Bewusstlosigkeit **608**
18.2.4	Brillenhämatom, Monokelhämatom **610**
18.2.5	Enophthalmus **610**
18.2.6	Krampfanfall **610**
18.2.7	Exophthalmus **611**
18.2.8	Fehlbiss **611**
18.2.9	Fremdkörper Schädel **612**
18.2.10	Halbseitensymptomatik **612**
18.2.11	Jochbein oder -bogenasymmetrie **612**
18.2.12	Nasenbeinschwellung oder -fehlstellung **612**
18.2.13	Liquorrhö, Austritt von Hirnsubstanz **613**
18.2.14	Trigeminusneuralgie **613**
18.2.15	Okzipitalneuralgie **613**
18.3	**Weichgewebeverletzungen** *Heinz-Georg Bloß* **614**
18.3.1	Kopfschwartenverletzung, Kopfplatzwunde **614**
18.3.2	Stirnplatzwunde **614**
18.3.3	Skalpierungsverletzung **614**
18.3.4	Subgaleales Hämatom **615**
18.3.5	Subperiostales Hämatom **616**
18.4	**Kalottenfraktur** *Heinz-Georg Bloß* **616**
18.4.1	Lineare Schädelfrakturen **616**
18.4.2	Impressionsfrakturen **617**
18.5	**Schädelbasisfrakturen** *Heinz-Georg Bloß* **618**
18.5.1	Frontobasale Frakturen **618**
18.5.2	Frakturen der Felsenbeinpyramide und der Temporobasis, Otobasisfrakturen **619**
18.5.3	Frakturen von Orbitadach, Orbitaseitenwand und Optikuskanal **619**
18.6	**Gesichtsschädelfrakturen** *Heinz-Georg Bloß und Joachim Dodenhöft* **620**
18.6.1	Blow-out-Fraktur, Fraktur des Orbitabodens **620**
18.6.2	Jochbogenfraktur **621**
18.6.3	Mittelgesichts- und Rhinobasisfrakturen **621**

18.6.4	Nasenbeinfraktur 622		18.8.3	Entzündungen des Ohrs 633
18.6.5	Unterkieferfraktur, Unterkieferluxation 623		18.8.4	Entzündungen des Rachenraums 635
18.7	**Schädel-Hirn-Trauma**		18.8.5	Nasenbluten (Epistaxis) 637
	Heinz-Georg Bloß 624		18.8.6	Weichgewebeverletzungen 638
18.7.1	Allgemeines Patientenmanagement 624		**18.9**	**Augen**
18.7.2	Epidurales Hämatom 626			*Kei Müller-Jensen* 639
18.7.3	Akutes subdurales Hämatom 627		18.9.1	Allgemeine Diagnostik 639
18.7.4	Chronisches subdurales Hämatom 628		18.9.2	„Rotes Auge" 639
			18.9.3	Verbrennung 642
18.7.5	Hirnkontusion, Hirnödem 629		18.9.4	Verätzung 643
			18.9.5	Verblitzung 644
18.8	**HNO**		18.9.6	Nicht penetrierende Verletzung 645
	Joachim Dodenhöft 630			
18.8.1	Fremdkörper 630		18.9.7	Perforierende Verletzung 646
18.8.2	Verätzungen in Mund, Rachen und Speiseröhre 632		18.9.8	Kontusionsverletzung 646
			18.9.9	Orbitaverletzung 647

18.1 Beurteilung des Patienten
Heinz-Georg Bloß

18.1.1 Anamnese

Stets auf eine genaue Dokumentation der erhobenen Anamnesedaten achten → wichtig für Verlaufsbeurteilung und juristische Fragestellungen. Prinzipiell unterscheiden zwischen Eigen- und Fremdanamnese. Bei schwerem SHT meist nur Fremdanamnese möglich (▶ 3.1).
Erfragt werden müssen:
- Unfallhergang: Verkehrsunfall, Sturz (innere oder äußere Ursache), äußere Gewalt, Fremdkörper (Schuss- oder Stichverletzung).
- Umstände des Auffindens: Erbrechen, Stuhl- oder Urinabgang, Zungenbiss.
- Erstbefund bei Auffinden: Pat. wach, ansprechbar, eingetrübt, bewusstlos, Extremitätenbewegungen.
- Klinischer Verlauf während Transport: Erbrechen, Eintrüben des Pat., Kreislaufinstabilität.
- Amnesie des Pat. für Unfallereignis, Zeitspanne davor und danach.
- Alkohol- und Drogeneinnahme, Medikamente (Antikoagulanzien, Antiepileptika).
- Vorerkrankungen: Früheres SHT, Anfallsleiden, Gerinnungsstörungen, chron. Erkrankungen.
- Ähnliche Ereignisse in der Vorgeschichte, Übelkeit, Schwindel, Erbrechen, Kopfschmerzen.

18.1.2 Klinische Untersuchung

Basisuntersuchung (▶ 3.2)
Vitalzeichen, Puls, RR (hypertone Krise, Schockzeichen), Temperatur (Fieber), Untersuchung: Puls (Tachykardie, Bradykardie, Arrhythmie).

Inspektion
- Allgemeinzustand: Gut, reduziert, schlecht, verwahrlost, alkoholisiert.
- Bewusstseinszustand: Wach, eingetrübt, bewusstlos.
- Hydratation der Haut (Exsikkose).
- Krampfzeichen: Zungenbiss, Erbrochenes, Einnässen, Streck- oder Beugesynergismen.
- Verletzungszeichen: Hautwunden im Gesicht oder an der Kopfschwarte.
  Cave: Stets Verbände abnehmen, da bei Skalpierungsverletzungen erheblicher Blutverlust droht, den man schon in der Ambulanz durch einfache Mittel (Umstechung) verhindern kann.
- Blutungen aus Nase, Ohr, Mund, Rachen.
- Liquoraustritt aus Nase, Ohr.
- Hämatome an Galea, Orbita (Monokel- oder Brillenhämatom), retroaurikulär („battle sign") als Hinweis auf Schädelbasisfraktur.
- Asymmetrien und Deformierungen im Gesichtsschädelbereich, insbesondere an Orbitaring, Jochbein, knöchernem Nasenskelett, Oberkiefer.

- Perforationen der Stirnhöhlen, Kieferhöhlen, Impression der frontalen Sinus, meist mit Schleimhautblutung.
- Anhalt für Begleitverletzungen, wie Frakturen der oberen oder unteren Extremität, WS, Bauchtrauma.

Palpation
- Kalotte (auch Hinterkopf): Impressionen, ggf. Schmerzreaktionen des Pat.
- Orbitaränder, Nasenbein, Jochbein, Mastoid (Fraktur, Dislokation, Stufe).
- Bei klaffenden Hautverletzungen genaue Inspektion und Palpation der Kalotte (sterile Handschuhe anziehen).
- Impressionen tastbar, Austritt von Liquor (s.u.) oder Hirnsubstanz.
- Path. Beweglichkeit im Gesichtsschädelbereich, an Unterkiefer und Oberkiefer (Frakturen).
- Zahnbeweglichkeit, Zahnverlust, Okklusionsstörung.
- Anzeichen für HWS-Verletzung, wie Prellmarken, Einstichstellen, Einschussstellen, initial Para- oder Tetraparese, radikuläre sensible oder motorische Ausfälle v.a. der oberen Extremität.

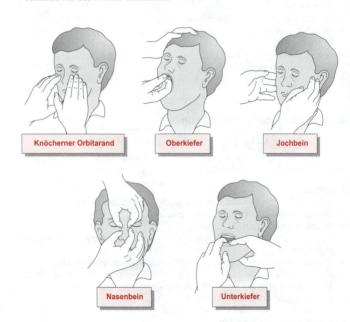

Abb. 18.1 Palpation des knöchernen Gesichtsschädels [A300–106]

Liquorflusstest
- Wasserklare Flüssigkeit (aus Ohr, Nase, Wunden), evtl. mit Blut vermischt, rasche Tropfenfolge.
- Verstärkter Fluss bei Provokation (Kopftieflage, Jugulariskompression bds.).
- Glukosegehalt > 30 mg/dl.

Neurologische Untersuchung

Allgemein
- Suffizient nur beim kreislaufstabilen Pat. ohne Sedierung und Relaxierung möglich, bei schwerem SHT meist nur am Unfallort, selten in der Ambulanz (Pat. beatmet, sediert, relaxiert).
- Grundlage der Beurteilung ist die Glasgow-Coma-Scale (▶ Tab. 18.1), wobei diese Einteilung allein als neurologischer Ausgangsstatus nicht ausreicht, besser als Verlaufsbeurteilung verwendbar. Feststellung der Komatiefe nach GCS.
- Blickwendung auf eine Seite → Hinweis auf Blutungs- oder Ischämieherd. Feststellen von Körperhaltung und Motorik: Spontane und schmerzreaktive Gliedmaßenbewegungen.
- Feststellung des Atemtyps: Zentrale Hyperventilation, Cheyne-Stokes-Atmung, Schnappatmung.

Hirnnerven
Zuerst auf Pupillenmotorik und -reaktion achten
- N II, N III: Pupillengröße, Anisokorie, direkte und indirekte Lichtreaktion (medikamentenabhängig), Gesichtsfeld fingerperimetrisch prüfen (kooperationsabhängig). Cave: Pat. an den Augen operiert: Anisokorie, Lichtstarre der Pupillen, Pupillenunregelmäßigkeiten, Glasauge.
- N IX, N X: Würgereflex (Hustenreflex) durch Berührung der Rachenhinterwand (z.B. auch bei Intubation).
- N I: Möglichst orientierende Riechprüfung.
- N IV, N VI: Falls möglich, Doppelbilder nach Blickrichtung erfragen.
- N V: Gesichtssensibilität im Seitenvergleich prüfen. Bei einseitigem Komplettausfall Schädigung supratentoriell, im Ganglion oder im Hirnstamm.
  - N V1: Stirn bis Oberrand Unterlid einschließlich Nasenwurzel, Ausfall spricht für direkte Läsion im Gesichtsschädelbereich.
  - N V2: Schläfe, Wange einschließlich Nase und Oberlippe.
  - N V3: Unterlippe, Kinn, unterer Wangenanteil.
- N VII: Mimische Muskulatur seitengleich intakt, besonders bei Gesichtsschädelverletzungen.
- N VIII: Orientierende Hörprüfung (z.B. Flüstersprache, Zahlen erkennen).
- N XI: Schulter hochziehen bds. überprüfen.
- N XII: Abweichen der Zunge beim Herausstrecken nach einer (der betroffenen) Seite.

Motorik
Prüfung der motorischen Funktionen stets im Seitenvergleich, beim wachen Pat. nach Muskelgruppen vornehmen (radikuläre Ausfälle) mit Arm und Bein im Vorhalteversuch. Beim bewusstseinsgetrübten Pat. entsprechend der GCS (▶ Tab. 18.1) prüfen: Motorische Reaktion auf Ansprache, Schmerzreiz, Beugen und Strecken der Extremitäten, keine Reaktion. Besonders Seitendifferenzen beachten und dokumentieren (Hemisymptomatik).

Reflexe
Muskeleigenreflexe im Seitenvergleich an den oberen und unteren Extremitäten, path. Reflexe (Babinski, Gordon, Oppenheim), Kornealreflex und Würgereflex (Hirnstammbeteiligung). **Cave:** Korneal- und Würgereflex sind medikamentenabhängig (Sedierung, Relaxation).

Sensibilität
Differenzierte Prüfung nur beim wachen Pat. möglich. Oberflächensensibilität (Berührungsempfinden) durch gleichzeitiges beidseitiges Bestreichen der Körperoberfläche prüfen, Schmerz- und Temperaturempfinden prüfen (Seitendifferenz).

Koordination
Einfache Koordinationsprüfungen (Finger-Nase-, Knie-Hacke-, Finger-Nach-Zeigeversuche) beim wachen Pat. prüfen (Kleinhirnalteration).

Meningitiszeichen
Starke Kopfschmerzen, starke Schmerzen bei Annäherung Kinn-Sternum. Prüfung auf Nackensteifigkeit (Meningismus → Blutung oder Entzündung im Bereich der Hirnhäute). **Cave:** Bei Unfall mit V.a. HWS-Verletzung unterlassen.

Funduskopie
Evtl. durch Neurologen oder Ophthalmologen → Stauungspapille.

Tab. 18.1 Prognose nach GCS-Werten		
GCS-Punkte	Tod/vegetative state	Restitutio/leichte Behinderung
11–15	12 %	82 %
8–10	27 %	68 %
5–7	53 %	34 %
3–4	87 %	7 %

18.1.3 Apparative Diagnostik

Röntgen
Prinzipiell bei allen Pat. mit V.a. Schädelverletzung Schädel in 2 Ebenen, bei spezieller Fragestellung weitere Aufnahmen.
- Schädel in 2 Ebenen (▶ 3.5.7): Frakturen (Kalotte, Gesichtsschädel), Fissuren, Spaltungen, Verschattungen oder Spiegel in Nebenhöhlen (= Erguss, Einblutung).
- Orbitaaufnahme: Fraktur, Dislokation.
- Hinterhauptsaufnahme nach Towne (Aufnahme in Überstreckstellung des Kopfs zur Darstellung des Foramen magnum): Frakturen in das Foramen magnum reichend.
- Felsenbeinaufnahme nach Schüller, Stenvers (▶ 3.5.7): Fraktur.
- Gesichtsschädelaufnahme nach Rhese (Spezialaufnahme zur Darstellung der Foramina optica): Fraktur, Zertrümmerung.
- HWS in 2 oder 4 Ebenen (▶ 3.5.8) bei V.a. HWS-Verletzung ggf. Funktionsaufnahmen aktiv bis Schmerzhemmung passiv nur in Ausnahmefällen unter Bildwandlerkontrolle.

Computertomographie
Standarduntersuchung bei allen Pat. mit SHT II und III (▶ 18.2), unklaren Bewusstseinsstörungen. Übliche Schichtdicke Schädelbasis 3–5 mm, Konvexität 8–10 mm.
- CCT ohne KM (▶ 3.10.2): Blutungen, Raumforderungen, Ödem.
  - Knochenfenstertechnik: Frakturen, Fissuren.
  - Basale Zisternen (Größe, Blut, Seitendifferenz), Windungsrelief (Tiefe, Blut).
  - Mittellinienverlagerung, Ventrikel (Weite, Blut), Fremdkörper (Kugel, Metall, Holz, Glasteile).
  - Intrakranielle Luft: Offenes SHT → Liquorfistel beachten, Schädelbasis genau bildgebend untersuchen.
  - Kalotte: Fraktur, Impression, Dislokation.
- CCT mit KM (▶ 3.10.2): KM-Aufnahme von intrakraniellen Tumoren (Meningeome, Gliome, Metastasen), Stadium der „Luxusperfusion" bei ischämischen Insulten, große Gefäßfehlbildungen (Angiome). In der Notfalldiagnostik meist nicht erforderlich.

Magnetresonanztomographie
Als Notfallindikation nach Trauma selten (▶ 3.11).
- Abklärung unklarer Bewusstlosigkeit (Sinusvenenthrombose, Hirnstamminsult).
- Ggf. zusätzlich MRT-Angiographie (▶ 3.7.3) durchführen lassen.

Sonographie (▶ 3.8)
Bei Kindern (offene Fontanelle).
- Nachweis von intrakraniellen Massenverschiebungen, intrakraniellen Raumforderungen, epi- oder subduralen Hämatomen (selten).
- Nicht als alleinige Untersuchung, stets weitere Abklärung bei path. Befunden (CT).

Doppleruntersuchung (▶ 3.8.10)
Nachweis von Verschlüssen extrakranieller, bedingt auch intrakranieller Gefäße.

Duplexsonographie (▶ 3.8.13)
Nachweis von Verschlüssen, Stenosen, Plaques extrakranieller Gefäße. Beim Säugling auch intrakranieller Gefäßfluss nachweisbar.

Angiographie
Nur bei speziellen Fragestellungen (▶ 3.7): V.a. Sinus-cavernosus-Fistel, Aneurysmasuche, akuter intrakranieller Gefäßverschluss, Basilaristhrombose, Sinusvenenthrombose.

Weitere Untersuchungen
- **Labor** (▶ 3.15): BB, Quick (↓ bei Phenprocoumon), PTT (verlängert), BZ (Hypoglykämie), Na^+, K^+ (Elektrolytstörung), Krea (↑ bei Niereninsuffizienz), Screening auf Drogen (Heroin, Kokain).
- **Neurologisches Konsil:** In allen Fällen unklarer Bewusstseinsstörungen, bei Trauma und SHT veranlassen.
- **Liquorpunktion:** Bei V.a. Meningitis, v.a. bei Kindern (Zellzahlerhöhung, Keimnachweis) durch Anästhesie oder Neurologie.

18.1.4 Vorgehen

Apparative Diagnostik
Alle Pat. mit SHT Grad I–III (▶ 18.7) einer Röntgenuntersuchung, alle Pat. mit SHT Grad II–III einer CT-Untersuchung zuführen. Nur bei Pat. ohne Angabe eines adäquaten Traumas, ohne Frakturverdacht, ohne Bewusstseinsverlust, ohne Bewusstseinstrübung und ohne neurologische Defizite zunächst keine apparative Diagnostik anordnen.

Stationäre Aufnahme
Stationäre Aufnahme aller Pat. mit SHT, also in der Regel auch bei SHT I. Nur in Ausnahmefällen (gesicherte häusliche Überwachung, geringe oder keine Symptomatik) ambulante Versorgung möglich. **Cave:** Bei alkoholisierten Pat. genaue klinische Untersuchung und Befunderhebung erschwert, deshalb auf jeden Fall bildgebende Diagnostik (Rö, ggf. auch CT) veranlassen und Pat. ggf. stationär aufnehmen.

Aufklärung
Alle bewusstseinsklaren, kontaktfähigen Pat. über das geplante Prozedere informieren, rechtzeitig über notwendige operative Maßnahmen aufklären und dies dokumentieren. Am besten immer auch Angehörige mit in die Aufklärung einbeziehen. Allgemeine Aufklärung ▶ 1.6. Spezielle Aufklärung umfasst Verletzungen von Nerven- und Hirngewebe, vorübergehende oder bleibende neurologische Ausfälle, postoperative Krampfanfälle, akute oder chron. Infektion mit Fistel.

18.2 Leitsymptome bei Schädel-Hirn-Verletzungen

Heinz-Georg Bloß

Tab. 18.2 Leitsymptome bei Schädel-Hirn-Verletzungen

Symptom	Weitere Befunde	Diagnostik	Verdachtsdiagnose	Maßnahmen
Bewusstseinsstörung (s.u.)	Trauma, Hypertonie, bekannte Gefäßmalformation	Untersuchung (v.a. neurologisch), Röntgen (Schädel), CT	Intrakranielle, epi-, subdurale, subarachnoidale Blutung (▶ 18.7), Hirnödem, Kontusion, Ischämie	Stationäre Aufnahme, i.d.R. auf Intensivstation, Konsil Neurologie bzw. Neurochirurgie
	Fieber, Kopfschmerzen (v.a. Kinder!) Drogenabusus, Alkohol	Liquorpunktion Labor (BZ, BB, CRP) Drugscreening, Alkoholspiegel	Meningitis, Enzephalitis, Stoffwechselstörung, Intoxikation	Stationäre Aufnahme, Weiterleitung Innere

Tab. 18.2 Leitsymptome bei Schädel-Hirn-Verletzungen (Forts.)

Symptom	Weitere Befunde	Diagnostik	Verdachtsdiagnose	Maßnahmen
Brillenhämatom/ Monokelhämatom (▶ 18.2.4)	Sturz, Trauma	Untersuchung, Rö-Schädel, CT (ggf. mit Dünnschicht) Liquorrhö	Schädelbasisfraktur (▶ 18.5), Bulbus-/Orbitaverletzung (▶ 18.5.3)	Stationäre Aufnahme, Überwachung, weitere Abklärung bei Auffälligkeit sofort, sonst ggf. am nächsten Tag
Battle-sign-Symptom (retroaurikuläres Hämatom) (▶ 18.2.1)		Untersuchung, Röntgen (Schädel, Schüller, Stenvers), CT (ggf. mit Dünnschicht)	Schädelbasisfraktur (▶ 18.5), Felsenbeinfraktur (▶ 18.5.2)	Stationäre Aufnahme, Überwachung, weitere Abklärung bei Auffälligkeit sofort, sonst ggf. am nächsten Tag
Epileptischer Anfall (▶ 18.2.6)	Sturz, bekannte Epilepsie, Stoffwechselstörung, (Alkohol- oder Drogenabusus) Infektion, Fieber, Z.n. offenem SHT	Untersuchung, CT (ohne KM, bei V.a. Tumor oder Abszess mit KM), bei V.a. Entzündung/Infektion MRT	Epi- oder subdurales Hämatom (▶ 18.7.2, ▶ 18.7.3) erneuter Anfall, z.B. Hypoglykämie, Entzugsdelir, Enzephalitis, Meningitis	Stationäre Aufnahme, neurologisches oder internistisches Konsil
Enophthalmus	Sturz	Untersuchung, Röntgen (Schädel, Orbita), CT (mit Dünnschicht, koronare Schichten)	Blow-out-fracture (▶ 18.6.1) (Orbitabodenfraktur)	Weiterleitung HNO, Kieferchirurgie bei isolierten Verletzungen, bei Polytrauma sekundäre Versorgung
Exophthalmus		▶ Enophthalmus, Doppler, ggf. Angiographie Labor (CRP ↑, Leukos ↑)	Orbitafraktur, -hämatom (▶ 18.5.3) Carotis-cavernosus-Fistel, Tumor, Phlegmone	Stationäre Aufnahme, Abklärung der DD. Kontaktaufnahme Neurochirurgie, HNO, Kieferchirurgie
Fehlbiss	Trauma, Schlag, Stoß	Röntgen (Mittelgesicht, Unterkiefer), ggf. CT	Mittelgesichtsfraktur (▶ 18.6.3), Unterkieferfraktur, Zahnschäden	Weiterleitung Kieferchirurgie

Tab. 18.2 Leitsymptome bei Schädel-Hirn-Verletzungen *(Forts.)*

Symptom	Weitere Befunde	Diagnostik	Verdachtsdiagnose	Maßnahmen
Fremdkörper	Schuss-, Stich- oder Schlagverletzung	Röntgen (Schädel), Sonographie, evtl. CT	Fremdkörper (Weichteile, intrakraniell)	Fremdkörper belassen, Verlegung Neurochirurgie, ggf. provisorische Blutstillung
Halbseitensymptomatik (motorisch, sensibel)	Trauma, Hypertonie, Gefäßmalformation, Tumor	Untersuchung (v.a. neurologisch), CT (nativ, bei V.a. Raumforderung mit KM), Duplex-Sono Carotiden (Stenose?)	Lokale Schädigung supra- oder infratentorieller Hirnareale (Blutung, Ischämie, ▶ 18.7) DD: Hohe zervikale Läsion, Meningitis bzw. Enzephalitis (Teilausfälle)	Operative Therapie → sofort Neurochirurgie Konservative Therapie → initial Intensivüberwachung, Weiterleitung Neurologie, ggf. Gefäßchirurgie
Jochbeinbogenasymmetrie	Direktes Trauma (Sturz, Schlag, Stoß)	Untersuchung (DS, evtl. Krepitation), Röntgen (Schädel, Mittelgesicht), CT (mit Knochenfenster)	Fraktur von Jochbein oder Kieferhöhle (▶ 18.6.2)	Stationäre Aufnahme, Weiterleitung HNO, Kieferchirurgie, ggf. Neurochirurgie
Nasenbeinschwellung/-fehlstellung (▶ 18.2.12)	Direktes Trauma (Stoß, Schlag, Sturz)	Untersuchung (Schwellung, Schmerz, Krepitation), Röntgen (Schädel, Nasenbein)	Nasenbeinfraktur (▶ 18.6.4)	Reposition in LA/Narkose bzw. Weiterleitung HNO
Liquorrhö (Nase, Ohr, Wundbereich)		Untersuchung (Liquorfluss), Röntgen (Schädel), CT (nativ und mit Knochenfenster)	Offenes SHT (▶ 18.7), z.B. Impressionsfraktur, Schädelbasisfraktur (Ethmoidalzellen, Keilbeinhöhle, Felsenbein)	Stationäre Aufnahme, neurochirurgisches Konsil, HNO-Konsil. Rechtzeitig Kontaktaufnahme Neurochirurgie bzw. Verlegung
Austritt von Hirnsubstanz	Trauma (z.B. Sturz, Verkehrsunfall)	Untersuchung, Röntgen (Schädel), CT (nativ und mit Knochenfenster)	Offenes SHT (▶ 18.7)	Sofortige Weiterleitung Neurochirurgie nach primärer Stabilisierung

Tab. 18.2 Leitsymptome bei Schädel-Hirn-Verletzungen (Forts.)

Symptom	Weitere Befunde	Diagnostik	Verdachtsdiagnose	Maßnahmen
Offene Wunde, Blutung, frei liegender Schädelknochen	Stumpfe Gewalt, Quetschung	Untersuchung (Impression, Stufe), Röntgen (Schädel), ggf. CT (mit Knochenfenster)	Weichteilverletzung, Kopfschwartenverletzung, Kopfplatzwunde (▶ 18.3.1)	Initial Druckverband, dann Wundreinigung in LA, durchgreifende Naht
Nackensteifigkeit	Sturz, HWS-Trauma, Infektion, Hypertonie	Röntgen (Schädel, HWS, ggf. Dens-Spezialaufnahme), CT (mit kraniozervikalem Übergang, Knochenfenster)	Subarachnoidalblutung, Meningitis, Enzephalitis, Blutung, Tumor	Stationäre Aufnahme, Kontakt HNO, Neurologie, ggf. Weiterleitung
Visus- oder Gesichtsfeldstörung	Direktes Bulbustrauma	Sofort Augenkonsil!	Bulbuskontusion (▶ 18.9.8), Orbitawandfraktur (▶ 18.5.3), Optikuskanalschädigung, intrakranielle Verletzung des optischen Systems (▶ 18.9.7)	Stationäre Aufnahme, Konsil Ophthalmologe, Neurologe, Neurochirurg, ggf. frühzeitige Verlegung
	Hypertonie, AVK		Posteriorinsult, Zentralarterienverschluss	Weiterleitung an Innere Medizin

18.2.1 Battle sign (retroaurikuläres Hämatom, Mastoid)

Ätiologie
Schädelbasisverletzung (Felsenbein).

Vorgehen
- Untersuchung (▶ 18.1.2): Oto-/Rhinoliquorrhö, Hämatotympanon, Meningitiszeichen.
- Röntgen (▶ 3.5.7): Schädel, Schädelbasis (Fraktur).
- CT (▶ 3.10.2): Fraktur, Blutung.

18.2.2 Bewusstseinstrübung (Vigilanz- und Wachheitsstörung)

 Eine Bewusstseinsstörung ist immer ein ernst zu nehmendes Zeichen, das sofort weiterer Abklärung bedarf.

Tab. 18.3 Gradeinteilung der Bewusstseinstrübung	
Somnolenz, Delir, Verwirrtheit	Pat. ansprechbar, aber verlangsamt und desorientiert
Sopor	Keine Reaktion auf Ansprache, schlafähnlicher Zustand, Pat. kurz durch Schmerzreize weckbar
Koma Grad 1	Pat. nicht ansprechbar, gezielte Abwehrreaktion
Koma Grad 2	Pat. nicht ansprechbar, ungezielte Abwehrreaktion
Koma Grad 3	Pat. nicht ansprechbar, fehlende Abwehrreaktion

Klinische Einteilung
- Benommenheit: Unpräzise und verlangsamte Reaktion des Pat.
- Somnolenz: Schläfrig, auf äußere Reize prompt erweckbar.
- Sopor: Schlafähnlicher Zustand, Pat. nur kurzfristig durch massive äußere Reize erweckbar.
- Koma: Pat. durch äußere Reize nicht weckbar, 3 Schweregrade (▶ Tab. 18.3).

Ätiologie
Einfache Bewusstseinsstörung („sleep like coma"), Trauma (SHT), hypertone Krise, Hypotonie (Schock), Stoffwechselstörung (Hypo- oder Hyperglykämie, Hypothyreose, NNR-Insuff., Hypophyseninsuff., Niereninsuff.), Elektrolytentgleisung, Alkohol, Drogen, Medikamente (Phenprocoumon → Blutung, Neuroleptika, Benzodiazepine), Exsikkose besonders bei alten Pat., intrazerebrale Blutung (Gerinnungsstörungen, Hypertonie), Enzephalitis, Leberzirrhose, Urämie.

Vorgehen
Sicherung der Vitalfunktionen (▶ 18.1.4), Untersuchung (▶ 18.1.2), Röntgen (▶ 3.5.7), CT nativ (▶ 3.10.2), Labor (▶ 3.15): Drogen, Alkohol. Doppleruntersuchung (Verschluss extrakranieller Gefäße).

18.2.3 Bewusstlosigkeit

Tab. 18.4 Häufige Komaursachen (AEIOU-Tips)	
A	Alkohol
E	Epilepsie
I	Insulin (zu viel oder zu wenig)
O	Opiate (oder ähnlich wirksame Medikamente)
U	Urämie (und andere metabolische Entgleisungen)

Tab. 18.4 Häufige Komaursachen (AEIOU-Tips) *(Forts.)*

T	Trauma (SHT)
I	Infektion, Ischämie
P	Poison (Vergiftung)
S	Schock

Klinische Kategorien
- **Kategorie 1:** Einfache Bewusstseinsstörung („sleep like coma") bei metabolischem Koma (Stoffwechsel-, Blutzucker- und Elektrolytentgleisung), Leberzirrhose, Urämie, endokrine Störungen (NNR-Erkrankungen, Schilddrüsenfehlfunktion, Hypophyseninsuffizienz), Intoxikationen (Alkohol, Drogen), Enzephalitis, Z.n. Krampfanfall, Blutdruckentgleisung.
- **Kategorie 2:** Bewusstseinsstörung mit begleitender Halbseitensymptomatik bei zerebraler Ischämie, zerebraler Raumforderung (Blutung nach Trauma sub- oder epidural, ▶ 18.7), Tumor, Hirnkontusion, Hirnabszess.
- **Kategorie 3:** Bewusstseinsstörung mit begleitender Nackensteife bei Meningitis, Subarachnoidalblutung (spontan), intrakraniellen Raumforderungen mit Einklemmung.

Therapie

Sofortmaßnahmen
- Stationäre Aufnahme, i.v. Zugang, Ringer-Laktat-Infusion.
- Labor, Blutzucker-Schnelltest (Hypoglykämie).
- Bei Hypoglykämie (BZ < 80 mg/dl): 20–50 ml Glukose 50 % i.v.
- Bei Alkoholismus ggf. Thiamin 100 mg i.v. (z.B. 1 Amp. Betabion®).
- Frühzeitig Anästhesie hinzuziehen.
- Freihalten der Atemwege, bei ateminsuffizienten Pat. evtl. Intubation und Beatmung (▶ 4.1.2).
- Senkung des RR bei hypertoner Krise, z.B. mit Nitrolingual®-Spray 2–3 Hübe, Urapidil 12,5–25 mg langsam i.v. (z.B. Ebrantil®) oder Clonidin 0,15 mg verdünnt langsam i.v. (z.B. Catapresan®) RR-Werte zunächst nicht unter 180 mmHg senken.
- Bei V.a. intrakranielle Drucksteigerung Kortikoide, z.B. Dexamethason 100 mg (z.B. Fortecortin®), bei drohender Einklemmung (Pupillenanisokorie, Halbseitensymptomatik, Beuge- und Strecksynergien) Bolus von 100 ml Mannit 20 % i.v.
- Sedierung bei starker Unruhe oder Krämpfen, z.B. Diazepam 10 mg langsam i.v. (z.B. Valium®).
- Analgesie bei starkem Schmerz, z.B. Buprenorphin 0,2 mg, sublingual oder i.v. (z.B. Temgesic®).
- Krampfunterbrechung z.B. mit Diazepam 10 mg i.v. (z.B. Valium®), Clonazepam 1–2 mg i.v. (Rivotril®).
- Besprechen des weiteren Vorgehens mit OA (Verlegung, Intensivstation).
- Bei Verlegung bzw. Weitertransport alle Unterlagen beim Pat. platzieren.

18.2.4 Brillenhämatom, Monokelhämatom

Ätiologie
Trauma (Sturz, Schlag) mit Schädelbasisfraktur.

Vorgehen
- Sicherung der Vitalfunktionen (▶ 18.1.4).
- Untersuchung (▶ 18.1.2): Doppelbilder, Augenmotilität intakt, Rhino-/Liquorrhö, An-/Hyposmie.
- Röntgen (▶ 3.5.7): Schädel, Schädelbasis: Blow-out-fracture (Fraktur des Orbitabodens mit Enophthalmus, Absinken des Bulbus).
- CT (▶ 3.10.2): Dünnschicht-Knochenfenster, ggf. koronare Schnittführungen.

18.2.5 Enophthalmus

Ätiologie
Blow-out-fracture, Orbitabodenfraktur mit Absinken des Orbitainhalts durch Bulbustrauma.

Vorgehen
- Untersuchung (▶ 18.1.2): Doppelbilder, Horner-Syndrom (Ptosis, Miosis, Enophthalmus).
- Röntgen (▶ 3.5.7): Schädel, Orbita (Fraktur, Verschattung Kieferhöhlen).
- Ggf. Weiterleitung Kieferchirurgie.

18.2.6 Krampfanfall

Definition
Primär oder sekundär generalisierter tonisch-klonischer Anfall verschiedener Genese.

Ätiologie
Hirntumoren, Metastasen, Traumen, Enzephalitis, Alkohol- oder Medikamentenmissbrauch, Hypoglykämie, Durchblutungsstörungen, Fieberkrämpfe, bekannte Epilepsie, Gelegenheitsanfall (Schlafentzug, Alkoholentzug), intrazerebrale Blutung, Subarachnoidalblutung.

Anamnese
Fremdanamnese, z.B. einer bereits bekannten Epilepsie, von Vorerkrankungen, Kopfschmerzen, Medikamenten, Drogen, Alkohol.

Klinik
Evtl. Prodromi (Veränderung von Stimmung, Kopfschmerz, innere Unruhe), Initialschrei, Zungenbiss, Bewusstseinsverlust, weite reaktionslose Pupillen, tonisches Stadium, klonisches Stadium, schaumiger Speichel, Urin und/oder Stuhlabgang, später Reorientierungsphase.

Diagnostik
- Untersuchung (▶ 18.1.2): Pupillenweite, -isokorie, Lichtreaktion.
- Labor (▶ 3.15): BB, BZ, CK, Na^+, K^+, BSG.
- Neurologisches Konsil: Grundsätzlich bei jedem Krampfanfall veranlassen.

- Röntgen (▶ 3.5.7): Schädel (Frakturnachweis).
- CT (▶ 3.10.2): Schädel nativ und mit KM immer bei Erstanfall, sonst bei neurologischen Auffälligkeiten → Tumor, Blutung → bei Pupillendifferenz, unklare anhaltende Bewusstlosigkeit, Herdsymptome (Krämpfe, Blickwendung zu einer Seite).

Differenzialdiagnosen
Synkope, psychogener Anfall, Narkolepsie-Kataplexie.

- Auch bei Synkopen Zuckungen, Zungenbiss und Einnässen möglich (konvulsive Synkope).
- Bei bekanntem Anfallsleiden und Trauma WS mit untersuchen und ggf. röntgen lassen (häufig Wirbelkörperfrakturen im Anfall).

Sofortmaßnahmen
- Stationäre Aufnahme, Lagerung, Sicherung der Vitalfunktionen (▶ 18.1.4), zunächst keine Intubation.
- Sauerstoff per Nasensonde 4–6 l/Min., Pulsoxymetrie (O_2-Sättigung > 90 %).
- Keine Medikamente (Anfall läuft eigengesetzlich ab), wenn 2. Anfall Clonazepam 1 mg i.v. (Rivotril®).
- Bei weiteren Anfällen erneut Clonazepam 1 mg i.v. (Rivotril®) und 1 Amp. Phenytoin (Phenhydan®) langsam i.v.
- Intensivüberwachung veranlassen, fortlaufend Kreislauf- und Bewusstseinskontrolle.
- Weiteres Prozedere je nach Befund (z.B. intrazerebrale Blutung → Neurochirurgie).

18.2.7 Exophthalmus

Ätiologie
Fraktur der knöchernen Orbita und/oder Keilbeinflügel durch Bulbustrauma, Orbitahämatom.

Vorgehen
- Untersuchung (▶ 3.2.3, ▶ 18.1.2): Pulsierender Bulbus (DD: Carotis-cavernosus-Fistel).
- Doppleruntersuchung (▶ 3.8.10): Path. Dopplerkurven.
- Ggf. Angiographie (▶ 3.7) → simultane Embolisation bei Carotis-cavernosus-Fistel möglich.
- Weiterleitung Kieferchirurgie, Ophthalmologie.

18.2.8 Fehlbiss

Ätiologie
Mittelgesichtsfraktur, evtl. Unterkieferfraktur, Zahnschäden.

Vorgehen
- Untersuchung (▶ 3.2.3, ▶ 18.1.2).
- Röntgen (▶ 3.5.7): Unterkiefer, Mittelgesicht (Fraktur).
- Weiterleitung Kieferchirurgie.

18.2.9 Fremdkörper Schädel

Ätiologie
Perforierende Verletzung (Schuss, Stich).

Vorgehen
- Röntgen (▶ 3.5.7): Lokalisation des Fremdkörpers.
- Fremdkörper zunächst in situ belassen, sofortige Verlegung Pat. in Neurochirurgie.

18.2.10 Halbseitensymptomatik

Ätiologie
Lokale Schädigung der supra- oder infratentoriellen Hirnareale durch Trauma, Blutung oder Stenose/Verschluss extrakranieller Gefäße.

Vorgehen
- Untersuchung (▶ 3.2.3, ▶ 18.1.2), ggf. frühzeitig Anästhesie hinzuziehen.
- CT (▶ 3.10.2): Blutung (epi-/subdural, intrazerebral), Duplex-Sono Carotiden.
- Weiterleitung in Neurologie (konservativ) oder Neurochirurgie (OP).
- Ggf. Kontaktierung Gefäßchirurgie.

18.2.11 Jochbein oder -bogenasymmetrie

Ätiologie
Jochbein-/Kieferhöhlen-Jochbogenfraktur durch Trauma.

Vorgehen
- Untersuchung (▶ 3.2.3, ▶ 18.1.2): Stufenbildung im Verlauf des Jochbogens, Doppelbilder, Hypästhesie 2. Trigeminusast, Kiefersperre, Kieferklemme.
- Röntgen (▶ 3.5.7): Schädel in 2 Ebenen (Fraktur, Dislokation).
- CT (▶ 3.10.2): Frakturverlauf, Begleitläsionen.
- Weiterleitung Neurochirurgie, Kieferchirurgie.

18.2.12 Nasenbeinschwellung oder -fehlstellung

Ätiologie
Meist direktes Trauma durch Stoß, Sturz oder Schlag.

Vorgehen
- Untersuchung (▶ 3.2.3, ▶ 18.1.2): Schwellung, Schmerz, Krepitation.
- Röntgen (▶ 3.5.7): Nasenbein seitlich (Fraktur, Dislokation).
- Ggf. Weiterleitung HNO.

18.2.13 Liquorrhö, Austritt von Hirnsubstanz

Ätiologie
Offenes SHT.

Vorgehen
- Nachweis Liquorrhö.
- Sicherung Vitalfunktionen (▶ 18.1.4), frühzeitig Anästhesie hinzuziehen.
- Untersuchung (▶ 3.2.3, ▶ 18.1.2): Verletzung.
- CT (▶ 3.10.2): Feststellen des Verletzungsausmaßes.
- Sofortige Weiterleitung Neurochirurgie veranlassen.

18.2.14 Trigeminusneuralgie

Ätiologie
Idiopathisch, Gefäßkompression, multiple Sklerose, Tumoren, Gefäßmalformation.

Klinik
Einseitige, blitzartig einschießende elektrisierende Gesichtsschmerzen im Verteilungsgebiet des N. trigeminus (2. Ast > 3. Ast, selten 1. Ast; rechts > links). Auslösung durch Triggerpunkte, Sprechen, Kauen, Luftzug.

Diagnostik
- Untersuchung: Sensibilität im Verteilungsgebiet V1 bis V3, (N. ophthalmicus [V1] → Stirn, Nasenrücken, N. maxillaris [V2] → Wange, Nasenlöcher, N. mandibularis [V3] → Unterkiefer, präaurikulare Region), Kornealreflex, Kaumuskulatur auffällig.
- Röntgen: Schädel in 2 Ebenen (Fraktur, Osteolysen, Verkalkungen).
- CT-Schädel: Bei V.a. symptomatische Genese (Tumor).
- Neurologisches Konsil, Liquoruntersuchung, evozierte Potenziale, MRT im weiteren Verlauf evtl. sinnvoll nach neurologischer Anordnung.

Therapie
Carbamazepin 2 × 200 mg/d bis 2 × 400 mg/d (z.B. Tegretal ret.®) oder Phenytoin (z.B. Phenhydan®) 3 × 100 mg/d unter Spiegelkontrolle (Hausarzt, Neurologe), operative Therapie erst nach Versagen der medikamentösen Therapie empfehlen.

18.2.15 Okzipitalneuralgie

Ätiologie
Mechanische Reizung der Wurzel C1 oder C2 bzw. chron. Druckschädigung des N. occipitalis major oder minor.

Klinik
Einschießender Schmerz von der Nackenregion bis zum Scheitel.

Therapie
Lokalanästhetikum, wie Prilocain 1 % 1–2 ml s.c. (z.B. Xylonest®) am Nervenaustrittspunkt des N. occipitalis, gleichzeitig Diagnosesicherung bei Erfolg. Weitere Analgesie z.B. mit Paracetamol 3–4 × 500–1000 mg/d (z.B. ben-u-ron®).

18.3 Weichgewebeverletzungen
Heinz-Georg Bloß

18.3.1 Kopfschwartenverletzung, Kopfplatzwunde

Ätiologie
Meist stumpfe Gewalt, Quetschung des Kopfes.
Häufige Verletzung in allen Altersstufen.

Diagnostik
- Untersuchung (▶ 3.2.3, ▶ 18.1.2): Wunde meist stark blutend, Wunde steril austasten (Stufe, Impression), Liquorfluss, Austritt von Hirnsubstanz.
- Röntgen (▶ 3.5.7): Schädel in 2 Ebenen (Fraktur, Impression), ggf. Tangentialaufnahme.

> **Sofortmaßnahmen**
> - Zunächst Druckverband, bis Pat. im Wundversorgungsraum.
> - Desinfektion Kategorie II (▶ 2.1.2), Rasur (wenn erforderlich, nicht aber an Augenbrauen).
> - Wundreinigung, Entfernung von Fremdkörpern (Holz, Glas u.Ä.).
> - Infiltrationsanästhesie (▶ 2.3), z.B. mit Lidocain 2 % (z.B. Xylocain®), Mepivacain 1 % (z.B. Scandicain®).
> - Wundrandexzision (sparsam) bei stark zerfetzten, kontusionierten Wundrändern.
> - Durchgreifende, alle Schichten umfassende Einzelknopfnähte, Verband.
> - Bei Kindern mit kleinen Wunden: Gewebekleber (z.B. Histacryl®) oder Steristrip® zur Adaptation.
> - Stationäre Aufnahme bei großen Weichteilverletzungen und Wunden mit Nachblutungs- und Infektionsgefahr.

18.3.2 Stirnplatzwunde

Therapie
Besonders auf Hautspaltlinien achten (Kosmetik). Bei größeren Defektwunden zur Wundrandadaptation gute Mobilisierungsmöglichkeit auf dem Periost. Vor allem bei jüngeren Pat., und Kindern Intrakutannaht oder Allgöwer-Rückstichnaht (▶ Abb. 2.2), bei Kindern auch Adaptation mit Steristrip® möglich, bei Erwachsenen kann die Steristrip®-Adaptation z.B. zusätzlich zu einer intrakutanen Naht verwendet werden.

18.3.3 Skalpierungsverletzung

Definition
Decollement mit Abscherung der Kopfhaut über dem Periost.

Ätiologie
Stumpfes Trauma, Sturz, PKW-Unfälle.

Diagnostik
- Untersuchung (▶ 3.2.3, ▶ 18.1.2): Ausmaß der Verletzung, Blutung, Stufenbildung.
- Röntgen (▶ 3.5.7): Schädel in 2 Ebenen (Fraktur, Impression).
- CT (▶ 3.10.2): Häufig schweres SHT, Ausschluss einer intrakraniellen Verletzung.

Therapie

❗ Sofortmaßnahmen
- Versorgung in der Ambulanz i.d.R. nicht möglich → stationäre Aufnahme.
- OP-Vorbereitung (▶ 1.7).
- Pat. aufklären über Infektion, Nachblutung, ggf. weitere plastische Eingriffe.
- Replantation, bei Lappennekrose plastische Deckung (Spalthaut, Verschiebeplastik, freies Transplantat).
- Bei kleineren Skalpierungsverletzungen Versorgung in der Ambulanz möglich: Spülung, Blutstillung, Einlage einer Redon-Drainage, Wundverschluss, Verband.

18.3.4 Subgaleales Hämatom

Definition
Blutung zwischen Periost und Galea.

Ätiologie
Stumpfe Gewalt, Sturz, Unfall.

Diagnostik
- Untersuchung (▶ 3.2.3, ▶ 18.1.2): Schwellung, DS, Fluktuation.
- Röntgen (▶ 3.5.7): Schädel in 2 Ebenen (Fraktur, Impression).
- CT (▶ 3.10.2): Ausmaß der Blutung, intrakranielle Raumforderung.

Besonders bei Kindern Schockgefahr durch relativ großen Blutverlust.

Therapie
Pat. i.d.R. stationär aufnehmen, über geplantes Vorgehen aufklären und dies dokumentieren. Bei kleinen Hämatomen abwarten, bei größeren Hämatomen evtl. sterile Punktion vornehmen.
- Lokale Rasur, Desinfektion Kategorie III (▶ 2.1.2).
- Zentrale Punktion mit dicker Nadel (0,9 × 40 Kanüle oder 14 G Abocath®), wenn möglich ohne LA (Infektionsgefahr), bis Knochenkontakt, dann aspirieren und zurückziehen.

Bei größeren Hämatomen operative Entlastung → OP-Vorbereitung, Aufklärung des Pat. (▶ 1.6). OP sofort oder nach Rücksprache mit OA ggf. auch am nächsten Tag.

18.3.5 Subperiostales Hämatom

Definition
Blutung zwischen Kalotte und Periost.

Ätiologie
Wie bei SHT, kein spezieller Unfallmechanismus.

Diagnostik
- Untersuchung (▶ 3.2.3, ▶ 19.1.2): Palpatorisch erhabener Randwall, weiches Zentrum (DD Impressionsfraktur).
- Röntgen (▶ 3.5.7): Schädel (verletzte Seite anliegend): Fraktur.

Therapie
Meist stationäre Aufnahme, Pat. über geplantes Prozedere aufklären und dies dokumentieren. Entlastung des Hämatoms nur bei großen Blutansammlungen ab ca. 6 cm Durchmesser (weiches Zentrum), da später sonst Verkalkungen → Inzision oder Punktion. Desinfektion III (▶ 2.1.2), Punktion wie bei subgalealem Hämatom ▶ 18.3.4 oder Stichinzision (11er-Skalpell), Hämatom absaugen, ggf. Redon-Drainage einlegen, Verband.

18.4 Kalottenfraktur
Heinz-Georg Bloß

18.4.1 Lineare Schädelfrakturen

Definition
Fraktur der Schädelkalotte ohne Dislokation oder Impression.

Klinik
Kopfschmerz, evtl. zusätzlich Zeichen eines SHT (Übelkeit, Schwindel, Erbrechen).

Diagnostik
- Untersuchung (▶ 3.2.3, ▶ 18.1.2): Klopfschmerz, Dehiszenz.
- Röntgen (▶ 3.5.7): Schädel in 2 Ebenen (verletzte Seite plattennah anlegen).
- CT (▶ 3.10.2): Bei V.a. intrakranielle Blutung (Bewusstseinsstörung, fokalneurologisches Defizit). CT unbedingt mit Knochenfenster anfordern (gleiche Bilddaten, kein Zeitverlust) → genauere Frakturliniendarstellung, Erkennung sehr feiner Frakturlinien, Bezug zu intrakraniellen Verletzungen.

Therapie
- **Konservativ:** Wenn kein in den Frakturspalt verkeiltes Fremdmaterial vorhanden ist, stationäre Aufnahme, Beobachtung (Überwachungsbogen, bei Auffälligkeiten bzw. Frakturen in Nähe großer Meningealarterien (z.B. A. meningea media) Intensivüberwachung anordnen).
- **Operativ:** Nur bei Kindern (wachsende Frakturen), wenn z.B. Arachnoidea interponiert ist (Duraverschluss) → OP, Verlegung in die Neurochirurgie.

18.4.2 Impressionsfrakturen

Definition
Verlagerung von Schädelknochen unter das Kalottenniveau, meist durch direkte Gewalteinwirkung.

Einteilung
- Geschlossene Fraktur: Keine direkt benachbarte Weichteilverletzung.
- Offene Fraktur: Mit direkter Weichteilverletzung.
- Sonderform: Ringfraktur des Foramen magnum bei axialem Stauchungstrauma der WS.
- Sonderform: Splitterfrakturen der Tabula interna bei erhaltener Tabula externa (Grünholz- oder Pingpongfraktur).

Diagnostik
- Untersuchung (▶ 3.2.3, ▶ 18.1.2): Impression tastbar, Weichteilverletzung, Liquorrhö, starke Blutung (Sinuseröffnung).
- Röntgen (▶ 3.5.7): Schädel in 2 Ebenen, evtl. tangentiale Aufnahmen.
- CT (▶ 3.10.2): Nativ, Weichteil- und Knochenfenster (Frakturverlauf, Impressionstiefe, Kontusion, Blutung).

Konservative Therapie
Bei unkomplizierten, geschlossenen Impressionsfrakturen, geringer Dislokation (unter Kalottenbreite), nicht spießende Fragmente. Stationäre Aufnahme, i.v. Zugang, Überwachung (z.B. fortlaufend RR- und Pulskontrolle, stündlich Pupillenreaktion, Vigilanz, neurologische Ausfälle). CT-Kontrolle (je nach primärem CT-Befund z.B. nach 6–8 h, bei neurologischen Auffälligkeiten sofort).

Operative Therapie
Bei stark imprimierten Frakturen, offenen Frakturen, V.a. Durazerreißung (Liquorfluss, intrakranielle Luft im CT).
- Stationäre Aufnahme, i.v. Zugang, Ringer-Laktat-Infusion, Sicherung Vitalfunktionen (▶ 18.1.4).
- Frühzeitig Anästhesie hinzuziehen, Antibiose, z.B. Cefuroxim 1,5 g i.v. (Zinacef®), sterile Abdeckung der Wunde.
- Weiterleitung in die Neurochirurgie oder OP-Vorbereitung (▶ 1.7.6), Aufklärung des Pat. (wenn möglich, ▶ 1.6), Blutgruppe bestimmen, 2–4 EK bestellen.
- Falls neurologisch keine Auffälligkeiten und Fraktur nicht offen, sekundäre Versorgung möglich.
- OP: Hebung imprimierter Knochenstücke, frühzeitiger Duraverschluss bei offenen Frakturen.

> Impressionsfrakturen über venösen Blutleitern (z.B. Sinus sagittales sup.) können einen erheblichen Blutverlust verursachen.

18.5 Schädelbasisfrakturen

Heinz-Georg Bloß

Fraktur der Frontobasis, der Felsenbeinpyramide, des Orbitadachs und der Temporobasis.

18.5.1 Frontobasale Frakturen

Ätiologie
Stumpfe Gewalteinwirkung, Beschleunigungstraumata.

Diagnostik
- Untersuchung (▶ 3.2.3, ▶ 18.1.2): Monokel- oder Brillenhämatom, Anosmie, Rhinoliquorrhö.
- Nachweis Liquorrhö (▶ 18.1.3), Beta-Trace-Untersuchung (Nasentamponade).
- Röntgen (▶ 3.5.7): Schädel in 2 Ebenen (Fraktur, Impression), oft nur große Zertrümmerungsverletzungen nachweisbar (Nachweis des Durarisses durch Liquorrhö).
- CT (▶ 3.10.2).
  - Dünnschicht-CT der Frontobasis (Schichtdicke 1–3 mm, Knochenfenster) in axialer oder/und koronarer Schnittführung: Nachweis auch kleiner Frakturen, spießender Fragmente, Nebenhöhlen- und Orbitaverletzungen.
  - Weichgewebe-CT (Schichtdicke 5–8 mm): Intrakranielle Luft, Kontusionen, lokale basale Schwellung.
  - CT-Zisternographie bei Liquorrhö zur Lokalisationsdiagnostik einleiten.

Konservative Therapie
Bei ausschließlich knöchernen Verletzungen ohne Begleitsymptomatik (Liquorrhö, ▶ 18.1.3)
- Stationäre Aufnahme, Überwachung, Analgesie (z.B. Tramal® 3–4 × 20 Tr./d p.o.).
- Beachtung von Folgekrankheiten (Meningitis, Liquorfluss).

Operative Therapie
Bei offenen Frakturen, Liquorrhö:
- Sekundäre OP v.a. bei frontalen Kontusionen (nach Resorption 5–14 d post trauma).
- Stationäre Aufnahme, i.v. Zugang, Ringer-Laktat-Infusion, Antibiose mit Cefuroxim 3 × 1,5 g i.v. (z.B. Zinacef®).
- Weiterleitung Neurochirurgie oder OP-Vorbereitung (▶ 1.7.6).
- Sonderfall akuter Pneumozephalus (raumfordernde Luftansammlung intrakraniell im CT): Minitrepanation oder Bohrlochtrepanation, Luftaustausch mit NaCl-Lösung.

18.5.2 Frakturen der Felsenbeinpyramide und der Temporobasis, Otobasisfrakturen

Ätiologie
Meist Hochenergietraumen, Polytraumata.

Klinik
Blutung aus Ohr, Hörminderung, Gleichgewichtsstörungen, periphere Fazialisparese (60 %).

Diagnostik
- Inspektion: „Battle sign" mit retroaurikulärem Hämatom, Hämatotympanon (90 %), Gehörgangsblutung und Schallleitungsschwerhörigkeit ohne Vestibularisausfall → Längsfraktur; Liquorfluss Nase und Labyrinthausfall (Hörvermögen und Gleichgewicht) → Querfraktur.
- Untersuchung (▶ 3.2.3, ▶ 18.1.2): Augenmotorik (Abduzenslähmung), Sensibilität (Trigeminusausfälle).
- Hörprüfung: Hörstörung.
- Otoskopie (Trommelfellzerreißung (25 % mit Otoliquorrhö) → Felsenbeinlängsfraktur, Hämatotympanon → Felsenbeinquerfraktur).
- Röntgen (▶ 3.5.7): Schädel in 2 Ebenen, evtl. Aufnahmen nach Stenvers, Schüller.
- CT (▶ 3.10.2): Felsenbein (Frakturverlauf besser beurteilbar als auf Rö-Aufnahme).
- HNO-Konsil: Audiogramm und Fazialisdiagnostik veranlassen.

Therapie
I.d.R. immer stationäre Aufnahme des Pat., Prozedere sofort oder am nächsten Tag mit OA abklären.
- **Konservativ:** I.v. Zugang, steriler Wundverband, Antibiose, z.B. mit Cefuroxim 3 × 1,5 g i.v. (z.B. Zinacef®), Bettruhe, neurologisches und otologisches Konsil veranlassen.
- **Operativ:** Nur bei persistierender Schallleitungsschwerhörigkeit Tympanoplastik, bei persistierendem Liquorfluss Duraplastik. Keine Sofort-OP, Planung nach otologischem bzw. neurochirurgischen Konsil. Weiterleitung HNO (bei dislozierten Frakturen, Fazialisverletzungen).

18.5.3 Frakturen von Orbitadach, Orbitaseitenwand und Optikuskanal

Diagnostik
- Untersuchung (▶ 3.2.3, ▶ 18.1.2): Visusminderung, Gesichtsfeldeinschränkung, Doppelbilder, Bulbusfehlstellung, eingeschränkte Bulbusbeweglichkeit, Exophthalmus, Bulbuseinblutungen.
- Augenkonsil: Sofort veranlassen. Verifizierung von Visusschädigung, Bulbusmotorik.
- Röntgen (▶ 3.5.7): Schädel in 2 Ebenen, Orbitaaufnahme (Fraktur, Dislokation, Verschattung von Nebenhöhlen).

- CT (▶ 3.10.2): Dünnschicht-CT (1–3 mm, axial, ggf. koronar) mit Knochenfenster, bei V.a. Optikuskanalschädigung (Visusstörung Gesichtsfelddefizit, Frakturlinie im CT) → CT in 20°-Gegenstellung zur Orbito-meatal-Linie (= parallel zum Optikuskanal).

Therapie
Stationäre Aufnahme, i.v. Zugang, Ringer-Laktat-Infusion, rasche Weiterleitung → Neurochirurgie, Ophthalmologie einleiten.
Operativ: Knochenfragmente im Bereich des M. rectus sup. oder der Trochlea, Orbitadachtrümmerfrakturen, pulsierender Bulbus (z.B. Orbitadachfraktur, Carotis-cavernosus-Fistel), Optikuskompression mit progredienter Sehstörung.

18.6 Gesichtsschädelfrakturen
Heinz-Georg Bloß und Joachim Dodenhöft

Ätiologie
Meist durch direkte Gewalteinwirkung.

Diagnostik
- Untersuchung (▶ 3.2.3, ▶ 18.1.2): Okklusionsstörung (Pat. beißen lassen und Zahnreihe auf Inkongruenzen abtasten), Sprach- und Atmungsbehinderung, Deformierungen, Hämatome.
- Röntgen (▶ 3.5.7): Schädel in 2 Ebenen (z.B. Fraktur, Nahtsprengungen, Dislokationen).
- CT (▶ 3.10.2): Mit Knochenfenster zum Festlegen der Frakturformen.

Therapie
Stationäre Aufnahme im Nachtdienst, ansonsten rasche Weiterleitung Kieferchirurgie/Ophthalmologie bzw. am nächsten Tag Konsil veranlassen.
- **Konservativ:** Bei geringer Verschiebung Reposition und Retention durch Drahtligaturen und/oder intramaxilläre Cerclage (Kieferchirurg).
- **Operativ:** Mikroplattenosteosynthese, intrafaziale Aufhängung des Oberkiefers mit Fixierung am Stirnbein oder Jochbein (Kieferchirurg).

18.6.1 Blow-out-Fraktur, Fraktur des Orbitabodens

Ätiologie
Direktes Bulbustrauma mit Fraktur des Orbitabodens, dadurch Absinken von Orbitafett in die Kieferhöhle ohne Orbitaringverletzung.

Diagnostik
- Untersuchung (▶ 3.2.3, ▶ 18.1.2): Z.B. Doppelbilder (Bulbus abgesunken), eingeschränkte Bulbusbeweglichkeit, Parästhesien im 2. Trigeminusast.
- Röntgen (▶ 3.5.7): Schädel in 2 Ebenen (Fraktur, -verlauf, Nebenhöhlen verschattet).
- CT (▶ 3.10.2): Mit Knochen- und Weichteilfenster, ggf. koronare und axiale Schnittführung (genauer Frakturverlauf, Ausmaß der Bulbusdislokation).

Therapie
Sofortige Weiterleitung in Kieferchirurgie, HNO, Ophthalmologie.
Anhebung des Orbitabodens mit Mikroplatten, Einlegen von Knorpel- und Plastikscheiben, PDS-Folie oder bovines Pericard, Balloneinlage in die Kieferhöhle.

18.6.2 Jochbogenfraktur

Ätiologie
Dreieckbruch bei seitlicher Gewalteinwirkung, z.B. Box- oder Faustschlag.

Diagnostik
- Untersuchung (▶ 3.2.3, ▶ 18.1.2): Abflachung des seitlichen Gesichtsreliefs, Kieferklemme oder Kiefersperre.
- Röntgen (▶ 3.5.7): Röntgen Schädel in 2 Ebenen, axiale Jochbogenaufnahme (Fraktur, Dislokationsgrad).

Therapie
Stationäre Aufnahme nur bei relevanten Begleitbefunden (z.B. Polytrauma), ansonsten Weiterleitung in Kieferchirurgie HNO. Anheben des Fragments (Mundvorhofschnitt), Drahtfixierung, evtl. Miniplattenosteosynthese.

18.6.3 Mittelgesichts- und Rhinobasisfrakturen

Ätiologie
Laterale Mittelgesichtsfraktur (Jochbogen, Jochbein, Orbitaboden) bei stumpfen Traumata (Fußball, Handball, Schlägerei, Sturz), zentrale Mittelgesichtsfrakturen mit Stirnhöhlen- und Rhinobasisbeteiligung eher bei schweren Unfällen (PKW, Motorrad, Sturz aus großer Höhe).

Einteilung
- Einteilung frontobasaler Frakturen nach Escher: I = hohe, II = mittlere, III = tiefe, IV = laterobasale Fraktur.
- Einteilung der Mittelgesichtsfrakturen nach Le Fort (▶ Abb. 18.2): I = Oberkiefer-, II = Oberkiefer- und Nasoethmoidalkomplexfraktur, III = kraniofazialer Abriss.

Klinik
Wangenhämatom, Monokel- oder Brillenhämatom, Doppelbilder, Gefühlsstörungen, nasale Liquorrhö.

Diagnostik
- Untersuchung (▶ 3.2.3, ▶ 18.1.2): Inspektion (Stufenbildung am Orbitaunterrand, Hämatom), Palpation (Krepitation), Gefühlsminderungen (N. infraorbitalis), Blutungen aus Nase oder Mund, Liquorrhö, Hyp- oder Anosmie, Augenmotilitätsstörungen.
- Röntgen (▶ 3.5.7): Schädel in 2 Ebenen, Nasennebenhöhlen.
- CT (▶ 3.10.2): Gesichtsschädel mit Zerebrum: Frakturen, Blutungen, Pneumozephalus.
- Konsil: HNO, Neurochirurgie, Kieferchirurg, Augenarzt.

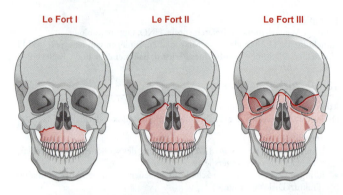

Abb. 18.2 Einteilung der Gesichtsschädelfrakturen nach Le Fort I–III [A300–190]

Therapie
Stabilisierung des Pat., ggf. Intubation bei Ateminsuffizienz bzw. starker Blutung mit Aspirationsgefahr, sofortige Weiterleitung in spezielle Abteilung (HNO, Neurochirurgie, Kieferchirurgie).

18.6.4 Nasenbeinfraktur

Ätiologie
Sportunfälle, Schlägereien, Stürze oder Verkehrsunfälle.
Häufigste Fraktur des Mittelgesichts.

Klinik
Schmerzen, Schwellung, Deformierung der Nase, Riechstörungen, u.U. Nasenbluten.

Diagnostik
- Untersuchung (▶ 3.2.3, ▶ 18.1.2): Schiefstand oder Impression des Nasenrückens, Nasenrücken beweglich, Krepitation, Knistern. Fotodokumentation bei klinisch auffälligem Befund veranlassen (z.B. mittels Polaroid®-Kamera).
- Röntgen (▶ 3.5.7): Nasenbein seitlich (Fraktur, Fissur), evtl. Nasennebenhöhlen (Verschattung, Impression).
- CT (▶ 3.10.2): Bei V.a. Beteiligung von Nasennebenhöhlen, Mittelgesicht oder Schädelbasis.

Therapie
- Reposition bei frischen, dislozierten Frakturen meist ohne Anästhesie möglich (Umkehr des Unfallmechanismus): Heraushebeln mit einem Elevatorium und Reposition durch Daumendruck bis über die Mittellinie → Einrasten der Nasenpyramide in der Mittelstellung.
- Evtl. Lokalanästhesie setzen (Injektion von Mepivacain 1 % entlang der Frakturlinien), bei älteren Frakturen oder Verkantungen, Kindern und Jugendlichen u.U. in Narkose.

- Anpassen eines äußeren Schienenverbands, z.B. Gips- oder Metallschiene durch Auflegen und Fixieren, z.B. mit einem Pflasterverband.
- Evtl. Einlegen einer Nasentamponade (▶ Abb. 18.4), Wundversorgung bei offenen Frakturen (▶ 2.4).
- Antiphlogistika: Z.B. Reparil® Drg. 3 × 2/d, evtl. Nasentropfen, z.B. Nasivin®, Otriven® oder Rhinopront® 4–6 × tägl.

> Auf Septumhämatom achten: Deutlich stärker behinderte Nasenatmung als vor dem Unfall, Blutkissen am vorderen Septumanteil. Entlastung und Drainage in Narkose durch HNO-Arzt.

18.6.5 Unterkieferfraktur, Unterkieferluxation

Ätiologie
Direkte Gewalteinwirkung. Luxation traumatisch (Ohrfeige), bei übermäßiger Mundöffnung oder spontan.

Diagnostik
- Untersuchung (▶ 3.23, ▶ 18.1.2): Okklusionshemmung und/oder Schiefstand des Unterkiefers (einseitige Luxation oder Fraktur), Prognathie (beidseitige Fraktur).
- Röntgen (▶ 3.5.7): Schädel in 2 Ebenen (Frakturlinie meist paramedian oder im Bereich der Eckzähne).

Therapie

> **Sofortmaßnahmen bei Unterkieferluxation**
> - I.v. Zugang, Schmerzmittelgabe, z.B. Piritramid 1 Amp. i.v. oder LA setzen (Dipidolor®).
> - Bei älteren Luxationen evtl. Narkose notwendig.
> - Beißschutz einlegen, wenn von Pat. toleriert → Druck der Daumen auf untere Molaren bei gleichzeitiger Umfassung des Unterkiefers mit den restlichen Fingern.
> - Führen des Unterkiefers nach dorsal und unten, Reposition des Kiefergelenkkopfs.

Stationäre Aufnahme v.a. bei Begleitbefunden, z.B. Pat. schwer alkoholisiert, Weiterleitung Kieferchirurgie einleiten, ggf. auch am Folgetag möglich.
- Konservativ: Bei nicht-dislozierter Fraktur, intermaxilläre Fixierung (Kieferchirurgie).
- Operativ: Bei dislozierten Frakturen Plattenosteosynthese.

Nachbehandlung
Ruhigstellung des Unterkiefers durch temporäre intramaxilläre Fixation oder Kinn-Kopf-Kappe (i.d.R. durch Kieferchirurgie).

18.7 Schädel-Hirn-Trauma

Heinz-Georg Bloß

18.7.1 Allgemeines Patientenmanagement

Schwere SHT sind zu 50 % mit weiteren Verletzungen kombiniert, Mehrfachverletzte haben in 65 % ein SHT. In 2–5 % kombiniert mit Verletzungen der HWS.

Ätiologie
Verkehrsunfälle (49 %), Stürze (20 %), Schlägereien, Überfälle.

Einteilung
- Offenes SHT: Dura mater verletzt, Verbindung von Hirnwunde zur Hautoberfläche.
- Geschlossenes SHT: Dura mater intakt.

Tab. 18.5 Gradeinteilung des SHT nach Tönnis und Loew

Grad	Schweregrad	Bewusstlosigkeit	Symptomatik	Häufigkeit
I (GCS 13–15)	Leichtes SHT (bisher Commotio cerebri)	< 5 Min.	Reversibilität aller Symptome in 5 Tagen	80 %
II (GCS 9–12)	Mittelschweres SHT (leichte Kontusion)	> 5 Min.	Rückbildung der Symptome innerhalb von 30 Tagen	10 %
III (GCS < 9)	Schweres SHT (schwere Kontusion)	> 30 Min.	Zurückbleiben von Dauerschäden	10 %

Unabhängig vom GCS gelten Pat. als schwer verletzt bei Pupillendifferenz, Hemisymptomatik, Verschlechterung des Neurostatus, offenem SHT, Liquorrhö, Impressionsfraktur.

Klinik
Unspezifische Symptome, wie Kopfschmerzen, Übelkeit, Erbrechen, Amnesie.

Neurologische Ausfälle
- Frontalhirn: Antriebsminderung, hirnorganisches Psychosyndrom.
- Präzentralregion: Hemiparese, motorische Jackson-Anfälle, motorische Aphasie (Sprachverständnis erhalten, keine sinnvolle Sprachproduktion).
- Postzentralregion: Hemihypästhesie, sensible Jackson-Anfälle.
- Temporalhirn: Temporallappenepilepsie, sensorische Aphasie (kein Sprachverständnis, Neologismen).
- Parietalhirn: Grand-mal-Anfälle, amnestische Aphasie (Wortfindungsstörungen), Alexie, Akalkulie, Agraphie, Rechts-links-Störung.

- Okzipitalhirn: Homonyme Hemianopsie (Gesichtsfelddefekt nach einer Seite, nasales Gesichtsfeld auf dem einem Auge, temporales Gesichtsfeld auf dem anderen Auge), optische Agnosie (Nichterkennen von Gegenständen).
- Stammganglienregion: Halbseitensymptomatik, extrapyramidale Symptome (Tremor, Dys-/bradydiadochokinese), Blickdeviation.
- Hirnstamm: Halbseitensymptome, nukleäre Hirnnervenstörungen (z.B. Augenmuskellähmungen).
- Kleinhirn: Ataxie, Dysmetrie.

Bewusstseinsstörung
- Bewusstseinsklarheit: Pat. wach, voll orientiert, kooperativ.
- Somnolenz: Pat. schläfrig, aber stets erweckbar.
- Sopor: Pat. nur durch starke Schmerzreize kurzfristig weckbar, kommt keinen Aufforderungen nach, auf Schmerzreize gezielte Abwehrreaktionen.
- Koma: Tiefe Bewusstlosigkeit, kein Ansprechen auf äußere Reize. Ausnahme: Beugen und Strecken auf Schmerzreiz.

Krampfanfälle
- Supratentorielle Läsionen, temporale Raumforderungen (z.B. bei temporaler Kontusion, Blutung, epidurales/subdurales Hämatom, Tumor).
- Grand-mal-Anfälle mit Bewusstseinsverlust, psychomotorische Anfälle, fokale Anfälle.

Einklemmungssymptomatik
- Durch Druck im Großhirnbereich Verlagerung von Temporallappenanteilen nach kaudal in den Tentoriumschlitz (Mittelhirnkompression) → homolaterale Mydriasis, konjugierte Blicklähmung, kontralaterale Hemiparese, Strecksynergismen (Strecken aller vier Extremitäten).
- Obere transtentorielle und untere transforaminale Kleinhirneinklemmung gegen den Hirnstamm beidseitige Miosis, Hemiplegie, Tetraplegie, Atemstillstand, Hypertonus, Tachyarrhythmie.

Diagnostik
- Körperliche Untersuchung: Vitalfunktionen Neurostatus, Bewusstseinslage, Pupillenreaktion, Sensibilität, Motorik Verlaufsbogen anlegen.
- Inspektion: Wunden, Blutungen aus Nase, Ohr, Liquorabfluss (▶ 18.1.3).
- Röntgen (▶ 3.5.7): Schädel in 2 Ebenen (Fraktur, Fremdkörper), HWS in 2–4 Ebenen (Fraktur, Luxation), evtl. Spezialaufnahmen (Dens, NNH, Felsenbein).
- CT (▶ 3.10.2): Blutung, Raumforderung, Fraktur (Knochenfenster).

- Bei Z.n. Augenoperationen oder Amaurose Pupillendifferenz ohne SHT möglich.
- Bei alkoholisierten Pat. Beurteilung der Bewusstseinslage schwierig.

Sofortmaßnahmen bei SHT
- Intravenös Zugang. Ringer-Laktat-Infusion.
- Sicherung Vitalfunktionen, bei Ateminsuffizienz ggf. Intubation (▶ 4.1.2).
- Steriles Abdecken offener Wunden.

- Sofortplanung des weiteren Prozedere (Röntgen, CT, Sofort-OP), mit OA festlegen.
- Frühzeitig Anästhesie, Neurochirurgie, Neurologie, ggf. weitere Fachdisziplinen hinzuziehen.
- Operative Maßnahmen durch Neurochirurgen (wenn verfügbar), in manchen Häusern durch Chirurgie/Unfallchirurgie.

Tab. 18.6 OP-Indikation bei SHT

Indikation	Eingriff	Technik
Hydrocephalus occlusus durch Verschluss des III. oder IV. Ventrikels	Externe Liquordrainage	- Fronto-präkoronare Trepanation → Neurochirurgie - Bohrlochtrepanation - Perkutane Nadeltrepanation
- SHT mit massivem generalisierten Hirnödem - Raumfordernde, operativ schwer zugängliche Hirnkontusion	Hirndruckmessung, ggf. Entlastungskraniotomie	Epidural oder intraparenchymatöse fronto-präkoronar auf der am meisten betroffenen Seite → Neurochirurgie
Akutes Subduralhämatom, chron. Subduralhämatom nach CT vor Verlegung (nur wenn Neurochirurgie nicht im Hause) und vitale Gefährdung	Bohrlochtrepanation	→ Neurochirurgie, ggf. Trepanation im Hause (wenn möglich)
- Akutes Epiduralhämatom - Akutes Subduralhämatom - Kontusionsblutung - Impressionsfrakturen	Kraniotomie, ggf. Entlastungskraniotomie	

18.7.2 Epidurales Hämatom

Ätiologie
Verursacht meist durch eine Verletzung der A. meningea media, selten ossäre Sickerblutungen bei Kalottenfraktur oder Ruptur eines Sinus (sagittalis sup., transversus, sigmoideus) bzw. Confluens sinuum. Ausbreitung des Hämatoms zwischen Schädelknochen und äußerem Durablatt → Abdrängung des Gehirns und der Dura von der Kalotte.

Klinik
Übelkeit, Erbrechen, Kopfschmerzen, Kreislaufstörungen mit Bradykardie, anhaltende Bewusstseinstrübung nach Trauma, typisch ist aber auch Aufklaren nach primärer Bewusstlosigkeit und erneute Eintrübung, Krampfanfälle, neurologische Herdsymptome.

Diagnostik
- Untersuchung (▶ 3.2.3, ▶ 18.1.2): Hemiparese. Doppelbilder, Anisokorie, Blickdeviation, Bewusstseinstrübung, neurologische Herdsymptome.

- Röntgen (▶ 3.5.7): Schädel in 2 Ebenen (Frakturlinie).
- CT (▶ 3.10.2): Primär hyperdense Herde (weißlich), breiter Kalottenkontakt, konkav, deutliche Raumforderung, Fraktur sichtbar.

Differenzialdiagnose
Kontusionsblutung, akutes subdurales Hämatom, Tumorblutung.

Therapie

❗ Sofortmaßnahmen
- Stationäre Aufnahme. I.v. Zugang, Ringer-Laktat-Infusion.
- Sicherung Vitalfunktionen (▶ 4.1.2), Anästhesie sofort informieren.
- Sofortverlegung Neurochirurgie, wenn nicht möglich und Pat. vital gefährdet Soforttrepanation.
  - Schädelhälfte rasieren, Desinfektion Kategorie III (▶ 2.1.2).
  - Vollnarkose oder LA setzen, z.B. mit Mepivacain (z.B. Scandicain®).
  - Längs- bzw. U-förmigen, nach kaudal offenen Kopfschwartenschnitt setzen.
  - Bohrloch über der maximalen Ausdehnung des Blutungsherdes (CT) setzen (▶ Abb. 18.3).
  - Ggf. Erweiterung des Bohrlochs, Blut absaugen, bei fehlendem Blutnachweis erneutes Bohrloch.
  - Blutstillung durch Koagulation oder Ligatur des meningealen Gefäßes, wenn möglich.
  - Drainage und Verschluss der Kopfschwarte mit Hautnaht.
- Verlegung in Neurochirurgie, ggf. mit RTH.
- Konservativ: Nur bei schmalen epiduralen Hämatomen (< Kalottenbreite, kein raumfordernder Effekt), Überwachung (permanent RR, Puls; mind. stündlich Pupillen, Vigilanz, neurologische Auffälligkeiten), CT-Kontrolle nach 1–3 d, bei Auffälligkeiten sofort.
- Operativ: Wenn Blutungsherd Kalottenbreite überschreitet, bei klinischen Zeichen einer Raumforderung, klinischer Progredienz.

Prognose
Meist gut.

18.7.3 Akutes subdurales Hämatom

Ätiologie
Blutansammlung zwischen Arachnoidea und Dura, meist Einriss einer Brückenvene durch heftige Gewalteinwirkung oder Beschleunigungstraumata auf die Kalotte, oft mit Kontusionen kombiniert. Meist gesamthemisphärische Ausbreitung, dadurch schlagartige massive Raumforderung.

Klinik
Schlagartige Kopfschmerzen, Übelkeit, Erbrechen, stark progrediente Bewusstseinsstörungen, rasche Bewusstlosigkeit ohne freies Intervall.

Diagnostik
- Untersuchung (▶ 3.2.3, ▶ 18.1.2): Bewusstseinslage (tief bewusstlos).
- Röntgen (▶ 3.5.7): Schädel in 2 Ebenen (Fraktur).
- CT (▶ 3.10.2): Hyperdense sichelförmige Raumforderung, meist der gesamten Hemisphäre aufliegend, deutliche Mittellinienverlagerung, Hirnödem, verstrichenes Windungsrelief.

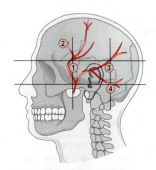

Verlauf der A. meningea media, Krönlein-Linien und Reihenfolge probatorischer Bohrlochtrepanationen, wenn Lokalisationsdiagnostik (CT) nicht möglich

Abb. 18.3 Bohrlochtrepanation und Verlauf der A. meningea media mit Ästen [A300–190]

Operative Therapie

Sofortmaßnahmen wie bei epiduralem Hämatom (▶ 18.7.2)
- Mehrfache osteoklastisch erweiterte Bohrlochtrepanation mit Hämatomabsaugung und Drainage.
- Osteoplastische, große Trepanation und Duraeröffnung, Hämatomabsaugung, evtl. Erweiterungspastik. Einlage einer Hirndrucksonde zum Monitoring.

18.7.4 Chronisches subdurales Hämatom

Ätiologie
Sekundäre Raumforderung ab 2 Wochen bis Monate nach einem SHT, häufig Bagatelltraumata bei älteren Pat. Gelegentlich bilaterales Vorkommen. Verflüssigtes Hämatom zwischen Arachnoidea und Dura, häufig gekammert.

Klinik
Ausgeprägte Kopfschmerzen, fokale Anfälle, Hemiparese, Krampfanfälle, Aphasie, progrediente Bewusstseinsstörung.

Diagnostik
- Untersuchung (▶ 3.2.3): Neurostatus (▶ 18.1.2), Pupillenstatus.
- Röntgen (▶ 3.5.7): Schädel in 2 Ebenen (Fraktur, Fissur).
- CT (▶ 3.10.2): Hypodense Raumforderung (sichelförmig dem Gehirn anliegend, meist monströse Mittellinienverlagerung).

Isodense Subduralhämatome sind schwierig von Hirngewebe zu unterscheiden → MRT.

Therapie

Sofortmaßnahmen
- Stationäre Aufnahme. I.v. Zugang, Ringer-Laktat-Infusion.
- Sicherung der Vitalfunktionen (▶ 4.1.2), sofort Anästhesie informieren.
- Stets Sofortverlegung in Neurochirurgie anstreben.
- Bei vitaler Indikation und fehlender neurochirurgischer Versorgungsmöglichkeit Soforttrepanation.
    - Schädelhälfte rasieren, Desinfektion Kategorie III (▶ 2.1.2).
    - Vollnarkose oder LA setzen, z.B. mit Mepivacain (z.B. Scandicain®).
    - Ca. 3 cm langen Längsschnitt in koronarer Richtung setzen.
    - Bohrloch über der maximalen Ausdehnung des Blutungsherdes (CT) setzen.
    - Ggf. Erweiterung des Bohrlochs, Blut absaugen.
    - Drainage ohne Sog einlegen – Verschluss der Kopfschwarte mit Hautnaht.
- Verlegung in Neurochirurgie, am besten mit RTH.

Nachbehandlung
Entfernung von Drainagen nach CT-Kontrolle und Aufklaren der Drainageflüssigkeit, Naht der Durchtrittsstelle.

18.7.5 Hirnkontusion, Hirnödem

Ätiologie
Gedecktes SHT bei direkter Gewalteinwirkung.

Klinik
Meist fokalneurologische Ausfälle (Hemiparese, Sprachstörung, Verwirrtheit), Bewusstseinsstörungen.

Diagnostik
- Untersuchung (▶ 3.2.3, ▶ 18.1.2): Bewusstseinslage.
- Röntgen (▶ 3.5.7): Schädel in 2 Ebenen (Fraktur, Fissur).
- CT (▶ 3.10.2): Hypodense, meist sekundäre hyperdense, oft multipel verteilte Herde (nicht an Gefäßgebiet gebunden), Raumforderungen.

Sofortmaßnahmen
- Stationäre Aufnahme, i.v. Zugang, Ringer-Laktat-Infusion.
- Frühzeitig Anästhesie bzw. Neurochirurgie (wenn verfügbar) hinzuziehen bzw. informieren.
- Bei Bewusstlosigkeit bzw. Ateminsuffizienz Intubation (▶ 4.1.2).
- Oberkörperhochlagerung (30–45°).
- Osmotherapie: Initial 250 ml Mannit (Osmosteril® 20 %) i.v., dann max. 6 × 125 ml/24 h. **Cave:** Blutosmolalität nicht über Normbereich anheben → Gefahr des Hirnödems.
- Glukokortikoide: Initial Dexamethason 40 mg i.v. (z.B. Fortecortin®), dann 3 × 4 mg/24 h, Dauer nach Bedarf, stets ausschleichend absetzen.
- Intensivüberwachung, möglichst sofort neurologisches Konsil veranlassen.

- Frühzeitig Kontakt zu Neurochirurgie (ggf. CT-Bilder übermitteln, wenn möglich), baldmögliche Verlegung anstreben.
- Ggf. Entlastungskraniotomie erwägen (Duraplastik).
- Je nach klinischem Befund CT-Kontrolle nach kurzer Zeit (z.B. 2–4 h) anordnen.

Konservative Therapie
Wenn keine Bewusstseinsstörung, keine Progredienz. Bei unklarer Bewusstseinslage oder progredienter Bewusstseinsstörung Implantation einer Hirndrucksonde in Narkose, Intensivtherapie, Hyperventilation, Osmotherapie. Aufwachversuche zur klinischen Beurteilung.

Operative Therapie
Dauerhafte Hirndrucksenkung (Ziel: Hirndruck auf 20 mmHg absenken), abgegrenzte und operativ erreichbare Kontusion, konservative Maßnahmen ausgereizt. Bei Kindern großzügige OP-Indikation. Kontusionsausräumung in Neurochirurgie.

18.8 HNO

Joachim Dodenhöft

18.8.1 Fremdkörper

Fremdkörper in den Ohren

Ätiologie
Vor allem bei Kindern vorkommend („alles was hinein passt"), z.B. Erbsen, Glasperlen, Bausteine, Fliegen. Bei Erwachsenen äußerst selten (Cerumen obturans, Schweißperlenverletzung).

Klinik
- Anamnese: Z.n. Unfall, Ohrenschmerzen, Hörverschlechterung. Unbedingt frühere Ohroperationen bzw. chron. Ohrerkrankungen erfragen.
- Symptomatik: Ohrenlaufen, Ohrenschmerzen, Hörverschlechterung.

Diagnostik
Otoskopie: Verlegter Gehörgang, evtl. schmerzhafte Rötung des Gehörgangeingangs, Trommelfell nicht einsehbar.

Therapie
- Vorsichtige Ohrspülung mit Ohrspritze und körperwarmem Wasser (37 °C). **Cave:** Bei Trommelfellperforationen, chron. Ohrentzündungen und früheren Ohroperationen keine Ohrspülung → Weiterleitung HNO-Arzt.
- Versuch der Entfernung mit einem kleinen Häkchen. **Cave:** Niemals Fremdkörper mit Pinzette entfernen → Gefahr des Hineinschiebens.
- Weiterleitung HNO-Arzt.

Fremdkörper in der Nase

Ätiologie
Vor allem bei Kindern („alles was hinein passt"), z.B. Erbsen, Bohnen, Erdnüsse, Bausteine.

Klinik
Einseitiger Schnupfen (evtl. eitrig oder fötide), einseitige Nasenatmungsbehinderung.

Diagnostik
Inspektion (Fremdkörper sichtbar, Sekretion).

Therapie
- Entfernung weit vorne gelegener Fremdkörper mit Häkchen oder chirurgischer Pinzette.
- Applikation von abschwellenden Nasentropfen, z.B. Oxymetazolin-HCl (Nasivin®) oder Xylometazolin-HCl (Otriven®).
- Weiterleitung HNO-Arzt.

Fremdkörper in Mundraum und Rachen

Ätiologie
Bei Kindern einspießende oder perforierende Verletzungen am weichen Gaumen und in der Tonsillengegend (z.B. Stolpern mit Flöte oder Bleistift im Mund), bei Erwachsenen oft Fischgräteneinspießung (meist Tonsillenloge oder Zungengrund).

Diagnostik
- Inspektion: Fremdkörper (z.B. Gräte) sichtbar, Schwellungen, Rötungen.
- Palpation: Stechender Schmerz (Grätenverletzung).
- Sonographie (▶ 3.8.3): Halsweichteile (tief liegende Hämatome, Gefäßwandverletzungen).

Therapie
- Wundversorgung bei Kindern in Narkose (mehrschichtiger Wundverschluss).
- Resorbierbares Nahtmaterial, z.B. Vicryl® 3–0 oder 4–0.
- Extraktion von Fremdkörpern (z.B. Gräten) nach Oberflächenanästhesie (z.B. Xylocain Pumpspray®).
- ! Auf mögliche Gefäßverletzungen in der Tiefe achten (Intimaverletzung der A. carotis).

Fremdkörper in Kehlkopf, Luftröhre und Speiseröhre

Ätiologie
Fremdkörper gleich häufig bei Kindern und Erwachsenen. Bei Kindern typischerweise verschluckte oder aspirierte Erdnusskerne, Glasperlen, Münzen. Bei Erwachsenen stecken gebliebene Fleischbrocken und Gebissteile.

Klinik
Bei Aspiration Heiserkeit, Husten, evtl. Luftnot; bei Verschlucken Dysphagie.

Diagnostik
- Untersuchung (▶ 3.2.3, ▶ 18.1.2): Auskultation (Husten, einseitig vermindertes Atemgeräusch).
- Laryngoskopie: Fremdkörper sichtbar.
- Röntgen (▶ 3.5.7): Hals bzw. Thorax in 2 Ebenen (Fremdkörper sichtbar, einseitige Bronchopneumonie); Schluckaufnahme mit wasserlöslichem Kontrastmittel (z.B. Gastrografin®): Kontrastmittelaussparung, Perforation.

Therapie
- Atemwege: Entfernung in Narkose veranlassen (starre Tracheo-Bronchoskopie, bei Kindern evtl. flexible Endoskopie) → Weiterleitung in HNO-Fachabteilung.
- Speisewege: Endoskopie (▶ 3.13), Entfernung mit starren oder flexiblen Endoskopen, evtl. Narkose erforderlich (Kinder) → Weiterleitung in HNO-Fachabteilung.

Nachbehandlung
- Magensonde legen, am 1. postoperativen Tag Kontrolle Rö-Thorax und Kontrastdarstellung (wasserlösliches Kontrastmittel) des Speisewegs.

> Unbedingt nach Vorerkrankungen (Ösophagusdivertikel, Ösophagusvarizen, Ösophagusverätzungen), Voroperationen (Rachen- und Kehlkopfoperationen, Speiseröhreneingriffe) fragen. An die Möglichkeit eines Tumors als Ursache des Passagehindernisses denken, evtl. Gewebsproben entnehmen.

18.8.2 Verätzungen in Mund, Rachen und Speiseröhre

> Fehlende Ätzspuren im Mund schließen eine Ösophagusverätzung niemals aus.

Ätiologie
Versehentliche oder suizidale Ingestion von Säuren (weißliche Koagulationsnekrose) oder Laugen (rötliche, sulzige Kolliquationsnekrose).

Klinik
In Mundhöhle und Rachen schmerzhafte Schleimhautläsionen an Gaumenbogen und Zäpfchen; Ösophagus: Retrosternale Schmerzen, Übelkeit, Erbrechen, vermehrte Schleimbildung.

Diagnostik
- Inspektion (▶ 3.2.3) von Lippen, Mundhöhle und Rachen (auf Eigenschutz achten/Handschuhe tragen!).
- Auf Begleitverätzungen achten, z.B. an den Händen.
- Röntgen (▶ 3.5.7): Evtl. Kontrastdarstellung des Ösophagus (wasserlösliches Kontrastmittel), Thorax in 2 Ebenen (mediastinale Auffälligkeiten, z.B. Luftansammlung, Verbreiterung).
- Labor (▶ 3.15): Blutgase (Azidose, Alkalose).

Therapie
- Reine Mundverätzungen: Kein Erbrechen auslösen! Ausspülen mit Wasser, Antibiose, z.B. mit Ampicillin 3 × 750 mg p.o. (z.B. Amoxypen®), Analgetikum, wie Diclofenac 3 × 50 mg supp. (z.B. Voltaren®).
- Ösophagusverätzungen: Frühendoskopie (▶ 3.13.2) innerhalb 6–24 h, Kortison, wie Prednisolon 2 mg/kg KG i.v. (z.B. Solu-Decortin® H), Analgesie, z.B. mit Buprenorhin 0,3 mg langsam i.v. (z.B. Temgesic®).

Nachbehandlung
- Kortisontherapie und Antibiose fortsetzen, H_2-Antagonisten, wie Ranitidin 3 × 50 mg i.v. (z.B. Sostril®).
- Röngen-Kontrolluntersuchung Ösophagus (wasserlösliches Kontrastmittel).
- Evtl. Kontroll-Endoskopie und ggf. Bougierung mit Hartgummibougies, bei schwieriger Passage evtl. über fadenarmierte geschluckte Bleikugel mit Hohlbougies.

18.8.3 Entzündungen des Ohrs

Erysipel der Ohrmuschel

Ätiologie
Durch Streptokokken hervorgerufene Entzündungen der Ohrmuschelhaut mit Übergang auf die Umgebung, Ohrlappchen meist mitbetroffen.

Klinik
Rötung, Schwellung von Ohrmuschel und Ohrläppchen (im Vergleich zur Perichondritis nur wenig schmerzhaft), allgemeines Krankheitsgefühl.

Therapie
- Penicillin (z.B. Penicillin V®) 3 × 1,5 Mega IE p.o. oder Penicillin G® 3 × 10 Mega i.v. bei ausgeprägtem Befund.
- Lokale Umschläge, z.B. mit Ethacridin-Laktat oder Alkohol 70 %, Antiphlogistika wie Diclofenac 3 × 50 mg p.o. (z.B. Voltaren®).

Perichondritis der Ohrmuschel

Ätiologie
Durch eine bakterielle Entzündung (meist Pseudomonas) hervorgerufene gefährliche Entzündung der Knorpelhaut der Ohrmuschel. Gefahr der Knorpelnekrose und Ohrmuschelentstellung.

Klinik
Sehr schmerzhafte, teigige Schwellung der Ohrmuschel, verstrichenes Ohrmuschelrelief, Ohrläppchen nicht mitbetroffen (DD zum Erysipel).

Therapie
- Breitbandantibiose: Gyrasehemmer, wie Ciprofloxacin 2 × 250–750 mg p.o. (z.B. Ciprobay®).
- Antiphlogistika, wie Diclofenac 3–4 × 50 mg p.o. (z.B. Voltaren®).
- Lokale Salbenverbände, z.B. mit Ethacridin-Laktat oder Alkohol 70 %.

Gehörgangsentzündung (Otitis externa acuta)

Ätiologie
Mikrobielle, selten allergische Entzündung des Gehörgangs.

Klinik
Tragusdruckschmerz.

Diagnostik
Geröteter, geschwollener und schmerzhafter Gehörgang, evtl. Hörminderung.

Therapie
- Abstrich entnehmen.
- Lokale Streifenbehandlung mit Alkohol 70 % oder Salicyl-Alkohol-Glycerin-Lösung.
- Antiphlogistika (▶ 2.13), wie Diclofenac 3–4 × 50 mg p.o. (z.B. Voltaren®) oder Paracetamol 3–4 × tägl. 500–1000 mg p.o. oder 3 × tägl. 1000 mg supp. (z.B. ben-u-ron®), Weiterleitung an HNO-Arzt.

Akute Mittelohrentzündung (Otitis media acuta)

Definition
Meist bakterielle Entzündung vom Nasenrachenraum, über die Tube ins Mittelohr aufsteigend. Oft in Kombination oder im Anschluss an eine Erkältung.

Ätiologie
Bei Erwachsenen meist hämolysierende Streptokokken, bei Kindern häufig Pneumokokken und Hämophilus.

Klinik
Stechender, pulsierender Schmerz im Ohr, Hörminderung, allgemeines Krankheitsgefühl, Fieber.

Therapie
- Nasentropfen zur Verbesserung der Tubenventilation, z.B. Nasivin®, Otriven® oder Rhinopront® mind. 4 × tägl. bds.
- Breitbandantibiose auf Penicillinbasis, z.B. Augmentan® 3 × 1 Tbl. p.o., Ampicillin 3 × 750 mg p.o. (z.B. Amoxypen®) über mind. 7 Tage.
- Analgesie: Paracetamol z.B. ben-u-ron®-Saft für Kinder (6–9 Jahre) 1,5 Messbecher, Schulkinder (9–12 J.) 2–3 Messbecher, Jugendliche und Erwachsene 2,5–5 Messbecher jeweils 3–4 × tägl. p.o.
- ! Keine Ohrentropfen (Verschleierung des Trommelfellbefunds → Vortäuschung eines weniger akuten Krankheitsbilds).

Auf Druckschmerz und Schwellung retroaurikulär mit abstehender Ohrmuschel achten → an chron. Mastoiditis (OP!) denken. Bei therapieresistenter bzw. rezidivierender Mittelohrentzündung → Indikation zur Mastoidektomie → Weiterleitung HNO-Arzt.

Herpes zoster oticus

Ätiologie
Herpes-zoster-Infektion des Gehörgangs oder der Ohrmuschel.

Klinik
Stark schmerzhafte Bläschenbildung im Gehörgangseingang oder der gesamten Ohrmuschel, evtl. Hör- und Gleichgewichtsstörung oder Gesichtsnervenlähmung.

Therapie
- Weiterleitung HNO-Arzt, Aciclovirtherapie. Wenn HNO-Arzt bzw. Klinik nicht verfügbar, Soforttherapie.
- Aciclovir 5 × 800 mg/d p.o. über 5–7 d (z.B. Zovirax®).
- Symptomatische Schmerztherapie mit Diclofenac 3–4 × 50 mg p.o. (z.B. Voltaren®) oder Paracetamol 3–4 × 500–1000 mg/d p.o. oder 3 × 1000 mg/d supp. (z.B. ben-u-ron®).
- Tramadol 2–4 × 20–40 Tr./d p.o. (z.B. Tramal®), lokal Aciclovir-Salbe auftragen (z.B. Zovirax®).

18.8.4 Entzündungen des Rachenraums

Angina tonsillaris

Ätiologie
Meist durch betahämolysierende Streptokokken hervorgerufene beidseitige Entzündung mit Schwellung der Gaumenmandeln.

Klinik
Starke Schluckschmerzen, evtl. Kieferklemme, kloßige Sprache, Fieber.

Diagnostik
Gerötete und geschwollene Mandeln mit Eiterstippchen und vergrößerten Lk am Kieferwinkel bds.

Therapie
- Antibiose; Penicillin oral (z.B. Penicillin V®) oder i.v. (z.B. Penicillin G®) 3 × 1–1,5 Mio. IE tägl. p.o. für Erwachsene und Schulkinder.
- Flüssige oder weiche Kost.
- Regelmäßige Mundspülungen, z.B. mit Betaisodona®-Lösung oder Salviathymol® N.
- Bei ausgeprägtem Befund Weiterleitung HNO (evtl. stationäre Aufnahme).

Peritonsillarabszess
Abszedierende Entzündung um die Tonsillen, bedrohliches Krankheitsbild, gefährlich bei Ausbreitung als Retrotonsillarabszess.

Klinik
Seit Tagen zunehmende Schluckschmerzen, Kieferklemme, starkes Krankheitsgefühl, Fieber.

Diagnostik
- Untersuchung (▶ 3.2.3, ▶ 18.1.2): Einseitig gerötete, schmerzhafte Vorwölbung des weichen Gaumens, gerötete Mandeln, evtl. mit Stippchen.
- Sonographie (▶ 3.8.3): Abszedierung der tiefen Halsweichteile.
- Labor (▶ 3.15): BB (Leukozytose), BSG (erhöht), CRP (erhöht).

Therapie
Möglichst Weiterleitung zu HNO-Arzt. Wenn HNO-Arzt bzw. Klinik nicht erreichbar:
- Anästhesie: Oberflächenanästhesie mit Xylocain®-Pumpspray.
- Oberflächliche Inzision am Punctum maximum der Schwellung mit spitzem Skalpell oder spitzer Schere zur Entlastung, dann ggf. mit stumpfer Klemme nachspreizen.
- Antibiose: Breitspektrumpenicillin, z.B. Amoxycillin 3 × 1000 mg/d p.o. (z.B. Amoxypen®) oder in Kombination mit Clavulansäure 3 × 1,2–2,2 g p.o. oder i.v. (z.B. Augmentan®).
- Antiphlogistika (▶ 2.13): Diclofenac 3 × 50 mg supp. (z.B. Voltaren®).
- Weiterleitung an HNO-Fachabteilung (baldige Tonsillektomie).

Infektiöse Mononukleose (Pfeiffer-Drüsenfieber)

Ätiologie
Durch Epstein-Barr-Virus hervorgerufene Allgemeinerkrankung, häufig bei Jugendlichen und jungen Erwachsenen („kissing disease").

Klinik
- Allgemeines Krankheitsgefühl, Müdigkeit, Appetitlosigkeit, Fieber, Halsschmerzen, ausgeprägte Halslymphknotenvergrößerungen bds., Schluckbeschwerden, Kloßgefühl.
- Typisch: Dicke, weißliche Beläge auf den Tonsillen.
- Verzögerter Krankheitsverlauf mit fehlender Besserung trotz antibiotischer Therapie.

Diagnostik
- Untersuchung (▶ 3.2.3, ▶ 18.1.2): Schwellung der Gaumenmandeln, Lymphknotenvergrößerungen. **Cave:** Wenn V.a. Leber- und Milzbeteiligung → internistische Abklärung, Sonographie Abdomen (Splenomegalie).
- Labor (▶ 3.15): Differenzial-BB (Monozyten erhöht), Epstein-Barr-Virus-Serologie (IgM erhöht), Transaminasen (erhöht).

Therapie
- Bettruhe, Flüssigkeit p.o., Mundspülungen (z.B. Betaisodona®-Lösung), Schmerzmittel (z.B. Paracetamol).
- Antibiose nur in Ausnahmefällen notwendig (bei ausgeprägtem Krankheitsbild zur Vermeidung einer Superinfektion aufgrund der Abwehrschwäche).
- Tonsillektomie nur in ausgeprägten Fällen → Weiterleitung an HNO.
- Stationäre Behandlung bei schweren Fällen (V.a. Leber-/Milzbeteiligung) primär einleiten.

18.8.5 Nasenbluten (Epistaxis)

Definition
Blutungen meist am Locus Kiesselbachii, selten tiefer gelegene Blutungsquelle im Nasopharynx, Larynx, Ösophagus.

Ätiologie
Hypertonie, Entzündungen, Manipulationen, Fremdkörper, Tumor, Angiodysplasie, Marcumar®-Therapie.

Bei leichter und anhaltender oberflächlicher Blutung bei Jugendlichen an juveniles Nasenrachenfibrom denken → Diagn. über HNO-Arzt einleiten (Nasenrachenrauminspektion, Angiographie).

Diagnostik
- Untersuchung (▶ 3.2.3): RR messen (Hypertonie), Inspektion (oberflächliche Blutung, stark, schwach, Tumor).
- Labor (▶ 3.15): BB (HB ↓), Quick, PTT (Gerinnungsstörung), Leberwerte (Hinweis auf Leberinsuffizienz, z.B. bei Zirrhose).

Therapie
- Wenn möglich → Weiterleitung HNO.
- Bei stärkerer hinten gelegener Blutung („unstillbares Nasenbluten") Einlegen einer Belloq-Tamponade (Gaze oder Schaumstoff, evtl. Ballonkatheter) und fortlaufende schichtweise vordere Nasentamponade in Narkose.
- Operative Gefäßunterbindungen (A. ethmoidalis, A. maxillaris) nur bei stärkster und therapieresistenter Blutung notwendig → Weiterleitung an HNO.

Die Nasenhaupthöhle hat die gleiche Tiefe wie der Abstand Zähne zu Zäpfchen.

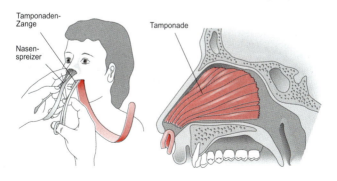

Abb. 18.4 Vordere Nasentamponade [A300–106]

Nachbehandlung

Nasentamponade je nach Blutungsstärke 2–3 Tage belassen. Wenn Liegedauer über 3 Tage Antibiose mit Cephalosporin, wie Cefalexin 3 × 1000 mg/d p.o. (z.B. Cephalexin-ratiopharm®). Blutsubstitution nur bei stark erniedrigtem Hb.

Sofortmaßnahmen
- Pat. beruhigen und Ruhe bewahren, RR messen.
- Pat. vorne übergebeugt mit offenem Mund hinsetzen, Eiskrawatte in den Nacken legen.
- Mit Daumen und Zeigefinger auf beide Nasenflügel drücken lassen.
- Pat. evtl. Eiswürfel lutschen lassen.
- Bei leichter oberflächlicher Blutung nach Oberflächenanästhesie (z.B. Xylocain® 1 %) und abschwellenden Nasentropfen (z.B. Nasivin®, Otriven® oder Rhinopront®) einseitig Silbernitrat-Lösung (10- bis 15 %ige Lösung) aufbringen. **Cave:** Schleimhautnekrose und Septumperforation.
- Bei persistierender vorderer Blutung fortlaufende schichtweise Nasentamponade im Liegen (▶ Abb. 18.4).

18.8.6 Weichgewebeverletzungen

Häufiges Problem der chirurgischen Ambulanz. Peinlich genaue Dokumentation vornehmen! Evtl. mit Foto → forensische Folgen!

Bei Gesichts- und Halsverletzungen stets äußerst sorgfältige Versorgung unter plastisch-chirurgischen Gesichtspunkten anstreben → jede unschöne Gesichtsnarbe fällt dem Pat. tagtäglich auf. Die beste Narbenprophylaxe ist deshalb eine optimale primäre Wundversorgung.

Therapie

Generell Tetanusschutz überprüfen, Antibiose je nach Lokalisation und Wundursache.

- **Ohrverletzungen:** Sehr sparsame Wundrandauffrischung, 3-schichtiger Wundverschluss, evtl. Knorpeladaptation, Readaptation von Teilabrissen, Antibiose z.B. mit Cefalexin 3 × 500 mg p.o. (z.B. Cephalexin-ratiopharm®).
- **Nasenverletzungen:** Nasenflügeleinrisse ohne Wundrandauffrischung sehr sorgfältig readaptieren, oberflächliche Nasenspitzenablederungen spontan heilen lassen, tief greifende Nasenspitzenverletzungen evtl. plastisch-chirurgisch rekonstruieren oder durch Vollhauttransplantat (z.B. von retroaurikulär oder aus Supraklavikulargrube) versorgen. Antibiose, z.B. mit Cefalexin 3 × 500 mg p.o. (z.B. Cephalexin-ratiopharm®).
- **Gesichtsweichgewebe:** Auf Verletzungen von Fazialisästen achten, ggf. mikrochirurgische Readaptation der Nervenstümpfe. Wundversorgung mit feinen Nähten (z.B. Stärke 5–0), am besten intrakutane Naht, v.a. bei Kindern. Bei Lidverletzungen mikrochirurgische Versorgung v.a. der Tränenwege notwendig (**cave:** Ektropium → sofort Augenarzt!).
- **Halsverletzungen:** Bei Suizidverletzungen oder Strangulationen Läsion der Halsgefäße und des Kehlkopfskeletts bzw. der Trachea möglich. Subtile

Wundversorgung (→ HNO). **Cave:** schwierige Intubationsverhältnisse, später Kehlkopf- und Trachealstenosen möglich.
- **Bissverletzungen:** Häufig an exponierten Stellen (Ohr, Nase, Wange), durch Tier und Mensch möglich (gleich gefährlich). Immer primäre Wundversorgung anstreben (die alte Regel „Bisswunden nie nähen" gilt nicht mehr), sehr sparsame Wundexzision, sorgfältige Reinigung mit NaCl 0,9 % und lokalem Antiseptikum (z.B. Betaisodona®), schichtweiser Wundverschluss mit dünnen Nähten (z.B. Fadenstärke 4–0 oder 5–0). Unbedingt Antibiose, bis Wundheilung gesichert, z.B. mit Metronidazol 2–3 × 400 mg p.o. (z.B. Clont®; Anaerobier!). Tollwut bei Tierbissen abklären (wenn Tier bekannt vom Besitzer Impfschutz nachweisen lassen, sonst Jäger nach Tollwutverbreitung befragen). Bei unklarem Impfschutz des Tiers Pat. sofort impfen (▶ 2.8.2).

18.9 Augen
Kei Müller-Jensen

18.9.1 Allgemeine Diagnostik

Inspektion
Bulbi und Lider nach Lidspreizung und Ektropionierung (▶ Abb. 18.5). Motilitätsprüfung in vier Blickrichtungen, Visusprüfung (z.B. Zeitung lesen lassen, re/li getrennt), ggf. Ophthalmoskopie. Inspektion im Seitenvergleich: Auf Form (Schwellung der Lider und Konjunktiva, Pupillenverziehung), Farbe (Rötung, Blässe), Stellung (Ex-/Enophthalmus, Schielen) und Transparenz (Bindehaut, Hornhaut, Linse) achten. Fremdkörper.

- Bei allen einseitigen Sehstörungen, v.a. Verletzungen mit Verband, besteht Fahrverbot.
- Wegen schwieriger Beurteilung von Notfällen im Augenbereich sollte grundsätzlich am 1. Tag ein Augenkonsil veranlasst werden.

Röntgen
Bei jedem Fraktur-, Fremdkörper- oder Tumorverdacht (ggf. zusätzlich CT, MRT).

18.9.2 „Rotes Auge"

Einteilung
- **Konjunktivale Injektion:** Vermehrte Blutfüllung der oberflächlichen Konjunktivalgefäße mit hellrotem Farbton.
- **Ziliare Injektion:** Vermehrte Blutfüllung der perikornealen, tiefer gelegenen vorderen Ziliargefäße mit lividem Farbton.
- **Gemische Injektion:** Reizzustand mit gemischter konjunktivaler und ziliarer Injektion.
- **Chemosis:** Weißlich-glasige Schwellung der Konjunktiva.

Hyposphagma

Ätiologie
Bagatelltraumen, starkes Pressen (Entbindung), Hypertonus.

Klinik
Umschriebene subkonjunktivale Blutung.

Diagnostik
Inspektion nach Lidspreizung, Blutdruckmessung.

Therapie
Keine; Heparin®-Augentropfen möglich.

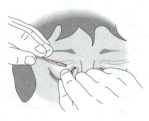

Bindehautentzündung

Ätiologie
Physikalische (Fremdkörper, Staub, Rauch), chemische (Gase) Einflüsse. Bakteriell (Staphylokokken, Gonokokken), viral (Adenoviren), Chlamydien (Trachom, Schwimmbadkonjunktivitis), Seborrhö, Allgemeinerkrankungen (Masern, Grippe, Windpocken), Allergie, Hyposekretion der Tränendrüsen (Sicca-/Sjögren-Syndrom).

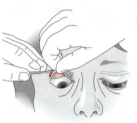

Abb. 18.5 Ektropionieren eines Lids [A300–106]

Tab. 18.7 Differenzialdiagnosen des „Roten Auges"		
Symptomatik, Anamnese	**Befund**	**Verdachtsdiagnose**
Evtl. leichtes Druckgefühl	Umschriebene Bindehautunterblutung	Hyposphagma
Brennen, Stechen, Fremdkörpergefühl	Konjunktivale Injektion, Chemosis	Konjunktivitis
Dumpfer Schmerz im Augapfel (verstärkt bei Druck)	Umschriebene subkonjunktivale Schwellung, gemischte Injektion, Druckschmerz	Episkleritis
Symptomatik, Anamnese	**Befund**	**Verdachtsdiagnose**
Blepharospasmus, Lichtscheu, Augentränen, Fremdkörpergefühl	Gemischte Injektion, Hornhauttrübung	Keratitis, Ulcus corneae
Starke Schmerzen, Lichtscheu, Blepharospasmus, Augentränen	Gemischte, vorwiegend ziliare Injektion	Akute Iritis
AZ reduziert, Erbrechen, Kopfschmerzen, Bauchschmerzen, meist Weitsichtigkeit	Gemischte Injektion, venöse Stauung, Bulbus hart, Hornhauttrübung, weite Pupille	Akutes Glaukom

Klinik
Konjunktivale Injektion, Chemosis (nicht nur bei Allergie, auch bei Orbitaprozessen wie Tumoren oder endokriner Orbitopathie), Tränenfluss, Blepharospasmus.

Diagnostik
Inspektion nach Lidspreizung, Abstrich, evtl. Allergietestung.

Therapie
Nach Ursache, evtl. Gentamicin-Augentropfen (z.B. Refobacin®). **Cave:** Kortisonhaltige Tropfen sind ohne sicheren Herpesausschluss (Spaltlampe) kontraindiziert.

Episkleritis

Ätiologie
Allergisch-hyperergisch, rheumatisch, spezifisch entzündlich.

Klinik
Meist umschriebener, buckelförmig vorgewölbter druckschmerzhafter Entzündungsherd, Bindehaut darüber verschieblich, gemischte Injektion.

Diagnostik
Inspektion (Rötung, Schwellung), Palpation (Druckschmerz).

Therapie
Lokal Kortikosteroide (z.B. Isoptodex®-Augentropfen 4 × tägl.).

Keratitis und Ulcus corneae

Ätiologie
Bakterien, Viren (Herpes, Zoster, Masern, Rubeolen), Pilze (Aspergillus, Candida), endogen, trophisch (Lagophthalmus, Ektropium), neuroparalytisch.

Klinik
Gemischter Reizzustand (▶ Tab. 18.7), Lichtscheu, Tränenfluss, Blepharospasmus, Hornhauttrübung, Vaskularisation, evtl. Ulzeration (oft nur mit Spaltlampe erkennbar).

Diagnostik
Inspektion bei seitlicher Beleuchtung mit Visitenlampe (evtl. unter Lupenvergrößerung), sichere Diagnose nur vom Augenarzt.

Therapie
Überweisung/Konsil Augenarzt.

Akute Iritis

Ätiologie
Lues, Tbc, Borreliose, Morbus Reiter, rheumatoide Arthritis, Autoimmunprozesse, Bechterew, Boeck, häufig nicht zu klären!

Klinik
Gemischter oder ziliarer Reizzustand, dumpfer Schmerz.

Diagnostik
Inspektion, Blutserologie (siehe Ätiologie), augenärztliche Überweisung.

Therapie
Meist symptomatisch mit Kortisontropfen (z.B. Isoptodex®-Augentropfen 5 × tägl.), Pupillenweitstellung mit Boroscopol®-Augentropfen 3 × tägl. (zur Vermeidung von Irisverwachsungen = Synechierung und Sekundärglaukom).

Akutes Glaukom

Ätiologie
Enger Kammerwinkel, Gefäßproliferation, Trauma (Kammerwinkel, Linsenluxation).

Klinik
Meist starker Augenschmerz, Übelkeit, Erbrechen (Fehldeutung „akuter Bauch" möglich), gemischter Reizzustand, venöse konjunktivale und episklerale Stauung, diffuse Drucktrübung der Hornhaut, übermittelweite entrundete Pupille, Augendruck palpatorisch erhöht.

Diagnostik
Inspektion, Palpation des Bulbus mit beiden Zeigefingern (Seitenvergleich).

> **Sofortmaßnahmen**
> - 1 %ige Pilocarpin-Augentropfen im 5-Min.-Abstand, nach 30 Min. im 15-Min.-Abstand.
> - Acetazolamid 500 mg i.v. (z.B. Diamox®), Pethidin 50 mg i.m. (z.B. Dolantin®).
> - Einweisung Augenklinik.

18.9.3 Verbrennung

Ätiologie
Stichflamme, kochendes Wasser, flüssiges oder glühendes Metall, Starkstrom, Brandkatastrophen.

Klinik
Starke Schmerzen, Verbrennungszeichen.

Diagnostik
Ektropionieren (▶ Abb. 18.5). Inspektion: Versengte Augenbrauen und Wimpern, Verbrennungen 1.–3. Grades (Rötung, Blasenbildung, Nekrosen) der Lid- und Bindehaut, Grauweißfärbung der Hornhaut durch tiefe Nekrose.

Therapie
Bei oberflächlichen Verbrennungen Gentamicin und sterile Aufschläge auf die Lider, Einstreichen von Refobacin®- oder Bepanthen®-Salbe in den Bindehautsack.

> **Sofortmaßnahmen bei Verbrennungen 2. und 3. Grades**
> - Abkühlung (z.B. Eiswasserumschläge), Breitbandpenicillin (z.B. Augmentan® 1,2 g i.v.).
> - Einweisung in Augenklinik zur Nekrosenabtragung, plastischen Versorgung, Einlage von Schalenprothesen.

Prognose
Ab Verbrennungen 2. Grades schlecht (Erblindung durch Hornhautnarben, Symblephara).

18.9.4 Verätzung

Ätiologie
Säuren, Laugen, ungebrannter oder gelöschter Kalk.

Einteilung
- Säureverätzung: Häufig nur oberflächlicher Ätzschorf (Koagulationsnekrose), Tränenflüssigkeit spült und verdünnt Säure.
- Laugenverätzung: Kolliquationsnekrose mit Ischämie und Gewebseinschmelzung (gefährlicher).

Klinik
Starke Schmerzen, Lidkrampf, Erblindungsangst.
- 1. Stadium: Rötung der Lid- und Bindehaut.
- 2. Stadium: Schwellung und partielle Ischämie der Bindehaut (Chemosis).
- 3. Stadium: Nekrose der Bindehaut- und Hornhaut („gekochtes Fischauge").

Diagnostik
Inspektion nach Spreizen der Lider, auf Farbe und Oberflächenbeschaffenheit der Lider und Bulbi achten (Ischämie, Nekrose, Transparenz). Bei Blepharospasmus Lokalanästhesie mit Augentropfen (z.B. Novesine®-Augentropfen 2 × 1 Tr. in die untere Umschlagfalte in etwa 10 Sek. Abstand; keine Dauerbehandlung, da Gefahr der Dauerschädigung der Hornhaut!).

Therapie
Möglichst sofortige Überweisung an Augenklinik oder Augenarzt. Ansonsten Therapie einleiten.

> **Sofortmaßnahmen**
> - Augen sofort mit Flüssigkeit (Leitungswasser oder spezielle Pufferlösung Isogutt®) spülen.
> - Bei Kalkverätzungen Lider spreizen und Bindehautsack mechanisch säubern.
> - Nur nach Reinigung spülen (sonst Löschung des Kalks und Hitzeentwicklung bis 100 °C).

- Tropfanästhesie, z.B. mit Novesine®-Augentropfen (Lösen des Blepharospasmus).
- Weitere Spülungen mit Pufferlösungen, z.B. Isogutt® vornehmen.

- Bei Säureverletzungen mit 2 %iger Bikarbonatlösung spülen.
- Bei Laugenverletzungen mit 10 %iger Cebion®-Lösung oder 3 %igem Borwasser spülen.
- Lokal Antibiotika, z.B. Gentamicin-Augentropfen (z.B. Refabacin®).
- Mydriatika zur intraokularen Ruhigstellung, z.B. Mydriaticum Roche® 2 Tr. alle 3 h.

Prognose
Bei Säureverätzungen gut, bei Laugenverätzungen ab Stadium 2 ungünstig.

Technik der Augenspülung
- Handschuhe anziehen, eigene Augen vor Spritzern schützen (Abstand, Brille).
- Ggf. Lokalanästhesie, z.B. mit Novesine®-Augentropfen.
- Grobe Partikel mit Kompressenzipfel oder Wattestäbchen entfernen.
- Bei Kalkverätzungen: Auge trocken austupfen, nachspülen.
- Kopf zum verletzten Auge neigen lassen, Auge öffnen und offen halten (evtl. durch Helfer).
- Hornhaut und Bindehaut mit Isogutt®, ggf. auch mit Ringer-Lösung spülen.
! Keine Spülflüssigkeit in das Gegenauge gelangen lassen.
- Pat. in alle Richtungen schauen lassen.
- Oberen und unteren Bindehautfornix mit 10- oder 20-ml-Spritze mit aufgesetzter Plastikverweilkanüle vorsichtig ausspülen.
- Notfalls Spülung unter laufendem Wasserstrahl am Waschbecken vornehmen.

18.9.5 Verblitzung

Ätiologie
Ultraviolette Strahlen durch Schweißen, Höhensonne, Hochgebirgssonne → Schädigung der vorderen Augenabschnitte.

Klinik
Starke Augenschmerzen 6–8 h nach Exposition (typische Latenzzeit).

Diagnostik
Exakte Anamnese, Inspektion: Ausgeprägte konjunktivale Injektion, stippchenförmige Hornhauterosionen im Lidspaltenbereich (in der Ophthalmologie mit Fluorescein anfärbbar).

Therapie
Lokalanästhetikum, z.B. Novesine®-Augentropfen zum Lösen des Lidkrampfs verabreichen. Wiederholtes Einstreichen mit Bepanthen®-Augensalbe.

Die wiederholte Applikation von Lokalanästhetika ist wegen möglicher bleibender Hornhautschäden kontraindiziert!

Prognose
Sehr gut, meist folgenlose Abheilung innerhalb von 24 h.

18.9.6 Nicht penetrierende Verletzung

Bindehaut- und Hornhautfremdkörper

Ätiologie
Sand, Ruß, Kohlepartikel, Getreidegrannen, die in den Bindehautsack gelangt sind; Rost- oder Eisenpartikel bei handwerklichen Arbeiten.

Klinik
Starkes Fremdkörpergefühl; Rötung, Tränenfluss, Lidkrampf (Abwehrtrias).

Diagnostik
Inspektion, Ektropionieren des Ober- oder Unterlids, Fremdkörper sichtbar.

Therapie
Tropfanästhesie (z.B. Novesine®-Augentropfen, 2 Tr. in den unteren Bindehautsack), Lider ektropionieren, Bindehautfremdkörper mit Watteträger herauswischen. Augenärztliches Konsil zur sicheren Entfernung von festsitzenden oder eingebrannten Fremdkörpern.

Nachbehandlung
- Antibiotischer Salbenverband, z.B. Refobacin® für 1–2 Tage. Fahrverbot.
- Bei rezid. Hornhautulzera Benetzungsmittel, z.B. Vidisept®, Lacrimal® (Verordnung durch Augenarzt).

Prognose
Im Allgemeinen gut. Gelegentlich rezid. Hornhauterosion durch morgendliche Lidöffnung. Bei Entwicklung eines Ulcus corneae oder Herpes corneae Visusreduktion möglich.

Hornhautläsion

Ätiologie
Meist Bagatelltraumen durch Fingernägel, Taschentuch, Zweige.

Klinik
Fremdkörpergefühl, Rötung, Tränenfluss, Lidkrampf.

Diagnostik
Inspektion.

Therapie
Bei Verdacht Überweisung zum Augenarzt, Augensalbe, z.B. Bepanthen®, Verband.

18.9.7 Perforierende Verletzung

Ätiologie
Handwerkliche Tätigkeiten (z.B. abspringende Werkzeugteile), unachtsames Hantieren mit spitzen Gegenständen (oft bei Kindern), splitternde Windschutzscheibe.

Klinik
Sehverlust, Schmerz, manchmal kaum Beschwerden.

Diagnostik
Inspektion, Visusprüfung, Ektropionieren des Unterlids (Skleraperforation):
- Lidperforation.
- Bei Hornhautperforation meist sichtbare Pupillenverziehung, aufgehobene Vorderkammer, Irisprolaps.
- Bei Skleraperforation subkonjunktivale Blutung, evtl. Uvea-Glaskörpervorfall, Bulbusverformung. Kleine Perforationen oft schwer erkennbar (trotzdem schwere Komplikationen, wie Linsenverletzung mit zunehmender Eintrübung oder Netzhautablösung möglich).
- Grundsätzlich an Begleitverletzungen anderer Organe denken!

Therapie
- Trockenen, sterilen Verband anlegen, Antibiotikum (Breitbandpenicillin, z.B. Augmentan® 1,2 g i.v.).
- Sofortüberweisung in Augenklinik (mikrochirurgische Versorgung, Fremdkörperextraktion, ggf. Vitrektomie, Plombenoperation).

Prognose
In 30 % Erblindung. Typische Komplikationen sind Glaskörperabszesse, Panophthalmie, Sekundärglaukom, sympathische Ophthalmie, Siderosis oder Phthisis bulbi.

18.9.8 Kontusionsverletzung

Ätiologie
Stumpfe Gewalteinwirkung, z.B. durch Faustschlag, Tennis- oder Squashball, Holzscheit, Sektkorken, Sturz auf Augenregion.

Klinik
Sehstörung, Schmerzen, evtl. Doppelbilder bei Augenmuskelbeteiligung.

Diagnostik
- Visusprüfung, Motilitätsprüfung, Röntgen (Blow-out-fracture).
- Inspektion: Subkonjunktivale Blutung, Hornhauterosion, Vorderkammerblutung, Pupillenerweiterung (traumatische Mydriasis durch Sphinktereinrisse), Irisabrisse mit Pupillenverziehung (Iridodialyse), Linsentrübung, Linsenluxation mit Sekundärglaukom, Netzhaut-Glaskörperblutung, Aderhautruptur.
- ! Von Bindehaut gedeckte Skleralrupturen können übersehen werden (Augendruck stark erniedrigt).

Therapie
Doppelseitiger Augenverband, sofortige Weiterleitung Augenklinik.

Prognose
Unterschiedlich (je nach Ursache). Häufig schlechter als bei Perforation, da es zu irregulären Zerreißungen kommen kann.

18.9.9 Orbitaverletzung

Ätiologie
Stich- und Pfählungstraumen, Schussverletzungen, schwere Kontusionstraumen (Hufschlag, Kuhhornstoß), Verkehrsunfälle.

Klinik
Sehstörung, Erblindung, Doppelbilder, Bulbusverlagerung möglich.

Diagnostik
- Inspektion: Traumatischer Exophthalmus (retrobulbäre Blutung), Enophthalmus (Sutursprengung bei Mittelgesichtsfraktur), Beweglichkeitseinschränkung des Bulbus mit Doppelbildern (Blow-out-fracture mit Einklemmung des M. rectus inf.), plötzliche Erblindung bei Mitverletzung der N. opticus (amaurotische Pupillenstarre), Luxation des Augapfels (Avulsio bulbi).
- Palpation: Luftemphysem (Knistern) bei Einbruch der Lamina papyracea des Siebbeins.
- Röntgen: Schädel frontal und seitlich (Fraktur), Orbita spezial (Mittelgesichtsfraktur, Blow-out-fracture), bei Visusverlust CT oder MRT (Optikusscheidenhämatom, Optikusabriss).

Therapie
Sofort Breitbandpenicillin i.v. (z.B. Augmentan 1,2 g), Kortikoid, wie Prednisolon 100 mg i.v. (z.B. Solu Decortin H®) zur Abschwellung, bei Schmerzen zunächst keine starken Medikamente (neurologische Untersuchung abwarten). Sofortige Vorstellung Augenarzt, HNO-Arzt, Neurochirurg.

Prognose
Bei N.-opticus-Beteiligung und Augenmuskelparesen ungünstig.

19 Wirbelsäule

Klaus Kolb

- **19.1 Diagnostik** 650
- 19.1.1 Leitsymptome und Differenzialdiagnosen 650
- 19.1.2 Anamnese 650
- 19.1.3 Klinische Untersuchung 651
- 19.1.4 Apparative Diagnostik 653
- 19.1.5 Vorgehen 655
- **19.2 Lumbago, Lumboischialgie** 659
- **19.3 Diskusprolaps** 660
- **19.4 Querschnittsläsion** 662
- **19.5 HWS-Trauma** 664
- 19.5.1 HWS-Distorsion (whiplash associated disorder) 664
- 19.5.2 HWK-1-Fraktur (Atlasfraktur, Jefferson-Fraktur) 666
- 19.5.3 HWK-2-Fraktur (Axisfraktur, „hanged-man-fracture") 668
- 19.5.4 HWK-2-Densfrakturen 669
- 19.5.5 Frakturen der unteren HWS C3–C7 670
- **19.6 BWS-Traumen** 672
- **19.7 LWS-Traumen** 674
- 19.7.1 Frakturen der LWS 674
- 19.7.2 Isolierte Frakturen der Dorn- oder Querfortsätze 676
- 19.7.3 Frakturen des Sakrums und des Steißbeins 676
- **19.8 Pathologische Frakturen – Frakturen des Seniums** 677

19.1 Diagnostik

19.1.1 Leitsymptome und Differenzialdiagnosen

Rückenschmerzen
- Degenerative Erkrankungen: Osteochondrose (Spondylochondrose) ggf. mit spinalen Stenosen, Osteoporose, Diskusdegeneration, chron. Polyarthritis, Spondylarthrose, M. Scheuermann, Kokzygodynie, Iliosakralblockierungen, Osteoporose.
- Entzündliche Erkrankungen: Polyarthritis, Osteomyelitis, Tuberkulose, Polyradikulitis, Myelitis, multiple Sklerose, M. Bechterew, Spondylitis unterschiedlicher Ursache, Spondylodiszitis.
- Trauma: Spondylolyse, Spondylolisthesis, Beschleunigungsverletzung der (Hals-)Wirbelsäule (▶ 19.5.1), Distorsionen, Frakturen (▶ 19.5.2, ▶ 19.5.3, ▶ 19.5.4, ▶ 19.5.5) und Kombinationen aus diesen Ursachen, spinale Stenose, offene Traumen (z.B. Schuss-/Stichverletzungen), traumatischer Diskusprolaps.
- Tumoren: Primäre Tumoren der Wirbel, des Rückenmarks (malignes Schwannom, Gliatumor, Ependymom), der Nervenwurzeln, osteoklastische Metastasen (Bronchialkarzinom, Mammakarzinom, Nephroblastom, Plasmozytom), osteoblastische Metastasen (Prostatakarzinom), gemischt osteoklastisch/osteoblastische Tumoren (Prostatakarzinom), direkte Infiltration von Tumoren des Retroperitoneums und des Beckens, gutartige Tumoren, Aortenaneurysma (▶ 22.3.2, ▶ 22.3.3).
- Entwicklungsstörungen: Fehlbildungen, Spina bifida, Spondylolisthesis (häufig mit Spondylolyse), Deformitäten, Skoliose, Kyphose, Lordose.
- Blasenmastdarminkontinenz: Z.B. Voroperationen, Beckenbodeninsuffizienz, neurologische Erkrankungen, Tumoren, Traumata, Diskusprolaps (▶ 19.3).
- Motorische Schwäche der Beine, Gangstörungen, z.B. pAVK (▶ 22.4.2), Arthrosen, Intoxikationen, neurologische Erkrankungen, Tumoren, Traumen, Diskusprolaps (▶ 19.3).

Differenzialdiagnose
Nierenerkrankungen, Pankreatitis, Aortenaneurysma (▶ 22.3.3), Herz-Lungen-Erkr.

Anamnese und körperliche Untersuchung unter Einschluss der Extremitäten, des Stamms und des Gefäßsystems durchführen.

19.1.2 Anamnese

- Art und Beginn der Beschwerden: Spontan, Sturz, körperliche Belastung.
- Schmerzcharakter, -ausprägung und -lokalisation.
- Neurologische Symptomatik: Motorische oder sensible Ausfälle, Harn- und Stuhlkontrolle.
- Bekannte Vorerkrankungen: AVK, Tumoren, OP, Fehlstellungen.
- Berufsanamnese: Körperliche Belastung, häufig kniende Tätigkeiten oder Überkopfarbeiten, Tragen schwerer Gegenstände weit weg vom Körper.
- Bisherige Behandlungsmaßnahmen: Physikalisch, medikamentös.

Bei polytraumatisierten und v.a. bei bewusstlosen Pat. ist immer von einer traumatischen Wirbelsäulenverletzung auszugehen, da etwa 50 % aller Querschnittsläsionen bei Polytraumatisierten gefunden werden. Daher Bergung, Transport und diagnostische Maßnahmen so schonend wie möglich.

19.1.3 Klinische Untersuchung

auch ▶ 3.2.
Den Pat. hierzu immer bis auf die Unterwäsche entkleiden lassen (Intimsphäre beachten).

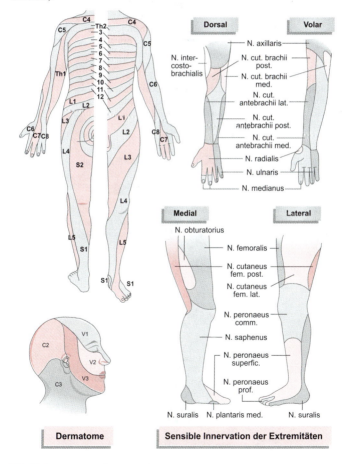

Abb. 19.1 Dermatome [A300–190]

Untersuchung des Rückens

- Inspektion (▶ 3.2): Ausprägung der Rückenmuskulatur (symmetrisch, Dysbalance zwischen Bauchmuskulatur und Rückenmuskulatur), knöcherne Konturen, Achsenstellung, Dornfortsatzreihe, Hautveränderungen, offene Wunden, Narben, Stuhl- oder Harnverschmutzung, Beckenschiefstand, Michaelisraute.
- Palpation (▶ 3.3.2): Knochen- und Weichteilkonturen, Hauttemperatur, lokale DS, Kompressions- und Stauchungsschmerz, Myogelosen (lokale umschriebene Muskelverhärtungen).
- Beweglichkeit (▶ 3.3.2): Beugung, Streckung (Schober- und Ott-Zeichen, Fingerspitzen-Bodenabstand, Fingerspitzen-Zehenspitzenabstand im Sitzen bei gestreckten Kniegelenken, Gesamtbeweglichkeit beim Vornüberbeugen, Beweglichkeit bei Beugung in der Hüfte, Muskelspiel, Rotation, Seitneigung, jeweils nach HWS – BWS – LWS differenziert, Schmerzangabe bei Bewegung, Barfußgangbild, Zehenspitzen- und Fersengang prüfen.

Untersuchung der Nachbargelenke

- Rippenwirbelgelenke, Atemtiefe.
- Iliosakralgelenke: Druck- und Bewegungsschmerz.
- Hüftgelenke: Beinlängendifferenzen, Beweglichkeit.
- Schultergelenke mit Position der Schulterblätter, Karpaltunnel.

Neurologische Untersuchung

(auch ▶ 18.1.2).

- Muskuläres System: Atrophie, Hypertrophie, Faszikulationen, grobe Kraft im Seitenvergleich, Umfangsmessung.
- Sensibilität: Berührungsempfinden, Stumpf-, Spitz- und Zweipunktdiskriminierung, Wärme – Kälte.
- Lasègue-Prüfung: Gestrecktes Bein des Pat. anheben, zusätzlich Dorsalextension im oberen Sprunggelenk (Bragard-Zeichen), hierbei einseitige Schmerzauslösung bei Wurzelkompression L4 bis S1 oder beidseitig bei meningealer Reizung.

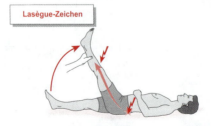

Patient liegt flach, Anheben des Beins führt zu reflektorischem Widerstand und Rückenschmerz, der bis in die Wade ausstrahlt (positiv bei Bandscheibenvorfall, Ischias-Syndrom, „Meningismus")

Abb. 19.2 Lasègue-Test [A300–106]

Tab. 19.1 Muskeleigen- und Fremdreflexe

Reflex	Nerv	Wurzel
Muskeleigenreflexe		
Bizepsreflex (BSR)	N. musculocutaneus	C5
Brachioradialis-Radiusperiostreflex (BRR)	N. radialis	C6
Trizepsreflex (TSR)	N. radialis	C6/7
Fingerbeugereflex (Trömner-Zeichen)	Nn. medianus et ulnaris	C6/7
Quadrizeps-Patellarsehnenreflex (PSR)	N. femoralis	L3/4
Triceps-surae-Achillessehnenreflex (ASR)	N. tibialis	S1
Fremdreflexe		
Bauchhautreflexe	Nn. intercostales	Th5–Th12
Kremasterreflex	N. genitofemoralis	L1/2
Analreflex	N. pudendus	S3/4

- Reflexprüfung: Patellar- und Achillessehnenreflex im Seitenvergleich, Babinski.
- Rektal-digitale Untersuchung: Tonus des M. sphincter ani, Reithosenanästhesie, Willkürinnervation (Pat. pressen lassen) abgeschwächt oder aufgehoben, z.B. beim Kaudasyndrom (▶ 19.3) oder bei Querschnittsläsion (▶ 19.4).

Allgemeine körperliche Untersuchung
(▶ 3.3).
- Abdomen: Voroperationen, Raumforderungen insbesondere im kleinen Becken.
- Gefäßstatus: Palpables Aortenaneurysma, peripherer Pulsstatus.

19.1.4 Apparative Diagnostik

Röntgen
(▶ 3.5.8, ▶ 3.5.9, ▶ 3.5.10, ▶ 3.5.11).
- Segmentröntgen bei ansprechbaren und orientierten Pat. (HWS, BWS oder LWS) in 2 Ebenen (▶ 3.5.8, ▶ 3.5.9, ▶ 3.5.10) bei lokalisierbaren Schmerzen.
- Schrägaufnahmen um 45° gedreht, zur Darstellung der Foramina intervertebralia.
- Funktionsaufnahmen in maximaler Flexion und Extension (v.a. bei gutachterlicher Fragestellung) bei posttraumatischen Zuständen der HWS und LWS (▶ 3.5.8, ▶ 3.5.10) nach Beschleunigungsverletzung oder bei degenerativer Instabilität.
- Belastungsaufnahmen im Stehen für BWS/LWS bei osteoporotischen Brüchen, Verlaufskontrolle.
- Übergang HWK7/Th1: Zusätzliche Schwimmeraufnahme.

- Bei Erkrankungen der LWS zusätzlich Beckenübersicht (▶ 3.5.23), beide Hüften in 2 Ebenen (▶ 3.5.24), ggf. Standaufnahme beider Beine.
- Bei V.a. Läsion des Dens axis: Transorale Densaufnahme (▶ 3.5.7).
- Komplette Wirbelsäule mit Dens-Zielaufnahme beim bewusstlosen Pat. oder bei V.a. Rückenmarksläsion. Am besten Traumaspirale im Rahmen des Schockraum-CT's, bei V.a Rückenmarksläsion ggf. MRT.

> HWK 7 ist im Rö-Bild häufig überlagert. Abhilfe: Kräftig an beiden Armen des Pat. ziehen, alternativ CT oder ggf. MRT. Bei agitierten oder bewusstlosen Pat. die Immobilisation durch Halskrawatte oder Vakuumbett bei der Röntgendiagnostik auch auf Kosten der Bildqualität belassen.

Technik der Funktionsuntersuchung mit Bildwandler
- Pat. benötigt keine Narkose, Rückenlage, Untersucher sitzt am Kopfende auf einem Hocker.
- Schulter des Pat. schließt mit oberem Ende der Liege ab.
- Stifneck® vorsichtig abnehmen und sofort den Kopf mit Händen stabilisieren.
- Kopf mit beiden Händen halten.
- Hilfskraft bedient den Bildwandler, Röntgenschutz für alle Beteiligten.
- C-Bogen des Bildwandlers umdrehen und von oben über den Patientenkopf schwenken lassen.
- Bildwandler auf die richtige Höhe einstellen lassen, Fußschalter zur Durchleuchtung.
- Durchleuchtung: Vorsichtiger Längszug → komplette segmentale Instabilität.
- Langsam die Wirbelsäule flektieren bzw. extendieren unter Durchleuchtung: Geringe ausgeprägte Instabilitäten.
- Wirbelsäule bei Instabilität oder Fraktur erneut ruhig stellen (Stifneck®).
- Bilddokumentation aller relevanten Röntgenbefunde.

Zusätzliche bildgebende Verfahren
- Tomographie: Mangels CT zur Darstellung der Wirbelkörperbinnenstruktur, eher verlassen.
- Myelographie: Intrathekale Kontrastmitteluntersuchung zur Beurteilung von Einengungen des Duralsacks und der Nervenwurzeln. Weitgehend zugunsten der MRT verlassen, jedoch Bestandteil der Diagnostik im Rahmen von Spinalkanalstenosen.
- Szintigraphie (▶ 3.14.2): Darstellung und Lokalisation destruierender Prozesse bei Entzündungen und Tumoren.
- CT (▶ 3.10.3): Standarddiagnostik bei allen degenerativen und traumatischen Erkrankungen der WS. Ausdehnung der knöchernen Destruktion besser beurteilbar als im MRT.
- CT auch als postoperative Kontrolle nach Wirbelsäulen-OP (z.B. bei Verlegung aus anderer Klinik).
- MRT (▶ 3.11): Standarddiagnostik bei degenerativen Erkrankungen mit Bandscheibenbeteiligung. Darstellung intraduraler Prozesse, des Spinalkanals (Weite), der Nervenwurzel (Kompression), bei tumorösen bzw. infektiösen Prozessen und bei V.a. Rückenmarkskontusion.

Weitere Methoden
- Lumbalpunktion: Bei entzündlichen Prozessen, z.B. Meningitis, Polyneuritis, multiple Sklerose.
- Sonographie (▶ 3.8.2) zum Ausschluss intraabdomineller Ursachen, z.B. Aortenaneurysma, Tumoren des kleinen Beckens.
- Labordiagnostik (▶ 3.15): Abhängig von der Genese der Erkr.

19.1.5 Vorgehen

Allgemein
- Anamnese, Untersuchung und Diagnostik sollten bereits zu einer Verdachtsdiagnose und zu einer Entscheidung bezüglich des weiteren Vorgehens führen (stationäre oder ambulante Therapie).
- Im Hinblick auf spätere Begutachtung und Rentenverfahren Anamnese exakt erheben.
- Ggf. berufsgenossenschaftliche Heilbehandlung einleiten (D-Arzt-Verfahren ▶ 1.5).

Die Therapieentscheidung bei Frakturen (konservativ oder operativ) orientiert sich am Allgemeinzustand, an evtl. weiteren Verletzungen, neurologischen Schäden und v.a. am Ausmaß der Instabilität und der Fehlstellung.

Bei der Beurteilung ist die Entscheidung zwischen stabilen und instabilen Frakturen entscheidend. Das 3-Säulenmodell ist verlassen worden. Festlegung der weiteren Therapie von Wirbelfrakturen (konservativ oder operativ). Vorteilhafter ist die Einteilung in ventrale und dorsale Säule. Die ventrale Säule mit Wirbelkörper und Bandscheibe ist für die Kompressionskräfte („load-sharing") verantwortlich, die dorsale Säule für die Zuggurtung („tension point").

Einteilung der frischen, traumatischen Wirbelsäuleninstabilität nach Blauth
- Stabil: Keine weitere Veränderung der Stellung in Ruhe oder unter Belastung (z.B. Deckplattenbruch).
- Geringgradig instabil: Verletzungen, die voraussichtlich unter funktioneller Behandlung ohne wesentliche Fehlstellung ausheilen, jedoch die Gefahr der geringen Restinstabilität besteht (z.B. Deckplattenkompressionsbruch).
- Hochgradig instabil: Unter funktioneller Behandlung sind schwere Fehlstellungen und neurologische Komplikationen zu erwarten (z.B. Rotationsberstungsbruch).

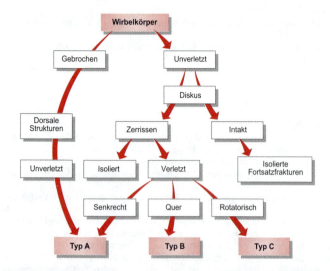

Abb. 19.3 Instabilitätskriterien der Wirbelsäule nach Blauth [A300–106]

AO-Klassifikation der Wirbelsäulenverletzungen

Beurteilung von Wirbelkörper, Achsen, Bogenwurzel, Dornfortsätze, Wirbelgelenke.

- Typ A1: Leichte Kompressionsfrakturen (Impaktionsfraktur, Keilbruch, Wirbelkörperimpaktion, Deckplattenimpaktion).
- Typ A2: Mehrfragment- oder Trümmerbruch mit Beteiligung einer oder beider Deckplatten bzw. der Hinterkante.
- Typ A3: Überwiegend ligamentäre Läsionen der vorderen Säule: Bandscheibe und Längsband.
- Typ B1: Isolierte und kombinierte Frakturen der Dornfortsätze, der Wirbelbögen und der kleine Wirbelgelenke ohne Dislokation.
- Typ B2: Osteoligamentäre Läsionen mit Dornfortsatz- und Bogenfraktur mit Subluxation, Subluxationsfrakturen der Wirbelgelenke, Pedikel- und Bogenbruch.
- Typ B3: Ligamentäre Verletzungen mit Ruptur des vorderen Bandapparats und Luxation der Wirbelgelenke.
- Typ C1: Knöcherne Beteiligung der vorderen und hinteren Säule.
- Typ C2: Osteoligamentäre Beteiligung der vorderen und hinteren Säule.
- Typ C3: Rein ligamentäre Verletzungen der vorderen und hinteren Säule.

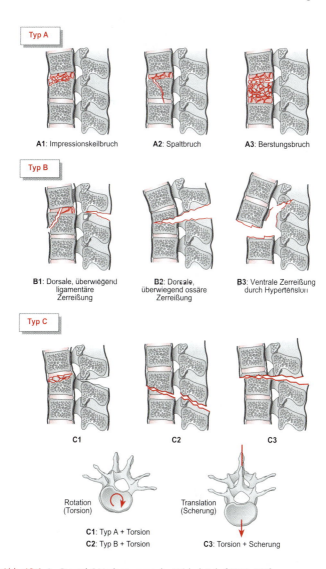

Abb. 19.4 A-, B- und C-Verletzungen der Wirbelsäule [A300–106]

Tab. 19.2 Radiologische Kriterien von Wirbelsäulenverletzungen

Merkmale	Typ A	Typ B	Typ C
	A1 = Impaktionsbruch A2 = Spaltbruch A3 = Berstungsbruch	B1 = Flexiondistraktion ligamentär B2 = Flexiondistraktion ossär B3 = Hyperextension/Scherverletzung ventral	C1 = Typ A + Rotation C2 = Typ B + Rotation C3 = Rotationsscherbrüche
Wirbelsäulenachse a.p.-Aufnahme	Nicht wesentlich verschoben	Translatorische Verschiebungen nur nach vorne und hinten, Knickbildung in der a.p. Ansicht möglich	Translation in jede Richtung möglich, charakteristisch seitliche Verkrümmung oder Seitversetzung
Wirbelsäulenachse seitlich	Leichte bis mäßige kyphotische Abknickung	Starke kyphotische Abknickung	„Phantomwirbel"
Wirbelkörper	Höhenverlust, keilförmige Deformierung mit segmentaler Kyphosierung, selten seitliche Abknickung, Hinterwand verkürzt	Nach vorne disloziert, Ausrissfrakturen an Vorder- oder Hinterkanten, Hinterwand verlängert	Abscherung von Kanten des Wirbelkörpers, Stufenbildung der seitlichen Kontur, dreieckförmige laterale Abrissfrakturen
Hinterkantenfragment	Nur nach dorsal verlagert, höchstens geringfügig um die Transversalachse gedreht	Verlagerung nach dorsal und kranial, Drehung eines Fragments um die Transversalachse möglich	
Bogenwurzeln	Senkrechter Abstand normal oder verkürzt, querer Abstand verlängert	Quere Frakturen	Asymmetrische Darstellung
Lamina	Längs gespalten	Quere Frakturen	
kleine Wirbelgelenke	Nur bei stärkerer Knickbildung und intakter Hinterwand evtl. leichtes Klaffen	Subluxation oder Luxation, „leere Facette"	Einseitige Luxation
Querfortsätze		Quere Spaltung, evtl. beidseitige Frakturen	Einseitige Abbrüche
Gelenkfortsätze		Beidseitige Frakturen	Asymmetrische Darstellung, einseitige Frakturen

Merkmale	Typ A	Typ B	Typ C
Interartikularportion		Beidseitige Frakturen	Einseitige Frakturen
Dornfortsätze		Deutliche Vergrößerung des Abstands, Ausrissfrakturen, quere Spaltung	Exzentrische Stellung kranial oder kaudal der Verletzung

Tab. 19.2 Radiologische Kriterien von Wirbelsäulenverletzungen (Forts.)

19.2 Lumbago, Lumboischialgie

Ätiologie
Plötzlich auftretende Schmerzen im Bereich der LWS mit Verstärkung beim Heben, Drehen, Vorneigen oder Bauchpresse; evtl. pseudoradikuläre Schmerzen mit Ausstrahlung in den N. ischiadicus. Ursächliche Mechanismen sind beginnender Diskusprolaps, Subluxation eines Wirbelgelenks, Blockierung eines Iliosakralgelenks. Ein nachweisbares, somatisches Korrelat kann fehlen.
Häufig auftretende Erkrankung v.a. zwischen dem 18. und 60. Lebensjahr.

Klinik
- Akut oder langsam einsetzender Schmerz im Bereich der LWS oder des lumbosakralen Übergangs.
- Gelegentlich zusätzliche ischialgiforme Schmerzausstrahlung.
- Freie Beweglichkeit der LWS schmerzbedingt eingeschränkt bis aufgehoben.
- Schmerzreflektorische Myogelosen.
- Selten neurologische Defizite (Parästhesien der unteren Extremität).

Diagnostik
- Untersuchung (▶ 3.2, ▶ 3.3.2): Motorische oder sensible Ausfälle, Lasègue, Myogelosen.
- Rö (▶ 3.5.9, ▶ 3.5.10): Untere BWS/LWS in zwei Ebenen: Fehlstellungen, Osteolysen, alte Traumen. Beckenübersicht: Coxarthrose; Iliosakralgelenke: Fehlstellung, Osteolysen.
- CT (▶ 3.10.3): Indikation eher bei knöchernen Veränderungen (konventionelle Aufnahmen), Bandscheibenbeurteilung, Entzündung. Bei radikulären Schmerzen (Diskusprolaps).
- MRT (▶ 3.11): Bessere Beurteilung der Weichteilstrukturen (Bandscheibe, Rückenmark).
- Sonographie (▶ 3.8.2): Abdomen zum Ausschluss intraabdomineller Ursachen (z.B. Aortenaneurysma).
- EMG: Bei radikulären Schmerzen zusätzlich neurologische Untersuchung mit EMG (Denervierungen).

Therapie
Geplante Therapie und mögliche alternative Therapieverfahren (konservativ, operativ) mit dem Pat. besprechen und dies dokumentieren.

- Im Akutstadium bei ausgeprägter Schmerzsymptomatik stationäre Aufnahme, Bettruhe, evtl. Stufenbett (Flexion von 90° im Hüft- und Kniegelenk), bei neurologischen Defiziten sofortiges CT und neurologisches oder neurochirurgisches Konsil veranlassen.
- Wenn keine Neurochirurgie verfügbar, CT-Bilder evtl. per Videokonferenz von Neurochirurgen/Unfallchirurgen befunden lassen.
- Je nach Beschwerdebild Analgesie und Antiphlogistika (▶ 2.13), Thromboseprophylaxe (▶ 2.10), Ulkusprophylaxe.
- Physikalische Therapie (▶ 1.3.4): Traktion, Isometrie, Schlingentisch.
- Im chron. Stadium ambulante Behandlung möglich: KG, Massagen, Rückenschule, Gewichtsreduktion, Muskelaufbau (z.B. durch Schwimmen) empfehlen.

Prognose
Chron. Verlauf möglich, ggf. Berufshilfemaßnahmen (▶ 1.5.1), z.B. Umschulung auf sitzende Tätigkeit einleiten und dies dem weiterbehandelnden Arzt mitteilen.

19.3 Diskusprolaps

Ätiologie
Häufig Altersdegenerationen der Bandscheiben durch chron. Mikrotraumen, Manifestation durch ein weiteres, traumatisierendes Ereignis (Zerrung oder Verhebetrauma). Wenige Stunden bis Tage danach durch ein weiteres banales Trauma, wie Husten, Bücken oder beim Stuhlgang, zum akut einsetzender lumbaler Schmerz oder neurologische Symptomatik.

Pat. meistens zwischen 18. und 55. Lj. Am häufigsten betroffen ist das Segment L4/L5 und L5/S1. Im Spätstadium führt die Bandscheibendegeneration zur Spondylose, bei Beteiligung der Wirbelgelenke zur Spondylarthrose.

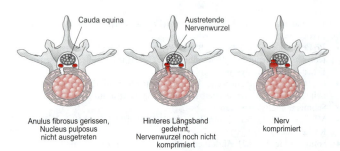

Abb. 19.5 Stadien des Diskusprolapses [A300–106]

> Ein seltener Prolaps nach medial kann zur Kompression des Conus medullaris → Kaudasyndrom (Kompression der Cauda equina) führen. Dieses stellt aufgrund der akuten Blasen-Mastdarm-Lähmung einen Notfall dar, der unverzüglich operativ versorgt werden muss.

Klinik
- Im akuten Stadium heftigste lumbale Schmerzen.
- Schonhaltung mit reflektorischer Skoliose bis zur vollständigen Bewegungsunfähigkeit.
- Ausstrahlende Schmerzen gluteal ein- oder beidseits bis zur Wade oder zum Fuß reichend.
- Kribbel- oder Taubheitsgefühl im betroffenen Segment, meist L5/S1, auch mit motorischer Schwäche z.B. des N. peroneus (Fußheberschwäche).
- Schmerzverstärkung bei Husten, Niesen oder Bauchpresse.
- Unwillkürlicher Harn- oder Stuhlabgang bei Kaudasyndrom.

> Obwohl kausal ein Zusammenhang mit einem berufsbedingten Verhebetrauma besteht, handelt es sich aufgrund der degenerativen Vorschädigung beim akuten Diskusprolaps im Regelfall um keinen Arbeitsunfall im Sinne der Berufsgenossenschaften (kein eigentlicher Unfall im Sinne der RVO). Trotzdem einen D-Arztbericht (▶ 1.4) erstellen und Zweifel an der Kausalität ankreuzen.

Diagnostik
- Inspektion (▶ 3.2): Meist unauffällig, selten Muskelatrophien im Seitenvergleich (Umfangmessung), Stuhl- oder Harnverschmutzung der Unterwäsche, Gangbild.
- Untersuchung (▶ 3.3.2): Prüfung des Sphinktertonus, Pulsstatus (AVK, Embolie).
- Neurologische Untersuchung (▶ 3.2.9): Lasègue-Test (▶ Abb. 19.2, auf der betroffenen Seite positiv), Reflexabschwächung oder -aufhebung auf der erkrankten Seite (PSR bei L3/4, ASR bei L5/S1), Sensibilitätsausfälle, frühzeitig EMG zur Unterscheidung zwischen alter und frischer Denervation.
- Rö LWS (▶ 3.5.10) in 2 Ebenen: Meist ohne path. Befund (aber Fehlstellungen, Osteolysen, Nachweis alter Traumen), Beckenübersicht (Spontanfrakturen, entzündliche Veränderungen, Coxarthrose).
- Sonographie (▶ 3.8.2): Immer Abdomensonographie veranlassen (Aortenaneurysma, Tumoren).
- CT (▶ 3.10.3): Nachweis des Diskusprolapses, degenerative Veränderungen wie Spinalkanalstenose, Spondylarthrose, Unterscheidung zwischen medialem und lateralem Prolaps.
- MRT (▶ 3.11): Diskusprotrusion, Diskusprolaps, genaue Beurteilung der Bandscheibe möglich, Sequestrierung.
- Urologische Untersuchung: Bei Verdacht auf Kaudasyndrom (sofern kurzfristig verfügbar).

Therapie
Pat. über Diagnose aufklären und weiteres Vorgehen mit geplanten und alternativen Behandlungsmöglichkeiten besprechen und dies dokumentieren.
- **Konservative Therapie:** Stationäre Aufnahme, Bettruhe, Schmerztherapie (▶ 2.12), Muskelrelaxanzien, Tizanidin 3 × 2 mg p.o., Thromboseprophylaxe (▶ 2.10), Ulkusprophylaxe. Evtl. Steroid-Stoßtherapie, z.B. Triamcinolon 40 mg i.m. einmalig (z.B. Volon® A solubile), Wiederholung nach 5–7 Tagen;

frühzeitige physikalische Therapie (▶ 1.3.4) je nach stationärem Behandlungsverlauf (schmerzabhängig).
- **Operative Therapie:** Bei Kaudasyndrom als Notfall, bei erheblichen und progredienten neurologischen, v.a. motorischen Ausfällen und bei therapieresistenten Schmerzen unter konsequenter mehrwöchiger konservativer Ther.
  - OP-Vorbereitung (▶ 1.7) oder Verlegung in entsprechendes Zentrum.
  - Vorgehen: Diskotomie offen, mikrochirurgisch oder perkutan, Chemonukleolyse mittels proteolytischer Enzyme.
- **Nachbehandlung:** Rezidivprophylaxe mit Rückenschule (▶ 1.3.4), Muskelaufbau, Schwimmen, Gewichtsreduktion und ggf. Berufshilfemaßnahmen.

19.4 Querschnittsläsion

Definition
Akute Läsion des Rückenmarks mit kompletter oder inkompletter neurologischer Schädigung, etwa 2000 traumatische Querschnittsläsionen in Deutschland pro Jahr.

Ätiologie
Meist traumatisch nach Verkehrsunfällen, Abstürzen, Sportunfällen, aber auch offene Traumen (seltener), wie Schuss- oder Stichverletzungen, raumfordernde spinale Prozesse, vaskuläre und entzündliche Erkrankungen möglich.

Klinik

Wirbelfrakturen werden präklinisch am häufigsten übersehen, daher besondere Gefahr einer Rückenmarksschädigung bei Transport- und Lagerungsmaßnahmen.

Pat. mit traumatischer Querschnittsläsion weisen in über 60 % Zusatzverletzungen und in 50 % ein Polytrauma auf, v.a. Schädel-Hirn-Traumen, Thoraxtraumen und Frakturen der unteren Extremitäten, wodurch die Primär- und Verlaufsdiagnostik erschwert wird.
- Beim ansprechbaren Pat. Schmerzen und Klage über Bewegungsunfähigkeit.
- Beim bewusstlosen oder somnolenten Pat. Versuch der Verifizierung der Lähmungshöhe mittels Schmerzreizen und Reflexstatus.
- Bei intubierten Pat. Notarztanamnese, ob Spontanbewegungen am Unfallort beobachtet wurden.
- In der Frühphase der kompletten Querschnittsläsion zeigt sich das Bild des spinalen Schocks mit schlaffer Lähmung, vollständiger Blasen-Mastdarm-Lähmung, Ausfall der Sensibilität für alle Qualitäten, Areflexie der Eigen- und Fremdreflexe, Ausfall der Gefäß- und damit der Wärmeregulation (Gefahr der Auskühlung). Bei Läsionen oberhalb C4 besteht zudem eine vollständige Parese der Zwerchfellatmung mit Beatmungspflicht.
- Erst nach wenigen Tagen bis Wochen bildet sich das eigentliche Querschnittssyndrom mit Spastik, Reflexblase und Hyperreflexie sowie path. Reflexen aus.

Diagnostik

- Untersuchung (▶ 3.2): Beim ansprechbaren Pat. Anamnese- und Befunderhebung (▶ 3.2, ▶ 19.1), klinische Untersuchung der WS auf Fehlstellung, Dornfortsätze (wenn möglich) von oben bis unter abtasten (Abstandsvergrößerung als Hinweis auf Verletzung der dorsalen Säule), Prellmarken, offene Verletzungen. Beim bewusstlosen Pat. klinische Untersuchung unter entsprechenden Vorsichtsmaßnahmen beim Drehen und Umlagern (Vermeidung von Flexionsbewegungen bzw. Rotation zwischen Schulter- und Beckengürtel).
- Neurologische Untersuchung (▶ 3.2.9): Beim ansprechbaren Pat. sorgfältige neurologische Untersuchung und Dokumentation der Lähmungshöhe und der Lähmungsqualität veranlassen (komplett oder inkomplett), ggf. auch mittels Fettstiftmarkierung am Pat. um eine Progredienz feststellen zu können.
- Rö (▶ 3.5.8, ▶ 3.5.9, ▶ 3.5.10, ▶ 3.5.11): Je nach klinischem Bild HWS, BWS oder LWS in zwei Ebenen, beim Bewusstlosen immer die gesamte WS im Rahmen der Traumaspirale (CT) (Frakturnachweis, Dislokationen).
- CT/MRT (▶ 3.10.3, ▶ 3.11): Diagnostik des Spinalkanals (Einengung, Knochensplitter) und der Bandscheiben (Vorfall), zusätzlich Darstellung der ligamentären und knöchernen Läsionen.
- Neurologisches und urologisches Konsil: Immer veranlassen bei Verdacht oder zur Sicherung der Querschnittsläsion.

Therapie

Soweit möglich, einfühlsames Besprechen des weiteren Vorgehens mit dem Pat. Wenn Verlegung erforderlich → Hubschraubertransport.

> Bereits Rettung und Transport so schonend wie möglich; Vakuummatratze, Halskrawatte, Helmabnahme bei Motorradfahrern. Bei diagnostischen Maßnahmen und Umlagern auf den Röntgentisch Immobilisierung beibehalten und übermäßig lange Liegezeiten auf hartem Untergrund vermeiden, da eine große Gefahr der Dekubitusbildung besteht, zudem Störung der Wärmeregulation, daher Raumheizung oder Wärmestrahler einschalten.

Sofortmaßnahmen bei Querschnittsläsion
- Immobilisation beibehalten, Umlagerung mit ausreichendem Personal, lange Wartezeiten vermeiden.
- Frühzeitige Abklärung des weiteren Prozedere (je nach Klinik): Verlegung in Spezialklinik, OP-Indikation.
- Intubationsbereitschaft bei zervikalen Querschnitten.
- I.v. Zugang, Ringer-Laktat-Infusion.
- Medikamentöse Thromboseprophylaxe (▶ 2.10), Ulkusprophylaxe.
- Methylprednisolon (z.B. Urbason solubile ®) innerhalb der ersten 8 h post trauma, Bolus 30 mg/kg, weiter mit 5,4 mg/kg/h über 23 h ist umstritten, kann aber das neurologische Outcome verbessern (NASCIS-Studie).
- Bei inkompletten Paresen ausreichend Analgesie (▶ 2.12).

- Anordnung an Station:
  - Prophylaxe aszendierender Harnwegsinfekte: Wenigstens 2 × tägl. Katheterismus oder besser suprapubische Ableitung, Dauerkatheter kontraindiziert.
  - Dekubitusprophylaxe mittels Lagerungstechniken, z.B. Sandbett, keine Gipsanlage bei Extremitätenfrakturen, bevorzugt Fixateur externe bis zur Definitivversorgung.
  - Beachtung gastrointestinaler Komplikationen, wie reflektorischer paralytischer Ileus; vollparenterale Ernährung in der Frühphase.
  - Physio-/Ergotherapie (▶ 1.3.4) und psychologische Betreuung bereits in der Frühphase einleiten.

Operative Therapie: Absolute Indikation bei offenen Verletzungen, Progredienz der neurologischen Ausfälle und bei erheblicher Instabilität und Fehlstellungen; relative Indikation bei stabilen Frakturen mit manifestem Querschnitt aus pflegerischen Gründen und mit Blick auf eine frühzeitige Remobilisation.

19.5 HWS-Trauma

19.5.1 HWS-Distorsion (whiplash associated disorder)

Besserer Begriff: Beschleunigungsverletzung der HWS oder whiplash associated disorder (Quebec task force). Häufige Verletzung, jedoch keine Altershäufung.

Ätiologie
Plötzliche starke Beschleunigung des Kopfs gegenüber dem Rumpf, insbesondere als Folge von Pkw-(Auffahr-)Unfällen (Beschleunigungsverletzung der HWS). Es handelt sich um eine „non contact injury". Der Pathomechanismus ist die Ausbildung einer s-förmigen Kurve der HWS in der Anfangsphase des Unfalls mit einer Hyperextension der unteren und einer Flexion der oberen Etage. Die ventralen Strukturen der unteren HWS werden auf Zug beansprucht, die dorsalen auf Druck.

Wichtig ist immer eine genaue Anamnese- und Befunderhebung sowie Dokumentation, da das Schleudertrauma eine der häufigsten Erkrankungen im Rahmen der gesetzlichen und privaten Unfallversicherung ist. Auf jeden Fall Zeitpunkt der Beschwerden nach dem Trauma dokumentieren.

Klinik
Die Beschwerden reichen von Spontan- und Bewegungsschmerzen der HWS über Kopfschmerzen bis zum Gefühl der Instabilität sowie Schluckbeschwerden, zusätzlich Schwindel und Sehstörungen möglich.

Einteilung

Tab. 19.3 Prospektive Einteilung der HWS-Distorsion nach Rompe

Grad	Einsetzen der Beschwerden	Symptome	Rö-Befund	Therapie
Leicht	Im Laufe von Stunden	Verspannung, okzipitale Kopfschmerzen, vegetative Beschwerden	Unauffällig	Funktionell
Mittelschwer	Akut	Haltungsinsuffizienz, Zwangshaltung, reflektorische Steife, Band- oder Bandscheibenläsion	Fraglich segmentale Insuff.	Schanz®, ggf. Stifneck®, OP bei Instabilität
Schwer	Akut	Wirbelbrüche, Luxationen, Luxationsfrakturen, ggf. Rückenmarksläsion	Fehlstellung, Fraktur	Stifneck®, OP

Tab. 19.4 Retrospektive Einteilung der HWS-Distorsion, Enzensberger Konsens

Grad	Einsetzen der Beschwerden	Symptome	Rö-Befund	Therapie, Bemerkungen
I	< 4 d	Verspannung, okzipitale Kopfschmerzen, vegetative Beschwerden	Unauffällig	Funktionell, Ausschluss Zusatzverletzungen
II	≤ 21 d	Schmerzen	Unauffällig	Funktionell, Halskrawatte, mikrostrukturelle Weichteilläsionen
III	variabel	Erhebliche Schmerzen	Fraktur, Luxation	Stifneck®, OP, radiologisch objektivierbare Fehlstellungen

Tab. 19.5 Klinische Klassifikation von Störungen bei HWS-Beschleunigungsverletzung (Quebec Task Force [QTF]; übersetzt nach Spitzer et al. 1995)

Schweregrad	Klinik
0	Keine HWS-Beschwerden, keine objektivierbaren Ausfälle
I	Nur HWS-Beschwerden (Schmerzen, Steifigkeitsgefühl, Überempfindlichkeit), keine objektivierbaren Ausfälle
II	HWS-Beschwerden wie unter I **und** muskuloskelettale Befunde (Bewegungseinschränkung, palpatorische Überempfindlichkeit)

Tab. 19.5 Klinische Klassifikation von Störungen bei HWS-Beschleunigungsverletzung (Quebec Task Force [QTF]; übersetzt nach Spitzer et al. 1995) *(Forts.)*

Schweregrad	Klinik
III	HWS-Beschwerden wie unter I **und** neurologische Befunde (abgeschwächte oder aufgehobene Muskeleigenreflexe, Paresen, sensible Defizite)
IV	HWS-Beschwerden wie unter I **und** HWS-Fraktur oder -dislokation

HWS-Beschwerden beziehen sich auf die vordere (Hals-) oder hintere (Nacken-) zervikale Muskulatur oder den passiven Bewegungsapparat. Bei allen Schweregraden Beschwerdedauer von < 4 Tagen, 4–21 Tagen, 22–45 Tagen, 46–180 Tagen und mehr als 6 Mon. (chronisch) unterschieden
Quelle: www.dgn.org, Leitlinien HWS-Beschleunigungstrauma

Diagnostik
- Untersuchung (▶ 3.2.3): Bewegungseinschränkung für Strecken/Beugen, Rotation, Neigung.
- Rö (▶ 3.5.8): HWS in vier Ebenen: Fraktur, Luxation, Foramineneinengung Funktionsaufnahmen (Retro- und Anteflexion), wenn keine Fraktur/Luxation.
- CT (▶ 3.10.2): Bei Distorsion ab Grad II → Beteiligung der Bandscheibe.
- MRT (▶ 3.11): Bei Beschwerdepersistenz nach ca. 4 Wo.
- Neurologische Untersuchung (▶ 3.2.9): Ab Grad II, Wurzelsyndrom.
- Ggf. HNO-Zusatzuntersuchung (Schluckbeschwerden).

Therapie
Arbeitsunfähigkeit bei Grad III (Rompe), sonst je nach Beruf und Beschwerden.
- Distorsion Grad I: Funktionell, Ruhigstellung mit weicher Halskrawatte bei wesentlichen Beschwerden, kühlende Umschläge im Nacken, Schmerztherapie (▶ 2.12), Muskelrelaxans.
- Distorsion Grad II: Anlage einer steifen Halskrawatte (Schanz®, DePuy®), 2-tägige ambulante Kontrollen, kühlende Umschläge, Analgesie (▶ 2.14), NSAR, Muskelrelaxans.
- Distorsion Grad III: Steife Halskrawatte, stationäre Aufnahme, Schmerztherapie (▶ 2.12). Abklärung des weiteren Prozedere (OP-Indikation).

19.5.2 HWK-1-Fraktur (Atlasfraktur, Jefferson-Fraktur)

Definition
Seltene Berstungsfraktur der Wirbelbögen des HWK 1 und Ruptur des Ligamentum transversum.

Ätiologie
Senkrecht auf den Kopf einwirkende Kräfte, z.B. abstürzende Lasten.

Einteilung
- Frakturformen: Vordere, hintere Atlasbogenfraktur, auch kombiniert, Berstungsbruch der Gelenkflächen, stabile und instabile Verletzungen.

- AO-Klassifikation: Typ A (Fraktur des Bogens), Typ B (Berstungsfraktur), Typ C (atlanto-axiale Instabilität).

Klinik
Nacken- und Hinterkopfschmerzen, fast nie neurologische Ausfälle.

Diagnostik
- Rö (▶ 3.5.8): HWS in zwei Ebenen und transorale Densaufnahme (meist ohne Frakturnachweis), Verschiebung der Massae laterales nach lateral gegenüber C2.
- CT (▶ 3.10.2): HWS (Nachweis des beidseitigen Bogenbruchs C1). Jede Fraktur einzeln betrachten und bewerten, auch bei Kombinationsverletzungen.

Die Fraktur gilt als instabil, wenn das Lig. transversum atlantis gerissen ist und die laterale Begrenzung der Massae laterales beidseits die Gelenkmassive des Axis um mehr als 6 mm übersteigt.

Therapie
Pat. über Diagnose aufklären, weitere geplante Therapie besprechen und dies dokumentieren. Stationäre Aufnahme.
- **Konservativ:** Stabile Atlasfrakturen (vorderer und hinterer Bogenbruch, auch nicht verschobene Jefferson-Frakturen) Ruhigstellung im Stifneck® für 4–6 Wo., dann physikalische Therapie.
- **Operativ:** Bei neurologischen Ausfällen oder erheblicher Instabilität, ggf. sofortige Verlegung in Spezialklinik mit RTH nach Anlage einer steifen Halskrawatte (Stifneck®) oder eines Halo-Fixateurs (▶ Abb. 19.6). Instabile Frak-

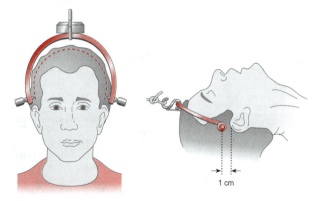

Abb. 19.6 Halo-Fixateur [A300–106]

turen: Halskrawatte, Extensionsbehandlung, Reposition und primäre dorsale transartikluäre Verschraubung C1/C2 nach Magerl bzw. Judget-Verschraubung C1.

19.5.3 HWK-2-Fraktur (Axisfraktur, „hanged-man-fracture")

Definition
Seltener doppelseitiger Bogenbruch des HWK 2 nahe am Übergang zum Wirbelkörper mit osteo-ligamentärer Instabilität C2/3.

Ätiologie
Überwiegend direkter Anprall des Kopfs beim Kopfsprung ins Wasser, Verkehrsunfällen, selten durch Erhängen in suizidaler Absicht oder irrtümlich im Spiel (Kinder), sehr selten durch Drosseln in autoerotischer Absicht, Hyperextensionstrauma kombiniert mit axialer Stauchung.

Einteilung
Nach Levine und Edwards:
- **Typ I:** Nicht oder wenig verschobener Wirbelkörper C2, Fraktur kann jeden Teil des Axisrings betreffen und einseitig in den Körper übergehen. Bandscheibe intakt.
- **Typ II:** Wirbelkörper C2 nach ventral disloziert, die Bandscheibe des Segments C2/C3 ist verletzt, instabile Verletzung.
- **Typ III:** Instabilste Verletzung, Wirbelkörper immer in Flexion, Rückenmarksläsion möglich.

Klinik
Sofern nicht unmittelbar der Exitus durch Medulla-oblongata-Läsion eintritt, siehe HWK 1 (▶ 19.5.2). Zusätzlich ggf. Funktionsaufnahme (unter Durchleuchtung, Unfallchirurg hinzuziehen!).

Diagnostik
- Rö: HWS in zwei Ebenen (nur in Ausnahmefällen Frakturnachweis).
- CT/MRT: HWS zur Diagnosesicherung und zum Ausschluss von Diskusläsionen C2/3.

Therapie
Pat. über Diagnose und Befunde aufklären, weitere geplante Therapie besprechen und dies dokumentieren. Stationäre Aufnahme.
- **Typ I:** Ruhigstellung mit weicher Zervikalstütze für 6–8 Wochen.
- **Typ II:** Halo-Fixateur für 8–12 Wochen, ggf. vorher Reposition der Fraktur (Unfallchirurg!), ggf. Operation bei sekundärer Dislokation oder bei polytraumatisierten Pat., dann wie Typ III.
- **Typ III:** Ventral interkorporelle Spondylodese C2/3, ggf. mit dorsaler Hakenplattenspondylodese C2/C3 bzw. Magerl-Verschraubung. OP-Vorbereitung (▶ 1.7.6) oder sofortige Verlegung in Spezialklinik mit RTH nach Anlage einer steifen Halskrawatte oder eines Halo-Fixateurs.
- Psychiatrisches Konsil: Bei suizidaler Genese frühzeitig veranlassen.

19.5.4 HWK-2-Densfrakturen

Ätiologie
Hyperextensionstrauma der HWS durch Sturz, Verkehrsunfälle oder beim alten Menschen auch bei banalen Traumen möglich. Selten, jedoch sollte bei Traumen der HWS immer daran gedacht werden.

Einteilung
Nach Anderson (▶ Abb. 19.7).

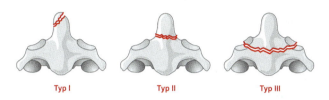

Abb. 19.7 Einteilung der Densfrakturen nach Anderson [A300–106]

Klinik
Oft symptomarm, selten neurologische Ausfälle, da weiter Spinalkanal, sonst wie HWK 1.

Diagnostik
- Untersuchung (▶ 3.2.9, ▶ 3.2.3, ▶ 18.1.2): Bei klinischem Verdacht auf Densläsion auf Bewegungsprüfung verzichten.
- Rö (▶ 3.5.8): HWS in zwei Ebenen, transorale Densaufnahme: Nachweis einer Dens-Dislokation.
- CT/MRT (▶ 3.10.2, ▶ 3.11): Zur definitiven Festlegung der Einteilung nach Anderson und damit der Therapie.

Therapie
Schon bei Verdachtsdiagnose stationäre Aufnahme. Diagnose, geplantes Vorgehen und mögliche alternative Behandlungsmethoden mit dem Pat. besprechen und dies dokumentieren.
- Typ I: Konservativ, Ruhigstellung im Schanz-Kragen bis zur Beschwerdefreiheit und radiologischer Frakturkonsolidierung (ca. 6–8 Wo).
- Typ II: Operativ wegen der Instabilität und hoher Pseudarthroserate mittels ventraler Verschraubung, bei Extensionsbrüchen, Flexionsbrüchen ggf. Fusion nach Gallie, Magerl-Verschraubung oder Halo-Fixateur.
- Typ III: Konservativ, Anlage eines Halo-Fixateurs (▶ Abb. 19.6) für 12 Wo., operativ bei starker Dislokation, Rotationsfehlstellungen oder fehlender Compliance des Pat. mit Agitation, Vorgehen ebenfalls von ventral.

19.5.5 Frakturen der unteren HWS C3–C7

Ätiologie
Hyperextensions- und -flexionstraumen verschiedenster Genese, z.B. Verkehrsunfälle, Badeunfälle mit Kopfsprung in flaches Wasser, Sturz auf den Kopf (z.B. beim Reiten). Etwa 20 % aller Wirbelfrakturen.

Klinik
- Lokaler Klopf-, Druck- und Bewegungsschmerz.
- Tastbare Lücke zwischen den Dornfortsätzen.
- Fehlende knöcherne Führung des Kopfs, Pat. stützt den Kopf mit den Händen ab.
- Knöcherne Fehlstellung sicht- oder tastbar.
- Ausstrahlende Schmerzen in die obere Extremität bei Wurzelirritation des Zervikalmarks.
- Schluckbeschwerden bzw. Luftnot durch ventral gelegenes Hämatom oder bei Rückenmarksschädigung C3/C4.
- Neurologische Defizite ab Schulterhöhe (▶ Abb. 19.1), begleitende respiratorische Insuffizienz (N. phrenicus aus Plexus cervicalis C4).

Einteilung
AO-Klassifikation (▶ 19.4).

Diagnostik
- Inspektion der HWS (▶ 3.2.3): Stellung der Dornfortsatzreihe.
- Palpation: Auslösbarer DS.
- Neurologische Untersuchung (▶ 3.2.9): Prüfung der Sensibilität und Motorik, Beachtung inkompletter Läsionen, Parästhesien.
- Rö (▶ 3.5.8): HWS in zwei Ebenen, HWK 7 hierbei oft nur durch kräftigen Zug (Gewicht an beide Arme oder kräftiger Zug durch andere Person, Schwimmeraufnahme) an beiden Armen darstellbar (Fehlstellungen, Luxation, knöcherne Absprengungen). Tomographien hilfsweise bei nicht verfügbarem CT.
- CT (▶ 3.10.2): Bei klinischem Verdacht immer indiziert, Beurteilung der Fraktur und des Spinalkanals.

> **Radiologische Kriterien der diskoligamentären Instabilität der unteren HWS**
> - > 3,5 mm Ventralverschiebung.
> - > 11°-Angulation.
> - > 50°-Abdeckelung der Facettengelenke.
> - > 40 % ventrale Höhenminderung.

- Bei unruhigen oder bewusstlosen Pat. immer Rö mit angelegter Halsstütze. Bei Polytraumatisierten immer von einer HWS-Fraktur ausgehen, bis das Gegenteil sicher bewiesen ist.
- Mit Helmabnahmetechniken bei Motorradfahrern und Umlagerungs- und Hebetechniken vertraut machen.

19.5 HWS-Trauma

Helmabnahmetechnik bei verletzten Zweiradfahrern
2 Helfer notwendig: 1. Helfer kniet hinter dem Kopf des Pat., 2. Helfer kniet neben dem Pat.
- Visier des Helms öffnen, evtl. Brille abnehmen.
- 1. Helfer fixiert den Kopf des Pat.: Helmunterrand und Unterkiefer fassen und Längszug ausüben.
- 2. Helfer öffnet Helmverschluss und übernimmt die Fixierung des Kopfs: Mit den Fingern Hinterkopf und Nacken stützen, Daumen auf den Unterkiefer auflegen und Längszug ausüben.
- 1. Helfer entfernt vorsichtig den Helm: Erst im Nackenbereich bewegen, dann mit Kippbewegung über die Nase ziehen.
- 1. Helfer übernimmt nach Helmabnahme den Kopf unter Längszug.
- 2. Helfer legt Halskrawatte (z.B. Stifneck®) zur Stabilisierung an.

Therapie

Sofortmaßnahmen
- Sofortige stationäre Aufnahme, i.v. Zugang, Infusion.
- OA/Unfallchirurg verständigen, Abklärung des weiteren Prozedere.
- Ruhigstellung der HWS (OA) mit steifer Halskrawatte (z.B. Stifneck®), Halo-Fixateur, hilfsweise Crutchfield-Klemme.
- Intubationsbereitschaft sicherstellen.
- Analgesie (▶ 2.12).
- Therapeutisches Vorgehen je nach hauseigenen Voraussetzungen; konservative oder operative Therapie je nach Allgemeinzustand, Begleitverletzungen und Instabilitätsgrad.
- Ggf. OP-Vorbereitung (Labor, Anästhesie, OP ▶ 1.7.6) bzw. Verlegung in Spezialabteilung mit RTH (▶ 1.3.4).

- **Konservative Therapie:** Stabile Verletzungen ohne diskoligamentäre Instabilität (Typ A1, A2, B1), isolierte Bogen- und Wirbelgelenksfrakturen, jeweils ohne neurologische Ausfälle (weiche Halskrawatte bzw. Stifneck® für 6–8 Wo. Bei sekundärer Dislokation oder Frakturen Typ A2 Halo-Fixateur für 12–14 Wo.
- **Operative Therapie:** Generell bei Verletzungen ligamentärer bzw. diskoligamentärer Verletzung (u.U. A2, B1) oder in Kombination mit knöchernen Verletzungen (Hinterkantenbeteiligung), auf jeden Fall bei A3, B2, B3, C1–C3. Bei allen Pat. mit neurologischen Ausfällen mit der Zielsetzung der Spinalkanaldekompression und aus pflegerischen Gründen, üblicherweise durch eine ventrale H-Platten-Osteosynthese zur unisegmentalen Fusion. Typ A3 kann auch bei einer Kompression des Wirbelkörpers < 50 % mit einem Halo-Fixateur behandelt werden.

> Bei Pat. mit HWS-Frakturen besteht immer die Gefahr einer aufsteigenden Querschnittssymptomatik mit respiratorischer Insuffizienz oder globaler Atemlähmung. Gleichzeitig kann sich die Notfallintubation (▶ 4.1.2) sehr schwierig gestalten, weil die Halskrawatte die Dorsalextension verhindert. Daher sollte im Rahmen der Diagnostik und Primärtherapie Intubationsbereitschaft durch erfahrene Kollegen (Anästhesie!) bestehen.

- **Nachbehandlung:** Einleitung der Remobilisierung nach Beendigung der Ruhigstellung, ggf. Physiotherapie (▶ 1.3.4). Bei verbleibender Bewegungseinschränkung oder persistierenden Beschwerden Anschlussheilverfahren und bedarfsweise Berufshilfemaßnahmen einleiten.

19.6 BWS-Traumen

Frakturen der oberen/mittleren BWS

Während die untere BWS funktionell bereits zur LWS zu rechnen ist, stellt die obere und mittlere BWS durch die Stabilisierung des knöchernen Thorax eine Besonderheit dar. Bei Frakturen in diesem Bereich immer auf Mitverletzungen des Sternums und der Rippen achten. Frakturen in diesem Bereich machen etwa 15 % aller Wirbelfrakturen aus.

Ätiologie
Typische Unfallmechanismen sind Hoch-Energie-Traumen, z.B. Absturz aus großer Höhe, Verkehrsunfälle. BWK-Frakturen bei Tetanuskrämpfen wurden ebenfalls schon beobachtet.

Einteilung
AO-Klassifikation (▶ Abb. 19.4).

Klinik
- Spontanschmerzen im Bereich der BWS, thorakales Druckgefühl.
- Atemabhängige Thoraxschmerzen, Einschränkung der tiefen Inspiration, Dyspnoe.

Diagnostik

> Bei Thoraxtraumen immer die BWS, bei BWS-Traumen immer den Thorax mit untersuchen (▶ 5.1).

- Untersuchung (▶ 3.2.9, ▶ 3.3.2): Lokaler Druck-, Klopf-, Stauchungs- und Bewegungsschmerz, knöcherne Fehlstellung (tastbare Lücke zwischen den Dornfortsätzen), obere Einflussstauung (Perikardtamponade), Thoraxkompressionsschmerz.
- Rö (▶ 3.5.9, ▶ 3.5.30):
  - BWS in zwei Ebenen (knöcherne Fehlstellung, Achsenabweichung). Vor allem BWK 1–3 schlecht beurteilbar, bei V.a. Fraktur oder bei bewusstlosem Pat. → CT (▶ 3.10.2).

19.6 BWS-Traumen

- Thorax in zwei Ebenen, knöcherner Hemithorax, Sternum seitlich (thorakale Begleitverletzungen Rippenfrakturen, Pneumothorax, Mediastinalverbreiterung).
- CT (▶ 3.10.3): Bei klinischen Verdacht und nicht eindeutigem Röntgenbefund sofort veranlassen (Darstellung der Fraktur, zusätzlich evtl. Einengung des Spinalkanals, Beurteilung der intrathorakalen Organe, intubierter Patient – Traumaspirale).
- Sonographie (▶ 3.8.2): Bei thorakalen Begleitverletzungen: Hämatothorax, Serothorax, Beurteilung retroperitonealer Veränderungen.
- MRT (▶ 3.11): Bei fehlendem Frakturnachweis und bestehender Neurologie zum Ausschluss oder Nachweis einer Contusio spinalis bzw. intraspinalen Blutung.
- EKG: Bei Thoraxtraumen, z.B. Niedervoltage bei Perikardergüssen, Rhythmusstörungen oder ST-Streckenveränderungen bei kardialem Trauma.
- Echokardiographie: Bei Thoraxtrauma mit Perikarderguss und Niedervoltage im EKG (direkter Nachweis einer Perikardtamponade).
- Labor (▶ 3.15): Bei Verdacht auf kardiales Trauma (CK-MB, CK, LDH).

Radiologische Kriterien der Instabilität der BWS
- Th1–Th10: Kyphose > 30–35°, skoliotische Abweichung > 10°, Höhenminderung > 40 %, Flexions-/Extensions-Distraktionsverletzungen Typ-B-, Typ-C-Verletzungen nach AO
- Stabile Frakturen sind: A1, A2, fraglich noch A3.1 und A3.2, reine Querfortsatzfrakturen und isolierte Abrisse der Dornfortsätze.
- Instabile Verletzungen sind: Flexions-/Extensions-Distraktionsverletzungen Typ B sowie alle C-Verletzungen.

Therapie
Besprechen der Diagnose und der geplanten Behandlung mit dem Pat. und dies dokumentieren. Stationäre Aufnahme, Analgetika (▶ 2.12), Thromboseprophylaxe (▶ 2.10). Weitere Therapieplanung nach Allgemeinzustand, Begleitverletzungen und Instabilitätsgrad.
- **Konservative Therapie:** Stabile Kompressionfrakturen A1.1–A1.3 ohne wesentliche kyphotische Fehlstellung und Neurologie, Spaltbrüche bis A2.2: Frühfunktionell, d.h. Remobilisierung nach einigen Tagen Bettruhe, Physiotherapie (▶ 1.3.4), Bewegungsbad ohne Orthesen (Korsett) je nach stationären Verlauf. Bei zunehmender Fehlstellung OP-Indikation.
- **Operative Therapie:** Bei Frakturen mit Instabilität und allen Frakturen mit höhergradiger Fehlstellung (teilweise ab A2, A3.1, A3.2 je nach Ausmaß der Verletzung und Bandscheibenbeteiligung, alle Typ-B- und Typ-C-Verletzungen) je nach Alter und Allgemeinzustand, Neurologie und Zusatzverletzungen:
  - OP-Technik: Dorsale Spondylodesen mit Rekonstruktion mittels Platten oder Fixateur interne, ggf. Laminektomie und Spongiosaanlagerung, bei überwiegender Läsion der ventralen Säule auch Thorakotomie bzw. endoskopische Operation mit Spaninterposition bzw. Titankorb und winkelstabilem Implantat.
  - OP-Vorbereitung: Stationäre Aufnahme, Beibehaltung der Immobilisation, flache Lagerung, in thorakolumbalem Übergang Lendenrolle, i.v. Zugang, Basislabor (▶ 3.15), Blutgruppe, Blutkonserven, OP-Aufklärung (▶ 1.6).
  - Bei Thoraxverletzungen (▶ 5.3) Vorgehen je nach Verletzungsart.

- **Nachbehandlung:** Anzustreben ist immer eine frühzeitige Remobilisation und Rehabilitation, auch beruflich.

19.7 LWS-Traumen

19.7.1 Frakturen der LWS

Die absolut häufigste Frakturlokalisation der gesamten WS (50 %) findet sich bei Th12/L1/L2. Die untere BWS ist funktionell Bestandteil der LWS.

Ätiologie
Hohe Mobilität im thorakolumbalen Übergang. Typische Unfallmechanismen sind v.a. Verkehrsunfälle (Zweirad) und Stürze aus größerer Höhe. Häufige Begleitverletzungen finden sich im Bereich des Beckens, der unteren Extremitäten und intraabdominell. Mögliche Frakturfolge ist ein paralytischer Ileus (▶ 7.1.2).

Einteilung
AO-Klassifikation (▶ 19.1.5).

Klinik
- Lokale Druck-, Klopf-, Stauchungs- und Bewegungsschmerzen.
- Neurologische Defizite (▶ 3.2.9) der unteren Extremität oder im Anogenitalbereich.
- Begleitverletzungen der unteren Extremität, des Beckens, der Organe des Beckens und Abdomens (▶ 3.2).
- Ileussymptomatik mit Stuhlverhalt, Erbrechen, Bauchschmerzen, Bauchdeckenspannung meist erst nach einigen Tagen.
- Bei Begleitverletzung der Nieren Hämaturie.

Diagnostik
- Untersuchung (▶ 3.2, ▶ 18.1.2): Inspektion, Palpation des Schmerzareals der WS (Fehlstellungen, Hämatome, offene Verletzungen), Abdomen (Klopfschmerz, Abwehrspannung), Nierenlager (Klopfschmerz), Becken (Fehlstellung, Bewegungs- oder Kompressionsschmerz), untere Extremitäten (Prellmarken, Schwellungen, Frakturzeichen).
- Neurologische Untersuchung (▶ 3.2.9): Einschränkung der Motorik und Sensibilität (z.B. Reflexstatus, ▶ Tab. 19.1).
- Rö (▶ 3.5.10): LWS in zwei Ebenen (Fehlstellungen, knöcherne Absprengungen), Beckenübersicht, Rö der unteren Extremität je nach Befund und Schmerzsymptomatik.
- Sonographie (▶ 3.8.2): Abdomen bei klinischem Verdacht auf intraperitoneale Verletzungen (freie Flüssigkeit, Organverletzung, retroperitoneales Hämatom).
- CT (▶ 3.10.3): WS bei röntgenologischem V.a. Fraktur veranlassen (Verifizierung spinaler Läsionen, stabile/instabile Fraktur); begleitend CT (Abdomen/Becken) bei klinischem Verdacht.

- MRT (▶ 3.11): Bei fehlendem Frakturnachweis und bestehender Neurologie zum Ausschluss oder Nachweis einer Contusio spinalis bzw. intraspinalen Blutung.
- Urologisches Konsil: Bei Verdacht auf Läsion der ableitenden Harnwege, z.B. Mikro-/Makrohämaturie.

Radiologische Kriterien der Instabilität der LWS
Kyphose > 15–20°, skoliotische Abweichung > 10°, Höhenminderung > 25 %, Verbreiterung des Dornfortsatzabstands und Aufklaffen der Gelenke.

Therapie
Mit dem Pat. Diagnose und weitere geplante Therapie besprechen und dies dokumentieren. Stationäre Aufnahme, schon beim klinischen Verdacht auf Fraktur der LWS.

> **Sofortmaßnahmen**
> - Stationäre Aufnahme schon bei Frakturverdacht.
> - Immobilisation beibehalten.
> - Intravenös Zugang, Infusion, Analgetika (▶ 2.12), Thromboseprophylaxe (▶ 2.10).
> - Abklärung des weiteren Prozedere (Verlegung, OP-Vorbereitung, Repositionsmaßnahmen).

- **Konservative Therapie:** Bei stabilen Frakturen (A1.1, A1.3, A2.1, A2.2), auch partiell instabile Brüche wie A3.1 und A3.2 Reposition, Lagerungsbehandlung zur Aufrichtung mit langfristiger Bettruhe (4 Wo.). Frühfunktionelle Behandlung nach Magnus. Aufrichtende Maßnahmen mit nachfolgender Gipsmiederbehandlung oder langer Bettruhe sind für den Pat. belastend und beinhalten die Gefahr der Atrophie der Rückenstrecker und der Nachsinterung nach Belastungsbeginn. Bei frühfunktioneller Therapie Übungsbehandlung je nach Schmerzsymptomatik nach 3–5 Tagen. Bis dahin Bettgymnastik zur Muskelkräftigung unter begleitender analgetischer und muskelrelaxierender Medikation. Belastungsbeginn im Wasser, später im Gehwagen unter Verwendung eines Dreipunkt-Kunststoff-Stützmieders.
- **Operative Therapie:** Instabile Frakturen und wesentliche Fehlstellungen (ab A2.3 und A3.1, A3.2 immer A3.3, Typ-B- und Typ-C-Verletzungen) werden operativ reponiert und stabilisiert, ebenso sekundäre Dislokationen nach konservativer Therapie. Unter den verschiedenen Verfahren zeigt das dorsoventrale Vorgehen mit ventraler Dekompression und Spaninterposition und dorsaler Osteosynthese mittels Fixateur interne die besten Ergebnisse. Bei überwiegender Läsion der ventralen Säule auch Thorakotomie bzw. endoskopische Operation oder die Lumbotomie mit Spaninterposition bzw. Titankorb und winkelstabilem Implantat möglich. Remobilisierung, je nach weiteren Verletzungen und Allgemeinzustand, ab dem 3. postoperativen Tag, wie bei der frühfunktionellen Therapie.
- **Nachbehandlung:** Immer frühzeitige Remobilisation und Rehabilitation, Anschlussheilverfahren und Berufshilfemaßnahmen bei körperlich arbeitenden Pat. anstreben.

19.7.2 Isolierte Frakturen der Dorn- oder Querfortsätze

Isolierte Frakturen der Dorn- und Querfortsätze finden sich bei Kontusionen der LWS häufig.

Ätiologie
Durch Rotationstraumen oder Traumen mit begleitender Hyperskoliose (z.B. seitlicher Aufprall auf Hindernis) kommt es zum Abscheren der Querfortsätze, welche durch Muskelzug des M. erector spinae dislozieren. Dornfortsatzfrakturen meist durch direktes Trauma, auch hier Dislokation durch Ligamentzug.

Querfortsatzfrakturen der unteren LWS können ein Hinweis aus schwere Beckenverletzungen (Typ-C-Verletzung der AO) sein!

Diagnostik
- Untersuchung: Klopf-, Druck- und Bewegungsschmerz im Verletzungsbereich, Kontusionsmarken.
- Rö: LWS in zwei Ebenen (oft Zufallsbefund).
- CT/MRT: Ausschluss zusätzlicher diskoligamentärer/knöcherner Verletzungen bei Dornfortsatzfraktur.

Therapie
Konservativ: Bei isolierten Dorn-/Querfortsatzfrakturen. Auf Begleitverletzungen wie Nierenkontusion (sonographische Abklärung) (▶ 3.8.2) im Behandlungsverlauf achten. Stationäre Aufnahme nur bei erheblicher Schmerzsymptomatik.

19.7.3 Frakturen des Sakrums und des Steißbeins

Ätiologie
Steißbeinfrakturen entstehen meist durch ein direktes Trauma wie Sturz auf das Gesäß oder auf einen Gegenstand, Sakrumfrakturen meist in Verbindung mit einem knöchernen Beckentrauma. Isolierte Sakrumfrakturen sind selten (Sprung aus großer Höhe).

Einteilung
Stabile und instabile Verletzungen je nach Frakturverlauf. Transalare und besonders transforaminale Frakturen sind sehr instabil. Die Fraktur durch die Massa lateralis gilt als stabil, Luxationen und oder Luxationsfrakturen der Iliosakralfuge sind ebenfalls instabile Verletzungen.

Klinik
Lokaler Spontan- und Druckschmerz (beim Sitzen verstärkt), lokale Prellmarke, peranale Blutabgänge. Bei begleitender Beckenfraktur Belastungsunfähigkeit des Beckens, Gehunfähigkeit (▶ 20.2).

Diagnostik
- Untersuchung (▶ 3.2, ▶ 3.3.4): Bei rektal-digitaler Austastung Schmerzverstärkung, evtl. Fehlstellung oder Instabilität, Durchspießungsverletzungen

des Rektums oder Anus müssen sicher ausgeschlossen werden. Anale Blutabgänge, lokaler Druck- und Palpationsschmerz.
- Rö (▶ 3.5.23): Beckenübersicht, Ala- und Obturatoraufnahme (Frakturspalt, Dislokation).
- CT Becken (▶ 3.10.3): Ausmaß der Fraktur/Instabilität mit 3-D-Rekonstruktion.
- Rektoskopie (▶ 3.13.4): Bei klinischem Verdacht auf Darmverletzung.

Therapie
Stationäre Aufnahme, v.a. zur weiteren Beobachtung, undislozierte Steißbeinfrakturen können bei verlässlichen Pat. in Ausnahmefällen ambulant behandelt werden.
- **Konservativ:** Bei isolierten Steißbein- und Sakrumfrakturen, Bettruhe, Analgetika, Remobilisierung nach Beschwerdesituation.
- **Operativ:** Instabile transalare und transforaminale Sakrumfrakturen bzw. Luxationen oder Luxationsfrakturen (Verschraubung und/oder Platten) bei Fragmentverschiebung transrektale Reposition, Luxationen oder Luxationsfrakturen der ISG von ventral mit Platte oder dorsal mit Schrauben. Bei Darmverletzung Abdominalchirurgie, bei Beckenfrakturen unter Einbeziehung des Sakrums siehe Beckenfrakturen (▶ 20.2).

19.8 Pathologische Frakturen – Frakturen des Seniums

Ätiologie
Bei Vorveränderungen der WS können bereits banale Traumen mit niedriger Energie zu Frakturen auch höheren Grads führen, wie Bechterew-Krankheit, fortgeschrittene Osteoporose, Tumorleiden (primäre Tumoren der WS und Metastasen, v.a. Karzinome der Prostata, Mamma, Niere, Schilddrüse, Bronchialkarzinom).

Klinik
- Beschwerden in der WS, die spontan oder akut nach banal klingenden Ereignissen geklagt werden.
- Akute Zunahme vorbestehender chron. Kreuzschmerzen.
- Akut, mit oder ohne Trauma aufgetretene motorische oder sensible Ausfälle.

Diagnostik
- Untersuchung (▶ 3.2, ▶ 18.1.2): Inspektion und Palpation der WS (Fehlstellung, Druck- und Klopfschmerz, Hautveränderungen), anatomische Fehlstellungen sind oft aufgrund vorbestehender Veränderungen nur eingeschränkt diagnostisch verwertbar.
- Neurologische Untersuchung (▶ 3.2.9): Motorische oder sensible Ausfälle.
- Rö (▶ 3.5.8, ▶ 3.5.9, ▶ 3.5.10, ▶ 3.5.11): HWS, BWS oder LWS je nach Schmerzsymptomatik (nach Möglichkeit unter Hinzuziehung von Voraufnahmen zum Vergleich), Verlaufskontrollen BWS/LWS im Stehen wegen der möglichen Sinterung.

- CT (▶ 3.10.2): Bei unklaren röntgenologischen Befunden bzw. zur besseren Beurteilung der knöchernen Zerstörung, insbesondere bei neurologischen Ausfällen.
- MRT (▶ 3.11): Zur Beurteilung der Tumorausdehnung, Infiltration der Weichteile, des Rückenmarks bzw. Einengung des Spinalkanals, insbesondere bei neurologischen Ausfällen.
- Szintigraphie des Skeletts: Ausschluss weiterer Herde.

Therapie

Besprechen der (Verdachts-)Diagnose und des weiteren Vorgehens (Therapie, Folgediagnostik) mit dem Pat. bzw. den Angehörigen. Bei Verdacht auf Wirbelfraktur stationäre Aufnahme, ebenso bei wesentlicher Schmerzsymptomatik. Die Therapie von Tumorpat. und von hochbetagten Pat. mit Wirbelfrakturen erfordert eine differenzierte Vorgehensweise unter Beachtung der bisherigen Lebensqualität, des Allgemeinzustandes und der vorhandenen Organreserven.

- **Konservative Therapie:** Ziele sind die schnellstmögliche Schmerzfreiheit und die schnellstmögliche Wiedererlangung der noch bestehenden Mobilität, daher nach Möglichkeit frühfunktionell, Remobilisation unter Analgetika und Verwendung von Orthesen (▶ 23).
- **Operative Therapie:** Je nach Pathologie der Tumorausdehnung dorsales oder ventrales, ggf. kombiniertes Vorgehen. Dorsal Fixateur interne mit möglicher Laminektomie und nachfolgender Spongiosaanlagerung, ventral Wirbelkörperersatz (Titankörbchen) in Komb. mit winkelstabilem Implantat. Kyphoplastie oder Vertebroplastie zur Stabilisierung und raschen Schmerzreduktion im Rahmen osteoporotischer Sinterungsbrüche, ggf. auch bei isolierter WS-Metastase.
- **Nachbehandlung:** Ziel der Therapie sollte immer eine möglichst kurze Hospitalisation sein. Wenn möglich OP-Gebiet nachbestrahlen, da durch die Operation nur eine Tumorreduktion erreicht wurde.

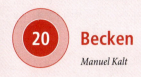

20 Becken

Manuel Kalt

20.1 Anatomische Grundlagen 680
20.2 Beckenringfrakturen 680
20.3 Azetabulumfrakturen 683

20.1 Anatomische Grundlagen

Das knöcherne Becken stellt einen funktionellen Ring dar, der aus Os ileum (Darmbein), Os ischii (Sitzbein), Os pubis (Schambein) und dem Os sacrum (Kreuzbein) gebildet wird.

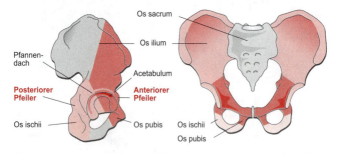

Abb. 20.1 Anatomie des knöchernen Beckens [A300–106]

20.2 Beckenringfrakturen

Ätiologie
Nur erhebliche Gewalteinwirkungen können die kräftigen Knochen- und Bandstrukturen des Beckenrings zerstören. Verantwortlich sind in 60 % Verkehrsunfälle, in 30 % Stürze aus großer Höhe und in 10 % Quetschungen. Der Schweregrad reicht vom Bagatelltrauma (einseitige Fraktur des Schambeinasts) über invalidisierende Verletzungen (Beckenringverletzung mit Azetabulumfraktur) bis zu unmittelbarer Lebensgefahr durch Verbluten. Unverschobene Beckenringfrakturen ohne Asymmetrie sind häufig.

 Immer an Begleitverletzungen denken, v.a. an Urogenitalläsionen, Gefäßverletzungen im Beckenbereich sowie Verletzungen an Rektum und Plexus sacralis.

Einteilung
Die **AO-Klassifikation** (▶ 24) basiert auf zwei pathomechanisch und therapierelevanten Konzepten: Erstens der Stabilität der Beckenringkomponenten und zweitens der Richtung der zerstörenden Hauptkraftkomponenten. „Instabil" bedeutet dabei eine Desintegration des osteoligamentären Komplexes an mind. 2 Ringarealen mit zunächst rotatorischer und dann vertikaler Dislokation der Beckenhälfte. Schlüsselzone zur Stabilitätsbeurteilung des Beckenrings ist das „hintere Ringsegment" („sakroiliakaler Komplex" aus Sakrum, Iliosakralgelenk und angrenzendem Darmbein).

Die AO-Klassifikation teilt die Beckenringfrakturen in drei Hauptgruppen ein:
- **Stabile Verletzungen (Typ A):** Verletzungen der Spinae iliacae, wenig dislozierte Verletzungen der Beckenschaufeln und der Schambeinäste, Querfrakturen des Sakrums oder Steißbeins.
- **Rotatorisch instabile, aber vertikal stabile Verletzungen (Typ B):** Eine oder beide Beckenhälften rotieren um die Körperachse (Y-Achse). Hierzu gehören zwei Hauptgruppen der Verletzungen:
  - „Open-book"-Verletzungen mit Symphysenruptur (Typ B1). Außenrotation der Beckenhälften, aber ohne Vertikalverschiebung.
  - Bilaterale Kompressionsverletzungen (Typ B2) mit Einengung des Beckenkanals unter Innenrotation der betroffenen Beckenhälfte. Bilaterale Typ-B-Frakturen werden als B3 klassifiziert.
- **Rotatorisch und vertikal instabile Verletzungen (Typ C):** Komplette Zerstörung des vorderen und hinteren Beckenrings mit Rotation einer oder beider Beckenhälften um die Körperquerachse (X-Achse) und gleichzeitiger vertikaler Verschiebung entlang der Körperachse (Y-Achse).

Diagnostik
- Inspektion (▶ 3.2): Prellmarken, Quetschspuren (z.B. über Symphyse oder Genitalregion), Weichteilablederungen (Morel-Lavallé-Verletzung), Beckenasymmetrie, Beinlängendifferenz.
- Körperliche Untersuchung (▶ 3.2): Bimanuelle Beckenkompression (Schmerz, Krepitation, Instabilität), Tastbarkeit der peripheren Pulse, Hämatome oder Blutaustritte an Damm, Harnröhre, Anus.
  - Motorik: N. ischiadicus (verläuft durch das kleine Becken zum Oberschenkel, Schädigung bei Beckenfraktur und Hüftgelenkluxation möglich). Aktive Beugung im Kniegelenk, Innervation aller Unterschenkelmuskeln (außer Adduktoren und Kniestrecker!), Beugung und Streckung im Sprunggelenk.
  - Sensibilität: Ausfälle an Ober- und Unterschenkel.
- Rektale Untersuchung (▶ 3.2.6): Blut, Fragmente, dislozierte Prostata.
- Urologisches Konsil: Bei Miktionsstörungen, blutigem Urin, V.a. Prostataläsion, Urethra- oder Blasenläsion.
- Doppleruntersuchung (▶ 3.8.10): Verschlussdrücke von A. poplitea, A. tibialis post., A. dorsalis pedis, wenn Fußpulse nicht tastbar.
- Sonographie (▶ 3.8.2): Hinweis auf Harnblasen- und Nierenverletzungen, Gefäßverletzungen, retroperitoneales Hämatom.
- Rö (▶ 3.5.23): Beckenübersicht, Ala- und Obturator-Aufnahme, Inlet- und Outletaufnahme.
- CT (▶ 3.10.3): Räumliche Darstellung der Fragmente (3-D-Rekonstruktion), Beurteilung der Iliosakralgelenke.
- Retrograde Urethrographie: Bei Blutungen aus dem Meatus externus der Harnröhre vor evtl. Katheterisierungsversuchen (→ Urologe).
- DSA (▶ 3.7) bei V.a. Gefäßläsion.

> - Begleitverletzungen: Darm-, Blasen-, Gefäßläsion (präsakraler Venenplexus), Prostata, inneres weibliches Genitale, Harnwegsruptur, Rektum- und Analläsionen, Nervenläsion (Cauda equina), Zwerchfellruptur.

- Keine Katheterisierung bei V.a. Harnröhrenverletzung!
- Bestätigt sich eine Instabilität des Beckenringes, auf weitere Instabilitätsprovokationen verzichten (zusätzliches Blutungsrisiko).

Therapie

Sofortmaßnahmen
- Schockprophylaxe (▶ 4.1.2): I.v. Zugang, z.B. Ringer-Lakat-Infusion, mind. 6 EK bestellen.
- Stationäre Aufnahme, Bettruhe, Thromboseprophylaxe (▶ 2.10).
- Zunächst nüchtern lassen: Dislozierte und instabile Frakturen werden operativ versorgt (möglichst sofort), Schmerztherapie (▶ 2.12).
- Bei hochgradig instabilen Verletzungen und Schocksymptomatik (Typ-B- und Typ-C-Verletzungen) Notfallbeckenzwinge anlegen (▶ Abb. 20.2). Die Inzision erfolgt an der Kreuzung zwischen der Verlängerung der Femurachse über die Trochanterspitze und einer Senkrechten dazu von der Spina iliaca anterior sup. nach dorsal. Bei Schwierigkeiten Orientierung mit dem Röntgen-Bildwandler.
- Notfall-Beckengürtel (nach Baumgaertel): Schmaler pneumatischer Gürtel, der um den verletzten Beckenring gelegt wird. Durch Aufblasen wird eine zirkuläre Kompression erreicht.

Weiteres Vorgehen (Untersuchungen, OP) mit OA besprechen.

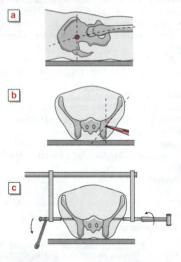

Abb. 20.2 Notfallbeckenzwinge. **a** und **b**. Eintrittspunkt. **c**. Übersicht

Typ-A-Frakturen sind stabil und werden konservativ behandelt: Frühmobilisation unter Teilbelastung. Initial evtl. Gehwagen einsetzen.

Typ-B-Frakturen können meist konservativ behandelt werden. Je nach Dislokationsgrad einige Tage bis zu 3 Wo. Bettruhe, danach Mobilisation, zunächst Gehwagen mit Teilbelastung, danach Belastungssteigerung, Vollbelastung nach 6 Wo. möglich.

- Symphysensprengungen (B1) über 2,5 cm sollten operativ versorgt werden (5-Loch-DCP). Funktionelle Nachbehandlung zunächst durch Mobilisation am Gehwagen mit halbem Körpergewicht, Vollbelastung nach 4–6 Wo.
- Die seitliche Kompressionsfraktur (B2) kann meist konservativ behandelt werden. Initiale Bettruhe von ca. 3–4 Wo., dann Mobilisation mit Gehwagen.
- Typ-B3-Frakturen zeigen oft eine deutliche Beinlängendifferenz. Diese sollte durch eine operative Reposition (Schanz-Schrauben und Fixateur externe) korrigiert werden. Nach 4 Wo. Bettruhe Mobilisation am Gehwagen, Belastungssteigerung bis zur Vollbelastung nach 10–12 Wo.

Typ-C-Frakturen sind instabil und werden operativ durch Osteosynthese des vorderen und/oder hinteren Beckenrings mit Platten und Zugschrauben versorgt. Ein Fixateur externe ist nur möglich, falls kein kompletter hinterer Stabilitätsverlust besteht. Die postoperative Mobilisierung richtet sich nach der erreichten Belastbarkeit und wird vom Operateur entschieden. In der Regel wird der Pat. nach 4–6 Wo. mit einer Teilbelastung beginnen können. Vollbelastung ist erst nach 10–12 Wo. möglich.

Bei allen Frakturen bis zur vollständigen Mobilisation Thromboseprophylaxe (▶ 2.10). Adjuvant Physiotherapie z.B. Atemgymnastik, Triflow®-Atemtrainer, Kryotherapie (▶ 1.3.4).

> **Checkliste OP-Vorbereitung (auch ▶ 1.7.6)**
> - OP-Vorbereitung, Pat. nüchtern lassen.
> - Blutkonserven bestellen (mind. 6 EK).
> - Pat. aufklären und unterschreiben lassen:
>   - Allgemeine Komplikationen ▶ 1.6.
>   - Spezielle Komplikationen: Postoperative Arthrose, Beinlängendifferenz, Femurkopfnekrose, statische Rückenbeschwerden, Miktions-, Defäkationsbeschwerden, Störung der sexuellen Funktionen.

20.3 Azetabulumfrakturen

Anatomie
Der vordere Pfeiler der knöchernen Hüftgelenkspfanne gehört zum Schambein, der hintere zum Sitzbein. Das Darmbein bildet das Pfannendach. 75 % der Pat. haben weitere Verletzungen, 50 % sind polytraumatisiert.

Ätiologie
Laterale Kompression; Knieanpralltrauma mit fortgeleiteter Kraft auf Oberschenkel und Hüftgelenkpfanne (dashboard-injury). Begleitverletzung des N. ischiadicus möglich.

Klinik

Stauchungs-, Beckenkompressionsschmerz, schmerzhaft eingeschränkte Beweglichkeit im Hüftgelenk, Rotationsfehlstellung.

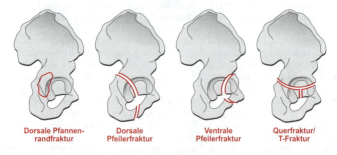

| Dorsale Pfannen-randfraktur | Dorsale Pfeilerfraktur | Ventrale Pfeilerfraktur | Querfraktur/ T-Fraktur |

Abb. 20.3 Einteilung der Azetabulumfrakturen [A300–106]

Diagnostik

- Inspektion (▶ 3.2): Frakturhämatom?
- Körperliche Untersuchung (▶ 3.2, ▶ 3.3.4): Becken (Stauchungs-, Kompressionsschmerz, Instabilität), Abdomen (aufgetrieben, gespannt), Leisten- und Fußpulse. Begleitverletzungen des N. ischiadicus (Schwäche bei Kniebeugung, Plantarflexion, Dorsalextension, Sensibilitätsstörungen an Unterschenkel und Fuß).
- Rö (▶ 3.5.23): Beckenübersicht a.p., Hüfte axial, Ala- (gesunde Seite wird um 45° angehoben) und Obturatoraufnahme (verletzte Seite wird um 45° angehoben).
- CT (▶ 3.10.3) mit 3-D-Rekonstruktion zur genauen Frakturdarstellung und OP-Planung.
- Dopplersuchung (▶ 3.8.10): Verschlussdrücke von A. poplitea, A. tibialis post., A. dorsalis pedis, wenn keine Fußpulse tastbar sind.

Therapie

Die Therapie von Höhlenverletzungen hat Vorrang!

Sofortmaßnahmen

- Schockprophylaxe: I.v. Zugang, Ringer-Lakat-Infusion.
- Bei Hüftkopfluxation sofortige Reposition in Narkose einleiten.
- OP-Vorbereitung (▶ 1.7.6), falls Repositionshindernis vorhanden.
- Aufklärung (▶ 1.6): Nervenläsion (v.a. N. ischiadicus, N. femoralis), Gefäßläsion (A. glutealis sup.), Einverständniserklärung unterschreiben lassen.
- Weiteres Vorgehen (Untersuchungen, OP) mit OA besprechen.

20.3 Azetabulumfrakturen

Konservative Therapie
Bei allen Frakturen, bei denen das tragende Domfragment intakt oder nicht disloziert ist und die Gesamtgeometrie des Beckens erhalten ist (gering verschobene Frakturen, kleine knöcherne Absprengungen am hinteren Pfannenrand, tiefe Azetabulumquerfrakturen, tiefe vordere Pfeilerfrakturen).
- Suprakondyläre Extension bei nicht rekonstruierbaren Azetabulumtrümmerfrakturen für 4–6 Wo. und bei Frakturen, die nicht primär operativ versorgt werden können (z.B. Polytrauma).
- Pat. stationär aufnehmen, Bettruhe und Dekubitusprophylaxe anordnen.
- Thromboseprophylaxe (▶ 2.10), Analgesie (▶ 2.12).

Suprakondyläre Extension
- Pat. aufklären (▶ 1.6) und schriftlich einwilligen lassen (wenn möglich).
- Bein auf einer Schiene mit Lochstabgerät lagern.
- Haut des distalen Oberschenkels mechanisch reinigen, evtl. enthaaren. Desinfektion Kategorie III (▶ 2.1.2).
- Steril abdecken, sterile Kleidung, sterile Handschuhe und Mundschutz tragen.
- An der Ein- (medialer Kondylus) und Austrittsstelle (lateraler Kondylus) Lokalanästhetikum, wie Lidocain 2 % (z.B. Xylocain®) injizieren, Unterhaut und Periost tief infiltrieren.
- Haut am Übergang Femurschaft/medialer Kondylus/oberer Patellarand inzidieren.
- Steinmann-Nagel oder Kirschner-Draht parallel zum Kniegelenksspalt durch die Kondylen bohren bzw. schlagen; Austrittsstelle mit steriler Kompresse polstern.
- Begrenzungsscheiben und Bügel anbringen, ggf. Nagel bzw. Draht kürzen, bei Kirschner-Draht den Bügel spannen.
- Extensionsgewicht (1/10–1/7 kg KG) über Seilzug anbringen.
- Auflagepunkt des Extensionsbügels auf der Tibiakante vorsorglich polstern.

Operative Therapie
Bei allen verschobenen Frakturen, Repositionshindernissen, Begleitverletzungen (Gefäß-, Nervenläsion). OP-Zeitpunkt in der Regel zwischen 2. und 10. Tag nach dem Unfall nach allgemeiner Stabilisierung des Patienten. Osteosynthese mit Verplattung, Zugschrauben, Fixateur externe.

Nachbehandlung
- Konservative Ther.: Teilbelastung (15 kg) nach 3–4 d (schmerzabhängig), danach zunehmende Belastung je nach Frakturtyp und Röntgenbild. Funktionelle physiotherapeutische Behandlung (▶ 1.3.4). Röntgenkontrolle nach 1, 3, 8 und 12 Wo.
- Operative Ther.: Nach Anweisung des Operateurs. Einfache Frakturen sind i.d.R. nach 8 Wo. ausgeheilt. Nach komplizierten Rekonstruktionen Vollbelastung erst nach 12–14 Wo.

Prognose
Hüftgelenksarthrose, Hüftkopfnekrose, Fehlstellungen, bleibende Ischiadikusschädigung möglich.

21 Kindliche Frakturen

Klaus Kolb

21.1 Besonderheiten kindlicher Frakturen 688
21.1.1 Definition und Besonderheiten der Frakturtypen 688
21.1.2 Anamnese 689
21.1.3 Untersuchung 689
21.1.4 Diagnostik 690
21.1.5 Therapie 690
21.2 Oberarmfrakturen 691
21.2.1 Proximale Humerusfraktur 691
21.2.2 Humerusschaftfraktur 692
21.2.3 Kondyläre Frakturen 693
21.3 Unterarmfrakturen 694
21.3.1 Fraktur der proximalen Ulna und des proximalen Radius 694
21.3.2 Subluxation des Radiusköpfchens – Chassaignac 695
21.3.3 Monteggiafraktur 696
21.3.4 Unterarmschaftfrakturen 697
21.3.5 Vorderarmfrakturen 698

21.4 Oberschenkelfrakturen 699
21.5 Unterschenkelfrakturen 700
21.5.1 Tibiaschaftfrakturen 700
21.5.2 Frakturen des oberen Sprunggelenks 702
21.5.3 Laterale Sprunggelenkläsion (Supinationstrauma) 703
21.5.4 Übergangsfrakturen 704

21.1 Besonderheiten kindlicher Frakturen

Diagnostik und Therapie kindlicher und jugendlicher Frakturen unterscheiden sich erheblich vom Vorgehen beim Erwachsenen.
- Wachstumsphänomene: Das nicht abgeschlossene Längen- und Dickenwachstum des kindlichen Knochens erschwert aufgrund noch nicht angelegter Knochenkerne und bestehender Epiphysenfugen die Röntgendiagnostik.
- Das kindliche Skelett ist aufgrund der Wachstumsphänome zu teils erheblichen Spontankorrekturen bei verbliebenen Fehlstellungen fähig. Die Korrekturfähigkeit ist abhängig vom Alter des Pat. bzw. Restwachstum und am stärksten ausgeprägt bei Frakturen der oberen Extremität bis zum 12. Lj.
- Es finden sich überwiegend Schaftfrakturen unter Einschluss von Epiphysenlösungen, reine Gelenkfrakturen und Kontusionen sind selten.
- Frakturen mit Epiphysenbeteiligung können eine Hemmung durch vorzeitigen Fugenschluss, aber auch eine Stimulierung des Restwachstums verursachen.

21.1.1 Definition und Besonderheiten der Frakturtypen

- **Schaftfrakturen:** Stabil (Fragmente stehen aufeinander, Achsenknick ohne Verkürzungstendenz) oder instabil (vollständige Fragmentdislokation und Verkürzungstendenz).
- **Grünholzfrakturen:** Biegungsschaftbrüche mit Anbruch einer Kortikalis und vollständigem Bruch der Gegenkortikalis, auch als metaphysäre Biegungsbrüche, wobei hier die Gefahr einer Fugenstimulation mit Zunahme der Fehlstellung besteht.
- **Metaphysäre Wulstbrüche** (Bowing-fractures): Komplikationsarme Brüche mit Spongiosaeinstauchung, am häufigsten am Vorderarm.
- **Suprakondyläre Frakturen des Oberarms:** Häufige Indikation zur operativen Therapie, da Luxationstendenz des Fragments, Gefahr der Verletzung der A. brachialis.
- **Knöcherne Bandausrisse:** Gefahr des vorzeitigen Schlusses der Nachbarfuge.
- **Apophysenausrisse:** Unproblematisch, ohne Gefahr von Sekundärschäden.
- **Epiphysenlösung Aitken 0 und Aitken I:** Unterscheidung zwischen reiner Epiphysenlösung (Aitken 0) und Epiphysenlösung mit metaphysärem Keil

	Epiphysenlösung		Epiphysenfraktur		Epiphysenstauchung
Salter	I	II	III	IV	V
Aitken	0 (I)	I	II	III	VI

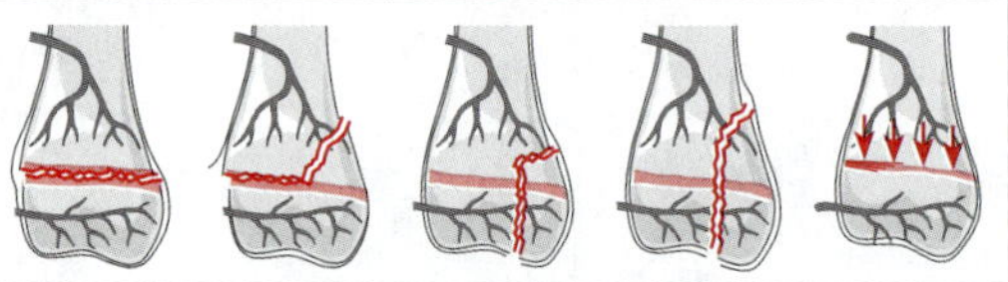

Abb. 21.1 Einteilung der Epiphysenverletzungen [A300–106]

(Aitken I), selten posttraumatische Wachstumsstörungen, da die eigentliche Epiphyse unversehrt bleibt (▶ Abb. 21.1).
- **Epiphysenfraktur Aitken II und Aitken III:** Gelenkfrakturen mit Beteiligung der Epiphyse, daher häufig Wachstumsstörungen (▶ Abb. 21.1).
- **Übergangsfrakturen:** Entspricht der kindlichen Epiphysenlösung bei Jugendlichen mit bereits teilweise geschlossenen Epiphysen, therapeutisches Ziel ist hier die Rekonstruktion der Gelenkfläche.

21.1.2 Anamnese

Die Anamnese beim Kind kann je nach Alter und Reifegrad erheblich erschwert sein, oft ist es nicht möglich, den genauen Unfallmechanismus zu erfragen, insbesondere wenn eine schmerzhafte Verletzung mit begleitender Agitiertheit des Kinds und der Eltern vorliegt. In solchen Fällen zunächst die Diagnostik und adäquate Therapie mit dem Ziel der Schmerzreduktion veranlassen und die subtile Befragung auf später verschieben.

Kindergartenkinder und Schulkinder sind auf dem Schulweg und im Unterricht berufsgenossenschaftlich versichert, daher im Zweifelsfall D-Bericht erstellen. Ausnahmen, wie Unfälle bei Streitigkeiten untereinander oder im Pausenspiel, sollten beachtet und eventuell später geklärt werden (▶ 1.5).

21.1.3 Untersuchung

Ausnahmezustand des verletzten Kindes beachten (Schmerzen, Aufregung, ungewohnte Umgebung, viele weiße Kittel). Behutsam vorgehen. Vor der körperlichen Untersuchung immer versuchen, eine Vertrauensbasis mit dem Kind aufzubauen. Hierzu kann es auch erforderlich sein, die aufgeregten Eltern hinauszuschicken (▶ 1.4.14).
Körperliche Untersuchung einschränken, Schmerzareal auf Schwellung, Fehlstellung, Hämatomverfärbung und offene Verletzungen inspizieren. Bei Frakturverdacht periphere Sensibilität, Motorik und Durchblutung überprüfen.

Kindesmisshandlung
Vor allem bei verletzten Säuglingen und Kleinkindern immer auch an Kindesmisshandlung denken. Mögliche Anzeichen für Kindesmisshandlung:
- Widersprüchliche oder bagatellisierende Angaben der Eltern (z.B. Sturz vom Wickeltisch bei erheblichen Verletzungen).
- Klassische Kombination von Skelett- und Zerebralschäden.
- Mehrfache Frakturen: Nachweis von frischen und alten, unbehandelten Frakturen nebeneinander; frische und alte Hämatome nebeneinander, gleichzeitig Verletzungsspuren verschiedenen Alters an verschiedenen Körperstellen.
- Klassische Trias: Schaftfrakturen, Absprengungen an den Metaphysen, kortikale Verdickungen (subperiostale Blutungen).
- Hautverletzungen wie Brandspuren von Zigaretten.
- Intraabdominelle Verletzungen: Einlieferung häufig mit der Diagnose „stumpfes Bauchtrauma". Verletzungen bei Kindesmisshandlung eher zentral

im Abdomen gelegen (Duodenum, Pankreas, Dünndarm, seltener Leber- oder Milzverletzungen).
- Zeichen körperlicher oder psychosozialer Vernächlässigung, Retardierung.
- Verdacht auf Missbrauch bei Verletzungen im Anogenitalbereich ohne schlüssige Anamnese.

> Die Entscheidung über das erforderliche Vorgehen ist im Verdachtsfall schwierig. Möglichst erfahrenen Kollegen hinzuziehen. Immer subtile Befunddokumentation durchführen, im Zweifelsfall stationäre Aufnahme veranlassen, das weitere Prozedere dann unter stationären Bedingungen und in Ruhe entscheiden (Gespräch mit den Eltern, Einschaltung des Jugendamts oder der Polizei). Bei unkooperativen Eltern, die eine stationäre Aufnahme ablehnen, immer OA verständigen.

21.1.4 Diagnostik

- Kinder so schonend und so schmerzlos wie möglich untersuchen, schmerzhafte Untersuchungen werden die erreichte Vertrauensbasis nachhaltig stören.
- Bei Schmerzen verletztes Areal röntgen lassen, möglichst unter Mitabbildung der 2 Nachbargelenke (immer in 2 Ebenen), Achsabweichungen dokumentieren.
- Bei sicher dislozierten und bei offenen, operativ zu versorgenden Frakturen, kann die Röntgendiagnostik (in Absprache mit dem Operator) auch erst im OP und in Narkose erfolgen.
- Aufnahmen der Gegenseite sind umstritten und fragwürdig (unnötiges Röntgen eines gesunden Körperteils). Besser ist es, bei Frakturverdacht entsprechend zu behandeln (z.B. Gipsanlage) und im weiteren Verlauf nach Klinik und Röntgenkontrollen zu verfahren (▶ einzelne Krankheitsbilder).
- Sonographische Diagnostik (▶ 3.8) kann beim geübten Untersucher die Röntgendiagnostik bei einzelnen Krankheitsbildern (z.B. Supinationstrauma des Sprunggelenks) entbehrlich machen.
- Bei Gelenkbinnenverletzungen (v.a. des Kniegelenks), ist auch bei Kindern und Jugendlichen eine Arthroskopie indiziert.
- Auf schmerzhafte gehaltene Aufnahmen bei Sprunggelenk- und Knieläsionen bei Kindern und Jugendlichen mangels therapeutischer Konsequenz beim frischen Trauma möglichst verzichten.

> Leider kann auf eigentlich unnötige Röntgenaufnahmen aus forensischen Gründen oftmals nicht verzichtet werden (Begutachtung, Rentenansprüche, Klagen über Fehlbehandlung). Die Festlegung der erforderlichen diagnostischen Maßnahmen muss daher hausintern erfolgen.

21.1.5 Therapie

- Nach Diagnosestellung Pat. (je nach Alter) und Eltern über das geplante Vorgehen informieren.

- Stationäre Aufnahme nur bei Osteosynthesen oder aus anästhesiologischen Gründen.
- Undislozierte Frakturen mit Gipsschienen ruhig stellen, mögliche vertretbare Fehlstellungen mit den Eltern in ihrer Konsequenz besprechen.
- Gipskontrollen erfolgen i.d.R. am 1., 4., 8. und 14. d, hierzu Eltern informieren und Merkblatt mitgeben, Information über Ambulanzzeiten, auf die sofortige Wiedervorstellung bei Beschwerden hinweisen und diesen Hinweis dokumentieren (▶ 1.4.14).
- Erste Röntgenkontrolle am 8. d, bei Dislokationsgefahr (z.B. instabile Fraktur) früher.
- Bei Schmerzen im Gips hat immer der Patient recht, daher Gipsabnahme oder Fensterung zur Kontrolle.
- Gips am 4.–7. d schließen, ggf. unter Gipskeilung bei sekundärer Fehlstellung.
- Bei ängstlichen Kindern evtl. Schiene belassen, um Gipsentfernung mit der Gipsfräse zu vermeiden.
- Bei geplanter Reposition in Narkose oder operativer Therapie Eltern informieren und Einwilligung einholen, bei polytraumatisierten Kindern Vorgehen unter Notfallbedingungen (▶ 1.4.14).
- Dislozierte Frakturen werden in Narkose definitiv versorgt (reponiert) und bei Luxationstendenz osteosynthetisch versorgt.
- Häufig bei Kindern halbkonservatives Vorgehen durch perkutane operative Techniken, z.B. Kirschner-Draht-Spickung, Fixateur externe, Extensionen, intramedulläre Schienung (z.B. Prevot-Nägel).
- Operative Techniken bei Kindern eher selten, wird aber heute bei Schaftfrakturen großzügiger gestellt. Indikation: Vor allem bei nicht reponiblen, instabilen und offenen Frakturen. Die Zweithospitalisation zur ME sollte vermieden werden.
- Thromboseprophylaxe beim Kind nicht erforderlich, bei Jugendlichen ab dem 12. Lj. und adipösen Kindern im Einzelfall, je nach Entwicklungsstand, entscheiden (▶ 2.10).
- Bei ambulanter Therapie Analgetika (▶ 2.12) mitgeben oder rezeptieren (z.B. je 2–3 × tägl. Paracetamol supp® 125–250 mg bis zum 6. Lj., 500 mg ab dem 6. Lj)., alternativ Information des Hausarztes über Diagnose und geplantes Vorgehen und Bitte um Mitbetreuung.

21.2 Oberarmfrakturen

21.2.1 Proximale Humerusfraktur

Definition
Seltenes Trauma der Schulter, überwiegend als subkapitale Schaftfraktur, gelegentlich als Epiphysenlösung (auch als Folge eines Geburtstraumas).

Klinik
Bewegungsunfähigkeit des betroffenen Schultergelenks, kann dem Bild eines Plexusschadens ähneln.

Diagnostik
- Inspektion (▶ 3.2): Fehlstellungen, äußerliche Verletzungszeichen (Schwellung, Hämatomverfärbung).
- Untersuchung (▶ 3.2): Auf ausgiebige Bewegungsprüfung bei Kindern schmerzbedingt verzichten, Prüfung und Dokumentation von distaler Motorik, Sensibilität und Durchblutung.
- Neurologisches Konsil: Bei Nachweis von peripheren neurologischen Ausfällen zum Ausschluss eines Plexusschadens.
- Röntgen (▶ 3.5.13, ▶ 3.5.17, ▶ 3.5.18): Oberarm mit Schulter und Ellbogengelenk in 2 Ebenen: Frakturnachweis kann vor dem 4. Lj. erschwert sein, da die Humeruskopfkerne noch nicht verknöchert sind. **Cave:** Jenseits des 4. Lj. Frakturlinie nicht mit Epiphysenfuge verwechseln. Bei dislozierten Frakturen unproblematisch.

Therapie
- **Konservative Therapie:**
  - Vor dem 12. Lj. Achsfehlstellungen bis 50° nach Rücksprache mit den Eltern belassen und primär mit Desault-Gips (▶ 2.6.6) ruhig stellen, da häufig Spontankorrektur. Achsfehlstellungen über 50° vor dem 12. Lj. geschlossen in Narkose reponieren und im Gips ruhig stellen.
  - Jenseits des 12. Lj. Fehlstellungen bis 30° belassen und primär eingipsen. Größere Fehlstellungen in Narkose reponieren und eingipsen.
- **Operative Therapie:** Bei Repositionshindernissen (Sehneninterposition), offenen Frakturen und instabilen bzw. erheblich dislozierten Frakturen ab dem 12. Lj. perkutane Kirschner-Draht-Spickung oder dynamischer Marknagel.

Nachbehandlung
- Ruhigstellung im Desault-Verband oder Desault-Gips (▶ 2.6.6) für 3 Wo.
- Bei Verwendung von dynamischen Marknägeln keine Ruhigstellung erforderlich.
- Gipskontrollen am 1., 4., 8. und 14. d, bei Beschwerden sofort.
- Röntgenkontrolle am 8. d, bei unsicherem Repositionsergebnis früher, sowie nach Gipsabnahme.
- Nach Gipsabnahme je nach Beschwerdesituation mobilisieren.
- Bei verbliebener Fehlstellung klinische und röntgenologische Kontrollen alle 6–12 Mon. bis Wachstumsende, ggf. spätere Umstellungsosteotomie.

21.2.2 Humerusschaftfraktur

Sehr seltene Fraktur des Kindesalters, unter 1 % aller kindlichen Frakturen.

Klinik
Lokaler Spontan- und Bewegungsschmerz, Instabilitätsgefühl im Bereich des Oberarms, Symptome der N.-radialis-Parese (Fallhand).

Diagnostik
- Inspektion (▶ 3.2): Schmerzbedingte Schonhaltung des betroffenen Arms, äußerliche Verletzungszeichen (Schwellung, Hämatom, Hautläsion).
- Palpation: Path. Beweglichkeit oder Krepitation (beim Kind unterlassen).

- Neurologische Untersuchung (▶ 3.2.9), ggf. Konsil: Bei Verdacht auf Radialisparese (Fallhand).
- Röntgen (▶ 3.5.13, ▶ 3.5.16, ▶ 3.5.17): Oberarm mit Schulter- und Ellenbogengelenk in 2 Ebenen: Frakturnachweis und genaue Dokumentation von Achsfehlstellungen.

Therapie
- **Konservative Therapie:** Undislozierte Frakturen und Dislokationen bis Schaftbreite primär unter leichtem Zug im Desault-Verband (▶ 2.6.5) ruhig stellen. Nach ca. 1 Wo. Desault abnehmen und Sarmiento-Brace (▶ 2.6.7) anlegen. Bei primären Radialisparesen konservatives Abwarten über 3–4 Wo., da meist spontane Besserung.
- **Operative Therapie:**
  - **Ind.:** Bei allen instabilen Verletzungen und erheblichen Dislokationen von mehr als Schaftbreite, Verkürzungen über 2 cm ohne oder mit nur geringem Fragmentkontakt, Trümmer- und Etagenfrakturen, Frakturen mit Rotationsfehlern und persistierende Radialisparese über 4–6 Wo. (mikrochirurgische Nervennaht), offenen Frakturen 2° und 3°, irreponiblen Frakturen. Sobald eine Reposition in Narkose erforderlich wird, prüfen, ob gleichzeitig eine Osteosynthese indiziert ist, um einer späteren Dislokation vorzubeugen.
  - **Vorgehen:** Intramedulläre Schienung idealerweise bei Quer- und einfachen Schrägfrakturen, in Ausnahmefällen heute noch gelegentlich Plattenosteosynthese. Bei Mehrfragmentbrüchen, zweit- oder drittgradigen Brüchen Fixateur externe.
  - **Nachbehandlung:** Ruhigstellung im Sarmiento-Brace für 4–5 Wo.; Ruhigstellung nach Osteosynthese je nach OP-Ergebnis; Rö.-Kontrolle am 8. Tag und zum Ende der Ruhigstellung; nach Ende der Ruhigstellung Mobilisierungsbeginn nach Beschwerdebild.

21.2.3 Kondyläre Frakturen

Die suprakondyläre Fraktur ist die häufigste knöcherne Verletzung am wachsenden Skelett und insbesondere am Ellenbogen, gefolgt von den transkondylären Frakturen.

Ätiologie
Sturz auf das Ellenbogengelenk bzw. auf den ausgestreckten Arm in Kombination mit Scherkräften.

Klinik
Schmerzbedingte Bewegungsunfähigkeit des Ellenbogengelenks.

Diagnostik
- Inspektion (▶ 3.2): Fehlstellungen (Cubitus varus), Frakturzeichen (Schwellung, Hämatom), Hautläsionen.
- Untersuchung (▶ 3.2): Prüfung der distalen Motorik, Sensibilität und Durchblutung (Läsion der A. brachialis durch suprakondyläres Fragment).

- Rö (▶ 3.5.18) Ellenbogengelenk in 2 Ebenen: Exakter Ausschluss von Achsabweichungen und kleinster knöcherner Fragmente, insbesondere vom Proc. coronoideus.

> Gefahr des Kompartmentsyndroms (▶ 15.3.9): Progredienter Schmerz mit Verhärtung des Unterarms und begleitende sensible und motorische Ausfälle, wobei die peripheren Pulse noch palpabel sein können. Verifizierung mittels Kompartmentdruckmessung, dann sofort komplette Faszienspaltung.

Therapie
- **Konservative Therapie:** Bei nicht dislozierten, nicht rotierten suprakondylären Frakturen und nicht dislozierten Frakturen des Condylus radialis bzw. ulnaris humeri Ruhigstellung mit Oberarmgipsschiene. Nach Abschwellung am 4. Tag Röntgenkontrolle zum Ausschluss einer sekundären Rotationsfehlstellung, dann Gipsschluss.
- **Operative Therapie:** Bei offenen Frakturen oder rotierten suprakondylären Frakturen Reposition und Kirschner-Draht-Spickung. Dislozierte Frakturen des Condylus radialis und ulnaris erfordern eine offene Zuggurtung, Schraubenosteosynthese bzw. eine Spickung.

Nachbehandlung
Ruhigstellung im Oberarmgips für 3–4 Wo., Gipskontrollen am 1., 4., 8. und 14. Tag, bei Beschwerden sofort. Rö.-Kontrolle am 4. d post trauma, postoperativ und nach Gipsabnahme. Bei operativ versorgten Frakturen kann je nach Verfahren und übungsstabiler Versorgung eine frühfunktionelle Mobilisation aus der Oberarmgipsschiene erfolgen; ME bei Drahtosteosynthesen nach 4 Wo., nach Schraubenosteosynthese nach 8–12 Wo.

21.3 Unterarmfrakturen

21.3.1 Fraktur der proximalen Ulna und des proximalen Radius

Häufigkeit und Ätiologie
Frakturen des Radiusköpfchens sind selten, ganz überwiegend treten dann auch Frakturen des Radiushalses auf. Selten sind auch isolierte Olekranonfrakturen (überwiegend Abrissfrakturen). Häufiger treten sie zusammen mit einer Radiusköpfchenfraktur oder -luxation auf. **Cave:** Mitverletzung der versorgenden Blutgefäße. Das Radiusköpfchen ist vor dem 5. Lj. radiologisch nicht darstellbar.

Klinik
Schmerzbedingte Bewegungsunfähigkeit des betroffenen Gelenks.

Einteilung der Radiushalsfrakturen nach Judet
- Stadium I: Keine Kippung, geringe Dislokation.
- Stadium II: Kippung bis 30°, Dislokation um halbe Schaftbreite.

- Stadium III: Kippung zwischen 30° und 60°, Dislokation variabel.
- Stadium IV: Kippung über 60°, vollständige Dislokation.

Diagnostik
- Inspektion (▶ 3.2): Bei der Bewegungsprüfung vor allem Supination und Pronation demonstrieren lassen. Auf Frakturzeichen achten, wie Schwellung, Hämatom, Hautläsion.
- Untersuchung (▶ 3.2): Distale Motorik, Sensibilität und Durchblutung prüfen.
- Röntgen (▶ 3.5.18): Ellenbogengelenk mit Unterarm in 2 Ebenen: Frakturnachweis, Fehlstellungen? Bei fehlender Verknöcherung Vorgehen nach klinischer Symptomatik.

Therapie
- **Konservative Therapie:** In Stadium I und II ohne Repositionsversuch (> 10. Lj.), III bis 50°-Abkippung < 10. Lj., hohe Spontankorrekturrate, undislozierte Frakturen des Olekranons und des Processus coronoideus ulnae Ruhigstellung in Oberarmgipsschiene (▶ 2.6.6) für 14 d.
  - Bei Verschiebung um ½ Schaftbreite geschlossene Reposition in max. Pronation und gleichzeitigem Druck auf den proximalen Radiusschaft, anschließend Oberarmgips (▶ 2.6.6).
  - Bei proximalen Ulnafrakturen mit Dislokation > 3 mm Oberarmgips (▶ 2.6.6).
- **Operative Therapie:**
  - Stadium III (> 10. Lj.) und IV, nicht reponible, offene und vollständig dislozierte Frakturen: Offene Reposition, KD-Draht-Fixation (4 Wo.) und Oberarmgips (▶ 2.6.6).
  - Dislozierte Olekranonfrakturen analog zum Erwachsenen mittels Zuggurtung oder Zugschraube fixieren.
  - Proximale Ulnafrakturen mit Dislokation > 3 mm offene Reposition und Stabilisierung (Zuggurtung, bei älteren Kindern > 12. Lj.) ggf. auch Schrauben- oder Plattenosteosynthese.

Nachbehandlung
- Radiusköpfchenfrakturen auf Oberarmschiene für 14 d, Olekranonfrakturen für 4 Wo.; Gipskontrollen am 1., 4., 8. und 14. Tag, bei Beschwerden sofort.
- Rö-Kontrollen bei geschlossen reponierten Frakturen um den 8. d, sonst nach Gipsabnahme. Nach Gipsabnahme Mobilisierungsbeginn je nach Beschwerden.
- ME bei Draht nach 3–4 Wo., andere Osteosynthesen nach 12 Wo.

21.3.2 Subluxation des Radiusköpfchens – Chassaignac

Ätiologie
Häufige Verletzung bis zum 4. Lj. durch abrupten Zug an der Hand des Kindes, meist bei gestrecktem Arm, aber auch durch direktes Trauma möglich, z.B. Sturz auf gestreckten Arm.

Klinik
Schmerzen im betroffenen Gelenk bei allen Bewegungen.

Diagnostik
- Inspektion (▶ 3.2): Schon die Inspektion erlaubt die Diagnose. Das Kind schont den betroffenen Arm in Pronationsstellung, eine aktive Benutzung erfolgt trotz Ablenkung nicht.
- Röntgen (▶ 3.5.18): Bei eindeutiger Anamnese und Klinik eigentlich entbehrlich, Ellenbogengelenk mit Unterarm in 2 Ebenen nur aus forensischen Gründen und zum Ausschluss einer Fraktur bei nicht eindeutiger Klinik. Oft Spontanreposition bei Rö-Lagerung.

Therapie
! Oft Spontanreposition, dann keine weitere Behandlung erforderlich.
- Repositionstechnik: Den gebeugten, pronierten Arm unter Zug strecken und gleichzeitig supinieren, gelegentlich kann die Reposition anhand eines Knackgeräusches bestätigt werden. Bei Erfolg bewegt das Kind den Arm spontan und schmerzfrei, eine Röntgenkontrolle, Ruhigstellung oder Weiterbehandlung entfällt.
- Bei persistierender oder älterer Luxation kann eine Reposition in Kurznarkose notwendig werden.

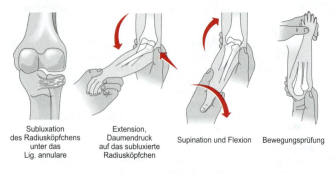

Subluxation des Radiusköpfchens unter das Lig. annulare | Extension, Daumendruck auf das subluxierte Radiusköpfchen | Supination und Flexion | Bewegungsprüfung

Abb. 21.2 Reposition einer Chassaignac-Luxation [A300–106]

21.3.3 Monteggiafraktur

Definition
Kombination aus Ulnaschaftfraktur und Radiusköpfchenluxation. **Cave:** Ulnafraktur ist leicht, die Radiusköpfchenluxation aber schwierig nachzuweisen. Die Problematik der Verletzung liegt in der häufig übersehenen Luxation des Radiusköpfchens.

Klinik
Schmerzen und Bewegungseinschränkung im betroffenen Bereich.

Diagnostik
- Inspektion (▶ 3.2): Fehlstellungen, Hämatome, Hautläsionen.

- Röntgen (▶ 3.5.19, ▶ 3.5.20): Immer Nachbargelenke mitröntgen, daher Unterarm mit Hand- und Ellbogengelenk in 2 Ebenen, hierbei vor allem auf die Stellung des Radiusköpfchens achten. In allen Ebenen zeigt die Verlängerung des proximalen Radiusendes auf das Zentrum des Capitulum humeri. Trifft dies nicht zu, liegt eine (Sub-)Luxation vor.

Therapie
- **Konservativ:** Bei Grünholzfrakturen der Ulna Reposition der Ulna, dann meist problemlose spontane Reposition des Radiusköpfchens.
- **Operativ:** Bei offenen Frakturen und dislozierten Ulnafrakturen Plattenosteosynthese oder intramedulläre Nagelung der Ulna.

Nachbehandlung
- Ruhigstellung im Oberarmgips für 4 Wochen, Gipskontrollen am 1., 4., 8. und 14. Tag, bei Beschwerden sofort; Röntgenkontrollen am 8. d und nach Gipsabnahme.
- Bei sekundärer Fehlstellung konservativ versorgter Frakturen ist ggf. eine Gipskeilung (▶ 2.6.6) indiziert.
- Nach Gipsabnahme Mobilisierung je nach Beschwerden; ME nach 12 Wo.

21.3.4 Unterarmschaftfrakturen

Definition
Meist Grünholzfrakturen (30–50 %). Frakturen wie beim Erwachsenen kommen bei Jugendlichen oder bei Traumen mit hoher Energie vor. Sie zählen mit 25 % zu den häufigsten Extremitätenfrakturen im Kindesalter. Wegen der Spontankorrekturrate Unterscheidung zwischen meta- und diaphysären Frakturen wichtig.

Klinik
Schmerzen und Bewegungsunfähigkeit des betroffenen Unterarms.

Einteilung
- **Stabil:** Grünholzfrakturen, Fraktur eines Unterarmknochens, Brüche ohne wesentliche Dislokation.
- **Instabil:** Frakuren beider Unterarmknochen (verschoben, Kontakt < halbe Schaftbreite, Verkürzung).

Diagnostik
- Inspektion (▶ 3.2): Fehlstellungen, Hämatome, Hautläsionen.
- Untersuchung (▶ 3.2): Distale Motorik, Sensibilität und Durchblutung intakt.
- Röntgen (▶ 3.5.19–▶ 3.5.21): Immer Unterarm mit Ellbogen und Handgelenk in 2 Ebenen (z.B. Fehlstellung, Rotationsfehler).

Therapie
- **Konservative Therapie:**
  - Bowing-fractures und Grünholzfrakturen unter 20°-Abkippung primär konservativ mit Oberarmgips versorgen.
  - Grünholzfrakturen mit Fehlstellung über 20° ebenfalls primär Oberarmgips, ca. am 8. Tag ggf. Gipskeilung. Wenn keine suffiziente Stellung erreicht werden kann → operative Therapie.

- Nicht dislozierte Frakturen von Radius und Ulna: Oberarmgips, Kontrolle am 8. Tag und ggf. Gipskeilung.
- **Operative Therapie:**
  - Fehlstehende, nicht reponierbare Grünholzfrakturen um den 8. Tag in Narkose vollständig brechen und im Oberarmgips ruhig stellen.
  - Grünholzfrakturen über 20°-Fehlstellung primär in Narkose brechen und reponieren, Ruhigstellung im Oberarmgips.
  - Abrutschen der Grünholzfraktur beim Brechen.
  - Instabile und dislozierte Unterarmfrakturen Markraumschienung, bei älteren Jugendlichen Plattenosteosynthese.

Nachbehandlung
- Konservativ: 4 Wo. Oberarmgips. Gipsschluss je nach Vorgehen ca. am 4. Tag post trauma oder post OP, Gipskontrollen am 1., 4., 8. und 14. Tag, bei Beschwerden sofort.
- Rö-Kontrollen am 8. und 14. d, bei sekundärer Fehlstellung Gipskeilung anschließen; Rö-Kontrolle nach Gipsabnahme.
- Operativ: Unmittelbar postoperativ Bewegungsübungen ohne Physiotherapie. ME Nägel nach 12–27 Wo., Platte nach 1 J.

21.3.5 Vorderarmfrakturen

Definition
Häufige Fraktur des Kindesalters, meist Wulst- und Grünholzbrüche. Dislozierte Frakturen sind selten.

Klinik
Persistierende Beschwerden vor allem nach banalen Traumen, Schmerzen im betroffenen Gelenk.

Diagnostik
- Inspektion (▶ 3.2): Schwellung, Fehlstellung und Hämatome, lokale Druckschmerzen.
- Untersuchung (▶ 3.2): Kontrolle von distaler Motorik, Sensibilität und Durchblutung.
- Röntgen (▶ 3.5.19–▶ 3.5.21): Handgelenk mit Unterarm in 2 Ebenen (subtile Beachtung von Wulstungen im Schmerzbereich).

Therapie
- **Konservativ:** Wulst- und nicht dislozierte Grünholzbrüche in einer Unterarmgipsschiene ruhig stellen, Gipsschluss um den 4. d. Abgekippte Frakturen bis ca. 30–40° (< 10. Lj.) zunächst in einer Oberarmschiene (▶ 2.6.6) ruhig stellen, Gipsschluss um den 4. d, um den 8. d Röntgenkontrolle und ggf. Gipskeilung bei weiterer Fehlstellung. Bei Fehlstellung > 10° (> 10. Lj.) Reposition in Narkose, Oberarmgipsschiene (▶ 2.6.6), ggf. KD-Spickung.
- **Operativ:** Vollständig dislozierte Frakturen primär in Narkose reponieren, bei Jugendlichen zur Fixierung des Repositionsergebnisses K-Drahtosteosynthese.

Nachbehandlung

Gipsruhigstellung über 4 Wo., Gipskontrollen am 1., 4., 8. und 14. Tag, bei Beschwerden sofort; Röntgenkontrollen am 8. d (ggf. Gipskeilung) und am 14. Tag (ggf. Nachkeilung) sowie nach Gipsabnahme. Nach Gipsabnahme; Mobilisierung nach Beschwerdebild; ME nach 4–6 Wo. bei K-Draht-Osteosynthesen.

21.4 Oberschenkelfrakturen

Femurschaftfraktur

Ätiologie
Meist Folge von Hochenergietraumen, z.B. Verkehrsunfällen, dementsprechend oft lassen sich Begleitverletzungen der Weichteile oder Polytraumen finden.

Klinik
Bei der isolierten Femurschaftfraktur lokale Schmerzen sowie Bewegungs- und Belastungsverlust, bei Polytraumen in Abhängigkeit von den sonstigen Verletzungen.

Diagnostik
- Inspektion (▶ 3.2): Lokale Frakturzeichen (Schwellung, Hämatom, Fehlstellung, Hautläsion?).
- Körperliche Untersuchung (▶ 3.2): Subtile Kontrolle von peripherer Motorik, Sensibilität und Durchblutung, Begleitverletzungen.
- Röntgen (▶ 3.5.24–▶ 3.5.26): Oberschenkel mit Hüft- und Kniegelenk in 2 Ebenen (z.B. Fehlstellung, Achsenverhältnisse, Verkürzung, Begleitverletzungen). Beim mehrfach verletzten Kind zusätzlich gesamte Wirbelsäule Beckenübersicht und Thorax.

Therapie
Ziel der Therapie sind achsgerechte Verhältnisse ohne wesentliche Verkürzung. Grenzwerte sind Rotationsfehler bis 20°, Achsknick frontal und seitlich bis 10°, Fragmentverschiebung bis halbe Schaftbreite. **Cave:** Kinder mit Oberschenkelschaftfrakturen können aufgrund des Volumenverlusts vital bedroht sein.

> **Sofortmaßnahmen**
> - I.v. Zugang: Bei Säuglingen Skalpvenen (Mikrocath 24 G), Klein- und Schulkinder Arm- oder Handvenen, Jugendliche wie Erwachsene. Bei Säuglingen und Kleinkindern alternativ einen intraossären Zugang verwenden. Zentralvenöse Zugänge bei Kindern nur durch den Geübten!
> - Infusion mit NaCl 0,9 % bis 20 ml/kg, Elektrolytlösung (Pädifusin®) oder Ringerlaktat, Hydroxyäthylstärke (HAES 6 %®) bis max. 15 ml/kg/h.
> - Analgetika: Paracetamol rektal bis 250 mg (z.B. ben-u-ron®), ASS nicht präoperativ i.v.! Zentral wirksame Analgetika durch Geübten!
> - Anästhesie und OP verständigen, OP-Indikation durch OA abklären lassen, Eltern verständigen.

- **Konservative Therapie:** Bei nicht dislozierten Schaftfrakturen bis zum 4. Lj. Heftpflaster-Overhead-Extension, alternativ in jedem Alter Beckenbeingips, ambulante Behandlung möglich.
- **Operative Therapie:** Bei allen offenen Frakturen und (aus pflegerischen Gründen) Frakturen beim polytraumatisierten Kind dislozierte Frakturen in Narkose reponieren und zur Vermeidung einer Reluxation osteosynthetisch versorgen.
  - **Beim Jugendlichen** Marknagelosteosynthese.
  - **In jedem Alter** Fixateur externe möglich.
  - **Vom 4.–10. Lj.** dynamische intramedulläre Nagelung (Prevot-Nagel), gelegentlich Plattenosteosynthesen (Nachteil: Spätere ausgedehnte ME, Narbenbildung, nicht belastungsstabil).

Nachbehandlung
- Ruhigstellung je nach Alter und Therapieverfahren: Konservativ bis zum 5. Lj. 3 Wo., bis zum 10. Lj. 5 Wo., ältere Kinder 6 Wo., bei Querfrakturen in jedem Alter bis 8 Wo.
- Nach Plattenosteosynthese Teilbelastung bis zu ½ KG für 2 Wo., dann Vollbelastung.
- Bei übungs- und belastungsstabiler Osteosynthese (Prevot-Nagel, Fixateur) Mobilisierungsbeginn nach wenigen Tagen, Vollbelastung je nach Beschwerden innerhalb von 2 Wo.
- Bei Versorgung mit Fixateur täglich Nageleintrittsstellen kontrollieren.
- Gipskontrollen am 1., 4., 8. und 14. Tag, bei Beschwerden sofort.
- Rö-Kontrollen bei konservativer Therapie um den 5. und 14. Tag, bei operativer Therapie postoperativ und am 5. und 14. Tag. Nach Gips- bzw. Fixateur-Abnahme (6–8 Wo.) erneute Kontrolle.
- Bei verbliebener Fehlstellung (Verkürzung, Rotationsfehler) in Absprache mit den Eltern halbjährliche Kontrollen eventueller Spontankorrekturen bis zum Wachstumsabschluss, bis dahin ggf. orthopädische Hilfsmittel wie Absatzerhöhung (▶ 23.6), später Umstellungsosteotomie.

21.5 Unterschenkelfrakturen

21.5.1 Tibiaschaftfrakturen

Definition
Unterschenkelschaftfrakturen. Tibiaschaftfrakturen sind die häufigsten Frakturen der unteren Extremität im Kindes- und Jugendalter, Unterschenkelfrakturen seltener. Dislokationen sind häufig.

Klinik
Lokale Schmerzen, Bewegungs- und Belastungsunfähigkeit.

Diagnostik
- Inspektion (▶ 3.2): Lokale Frakturzeichen (z.B. Schwellung, Hämatom, Hautläsion).

- Untersuchung (▶ 3.2): Periphere Motorik, Sensibilität und Durchblutung überprüfen.
- Röntgen (▶ 3.5.26–▶ 3.5.28): Unterschenkel mit Knie und Sprunggelenk in 2 Ebenen (z.B. Frakturnachweis, Achsknick, Rotationsfehler).
- Dopplerunterschung (▶ 3.8.10): Bei peripherem Pulsdefizit (Gefäßläsion).
- Kompartmentdruckmessung (▶ 15.3.9): Bei klinischem Verdacht alle 2–3 h.

> Gefahr des Kompartmentsyndroms (▶ 15.3.9): Progredienter Schmerz mit Verhärtung des Unterschenkels und sensiblen und motorischen Ausfällen, wobei die peripheren Pulse noch lange palpabel bleiben können. Verifizierung durch Kompartmentdruckmessung (normal bis 5 mmHg, path. > 10 mmHg), v.a. beim bewusstlosen Pat. Sofortige komplette Faszienspaltung bei > 10 mmHg. OP-Indikation durch OA abklären lassen; Eltern, Anästhesie und OP verständigen.

Therapie
Ziel ist es, achsgerechte Verhältnisse ohne wesentliche Verkürzung zu erreichen. Grenzwerte sind Rotationsfehler bis 10°, Achsknicke bis 10°, Fragmentverschiebung bis halbe Schaftbreite.

> **Sofortmaßnahmen**
> - I.v. Zugang: Bei Säuglingen Skalpvenen (Mikrocath 24 G), Klein- und Schulkinder Arm- oder Handvenen, Jugendliche wie Erwachsene. Bei Säuglingen und Kleinkindern alternativ einen intraossären Zugang verwenden. Zentralvenöse Zugänge bei Kindern nur durch den Geübten!
> - Infusion mit NaCl 0,9 % bis 20 ml/kg Elektrolytlösung (Pädifusin®) oder Ringerlaktat, Hydroxyäthylstärke (HAES 6 %®) bis max. 15 ml/kg/h.
> - Analgetika: Paracetamol rektal bis 250 mg (z.B. ben-u-ron®), ASS nicht präoperativ i.v.! Zentral wirksame Analgetika durch Geübten!
>
> Anästhesie und OP verständigen, OP-Indikation durch OA abklären lassen, Eltern verständigen.

- **Konservative Therapie:** Nicht dislozierte Frakturen in einer Oberschenkelgipsschiene ruhig stellen, Gipsschluss oder (bei stabilen Tibiaschaftfrakturen) geschlossener Sarmiento-Gips am 4. d. Röntgenkontrolle am 8. d und ggf. Gipskeilung. Erneute Röntgenkontrolle ca. am 14. d. Gipsabnahme nach 4–5 Wo.
- **Operative Therapie:** Offene und dislozierte Tibiaschaftfrakturen in Narkose reponieren, Prevot-Nagelung, alternativ Gipsruhigstellung. Selten Plattenosteosynthese (Jugendliche), ggf. Fixateur externe bei offener Fraktur. Bei vermutetem oder erwiesenem Kompartmentsyndrom sofort alle Muskellogen vollständig spalten und alle Hautschnitte offen lassen. Spätere plastische Deckung.

Nachbehandlung
In jedem Fall zunächst stationäre Aufnahme und engmaschige Kontrolle von Motorik, Sensibilität und Durchblutung. Ruhigstellung für 4–5 Wo., anschließend Belastungsbeginn je nach Beschwerden. Bei Versorgung mit Fixateur täglich Na-

geleintrittsstellen kontrollieren. Gipskontrollen am 1., 4., 8. und 14. d. Röntgenkontrollen am 8. und 14. d, sowie nach Gips- bzw. Fixateurabnahme. ME intramedulläre Nägel nach 46 Mon. Bei verbliebener Fehlstellung (Verkürzung, Rotationsfehler) halbjährliche Kontrollen. Bei Beschwerdefreiheit ggf. Korrekturosteotomie nach Wachstumsende, bei Beschwerden frühestens 12 Mon. nach Trauma.

21.5.2 Frakturen des oberen Sprunggelenks

Frakturen der distalen Tibiametaphyse zeigen sehr hohe Raten an Spontankorrekturen, Rekurvationen bis 30° werden spontan korrigiert. Dislozierte Innenknöchelfrakturen führen häufig zum nicht beinflussbaren vorzeitigen Fugenschluss.

Klinik
Lokale Schmerzen, insbesondere bei Belastung.

Diagnostik
- Inspektion (▶ 3.2): Schwellung, Hämatom, Hautläsion.
- Röntgen (▶ 3.5.28): Sprunggelenk in 2 Ebenen, zusätzlich a.p. in 30°-Innenrotation zur Abbildung des medialen Malleolus: Frakturspalt, Wulstungen, Dislokation der Malleolus, knöcherne Bandausrisse. Vor dem 8. Lj. ist der Malleolus medialis radiologisch nicht nachweisbar.

Therapie
Bei operativem Vorgehen stationäre Aufnahme, sonst ambulant. Ziel: Fehlstellungen beseitigen und Dislokationen reponieren. Nur bis zum 10. Lj. Achsabweichungen der Tibiametaphyse bis 10° und Dislokationen des medialen Malleolus bis 2 cm tolerieren.
- **Konservative Therapie:** Undislozierte Frakturen im Unterschenkelgips (▶ 2.6.6) ruhig stellen, Gipsschluss am 4. d, Röntgenkontrolle am 8. Tag, Gipsabnahme nach ca. 4 Wo.
- **Operative Therapie:** Bei offenen und dislozierten metaphysären Tibiafrakturen meist geschlossene Reposition in Narkose ausreichend, bei Repositionshindernis ggf. offene Reposition. Dislokationen des medialen Malleolus über 2 cm offen reponieren und mit Zugschraube oder Kirschner-Drähten fixieren, begleitende Bandrupturen nähen.

Nachbehandlung
Ruhigstellung in Unterschenkelgipsschiene bis zum 4. Tag, dann Gipsschluss; Gipskontrollen am 1., 4., 8. und 14. d, bei Beschwerden sofort. Röntgenkontrolle am 8. d, ggf. Gipskeilung bei Fehlstellung, weitere Kontrolle nach Gipsabnahme. ME nach 10–12 Wo.
Bei Frakturen des medialen Malleolus Eltern über das Risiko des vorzeitigen Fugenschlusses informieren und halbjährliche Kontrollen vereinbaren. Bis zum 10. Lj. kann eine Resektion der epiphysären Knochenbrüche sinnvoll sein, sonst Umstellungsosteotomie nach Wachstumsende und orthopädische Hilfsmittel (Fußranderhöhung, ▶ 23.6.1).

21.5.3 Laterale Sprunggelenkläsion (Supinationstrauma)

Beim Supinationstrauma (auch im Kinder- und Jugendalter häufig) aus therapeutischen Gründen anamnestisch zwischen Ersttrauma und rezidivierenden Traumen differenzieren. Unabhängig vom therapeutischen Vorgehen verbleiben Restinstabilitäten von etwa 10 %, Patienten und dessen Eltern dahingehend informieren.

Klinik
Schmerzen im Bereich des Außenknöchels.

Diagnostik
- Inspektion (▶ 3.2): Schwellung unterhalb des Malleolus lateralis, Hämatom.
- Körperliche Untersuchung (▶ 3.2): Tastbare Bandstrukturen, Talusvorschub im Seitenvergleich.
- Röntgen (▶ 3.5.28): Sprunggelenk in 2 Ebenen zum Frakturausschluss, insbesondere auf knöcherne Absprengungen (Flakes) des Talus, der Fibulaspitze und auf knöcherne Syndesmosenausrisse mit Verbreiterung der Knöchelgabel achten.
- Keine gehaltenen Aufnahmen beim Kind (starke Schmerzen) bei frischem Trauma.
- Sonographie (▶ 3.8.6): Bei ther. Konsequenz kann die Bandinstabilität durch geübten Untersucher sonographisch verifiziert werden.

Therapie
Bei operativem Vorgehen stationäre Aufnahme, sonst ambulant. Das therapeutische Vorgehen mit dem Patienten und dessen Eltern nach Aufklärung über das Risiko der Restinstabilität gemeinsam entscheiden.
- **Konservative Therapie:**
  - Pat. mit Ersttrauma und ohne knöcherne Läsion für etwa 8 d auf einer Unterschenkelgipsschiene oder U-Schiene ruhig stellen, anschließend straffer elastischer Verband für 14 d oder Verordnung eines Spezialschuhs bzw. OSG-Orthese (adimed®).
  - Pat. mit Ersttrauma, undisloziertem Flake oder undisloziertem Syndesmosenausriss auf einer Unterschenkelgipsschiene bis zur Abschwellung ruhig stellen (~ 1 Wo.). Dann geschlossener Unterschenkelgehgips. Gipsabnahme nach 3–4 Wo.
  - Pat. mit Rezidivtrauma, undisloziertem Flake und undisloziertem Syndesmosenausriss, die nach Aufklärung keine OP wünschen, mit Spezialschuh versorgen, der zumindest über 6 Mon. bei sportlicher Betätigung und im unebenen Gelände getragen werden sollte.
  - **Operative Therapie:**
  - Pat., die nach entsprechender Aufklärung die OP wünschen (z.B. Leistungssportler): Primäre Bandnaht unmittelbar nach dem Trauma oder nach Abschwellung.

- Pat. mit dislozierten Flakes oder dislozierten Syndesmosenausrissen, v.a. bei Zweittrauma: Refixation des Flakes mit Fibrinkleber oder resorbierbaren Stiften, Refixation der Syndesmose mit Kirschner-Draht oder Kleinfragmentschraube. Rekonstruktion des Bandapparats durch Bandnähte oder Sehnen- bzw. Periostlappenplastik.
- Pat. mit persistierenden Beschwerden und Instabilität nach primär konservativem Vorgehen: Frühestens 6 Mon. nach Trauma Bandplastik.

Nachbehandlung
OSG-Orthese oder Ruhigstellung im Gips über maximal 3–4 Wo., dann Mobilisierung, Wiederaufnahme sportlicher Betätigung nach weiteren 3–4 Wo.. Gipskontrollen am 1., 4., 8. und 14. Tag. ME postoperativ nach 6–8 Wo., Nachuntersuchung nach etwa 6 Mon.

21.5.4 Übergangsfrakturen

Definition
Typische Sprunggelenkverletzung des Jugendlichen bei bereits beginnendem Fugenschluss (entspricht der Epiphysenlösung des Kinds). Man unterscheidet reine Epiphysenfrakturen von solchen mit metaphysärem Keil. Hauptproblem ist die Beteiligung der Gelenkfläche.

Klinik
Schmerzen bei Bewegung und Belastung im betroffenen Gelenk.

Diagnostik
- Inspektion (▶ 3.2): Schwellung, Hämatom.
- Röntgen (▶ 3.5.28): Sprunggelenk in 2 Ebenen: Epiphysäre Frakturlinien beachten (oft nur undeutlich); metaphysärer Keil, zwei- bzw. dreiplanare Frakturformen, Dislokation der Fragmente.
- CT (▶ 3.10): Bei radiologischer Unsicherheit Sprunggelenks-CT veranlassen.

Therapie
Bei operativem Vorgehen stationäre Aufnahme, sonst ambulant.
- **Konservative Therapie:**
  - Undislozierte Frakturen auf einer Unterschenkelgipsschiene ruhig stellen, Gipsschluss nach Abschwellung am 4.–6. d, Gipsabnahme nach 5 Wo.
  - Intramalleoläre dislozierte Frakturen ohne Beteiligung der tragenden Gelenkfläche geschlossen in Narkose reponieren und auf Gipsschiene ruhig stellen. Gipsschluss nach 4 d, Röntgenkontrolle (sekundäre Dislokation) um den 8. d, ggf. erneute Reposition oder OP.
- **Operative Therapie:** Dislozierte Frakturen der tragenden Gelenkfläche und metaphysäre Keile werden mit Zugschrauben versorgt.

Nachbehandlung
Ruhigstellung nach Gipsschluss bei konservativem und operativem Vorgehen 5 Wo. Gipskontrollen am 1., 4., 8. und 14. d, bei Beschwerden sofort. Röntgenkontrolle nur bei geschlossen reponierten Frakturen am 8. d notwendig, sonst nach Gipsabnahme. ME nach 8–12 Wo. Sportfähigkeit nach 10–12 Wo. bei röntgenologisch konsolidierter Fraktur.

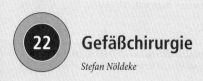

22 Gefäßchirurgie

Stefan Nöldeke

22.1 Leitsymptome und Differenzialdiagnosen 706
22.1.1 Armschmerz 706
22.1.2 Armschwellung 706
22.1.3 Beinschmerz 706
22.1.4 Beinschwellung 707
22.1.5 Beinulkus, Nekrobiose 708
22.1.6 Akute Hautveränderungen 708
22.1.7 Zerebrale Symptome 708
22.2 Stenosen und Verschlüsse supraaortaler Äste 709
22.2.1 Stenosen und Verschlüsse der A. carotis 709
22.2.2 Vertebralisinsuffizienz 712
22.2.3 Stenosen und Verschlüsse der Aortenbogenäste 713
22.2.4 Thoraxkompressionssyndrome 714
22.3 Erkrankungen von Aorta und Beckengefäßen 716
22.3.1 Aortendissektion 716
22.3.2 Thorakales Aortenaneurysma 717
22.3.3 Abdominelles Aortenaneurysma 719
22.3.4 Iliakalaneurysma 721
22.3.5 Zentrale AVK (Aorta, Becken) 722

22.4 Erkrankungen der peripheren Gefäße 724
22.4.1 Periphere Aneurysmen 724
22.4.2 Periphere AVK (chronische Ischämie) 725
22.4.3 Akutes Ischämiesyndrom Extremitäten 730
22.4.4 Phlegmasia coerulea dolens 734
22.4.5 Periphere Kompressionssyndrome 734
22.5 Venöses System 735
22.5.1 Varikose und venöse Insuffizienz 735
22.5.2 Varizenblutung 738
22.5.3 Thrombophlebitis 738
22.5.4 Phlebothrombose 739
22.6 Arterielle Gefäßverletzung 743
22.7 Dialyse-Shunts 747
22.8 Katheter und Portsysteme 748
22.9 Ulcus cruris 749
22.10 Der diabetische Fuß 750

22.1 Leitsymptome und Differenzialdiagnosen

Allgemeines (Anamnese, Untersuchung, Diagnostik, Vorgehen) ▶ 3.

22.1.1 Armschmerz

- Schmerzen, Schwellung in Unter- und Oberarm, Schmerzausstrahlung in Axilla, evtl. Verstärkung bei Elevation und Retroversion des Armes → Phlebothrombose (▶ 22.5.4).
- Schmerzen über tastbaren oder sichtbaren Venensträngen, Rötung und Überwärmung (z.B. bei Z.n. liegenden Venenkathetern oder Venülen) → Thrombophlebitis (▶ 22.5.3).
- Schmerzen in Abhängigkeit von Verschlusstyp und Tätigkeit. RR am Arm oft reduziert oder nicht messbar → periphere AVK (▶ 22.4.2).
- Gelenknahe Schmerzen, Schmerzreduktion nach mehrmaliger Bewegung, BSG-Erhöhung, Rheumafaktoren in 80 % pos. → rheumatoide Arthritis.
- Schwellung, Hämatom, v.a. nach Trauma oder Unfall → Muskelfaserriss (▶ 15.3.7).
- Kraftminderung, sichtbare Muskelbäuche (z.B. Bizeps), v.a. nach Sporttraumata → Sehnenruptur (▶ 15.3.5).
- Gelenknahe Schmerzen, Bewegungseinschränkung, Reiben und evtl. Knackgeräusche bei Durchbewegen → Arthrose.
- Anfallsartige Schmerzen mit lokaler Rötung, Überwärmung und Bewegungseinschränkung z.B. des Handgelenks (Chiragra), evtl. bekannte Hyperurikämie (> 5 mg/dl) → Gicht.

22.1.2 Armschwellung

- Schmerzhafte Schwellung eines Arms, auch nach schwerer Arbeit: Phlebothrombose (▶ 22.5.4), z.B. Paget-Schroetter-Syndrom (Thrombose der V. axillaris oder V. subclavia), TOS oder TIS.
- Abflussbehinderung infolge von Malignomen (Mamma), OP, Axillarevision, Narben, Bestrahlungen, Traumata: Lymphödem.
- Schmerzen in gelenknahen Extremitätenabschnitten, besonders nach Frakturen und Repositionen (v.a. Radiusfrakturen) und OP → Sudeck-Dystrophie (▶ 15.3.9).
- Herzinsuffizienz.
- Traumabedingt: Frakturen (▶ 15.3.1), Quetschungen, Prellungen, Muskelriss (▶ 15.3.7), Sehnenruptur (▶ 15.3.5).

22.1.3 Beinschmerz

- Akuter, plötzlicher Beinschmerz, evtl. bekanntes Vorhofflimmern, Aneurysmen oder Gefäßstenosen: Arterielle Embolie (▶ 22.4.3) oder arterielle Thrombose (z.B. Aufsetzen einer Thrombose auf eine arteriosklerotisch bedingte Stenosierung). **Cave:** Sofortige dringliche operative Ther.
- Schweregefühl, Schmerzen je nach Lokalisation in Fuß, Wade, Oberschenkel oder Leiste, meist einseitig, Schmerzen bei Belastung, Palpation: DS Oberschenkel, Wade oder Fußsohle → Phlebothrombose (▶ 22.5.4): Behinderung

des arteriellen Einstroms aufgrund einer Phlebothrombose, fehlende periphere Pulse → Phlegmasia coerulea dolens.
- Lokalisierter Schmerz über einem tast- oder sichtbaren Venenstrang mit Rötung und Überwärmung im Sinne einer Thrombophlebitis (▶ 22.5.3) bei Thrombophlebitis migrans (mehrfach wechselnde Lokalisationen) dringlich Ausschluss eines Malignoms erforderlich (symptomatische Thrombose).
- Schmerzen in Abhängigkeit von Lokalisation des Verschlusses oder der Stenose und Gehstrecke, evtl. Ruheschmerzen. Oft in Kombination mit Hautveränderungen oder Nekrobiosen → periphere AVK (▶ 22.4.2).
- Gehstreckenabhängige Schmerzen, ähnlich wie bei pAVK → Claudicatio intermittens venosa (Oberschenkelschmerz bei Beckenvenenverschluss), hämorrheologische Claudication (Polyzythämie, Plasmozytom, Leukämie).
- Gelenknahe Schmerzen, Anlaufschmerzen, BSG-Erhöhung, Rheumafaktoren pos. in 80 % (allerdings nie beweisend für die Diagnose) → rheumatoide Arthritis.
- Anfallsweises Auftreten mit schmerzhafter Rötung, Schwellung von Gelenken (z.B. Kniegelenk = Gonagra, Großzehengelenk = Podagra): Gichtarthropathie.
- Muskelfaserrisse (▶ 15.3.7): Nach Überbelastung, Traumata.
- Schmerzen nach Traumata: Muskeleinblutung, Muskelfaserriss (▶ 15.3.7), Sehnenruptur (▶ 15.3.5), Weichgewebehämatom, meist symmetrische, strumpfförmige Parästhesien oder Hyperalgesien, evtl. bekannter Diabetes oder Stoffwechselstörung → Polyneuropathie.
- Ziehende Schmerzen, wobei meist das ganze Bein betroffen ist, oft bei relativ zu engem Spinalkanal bzw. meist medialen Bandscheibenprotrusionen, Spondylosis deformans, Spondylarthrose, Spondylolisthesis oder Minderdurchblutung des Rückenmarks → Claudicatio intermittens spinalis.
- Gelenknahe Schmerzsymptomatik, oft mit Anlaufschmerz und Bewegungseinschränkung, Reiben oder Knackphänomene im betroffenen Gelenk: Arthrose, Gelenkbinnenschaden (▶ 15), Fraktur (▶ 15.3.1) oder Luxation eines Gelenks (▶ 15.3.2): Anamnese, Untersuchung, Röntgenbild. Nicht alle Pat. geben ein Trauma an (alkoholisierter, verwirrter oder unkooperativer Pat.).

22.1.4 Beinschwellung

- Schmerzhafte Schwellung von Wade, Oberschenkel oder gesamtem Bein → Phlebothrombose (▶ 22.5.4).
- Schwellung von Unterschenkel, Knöchel oder Fuß, v.a. abends. Spannungs- und Schweregefühl, tast- und sichtbare Varizen → Varikosis (▶ 22.5.1).
- Schmerzen und Schwellungen bei Z.n. nach Traumata, Frakturen, Muskelfaserrissen (▶ 15.3.7), Sehnenrupturen (▶ 15.3.5) → Weichgewebehämatome.
- Weichgewebeschwellung Unterschenkel: Geplatzte popliteale Gelenkzysten oder Z.n. Arthroskopie mit Wasserspülung.
- Schwellung durch Abflussbehinderung infolge von Malignomen, OP, Narben, Bestrahlungen, Traumata → Lymphödem.
- Schwellung und Schmerzen nach Traumata, OP, Frakturen → Sudeck-Dystrophie (▶ 15.3.10).

- Beidseitige Unterschenkelödeme → Herzinsuff., Niereninsuff., Hypalbuminämie → internistisches Konsil.
- Schwellung und Schmerz nach Sturz, Trauma, Unfall, Fehlstellung, Krepitation → Fraktur (▶ 15.3.1).

22.1.5 Beinulkus, Nekrobiose

Trophische Störungen der unteren Extremität, schlecht heilende Stellen an Innen- oder Außenknöchel oder Mal perforans an der Fußsohle bei Diabetes mell., posttraumatisch, pAVK, neurologische Störungen.
- Lokale Minderperfusion bei venöser Abflussbehinderung mit Stase, meist am Innenknöchel → in 70 % postthrombotisches Syndrom (▶ 22.5.4) in 40 % CVI; Ulcus cruris venosum (▶ 22.9).
- Bei pAVK IV oder nach Embolie meist Außenknöchelregion (Endstromgebiet der A. tibialis post.), oft mit Begleitentzündung → Ulcus cruris arteriosum (▶ 22.9).
- Bei Diabetes mell., Polyneuropathie, posttraumatisch: Mal perforans (Fußsohlenulkus ▶ 22.10). DD Osteitis.
- Nekrose von Zehen, Vorfuß, Ferse bei pAVK IV, oft Superinfektion mit phlegmonöser Begleitentzündung → Gangrän (▶ 22.6).

22.1.6 Akute Hautveränderungen

- Zyanose, venöse Abflussbehinderung, Minderperfusion → Phlebothrombose (▶ 22.5.4), pAVK (▶ 22.4.3).
- Blasse, weiße Haut bei akuter oder chron. arterieller Perfusionsminderung → arterielle Embolie (▶ 22.4.3), arterielle Thrombose (▶ 22.4.3).
- Marmorierte, livide Haut: Durchblutungsstörung (▶ 22.4.2), Phlegmasie (▶ 22.4.4).
- Blaue Flecken (Einblutungen) → Trauma, Gerinnungsstörung, Cortisontherapie.

22.1.7 Zerebrale Symptome

- Amaurosis fugax (kurzfristiges Ausfallen der Sehleistung eines Auges, Erblindung); Karotisstenose (▶ 22.2.1), Embolie (jedes 4. zerebrale Ereignis ist embolisch bedingt!).
- Reversible Hemisphären-Symptomatik (Schwäche, Parese, Sensibilitätsminderung, Sprachstörung, Wortfindungsstörung): Karotisstenose (▶ 22.2.1), Embolie, intrazerebrale Blutung (▶ 18.7).
- Crescendo-TIA: An Intensität und Frequenz zunehmende zerebrale Ausfälle.
- Progredienter Apoplex.
- Schwindel, Hörminderung, drop-attacks, Panikanfälle → Vertebralisstenose (▶ 22.2.2).

22.2 Stenosen und Verschlüsse supraaortaler Äste

22.2.1 Stenosen und Verschlüsse der A. carotis

Häufigkeit
Einengung der hirnzuführenden Gefäße: A. carotis communis, externa und interna (85 % der Hirndurchblutung), A. vertebralis (16 % der Hirndurchblutung).

Klinik
- Bei Karotisstenose transitorische ischämische Attacken, Halbseitenausfälle (Hemiparese), Sprachstörungen (Aphasie), (reversible) Sehstörungen (Amaurosis fugax), manifester oder progredienter Schlaganfall (Apoplex).
- Bei vertebrobasilärer Insuff.: Schwindel, Gangunsicherheit, Sehstörungen, Tinnitus, drop-attacks (plötzlicher Bewusstseinsverlust ohne Prodromi), motorische oder sensorische Ausfälle.

Tab. 22.1 Stadieneinteilung nach Eckstein und Allenberg 2001

Stadium	Klinik
IA	Asymptomatische Stenose ohne hochgradige kontralaterale Stenose oder Verschluss
IB	Asymptomatische Stenose mit hochgradiger kontralateraler Stenose oder Verschluss
IIA	Ipsilaterales transientes Defizit innerhalb der letzten 6 Mon. mit Amaurosis fugax
IIB	Ipsilaterales transientes Defizit innerhalb der letzten 6 Mon. mit reversibler Hemisphärensymtomatik innerhalb von 24 h (TIA)
IIIA	Crescendo-TIA (an Intensität und Frequenz zunehmende zerebrale Ausfälle)
IIIB	Progredienter oder akuter Apoplex
IV	Symptomatische Karotisstenose mit ipsilateralem Apoplex innerhalb der letzten 6 Mon.

Eine Karotisstenose mit apoplektischem Geschehen, das über 6 Mon. zurückliegt, wird wieder als Stadium I klassifiziert.

Ursachen Apoplex
- 75 % thromboembolischer Verschluss mit sekundären Appositionsthromben. Meist ischämische Artherosklerose bei Stenose der Halsgefäße, Mikroangiopathie oder Embolie aus dem Herzen. Seltener durch Vaskulitiden.
- 25 % durch hämorrhagisches Ereignis, v.a. intrazerebrale Massenblutung, Subarachnoidalblutung nach Ruptur eines Hirnbasisaneurysmas.

Diagnostik
- Körperliche Untersuchung: Exakter neurologischer Status (▶ 3.2.9), Einteilung nach Rankinskala (s.u.), OP-Narben am Hals, Auskultation (Stenosegeräusche).
- Dopplersonographie (direktionaler cw-Doppler ▶ 3.8.10): Strömungsbeschleunigung durch Stenose, fehlendes Signal bei Verschluss, retrograde Strömung bei Steal-Phänomenen.
- B-Bild- und Duplexsonographie (▶ 3.8.13): Nachweis von Plaques, intra- oder extraluminale Okklusion, hochgradige Stenose (weich bis hart), Ulkus mit Nische, Dissektion, geschlängelte A. carotis (Coiling-Phänomen), Knickbildung (Kinking) oder Aneurysma, Subklaviaverschluss, Vertebralisstenose oder -verschluss.
- Angiographie (▶ 3.7): Als konventionelle Angiographie (Apoplexrisiko 0,3–1,2 %!), MRT-Angiographie oder CT-Angiographie (▶ 3.7.2). Lokalisation, Morphologie, Ausdehnung und Ausmaß einer Stenose, Schlingenbildung (Coiling) oder Knickbildung (Kinking), Beurteilung der intrakraniellen Strombahn.
- Schädel-CT (mit Kontrastmittel) oder MRT Schädel (▶ 3.11): Darstellung von Ausmaß und Alter ischämischer oder hämorrhagischer Areale, Lokalisation und Größe betroffener Hirnareale. Ausschluss Tumor, Blutung oder Hirnschrankenstörung.
- Transkranielle Dopplersonographie: Einschätzung der zerebralen Zirkulation, Kollateralversorgung, Stenosen.
- EKG: Arrhythmie, Anhalt für Embolie.
- Neurologische Untersuchung: Bei jeder unklarer klinischer Symptomatik, auf jeden Fall im Rahmen von Studien (z.B. Stentstudie Karotis).

Tab. 22.2 Einteilung des Apoplexes nach Rankin

Stadium	Klinik
Rankin 0	Kein Defizit nachweisbar
Rankin 1	Minimales, funktionell nicht beeinträchtigendes Defizit
Rankin 2	Leichter Apoplex, tägliche Verrichtungen möglich
Rankin 3	Mittelschwerer Apoplex, Hilfe bei täglichen Verrichtungen notwendig, Gehen alleine möglich
Rankin 4	Schweres Defizit, Gehen nur mit Hilfe möglich
Rankin 5	Schwerstes Defizit, Pat. bettlägerig oder rollstuhlabhängig
Rankin 6	Apoplex oder Intervention mit tödlichem Ausgang

Konservative Therapie
Bei symptomatischer Stenose < 70 % ohne Progredienz, bei asymptomatischer mittel- bis höhergradiger Stenose ohne Ulkus Azetylsalizysäure 100–200 mg/d p.o. (z.B. Aspirin®).

Sofortmaßnahmen bei plötzlicher neurologischer Symptomatik und V.a. Apoplex

- Vitale Funktionen abklären, i.v. Zugang, Infusion.
- Lagerung mit 30° erhöhtem Oberkörper (erhöhter Hirndruck bei Apoplex).
- Sauerstoff per Nasensonde, bei insuffizienter Atmung Intubation und Beatmung.
- Anästhesie, Neurologie und (Neuro-)Radiologie je nach Befund und Dringlichkeit.
- Labor (▶ 3.15) inkl. BZ (häufig begleitende Stoffwechselentgleisungen) bzw. Hypoglykämie als DD.
- B-Bild bzw. Duplex-Sonographie extrakranielle Gefäße (▶ 3.8.10): Stenose, Plaque, Ulkus, Verschluss.
- EKG: Arrhythmie → Embolie mit anschließendem Monitoring.
- RR-Monitoring: Blutdrucksenkung erst, wenn systolisch > 220 mmHg und diastolisch > 120 mmHg. Bei intrazerebralen Blutungen bei RR > 180/100 mmHg.
- Schädel-CT (▶ 3.10.2) oder MRT Schädel (▶ 3.11): Blutung, Ischämie, Blut-Hirn-Schrankenstörung.
- Angiographie bei unklaren Befunden: MRT-Angiographie (▶ 3.7.3), CT-Angiographie (▶ 3.7.2) oder konventionelle Angiographie in Stent-Bereitschaft (▶ 3.7.1).
- Intrakranielle Dopplersuntersuchung: Stenose/Verschluss.
- Interdisziplinäres Besprechen des Vorgehens mit Neurologie, Kardiologie, (Neuro-)Radiologe und ggf. Neurochirurg (OP, Lyse, Stent, Konsil).
- Bei frischem, nicht hämorrhagischen Infarkt bzw. Stadium IIIA und IIIB und nachgewiesener extrakranieller Stenose bzw. Verschluss OP-Ind. → OP-Vorbereitung (▶ 1.7.6).
- Entlastungskraniotomie beim raumfordernden Kleinhirn- oder Mediainfarkt nach Indikationsstellung Neurochirurgie.

Lysetherapie
rt-PA im Rahmen kontrollierter Studien oder eines lokalen Protokolls in spezialisierten Zentren wenn folgende Bedingungen erfüllt sind (nicht vollständig):
- Wahrscheinliche kardioembolische Emboliequelle.
- Beginn der neurologischen Symptome vor < 3 h.
- Ausschluss einer Blutung oder eines raumfordernden Infarktes im CT.
- Nachweis des Verschlusses der A. cerebri media in der transkraniellen Dopplersonographie oder in der Angiographie.
- Überwachung auf einer spezialisierten Intensivstation bzw. Stroke Unit.

Operative Therapie
- Sofort im Stadium IIIA (Crescendo-TIA) und IIIB (akuter Apoplex innerhalb 6 h).
- Stadium I in Einzelfällen auch bei Stenose < 70 % abhängig von Morphologie der Stenose bei Sonographie oder Angiographie, Risikoabschätzung unter Einbeziehen von Lebenserwartung, Zustand und Wünsche des Pat. bzw. Progredienz der Stenose im Verlauf, ansonsten Stadium I bei Stenose > 70–80 %.

- Stadium IIA und IIB.
- Stadium IV (Rankin 1–4, ▶ Tab. 22.2): Zur Vermeidung Reapoplex, bei hochgradiger Stenose, weitgehender Zurückbildung der neurologischen Symptomatik abhängig vom Gesamtzustands des Pat.
- Stadium Rankin V: Keine OP-Indikation.
- Unstrittig ist die Indikation zur TEA der symptomatischen Karotisstenose mit einer Lumeneinengung von ≥ 70 %.

Techniken
- Karotis-Thrombendarteriektomie (Karotis-TEA) oder Eversions-Endarteriektomie.
- Karotisstent: Als Alternativmethode.

Prognose
Bei hochgradiger asymptomatischer Stenose: 2-Jahres-Insultrisiko unter konservativer Therapie 26 %, unter operativer Therapie 9 %, Apoplexrate und Letalität im Stadium I bei 1,3 % bzw. 0,6 %, im Stadium II 2 % bzw. 0,8 %, im Stadium III 5,5 % bzw. 2,5 %, Stadium IV 4 % bzw. 1,7 %.

Nachsorge
Untersuchungen (Klinik, Sonographie, Doppler) zunächst alle 3, dann alle 6 Mon., Azetylsalizylsäure 100 mg/d p.o. (z.B. ASS®) als Dauerprophylaxe.

22.2.2 Vertebralisinsuffizienz

Ätiologie
Doppelseitige Veränderungen der A. vertebralis können den Zustrom zur A. basilaris vermindern. Sofern der Circulus arteriosus Willisii das nicht kompensieren kann, kommt es zur Minderdurchblutung von Kleinhirn, Stammhirn, Pons, Sehrinde und Innenohr.

Klinik
- Schwindel, drop attacks (umstritten), Hörminderung, Tinnitus, Sehstörungen: Schleiersehen, Röhrensehen, Doppel- und Mehrfachbilder, depressive Verstimmung (50 %), Panikanfälle.
- Typische Formulierungen: „Ich laufe wie auf Watte" oder „Ich laufe taumelig, wie betrunken".

Diagnostik
- Anamnese (▶ 3.1): Wichtigster Hinweis auf vertebro-basiläre Ursache.
- Duplexsonographie (▶ 3.8.10): Aa. vertebrales offen, orthograde Strömungsrichtung oder Strömungsumkehr?
- Dopplersonographie (▶ 3.8.13).
- Konsiluntersuchungen: HNO, Kardiologie, Neurologie (Ausschlussdiagnostik).
- Aortenbogenangiographie (▶ 3.7) bzw. MRT- oder CT-Angiographie: Stenose, Verschluss.
- CT-Schädel (▶ 3.10.2) oder MRT-Schädel (▶ 3.11): Tumor, Ischämie, Apoplex.

Konservative Therapie
Bei Zufallsbefund, geringer Klinik, anderen KI gegen OP: Acetylsalicylsäure 100 mg/d p.o. (z.B. ASS®) als Dauertherapie, sympt. Therapie mit Antivertiginosa.

Operative Therapie
Bei eindeutiger Klinik, erheblichem Leidensdruck, Ausschluss anderer Erkrankungen, exakter angiographischer Dokumentation.

Techniken
- TEA, Patch, TEA und Reinsertion in die A. carotis communis.
- Resektion der Stenose oder Verschluss mit Bypass oder Reinsertion.
- C1-Bypass von der A. carotis auf die Atlasschleife, selten durchgeführt bzw. indiziert.

Nachsorge
Untersuchungen (Klinik, Sonographie, Doppler) zunächst alle 3–6 Mon. Ggf. vorübergehend Low-dose-Heparinisierung (▶ 2.10). Acetylsalicylsäure 100 mg/d p.o. (z.B. ASS®) als Dauerprophylaxe.

22.2.3 Stenosen und Verschlüsse der Aortenbogenäste

Ätiologie
Die Aortenbogenäste sind mit 15 % (links) und 9 % (rechts) bei zerebrovakulären stenosierenden Prozessen beteiligt. Ursachen sind die Arteriosklerose, Aneurysma dissecans (▶ 22.3.1) des Aortenbogens.

Klinik
- TIA, Amaurosis fugax, Apoplex.
- Hirnstammsymptomatik: Drehschwindelattacken, drop attacks, Innenohrschwerhörigkeit.
- Provokation der Symptome durch Armarbeit (Subclavian-steal-Syndrom).
- Armarteriensymptomatik mit Einteilung in 4 Grade nach Fontaine (▶ 22.4.2).
- Allgemeinsymptome, wie Fieber, Muskel- und Gelenkschmerzen und Abgeschlagenheit, bei Takayasu-Arteriitis bei jungen Frauen, Riesenzellarteriitis bei älteren Frauen.

Diagnostik
- Anamnese (▶ 3.1): Risikofaktoren, neurologische Phänomene, Allgemeinsymptome.
- Untersuchung (▶ 3.2): Pulsstatus, Strömungsgeräusche, seitenvergleichende Blutdruckmessung.
- Duplexsonographie (▶ 3.8.10): Stenosen, Verschlüsse, Intimaverdickungen.
- Transkranielle Dopplersonographie (▶ 3.8.13): Beurteilung der intrakraniellen Zirkulation.
- Arteriographie (▶ 3.7.1): Stenosen, Verschlüsse, Umgehungskreisläufe.
- CT- oder MRT-Angiographie (▶ 3.7.2, 3.7.3): Stenosen, Verschlüsse, Umgehungskreisläufe.
- Transösophageale Sonographie (TEE, ▶ 3.13.2): Aortendissektion, Klappeninsuffizienz.

Therapie
- **Stadium I:** Konservativ nur in Komb. mit der Korrektur anderer operationswürdiger Veränderungen der supraaortalen Äste.

- **Stadium II und Stadium IV:** Nach Ablauf von mind. 4 Wo. operativ bei stabilem Herd und geringen Ausfällen beim operablen Pat., sonst konservativ.
- **Stadium III:** Bei fehlender Bewusstlosigkeit im Intervall von < 6 h ausnahmsweise operativ, sonst konservativ.
- **AVK Arm:**
  - Stadium I und II nach Fontaine bei Armbeschwerden konservativ.
  - Stadium III und IV nach Fontaine interventionell (PTA, Stent) oder operativ.

Technik
- Lokale TEA und Patchplastik, orthotoper Bypass oder extraanatomischer Bypass.
- Transposition der A. subclavia auf die A. carotis communis.
- PTA + Stent bei kurzstreckigen Stenosen oder Verschlüssen (A. subclavia).

22.2.4 Thoraxkompressionssyndrome

Definition
Summation aller neurovaskulären Kompressionssyndrome an der oberen Thoraxapertur (TIS = Thoracic-inlet-Syndrom, TOS = Thoracic-outlet-Syndrom). Männlich : weiblich = 3 : 2. TOS- und TIS-Pat. sind zwischen 20 und 50 J. alt. Bei 20 % der TOS-Pat. finden sich Halsrippen, bei 50 % ein M. scalenus minimus oder ein straffes bindegewebiges Band. In 60 % findet sich ein adäquates Trauma (Quetschungen, Einblutungen durch Unfälle, Stoß, Schlag).

Einteilung (Genese)
- Kostoklavikularsyndrom: Einengung zwischen 1. Rippe und Klavikula.
- Skalenussyndrom: Einengung durch Muskelverdickung oder -verhärtung.
- Halsrippe: Einengung durch atypische Halsrippe.
- Scalenus-minimus-Syndrom.
- Hyperabduktionssyndrom: Kompression der Arterie bei Abduktion.
- Pectoralis-minor-Syndrom: Einengung durch atypischen M. pectoralis minor.
- Schulter-Arm-Syndrom.
- Paget-Schroetter-Syndrom: Thrombose der V. axillaris und/oder V. subclavia.
- Thoracic-inlet-Syndrom: Kompression des venösen Armabflusses.

Klinik
- Neurologische Symptome (95 %), Schmerzen, Kribbelparästhesien.
- Verstärkung durch Abduktion und Belastung des Arms.
- Irritation der sympathischen Nervenfasern (vermehrte Schweißabsonderung, Kältegefühl der Hand).
- Im weiteren Verlauf Schwäche von Arm und Hand, Ermüdung oder claudicatioartige Schmerzen bei Überkopfarbeit, Blässe und Kälte der Hand.
- Periphere Embolien mit thrombotischen Auflagerungen in poststenotischer Erweiterung der A. subclavia.
- Raynaud-Symptome: Mikroembolien in die Hand- und Fingerarterien.
- Thrombose der V. subclavia durch chron. Kompression der Venenwand.
- Schwellungen und Stauungssymptome des betroffenen Armes.
- Sehr selten Phlegmasia coerulea dolens oder Lungenembolie.

Diagnostik
- Anamnese (▶ 3.2): Entscheidend für eine genaue Weichenstellung.
- Untersuchung: Pulsstatus (▶ 3.4.2), Abduktions-Elevationstest.
- Dopplersuntersuchung (▶ 3.8.10) in Ruhe und Belastung (Reduktion der Signale).
- Akrale Oszillographie.
- Röntgen (▶ 3.5.8, ▶ 3.5.30): HWS in 4 Ebenen (Halsrippe), Thorax.
- Duplexsonographie (▶ 3.8.13): Verschluss, Abschwächung des Blutflusses unter Provokation.
- Angiographie (DSA oder MRT ▶ 3.11) in Normalposition, Horizontallage, Elevation und Abduktion des Arms: Stenose, Verschluss, Einengung unter Provokation.
- Phlebographie (▶ 3.7.4) bei TIS und sonographisch längerstreckiger Thrombose.
- Neurologische Untersuchung mit NLG und EMG.

Operative Therapie

Indikationen
- Morphologische Veränderungen der A. subclavia (thrombotische Auflagerungen, Aneurysma).
- Klinisch manifeste periphere Embolien, filiforme Kompression der V. subclavia.
- Klinisch relevantes postthrombotisches Syndrom.
- Verzögerte NLG des N. ulnaris oder N. medianus, erfolglose konservative Therapie.
- Schwerste nächtliche Schmerzzustände, hoher Analgetikaverbrauch.
- Schmerzbedingte Arbeitsunfähigkeit, eingetretener Medikamentenabusus.
! Alle anderen Manifestationen werden konservativ behandelt (KG, ggf. Unterlassung von Bodybuilding).
! Bei akuter V.-subclavia- und V.-axillaris-Thrombose ist die 1. Maßnahme die Fibrinolyse oder operative Thrombektomie mit anschließender Heparinisierung. Unter Antikoagulation dann elektiv operatives Vorgehen.

Technik
- Exartikulation und Resektion der 1. Rippe (transaxillär, supra- oder infraklavikulär oder dorsaler paraskapularer Zugang).
- Resektion einer Halsrippe oder eines fibrotischen Strangs.
- Durchtrennung der Mm. scalenus anterior, medius und minimus.

Nachsorge
Schonung des Arms für 4–6 Wo., keine Massagen oder krankengymnastischen Übungen.

22.3 Erkrankungen von Aorta und Beckengefäßen

22.3.1 Aortendissektion

Definition
Intramurale Wandeinblutung und Medianekrose der Aortenwand. Entry = Eindringen des Blutstroms, Reentry = Austritt des Blutstroms. Bei Dissektion von Organ- und Viszeralarterien kann es zur Organischämie kommen (umso häufiger, je höher der Druck im Falschkanal ist).

Tab. 22.3 Einteilung der Aortendissektion nach Stanford

Typ A	Eintrittsstelle der Dissektion in der Aorta ascendens
Typ B	Dissektion beschränkt auf die A. descendens, kann beschränkt sein auf die thorakale Aorta, kann aber auch die Bauchaorta und die Becken- oder Beinarterien betreffen
Sonderform	Eintrittspforte abdominelle Aorta mit ortho- oder retrograder Dissektion (5 %)

Klinik
- Retrograder Vernichtungsschmerz 90 % aller Betroffenen, stärker als bei Angina pectoris.
- Schmerz reißend, stechend, beginnt in der Regel sofort mit maximaler Stärke.
- Schmerzbedingte Bewusstlosigkeit möglich, Dyspnoe.
- Bei proximalen Dissektionen beginnt der Schmerz im Brustbereich, bei distalen häufig im Rücken zwischen den Schulterblättern.y
- Kombination mit hypertensiver Krise (80–90 %).
- Akute Aortenklappeninsuffizienz, Stenose oder Verschluss beider Herzkranzarterien mit Infarkt.
- Halbseitenlähmungen (10–30 %), Paraplegie (10 %), Ischämiesyndrom untere Extremitäten mit Pulslosigkeit in der Leiste, Apoplex (Beteiligung supraaortaler Äste).

Trotz tastbaren Leistenpulsen kann es bei der Aortendissektion zu einer zunehmenden Ischämie einer Extremität und auch des Intestinums kommen!

Diagnostik
- Untersuchung (▶ 3.4.2): RR, peripherer Pulsstatus, Schock.
- TEE (▶ 3.13.2): Dissektionsnachweis, Entrydarstellung. Aortenbogen selbst nicht darstellbar.
- CT von Abdomen und Thorax (▶ 3.10): Ausdehnung der Dissektion, Entry, Reentry.

- DSA der gesamten Aorta (▶ 3.7): Ausdehnung der Dissektion, Entry, Reentry. Darstellung von falschem und richtigem Lumen, Organischämie bzw. Verlegung von Nieren- und Viszeralarterien.
- MRT (▶ 3.11), wie DSA/CT.

Differenzialdiagnosen
Myokardinfarkt, akutes Koronarsyndrom, Lungenembolie.

Operative Therapie
- Typ A dringend: Überlebenszeit ohne OP nach 2 Monaten 2 %.
- Typ A notfallmäßig bei Aortenklappen- oder Koronararterienbeteiligung → Herzchirurgie.
- Typ B notfallmäßig bei Organischämie oder peripherer Ischämie: Primäre Ind. für Aortenstent oder offen operativ Aortenfensterung, Resektion bzw. Wiederanheftung der Dissektionsmembran → OP-Vorbereitung (▶ 1.7.6) bzw. Weiterleitung in die Gefäßchirurgie bzw. Herz-/Thoraxchirurgie.

Technik
Proximaler Descendens-Ersatz, Bypassverfahren, thorakoabdominaler Aortenersatz, Aortenstent über Leistenzugang.

Konservative Therapie
Typ B ohne Organkomplikationen oder periphere Ischämie (Intensivüberwachung, RR-Einstellung), Weiterleitung Innere Medizin.

22.3.2 Thorakales Aortenaneurysma

Aneurysmatische Erweiterung der thorakalen Aorta. Häufigkeit thorakal : abdominal = 1 : 10.

Einteilung
Unterscheidung in:
- Aneurysma verum: Alle Wandschichten betroffen, Aneurysma spurium: Verletzung der Gefäßwand mit Hämatom.
- Nicht inflammatorische Aneurysmen, inflammatorische Aneurysmen (Riesenzellarteriitis, Takayasu-Krankheit, Behçet-Krankheit), mykotische Aneurysmen.

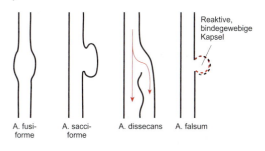

Abb. 22.1 Aneurysmatypen [A300–190]

22 Gefäßchirurgie

Tab. 22.4 Einteilung der thorakalen und abdominellen Aneurysmen nach Crawford

Typ	Erweiterter Aortenabschnitt
I	Gesamte deszendierende thorakale Aorta ohne Nieren- und Viszeralarterien
II	Gesamte thorakale und abdominolumbale Aorta
III	Mittlerer und distaler Abschnitt A. descendens + gesamte abdominolumbale Aorta
IV	Thorakoabdominaler Übergang mit Einbeziehung der gesamten abdominolumbalen Aorta
V	Abdominale Aorta mit Einbeziehung Nierenarterien

Klinik
- Oft asymptomatischer Zufallsbefund.
- Heiserkeit, Schluckstörungen, Atembehinderung durch Verdrängung.
- Rechtsherzversagen durch Verdrängung der A. pulmonalis.
- Hämoptoe, GIT-Symptome, Völlegefühl, Blähungen.
- Zunehmender Rücken- und Flankenschmerz.
- Ruptur: Starke Rücken- und Flankenschmerzen, GIT-Blutung:
  - Passagere Schocksymptomatik: Rupturblutung wird im Retroperitoneum tamponiert.
  - Progredienter, irreversibler Schock: Blutung in die Bauchhöhle.

Diagnostik
- Untersuchung (▶ 3.4.2).
- TEE (▶ 3.13.2): Dissektion oder Aneurysma nachweisbar.
- CT (▶ 3.10): Ausführlichste Information über Längenausdehnung, Thrombosierung, Penetration und Expansion, Dissektion. Dreidimensionale Bilddarstellung möglich.
- MRT (▶ 3.11): Bei Kontrastmittelunverträglichkeit und bei speziellen Fragestellungen (Dissektion, Entry und Reentry, Abgrenzung von Tumoren), auch als MRT-Angiographie durchführbar.
- Angiographie (▶ 3.7): Flussverhalten des Kontrastmittels, evtl. Thrombenbildungen oder Dissektionen, Nachweis der Beteiligung von Nieren- bzw. Viszeralarterien oder einer Ruptur. Abklärung einer Stentmöglichkeit, Darstellung des Entry und Reentry.

Therapie
Sofortmaßnahmen bei Aneurysmaruptur (▶ 4).
- **Konservativ:** TAA < 5 cm, asymptomatisch, konzentrische Thrombosierung, Erweiterung des gesamten Aortensystems ohne umschriebene Erweiterung, relevante lebensverkürzende Begleitkrankheiten. TAA 5–6 cm → engmaschige, 6-monatige Kontrollen (Sonographie, CT). Strenge Hypertonieeinstellung.
- **Operativ:** TAA > 6 cm, eindeutig aneurysmabezogene Symptome, wie Rückenschmerzen, Penetration des Aneurysma in Ösophagus, Lunge, Thoraxapertur und Zwerchfell. Typ I und Typ II → Herzchirurgie (Herz-Lungen-Maschine), Typ III und IV über Thorakolaparotomie. Typ V → Stentversorgung bei günstiger Anatomie möglich.

Nachsorge
CT-Kontrollen, keine grundsätzliche Antikoagulation (nur Klappenträger), Infektionsprophylaxe bei Infektionen oder operativen Eingriffen.

22.3.3 Abdominelles Aortenaneurysma

Definition
Aneurysmatische Erweiterung der abdominalen/thorakalen Aorta. Häufigkeit thorakale : abdominale Aneurysmen = 1 : 10.

Einteilung
Unterscheidung in:
- Aneurysma verum: Alle Wandschichten betroffen, Aneurysma spurium: Bei Verletzung der Gefäßwand mit Hämatom, nicht-inflammatorische Aneurysmen.
- Inflammatorische Aneurysmen bei Riesenzellarteriitis, Takayasu-Krankheit, Behçet-Krankheit, mykotische Aneurysmen.

Klinik
- Oft Zufallsbefund (asymptomatisch), evtl. Rückenschmerzen.
- Plötzlich einsetzender Rücken- und Flankenschmerz, evtl. Aneurysma schon bekannt → evtl. Ruptur.
  - Passagere Schocksymptomatik (Rupturblutung wird im Retroperitoneum tamponiert)
  - Progredienter, irreversibler Schock: Blutung oder freie Ruptur in Bauchhöhle.

Tab. 22.5 Wachstumsrate und Rupturrisiko von Bauchaortenaneurysmen

Aneurysmagröße	Wachstumsrate pro Jahr	Rupturrate pro Jahr
< 4 cm	< 0,2 cm	< 1 %
4–5 cm	0,4 cm	0,5–3 %
> 5 cm	> 0,6 cm	> 15 %
> 7 cm	> 0,7 cm	> 20 %

Diagnostik
- Klinische Untersuchung: Pulsierender Tumor im Abdomen.
- Sonographie (▶ 3.8.2): Wichtigste und auch im Notfall ohne Zeitverlust schnell durchführbare Untersuchung, Nachweis des Aneurysmas (exzentrisch → Rupturgefahr hoch, konzentrisch → Rupturgefahr geringer). Evtl. Nachweis der Ruptur (meist links retroperitoneal), Nachweis freier Flüssigkeit im Abdomen (häufig Transsudat und keine freie Ruptur) oder Retroperitoneum.
- CT (▶ 3.10): Bei unklarem sonographischem Befund, Planung des operativen Vorgehens (als Angio-CT mit Kontrastmittel), Stentmöglichkeit abklären.
- MRT (▶ 3.11): Als MRT-Angiographie (▶ 3.7.3) durchführbar.

Konservative Therapie

- Nicht rupturiertes asymptomtisches BAA < 5 cm ohne periphere Komplikationen (Embolie): Hypertonieeinstellung, sonographische Kontrollen alle 3–6 Mon. Bei Frauen müssen Aneurysmata > 4 cm bezüglich Morphologie und Wachstum noch engmaschiger kontrolliert werden.
- BAA > 5 cm bei Pat. in schlechtem AZ (ASA 4 und ASA 5), hier OP-Risiko deutlich höher als Risiko des Spontanverlaufs.

Operative Therapie

- BAA > 5 cm, wenn Pat. operabel (internistisch/kardiologische Abklärung).
- Symptomatisches BAA (zunehmende Bauch- und Rückenschmerzen) und Ausschluss anderer Ursachen.
- BAA mit einer Wachstumsrate von > 0,5 cm/Jahr und/oder deutliche Asymmetrie (Ausbuchtungen).
- Alle rupturierten BAA (Notfallindikation).

Aufklärung

Blutung, Nachblutung, Infektion, Wundheilungsstörung, Thrombose, Embolie (bis Beinverlust), Infektion, Wundheilungsstörung, Nahtinsuffizienz, Bypassverschluss, Darmläsion und -gangrän, Erektions- und Ejakulationsstörung. Stentkomplikationen (Verschluss, Dislokation, Endoleckagen, primäres oder sekundäres Umsteigen auf konventionelle OP).

Technik

Tab. 22.6 Voraussetzungen für eine endovaskuläre Therapie (Aortenstent)

Kriterium	Eigenschaft
Aneurysmahals	> 10 mm (besser 15 mm) < 4 mm konisch erweitert Knickwinkel < 60° Keine Wandthromben Keine starke Kalzifizierung
Beckenarterien	Keine Angulation > 90° Keine starke Verkalkung Im Einzelfall Iliakalaneurysma Keine langstreckige exzentrische Einengung
Aneurysmadurchmesser	> 4 cm bzw. < 4 cm wenn symptomatisch
A. mesenterica inferior	Kein Verschluss in Kombination mit Stenose oder Verschluss der A. mesenterica superior Kein Verschluss beider Aa. Iliacae bei offener A. mesenterica inferior
Kreatinin	< 2 mg/dl

Laparotomie, infrarenaler Aortenersatz, Gefäßinterponat (Tube), Y-Bypass bei Iliakalstenosen oder -aneurysmen (biiliakal oder bifermoral). Aorto-biiliakale Stentprothese (Elektiveingriff), unilateraler aorto-iliakaler Stent mit Cross-over-Bypass (Rupturstadium).

> **Sofortmaßnahmen bei rupturiertem BAA**
> - Bettruhe, Pat. ständig überwachen, Anästhesie hinzuziehen, kontinuierlich RR- und Pulsüberwachung.
> - I.v. Zugang, Infusion, Volumensubstitution bei Hypovolämie: Kristalloide, wie Ringer-Laktat und Kolloide (z.B. HAES®), Analgetika bei Schmerzen, wie Morphin 10 mg 1 : 10 verdünnt langsam i.v.
> - RR-Senkung bei hypertonen Werten (> 180/100 mmHg), z.B. Nitro-Spray 2 Hübe oder Nifedipin 10 mg s.l. (z.B. Adalat®).
> - Zügige Diagnostik: Sonographie, CT-Angio.
> - Sedierung bei Agitiertheit, z.B. Diazepam 5–10 mg langsam i.v. (z.B. Valium®).
> - Labor (▶ 3.15): BB, Gerinnung, Elektrolyte, Leber- und Nierenwerte, Blutgruppe.
> - Blasenkatheter legen (▶ 2.9.9), OP-Personal verständigen, über geplante Methode (Stent oder offene OP) informieren.
> - Mind. 5 Konserven bestellen, ggf. ungekreuzt bei Schockzustand oder wenn Hb < 8 mg/dl.
> - Pat. aufklären (wenn notfallmäßig möglich), ggf. Angehörigengespräch (Letalität bis 40–90 %).

22.3.4 Iliakalaneurysma

Ätiologie
In 50 % kombiniert mit BAA, meist an A. iliaca communis, auch an A. iliaca interna, selten an A. iliaca externa. Meist arteriosklerotischer Genese. Rupturrisiko ähnlich BAA, Embolisierung selten.

Diagnostik
- Untersuchung (▶ 3.4.2): Nur selten pulsierender Tumor im Unterbauch, rektal untersuchen.
- Sonographie (▶ 3.8.2): Schneller Nachweis des Aneurysmas.
- Angiographie (▶ 3.7.1): Nachweis der Erweiterung, Flussverhalten des Kontrastmittels, evtl. Thrombenbildungen oder Dissektionen. Abklärung einer Stentmöglichkeit.
- CT (▶ 3.10): Bei unklarem sonographischem Befund, Planung des operativen Vorgehens (als Angio-CT mit Kontrastmittel), Stentmöglichkeit abklären, MRT (▶ 3.11) als MRT-Angiographie durchführbar.

Konservative Therapie
Nicht rupturgefährdetes asymptomatisches Aneurysma ohne periphere KO (Embolie): Hypertonieeinstellung, sonographische Kontrollen alle 3–6 Mon.

Operative Therapie
- Aneurysma > 3 cm, wenn Pat. operabel (internistische und kardiologische Abklärung).

- Symptomatisches Aneurysma (zunehmende Unterbauchschmerzen, Ruptur) und Ausschluss anderer Ursachen, Aneurysma mit einer Wachstumsrate von > 0,5 cm/Jahr, rupturiertes Iliakalaneurysma.

Technik
Laparotomie, Gefäßersatz, Y-Bypass bei gleichzeitiger Versorgung eine BAA (bi-iliakal oder bifemoral). Iliakale oder aorto-iliakale Stentprothese bei geeigneter Anatomie möglich.

22.3.5 Zentrale AVK (Aorta, Becken)

Definition
Stenose oder Verschluss der Aorta, der Bifurkation oder von Beckenarterien, meist arteriosklerotisch, selten entzündlich oder posttraumatisch. Ein Drittel aller arteriellen Verschlussprozesse liegen im aortoiliakalen Abschnitt. Ursachen meist Arteriosklerose, seltener FMD, zystische Wanddegeneration, postembolischer Verschluss, Trauma, Aplasie.

Klinik
- Akuter Verschluss: Plötzliche Becken- oder Beinschmerzen, rasche Verschlechterung der schmerzfreien Gehstrecke, akute abdominelle Schmerzen, akute ischialgiforme Beschwerden, akut aufgetretene kalte und blasse untere Extremitäten.
- Chron. Verschluss: Einschränkung der Gehstrecke (Claudicatio intermittens, Stadieneinteilung nach Fontaine ▶ Tab. 22.8), Impotenz, ischialgiforme Beschwerden ähnlich Lumbalgie, Nekrobiosen.

Diagnostik
- Inspektion: Trophische Störungen, Hautveränderungen, Ulzera, Wundheilungsstörungen, Z.n. Amputationen, Narben (Gefäßoperationen).
- Untersuchung (▶ 3.4.2): RR, Pulsstatus, Ratschow-Test, Gehstrecke, Gefäßauskultation.
- Doppleruntersuchung (▶ 3.8.10): Verschlussdrücke von A. poplitea, A. tibialis post., A. dorsalis pedis.
- Sonographie Abdomen (▶ 3.8.2): Ausschluss Bauchaorten- und Iliakalaneurysma.
- Sonographie und Duplexsonographie Extremitäten (▶ 3.8.13): Ausschluss Aneurysma, Gefäßobliterationen, a.v.-Fisteln.
- Angiographie (▶ 3.7.1): Becken-Bein-Angiographie oder als CT- oder MRT-Angiographie (▶ 3.7.3): Verschlusslokalisation, Umgehungskreisläufe.
- Internistisches und kardiologisches Konsil: Abklärung der allgemeinen Operabilität.

> Bei offensichtlich akutem embolischen Beckenverschluss kann auch auf eine Angiographie verzichtet werden. Im Rahmen der Notfall-OP intraoperatives Röntgen möglich, ggf. mit Dilatation und/oder Stenteinlage.

> **Sofortmaßnahmen bei akutem (embolischen) Bifurkationsverschluss oder Beckenverschluss**
> - I.v. Zugang, Infusion, Schmerzmittelgabe (▶ 2.12).
> - Anästhesie verständigen und Mitbetreuung des Pat. durch Anästhesie während Diagnostik.
> - Abklärung des weiteren Prozedere (Untersuchungen, OP) durch OA.
> - Aufklärung (▶ 1.6) des Pat. (Embolektomie, rekonstruktive Maßnahmen, möglichen Extremitätenverlust, Verschluss, Nahtinsuffizienz, Risiken der Laparotomie).
> - OP-Vorbereitung (▶ 1.7.6), Anästhesie und OP-Personal benachrichtigen.
> - Labor (▶ 3.15, inkl. Blutgruppe). 2–4 Blutkonserven bestellen.

Konservative Therapie
Bei chron. AVK mit einer (für den Pat.) ausreichenden Gehstrecke (Stadium I, IIa und ggf. IIb nach Fontaine je nach Beeinträchtigung der Lebensqualität).

Operative Therapie
- Dringend jedes Stadium III und IV (wenn Pat. operabel), elektiv Stadium IIb bei subjektivem Leidensdruck.
- Notfallmäßig jeder akute Aorten- oder Beckenarterienverschluss mit Bedrohung der Extremität.

Techniken
- Transfemorale Thrombektomie bds. als einfachste Maßnahme bei akutem Verschluss.
- Desobliteration: Laparotomie, Gefäßeröffnung und Entfernen des okkludierenden Materials und evtl. Erweiterung der Gefäßstrombahn durch einen Patch.
- Y-Bypass: Laparotomie, Ersatz oder Umgehung der distalen Aorta und der proximalen Becken- oder Femoralgefäße durch großlumige Gefäßprothese (umgekehrtes „Y"). Risiken: U.a. Nachblutung, Nahtinsuffizienz mit Blutung, Impotenz, Querschnittssymptomatik durch Ausschaltung der Lumbalarterien, Darmgangrän durch Verlust der A. mesenterica inf.
- Angioplastie: Aufweiten von verengten Gefäßabschnitten mit Ballonkatheter, Iliaca-communis-Stromgebiet ideal für PTA/Stent.
- Stenteinlage: Transluminales Einbringen von lumenerweiternden und das Lumen offen haltenden intraluminal liegenden Gefäßprothesen, auch anwendbar bei Aortenaneurysmen. Risiken: U.a. Gefäßperforation, Dislokation des Stents, Verschluss.

Nachsorge
Azetylsalizylsäure 100 mg/d p.o. (z.B. Aspirin®) als Dauertherapie. 3- bis 6-monatige Kontrollen (Klinik, Dopplerstatus, Duplexsonographie).

22.4 Erkrankungen der peripheren Gefäße

22.4.1 Periphere Aneurysmen

Ätiologie
Aneurysmen der unteren Extremität, meist bei Arteriosklerose (90 %), seltener Entrapmentsyndrom, zystische Adventitiadegeneration (A. poplitea), Elastosen oder entzündliche Prozesse auch in Kombination als M. aneurysmaticus.

Einteilung
- Femorale Aneurysmen.
- Popliteale Aneurysmen: Häufig bds., Amputationsrate bei spontaner Thrombosierung > 60 %.
- Unterschenkelarterienaneurysmen (sehr selten).
- Nahtaneurysmen nach Bypass-Operation, meistens in der Leiste, seltener peripher.
- Punktionsaneurysmen (Aneurysma spurium).
- Mykotische Aneurysmen, z.B. bei intravenös Drogenabhängigen.

Klinik
- Tastbarer, pulsierender „Tumor" in Leiste und Kniekehle, Schmerzhafte Nervenirritationen.
- Tiefe Venenthrombose durch Kompression, Ruptur mit Blutung bei sehr großen Aneurysmen.
- Akrennekrosen bei Mikroembolien, Ischämie bei Makroembolie mit Verschluss großer Unterschenkelarterien.

Konservative Therapie
- Kleine Aneurysmen < 50 % der normalen Lumenweite ohne Wandthromben.
- Komplett thrombosierte Aneurysmen: ASS, engmaschige sonographische Kontrollen bei nicht-thrombosiertem Aneurysma.

Operative Therapie
- Symptomatische Aneurysmen (periphere Embolie, Blutung, Ruptur, Komplikation durch Kompression).
- Asymptomatische, teilthrombosierte oder rasch zunehmende Aneurysmata über 100 % Lumenerweiterung.
- Aneurysma spurium der Leiste: Verklebung mit Fibrinkleber (zB. Tissucol®) mit sonographischer Kontrolle.

Technik
Veneninterponat (Kunststoff nur, wenn keine Vene verfügbar), Aneurysmaausschaltung, ggf. intraoperative periphere Thrombektomie und Lyse, wenn embolischer Verschluss < 8 Wo.

Nachsorge
Duplexkontrollen (inklusive Gegenseite und Aorta), Azetylsalizylsäure, bei ganz peripheren Rekonstruktionen zusätzlich Iscover oder alleine Phenprocoumon (z.B. Marcumar®).

Tab. 22.7 Faktoren für und wider eine Operation beim asymptomatischen Poplitealaneurysma

	Pro	Kontra
Lebenserwartung	Hoch	Niedrig
Operationsrisiko	Niedrig	Hoch
Durchmesser	> 2–3 cm	< 2 cm
Sonographie	Wandständiger Thrombus	Kein Thrombus
Angiographie	Embolische distale Verschlüsse	Keine distalen Verschlüsse
	Verzerrung der Gefäßachse	Keine Verzerrung
Gefäßersatzmaterial	Autologe Vene	Gefäßprothese, keine autologe Vene verfügbar
Pat.-Compliance	Schlecht	Gut
Ergebnisse im asymptomatischen Stadium	Gut	Schlecht
Ergebnisse im symptomatischen Stadium	Schlecht	Gut

22.4.2 Periphere AVK (chronische Ischämie)

Häufiges Krankheitsbild in der Ambulanz. Chron. Arterienverschlüsse aufgrund organischer Veränderungen des Gefäßlumens, die zu dessen Stenose oder Verschluss führen. Meist untere Extremität betroffen. Bei unklaren Schmerzen v.a. der unteren Extremität und auch bei anderer Zuweisungsdiagnose („Gelenkschmerzen", Arthrose) immer auch eine pAVK in die DD einbeziehen!

Häufigkeit
2,2 % aller Männer, 1,6 % aller Frauen, Männer fünfmal häufiger als Frauen.

Ätiologie
Atherosklerose (befällt große Gefäße), diabetische Makroangiopathie (vorwiegend kleine Gefäße am Unterschenkel), diabetische Mikroangiopathie (kapilläre Arterien der Peripherie), entzündliche arterielle Erkr. (z.B. Thrombangiitis obliterans, segmentäre, multilokuläre, schubweise verlaufende chron. Gefäßentzündung unklarer Genese mit Kältegefühl, Parästhesien und schmerzhaften peripheren Durchblutungsstörungen).

Risikofaktoren
Meist Komb. mehrerer Faktoren: Hypertonie, Nikotinabusus, Hyperlipidämie, Adipositas, Stress, Bewegungsmangel, familiäre Belastung, Diabetes mellitus, Hyperurikämie → genaue Anamnese erheben.

Topographische Einteilung
- Oberschenkeltyp.
- Peripherer Typ (Unterschenkel, Unterarm).
- Schultergürteltyp (supraaortale Äste).

Klinik

- Schmerzbedingte Einschränkung der Gehstrecke.
- Bohrende oder ziehende Schmerzen.
- Parästhesien und Kältegefühl peripher des Verschlusses.
- Gewebsdefekte: Ulcus cruris lateralis, Mal perforans an Zehen oder Fußsohlen, akrale Nekrosen, Gangrän.
- Hautveränderungen (Blässe, Zyanose).

Tab. 22.8 Klinische Einteilung der 4 Schweregrade der AVK nach Fontaine (untere Extremität)

Stadium I	Schmerzfreiheit (aber nachweisbare Gefäßveränderungen)
Stadium II	Latenzschmerz = Claudicatio intermittens
Stadium IIa	Schmerzfreie Gehstrecke über 200 m
Stadium IIb	Schmerzfreie Gehstrecke unter 200 m
Stadium III	(Nächtlicher) Ruheschmerz
Stadium IV	Nekrosen (Gangrän) mit oder ohne Ruheschmerz

Im angloamerikanischen Sprachraum wird nur in Claudicatio intermittens und chron.-kritische Ischämie (chron. Minderversorgung einer Extremität, dadurch Amputationsgefährdung der Extremität oder zumindest von Akren) unterschieden.

Differenzialdiagnosen

- Spinale Tumoren: Periphere neurologische Ausfälle, Schmerzen.
- Polyneuropathie: Sensibilitätsstörung, Muskelschwäche.
- Polyradikulitis: Schmerzhafte Parästhesien, Gliederschwere, Paresen.
- Spinalis-anterior-Syndrom (Verschluss der A. spinalis anterior): Beinschwäche, schmerzhaftes Krampfgefühl in den Beinen, Parästhesien, motorische Ausfälle.
- Kausalgie: Sympathische Reflexdystrophie, z.B. nach zerebralen Läsionen mit Lähmungen, nach Zoster, posttraumatisch, nach Rückenmarksläsionen.
- Pannikulitis: Schmerzhafte subkutane Knoten bei Osteoporose, Osteomalazie, Koxitis.
- Neuralgien: N. ilioinguinalis, N. obturatorius, N. cutaneus femoris lateralis.
- Maligne Knochengeschwülste, Cox- oder Gonarthrose, Tendopathien.
- Restless-legs-Syndrom, Tibialis-anterior-Syndrom: Ischämische Kontraktur des M. tibialis anterior.
- Fibulaköpfchensyndrom, Paget-Krankheit: Dauerschmerz in der Tibia, besonders bei Belastung, Muskelkater.
- Statische Beschwerden bei Fehlhaltung oder Achsenfehlern.
- Metatarsalgie (Morton-Neuralgie; ▶ 17.4.11): Schmerzen in der Fußsohle, verstärkt beim Gehen.

Diagnostik
- Anamnese (▶ 3.1): Risikofaktoren (s.o.), Familienanamnese, Medikamente (Hinweise auf Ergotismus?), Schmerzangabe, Gehstrecke, frühere OP (Embolektomie, Bypässe, Gefäßrekonstruktionen, frühere Ulcera cruris).
- Inspektion: Trophische Störungen (Nägel), Hautveränderungen, Ulzera, Wundheilungsstörungen, Z.n. Amputationen, Narben (Gefäßoperationen), Varikosis, postthrombotisches Syndrom, Seitendifferenz.
- Untersuchung (▶ 3.4.2): RR, Pulsstatus, Hauttemperatur, Ratschow-Test, Gehstrecke, Gefäßauskultation (alle großen Gefäße in Ruhe und Belastung).

Tab. 22.9 Beziehung zwischen Schmerzlokalisation und Verschlusslokalisation

	A. femoralis	A. poplitea	Fuß	Schmerzlokalisation
Beckentyp	–	–	–	Oberschenkel, Waden
Oberschenkeltyp	+	–	–	Waden
Unterschenkeltyp	+	+	–	Fuß
Peripherer Typ	+	+	+	Akren

- Dopplenmtersuchung (▶ 3.8.10): Entdeckung von Stenosen. Verschlussdrücke von A. poplitea, A. tibialis post., A. dorsalis pedis in Ruhe und Belastung, Oszillogramm: Verschlusshöhe.
- O_2-Messung (transkutan): Seitendifferenz.
- Sonographie Abdomen (▶ 3.8.2): Ausschluss zentrale AVK, Bauchaortenaneurysma.
- B-Bild- und Duplexsonographie der Extremitäten (▶ 3.8.13): Ausschluss Aneurysma, Nachweis einer dilatativen Angiopathie, von Verschlüssen und Stenosen, Gefäßobliterationen, a.v.-Fisteln, liegende Stents.
- Angiographie (DSA ▶ 3.7.1 oder MRT ▶ 3.7.3): Becken-Beinangiographie oder Feinnadelangiographie in DSA-Technik: Stenosennachweis, Verschlusslokalisation, Umgehungskreisläufe.
- Röntgen (▶ 3.5): Ausschluss Begleitosteomyelitis bei Weichteildefekten v.a. an Fuß und Unterschenkel.
- CT (▶ 3.10) oder MRT (▶ 3.11): Nachweis von Aneurysmen, auch als CT- oder MRT-Angiographie.
- Konsiluntersuchungen: Orthopädie, Neurologie, Innere Medizin bei Unklarheiten.

Konservative Therapie
! Pat. auf Reduzierung von Risikofaktoren (Nikotin, Diabetes mellitus, Adipositas, Hypertonie, Blutfette) hinweisen; Gehtraining (Stadium I–IIb) empfehlen; Medikamente (ASS, Clopidogrel).
- Stadium I nach Fontaine: Aktives Gefäß- und Muskeltraining.
- Stadium IIa nach Fontaine: Aktives Gefäß- und Muskeltraining, Antikoagulation (Thrombozytenaggregationshemmer), vasoaktiv wirksame Pharmaka (fragliche Wirkung).
- Stadium IIb nach Fontaine: Wenn die subjektive Gehstrecke im Alltag ausreichend ist, der Leidensdruck des Pat. nicht hoch ist oder Kontraindikationen für operative Eingriffe bestehen → wie Stadium IIa.

Tab. 22.10 Prognostische Faktoren bei Gehtraining

Günstig	Ungünstig
Kurze Anamnese (< 1 Jahr)	Lange Anamnese
Einseitige Verschlüsse	Doppelseitige Verschlüsse
Verschluss A. femoralis superficialis	Becken- und/oder Mehretagenverschlüsse
Gesunder Bewegungsapparat	Erkrankungen des Bewegungsapparats
Normale Herz- und Lungenfunktion	Kardiorespiratorische Insuffizienz
Positive Motivation	Fehlende Motivation
Gute hämodynamische Werte (Doppler)	Schlechte hämodynamische Werte (Doppler)

Operative Therapie

Indikationen
- Stadium IIb, III, IV nach Fontaine.
- Sofort-OP bei akut durch die Ischämie bedrohter Extremität: Embolie (▶ 22.4.3), frische arterieller Thrombose, Phlegmasia coerulea dolens (▶ 22.4.4), Bypassverschluss, Aneurysma dissecans (▶ 22.3.1), Gefäßverletzung (▶ 22.6).

Kontraindikationen
Internistische Erkr. (dekompensierte Herzinsuff., entgleiste Stoffwechsellage, entgleister Elektrolythaushalt), die eine Narkosefähigkeit ausschließen. Thrombektomie oder Embolektomie sind aber auch in LA möglich.

Operative Maßnahmen, über die der Pat. evtl. schon in der Ambulanz aufgeklärt werden muss
- Atherektomie: Ausschälplastik, Gefäß wird durch Entfernen von Plaques und stenosierendem Material mit Patchplastik rekanalisiert.
- Thrombektomie, Embolektomie: Entfernen des Embolus oder Thrombus offen oder mittels Katheter.
- Thrombendarteriektomie (TEA): Ausschälplastik mit Patchplastik, Lösen von Gefäßintima und des stenosierenden Materials mit Ringstripper oder offene Freilegung.
- Perkutane transluminale Angioplastie (PTA): Aufweiten des Gefäßes durch Ballonkatheter (Fogarty-Technik).
- Offene transluminale Angioplastie: Gleiche Technik wie PTA, nur Freilegung des Gefäßes und dann Einbringen des Dilatationskatheters (IOTA).
- Gefäßerweiterungsplastik (Patchplastik): Erweiterung von verengten Gefäßabschnitten oder Abgängen durch körpereigenes (Venenpatch) oder allogenes Material (Dacron®, Silastic®), z.B. bei Abgangsstenose der A. femoralis profunda.
- Bypass: Umgehung einer Gefäßverengung oder eines Verschlusses durch körpereigenes Material (Vena saphena In-situ-Bypass oder R-Bypass) oder Kunststoffmaterial (PTFE®, Dacron®, Gore-Tex®) in anatomischer, z.B. ilia-

kofemoraler oder femoropoplitealer Bypass oder in extraanatomischer Lage, z.B. axillofemoraler Bypass, Sonderform Y-Bypass, iliakobifemoraler oder aortobifemoraler Bypass.

Lokale Lyse
- Indikationen: Notfallmäßig bei frischen Verschlüssen, Embolien kleiner Gefäße, thrombosierten Gefäßen und Prothesen: Über direkte Gefäßpunktion Injektion von Streptokinase, Urokinase oder t-PA. Immer nur unter intensivmedizinischer Überwachung und ständiger Möglichkeit von Gerinnungs- und Laboranalysen.
- Durch Lyse Maskierung von Stenosen, evtl. PTA im Anschluss.
- Kontraindikationen: Relativ (genaue Anamnese!): I.m. Injektion, Malignome, Nephrolithiasis; absolut: Schwangerschaft, florides GIT-Ulkus (Gastroskopie!), OP in den letzten 3 Mon., frischer Apoplex, pathologische Gerinnung, bei Streptokinasetherapie durchgemachter Streptokokkeninfekt oder Streptokinasetherapie innerhalb 6–12 Mon.
- NW: Blutungen (zerebral, gastrointestinal, diffus), Allergie.

Tab. 22.11 Versorgungsmöglichkeiten abhängig vom angiographischen Befund

Stenose- bzw. Verschlusslokalisation	Verfahren der Wahl	Alternativverfahren
A. iliaca externa	Femoralis TEA + retrograde/offene Becken-TEA, PTA/Stent	Iliakofemoraler Bypass. Cross-over-Bypass
A. iliaca externa + A. femoralis	Femoralis-TEA + retrograde oder offene Becken-TEA	Iliakofemoraler Bypass, bei Verschluss A. femoralis superficialis auf die A. fem. profunda
A. femoralis communis	Femoralis-TEA, Patchplastik	
A. femoralis communis + A. femoralis superficialis	Femoralis-TEA, Profunda-Patchplastik	PTA/IOTA A. femoralis superficialis
A. femoralis superficialis	Stadium IIb: Profunda-Patchplastik Stadium III, IV: Profundaplastik, ggf. femoro-poplitealer Bypass, PTA/Stent	PTA/IOTA A. femoralis superficialis
A. poplitea	Femoro-poplitealer Bypass auf Segment P3	Offene TEA A. poplitea + Patch
A. femoralis + A. poplitea	Stadium IIb, III, IV: Profundaplastik. Wenn nicht ausreichend, femoro-poplitealer kruraler	Femorokruraler Bypass nur im Stadium III oder IV oder bei Erfolglosigkeit Profundaplastik
Oberschenkel + Popliteaverschluss	Stadium IIa, IIb: Konservativ Stadium III, IV: Femorokruraler Bypass	

Tab. 22.11 Versorgungsmöglichkeiten abhängig vom angiographischen Befund *(Forts.)*

Stenose- bzw. Verschlusslokalisation	Verfahren der Wahl	Alternativverfahren
Krurale Verschlüsse	Femorokruraler Bypass Popliteokruraler Bypass	Popliteo-/kruropedaler Bypass

> **Sofortmaßnahmen**
> In der Ambulanz immer Abklärung der Dringlichkeit einer stationären, ggf. einer sofortigen oder aufschiebbaren operativen Behandlung.

22.4.3 Akutes Ischämiesyndrom Extremitäten

Ätiologie

Arterielle Embolie (70 %), arterielle Thrombose (Gefahr des Extremitätenverlusts mit 40 % höher als bei arterieller Embolie mit 5 %), Dissektion der Arterienwand (Trauma, spontan), Kompression der Arterie (Hämatom, Fraktur, Ligatur durch OP), neurovaskuläre Reaktion (Gefäßkrampf, z.B. durch Injektion, Ergotismus), hämodynamisch (Phlegmasia coerulea dolens, a.v.-Kurzschluss, Herzinsuffizienz, Thrombophilie). Insgesamt 90 % kardiale Ursache, in 10 % extrakardiale Ursachen. Ursache ist eine lokale Thrombosierung aufgrund lokaler Flussstörungen, z.B. durch arteriosklerotische Veränderungen, Aneurysmen, Bypässe, traumatisierte Gefäße (postoperativ).

Tab. 22.12 Ursachen aller akuten Arterienverschlüsse

Ursache	Häufigkeit
Embolisch	70 %
Thrombotisch	19 %
Traumatisch oder iatrogen	10 %
Phlegmasia, Aneurysma dissecans, andere	1 %

Tab. 22.13 Ursachen embolischer Arterienverschlüsse

Ursache	Häufigkeit
Kardiogen (Aneurysma, Endokarditis, Rhythmusstörung)	80 %
Arterio-arteriell (Aneurysma, Dissektion, Tumor, Entzündung, paradoxe Embolie bei offenem Foramen ovale)	10 %
Ungeklärt	2–10 %
Iatrogen (Angiographie)	< 1 %

Anamnese
- Schlagartiger Beginn, oft präzise Zeitangabe des Pat. über Schmerzbeginn (genau notieren → Hinweis auf mögliche zeitliche Rekanalisierungsmöglichkeit).
- Herzrhythmusstörungen, vorbestehende KHK, Herzklappenerkr.
- Absolute Arrhythmie, bekannte Aneurysmen (kardiale Emboliequelle).
- Bekannte Thrombophilie des Bluts erhöhte Gerinnungsaktivität.

Klinik
- „6P" [Pratt 1954]: Pain (Schmerzen), paleness (Blässe), paraesthesia (Gefühlsstörungen), pulslessness (Pulsverlust), paralysis (Bewegungsunfähigkeit), prostration (Erschöpfungs-schock) → v.a. Embolie, weniger arterielle Thrombose.
- Plötzlich einsetzender Schmerz → arterielle Embolie.
- Rasche Verschlechterung bei vorbestehender Claudicatio intermittens → arterielle Thrombose.
- Akutes Ischämiesyndrom (Strombahn komplett verlegt): Heftige Schmerzen, kalte, blass-marmorierte, später zyanotisch verfärbte Haut.
- Inkomplettes Ischämiesyndrom (noch Restdurchblutung vorhanden): Schmerzen, Muskelschwäche, Parästhesien.
! Bei kompletter Ischämie einer Extremität nach 6 h irreversible Schäden!

Diagnostik
- Untersuchung (▶ 3.4.2, 3.2): Fehlende Pulse, Blässe, Parästhesie, neurologische Ausfälle, bei inkompletter Ischämie Fehlen neurologischer Ausfälle.

Tab. 22.14 Differenzialdiagnose Embolie/arterielle Thrombose

	Thromboembolie	Arterielle Thrombose
Anamnestisch	KHK mit oder ohne manifesten Infarkt oder Folgen	Arterielle Durchblutungsstörungen (Claudicatio intermittens)
	Rheumatische Herzklappenerkrankungen	Vorausgegangene Gefäßoperationen, Bypässe
	Bekannte Aneurysmen	
	Absolute Arrhythmie	
	Thromboembolie in Anamnese	
Verschlusslokalisation	Größere Gefäße (Aortengabel, A. subclavia, A.-carotis-interna-/A.-carotis-externa-Gabel)	Meist kleinere /mittelkalibrige Gefäße
Symptome	Schlagartiger Beginn	Subakuter, sich aber rasch verschlechternder Befund

- Dopplersonographie (▶ 3.8.10): Deutliche Reduzierung der Dopplerindizes oder keine Ableitung eines Dopplersignals möglich.
- Duplexsonographie (▶ 3.8.13): Nachweis und ggf. Lokalisation eines Lumenverschlusses, evtl. Angabe zu Alter des Verschlusses (Umgehungskreislauf).

- Angiographie (▶ 3.7.1): Direkter Nachweis der intraluminalen Strömung mit Kontrastmittel, Nachweis oder Fehlen von Kollateralen. Trias Kuppelbild + glatte Gefäße + Fehlen jeglicher Kollateralgefäße → Embolie.

Differenzialdiagnosen
Phlebothrombose (▶ 22.5.4), arterielle Thrombose (▶ 22.4.3), arterieller Spasmus, NPP.

Komplikationen
Herz-Kreislauf-Versagen, Schock, Extremitätengangrän, Verlust der Gliedmaße.

> Klassisch für eine Embolie ist die angiographische Trias Kuppelbild + glatte Gefäße + Fehlen jeglicher Kollateralgefäße. Ausgeprägte Kollateralgefäße und eine vorbestehende AVK sprechen gegen eine Embolie.

Therapie

Sofortmaßnahmen bei peripherer Embolie Becken und Bein
- I.v. Zugang, bei Schockzustand Kreislaufstabilisierung, Flüssigkeits- und Volumengabe, z.B. Ringer-Laktat-Infusion, keine Plasmaexpander, keine Vasodilatanzien (Steal-Effekt!).
- Schmerzmittelgabe (▶ 2.12): Z.B. Morphin 5–10 mg verdünnt langsam i.v. oder Pethidin ½–1 Amp. langsam i.v. (z.B. Dolantin®).
- Heparin 3000–5000 IE i.v. initial zur Verhinderung eines Appositionsthrombus (▶ 2.10).
- Extremität leicht tief lagern und warm halten (Watte), keine i.m. oder i.a. Injektionen (KI für Fibrinolyse).
- Labor (▶ 3.15), evtl. Blutgase (Astrup), Blutgruppe, Kreuzblut, evtl. Blutkonserven bestellen.
- OP-Vorbereitung (▶ 1.7.6), Pat. falls möglich über Möglichkeit eines Bypasses, möglichen Wiederverschluss des Gefäßes (oder Bypasses) und Extremitätenverlust (v.a. bei schlechter Ausstrombahn) aufklären (▶ 1.6).
- Armembolie kann meistens in LA transbrachial operiert werden.

Sofortmaßnahmen bei Embolie in oberer Extremität
- I.v. Zugang, Schmerzmittelgabe, Heparin (▶ 2.10).
- OP in LA oder Plexusanästhesie veranlassen.

Pat. aufklären (falls möglich ▶ 1.6): Rezidivembolie, Extremitätenverlust extrem selten wegen guter Kollateralversorgung.

Technik
- Embolektomie: Eröffnung des Gefäßes an leicht zugänglicher Stelle (z.B. Leiste – A. femoralis – auch in LA möglich!), retrograde oder prograde Embolektomie mittels Fogartytechnik.
- Selten direkte Thrombembolektomie (evtl. schon wandadhärente ältere Thromben).

- Oft ergänzende gefäßrekonstruktive Eingriffe erforderlich.
- Thrombendarteriektomie: Arteriotomie, Entfernung des okkludierenden Materials durch Ausschälung in einer günstigen Trennschicht (Intima). Ziel ist ein nach distal einwandfreier, glatter Abbruch der Innenschichten. Evtl. zusätzlich lokale Lyse (Streptokinase, Urokinase rTPA).
- Bypass: Primäre Umgehung eines veränderten oder verschlossenen Gefäßabschnitts durch einen autologen (körpereigenes Material) oder allogenen Bypass (z.B. Dacron®).

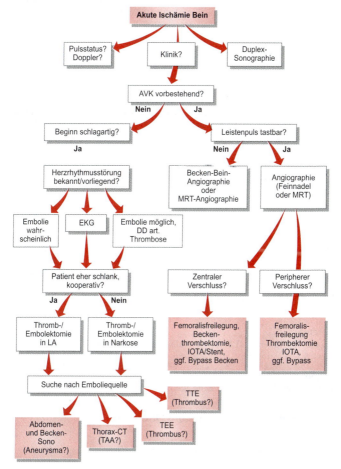

Abb. 22.2 Algorithmus Sofortmaßnahmen bei akuter Extremitätenischämie [A300–106]

- Aneurysmaresektion bei Popliteaaneurysma, Wiederherstellung der Strombahn durch einen Venen- oder Kunststoffbypass.

Alternative Therapie
- Bei inkompletter Ischämie, peripheren Verschlüssen, schlechter Ausstrombahn auch konservativ mit Voll-Heparinisierung (▶ 2.10) mit UFH oder NMH.
- Systemisch Fibrinolyse (Streptokinase, Urokinase, rTPA) bei Fehlen von Kontraindikationen.
- Lokale Lyse über perkutanen Katheter, ggf. über noch liegenden Angiokatheter.
- Kombination mit Aspirationsthrombektomie nach Angiographie, evtl. Ballondilatation.

22.4.4 Phlegmasia coerulea dolens

Notfall!
Hochakutes Krankheitsbild mit heftigem Extremitätenschmerz. Foudroyant verlaufende Thrombose eines gesamten Extremitätenquerschnitts mit gleichzeitiger Kompression der Lymphgefäße, dadurch Anstieg des Gewebsdrucks und Sistieren der kapillären Zirkulation und damit der arteriellen Zirkulation.

Klinik
Akuter und heftiger Schmerz, kalte und livide Haut, Pulslosigkeit, Venenstauung, Schwellung, Hautblutungen, zunehmende Zeichen einer Ischämie, Nekrose, Gangrän.

Diagnostik
- Körperliche Untersuchung (▶ 3.2, ▶ 3.4.2), Dopplersuchung (▶ 3.8.10): Strömungsnachweis, Pulsabschwächung, Pulsverlust?. Duplexsonographie (▶ 3.8.13): arterieller oder venöser Fluss nachweisbar.
- Phlebographie und Angiographie: I.d.R. entbehrlich, klinische Diagnose.

 Nachweisbare Pulse sprechen nicht immer gegen eine Phlegmasie!

Therapie
Sofortmaßnahmen (▶ 4). Sofortige venöse Thrombektomie bei frischen Thrombosen (< 5 Tage) größerer Gefäße (Becken, Oberschenkel).

Prognose
Schlecht, Letalität 20–40 %. Häufig ausgedehnte Amputation notwendig.

22.4.5 Periphere Kompressionssyndrome

Ätiologie
Kompression von außen durch anatomische Varianten (Entrapment), Fraktur, Hämatom, Abszess, solide Raumforderungen.

Klinik
Leitsymptom ist Extremitätenschmerz (▶ 15.2.1) und AVK-typische Beschwerden.

Diagnose
- Körperliche Untersuchung (▶ 3.2, ▶ 3.4.2): Schwellung, Hautfarbe (blass), Hauttemperatur (kühl), Pulsstatus (Pulsabschwächung, Pulsverlust).
- Sonographie (▶ 3.8): Variante, Aneurysma, Stenose, extraluminalen Raumforderung.
- Röntgen (▶ 3.5): Fraktur, besonders in Gefäßnähe, Fremdkörper.
- Dopplersonographie (▶ 3.8.10): Strömungskurve (abgeflacht, monophasisch), Verschlussdrücke (erniedrigt), Differenz zur Gegenseite.
- Angiographie (▶ 3.7): Direkter Nachweis der Gefäßobstruktion, Anomalie.

Therapie
- Schnellstmöglich Reposition von dislozierten Frakturen.
- Operative Entlastung und Dekompression des betroffenen Gefäßes.
- Ausräumung eines Hämatoms, Seroms, Abszesses, Entfernen eines Fremdkörpers.
- Operative Lyse des Gefäßabschnitts bei Entrapment-Syndrom.

22.5 Venöses System

22.5.1 Varikose und venöse Insuffizienz

Häufiges Krankheitsbild in der chirurgischen Ambulanz!

Einteilung
- Primäre Varikose (▶ Abb. 22.3) bei angeborener Bindegewebsschwäche, die direkt oder über eine Erweiterung der Gefäßwand zur Klappeninsuffizienz führt. Begünstigt bei Stehberufen, Schwangerschaft, Übergewicht, externe Kompression.
- Sekundäre Varikose (▶ Abb. 22.3) bei Abflussbehinderung im tiefen Venensystem (postthrombotisches Syndrom mit Kollateralkreislauf).
- Chron.-venöse Insuffizienz: Komb. von Venen- und Hautveränderungen (bei konstanter venöser Hypertonie im Stehen) mit trophischen Hautveränderungen bis hin zum Ulcus cruris venosum.
- Stammvarikose: Varikose der V. saphena magna und/oder V. saphena parva.

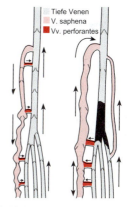

Abb. 22.3 Schema der primären und sekundären Varikose

- Knotenförmig oder sackförmig erweiterte und oft geschlängelte oberflächliche Venen.
- Venöse Insuff.: Klappeninsuffizienz von Vv. perforantes und/oder tiefer Beinvenen.
- Besenreiservarikose: Intradermale Venektasien < 1 mm.
- Retikuläre Varikose: Netzartig erweiterte, oft ästhetisch störende subkutan erweiterte Venen.
- Teleangiektasien: Erweiterung des obersten Hautvenenplexus.
- Dermato-Lipo-Fascio-Sklerose. Verdickung von Haut und Unterhaut/Faszie.
- Ulzerationen, meist am medialen Unterschenkel.

Tab. 22.15 Stadieneinteilung der Stammvarikose nach Hach

Stadium	V. saphena magna	V. saphena parva
I	Insuffizienz der Schleusenklappen	Insuffizienz der Schleusenklappen
II	Gefäßerweiterung auf Bleistiftdicke Retrograder Blutstrom bis oberhalb Knie Insuffizienz der Venenklappen Aneurysmen	Gefäßerweiterung auf Bleistiftdicke Retrograder Blutstrom bis Wadenmitte Insuffizienz der Venenklappen Aneurysmen
III	Gefäßerweiterung bis auf Kleinfingerdicke Retrograder Blutstrom bis unterhalb Knie Insuffizienz der Venenklappen Aneurysmen	Gefäßerweiterung bis auf Kleinfingerdicke Retrograder Blutstrom bis zum Knöchel Insuffizienz der Venenklappen Aneurysmen
IV	Gefäßerweiterung auf Fingerdicke Schlängelung Verlust der Klappen Retrograder Blutstrom bis zum OSG Aneurysmen	

Anamnese (▶ 3.1)
Stehender Beruf, Schwangerschaft, Beschwerdeausmaß und -beginn, Unfälle, frühere Thrombosen.

Klinik
Schweregefühl der Beine, Schwellneigung, krampfartige Schmerzen in den Waden (v.a. nachts), Jucken, Gefühl der „restless legs" (schmerzhafte Unruhe). Im Spätstadium Ödeme, trophische Störungen, Ulcus cruris venosum.

Diagnostik
- Inspektion (▶ 3.2): Ausmaß und Grad der Varikose, Ödem, trophische Störungen.
- Palpation (▶ 3.2): Faszienlücken (▶ Abb. 22.4), Venenverhärtungen, arterielle Pulse zum Ausschluss einer pAVK.
- Trendelenburg-Test, Perthes-Test: Hinweis auf Venenthrombose.

- Doppleruntersuchung (▶ 3.8.10): Anhalt für pAVK, Duplexsonographie: Darstellung von Varizen, tiefen Venen, Klappeninsuffizienzen, Phlebographie (▶ 3.7.4): Darstellung tiefes Venensystem, insuffiziente Klappen, Varizen.

Konservative Therapie
Im Frühstadium und bei leichten Fällen Kompressionstherapie (Strümpfe, Strumpfhose). Sklerosierung bei kleinen Varizen, Restvarizen, Besenreiser: Am stehenden Pat. Punktion der zu sklerosierenden Venen mit einer dünnen Kanüle, evtl. Vorinjektion von 1 ml Luft (air-bloc), Injektion eines Verödungsmittels (z.B. Skleroven®). **Cave:** Injektion in Vv. perforantes unbedingt vermeiden, anschließend Kompressionsverband. Meist mehrere Sitzungen notwendig.

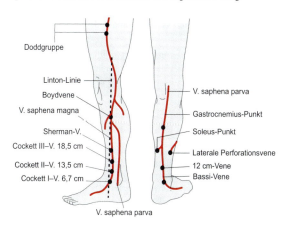

Abb. 22.4 Vv. perforantes und Faszienlücken am Unterschenkel [A300 – 106]

Operative Therapie
Bei durchgängigem tiefen Venensystem Freilegung V. saphena magna Innenknöchel, Sondierung bis Leisteneinmündung, Crossektomie, Venenstripping nach Babcock, Ligatur und Durchtrennung von insuffizienten Perforansvenen. Anschließend Kompressionstherapie für mind. 3 Mon. Rezidivgefahr 5 % innerhalb von 10 J. Alternativ endoskopische Perforansdissektion und/oder endovaskuläre Laserkoagulation.

Vorbereitung (ambulante OP)
- Abklärung OP-Indikation, Abklärung ambulant/stationär (häusliche Versorgung, Compliance), infrage kommen Pat. mit ASA I und II.
- Sonographie (▶ 3.8.3): Tiefe Venen durchgängig, Ausschluss einer sekundären Varikose, insuffiziente Perforansvenen, Mündungsklappeninsuffizienzen.
- Phlebographie (▶ 3.7.4): Tiefe Venen durchgängig, Nachweis von Klappeninsuffizienzen. In der Regel verzichtbar.

- Labor (▶ 3.15), Aufklärung (▶ 1.6): Gefäß-, Nervenläsion, Blutung, Infektion, Wundheilungsstörung, Thrombose, Embolie, Rezidiv, anästhesiologische Prämedikation, OP-Anmeldung.
- Bereits präoperativ Kompressionsstrümpfe anpassen lassen: Klasse II, evtl. nach Maß, evtl. mit Halterung oder Kompressiosstrumpfhose bei beidseitiger Varikose.
- Kurzbrief an den einweisenden Arzt mit Hinweis auf z.B. evtl. noch benötigte Unterlagen (z.B. Ein- oder Überweisung, OP-Termin und ggf. weiteres Prozedere).

22.5.2 Varizenblutung

Definition
Blutung aus varikös erweiterten Venen, spontan oder nach Trauma.

Klinik
Blutung aus einer Varize oder varikösem Ulkus. Blutverlust meist geringer als angenommen, trotzdem gerade bei älteren Pat. durchaus Blutungsschock möglich!

Therapie

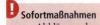

Sofortmaßnahmen
- Abklärung der ungefähr verlorenen Blutmenge, Labor (▶ 3.15): Relevante Hb-Erniedrigung.
- Abklärung der OP-Indikation (nur bei offensichtlicher Arrosion einer größeren, tiefen Vene Blutstillung im OP, dann Anästhesie und OP-Schwestern benachrichtigen), Aufklärung des Pat. (▶ 1.6), Umstechung der Blutung in LA, Kompressionsverband. Sofort oder sekundär Varikektomie durchführen/empfehlen.

22.5.3 Thrombophlebitis

Definition
Venenwandentzündung mit lokaler Thrombose an Arm oder Bein, lokale Schädigung. Häufiges Krankheitsbild, meist unkomplizierter Verlauf, aber wichtige DD beachten!

 Bei ständig wechselnden Thrombosen (Thrombophlebitis migrans) malignes Grundleiden ausschließen!

Ätiologie
Lokale Schädigung der Venenwand durch Keimverschleppung (septisch) oder chemischer Intimareizung z.B. durch Infusionen, Medikamente, Kunststoffmaterial (aseptisch), auch nach Bagatelltraumata oder bei maligner Grundkrankheit.

Klinik
Schmerzhafte Rötung und Schwellung des paravasalen Gewebes, druckdolenter Venenstrang, meist am Ober- oder Unterschenkel, evtl. Temperaturerhöhung.

KO: Nekrose, tiefe Venenthrombose (▶ 22.5.4) durch Aszension. **DD:** Lymphangitis, Erysipel, tiefe Venenthrombose.

Therapie
- Lokale feuchte Umschläge z.B. mit Kochsalz, Heparinsalbenverbände.
- Elastischer Kompressionsverband (bei rückläufiger Klinik und ganz lokalem Befund).
- Evtl. Antiphlogistika (▶ 2.13) und Analgetika (▶ 2.12).
- Keine Ruhigstellung, sondern Mobilisation (ambulante Behandlung).
- Operativ durch Crossektomie bei Thrombose der V. saphena magna oder parva mit Thrombuszapfen an oder in die tiefe Vene. Stichinzision und lokale Thrombektomie in LA bei schmerzhaften Varixknoten.
- Bei bettlägerigen Pat.: Kompressionsverband, Hochlagerung, Antikoagulation (▶ 2.10), Antiphlogistika (▶ 2.13).

Tab. 22.16 Differenzialdiagnose Thrombophlebitis und Phlebothrombose

Thrombophlebitis	Phlebothrombose
Lokalisierte Entzündungszeichen: Rötung, Überwärmung, Schmerz	Zyanose des Beins, besonders beim Stehen
Begleitödem lokalisiert	Schwellneigung: Global ganze Extremität, veränderte Konsistenz
Schmerzhaft entzündete oberflächliche Venenstränge	Keine sichtbare Thrombose einer Varize dumpfer Schmerz im gesamten Bein Signalvenen über Tibiakante und Fußrücken Druckschmerz Wade, Oberschenkel, Fußsohle

22.5.4 Phlebothrombose

Definition
Häufige Einweisungsdiagnose! Kompletter oder inkompletter Verschluss einer tiefen Vene, meist der unteren Extremität mit der Gefahr einer Lungenembolie.

Ätiologie
Virchow-Trias: Gefäßinnenschädigung (Fraktur, OP, Entzündung, Schwangerschaft, höheres Alter), Hyperkoagulopathie (maligne Tumoren, Ovulationshemmer, Thrombozytose), Blutstromverlangsamung (Immobilisierung, Trauma, OP, schwere internistische Erkrankungen, Dehydratation).

Klinik
- Lokalisation: Meist untere Extremität (60 % linkes, 30 % rechtes Bein, 10 % beidseitig).
- Allgemeinsymptome: Fieber, reduziertes Allgemeinbefinden, Tachykardie.
- Lokalsymptome: Schweregefühl, Schmerzen, lokal Druckempfindlichkeit, gestaute Hautvenen (Warnvenen!), Ödem, livide Hautverfärbung.

 Bei Atemnot an Lungenembolie denken!

Sonderform der tiefen Phlebothrombose
- Phlegmasia alba dolens: Hochgradiges blasses, schmerzhaftes Ödem bei Oberschenkel- oder Beckenvenenthrombose.
- Phlegmasia rubra dolens: Plötzliche schmerzhafte Schwellung einer Extremität mit Rotfärbung der Haut bei ausgedehnten Venenthrombosen mit Periarteriitis.
- Phlegmasia coerulea dolens: Akute schmerzhafte Anschwellung einer Extremität in gesamter Ausdehnung mit zyanotischer Verfärbung, motorischer Schwäche und zunehmender Hypästhesie bei stasebedingter Ischämie der Mikrozirkulation wegen Blockierung des venösen Rückflusses und Flüssigkeitsextravasation.

Diagnostik
- Anamnese (▶ 3.1): Trauma, Ruhigstellung, Gerinnungsdefekte bei Pat. oder in Familie, OP.
- Körperliche Untersuchung (▶ 3.2, ▶ 3.4.2): Ödeme, Umfangsdifferenz beider Beine, Homans-Test (Wadenschmerz bei Dorsalflexion des Sprunggelenks Unterschenkelthrombose), Payr-Zeichen (Druckschmerz der Plantarmuskulatur), Meyer-Zeichen (Druckschmerz im Verlauf der V. saphena magna), Lowenberg-Test (Blutdruckmanschetten anlegen an betroffener Extremität, Druck zwischen 60 und 120 mmHg aufblasen: Schmerz auf der betroffenen Seite spricht für Thrombose, Schmerz erst über 180 mmHg spricht gegen akute tiefe Venenthrombose).
- Umfangsmessung: Differenz über 1 cm im Seitenvergleich pathologisch.
- Labor (▶ 3.15): Hämophilie-Screening (Protein S, Protein C, AT III, HIPA-Test).
- Duplexsonographie (▶ 3.8.10): Nachweis von Thromben mit hoher Treffsicherheit meist bis weit peripher möglich, Ausschluss einer Phlebothrombose bei Erfahrung mit hoher Spezifität möglich, Umfließungsphänomene, Komprimierbarkeit der Venen.
- Phlebographie (▶ 3.7.4): Nachweis über Lokalisation, Ausdehnung und evtl. Alter der Thrombose, Gefäßwandzustand und Klappenzustand möglich.

Differenzialdiagnose
Postthrombotisches Syndrom, Lymphödem, Lymphangitis, Erysipel, Trauma.

Tab. 22.17 Differenzialdiagnose venöser Erkrankungen

Ödem	Lymphödem Kardiale Ödeme Hypalbuminämie
Schmerzen	AVK, Embolie Degenerative Gelenk-/Wirbelsäulenerkrankungen
Ulcus cruris	AVK Diabetische Angiopathie Infektionskrankheiten Neoplastische Veränderungen Hämatologische Erkrankungen

Keine Behandlung einer „Venenthrombose" allein aufgrund klinischer Symptomatik!

Operative Therapie

Sofortmaßnahmen bei gesicherter frischer Oberschenkel-/Beckenvenenthrombose
- Stationäre Aufnahme, zunächst Immobilisation (Bettruhe), Hochlagerung Beine.
- I.v. Zugang, Infusion, bei Schmerzen Analgetika (▶ 2.12), OP-Indikation abklären (▶ 1.7).
- Labor (▶ 3.15), Blutgruppe, EK bestellen bei geplanter Beckenthrombektomie.
- Bei längerer OP-Vorbereitung 5000 IE Heparin i.v. (Verhinderung eines Appositionsthrombus).
- Pat. aufklären über Diagnose und mögliche Folgen (Embolie, Reverschluss, postthrombotisches Syndrom trotz OP).
- Bei konservativer Therapie hoch dosierte Antikoagulation mit UFH oder NMH (▶ 2.10).
- Antiphlogistische Behandlung (▶ 2.13), Wickelung der betroffenen Extremität.
- Station genau über weiteres Prozedere informieren: Medikamente, Immobilisation, geplante operative Maßnahme.

Bei V. a. Lungenembolie Weiterleitung CT-Thorax bzw. Intensivstation/Innere Medizin.

OP-Indikationen
- Abhängig von Alter und Allgemeinzustand des Pat., Alter, Lokalisation und Ausdehnung der Thrombose. Wenn immer möglich Rekanalisierung anstreben zur Vermeidung eines postthrombotischen Syndroms (Lyse oder Operation).
- Deszendierende Mehretagenthrombose innerhalb von 6 d, embolisierende iliofemorale Thrombose.
- Flottierende Tromben in der V. femoralis superficialis und V. poplitea innerhalb 10 Tagen.
- Flottierender Thrombuszapfen von der V. saphena magna in die V. femoralis sofort (Crossektomie).
- Alle septischen Venenthrombosen sofort.
- Bei kontraindizierter oder erfolgloser Lyse und o.g. Indikationsvoraussetzungen.
- Bei Phlegmasia coerulea dolens (▶ 22.4.4) notfallmäßige operative Rekanalisierung zur Rettung der Extremität notwendig.
- Thrombektomie möglichst innerhalb 24 h, anschließend Vollheparinisierung (▶ 2.10).
- Relative Indikation: Inkomplette distale femoropopliteale Thrombose, vorbestehende AVK, embolisierende Unterschenkelthrombose, Phlegmasia migrans, Nierenvenenthrombose bei Hypernephrom mit Kavazapfen.

Technik
- Transfemorale Thrombektomie (Fogarthy-Katheter).
- Crossektomie und ggf. Exhairese der thrombosierten V. saphena magna oder parva bei Thrombuszapfen in die tiefe Vene (V. femoralis, V. poplitea).

Nachbehandlung
Vollheparin für ca. 1 Wo., überlappend Phenprocoumontherapie (unter Beachtung der KI). Fehlende operative Therapiemöglichkeit selten gegeben. Zur Embolieprophylaxe Implantation eines Kavaschirmes (temporär oder permanent) bei drohenden oder rezidivierenden Thrombosen oder Embolien (in LA möglich).

Konservative Therapie
- Bei isolierten Oberschenkel-/Unterschenkelthrombosen allenfalls kurzfristige stationäre Aufnahme (umstritten!).
- Kompressionstherapie des Beins (Kompressionsklasse 2 oder 3 bzw. Wickelung), keine oder nur sehr kurze Bettruhe (sonographische Kontrolle und Abschätzung des Embolierisikos).
- Vollheparinisierung (Heparin 5000 IE als Bolus, dann 500–1 000 IE/h je nach PTT) oder besser NMH, z.B. gewichtsadaptierte hoch dosierte Gabe (▶ 2.10).
- Anschließend evtl. Markumarisierung für mind. 3 Mon., bei Lungenembolie oder Rezidiv Langzeittherapie (▶ 2.10).
- Bei Mehretagenverschlüssen, proximalen Arm- und Beinvenenthrombosen und Fehlen von KI Lysetherapie (lokal oder systemisch) mit Urokinase, Streptokinase oder rTPA.
- Genaue Information an Station (z.B. Bettruhe oder nicht, Heparintherapie, Laborkontrollen).
- Rezidivminimierung: Risikofaktoren reduzieren bzw. ausschließen; Adipositas, Nikotin, Glukokortikoide, Neoplasien, hormonelle Kontrazeptiva, Thrombozytose, Protein-S- und -C-Mangel, AT-III-Mangel, evtl. Familienuntersuchung veranlassen.

Lyse
- Die Indikationen zur Lyse sind grundsätzlich die gleichen wie für das operative Vorgehen.
- Absolute KI für Lyse: Aktive Blutungen, ischämischer Insult, Z.n. kürzlicher OP (v.a. Augen), intrakranielle Tumoren, Allergie auf Streptokinase, Urokinase, rTPA.
- Relative KI: OP mehr als 2 Wo. zurück, Traumata, Z.n. Reanimation, aktives Ulcus ventriculi, Gravidität, diabetische Retinopathie.

> Die Behandlung der tiefen Beinvenenthrombose wird kontrovers diskutiert, hier gibt es deutliche lokale Unterschiede. Die Lungenembolierate beträgt unter Mobilisierung mit Vollheparin < 1 %, die Letalität < 0,5 % und erscheint damit vertretbar. Bettruhe schützt nicht vor einer Lungenembolie! Wichtig sind engmaschige duplexsonographische Kontrollen (Thrombusaszension oder Wachstum?)!

22.6 Arterielle Gefäßverletzung

Ätiologie
Direkte Verletzungen durch penetrierende Mechanismen (Schnitt, Stich, Schuss), iatrogen (Injektion, Angiographie, OP), stumpfe Traumen (Kontusion, Überdehnung, Frakturen, Luxationen).

Klinik
- Arterielle Blutung, Bewegungsunfähigkeit der betroffenen Extremität.
- Ischämie der Extremität: Pulslosigkeit, Blässe, Kälte, Schmerzen, Gefühllosigkeit.
- Zunehmender (hämorrhagischer) Schock trotz Infusionstherapie.
- Indirekte Zeichen: Zeichen eines größeren Blutverlusts, Wunden in Nachbarschaft großer Gefäße, peripherer Nervenschaden, Pulsabschwächung, verschobene Frakturen.

Diagnostik
- Genaue Dokumentation (juristische Relevanz). Das Wichtigste ist, an eine Gefäßverletzung zu denken.
- Körperliche Untersuchung: Inspektion der Verletzung (Lokalisation, Tiefe, periphere Pulse, Begleitläsionen, Frakturen, Luxationen, Nervenschäden). **Cave:** Eine kleine äußere Verletzung kann trotzdem eine schwere Gefäßverletzung bedeuten.
- Dopplersonographie (▶ 3.8.10): Durchgängigkeit der Gefäße, Pulsqualität.
- Duplexsonographie (▶ 3.8.13): Gefäß durchgängig, perivasales Hämatom.

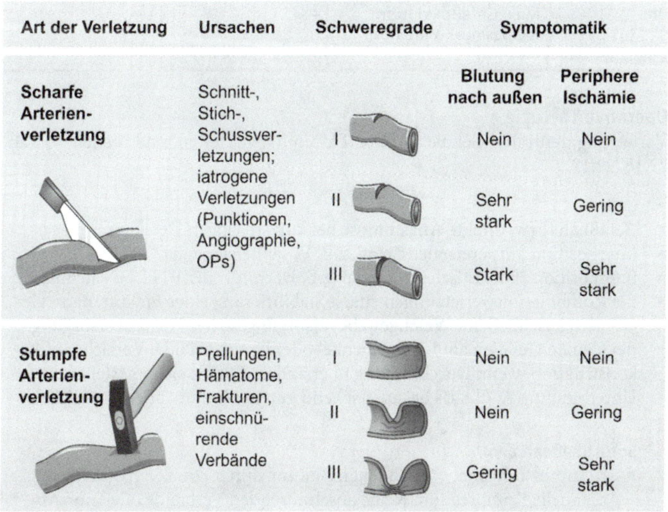

Art der Verletzung	Ursachen	Schweregrade	Blutung nach außen	Periphere Ischämie
Scharfe Arterienverletzung	Schnitt-, Stich-, Schussverletzungen; iatrogene Verletzungen (Punktionen, Angiographie, OPs)	I	Nein	Nein
		II	Sehr stark	Gering
		III	Stark	Sehr stark
Stumpfe Arterienverletzung	Prellungen, Hämatome, Frakturen, einschnürende Verbände	I	Nein	Nein
		II	Nein	Gering
		III	Gering	Sehr stark

Abb. 22.5 Arterielle Gefäßverletzung [A300–157]

- Angiographie (▶ 3.7.1): Bei peripherer Ischämie Stopp der Durchblutung, Extravasate.
- CT-Angio (▶ 3.7.2): Bei Polytrauma mit V.a. Dezelerationsverletzung Aorta.
- TEE (▶ 3.13.3): Dissektion oder Ruptur der thorakalen Aorta.
- Röntgen-Thorax (▶ 3.5.30): Mediastinalverbreiterung bei Blutung, Hämato-/Pneumothorax. BÜS, Knie, Schulter Ellenbogen (je nach Lokalisation der Verletzung zum Ausschluss knöcherner Verletzungen, Luxationen auch von Prothesen!).

Tab. 22.18 Einteilung scharfer Gefäßverletzungen

Schweregrad	Verletzte Wandstruktur	Periphere Ischämie	Äußere Blutung
I	Adventitia	0	0
II	Alle Wandschichten	0/+	+++
III	Komplette Gefäßdurchtrennung	+++	++

Tab. 22.19 Einteilung stumpfer Gefäßverletzungen

Schweregrad	Verletzte Wandstruktur	Periphere Ischämie	Äußere Blutung
I	Intimaeinriss, keine wesentliche Gefäßokklusion	0	0
II	Intimaeinriss, deutliche Gefäßokklusion	0/+	0
III	Max. Gefäßokklusion (+ Spasmus) ohne Restblutfluss	+++	++

Operative Therapie
Verletzung zentraler Gefäße, großer Extremitätenarterien und Venen ▶ Tab. 22.18, 22.19.

Vorgehen
- Gefäßnaht bzw. direkte Anastomose bei kurzstreckigen Defekten.
- Interposition körpereigenes Gefäß, z.B. V. saphena magna.
- Interposition alloplastisches Material (z.B. Dacron® oder PTFE®), Patchplastik.
- Bei Kombinationsverletzungen zuerst Stabilisierung einer Fraktur, dann Gefäßnaht, anschließend Weichgewebeversorgung, später Nervenversorgung.
- Bei kleinen Gefäßen am Unterschenkel oder Unterarm u.U. Verzicht auf Rekonstruktion, wenn Durchblutung über andere Gefäße sichergestellt (z.B. Unterbindung A. ulnaris bei ausreichend gutem Blutfluss über A. radialis).

Sofortmaßnahmen
- Kompression einer vorhandenen Blutung durch Druckverband oder manuelle Kompression. Keine abschnürenden Verbände oder ein „Abbinden" einer Extremität (Sekundärläsionen).

22.6 Arterielle Gefäßverletzung

- Anästhesie hinzuziehen, OP-Personal verständigen.
- Frakturen mit Fehlstellung oder Gelenkluxationen schnellstmöglich reponieren.
- Pat. ständig überwachen, kontinuierlich RR- und Pulsüberwachung, i.v. Zugang, Infusion.
- Volumensubstitution bei Hypovolämie: Kristalloide, z.B. Ringer-Laktat-Infusion und Kolloide (z.B. HAEs®).
- Schmerzmittelgabe bei Schmerzen (▶ 2.12), evtl. Sedierung bei Agitiertheit, z.B. Diazepam 5–10 mg langsam i.v.
- Labor (▶ 3.15): Blutgruppe, je nach geschätztem Blutverlust und Hb-Wert Blutkonserven bestellen.
- Pat. aufklären (wenn notfallmäßig möglich, ▶ 1.6): Versuch der Gefäßnaht, ggf. Interposition von körpereigenem Gefäß oder alloplastischem Material (z.B. Dacron® oder PTFE®), Blutung, Nachblutung, Infektion, Wundheilungsstörung, Thrombose, Embolie, Wundheilungsstörung, Nahtinsuffizienz, Bypassverschluss.

! Extremität warm halten (Watte), Wunde steril abdecken.

Tab. 22.20 Arterienverletzungen

Gefäß	Unfallmechanismus	Mögliche Folgen	Indikation
A. carotis communis A. carotis interna	Penetrierende Wunden, stumpfes Trauma	Obstruktion der Luftwege, zerebrale Ischämie	Wiederherstellung dringlich
A. carotis externa	Penetrierende Wunden	Keine	Wiederherstellung oder Ligatur
A. vetrebralis	Penetrierende Wunden	Zerebrale Ischämie, oft massive Blutung	Wiederherstellung schwierig. Ligatur möglich, angiographische Embolisation (coiling)
Truncus brachiocephalicus	Penetrierende Wunden, Erosion durch Tracheostomietubus	Ischämie ZNS, Arm, AV-Fistel	Wiederherstellung dringlich
A. subclavia	Penetrierende Wunden, Klavikulafraktur	Hämatothorax, Kompression Plexus brachialis	Wiederherstellung dringlich
A. axillaris	Penetrierende Wunden, Frakturen, Schulterluxation	Armischämie	Wiederherstellung dringlich
A. brachialis	Frakturen, iatrogen Ellbogenluxation	Armischämie	Wiederherstellung dringlich

Tab. 22.20 Arterienverletzungen *(Forts.)*

Gefäß	Unfallmechanismus	Mögliche Folgen	Indikation
A. radialis, A. ulnaris	Penetrierende Wunden, iatrogen	Bei jeweils erhaltener radialer oder ulnarer Arterie keine	Bei jeweils intakter radialer oder ulnarer Arterie Ligatur
Aorta thoracalis	Stumpfes Bauch- oder Thoraxtrauma	Verblutung, Dissektion	Wiederherstellung notfallmäßig sofort, extrakorporaler Kreislauf nötig
Aorta abdominalis	Stumpfes Bauchtrauma, penetrierende Wunden	Verblutung, Ischämie Viszerum und Beine	Wiederherstellung notfallmäßig sofort
A. renalis	Stumpfes Trauma, WS-Fraktur	Verlust Niere, retroperitoneales Hämatom	Wiederherstellung anzustreben, ansonsten Nephrektomie
A. iliaca communis, externa	Penetrierende Wunden, stumpfes Trauma	Beinischämie	Wiederherstellung dringlich
A. iliaca interna	Penetrierende Wunden, stumpfes Trauma	Retroperitoneales Hämatom, Aneurysma	Angiographische Embolisation
A. femoralis communis	Penetrierende Wunden, stumpfes Trauma, Hüftluxation, iatrogen	Beinischämie, bei erhaltener Profunda geringe Symptomatik	Wiederherstellung anzustreben
A. femoralis profunda	Penetrierende Wunden	Bei erhaltener Superfizialis geringe Symptomatik	Wiederherstellung anzustreben, Ligatur möglich, wenn A. fem. sup. offen
A. poplitea	Distale Femurfraktur, Tibiakopffraktur, Knieluxation, iatrogen	Unterschenkelischämie	Wiederherstellung dringlich
A. tibialis anterior	Tibiafraktur	Kompartmentsyndrom	Wiederherstellung anzustreben
A. tibialis posterior	Tibiafraktur, OSG-Luxation	Geringe Symptomatik, wenn A. tibialis ant. intakt	Wiederherstellung sinnvoll
Vena poplitea und alle proximalen Venen	Penetrierende Wunden	Stauung, postthrombot. Syndrom	Wiederherstellung sinnvoll

22.7 Dialyse-Shunts

Definition
Permanenter Gefäßzugang zur Hämodialyse (Niereninsuffizienz). Bei Kurzzeitdialyse Shaldon-Katheter (großlumiger zentraler Venenkatheter, der präpektoral untertunnelt ausgeleitet wird). Bei terminaler Niereninsuff. Anlage eines a.v.-Shunts oder Prothesenshunts.

Shuntverfahren
- Verbindung einer Unterarmarterie (A. radialis) mit einer möglichst großlumigen Vene (z.B. V. cephalica) oberhalb des Handgelenks durch direkte Anastomosierung.
- Erstanlage möglichst distal wegen nicht seltener späterer Höherverlagerung.
- Verwendung von autologer Vene oder von alloplastischem Material (z.B. PTFE®) bei ungünstigen Gefäßverhätnissen.
- Prüfung des Shuntdurchflusses direkt postoperativ, vor Entlassung bei ambulanten OP (Auskultation: Typ. Schwirren, Palpation: Rauschen) und in 14-tägigen Abständen.
- Erste Punktion bei Cimino-Shunt meist erst nach 3–4 Wo. möglich, bei Prothesenshunt früher.

Komplikationen
- Shuntthrombose (bei kleinen Venen und geringem Flow): Revision, u.U. auch direkt postoperativ, u.U. auch wiederholte Revisionen notwendig.
- Infektion (gefährdet v.a. Prothesenshunts): Revision, offene Wundbehandlung, Prothesenausbau.
- Aneurysmabildung: Revision, Neuanlage.
- Steal-Phänomen: Durchblutungsstörung z.B. an den Akren aufgrund peripherer Minderversorgung → Revision, Einengung oder Neuanlage der Anastomose.

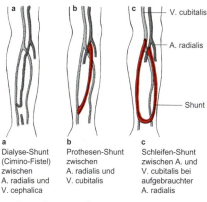

a Dialyse-Shunt (Cimino-Fistel) zwischen A. radialis und V. cephalica

b Prothesen-Shunt zwischen A. radialis und V. cubitalis

c Schleifen-Shunt zwischen A. und V. cubitalis bei aufgebrauchter A. radialis

Abb. 22.6 Dialyse-Shunts [A300–190]

Vorgehen bei Shuntverschluss
- Doppler, Duplexsonographie: Verschluss, Aneurysma.
- Prüfen, ob eine Shuntthrombektomie sinnvoll ist: Bei Kunststoffshunts meist sinnvoll, bei aneurysmatischen Venenshunts meist sinnlos.
- Suntthrombektomie sofort veranlassen, ggf. Neuanlage.

22.8 Katheter und Portsysteme

Ein häufiger ambulanter Eingriff ist eine Portimplantation z.B. bei Tumorpat. zur Applikation von Chemotherapeutika, bei HIV-Pat. im Spätstadium zur parenteralen Ernährung oder zur Schmerztherapie. Auch das Legen, die Kontrolle oder ggf. die Beschickung von zentralvenösen Kathetersystemen sind häufig Aufgabe des Ambulanzarztes. Mögliche Katheter- und Portsysteme sind:
- Zentralvenöser Katheter: Über V. jugularis externa, V. subclavia oder peripherer Armvene angelegt.
- Hickman-Katheter: Großlumiger doppelläufiger Katheter, meistens zur Chemotherapie bei Tumorpat., der über die V. cephalica, V. subclavia oder V. jugularis externa zentral liegt und z.B. präpektoral ausgeleitet wird.
- Demers-Katheter: Einlumiger Katheter, der operativ in die V. jugularis interna eingelegt wird und supra- oder infraklavikulär ausgeleitet wird.
- Sheldon-Katheter: Mehrlumiger großkalibriger Katheter zur Dialyse; in der Regel überbrückend, bis Shuntanlage erfolgt ist.
- Venöse Ports aus einem zentral liegenden, z.B. über die V. cephalica eingeführten Katheter, der mit einer subkutan, präpektoral liegenden Portkammer verbunden ist, über die mit speziellen Portnadeln (Hubernadeln, z.B. Farmacia-Gripper-Nadel®) punktiert und injiziert werden kann.
- Arterielle Ports, z.B. Arteria-hepatica-Port. Auch hier liegt die Portkammer subkutan und kann über spezielle Portnadeln punktiert werden.

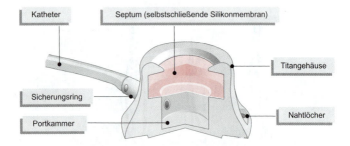

Abb. 22.7 Aufbau eines Ports mit Kammer, Silikonmembran und Katheteransatz am Bsp. des Port-a-cath® (Fa. Smiths, Deltec, Graseby) [A300–157]

22.9 Ulcus cruris

Definition
Ein bis in das Korium reichender Hautdefekt. Wichtig: Unterscheidung arterielle Genese (Ulkus meist lateral) und venöse Genese (Ulkus meist medial). Unterschiedliche Behandlung.

Ätiologie
Chron.-venöse Insuff., postthrombotisches Syndrom (85 %), Insuff. einzelner oder mehrerer Vv. communicantes, v.a. Cockett-Gruppe mit Bildung subkutan gestauter Venen. Arteriell (Gefäßverschluss), lymphatisch, gemischt vaskuläre Genese, infektiös, neoplastisch. Selten hämatopoetisch. Arteriosclerosis obliterans, arterielle Embolie und Thrombose, Thrombangitis obliterans (jüngere Pat.!), entzündlich-hyperergisch (Kollagenkrankheiten, Polyarthritis chronica), Arteriosklerose, Diabetes mellitus (Mikro- und Makroangiopathie), nach Trauma, Kälte und Nässe, bei Angiolopathien (Vaskulitis).

Klinik
- Mehr oder weniger flächenhaft ausgedehnter und in die Tiefe, u.U. bis zur Faszie reichender Substanzdefekt am Unterschenkel.
- Alle Grade der Schmerzhaftigkeit vom indolenten neurogenen Geschwür bis zum sehr schmerzhaften arteriellen Ulkus mit nächtlichen Exazerbationen.
- Geschwürsgrund je nach Heilungstendenz und Sekundärinfektion mit frischen Granulationen oder schmierig-eitrig, oder nekrotisch belegt, umgebende Haut häufig trophisch verändert.
- Genaue Festlegung der Lokalisation, Größenbeschreibung wichtig, evtl. Fotodokumentation, frühere Ulzera erfragen.

Venös
- An befallener Extremität Varikose in verschiedenen Formen, meist malleolär bzw. retromalleolär medial gelegenes Ulkus, aber auch häufig atypisch über der Schienbeinkante.
- Meist nicht sehr groß oder tief, Ränder flach oder kallös, Grund oft eitrig belegt, geringe Schmerzhaftigkeit.
- Trophische Störungen und lokales Ödem meist stärker entwickelt bei postthrombotischem Syndrom.
- Evtl. sekundäres Lymphödem.

Arteriell
- Meist schmerzhafte Geschwüre an den Akren, am Unterschenkel meist lateral oder Tibiakante, aber auch andere Lokalisationen möglich.
- Hautatrophie, Haarverlust, Zyanose, meist geringe Sekretion, bei diabetischem Ulkus oft bakterielle Superinfektion, abgeschwächte oder fehlende Pulse, häufig lange Vorgeschichte, orthopädische Vorbehandlung wegen „Gelenkbeschwerden".

Diagnostik
- Körperliche Untersuchung (▶ 3.2, ▶ 3.4.2): Aussehen des Ulkus, Pulsstatus, venöse Insuff., (untere Extremität: A. poplitea, A. dorsalis pedis, A. tibialis post., obere Extremität A. radialis, A. ulnaris).

- Doppleruntersuchung (▶ 3.8.10): Verschlussdrücke, reduzierte Dopplerindizes, fehlende Pulsableitungen (Anhalt für pAVK), insuffiziente tiefe Venen oder Perforansinsuffizienzen.
- Duplexsonographie (▶ 3.8.13): Feeding-Vene bei Varikose, Thrombose, Nachweis insuffizienter Venen, Lumenverlegung.
- Röntgen (▶ 3.5): Knöcherne Beteiligung, Osteolysen, frühere Teilamputationen.
- Phlebographie (▶ 3.7.4): Mündungsklappeninsuffizienz, Perforansinsuffizienzen, Verschluss tiefer Venen, Nachweis insuffizienter tiefer Venen, Lumenverlegung, evtl. Feeding-Vene nachweisbar.
- Angiographie (▶ 3.7.1): DSA, CT-, MRT- oder Feinnadelangiographie betroffenes Bein → Verschlüsse, Stenosen.

Konservative Therapie
Zunächst bei allen infizierten und unsauberen Wundverhältnissen und ausgeschlossener pAVK.
- Entstauungstherapie: Kompressionsbehandlung (Wickelung, Kompressionsstrümpfe z.B. Autosana® Schaumstoffbinden, Uniflex Ideal Langzugbinden®).
- Lokale Ulkusbehandlung: Nekrosektomie, Säuberung, bei feuchten Nekrosen austrocknende Wundauflage (▶ 2.6.2), bei trockenen Nekrosen ggf. anfeuchtende Wundauflagen (▶ 2.6.2).
- Antibiose (▶ 14.4) Therapie bei Infektzeichen, wie ausgedehnter Rötung, Schwellung, Lymphangitits, -adenitis.

Operative Therapie

Venös
Sanierung der erkrankten Venen: Varizektomie (Entfernen der Konvolute), Perforansligaturen (Minderung des Rückflusses in das oberflächliche Venensystem), Aufsuchen und Durchtrennen von Feeding-Venen (insuffiziente Perforansvenen direkt unter einem Ulkus), ggf. Rekonstruktion tiefer Venenklappen (Verhinderung eines permanenten Refluxes).
Ggf. vorübergehend Vakuumtherapie (▶ 2.6.3), dann Deckung durch Mesh-graft-Transplantat bei sauberem Wundgrund, Epithelialisierung zur Deckung großer Defekte notwendig, Evtl. Aufklapp-Plastik (lokaler Weichteilverschiebelappen) bzw. weitergehende plastische Deckung nach Venenrekonstruktion.

Arteriell
Möglichst operative Wiederherstellung der arteriellen Strombahn, Thrombektomie; Embolektomie; PTA (perkutane Angioplastie); Atherektomie; Thromendarteriektomie; Bypass; Stent-Einlage; Amputation bei Fällen frustraner Therapie und fortschreitendem Ulkus, bei therapieresistenten Schmerzen oder zunehmender Gangrän.

22.10 Der diabetische Fuß

Definition
Spätkomplikationen einer diabetischen Stoffwechselstörung, Folgen der Angiopathie, Neuropathie und Abwehrschwäche.

Die Behandlung des diabetischen Fußsyndroms ist eine interdisziplinäre Aufgabe!

Klinik
- Anfangsstadium: Peripher abnormes Kälte- bzw. paradoxes Wärmegefühl und Parästhesien, selten Schmerzen, Hautblässe oder lokale Rötung bei Mikroangiopathie, selten Mikronekrosen (kleine punktförmige dunkle Stellen).
- Prägangränöses Stadium: Weichgewebeschwellung mit schmerzhaftem Ödem, begleitende Fußmykose, periphere Pulse oft palpabel.
- Neuropathia diabetica (Spätsyndrom): Fußsohlenbrennen (Burning-feet-Syndrom), Wadenkrämpfe, restless-legs (Gefühl der Unruhe in den Beinen, Besserung durch Bewegung), Mal perforans (durch herabgesetztes Schmerzempfinden, in Zonen hoher mechanischer Belastung, z.B. Metatarsalia), ischämisch-gangränöses Ulkus (schmerzhaft, trocken mit schwarzen Nekrosen an Zehen oder Hacken).

Diagnostik
- Körperliche Untersuchung (▶ 3.2), Doppleruntersuchung (▶ 3.8.10).
- Fuß-Röntgen (▶ 3.5.29) in 2 Ebenen: Gelenkfehlstellung, Osteolyse, Osteoporose, Sklerosezonen, Gefäßverkalkungen (Mediasklerose).
- Angiographie (▶ 3.7.1): Stenosen, Verschlüsse, Kollateralkreisläufe.
- Abstrich: Bei infiziertem Ulkus, Erreger- und Resistenzbestimmung (MRSA?).

Therapie
- Optimierung aller Stoffwechselparameter, Blutzuckereinstellung, Hypertonie, Blutfetten.
- Medikamentös: Gefäßerweiternde Mittel, z.B. Prostaglandine (z.B. Prostavasin®) intravenös oder intraarteriell. Wirksamkeit umstritten.
- Hämodilution (Verbesserung der Rheologie, Senkung des Hämatokrits): Pat. auch zu genügend Flüssigkeitszufuhr raten, wenn kardial möglich.
- Füße warm halten, Einlagen (▶ 23.6.3) verordnen, evtl. Spezialschuhe mit spezieller Polsterung („AVK-Schuh"), sorgfältige und fachgerechte Fußpflege empfehlen bzw. anordnen.
- Lokale Ulkusbehandlung durchführen: Nekrosektomie, Säuberung, austrocknende Wundauflage bei feuchten Nekrosen (▶ 2.6.2), bei trockenen Nekrosen ggf. anfeuchtende Wundauflagen (▶ 2.6.2).
- Mal perforans großzügig ausschneiden, Knochen-/Gelenekresektion bei Osteomyelitis durchführen.
- Amputation oder Grenzzonenamputation bei Zehengangrän, Antibiose (▶ 14.4). Interventionelle Therapie (PTA/Stent).
- Abklärung einer gefäßchirurgischen Rekonstruktion: Doppleruntersuchung (▶ 3.8.10), Angiographie (▶ 3.7.1), operative Maßnahmen wegen des schlechten „run off" der Ausstrombahn (Mikroangiopathie) oft nur bei absolut zwingender Notwendigkeit (zunehmender Ruheschmerz, zunehmende Nekrosen mit Amputationsgefährdung der gesamten Extremität). Dann über hohe Reverschlussrate von Bypässen und nachfolgende Amputation in dieser Situation aufklären.

Tab. 22.21 Differenzierung diabetischer Fuß mit bzw. ohne Makroangiopathie

	Neuropathisch infizierter diabetischer Fuß	Diabetischer Mikroangiopathie + angiopathisch-neuropathischer Fuß
Anamnese	Diabetes mellitus	Diabetes mellitus, Fettstoffwechselstörung, arterielle Hypertonie
Hauttemperatur	Warm	Kühl
Claudicatio intermittens	Nein	Ja
Hautfarbe	Rosig	Livide
Fußpulse	Tastbar	Nicht tastbar
Dopplerindizes	> 0,8	< 0,8
Tiefensensibilität	Gestört	Erhalten bis gestört
Hautläsionen	An druckbelasteten Stellen, z.B. MT1 und MT5, schmerzlos	An Akren, Planta pedis, schmerzhaft
Schweißsekretion	Fehlt	Vorhanden

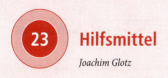

23 Hilfsmittel

Joachim Glotz

23.1 **Verordnung** 754
23.1.1 Indikationen 754
23.1.2 Rezeptieren 754
23.2 **Schuheinlagen** 756
23.3 **Gehstützen (Gehhilfen)** 758
23.4 **Kompressionsstrümpfe** 761
23.4.1 Kompressionsbeinstrümpfe 762
23.4.2 Kompressionsarmstrümpfe 764
23.4.3 Verordnung von medizinischen Kompressionsstrümpfen 764
23.5 **Bandagen** 764
23.5.1 Sprunggelenkbandagen 765
23.5.2 Kniebandagen 766
23.5.3 Handbandagen 767
23.5.4 Ellenbogenbandagen 768
23.5.5 Schulterbandagen 768
23.5.6 Wirbelsäulenbandagen 769

23.6 **Orthesen** 771
23.6.1 Schuhzurichtung 771
23.6.2 Beinlängenausgleich 772
23.6.3 Unterschenkel-, Fuß- und Sprunggelenkorthesen 772
23.6.4 Knieorthesen 775
23.6.5 Beinorthesen 775
23.6.6 Orthesen der oberen Extremität 775
23.6.7 Orthesen für den Rumpf und die Wirbelsäule 776

23.1 Verordnung

23.1.1 Indikationen

Die ärztliche Verordnung orientiert sich an den Richtlinien des Bundesausschusses der Ärzte und Krankenkassen über die Verordnung von Heil- und Hilfsmitteln. Hilfsmittel können verordnet werden, um:
- Eine Krankheit zu heilen, einer Verschlimmerung vorzubeugen oder um Krankheitsbeschwerden zu lindern.
- Eine Schwächung der Gesundheit, die in absehbarer Zeit voraussichtlich zu einer Krankheit führen würde, zu beseitigen.
- Einer Gefährdung der gesundheitlichen Entwicklung eines Kinds entgegenzuwirken.
- Pflegebedürftigkeit zu vermeiden.
- Voraussetzung: Hilfsmittel müssen von der Leistungspflicht der gesetzlichen Krankenkassen erfasst werden.

Bei der Verordnung von Hilfsmitteln sind die Grundsätze der Notwendigkeit, Zweckmäßigkeit und der Wirtschaftlichkeit zu beachten.

23.1.2 Rezeptieren

Ein Rezept zur Verordnung von Hilfsmitteln muss enthalten:
- Den Namen, Vornamen, Adresse und das Geburtsdatum des Versicherten.
- Die Krankenkasse bzw. den zuständigen Kostenträger.
- Die Versichertennummer und den Status des Versicherten, sowie die Gültigkeitsdauer der Versichertenkarte.
- Die Vertragsarztnummer, den Arztstempel und die Unterschrift des Arztes.
- Die Kennzeichnung Unfall, Arbeitsunfall, BVG.
- Die Beschreibung des Hilfsmittels mit Bezeichnung und Menge, sowie die Art der Herstellung (z.B. Maß bzw. Gipsabdruck), bzw. die 7-stellige Hilfsmittelverzeichnisnummer (Produktart). Die namentliche Benennung eines Produktes auf der Verordnung soll nur in medizinisch begründeten Ausnahmefällen erfolgen, im Regelfall genügt die Angabe der Produktart.
- Die Diagnose, die zur Ind. des Hilfsmittels führt.

Das von den Spitzenverbänden der Krankenkassen laufend aktualisierte und ergänzte Hilfsmittelverzeichnis führt alle von der Leistungspflicht umfassten Hilfsmittel auf. Die Hilfsmittel sind mit einer Hilfsmittelverzeichnisnummer versehen, die ggf. als Grundlage für die Rezeptierung dienen kann. Das Hilfsmittelverzeichnis wird im Bundesanzeiger veröffentlicht.

Tab. 23.1 Häufige Krankheitsbilder und mögliche Hilfsmittelversorgung

Diagnose	Hilfsmittel
Senk-Spreiz-Fuß	Kopieeinlagen nach Maß (▶ 23.2)
Achillodynie	Ferseneinlagen, Stoßabsorber (▶ 23.2)
Gehbehinderung nach Fraktur der unteren Extremität	Unterarmgehstützen (▶ 23.3)
Starke Gangunsicherheit	Gehgestell, Gehbock, Gehrad (▶ 23.3)
Varikose im Unterschenkel	Kompressionsstrümpfe (▶ 23.4.1)
Varikose im Oberschenkel	Kompressionsstrumpfhose (▶ 23.4.1)
Lymphödem im Arm	Kompressionsarmstrumpf (▶ 23.4.2)
Sprunggelenkdistorsion	Sprunggelenkschiene (▶ 23.5.2)
Chondropathia patellae, femoro-patellare Arthrose	Kniebandage mit Silikonpelotte und seitl. Stabilisierung (▶ 23.5.2)
Postoperative Knieruhigstellung	Knieimmobilisationsschiene (▶ 23.6.4)
Rhizarthrose	Rhizarthrosenschiene bzw. -bandage (▶ 23.6.6)
Daumengrundgelenkdistorsion (Skidaumen)	Daumengrundgelenkschiene (▶ 23.6.6)
Handgelenkdistorsion	Handgelenkschiene (▶ 23.6.6)
Karpaltunnelsyndrom	CTS-Schiene (▶ 23.6.6)
Epikondylitis (Tennisarm)	Epikondylitis-Spange bzw. -schiene (▶ 23.6.6)
Schultergelenkdistorsion/-subluxation	Schultergelenkfixationsbandage (▶ 23.5.5)
Klavikulafraktur	Klavikulabandage (▶ 23.5.5)
HWS-Distorsion, leichtes Schleudertrauma	Anatomische Zervikalstütze, ggf. verstärkt (▶ 23.5.6)
Schwere HWS-Distorsion, Densfraktur	Zweiteilige Zervikalstütze (▶ 23.5.6)
Lumbalgie, LWS-Syndrom	Lumbo-Sakral-Orthese (▶ 23.6.6)
Beinlängendifferenz (bis 3 cm)	Einlage bzw. Schuherhöhung ggf. mit Ballenrolle (▶ 23.6.1)
Sprunggelenkdistorsion, schwer	Sprunggelenkfixierungsorthese (▶ 23.6.3)
Geschlossene Unterschenkelfraktur, fixiert	Tibia-Fracture-Brace (▶ 23.6.3)
Peroneuslähmung, Fußheberschwäche	Peroneusorthese (▶ 23.6.3)
Komplette Lähmung des Unterschenkels	Unterschenkellähmungsorthese (▶ 23.6.3)

Tab. 23.1 Häufige Krankheitsbilder und mögliche Hilfsmittelversorgung *(Forts.)*

Diagnose	Hilfsmittel
Übungsstabile gelenknahe Unterschenkel- bzw. Sprunggelenkfraktur oder Kalkaneusfraktur	Unterschenkel-Entlastungsorthese nach Allgöwer (▶ 23.6.5)
Bandrupturen im Sprunggelenkbereich, stabile Frakturen	Vakuum-Entlastungsorthese (▶ 23.6.3)
Knieseitenbandruptur bzw. -instabilität	Knieführungsorthese (▶ 23.6.4)
Kreuzbandplastik	Knieführungsorthese mit Schubladenbegrenzung (▶ 23.6.4)
Komplette Lähmung der Beinmuskulatur	Beinstützapparat (▶ 23.6.5)
Strecksehnenabriss	Fingerschiene (▶ 23.6.6)
Fallhand bei Radialisparese	Handgelenkorthese mit/ohne Fingereinschluss (kein Fingereinschluss bei Restfunktion ▶ 23.6.6)
Geschlossene Unterarmfraktur	Ulnaris-Fracture-Brace (▶ 23.6.6)
Geschlossene Oberarmfraktur	Humerus-Fracture-Brace ggf. mit Schulterkappe (▶ 23.6.6)
Schulterruhigstellung in Abduktionsstellung	Thoraxabduktionsschiene statisch bzw. dynamisch (▶ 23.6.7)
Kompressionsfraktur im LWS-Bereich	Hyperextensionsorthese (▶ 23.6.7)
Segmentale Instabilität im LWS-Bereich	Boston-Overlap-Brace (▶ 23.6.7)
Schwere Osteoporose	Rahmenstützkorsett (▶ 23.6.7)

23.2 Schuheinlagen

Tab. 23.2 Schuheinlagen

Bezeichnung	HMV-Nr.	Herstellung	Aufgabe	Indikationen
Kopieeinlagen	08.03.01.	Individuell nach Maß oder nach Formabdruck (mit gesonderter ärztlicher Begründung)	Abstützen und Entlasten spezifischer Fußpartien Erhalt des Fußgewölbes Überlastungsausgleich bzw. Teilentlastung Verbesserung des Fußabrollens Fußform soll auch in belasteter Stellung erhalten bleiben	Belastungsbeschwerden am Fuß, z.B. Knick-Senkfuß, Knick-Senk-Spreizfuß, statische Fußbeschwerden, Fußfehlstellungen, wenn eine Stellungsverbesserung angestrebt wird, aber keine Korrektur möglich ist

Tab. 23.2 Schuheinlagen (Forts.)

Bezeichnung	HMV-Nr.	Herstellung	Aufgabe	Indikationen
Bettungseinlagen	08.03.02.	Vornehmlich nach Formabdruck des belasteten Fußes	Verhindern weiterer Verformungen des belasteten, nicht mehr korrekturfähigen Fußes durch Stabilisierung gegen Dreh- und Biegebewegungen Verhindern einer Überdehnung von kontrakten Bändern Verhindern ungewollter Bewegungen krankhaft veränderter Gelenke Überlastung der Fußsohlenweichgewebe oder einzelner Fußpartien wird durch entsprechende Polsterung vermieden	Gezielte Entlastung bestimmter Fußregionen, z.B. bei kontraktem Knick-Senk-Spreizfuß, Ballen-Hohlfuß, rheumatischem Spreizfuß und angioneuropathischen Störungen Keine Korrektur des Fußes! Cave: Bei angioneuropathischen Störungen optimale Entlastungswirkung anstreben!
Schaleneinlagen	08.03.03.	Aus starren, selbsttragenden Materialien nach Formabdruck des in Korrekturstellung gebrachten Fußes	Sollen krankhafte Fußfehlformen und Fehlentwicklungen des Fußes aufhalten, den Fuß in die richtige Form und Funktion lenken sowie das Ergebnis von Korrekturoperationen am Fuß sichern	Korrekturfähige Fußfehlstellungen im Wachstumsalter bei kongenitalem Plattfuß, Knickfuß, abgesenktem Hohlfuß, kindlichem Knick-Plattfuß KI: Schlaffer, kindlicher Knick-Plattfuß bei Supinationskontraktur im Vorfuß
Einlagen mit Korrekturbacken	08.03.04.	Aus starren, selbsttragenden Materialien nach Formabdruck des in Korrekturstellung gebrachten Fußes	Lenken den Fuß während des Wachstums durch Druck auf bestimmte Fußteile in eine bestimmte Richtung Sicherung des Ergebnisses von Korrekturoperationen am Fuß	Korrekturfähige Fußfehlstellungen im Wachstumsalter bei kindlichem Sichelfuß, kongenitalem Knick-Plattfuß bzw. bei Zustand nach Klumpfußkorrektur

Tab. 23.2 Schuheinlagen *(Forts.)*

Bezeichnung	HMV-Nr.	Herstellung	Aufgabe	Indikationen
Fersenschale	08.03.05	Aus starren, selbsttragenden Materialien nach Formabdruck des in Korrekturstellung gebrachten Fußes	Wirken Fehlstellungen der Ferse durch eine gezielte Korrektur entgegen	Nicht kompensierter Knickfuß bei Kleinkindern
Stoßabsorber	08.03.06		Fangen lokale Beschwerden des Fersenauftrittsbereich durch Spitzenstoßbelastungen ab	Achillodynie, Gonarthrose, Coxarthrose
Verkürzungsausgleiche	08.03.06		Überbrückung von Beinlängendifferenzen	Beinlängendifferenz, Beckenschiefstand

> **Verordnung von Fußeinlagen**
> Eine korrekte Fußeinlagenverordnung soll enthalten:
> - Art der Einlage, z.B. Kopieeinlagen.
> - Anzahl, in der Regel 1 Paar.
> - Material, aus dem die Einlagen gefertigt werden sollen.
> - Art der Abdrucknahme, z.B. nach Gips oder nach Maß.
> - Verordnung von Zusätzen (nach Sachlage), z.B. Supinationskeil, Weichbettung.
> - Diagnose.

23.3 Gehstützen (Gehhilfen)

Dienen der Verbesserung der Gehfähigkeit, die z.B. durch allgemeine Gehschwäche, schlechten Allgemeinzustand oder Belastungsunfähigkeit bzw. -einschränkung der unteren Extremität verursacht wird. Stockkapseln (z.B. für Nässe, Eis, Schnee) oder Gummipuffer gewährleisten die Standsicherheit der Gehhilfen. Gehhilfen lassen sich untergliedern in solche, die vorwiegend im Innenraum und solche, die sowohl im Innenraum als auch außerhalb des Hauses angewandt werden können.

Tab. 23.3 Formen der Gehhilfen

Art	Beschreibung	Aufgabe	Voraussetzung	Indikationen
Gehgestell	Bewegliche Ausführung (reziprokes Gehgestell, da reziproker Gang möglich)	Totalentlastung, Teil- oder Vollbelastung sowie unbelasteter Sohlenkontakt	Ausreichende Kraft zum Stützen, Stehen und Gehen, sowie Koordinationsfähigkeit	Störungen des Bewegungsapparats, Sicherung von Restfortbewegungsfunktionen **Cave:** Verwendung nur im Innenraum
	Zweirädrige Gehgestelle	Ermöglichen schnelle Standsicherheit		
Gehwagen	Rahmenkonstruktionen mit 4 kleinen Rollen (feststellbar, faltbar oder mit Auflagen für die Unterarme bzw. Achselstützen)	Totalentlastung, Teil- oder Vollbelastung sowie unbelasteter Sohlenkontakt	Ausreichende Kraft, sich im Gehwagen zu halten und die Beine vorzusetzen	Gehtraining bei Krankheitszuständen und Verletzungsfolgen mit Störung des Bewegungsapparats und gleichzeitiger Koordinations-/ Gleichgewichtsstörung, z.B. nach Apoplex. **Cave:** Verwendung im Innenbereich
Gehstöcke	Meist aus Holz oder Leichtmetall, einfacher („Fritz"- oder „Derby"-Form) bzw. anatomischer Handgriff (ermöglicht über die Ballenabstützung ein festeres Greifen und eine bessere Abstützung sowie eine Entlastung des Handgelenks)	Teilentlastung	Gute Koordinationsfähigkeit, sicheres Stehen und Gehen	Leichtere Gehbehinderung, z.B. bei altersbedingter Gehunsicherheit. **Cave:** Wird nur eine Gehhilfe benutzt, ist sie auf der nicht betroffenen Seite einzusetzen

Tab. 23.3 Formen der Gehhilfen (Forts.)

Art	Beschreibung	Aufgabe	Voraussetzung	Indikationen
Mehrfußgehhilfe	Gehstöcke mit mehreren Füßen, stabiler. Die Handgriffe sind für links oder rechts verwendbar oder anatomisch geformt	Höhere Standsicherheit	Ausreichende Kraft, Koordination, Gleichgewichtsgefühl	Einschränkung der Gehfähigkeit in Verbindung mit Koordinations- und Gleichgewichtsstörungen, z.B. stärkere Gehschwäche
Unterarmgehstütze	Aus Stahl oder Aluminium, zusätzlicher Handgriff unterhalb des Ellenbogens. Umfassen den Unterarm. Handgriff und Unterarmauflage meist aus Kunststoff. Handgriff seitenneutral oder anatomisch geformt; höhenverstellbar durch Druckknopf- oder Schraubverstellung	Abstützung mit vollständiger Beinentlastung	Ausreichende Kraft zum Stehen und Gehen, volles Gleichgewicht und Koordination	Stärkere Gehbehinderung, Entlastung eines Beins erforderlich, z.B. nach Frakturen der unteren Extremität, starken Distorsionen im Knie- oder Sprunggelenk → Einsatz nur einer Unterarmgehstütze möglich **Cave:** Wird nur eine Gehhilfe benutzt, ist sie auf der nicht betroffenen Seite einzusetzen
Arthritisstütze	Lastaufnahme über den um ca. 90° angewinkelten Unterarm, der in einer dafür vorgesehenen Auflageschale liegt. Verstellbarer Handgriff am vorderen Ende der Schale dient zur Führung. Höheneinstellung über Druckknopf- bzw. Schraubverstellung		Ausreichende Kraft zum Stehen und Gehen, volles Gleichgewicht und Koordination	Stärkere Gehbehinderung, Entlastung eines Beins erforderlich, Unfähigkeit, andere Gehhilfen benutzen zu können

Tab. 23.3 Formen der Gehhilfen *(Forts.)*

Art	Beschreibung	Aufgabe	Voraussetzung	Indikationen
Achselstütze	Abstützung in den Achseln, dadurch allerdings immer paarweise Verwendung	Vollständige Entlastung des Beins in der Gehphase		Stärkere Gehbehinderung, Entlastung eines Beins erforderlich, Unfähigkeit, andere Gehhilfen benutzen zu können (z.B. gleichzeitige Fraktur der unteren Extremität und der Hand bzw. des Unterarmes) **Cave:** Gefahr von Durchblutungseinschränkungen in den Armen
Fahrbare Gehhilfe	Dreirädrig (Deltagehrad) und vierrädrig (Rollator). Zwei Räder sind brems- bzw. feststellbar über Bowdenzug oder Druckbremsen. Es können Vorrichtungen zur Aufnahme von Gegenständen, z.B. Körbe angebracht werden		Ausreichende Restmobilität	Einschränkung der Gehfähigkeit, Gehunsicherheit. V.a. auch für den Gebrauch draußen gedacht

23.4 Kompressionsstrümpfe

Die Kompressionstherapie umfasst Maßnahmen der äußeren, flächigen Druckapplikation bei Venenleiden, Lymphabflussstörungen und Verbrennungsnarben. Mittels flächigen Drucks soll der Ausbildung von Ödemen vorgebeugt und der venöse Rückfluss bzw. Lymphabfluss unterstützt werden. Der Schwerpunkt des Einsatzes der Kompressionstherapie liegt in der Behandlung von Venenleiden der unteren Extremitäten. Als Hilfsmittel kommen komprimierende, extremitätenumhüllende, elastische Zweizug-Gewebe bzw. -Gestricke zum Einsatz, z.B. Strümpfe, die mindestens knielang sein müssen.

23.4.1 Kompressionsbeinstrümpfe

Unterstützen den venösen Rückfluss und den Lymphabfluss aus der Extremität.

Tab. 23.4 Kompressionsbeinstrümpfe

Bezeichnung	Beschreibung	Indikation
Wadenstrümpfe	Von den Zehengrundgelenken bis zur Tuberositas tibiae; Längenbezeichnung AD	Rückflussstörungen oder Stauungserscheinungen im Unterschenkel
Halbschenkelstrümpfe	Bis zur Mitte des Oberschenkels; Längenbezeichnung AF	Rückflussstörungen und Stauungserscheinungen, die bis in den Kniebereich hinein reichen
Schenkelstrümpfe	Bis zum prox. Oberschenkelbereich; Längenbezeichnung AG. Oberschenkelstrümpfe möglichst mit Befestigung (Haftrand, Halterung), damit diese nicht rutschen	Hoch reichende Stauungserscheinungen bzw. Rückflussstörungen
Strumpfhose	Bis zur Taille, haben ein Leibteil (meist ohne komprimierende Wirkung), Längenbezeichnung: AT	Rückflussstörungen bzw. Stauungserscheinungen bis in den prox. Oberschenkelbereich bzw. bis in Beckenhöhe

Indikationen
Venenleiden, ödematisierte Weichteile an den Extremitäten, Verbrennungen und Narben. Die Kompression ist im Fesselbereich am höchsten und fällt proximal zum Körper hin ab. Dieser Kompressionsabfall ist einheitlich geregelt.

Kontraindikationen
Alle akuten Beinvenenerkr. (z.B. akute tiefe Beinvenenentzündung, akute Entzündung oberflächlicher Venen, akute und nässende Ekzeme und Unterschenkelgeschwüre), arterieller Verschluss je nach klinischem Befund bzw. starke Herzinsuffizienz.

Strumpfgrößen
Konfektioniert oder individuell hergestellt. Für Konfektionsgrößen sind in der Gütezeichentabelle für alle Umfangs- und Längenmaßpunkte Richtwerte vorhanden. Bei Abweichungen der Körpermaße von diesen Richtwerten individuelle Maßanfertigung erforderlich.

Tab. 23.5 Umfangs- und Längenmaßpunkte für Beinkompressionsstrümpfe

Messpunkt-Bezeichnung	Lage des Maßpunktes
A	Proximal des Großzehenballens
H	Über die Ferse und den Spann
B	Direkt oberhalb des Knöchels
B1	In Höhe des Wadenansatzes
C	Am größten Wadenumfang
D	Zweifingerbreit unterhalb der Kniekehle
E	Mitte Kniescheibe
F	Etwa 23 cm oberhalb von E, ca. Mitte Oberschenkel
G	4–5 cm unterhalb des Schritts
L	Größter Gesäßumfang
MT	Taillenumfang

Einteilung der Kompressionsklassen

Tab. 23.6 Kompressionsklassen

Klasse	Kompression	Druck	Indikation
I	Leicht	18,5–21 mmHg bzw. 2,4–2,8 kPa	Beginnende Schwangerschaftsvarikose, geringe Krampfaderbildung ohne Ödemneigung
II	Mittelkräftig	23–31,5 mmHg bzw. 3,1–4,3 kPa	• Ausgeprägte Varikose mit Ödemneigung • Nach Abheilung unerheblicher Ulzerationen • Nach oberflächlichen Thrombophlebitiden • Nach Varizenverödung/-operationen • Stärkere Schwangerschaftsvarikose
III	Kräftig	36,1–45,5 mmHg bzw. 4,5–6,1 kPa	• Alle Folgezustände der konstitutionellen oder postthrombotischen venösen Insuffizienz • Schwere Ödemneigung • Sekundäre Varikose • Atrophie blanche • Dermatosklerose • Nach Abheilung rezid. schwerer Ulzera
IV	Extrakräftig	> 58 mmHg bzw. > 6,5 kPa	• Lymphödem • Elephantiasis

23.4.2 Kompressionsarmstrümpfe

Definition
Können aus einem Armteil von der Schulter bis zum Handgelenk (Ärmel) und einem Handteil (Handschuh) bestehen. Befestigungsmöglichkeiten an der Schulter bestehen aus einer Schulterkappe mit Haltegurt bzw. einer Befestigung am Träger des BH.

Indikationen
Behandlung von Lymphödemen, meist Z.n. Mammaamputation, Mammakarzinom.

Kompressionsklassen
Werden von Klasse I bis III hergestellt, meist ist eine individuelle Maßanfertigung notwendig. Handschuhe mit geschlossenen Fingern, mit offenen Fingern und ohne Finger können einzeln oder in Verbindung mit einem Ärmel getragen werden. Für Kompressionsarmstrümpfe gelten ebenfalls festgelegte Umfangs- und Längenmaßpunkte.

23.4.3 Verordnung von medizinischen Kompressionsstrümpfen

Verordnung von Kompressionsstrümpfen gemäß der Leitlinie „Medizinische Kompressionsstrümpfe" der Deutschen Gesellschaft für Phlebologie unter Berücksichtigung der notwendigen Kompressionsklassen, Größen und Strumpflängen gemäß RAL-GZ 387. Für die Versorgung lymphatischer Pat. auch Leitlinie „Diagnostik und Therapie der Gliedmaßenlymphödeme" AWMF-Leitlinien-Register Nr. 058-001 beachten. Eine korrekte Kompressionsstrumpfverordnung soll enthalten:
- Anzahl der Strümpfe und Länge.
- Angabe der Kompressionsklasse.
- Zusatz „nach Maß" (Abweichen der Körpermaße vom üblichen Maß, erst bei Maßnahme feststellbar).
- Verordnung von Halterungen (bei Oberschenkelstrümpfen).
- Diagnose.
- Evtl. zusätzliche Bemerkungen (z.B. mit Spitze, mit Seide gefüttert).

23.5 Bandagen

Körperteilumschließende oder körperteilanliegende, meist konfektionierte Hilfsmittel zur Komprimierung und/oder Funktionssicherung (Unterstützung, Stabilisierung, Bewegungslenkung) aus flexiblem oder festem Material. Dienen der Behandlung von akuten oder dauerhaft anhaltenden Weichgewebeerkr. Im Hilfsmittelverzeichnis Unterteilung nach Anwendungsort und verschiedenen Wirkprinzipien unterteilt.

> **Verordnung von Bandagen**
> Eine korrekte Bandagenverordnung soll enthalten:
> - Art der Bandage bzw. Funktion oder 7-stellige Produktart.
> - Anzahl.
> - Ggf. den Zusatz nach Maß.
> - Verordnung von Zusätzen, z.B. Zusatzpelotte (nach Sachlage).
> - Diagnose.

23.5.1 Sprunggelenkbandagen

Tab. 23.7 Sprunggelenkbandagen

Bandagenart	HMV-Nr.	Beschreibung	Wirkungsweise	Indikation
Kompressionsbandage	05.02.01.0	Zweizugkompressionsbandagen mit lokalen Zusatzpolstern aus elastischem Material	• Druckentlastung der Knöchelvorsprünge • Druckverstärkung auf Gelenkweichgewebe und Sehnenlogen	Chron., posttraumatische oder postoperative Weichgewebereizzustände
Funktionssicherungsbandage	05.02.02.0	Textiles Gewebe mit Verstärkung oder starres Material	• Stabilisierende Stützfunktion • Indikationsgerechte Einschränkung der Gelenkfunktion • Ausreichende Bänderunterstützung	• Sprunggelenkdistorsion • Nachbehandlung operativ versorgter Bandruptur
Stabilisierungsbandage	05.02.03.0	Aus starrem oder halbstarrem Material	• Sprunggelenkumfassende Bandage mit Fixierung im Knöchelbereich • Sicherung des Bandapparats und Stabilisierung des Gelenks	• Schwere Sprunggelenkdistorsion • Konservative oder funktionelle Nachbehandlung von Sprunggelenkfrakturen und Bandrupturen

23.5.2 Kniebandagen

Tab. 23.8 Kniebandagen

Bandagenart	HMV-Nr.	Beschreibung	Wirkungsweise	Indikation
Kompressionsbandagen mit/ohne Pelotte	05.04.01.0	Weichgewebekompression durch Zweizugmaterial	Führung der Patella, evtl. mit lokalen Druckpelotten z.B. an der Patella oder am Ligamentum patellae	• Chron., posttraumatische oder postoperative Weichteilreizzustände des Kniegelenks • Rezid. Gelenkerguss • Femoro-Patellar-Arthrose
Funktionssicherungs-/Knieführungsbandagen	05.04.02.1	Seitliche Gelenkschienen, entweder auf elastischem Trägermaterial oder starr miteinander verbunden, ggf. Flexions- bzw. Extensionsbegrenzung möglich Sicherung durch unelastische Gurte	• Stabilisierung des Kniegelenks • Der physiologische Bewegungsablauf wird durch polyzentrische oder entsprechend zurückverlagerte Gelenke nachempfunden • Flexions- und Extensionsradius sind einstellbar, um Fehlbeanspruchungen der Kreuzbänder zu verhindern	• Geringe Seitenbandinsuffizienz • Traumatische oder degenerative Kniegelenksveränderungen • Komplexe Bandinstabilitäten • Funktionelle Nachbeh. operativ versorgter Bandrupturen
Stabilisierungsbandagen mit/ohne Gelenke	05.04.03.0	Bandagen mit Stabilisierungselementen, Verschluss oder Schnürung zur Sicherung gegen Abrutschen	Flexion und Extension soll nicht möglich sein	• Ruhigstellung des Kniegelenks • Stabilisierung des Kniegelenks postoperativ oder bei Genu recurvatum

Tab. 23.8 Kniebandagen *(Forts.)*

Bandagenart	HMV-Nr.	Beschreibung	Wirkungsweise	Indikation
Stabilisierungsbandage mit Gelenken	05.04.03.1	Aus unelastischem, starrem Trägermaterial mit festen Gelenkschienen gefertigt Mittels Verschluss oder Schnürung ausreichend gegen Abrutschen gesichert	Gelenke meist einstellbar, um den Bewegungsradius oder die Einstellung des Kniegelenkes bestimmen zu können	• Stabilisierung nach komplikationsbehafteter Knieendoprothesen-Implantation • Genu recurvatum • Funktionelle Nachbehandlung operativ versorgter Bandruptur • Schlottergelenk

23.5.3 Handbandagen

Tab. 23.9 Handbandagen

Bandagenart	HMV-Nr.	Beschreibung	Wirkungsweise	Indikation
Daumengrundgelenk-/ Daumensattelgelenkbandage	05.07.01.0	Komprimierendes Zweizugmaterial, ggf. mit zusätzlicher Verstärkung	Stützung des entsprechenden Gelenks	Chron., posttraumatische oder postoperative Reizzustände im entsprechenden Gelenk, Rhizarthrose
Handgelenkbandage	05.07.02	Elastisches oder starres Material	• Stabilisierung des Handgelenks • Umfassung von Mittelhand, Handgelenk und einem Teil des Unterarms • Ggf. volare Verstärkung zur Stützung des Handgelenks, ggf. mit Auflage einzelner Finger bzw. Pelotten	• Chron., posttraumatische oder postoperative Reizzustände im Bereich des Handgelenks bzw. der Finger • Ruhigstellung nach Verletzungen Lähmungsfolgen (Radialisparese) • Handgelenkdistorsion • Karpaltunnelsyndrom

23.5.4 Ellenbogenbandagen

Tab. 23.10 Ellenbogenbandagen

Bandagenart	HMV-Nr.	Beschreibung	Indikation
Kompressionsbandage	Mit Pelotte 05.08.01.1 Ohne Pelotte 05.08.01.0	• Zirkulär komprimierendes, elastisches Material • Ggf. Profilpolster oder Pelotten	Chron., posttraumatische oder postoperative Weichgewebereizzustände im Bereich des Ellenbogengelenks
Epikondylitisbandage	Mit Pelotte 05.08.02.1 Ohne Pelotte 05.08.02.0	• Bandage, die den proximalen Unterarm zirkulär umschließt • Ggf. zusätzliche Druckpelotte für gezielten Druck auf Muskelbauch und Sehnenansatz	• Radiales Engpasssyndrom • Epicondylitis humeri (diffus, chron. oder rezid.)
Epikondylitisspange	05.08.02.2	• Aus festem Kunststoff (Unterarm spangenförmig umfasst), mit Druckpelotten für Muskelbauch und Sehnenansatz • Fixierung z.B. durch Velcroverschluss	• Epicondylitis humeri (diffus, chron. oder rezid.) • Chron. oder rezid. Epikondylopathie

23.5.5 Schulterbandagen

Tab. 23.11 Schulterbandagen

Bandagenart/Hilfsmittelart	HMV-Nr.	Wirkungsweise	Indikation
Kompressionsbandagen	05.09.01.0	Elastisches, komprimierendes Gewebe, das den Oberarm und das Schultergelenk umfasst. Zur Halterung dienen Befestigungsgurte	Chron., posttraumatische oder postoperative Weichteilreizzustände im Schultergelenkbereich
Ruhigstellungsbandage	05.09.01.1	Ruhigstellung des Schultergelenks durch Fixierung des Ober- und meist auch des Unterarms am Körper	• Insuffizienz des Kapsel-/Bandapparats nach Trauma oder habitueller Schulterluxation • Immobilisierung des Akromioklavikulargelenks nach Fraktur, Distorsion oder Subluxation

Tab. 23.11 Schulterbandagen *(Forts.)*

Bandagenart/ Hilfsmittelart	HMV-Nr.	Wirkungsweise	Indikation
Führungsbandage	05.09.01.2	• Führung des Schultergelenks, um bestimmte Bewegungen zu vermeiden • Führung durch Druckpelotten und entsprechende Gurte	• Habituelle Schulterluxation • Reizzustände der Schulter bei Arthrose/Arthritis • Postoperative oder posttraumatische Zustände
Schlüsselbeinbandage (Klavikulabandage)	05.09.02.0	• Bewegungseinschränkung und Extension des Schlüsselbeins, Befestigung durch Gurte	Klavikulafraktur

23.5.6 Wirbelsäulenbandagen

Tab. 23.12 Zervikalstützen

Bandagenart	HMV-Nr.	Beschreibung	Indikation
Zervikalstützen aus Schaumstoff, anatomisch geformt	05.12.01.1 Mit Verstärkung 05.12.01.0	• Zirkulär umfassend, aus Schaumstoff gearbeitet, mit Velcroverschluss zu schließen, anatomisch geformt, ggf. mit zusätzlicher Verstärkung zur Stabilisierung • Verschiedene Höhen, mit textilem Bezug, zur Stabilisierung der HWS in geeigneter Stellung	• Chron. oder posttraumatische Reizzustände im Bereich der HWS • Segmentlockerungen
Zervikalstützen aus Schaumstoff anatomisch geformt, mit Verstärkung		Zirkulär umfassend mit zusätzlichen Verstärkungen zur Stabilisierung der HWS in geeigneter Stellung	• Chron., posttraumatische oder postoperative Weichteilirritationen im Bereich der HWS • Segmentlockerungen nach Schleudertrauma

Tab. 23.12 Zervikalstützen (Forts.)

Bandagenart	HMV-Nr.	Beschreibung	Indikation
Zervikalstützen aus Kunststoff, ggf. einstellbar	05.12.02.1	• Zirkulär umfassend, anatomisch geformt, aus Kunststoff, gepolstert zur Stabilisierung und leichten Extension der HWS in geeigneter Stellung • Einschränkung der HWS-Funktion	• Zur weitgehenden Ruhigstellung in Korrekturposition • Posttraumatisch, zur Nachbeh. von (ossären) Infektionen • Destruktive HWS-Zustände (z.B. nach Tumor)

Tab. 23.13 BWS-Bandagen

Bandagenart	HMV-Nr.	Beschreibung	Indikation
BWS-Mahnbandage	05.13.01.0	Unelastisches Gurtband, die Schulterpartie umfassend mit Gegenhalt in der Taille, um einer Kyphosierung entgegenzuwirken	Haltungsschwäche
BWS-Geradehalter	05.13.01.1	Unelastisches Gurtband, Schultergürtel und Oberkörper umfassend, mit dorsalem Gegenzug in der Taille, um einer Kyphosierung entgegenzuwirken	Fehlhaltung

Lendenwirbelsäule

Hilfsmittel, die ohne Beckenkorb oder Beckenkammprofilierung gearbeitet sind, wirken zirkulär umfassend auf die Becken-Rumpf-Region ein und können zu einer teilweisen Bewegungseinschränkung oder Teilfixierung im lumbosakralen und thorakolumbalen Bereich beitragen.

Tab. 23.14 LWS-Bandagen

Bandagenart	HMV-Nr	Wirkungsweise	Indikation
Lumbalbandage mit/ohne Pelotte	05.14.01.0 Mit Pelotte 05.14.01.1	• Elastisches oder teilelastisches leibumfassendes Material mit Stütz- und Zugelementen • Weitenregulierung durch Verschluss zur Entlastung des Lumbosakralbereichs und der Muskulatur bzw. Entlordosierung der LWS durch Kompressionspelotte	Chron., akute und pseudoradikuläre Schmerzzustände im Lumbosakral- und Iliosakralbereich

Tab. 23.14 LWS-Bandagen *(Forts.)*

Bandagenart	HMV-Nr	Wirkungsweise	Indikation
Lumbalstützbandage mit/ohne Pelotte	05.14.01.2 Mit Pelotte 05.14.01.3	• Elastisches oder teilelastisches leibumfassendes Material, mit Stütz- und Zugelementen • Weitenregulierung durch Verschluss zur Entlastung des Lumbosakralbereichs • Entlastung und Entlordosierung der LWS durch Zuggurte, ggf. Frontalpelotte und dorsale Rückenstützpelotte	Chron., pseudoradikuläre, wirbelsäulenbedingte Schmerzzustände im Lumbosakralbereich, Lumbalgie

23.6 Orthesen

Definition

Orthopädische Hilfsmittel, die bewegungssteuernd, belastungsregelnd, richtungsbeeinflussend, wachstumslenkend, korrigierend oder fixierend wirken können. Diese Funktionen können sowohl durch statische (stabilisierende) als auch dynamische (elastische) Merkmale erreicht werden. Orthesen werden nach Indikationsstellung, Wirkungsweise und Anwendungsort eingeteilt.

23.6.1 Schuhzurichtung

Modifikation am Konfektionsschuh, am Absatz und/oder Sohle.

Tab. 23.15 Schuhzurichtungen

Indikation	Art der Schuhzurichtung
Hallux rigidus, degenerative Veränderungen und gelenkentzündliche Prozesse in Zehengrundgelenken	Ballenrolle/Rampe: Verbesserung der Abrollfähigkeit
Bewegungseinschränkungen im Mittel- und Rückfuß	Mittelfußrolle: Abrollhilfe zur Erleichterung der Schrittfolge
Quadrizepsschwäche, Kniebandläsionen	Zehenrolle: Abrollscheitel vor den Zehengrundgelenken
Achillodynie, OSG-Arthrose, Gonarthrose, Coxarthrose	Pufferabsatz: Weicher Absatz im Auftrittsbereich, auch als Abrollhilfe
Beinlängendifferenz bis 1 cm	Absatzerhöhung: Nur am Absatz angebrachte Erhöhung
Beinlängendifferenz ab 0,5 cm	Schuherhöhung: An Absatz und Sohle bzw. durchgehend angebrachte Erhöhung

Tab. 23.15 Schuhzurichtungen *(Forts.)*	
Indikation	**Art der Schuhzurichtung**
Varusgonarthrose, Außenbandläsion	Außenranderhöhung der Laufsohle bis max. 1 cm
Valgusgonarthrose, Innenbandläsion	Supinationskeil: Innenranderhöhung der Laufsohle bis max. 1 cm
Rheumatische Spreizfußbeschwerden, Dornwarzen	Schmetterlingsrolle: Entlastung der Metatarsalköpfchen II–V. Gleichzeitig Weichbettung der Mittelfußköpfchen sinnvoll

23.6.2 Beinlängenausgleich

Tab. 23.16 Beinlängenausgleich	
Beinlängendifferenz	**Maßnahme**
≤ 1 cm	Einlage im Schuh auf betroffener Seite, Absatzerhöhung an betroffener Seite bzw. Absatzverringerung an kontralateraler Seite
≤ 3 cm	Schuherhöhung auf betroffener Seite, evtl. mit Ballenrolle
3–12 cm	Schuherhöhung an geeignetem Schuh mit Ballenrolle bei temporärer Notwendigkeit, orthopädischer Schuh
> 12 cm	Verkürzungsorthese (Orthoprothese) mit unterbautem Kunstfuß

23.6.3 Unterschenkel-, Fuß- und Sprunggelenkorthesen

Tab. 23.17 Unterschenkel-, Fuß- und Sprunggelenkorthesen			
Art	**Beschreibung**	**Wirkungsweise**	**Indikation**
Stabilisierungsorthesen (z.B. OFA-Support®), HMV-Nr.: 23.02.02	Mit seitlichen, knöchelübergreifenden Schalen und Polsterung (Gel, Luft, Schaum) und zirkulären Velcroverschlüssen	Verhindern seitliches Umknicken	Distorsion des Sprunggelenks, chron. Instabilität, Bandläsion
Fixierungsorthesen, HMV-Nr.: 23.02.01	Aus Kunststoff oder Gießharz, ggf. nach Formabdruck mit zirkulärem Verschluss	Schränken Pronation/Supination bzw. Plantar-/Dorsalflexion ein bzw. verhindern sie	Schwere Distorsionen und Bandläsionen im Sprunggelenk, konservative Behandlung von Bandrupturen

Tab. 23.17 Unterschenkel-, Fuß- und Sprunggelenkorthesen (Forts.)

Art	Beschreibung	Wirkungsweise	Indikation
Frakturbehandlungsorthesen (Fracture-Brace), HMV-Nr.: 23.03.01	Mit zirkulärer Umfassung und Stabilisierung im Wadenbereich, Fußschale und freier Plantar-/Dorsalflexion		Gelenknahe Unterschenkelfraktur, schwere Bandinstabilität. Voraussetzung: Compliance des Pat., geschlossene Fraktur, Fraktur im diaphysären Bereich, kein 3. Fragment, Fragmentverschiebung < 5 mm, intakte Kortikalis, keine Weichgewebeverletzungen
Lähmungsorthesen, HMV-Nr.: 23.03.02	Anheben des Fußes durch Einlage oder Federmechanismus medial, ggf. mit zusätzlicher Korrekturbandage (Ragazzer-Bandage), evtl. direkt am Schuh angebracht oder zum Tragen im Konfektionsschuh	Verhindern Spitzfußstellung	Periphere Peroneuslähmung, Fußheberschwäche, Hemiplegie, spastische Lähmung
Peroneusorthese (z.B. Heidelberger Winkel), HMV-Nr.: 23.03.33	Aus Metall oder Kunststoff mit Fußteileinlage, verläuft dorsal am Unterschenkel oder von dorsal umfassend bis zur Wade, Klettverschluss über der Wade, zum Tragen im Konfektionsschuh		Peroneusparese, Fußheberschwäche
Unterschenkelorthese, HMV-Nr.: 23.03.33	In Schienen-Schellen-Technik oder aus Kunststoff, mit Knöchel-Gelenken zur Anhebung des Fußes. Tragen im Konfektionsschuh möglich	Korrigieren der Supinationsstellung, Gelenkführung	Komplette Lähmung der Unterschenkelmuskulatur ggf. mit zusätzlicher Gelenkinstabilität

Tab. 23.17 Unterschenkel-, Fuß- und Sprunggelenkorthesen *(Forts.)*

Art	Beschreibung	Wirkungsweise	Indikation
Einseitige Unterschenkelschiene (Valenzer-Schiene), HMV-Nr.: 23.03.33	Medial verlaufende Schiene mit Feder-Knöchel-Gelenk zur Anhebung des Fußes, entweder als Einlage zum Tragen im Konfektionsschuh, oder außen am Schuh befestigt, ggf. zusätzliche Ragazzer-Bandage	Korrektur der Supinationsstellung im Fuß	Peroneusparese, Fußheberschwäche, Hemiplegie
Entlastungsorthesen, HMV-Nr.: 23.03.30	Lastaufnahme am prox. Unterschenkel und am Knie. Konfektioniert oder individuell angefertigt	(Teil-)Entlastung des betroffenen Bereichs	Zur Versorgung von Frakturen, Band- und Weichteilverletzungen der unteren Extremität
Allgöwer-Entlastungsapparat, HMV-Nr.: 23.03.02	Gewichtsaufnahme über zirkulär schließbare Wadenschale, Lastübertragung mittels Gehbügel vom Knie auf den Boden. Durch eine Teilbelastungsvorrichtung kann die Belastung von 0–35 kg dosiert werden. Wiederverwendbar und kann auf Mietbasis eingesetzt werden	Vollständige Entlastung bzw. dosierte (dynamische) Teilbelastung des distalen Unterschenkels und des Fußes	Sprunggelenknahe oder distale Unterschenkelfraktur, Frakturen im Knöchelbereich, Nichtbelastbarkeit bestimmter Sprunggelenk- oder Fußregionen, z.B. Kalkaneusfraktur **Cave**: Unterschenkel muss komprimiert gewickelt oder mit Kompressionsstrumpf versorgt werden, um Stauungen zu verhindern
Vakuum-Lagerungs- bzw. Entlastungsorthese, HMV-Nr.: 23.03.01	Wiederverwendbare Orthese mit Vakuumsystem	Als Lagerungsschiene und Lauforthese einsetzbar	Konservative Behandlung von stabilen Brüchen im Fuß- und Sprunggelenkbereich, konservative Behandlung von Band-, Weichgewebe- und Sehnenverletzungen, postoperative Ruhigstellung bei operierten Frakturen, Weichteil- und Sehnenverletzungen
Unterschenkellagerungsschiene, HMV-Nr.: 23.03.31	Meist Kunststoffschiene, den Unterschenkel von dorsal umfassend mit Velcroverschlüssen	Ruhigstellung und verhindern der Spitzfußstellung	Schlaffe, periphere oder spastische Lähmungen des Unterschenkel-Fußbereichs bei immobilen Pat. oder zur Nachtlagerung

23.6.4 Knieorthesen

Bei vorübergehendem Einsatz sind meist konfektionierte Orthesen ausreichend, bei längerer Tragedauer bzw. dauerndem Einsatz empfiehlt sich die individuelle Maßanfertigung. Je nach Ind. und Ausführung reicht die Wirkungsweise von einer bloßen Gelenkführung bis zur straffen Führung und/oder Begrenzung von Bewegungen im Kniegelenk.

Funktionelle Knieorthesen (HMV-Nr.: 23.04.03/23.04.04/23.04.30): Konservative Kontrolle der Kniekinematik, Stabilisierung des Gelenks, ggf. teilweise Bewegungslimitierung, präoperativ bei anstehender Bandrekonstruktion bzw. bei inoperabler ein- und mehrachsiger Bandinstabilität.

Rehabilitative Knieorthesen (HMV-Nr.: 23.04.01/23.04.02/23.04.03/23.04.04): Langzeitsicherung von Operationsergebnissen bei Bandrekonstruktionen durch anatomische Gelenkführung und Bewegungslimitierung.

Präventive Knieorthesen (HMV-Nr.: 23.04.30): Zur Vorbeugung erneuter Verletzungen des Knie-Band-Apparats.

23.6.5 Beinorthesen

Stütz- bzw. Entlastungsapparate für das gesamte Bein mit einem oder mehreren gesperrten oder frei beweglichen Gelenken. Je nach Indikationsstellung mit unterstützender, führender oder entlastender Wirkung.

Stützapparat (HMV-Nr.: 23.06.30): Beidseits des Beins verlaufende Schiene aus Metall oder Gießharz, die mit dorsalen oder ventralen Verschlüssen am Bein fixiert wird. Mit beweglichem oder gesperrtem Kniegelenk. Die Orthese hat Führungs- und Fixierungsaufgaben bei voll belastbarem Bein. **Ind.:** Schlaffe Lähmungen der Beinmuskulatur.

Entlastungsapparat (z.B. Thomas-Splint; HMV-Nr.: 23.06.06/23.06.30): Ähnlich wie der Stützapparat, jedoch Lastaufnahme über das Sitzbein, um volle bzw. teilweise Entlastung des Beins zu erreichen, ggf. Schuherhöhung der kontralateralen Seite erforderlich. Gesperrtes Kniegelenk mit Beugemöglichkeit beim Sitzen. **Ind.:** Nicht bzw. teilbelastungsfähige Extremität.

23.6.6 Orthesen der oberen Extremität

Fingerschiene: Meist aus Kunststoff hergestellt, zur Ruhigstellung des Gelenks. **Ind.:** Strecksehnenabriss.

Handorthese: Nach Abdruck oder konfektionierte Orthese, die entweder mit dynamischen Elementen (quengelnd oder federnd; HMV-Nr.: 23.07.04/23.07.03) ausgestattet ist bzw. statische (lagernde; HMV-Nr.: 23.07.02) Funktion hat. **Ind. dynamisch:** Kräftigung der Muskulatur, Erhalt der Restfunktion, konservative prä- und postoperative Behandlung. **Ind. statisch:** Lagerung der Hand und der Finger in Funktionsstellung, um Fehlstellungen oder Kontrakturen zu vermeiden, keine Restfunktion vorhanden (periphere schlaffe Lähmung bzw. bei spastischer Parese zur Kontrakturprophylaxe).

Frakturbehandlungsorthese (Fracture-Brace; HMV-Nr.: 23.10.01): Orthese zur funktionellen Frakturbehandlung durch Weichteilkompression bei Unterarm- bzw. Oberarmfraktur. **Ind.:** Geschlossene, stabile Brüche ohne Gelenkbeteiligung

am Ober- bzw. Unterarm, keine wesentlichen Weichteilschäden, kooperativer Pat.
Armlagerungsorthese (HMV-Nr.: 23.10.33): Aus Kunststoff gearbeitet, umfasst den ganzen Arm von dorsal bzw. kaudal in angewinkelter Position; keine Gelenke, mit Abstützung am Thorax. **Ind.:** Komplette Plexusparese.

Schulterabduktionsorthesen
Abduktionskeil (HMV-Nr.: 23.09.01): Schaumstoffkeil, der zwischen Arm und Brustkorb mit Gurten befestigt ist. Hand und Unterarm werden mit Velcroverschlüssen fixiert. **Ind.:** Vordere Schulterluxation, postoperativ.
Schulterabduktionskissen (Briefträgerkissen; HMV-Nr.: 23.09.01): Keilförmiges Kissen, das unter der Achsel getragen wird. Befestigung mit Schulter- und Brustgurt, Fixierung der Hand und der Finger mit Stofflaschen. **Ind.:** Leichte Abduktionslagerung.
Thoraxabduktionsschienen (HMV-Nr.: 23.09.02): Schienenkonstruktion mit statischen oder dynamischen Elementen, Fixierung über Thoraxschale, schalenförmige Armlagerung, evtl. mit Ellenbogengelenk, Handauflage mit dynamischer Fingerlagerung (Softball), abduzierte Lagerung mit dynamischer Adduktionsmöglichkeit (Federelement). **Ind.:** Nach Schulterluxation, posttraumatisch, postoperativ oder bei Erkrankung des Schultergelenks zur Ruhigstellung bzw. zum gezielten Bewegungstraining, Therapie und Prophylaxe von Armödemen.

23.6.7 Orthesen für den Rumpf und die Wirbelsäule

Rumpforthesen (Korsette) werden im Becken- und Rumpfbereich angewendet. Ausstattung mit Beckenkammfassung oder -profilierung. Sie wirken fixierend, korrigierend, stützend oder entlastend.
Lumbosakralorthese (Lendenkreuzstützmieder; HMV-Nr.: 23.14.30): Nicht-elastische Rumpforthese mit dorsalen Verstärkungsstäben zur Entlordosierung der LWS, Entlastung des Lumbosakralbereichs und zur Weichteilunterstützung durch flächig zirkuläre Umfassung der Becken- und Leibregion. **Ind.:** Lumbalgie, LWS-Syndrom, keine Compliance für fixierende, rigide Orthesen.
Drei-Punkt-Stützkorsett (Hyperextensionsorthese; HMV-Nr.: 23.14.04): Aufrichtung bzw. Fixierung der LWS im 3-Punkt-Prinzip mit und ohne seitliche Fixierung der WS. **Ind.:** Kompressionsfrakturen der unteren BWS und der LWS mit stabiler Hinterwand, lumbale Adoleszenten-Kyphose.
Rumpf-Orthese-Boston (Boston-Overlap-Brace; HMV-Nr.: 23.15.03): Fixierung der Wirbelsäulensegmente im unteren Brust- und Lendenwirbelbereich zur Verhinderung von Inklination, Rotation und Seitbewegungen. **Ind.:** Konservative Behandlung bei schmerzhafter segmentaler Instabilität, postoperative Segmentstabilisierung nach Fusions-OP, präventive Versorgung bei Risikopatienten.
Rahmenstützkorsett (Fixationskorsett; HMV-Nr.: 23.15.30): Teilfixierung und Bewegungsbegrenzung der WS und des Rumpfes in reklinierter Position, heute meist aus Kunststoff mit Reklinationsbügeln und ventralem Verschluss. Richtet Brust- und Lendenwirbelsäule auf, um sie segmental zu entlasten und zu stabilisieren, Seitbewegung und Rotation werden eingeschränkt. **Ind.:** Schwere Osteoporose mit Deckplatteneinbrüchen, Osteomalazie, Spondylitiden, Nachbehandlung von BWS-Spondylodesen.

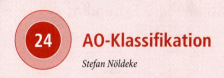

24 AO-Klassifikation

Stefan Nöldeke

24.1 AO-Klassifikation obere Extremität 778
24.1.1 Humerus 778
24.1.2 Radius und Ulna 781
24.1.3 Handskelett 783

24.2 AO-Klassifikation untere Extremität 785
24.2.1 Femur 785
24.2.2 Tibia und Fibula 788

24 AO-Klassifikation

Grundlagen ▶ 3.3.

24.1 AO-Klassifikation obere Extremität

24.1.1 Humerus

Proximal (11-)

11-Humerus proximal, extraartikuläre, unifokale Fraktur

tuberkulär (A1)   metaphysär impaktiert (A2)   metaphysär nicht impaktiert (A3)

11-Humerus proximal, extraartikuläre, bifokale Fraktur

mit metaphysärer Impaktion (B1)   ohne metaphysäre Impaktion (B2)   kombiniert mit skapulo-humeraler Luxation (B3)

11-Humerus proximal, Gelenkfraktur

wenig disloziert (C1)   disloziert und impaktiert (C2)   disloziert (luxiert) (C3)

Abb. 24.1 [A300–190]

Diaphyse (12-)

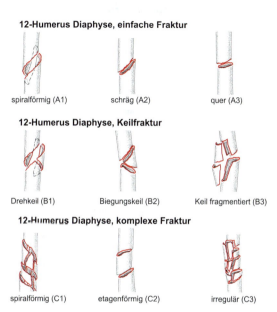

Abb. 24.2 [A300–190]

Distal (13-)

13-Humerus distal, extraartikuläre Fraktur

apophysär (A1)   metaphysär einfach (A2)   metaphysär mehrfragmentär (A3)

13-Humerus distal, partielle Gelenkfraktur

lateral-sagittal (B1)   medial-sagittal (B2)   Frontalebene (B3)

13-Humerus distal, vollständige Gelenkfraktur

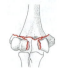

artikulär einfach, metaphysär mehrfragmentär (C1)   artikulär einfach, metaphysär mehrfragmentär (C2)   mehrfragmentär (C3)

Abb. 24.3 [A300–190]

24.1.2 Radius und Ulna

Proximal (21-)

21-Radius/Ulna proximal, extraartikuläre Fraktur

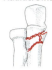

der Ulna, Radius intakt (A1) — des Radius, Ulna intakt (A2) — beider Knochen (A3)

21-Radius/Ulna proximal, Gelenkfraktur eines Knochens

artikuläre Fraktur der Ulna, Radius intakt (B1) — artikuläre Fraktur des Radius, Ulna intakt (B2) — extraartikulär des anderen (B3)

21-Radius/Ulna proximal, Gelenkfraktur beider Knochen

einfach (C1) — ein Knochen einfach, der andere mehrfragmentär (C2) — mehrfragmentär (C3)

Abb. 24.4 [A300–190]

Diaphyse (22-)

22-Radius/Ulna Diaphyse, einfache Fraktur

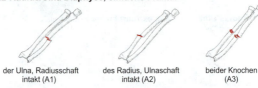

der Ulna, Radiusschaft intakt (A1)
des Radius, Ulnaschaft intakt (A2)
beider Knochen (A3)

22-Radius/Ulna Diaphyse, Keilfraktur

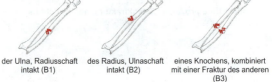

der Ulna, Radiusschaft intakt (B1)
des Radius, Ulnaschaft intakt (B2)
eines Knochens, kombiniert mit einer Fraktur des anderen (B3)

22-Radius/Ulna Diaphyse, komplexe Fraktur

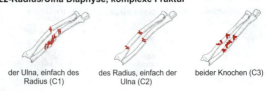

der Ulna, einfach des Radius (C1)
des Radius, einfach der Ulna (C2)
beider Knochen (C3)

Abb. 24.5 [A300–190]

24.1 AO-Klassifikation obere Extremität

Distal (22-)

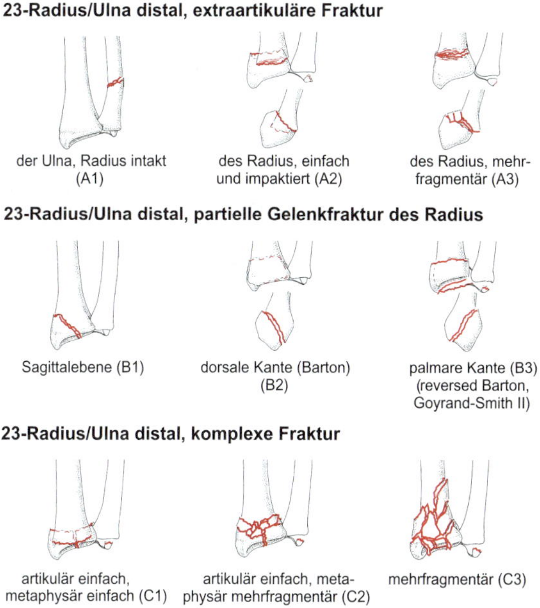

23-Radius/Ulna distal, extraartikuläre Fraktur

der Ulna, Radius intakt (A1)   des Radius, einfach und impaktiert (A2)   des Radius, mehrfragmentär (A3)

23-Radius/Ulna distal, partielle Gelenkfraktur des Radius

Sagittalebene (B1)   dorsale Kante (Barton) (B2)   palmare Kante (B3) (reversed Barton, Goyrand-Smith II)

23-Radius/Ulna distal, komplexe Fraktur

artikulär einfach, metaphysär einfach (C1)   artikulär einfach, metaphysär mehrfragmentär (C2)   mehrfragmentär (C3)

Abb. 24.6 [A300–190]

24.1.3 Handskelett

Lokalisation (1. bis 4. Stelle)

- 1. Stelle: Bereich des Handskeletts; immer Nr. 7.
- 2. Stelle: 1 = Daumen, 2 = Zeigefinger, etc. (DI–DV). 6 = proximale Karpalreihe, 7 = distale Karpalreihe.
- 3. Stelle: Knochensegment innerhalb der Knochenreihe, z.B. 1 = Mittelhandknochen, 2 = Grundphalanx und 3 = Endphalanx. Die Handwurzelknochen werden in der proximalen und distalen Reihe jeweils von radial nach ulnar von 1 bis 4 bezeichnet.
- 4. Stelle: Lokalisation der Fraktur innerhalb eines Knochens, wobei 1 die

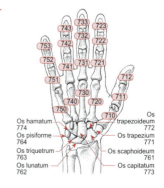

Os hamatum 774
Os pisiforme 764
Os triquetrum 763
Os lunatum 762
Os trapezoideum 772
Os trapezium 771
Os scaphoideum 761
Os capitatum 773

Abb. 24.7 AO-Frakturklassifikation des Handskeletts: Kodierung der Lokalisation [A300–190]

proximale, 2 die im mittleren Abschnitt gelegene und 3 die distale Fraktur bezeichnet.

Morphologie

Mit den Typen A bis C und Untergruppen 1 bis 3 werden die einfachen bis multifragmentären Frakturen beschrieben. Das Kapitel beruht auf der Darstellung der AO-Klassifikation in: M.E. Müller, M. Allgöwer, R. Schneider und H. Willenegger: Manual der Osteosynthese. AO-Technik. Springer, Berlin, 1992. Mit freundlicher Genehmigung des Springer-Verlages.

Die Beschreibung der Handskelettfrakturen wurde modifiziert nach folgender Publikation: Petracic B, Siebert H: Klassifikation der Handskelettfrakturen nach Prinzipien der AO. Akt. Traumatol. 25 (1995): 163–166. Die in dieser Publikation vorgestellte Klassifikation der Handskelettfrakturen wird von mehreren handchirurgischen Zentren und dem AO-Institut für Dokumentation in Bern empfohlen.

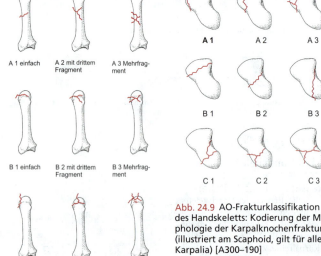

Abb. 24.8 Kodierung der Morphologie der Röhrenknochenfrakturen [A300–190]

Abb. 24.9 AO-Frakturklassifikation des Handskeletts: Kodierung der Morphologie der Karpalknochenfrakturen (illustriert am Scaphoid, gilt für alle Karpalia) [A300–190]

24.2 AO-Klassifikation untere Extremität

24.2.1 Femur

Proximal (31-)

31-Femur proximal, Fraktur in der Trochanterregion

pertrochantär einfach (A1) pertrochantär mehrfragmentär (A2) intertrochantär (A3)

31-Femur proximal, Schenkelhalsfraktur

subkapital, wenig disloziert (B1) transzervikal (B2) subkapital, disloziert (B3)

31-Femur proximal, Kopffraktur

reine Spaltung (C1) reine Impression (C2) Kombination von zwei Frakturen (C3)

Abb. 24.10 [A300–190]

Diaphyse (32-)

32-Femur Diaphyse, einfache Fraktur

spiralförmig (A1)   schräg (A2)   quer (A3)

32-Femur Diaphyse, Keilfraktur

Drehkeil (B1)   Biegungskeil (B2)   Keil fragmentiert (B3)

32-Femur Diaphyse, komplexe Fraktur

spiralförmig (C1)   etagenförmig (C2)   irregulär (C3)

Abb. 24.11 [A300–190]

Distal (33-)

33-Femur distal, extraartikuläre Fraktur

einfach (A1)

mit metaphysärem Keil (A2)

metaphysär komplex (A3)

33-Femur distal, partielle Gelenkfraktur

unikondylär lateral, sagittal (B1)

unikondylär medial, sagittal (B2)

Frontalebene (B3)

33-Femur distal, vollständige Gelenkfraktur

artikulär einfach, metaphysär einfach (C1)

artikulär einfach, metaphysär mehrfragmentär (C2)

mehrfragmentär (C3)

Abb. 24.12 [A300–190]

24.2.2 Tibia und Fibula

Proximal (41-)

41-Tibia proximal, extraartikuläre Fraktur

Ausriss (A1)   metaphysär einfach (A2)   metaphysär mehrfragmentär (A3)

41-Tibia proximal, partielle Gelenkfraktur

reine Spaltung (B1)   reine Impression (B2)   Impression mit Spaltung (B3)

41-Tibia proximal, vollständige Gelenkfraktur

artikulär einfach, metaphysär einfach (C1)   artikulär einfach, metaphysär mehrfragmentär (C2)   mehrfragmentär (C3)

Abb. 24.13 [A300–190]

Diaphyse (42-)

42-Tibia Diaphyse, einfache Fraktur

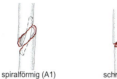

spiralförmig (A1)   schräg (A2)   quer (A3)

42-Tibia Diaphyse, Keilfraktur

Drehkeil (B1)   Biegungskeil (B2)   Keil fragmentiert (B3)

42-Tibia Diaphyse, komplexe Fraktur

spiralförmig (C1)   etagenförmig (C2)   irregulär (C3)

Abb. 24.14 [A300–190]

Distal (43-)

42-Tibia distal, extraartikuläre Fraktur

metaphysär einfach (A1) — mit metaphysärem Keil (A2) — metaphysär komplex (A3)

42-Tibia distal, partielle Gelenkfraktur

reine Spaltung (B1) — Impression mit Spaltung (B2) — mehrfragmentär mit Impression (B3)

42-Tibia distal, vollständige Fraktur

artikulär einfach, metaphysär einfach (C1) — artikulär einfach, metaphysär mehrfragmentär (C2) — mehrfragmentär (C3)

Abb. 24.15 [A300–190]

Malleolen (44-)

44-Malleolen, laterale infrasyndesmale Läsion

isoliert (A1)

mit Fraktur des Malleolus medialis (A2)

mit postero-medialer Fraktur (A3)

44-Malleolen, transsyndesmale Fraktur

isoliert (B1)

mit Zusatzläsion medial (B2)

mit Zusatzläsion medial und Volkmann (postero-laterales Kantenfragment; B3)

44-Malleolen, laterale suprasyndesmale Läsion

diaphysäre Fibulafraktur einfach (C1)

diaphysäre Fibulafraktur mehrfragmentär (C2)

proximale Fibula (C3)

Abb. 24.16 [A300–190]

Index

Index

Symbole
3-in-1-Block 95

A
AB0-System 158
Abbruchblutung 420
Abdecken, steriles 85
Abdomen
– Computertomographie 258
– Röntgen 334
– Sonographie 231, 334
– Übersichtsaufnahme 221
– unklares 331
– Untersuchung 177
Abduktionskeil 776
Abrissfraktur 477
Absatzerhöhung 771
Abszess 464
– Drainage, perkutane 143
– periproktischer 383
– Peritonsillar- 635
Abwehrspannung 332
Acetylsalicylsäure 133, 167, 168, 295
– bei Kindern 300
AC-Gelenksprengung 495
Achillessehnenruptur 582
– Thompson-Test 582
Achselstütze 761
Acrylatkleber 88
Ada-Miller-Klassifikation 497
Adenom
– autonomes 394
– Hypophyse 402
– Nebennierenrinde 401
Adnexitis 417
Adrenalin 295
Adrenogenitales Syndrom 402
Adson-Test 191
AEIOU-Tips 608
Aitken-Einteilung 688
Ajmalin 295
Akromioklavikulargelenk, Röntgen 206
Akromioklavikulargelenkverletzung 495
– Klassifikation 496
– Sofortmaßnahmen 496
Aktivkohleverband 114
Akutes Abdomen 330
– Diagnostik 333
– Diagnostik bei akutem rechtem Oberbauch 336
– Diagnostik bei akutem rechtem Unterbauch 335
– Sofortmaßnahmen 333
Alaaufnahme 213
Albumin 156
Alexander-Aufnahme 207
Alginatauflage 113

Algodystrophie 488
Alkohol
– assoziierte Erkrankungen 25
– Entzugsdelir 26
– Patient 25
Alkoholhepatitis 25
Alkoholismus 25
Allen-Test 191
Allergische Reaktion 32
Allgöwer-Entlastungsapparat 744
Allgöwer-Rückstichnaht 100
Aluschiene 118
Ambulantes Operieren 61
– Aufklärung 63
Ambulanz
– berufsgenossenschaftliche 39
– Grundregeln 3
– Kommunikation 3
– Personal 3
Ambulanzkarten 9
Aminopenicilline 468
Amitriptylin 166
Amoxycillin 468
Ampicillin 468
Amputation, traumatische 481
– Finger 531
– Hand 531
– Sofortmaßnahmen 482
Analfissur 382
Analfistel 384
– Einteilung nach Parks 384
Analgetika
– parenteral 167
– Stufenschema 164
Analprolaps 386
Analreflex 653
Anamnese
– bei akutem Abdomen 333
– beim Kind 689
– Familie 174
– Haut 174
– persönliche 173
– Trauma 472
Anaphylaxie 32
Anästhesie
– intravenöse 97
– Lokalanästhesie 91
– Verfahren 90
Aneurysma
– abdominelle Aorta 719
– Crawford-Einteilung 718
– iliakales 721
– peripheres 724
– Ruptur 307, 717, 719
– spurium 127, 717, 719
– thorakale Aorta 717
– Typen 717
– verum 717, 719
Angehörige, Umgang mit 5
Angelhaken 127

Angina pectoris 306
– Sofortmaßnahmen 287
Angina tonsillaris 635
Angiographie
– konventionelle 226, 227
– Mehrzeilen-CT- 228
– MRT- 228
Angioplastie 728
Antibiotika
– lokale 466
– systemische Therapie 467
Antiphlogistika 169
Anti-TPO 390
Anwesenheitsbescheinigung 23
AO-Klassifikation 198
– Femurfraktur 786
– Fibulafraktur 788, 789, 790
– Handskelettfraktur 783, 784
– Humerusfraktur 779
– Malleolarfraktur 791
– Radiusfraktur 781, 782, 783
– Röhrenknochenfraktur 784
– Schenkelhalsfraktur 785
– Tibiafraktur 788, 789, 790
– Ulnafraktur 781, 782, 783
– Wirbelsäule 656
Aortenaneurysma
– abdominelles 719
– thorakales 717
Aortenbogenverschluss 713
Aortendissektion 716
– Stanford-Einteilung 716
Aortenruptur, thorakale 318
– Sofortmaßnahmen 319
Aphasie 624
Apley-grinding-Test 188
Apophysenabriss 688
Apoplex 709
– Rankin-Einteilung 710
– Sofortmaßnahmen 711
Appendizitis 354
– Sonographie 243
Apprehension-Test 183, 567
Arbeiten, steriles 81
Arbeitsplatzbeschreibung 44
Arbeitsunfähigkeitsbescheinigung 21
Arbeitsunfall 39, 47
– Alkohol 47
Armelevations-Belastungstest 192
Armlagerungsorthese 776
Armlänge 183
Armorthese 775
Armschmerz, DD 706
Armschwellung, DD 706
Arterielle Verschlusskrankheit
– Etagenlokalisation 727
– Fontaine-Stadien 726
– periphere 725
– zentrale 722

Arterienpunktion 134
Arterienverschluss, akuter 730
- Sofortmaßnahmen 732, 733
- Ursachen 730
Arthritis 475
- degenerative 475
- exsudativa 475
- reaktive 475
- septische 475
- sicca 475
- traumatische 475
Arthritisstütze 760
Arthrose
- Hüftgelenk 685
- Kniegelenk 570
- Sprunggelenk 581
Arthroskopie, bei Kreuzbandruptur 560
Arztbrief 10
ASA-Klassifikation zur Abschätzung des perioperativen Risikos 62
Asepsis 81
Aspiration 307, 309
Asthmaanfall, Sofortmaßnahmen 287
Asthma bronchiale 307
Atemgeräusche 177, 303
Atemtyp 180, 601
Atherektomie 728
Atherom 441
Atlasfraktur 666
Atropin 295
Atteste 23
Aufklapp-Plastik 750
Aufklärung 54
- ambulante Operation 63
- Angiographie, konventionelle 226
- bei Gipsverbänden 57
- bei Minderjährigen 55
- bei Thromboembolieprophylaxe 58
- Checkliste 55
- Dokumentation 56
- Lokalanästhesie 59
- Punktion 59
- vor Notfalloperationen 57
- vor Operationen 54
Auge
- Kontusion 646
- Perforation 646
- rotes 639
- Schmerzen 642
- Spülung, Technik 644
- Verätzung 642
- Verbrennung 642
- Verletzung 645
Auskultation
- Abdomen 177
- Atemgeräusche 177
- Darmgeräusche 177
- Gefäßsystem 190
- Thorax 177
Auskunftsbericht 43

Außenbandruptur 580
- Einteilung 580
- Kind 703
Außenmeniskusläsion 188
Außenranderhöhung 771
Aut-idem-Substitution 13
AVK
- Einteilung 725
- Etagenlokalisation 251
Avulsio bulbi 647
Axial-pattern-Lappen 108
Axisfraktur 668
- Einteilung nach Levine und Edwards 668
Axonotmesis 482
Azetabulumfraktur 683
- Einteilung 684
- Röntgen 684
- Sofortmaßnahmen 684

B
Bado-Einteilung 517
Baker-Zyste 484
Ballenrolle 771
Bandage 764
- Brustwirbelsäule 770
- Ellenbogengelenk 768
- Hand 767
- Kniegelenk 766, 767
- Lendenwirbelsäule 770, 771
- Schulter 768, 769
- Sprunggelenk 765
- Wirbelsäule 769
Bandausriss 688
Bandplastik OSG 581
Bandscheibenvorfall s. Diskusprolaps 660
Bankart-Läsion 499
Barton fracture 519
Basaliom 444
Basedow-Krankheit 393
battle sign 599, 607, 619
Bauchaortenaneurysma 719
- Einteilung 719
- Ruptur 719
- Sofortmaßnahmen bei Ruptur 721
- Wachstumsrate 719
Bauchgefäßsonographie 242
Bauchhautreflexe 653
Bauchtrauma 336
- penetrierendes 339
- stumpfes 337
- stumpfes, Schockraumalgorithmus 285
- Wandverletzungen 337
Bauchwandhernie 365, 366
- Inkarzeration 366
- manuelle Reposition 366
Beatmung 287
Beckenanatomie 680
Becken-Bein-Fuß-Gipsverband 122
Becken, Computertomographie 257

Beckenhämatom 340
Beckenringfraktur 680
- Einteilung 680
- Osteosynthese bei 683
- Sofortmaßnahmen 682
Beckenübersicht 212, 213
Beckenzwinge 288
Bedside-Test 158
Behçet-Krankheit 476
Behinderung 69
Beinachse 185
Beinlänge 185
Beinlängenausgleich 772
Beinlängendifferenz 772
Beinorthese 775
Beinschmerz, DD 706
Beinschwellung, DD 707
Beinstumpflänge 185
Beinulkus, DD 708
Beinvenenthrombose, tiefe, Risikoabschätzung 145
Belastungserprobung 44
Bellocq-Tamponade 637
Bennett-Fraktur 527
Benommenheit 608
Berufsgenossenschaft 48
- Adressen 72, 73
- Ambulanz 39
- Begrifflichkeiten 47
Berufshelfer 48
Berufskrankheit 48
Berufsunfähigkeit 69
Besenreiservarikose 736
Betäubungsmittel
- FAQ 15
- Stationsbedarf 14
Betäubungsmittelverordnung 13
Betriebshelfer, Verordnung 23
Bettungseinlagen 757
Beugesehnenverletzung 532
- Nahttechniken 533
- Ruhigstellung 534
- Sofortmaßnahmen 533
Bewegungsapparat
- Schmerz, DD 473
- Untersuchung 180, 472
Bewegungseinschränkung 473
Bewegungsprüfung 182
- Hand 184
- Handgelenk 184
- Hüftgelenk 186
Bewusstlosigkeit
- AEIOU-Tips 608
- Einteilung 609
- Sofortmaßnahmen 609
- Ursachen 608
Bewusstseinsstörung 604
- bei Schädel-Hirn-Trauma 625
Bewusstseinstrübung 608
BGSW, berufsgenossenschaftliche stationäre Weiterbehandlung 48
Biegungsfraktur 477

Bifurkationsverschluss, Sofortmaßnahmen 723
Bindegewebserkrankungen 475
Bindehautentzündung 640
Biopsie, perkutane 143
Bissverletzungen 446, 639
– Erregerspektrum 446
– Infektionen nach 446
Bizepsreflex (BSR) 653
Bizepssehnenruptur 504
Blasen-Mastdarm-Lähmung 660
Blasentamponade 427
Blepharospasmus 640, 643
Blow-out-Fraktur 620
Blumberg-Zeichen 355
Blutabnahme 130
Blutbild 271
Blutgasanalyse 271
Blutgerinnung 271
Bluthusten 309
Blutsperre 87
Blutstillung 102
– Schockraum 288
Bluttransfusion 154
Blutung
– Duodenum 343
– Forrest-Einteilung 343
– gastrointestinale 342
– Magen 343
– Nase 637
– Ösophagusvarizen 342
– subkonjunktivale 640
– urethrale 426
– vaginale 420, 421
– Varizen 738
Böhler-Schiene 118
Böhler-Zeichen 188
Bohrlochtrepanation 628
Borreliose 453, 454
Boston-Overlap-Brace 776
Bowing-fracture 688
Brachioradialis-Radiusperiostreflex (BRR) 653
Bragard-Zeichen 179, 652
Brescia-Ciminoshunt 747
Briefträgerkissen 776
– chronische Pankreatitis 376
Brillenhämatom 605, 610
Brodén-Aufnahme 585
Bronchoskopie 269
Bronchusfistel 309
Bronchusruptur 320
– Sofortmaßnahmen 321
Bruchband 366
Bruchpforten
Palpation 368
Brustwirbelsäule
– Bandage 770
– Fraktur 672
– Röntgen 203
– Röntgenschrägaufnahme 203
B-Scan-Technik 251
Buffy-coat 155
Bunnell-Naht 101, 533

Bupivacain 92
Buprenorphin 166, 168
Burning-feet-Syndrom 751
Bursaverletzung
– Ellenbogen 512
– Knie 569
Bursektomie, Kniegelenk 570
Bursitis
– Ellenbogen 512
– Knie 569
– Sofortmaßnahmen 570
Bypass 728

C
Carbamazepin 166
Carbimazol 393
Cefalexin 468
Ceftriaxon 469
Cefuroxim 468
Cephalosporine 469
Certoparin 149
Chassaignac-Verletzung 695
– Reposition 696
Chemosis 639, 643
Chinolone 470
Chiragra 706
Chirurgie, kleine 125
Chloralhydrat, bei Kindern 300
Chloräthyl 93
Cholangitis 358
– Sofortmaßnahmen 358
Cholelithiasis 356
Cholezystitis, akute 358
– Sofortmaßnahmen 358
Cholezysto-Cholangiographie 225
Chopart-Luxation 588
Ciprofloxacin 470
Claudicatio
– hämorrheologische 707
– intermittens 726
– intermittens venosa 707
– spinalis 707
Clavulansäure 468
Clindamycin 469
Clinical pathway
– chronische Pankreatitis 376
– Colitis ulcerosa 360
– Divertikulitis 364
– Dysphagie 353
– gastrointestinale Blutung 345
– Ikterus 351
– Ileus 349
– Leistenhernie 369
– Refluxösophagitis 377
Clopidogrel 154
Codein 165
Coiling-Phänomen 710
Colitis ulcerosa 358, 360
Colles fracture 519
Computertomographie 255
– Abdomen 258
– Becken 257
– Gelenke 258

– Knochen 258
– Schädel 256, 257
– Schockraum 279
– Thorax 258, 303
– Wirbelsäule 257
Conn-Krankheit 400
Contusio spinalis 675
Co-trimoxazol 470
Courvoisier-Zeichen 177
Coxarthrose 551
Coxitis 552
Cramer-Schiene 123
Crawford-Einteilung 718
Crigler-Najjar-Syndrom 351
Cross-flap-Lappen 108
CT s. Computertomographie
Cullen-Zeichen 373
Cumarinderivate 153
Cushing-Krankheit 401
Cushing-Syndrom 401
– Adrenalektomie 402

D
Dalteparin 150
Danaparoid 152
Darmgeräusche 177
Darmsonographie 243
D-Arzt-Bericht 49
D-Arzt-Verfahren 40, 41
Daumen, Röntgen 211
Debulking 410
Defektfraktur 477
Defilé-Aufnahme 215
Defloration 421
Dehnungsschmerz 474
Delegation 4
Delir 608
– Alkoholentzug 26
Demers-Katheter 748
Densfraktur 669
– Einteilung nach Anderson 669
De-Quervain-Luxationsfraktur 524
Dermatome 651
Dermoidzyste 441
Desault-Verband 118
Desinfektion 81
– Hände 83
– Lösungen 81, 82
– Schleimhaut 83
– vor Operationen 83
Desobliteration 723
Dexamethason 166, 295
– bei Kindern 300
DHS 550
Dialyse-Shunt 747
Diathermie 88
– bipolare 88
– monopolare 88
Diazepam 296
– bei Kindern 300
Diclofenac 165, 169
– äußerlich 116
Digitale rektale Untersuchung 178

Diskusprolaps 660
– Computertomographie 257
– Stadien 660
Divertikulitis 363, 364
Dobutamin 296
Donati-Rückstichnaht 100
Donnertropf 348
Dopamin 296
Dopplerindex 250
Doppleruntersuchung
– Arterien 250
– Pulskurven, arterielle 250
– Pulskurven, venöse 253
– Venen 252
Dornfortsatzfraktur 676
Doxycyclin 469
Drainage
– Gummilaschen- 139
– Magen 139
– Penrose- 139
– Redon- 139
– Sonde 139
Drei-Punkt-Stützkorsett 776
Drogenabhängigkeit 26
drop-arm-sign 502
drop-attack 709
Dünndarm-Doppelkontrast 224
Duodenalblutung 343
Duplex-Scanner 251
Duplexsonographie
– Arterien 251
– Venen 253
Dupuytren-Krankheit 443
Durchgangsarzt 40
– Aufgaben 40
– Bericht 40
Durchstechungsligatur 102
Dysphagie 353
– DD 352
– oropharyngeale 352
– ösophageale 352
Dyspnoe 305
– DD 307
– Sofortmaßnahmen 288

E
EDV-Systeme 10
Eigenblutspende 162
Einklemmungssymptomatik 625
Einweisungsschein 8
Einzelspender-TK 156
Ektopieblutung 420
Ektropionierung 639, 640
Elektrokoagulation 102
Elektrolyte 271
Ellenbogen
– Bandage 768
– Bewegungseinschränkung, DD 510
– Bursitis 512
– Gelenkinstabilität 511
– Gelenkpunktion 137
– Konturveränderung, DD 510

– Röntgen 208
– Schmerz, DD 510
– Schwellung, DD 510
– Sonographie 247
– Untersuchung 184
Ellenbogenluxation 510
– Sofortmaßnahmen 511
Embolektomie 728, 732
Emphysem
– Haut 311
– Mediastinum 311
Empyem 465
– Sofortmaßnahmen 466
En-bloc-Resektion 410
Endoskopie 265
– Ileo-Koloskopie 266
– virtuelle 268
Endoskopische retrograde Cholangio-Pankreatikographie 225
Endosonographie 249
Enophthalmus 604, 605, 607, 610, 647
Enoxaparin 148
Enteritis, Sonographie 244
Enterothorax 304
Entlastungsapparat 775
Entlastungsorthesen 774
Entzündungsparameter 271
Entzündungsschmerz 474
Enukleation 126
Epidermoidzyste 441
Epididymitis 428
Epiduralhämatom 626
– Sofortmaßnahmen 627
Epigastrische Hernie 370
Epikondylitisbandage 768
Epikondylitisspange 768
Epiphysenverletzungen
– Aitken-Einteilung 688
– Fraktur 689
– Lösung 688
Episkleritis 641
Epistaxis 637
ERCP 225, 266
Erfrierungen 451
– Stadien 452
Ergänzungsbericht 49
Ermüdungsfraktur 477
Erwerbsfähigkeit, Minderung 50
Erwerbsunfähigkeit 69
Erysipel 462
– Ohrmuschel 633
Erysipeloid 463
Erythema migrans 453
Erythromycin 469
Erythrozytenkonzentrat (EK) 155
– gefiltertes 155
Escher-Einteilung 621
Etomidat 166
Exophthalmus 605, 611, 647
Exstirpation 126

Extensiona, Ansertionspunkte 124
– Kalkaneus- 125
– suprakondyläre 125, 685
Extensionsbehandlung 124
Externa, Antirheumatika 116
Extrapyramidalsymptome 625
Extrauteringravidität 419
Extremität, obere
– Gefäßstatus 183
– Maße 183
– Sehnenprüfungen 185
– Untersuchung 183
Extremität, untere
– Bewegungsprüfung 186
– Ganzbeinaufnahme 215
– Gefäßstatus 185
– Maße 185
– Thomas-Handgriff 186
– Trendelenburg-Zeichen 186
– Untersuchung 185
Exzision 125

F
Fadenentfernung 103
Fadenstärke 88
Fallhand 184, 541
Farb-Duplex 251
Farmacia-Gripper-Nadel 748
Faszjennaht 100
Faustschlussprobe 191
Faux profil 214
Federtest 182
Feeding-Vene 750
Fehlbiss 605, 611
Feldblock 93
Felsenbeinfraktur 619
Femoralhernie 372
Femoralisblockade 95
Femurfraktur
– AO-Klassifikation 787
– Osteosynthese 550
– pertrochantär 549
– Sofortmaßnahmen 550, 555
– subtrochantär 549
Femurkopffraktur 546
– Pipkin-Einteilung 546
– Sofortmaßnahmen 547
Femurschaftfraktur 553
– AO-Klassifikation 786
– Fixateur externe 554
– Kind 699
– Marknagelung 554
– Plattenosteosynthesen 554
– Sofortmaßnahmen 554
– Sofortmaßnahmen, Kind 699
Fenoterol 296
Fentanyl 166, 296
Ferguson-Aufnahme 212
Fersenschale 758
Feuchtverband 112
Fibrinkleber 88
Fibrom 443
Fibroma pendulans 443
Fibromatosis palmaris 443, 539

Fibromatosis plantaris 594
Fibulafraktur, AO-Klassifikation 788, 789, 790
Finger
- Beugereflex (Trömner-Zeichen) 653
- Frakturen 528
- Luxation 530
- Luxation, Begleitverletzungen 530
- Ringentfernung 520
- schnellender 535
Fingerschiene 123, 775
Fingerverband 117
Finkelstein-Test 535
Fischauge 643
Fissur 477
Fixateur externe
- bei distaler Tibiafraktur 577
- bei Femurschaftfraktur 554
- Tibiaschaftfraktur 575
Fixationskorsett 776
Fixierung 27
Fixierungsorthesen 772
Flankenhämatom 340
Flucloxacillin 468
Fokuszone 231
Folgeunfall 49
Folienverband 113
Fondaparinux 152
Fontaine-Einteilung 726
Fournier-Gangrän 436
Fracture-Brace 773, 775
Fraktur 476
- Abriss- 477
- Azetabulum- 683
- Beckenring- 680
- Biegungs- 477
- Blow-out- 620
- Brustwirbelsäule 672
- Defekt- 477
- diaphysäre 198
- Dislokationsformen 477
- Dornfortsatz 676
- einfache 198
- Epiphyse 689
- Epiphysenlösung 688
- Ermüdungs- 477
- Felsenbein 619
- Femur, distal 555
- Femurkopf 546
- Femurschaft 553
- Femurschaft, Kind 699
- Finger 528
- Formen 476
- Fußwurzel 587
- Galeazzi 518
- geschlossene 478
- Gesichtsschädel 620
- Gradeinteilung 478
- Grünholz- 477, 688
- Handwurzel 525
- Humerus distal 508
- Humerus, Kind 691
- Humerus proximal 505
- Humerus proximal, Kind 691
- Humerusschaft 507
- Humerusschaft, Kind 692
- HWK-1 666
- HWK-2 668, 669
- HWS, untere 670
- Impressions- 617
- Jochbogen 621
- Kalkaneus 585
- Keilfraktur 198
- kindliche 688
- Klassifikation 198
- Klavikula 494
- komplexe 198
- Kompressions- 477
- LWS 674
- Maisonneuve 578
- Malleolus 577
- mehrfragmentäre 198
- Meißel- 477
- metaphysäre 688
- Mittelfuß 589
- Mittelgesicht 621
- Mittelhand 527
- Monteggia 516
- Monteggia, Kind 696
- Nasenbein 622
- offene 478
- Olekranon 513
- Optikuskanal 619
- Orbitaboden 620
- Orbitadach 619
- Orbitawand 619
- Patella 565
- pathologische 477
- pathologische im Senium 677
- Quer- 477
- Querfortsatz 676
- Radius, distal 519
- Radiusköpfchen 514
- Re- 477
- Rhinobasis 621
- Rippen 314
- Rippenserien- 315
- Sakrum 676
- Schenkelhals 547
- Schräg- 477
- Skapula 497
- Sofortmaßnahmen 478
- Spiral- 477
- Sprunggelenk, Kind 702
- Steißbein 676
- Sternum 317
- Stück- 477
- supracondyläre 688
- Talus 584
- Tibia 572
- Tibiafraktur, distal 576
- Tibiaschaft 574
- Tibiaschaft, Kind 700
- Trümmer- 477
- Übergangs- 689, 704
- Unterarm, Kind 694
- Unterarmschaft 515
- Unterarmschaft, Kind 697
- Unterkieferfraktur 623
- Vorderarm, Kind 698
- Weber A 578
- Weber B 578
- Weber C 578
- Zehe 590
Frakturbehandlungsorthese 773, 775
Fremdkörper 606
- Bindehaut 645
- endobronchialer 309
- Entfernung 126
- HNO 630
- Hornhaut 645
- im GIT 386
- Kehlkopf 631
- Luftröhre 631
- Mundraum 631
- Nase 631
- Ohr 630
- Rachen 631
- Röntgen 197
- Schädel 612
- Speiseröhre 631
- vaginaler 422
Fremdreflex 653
fresh frozen plasma 163
Frick-Aufnahme 214
Frischplasma 155
frozen shoulder 502
FSME, Frühjahr-Sommer-Meningoenzephalitis 454
Fukuda-Test 184
Funktionsprüfung 182
Funktionsstellung 121
Furosemid 295, 297, 299
Furunkel 463
Fuß
- akzessorische Knochen 218
- diabetischer 750
- Formen 188
- Knochen, akzessorische 218
- Orthese 788
- Röntgen 217, 218
- Untersuchung 188
Fußwurzelfraktur 587
- Sofortmaßnahmen 587
Fußwurzelluxation 588
- Chopart 588
- Lisfranc 588
- Sofortmaßnahmen 588

G
Galeazzifraktur 518
- Sofortmaßnahmen 518
Galenhämatom 615
Gallenblasensonographie 241
Gallenkolik 357
- Sofortmaßnahmen 357
Gallenwegssonographie 241
Gammexan 454
Ganglion 484
Garden-Einteilung 547, 548

Gasbrand 465
- Sofortmaßnahmen 465
Gefäßnaht 90
Gefäßsystem
- Auskultation 190
- Palpation 190
- Untersuchung 189
Gefäßverletzung, arterielle 743
- Einteilung 743
- Lokalisationen 745
- scharfe 744
- Sofortmaßnahmen 744
- stumpfe 744
Gefrorenes Frischplasma 163
Gehgestelle 759
Gehhilfe 758
- fahrbar 761
Gehirnmetastasen 408
Gehörgangsentzündung 634
Gehstöcke 759
Gehstrecke
- absolute 191
- relative 191
Gehstreckentest 255
Gehstützen 758
Gehtest 191
Gehtraining 728
Gehwagen 759
Gelenke
- Beweglichkeit, Neutral-Null-Methode 180
- Computertomographie 258
- Funktionsstellung 121
- Sonographie 246
- Untersuchung 180
Gelenkfraktur
- partielle 199
- vollständige 199
Gelenkschwellung 475
Gelenkspaltweiten 196
Gelenktoilette 571
Gelenkzyste 484
Gerinnungsfaktorenkonzentrate 156
Gesichtsfarbe 175
Gesichtsfeldstörung 607
Gesichtsnaht 100
Gesichtsschädel
- Fraktur 622
- Palpation 600
Gesichtsschädelfraktur 620
- Jochbogen 621
- Mittelgesicht 621
- Nasenbein 622
- Orbitaboden 620
- Unterkiefer 623
Gesichtsverletzung 638
Gewahrsamstauglichkeit 33
Gewebeklammer 101
Gewebenähte 101
Gilbert-Meulengracht-Syndrom 351
Gilchrist-Verband 119

Gipsverband 120
- Anlage 120
- Becken-Bein-Gips 122
- Entfernung 123
- Fensterung 123
- Gelenkstellung 121
- Gipsen 121
- hanging cast 123
- Keilen 123
- Oberarmgips 123
- Oberschenkelgehgips 122
- Oberschenkelliegegips 122
- Oberschenkeltutorgips 122
- Sarmiento- 122
- Spaltung 123
- Strecksehnengips 123
- Unterarmgips 123
GIT-Blutung 345
Glasgow Coma Scale 276
Glaukom 642
- Sofortmaßnahmen 642
Gliedertaxe 68
Glukokortikoidsubstitution 402
Golferellbogen 483
Gonagra 707
Gonarthrose 570
Grad der Behinderung 67, 69
Grading 407
Grey-Turner-Zeichen 373
Großzehe, Röntgen 219
Grünholzfraktur 477, 688
Guérin-Stern-Syndrom 476
Gummibauch 373
Gummilaschendrainage 139
Gyrasehemmer 470

H
Haftfähigkeit 32
Haftungsausfüllung 49
Haftungsbegründung 49
Halbschenkelkompressionsstrümpfe 762
Halbseitensymptomatik 606, 612
Hallux valgus 591
- Operationsverfahren 592
- Winkel 592
Halo-Fixateur 667
Hals, Untersuchung 176
Halskrawatte
- steif 666
- weich 666
Halsrippe 714
Halsverletzung 638
Halswirbelsäule
- Beschleunigungsverletzung 665
- Distorsion, Einteilung 665
- Funktionsaufnahmen 202
- Röntgen 200, 202
- Röntgenschrägaufnahme 202
Halswirbelsäulendistorsion 664
- Einteilung nach Rompe 665

Halswirbelsäulenfraktur 670
- Helmabnahmetechnik 671
- Röntgenkriterien Instabilität 670
- Sofortmaßnahmen 671
Halswirbelsäulentrauma 664
Hämatemesis 342
Hämatochezie 342
Hämatom 104
- epidurales 626
- retroaurikuläres 607
- subdurales akutes 627
- subdurales chronisches 628
- subgaleales 615
- subperiostales 616
Hämatothorax 326
- Sofortmaßnahmen 327
Hämatotympanon 619
Hämatozele 430
Hammerzehe 590
Hämodilution 751
Hämoptysen 309
Hämorrhoiden 380, 381
- Blutung 344
Hämostyptika 102
Hand 184
- Bewegungseinschränkung, DD 523
- Bewegungsprüfung 184
- Konturveränderung, DD 523
- Röntgen 210, 211
- Schmerz, DD 523
- Schnittführung 532
- Schwellung, DD 523
- Untersuchung 184
Handbogen 49
Händedesinfektion 83
Handgelenk 767
- Bandage 767
- Bewegungsprüfung 184
- Luxation 524
- Punktion 137
- Röntgen 209, 210
- Untersuchung 184
Handorthese 775
Handwurzelfraktur 525
Handwurzelluxation 524
hanged-man-fracture 668
hanging cast 123
Harnblasenkatheter
- suprapubischer 138
- transurethraler 138
Harnblasensonographie 243
Harnleiterkolik 433
- Schmerztherapie 434
Harnverhalt, akuter 427
Harnwege, Untersuchung 178
Harnwegsinfekt 427
H-Arzt 49
H-Arzt-Verfahren 44
Haushaltshilfe, Verordnung 23
Haut
- Bläschenbildung, DD 438
- Blasenbildung, DD 439
- Depigmentation, DD 438

- Desinfektion 82
- Emphysem 311
- Erythem, DD 438
- Exanthem, DD 438
- Exzision 106
- Hyperpigmentation, DD 438
- Infektionen 174
- Klammern 88, 101
- Knoten, DD 439
- Naht 100
- Papeln, DD 439
- Parasiten 453
- Plaques, DD 438, 439
- Plastiken 105
- Pusteln, DD 439
- Schichten 110
- Temperatur 190
- Transplantation 109
- Tumoren, bösartige 444
- Tumoren, Eradikation 439
- Tumoren, gutartige 440
- Ulzera 439
- Untersuchungsverfahren 438
- Veränderungen, sekundäre 446
- Verkalkungen, DD 439
- Vollhauttransplantation 109
- Zysten 441

Heilbehandlung
- allgemeine 47
- besondere 48

Heilmittel 15

Heilverfahren
- Abschluss 47
- Berufsgenossenschaft 39

Helicobacter-Test 266
Helmabnahmetechnik 671
Hemianopsie 625

Heparine
- ambulante Gabe 146
- hochmolekulare 148, 149
- niedermolekulare 148, 149, 150, 151
- therapeutische Gabe 147
- Thrombozytopenie durch 151
- unfraktionierte 151
- Wechselwirkungen 147
- Wirkmechanismus 146

Hepatitispatient 34

Hernia
- completa 368
- incipiens 368

Hernie 365
- Bauchwand 365
- epigastrische 370
- Inkarzeration 366
- Leistenhernie 368
- Nabel 370
- Narben 371
- Richter- 366
- Schenkel 372

Herpes zoster oticus 635
Hickman-Katheter 748
Hidrozystom 441

Hilfsmittel 754
- Indikationen 755
- Verordnung 21, 754

Hill-Sachs-Defekt 499
Hilusverbreiterung 220
Hirnkontusion 629
- Sofortmaßnahmen 629

Hirnnervenprüfung 601
Hirnödem 629
- Sofortmaßnahmen 629

HIV-Patient 34
HLA-kompatible Transfusion 156
Hodenruptur 430
Hodentorsion 429
- Sofortmaßnahmen 430

Homans-Test 740
Horner-Syndrom 395
Hornhautverletzung 645
Hufeisenabszess 383

Hüftgelenk
- Aŀaaufnahme 213
- Bewegungsprüfung 186
- Lequesne-Aufnahme 214
- Luxatio iliaca 545
- Luxatio ischiadica 545
- Luxatio obturatoria 545
- Obturatoraufnahme 213
- Punktion 137
- Rippstein-Aufnahme 213
- Röntgen 212
- Schneider-Aufnahme 214
- Sonographie 247
- Thomas-Handgriff 186
- Trendelenburg-Zeichen 186
- Untersuchung 186

Hüftgelenkluxation 544
- Einteilung 544, 545
- Luxatio iliaca 544
- Luxatio ischiadica 544
- Luxatio obturatoria 544
- Luxatio suprapubica 544
- notfallmäßige Reposition 545
- Sofortmaßnahmen 545

Hüftkopf, Luxationsfrakturen
- Einteilung nach Pauwels 547
- Einteilung nach Pipkin 547
- Sofortmaßnahmen 548

Hughston-Einteilung 564
Human-Erythrozytensuspension 155
Humerusfraktur, distale 508
- AO-Klassifikation 780
- Kind 693
- Sofortmaßnahmen 509

Humerusfraktur, proximale 505
- AO-Klassifikation 778
- Kind 691
- Neer-Einteilung 506
- Sofortmaßnahmen 506

Humerusschaftfraktur 507
- AO-Klassifikation 779
- Kind 692
- Sofortmaßnahmen 508

Husten 308
- Blut, DD 309
- Sofortmaßnahmen 310

Hutchinson fracture 519, 521
HWS-/BWS-Syndrom 307
Hydrofaserverband 113
Hydrogelverband 114
Hydrokolloidverband 113
Hyperabduktionssyndrom 714
Hyperaldosteronismus, primärer 400
Hyperextensionsorthese 776
Hyperparathyreoidismus
- primärer 396
- sekundärer 398
- tertiärer 399

Hyperthyreose 392
- Kontrastmittelgabe bei 223

Hyperventilationssyndrom 305, 308
Hypophysenadenom 402
Hyposphagma 640

I
Ibuprofen 165, 169
Icterus juvenilis intermittens 351
Ikterus 351
- Anamnese 352
- Ätiologie 350
- Differenzialdiagnostik 350
- hepatischer 351
- posthepatischer 351
- prähepatischer 350

Ileo-Koloskopie 266
- Durchführung 267
- Indikationen 266

Ileus 346
- Differenzialdiagnostik 347
- mechanischer 347
- paralytischer 347, 348
- Sonographie 244

Ileuskrankheit 346, 349
Iliakalaneurysma 721
Immunglobuline 156
Impfausweis 24
Impingementsyndrom 501
- Neertest 501
- Null-Grad-Abduktionstest 502
- Stadien nach Neer 502

Impingementtests 183
Impressionsfrakturen 617
Infektarthritiden 475
Infektionen
- Labor 458
- Meldepflicht 460
- Sonographie 458
- Untersuchung 458
- Vermeidung 459

Infektionsschutzgesetz 459
Infiltrationsanästhesie 93

Index

Inguinalhernie 368
- Bruchpforten 368
- direkte 370
- indirekte 370
Inhalationstrauma 309
Injektionen 129
- intrakutane 129
- intramuskuläre 129
- subkutane 129
Inkarzeration 347
Innenmeniskusläsion 188
Insektenstich 453
Insellappen 109
Instabilität 187
Instabilitätsschmerz 474
Instrumente, chirurgische 85
Interdigitalphlegmone 462
Interkostalneuralgie 307, 312
Internetadressen 75
intrinsic-plus-position 529
Intubation 287
Intubationsnarkose 98
Invagination 347
- Sonographie 244
Invaliditätsgrad 68
Invaliditätswerte 68
Inzidentalom 399
Inzision 125
Iridodialyse 646
Irisprolaps 646
Iritis 641
Ischämie
- chronische 725
- chronisch-kritische 726
Ischämieschmerz 474
Ischämiesyndrom
- Extremitäten 730
- Extremitäten, Sofortmaßnahmen 733
- peripheres 709
- supraaortales 709
- zentrales 722
Ischurie 427

J
Jefferson-Fraktur 666
Jochbeinbogenasymmetrie 606
Jochbeinasymmetrie 612
Jochbogenasymmetrie 612
Jochbogenfraktur 621
Jochbogen, Röntgen 200
Judet-Einteilung 694
Judet-Obturatoraufnahme 212
Jugularis-interna-Punktion 132
jumper's knee 483

K
Kalkaneusextension 125
Kalkaneusfraktur 585
- Einteilung 586
- Sofortmaßnahmen 586
- Tubergelenkwinkel 586
Kalottenfraktur 616

Kammerflimmern 292
Kapselendoskopie 268
Karbunkel 464
Karotisstenose 709
Karpaltunnelsyndrom 540
Katheter 748
- Magenspülung 140
Katheterisation
- transurethrale, Frau 138
- transurethrale, Mann 138
Kaudasyndrom 660
Kausalgie 488
Kavaschirm 742
Kawasaki-Krankheit 476
KD-10-Formular 42, 49
Keloide 444
Keratitis 641
Ketamin 297
- bei Kindern 300
Kettenverletzung 544
Kindesmisshandlung 689
Kinking 710
Kirchmayer-Kessler-Sehnennaht 101
Kirschner-Draht-Osteosynthese
- Finger 529
- Radius 522
kissing disease 636
Klammerentfernung 103
Klammerpflaster 101
Klappmesserphänomen 180
Klaviertastenphänomen 184
Klavikulafraktur 494
Klavus 441
Kleinert-Gips 534
Kleinert-Naht 533
Kniebinnentrauma 558
Kniebogen 50
Kniegelenk 556
- Anatomie 557
- Bandage 766, 767
- Beugehemmung, DD 558
- Bewegungsschmerz, DD 558
- Bursaverletzung 569
- Druckschmerz, DD 557
- Fehlstellung, DD 558
- Instabilität, DD 558
- Kreuzbandruptur 559
- Luxation 560
- Luxation, Sofortmaßnahmen 561
- Meniskusverletzung 561
- Punktion 137
- Röntgen 214, 215
- Rotationsinstabilität 187
- Rötung, DD 557
- Schwellung, DD 557
- Seitenbandverletzung 564
- Streckhemmung, DD 558
- Untersuchung 186
Knochen
- Computertomographie 258
- Metastasen 408
Knopflochdeformität 185, 534

Knoten
- heißer 391
- kalter 391
- warmer 391
Kohabitationsverletzungen 421
Kolik
- Gallenkolik 357
- Harnleiter 433
Kollagenwundauflage 114
Kolon
- Kontrasteinlauf 224
- Sonographie 249
Kolondivertikel 363
Kolonkarzinom, Nachsorge 413
Koma 608
- AEIOU-Tips 608
- Einteilung 276, 609
- Grad 1 608
- Grad 2 608
- Grad 3 608
- Sofortmaßnahmen 609
- Ursachen 608
Kompartmentsyndrom 485, 701
- drohendes 486
- Extensorenloge, Unterarm 486
- Flexorenloge, Unterarm 486
- Handbinnenmuskeln 486
- manifestes 486
- Peroneus-Loge 486
- Radialisextensorenloge 486
- Sofortmaßnahmen 487
- Tibialis-anterior-Loge 486
- Tibialis-posterior-Loge 486
Komplex, sakroiliakaler 680
Komplikationsmanagement 4
Kompressionsbehandlung 750
Kompressionsfraktur 477
Kompressionsklasse 763
Kompressionsstrümpfe
- Arm 764
- Bein 761
- Größen 763
- Verordnung 764
Kompressionsstrumpfhose 762
Kompressionstherapie 737
Kompressionsverband 111
Kompressionssyndrom, peripheres 734
Koniotomie 288
Konjunktivarötung 639
Konsiliarschein 7
Kontrastmittelallergie 223
Kontrastmittelrisiko 229
Kopfbogen 50
Kopfplatzwunde 614
Kopfschwartenverletzung 614
- Sofortmaßnahmen 614
Kopf, Untersuchung 176
Kopieeinlagen 756
Kornährenverband 111
Kornzange 86, 87
Korrekturbackeneinlagen 757
Korsakow-Syndrom 25

Korsett 776
Kostoklavikularsyndrom 714
Kragenknopfpanaritium 536
Krallenhand 184
Krallenzehe 590
Krampfanfall 610, 625
– Sofortmaßnahmen 288, 611
Krankenbeförderung 8
– Krankentransportwagen 8
– Liegendtransport 8
– Notarztbegleitung 8
– Rettungshubschrauber 8
– Rettungswagen 8
– Taxi 8
Krätze 454
Kremasterreflex 653
Kreuzbandruptur 559
– Sofortmaßnahmen 559
Kreuzbein, Röntgen 205
Kreuzprobe 158
Krukenberg-Tumor 408
Kryoanästhesie 93
Kunststoffverband 120
– Anlage 120
– Gelenkstellung 121

L
Lachman-Test 187
Lagerungsorthese 774
Lagerungsprobe nach Ratschow 191
Lähmungsorthesen 773
Langenbeck-Haken 86, 87
Lanz-Druckpunkt 355
Larynxmaske 98
Lasègue-Test 652
Lasègue-Zeichen 179
LATS 390
Lauenstein-Aufnahme 213
Laugenverätzungen 451
Läuse 455
Leber
– diffuse Parenchymveränderungen 239
– fokale Läsionen 239
– Metastasen 408
– Sonographie 239
Leberwerte 271
Ledderhose-Syndrom 443
Le-Fort-Fraktur 621, 622
Leichenschauschein 22
Leistenhernie 368
– Bruchpforten 368
– direkte 370
– indirekte 370
Leitungsanästhesie 94
Lendenkreuzstützmieder 776
Lendenwirbelsäule
– Bandage 770
– Fraktur 674
– Röntgen 203, 204
Lequesne-Aufnahme 214
Lichtreflexionsrheographie 255
Lidocain 92, 297
Lidperforation 646

Ligatur 102
Linksappendizitis 363
Linsenluxation 646
Linsentrübung 646
Linton-Nachlas-Sonde 142
Lipom 443
Liquorflusstest 601
Liquorrhö 606, 613
Lisfranc-Gelenk-Luxation 588
Locus Kiesselbachii 637
Lokalanästhesie 91
– Aufklärung 59
Lokalanästhetika 91, 92
Lowenberg-Test 740
Luer 87
Lumbago 659
Lumboischialgie 659
Lumbosakralorthese 776
Lunge
– Metastasen 408
– Rundherd 221
– Verschattung beidseitig 221
– Verschattung einseitig 221
Lungenembolie 306, 307
– Sofortmaßnahmen 289
Lungenödem 307
– Sofortmaßnahmen 289
Luxation 479
– Ellenbogen 510
– Finger 530
– Fußwurzel 588
– habituelle 479
– Handgelenk 524
– Hüftgelenk 544
– Kniegelenk 560
– kongenitale 479
– paralytische 479
– Patella 566
– Radiusköpfchen 695
– Schulter 498
– Sofortmaßnahmen 481
– traumatische 479
– Unterkiefer 623
– willentliche 479
– Zehe 590
Lymphadenitis 463
Lymphangitis 463
Lymphknoten
– Dissektion 410
– Metastasen 408
– Sentinel-Lymphknotenexstirpation 410
– Status 179
– Untersuchung 178
Lymphödem 706, 707
Lysetherapie
– bei pAVK 729
– bei Phlebothrombose 742

M
Magenblutung 343
Magen-Darm-Passage 224
Magensonde 139
Magenspülung 140

Magnetresonanztomographie 263
– Bewertung 264
– Durchführung 264
– Indikationen 263
– Kontraindikationen 263
– Kontrastmittel 264
– Wichtungen 264
Mahorner-Ochsner-Test 193
Maisonneuve-Fraktur 578
MAK 390
Makrohämaturie 426
– DD 426
Makrolide 469
Malleolarfraktur 577
– AO-Klassifikation 791
– Einteilung nach Weber 578
– Osteosynthese bei 579
– Sofortmaßnahmen 578
Mallet-Finger 533
Mal perforans 726, 751
Marisken 382
Marknagelung
– bei Femurschaftfraktur 554
– bei Tibiaschaftfraktur 575
Maschinengeräusch 190
Maskennarkose 97
Mason-Johnston-Klassifikation 514
Massivtransfusion 291
Mastoiditis 634
McBurney-Druckpunkt 355
Mecron®-Schiene 124
Mediastinalemphysem 311
Medikamente
– Aufklärung 58
– Notfall- 294
– Schwangerschaft 39
– Verordnung 12
Mehrfußgehhilfen 760
Meißelfraktur 477, 514
Meläna 342
Melanom, malignes 445
Meningitiszeichen 602
Meniskus
– Ganglion 484
– Zeichen 188
Meniskusverletzung 561
– Hinterhornlappenriss 562
– Horizontalriss 562
– Korbhenkelriss 562
– Längsriss 562
– Querriss 562
– Refixation 563
– Resektion 563
– Sofortmaßnahmen 563
– Vorderhornlappenriss 562
Mennell-Test 182
Mepivacain 92
Merchant-Aufnahme 216
Meshgraft-Transplantation 110
Metamizol 165, 167
Metastasen 408
– Gehirn 408
– Knochen 408

Index

- Leber 408
- Lunge 408

Metastasenchirurgie 411
Metronidazol 470
Meyer-Zeichen 740
Midazolam 297
- bei Kindern 300

Mikrohämaturie 426
Milben 454
Milie 441
Milz
- Ruptur 277
- Sonographie 241

Minderung der Erwerbsfähigkeit 67
Mineralokortikoide, Substitution 402
Misshandlung 29
Mittelfußfraktur 589
- Sofortmaßnahmen 589

Mittelfußrolle 771
Mittelgesichtsfraktur 621
Mittelhandfraktur 527
Mittelohrentzündung 634
Moberg-Plastik 109
Monarthritis 475
Monokelhämatom 605, 610
Mononukleose 636
Monteggiafraktur 516
- Bado-Einteilung 517
- Kind 696
- Sofortmaßnahmen 517

Morbus
- Crohn 360
- Duplay 504
- Dupuytren 539

Morel-Lavallé-Verletzung 681
Morphin 165, 167, 168
Morton-Neuralgie 593
Motorik, Untersuchung 601
MRSA-Patient 37
Mumpsorchitis 431
Mundätzung 632
Mundklammern 101
Muskeleigenreflex 653
Muskelfaserriss 484
Muskelkontusion 484
Muskelnaht 100
Myogelose 485
Myokardinfarkt 306
- Sofortmaßnahmen 290

Myokardszintigraphie 270

N

Nabelhernie 370
Nachschau 50
Nachschaubericht 43
Nachstationäre Behandlung 64
Nackensteifigkeit 607
Nadelhalter 86, 87
Naht
- Allgöwer-Rückstich-, fortlaufende 100
- Donati-Rückstich- 100
- Faszien- 101

- Gefäß- 101
- Haut- 101
- Material 88, 100
- Muskel- 101
- Nerven- 101, 102
- Parenchym- 101
- Sehnen- 101
- Subkutan- 101
- Technik 89, 100
- U-Dreieck 100

Nahtmaterial 88, 89
Naloxon 297
Narbenhernie 371
Nasenbein
- Fehlstellung 606, 612
- Röntgen 200
- Schwellung 612

Nasenbeinfraktur 622
Nasenbluten 637
- Sofortmaßnahmen 638

Nasenrachenfibrom 637
Nasentamponade 637
Nasenverletzung 638
Nävus 440
N. cutaneus femoralis lat., Blockade 96
Nebennierenrinde, Hyperplasie 401
Neer-Klassifikation 502
Neer-Test 183
Nekrobiose 708
Nervenblockaden, periphere 95
Nervenkompressionssyndrom 595
- Karpaltunnel- 540
- Nervus-peroneus- 595
- Nervus-radialis- 541
- Sulcus-ulnaris- 541

Nervennaht 102
Nervenverletzungen 482
- Einteilung 482

Nervus-peroneus-Kompression 595
Nervus-radialis-Kompression 541
Neuralgie
- Interkostal- 312
- Morton 593
- Okzipitalis- 613
- Trigeminus- 613

Neurapraxie 482
Neuroleptika 166
Neurologische Untersuchung 601
Neurotmesis 482
Neutral-Null-Methode 181, 473
Niere
- Abszess 433
- Sonographie 242
- Untersuchung 178

Niereninsuffizienz, Kontrastmittelgabe bei 223
Nierenriss 433
Nierenwerte 271
Nifedipin 298

Nitroglyzerin 298
Notarztwagen 8
Notfall, gynäkologischer 416
Notfallbeckengürtel 682
Notfallbeckenzwinge 682
Notfall-Labor 278
Notfallmedikamente 294
- Erwachsene 295
- Kinder/Säuglinge 300

Notfallschein 7
Notfalltransfusion 160, 290
Notfalluntersuchung 275
- Sonographie 278

O

Obdachlosigkeit 30
Oberarmgips 123
Oberarm, Röntgen 207
Oberes Sprunggelenk, Distorsion 580
Oberschenkelliegegips 122
Oberschenkel, Röntgen 214
Oberst-Anästhesie 95
Obturatoraufnahme 213
Obturatorius-Blockade 95
Ofloxacin 470
Ohrmuschelinfektion 633
Ohrverletzung 638
Okklusionshemmung 623
Okklusionsileus 347
Okklusionsstörung 620
Okzipitalneuralgie 613
Olekranonextension 125
Olekranonfraktur 513
- Sofortmaßnahmen 513

Open-book-Verletzung 681
Operation, ambulante 61
Operationsrisiko, ASA-Klassifikation 62
Optikuskanalfraktur 619
OP-Vorbereitung 64
Oralcephalosporine 468
Oralpenicilline 468
Orbitabodenfraktur 620
Orbitadachfraktur 619
Orbitawandfraktur 619
Orbitopathie, endokrine 393
Orchitis 431
Orciprenalin 298
Organmetastasen 408
Orthese 771
- Arm 775
- Bein 775
- Fuß 772, 773, 774
- Kniegelenk 775
- Rumpf 776
- Sprunggelenk 772, 773, 774

Ösophago-Gastro-Duodenoskopie 265
- Beurteilung 265
- Durchführung 265

Ösophagus
- Breischluck 223
- Karzinom, DD 354

- Kompressionssonden 141, 142
- Varizenblutung 354
- –Sofortmaßnahmen 342

Osteosynthese
- bei Beckenringfraktur 683
- bei distaler Femurschaftfraktur 556
- bei distaler Tibiafraktur 577
- bei Femurfraktur 550
- bei Malleolarfraktur 579
- Verfahren 479

Osteosyntheseverfahren 480
Otitis externa acuta 634
Otitis media acuta 634
Otobasisfraktur 619
Otoliquorrhö 619
Ott-Zeichen 182

P

Paget-Schroetter-Syndrom 706, 714
painful arc 501
Palpation
- Abdomen 177
- Thorax 176

Panaritium
- articulare 536, 539
- cutaneum 536, 538
- Einteilung 536
- ossale 536
- parunguale 536
- periostale 536
- subcutaneum 536, 538
- subunguale 536, 538
- tendinosum 536, 539
- Therapie 538

Pankreasenzyme 271
Pankreatitis
- akute 372
- chronische 374

Paracetamol 165
- bei Kindern 300

Paraphimose 434
Parenchymnaht 100
Parierfraktur 515
Parkbanklähmung 541
Patchplastik 728
Patella
- Merchant-Aufnahme 216
- Röntgen 215

Patellafraktur 565
- Sofortmaßnahmen 565

Patellaluxation 566
- Apprehension-Test 567
- Sofortmaßnahmen 567

Patellarsehnenruptur 568
- Sofortmaßnahmen 568

Patient
- aggressiver 27
- allergischer 32
- an Hepatitis erkrankter 34
- drogenabhängiger 26
- Fixierung 27
- HIV-infizierter 34

- krimineller 30
- MRSA 37
- obdachloser 30
- pädiatrischer 34
- Schwangere 38
- verwirrter 31
- Vorführung 32

Patientendokumentation 9
pAVK, periphere AVK 709
Payr-Zeichen 188, 740
Pectoralis-minor-Syndrom 714
Penicillin G 468
Penicillin V 468
Penrose-Drainage 139
Perianalthrombose 381
Perichondritis, Ohrmuschel 633
Periduralanästhesie 97
Peritonealnaht 100
Peritonealpunktion 135
Peritonismus 332
Peritonsillarabszess 635
Perkussion
- Abdomen 177
- Thorax 176

Perkutane endoskopische Gastrostomie 140
Perkutane transhepatische Cholangiographie 225
Perkutane transluminale Angioplastie (PTA) 728
Peroneusorthese 773
Perthes-Syndrom 303
Perthes-Test 193
Pes-anserinus-Ganglion 484
Pethidin 165, 167
- bei Kindern 300

Pfeiffer-Drüsenfieber 636
Phantomschmerz 474
Phäochromoblastom 400
Phäochromozytom 399
- Adrenalektomie 400

Phenprocoumon 153
Phlebographie 229
Phlebothrombose 739
- DD 739
- Sofortmaßnahmen 741
- tiefe 740

Phlegmasia
- alba dolens 740
- coerulea dolens 714, 734, 740
- Sofortmaßnahmen 734
- rubra dolens 740

Phlegmone 462
Physiotherapie 50
- erweiterte ambulante 49
- Verordnung 16

Pilon-tibiale-Fraktur 576
Pingpongfraktur 617
Pinzetten 85
Pipkin-Einteilung 546
Piritramid 166, 167
- bei Kindern 300

Pivot-shift-Test 187
Plattenepithelkarzinom 445

Plattenosteosynthese
- bei distaler Tibiafraktur 577
- bei Femurschaftfraktur 554
- Tibiaschaftfraktur 575

Plazentalösung, vorzeitige 420
Pleuraerguss, maligner 408
Pleurapunktion 134
- Durchführung 134
- Material 134

Pleuritis 307
Plexus-brachialis-Anästhesie 96
Plica-shelf-Syndrom 475
Pneumocephalus 618
Pneumonie 307
Pneumothorax 302, 306, 308, 323
- Spannungspneumothorax 323
- Spontanpneumothorax 323

Podagra 707
Polyarthritis 475
- migratorische 475

Polyneuropathie 707
Polytrauma 274
- Analgesie 287
- Labor 278
- Röntgen 279

Port
- arterieller 748
- venöser 748

Portkammer 748
Portsysteme 748
Positronen-Emissionstomographie 264
- Durchführung 265
- Indikationen 264

Power-Gain 230
PPSB 156
Pratt-Test 193
Prednisolon 298
Prehn-Zeichen 428, 430
Priapismus 435
- High-Flow- 435
- Low-Flow- 435

Prilocain 92
Problemwunden 105
Procain 92
Prognathie 623
Proktoskopie 267
- Durchführung 267

Propranolol, bei Hyperthyreose 393
Prostata, Untersuchung 178
Proteaseinhibitoren, Wundtherapie 114
Prothesenshunt 747
Pseudoappendizitis 356
Pseudogestationssack 419
Psoasdehnungsschmerz 355
PTC 225
Pufferabsatz 771
Pulsabschwächung 190
Pulskurve 251
Pulsqualität 190
Pulsverbreiterung 190

Index

Pulsverlust 190
Punktion
– arterielle 134
– Aufklärung 59
– Ellenbogengelenk 137
– Gelenke 135
– Hämatom 127
– Handgelenk 137
– Hüftgelenk 137
– Kniegelenk 137
– oberes Sprunggelenk 137
– Pleura 134
– Schultergelenk 136
– Serom 127
– V. basilica 132
– V. cephalica 132
– V. jugularis 132, 134
– V. subclavia 132, 134
Purpura Schönlein-Henoch 476
Pyelogramm, intravenöses 224
Pyelonephritis 431
Pyonephrose 433

Q

Quadrizeps-Patellarsehnen-Reflex (PSR) 653
Quadrizepssehnenruptur 569
Querfraktur 477
Querschnittsläsion 662
– Sofortmaßnahmen 663
– Untersuchung 663

R

Rachenätzung 632
Radialisschäden 508
Radioiodtherapie 392, 393
Radiokarpalwinkel 210
Radioulnargelenkluxation 518
Radiusfraktur
– AO-Klassifikation 781, 782, 783
– distale 519
– Einteilung 519
– Reposition 520
Radiusköpfchenfraktur 514
– Einteilung nach Mason und Johnston 514
Radiusköpfchenluxation 695
Rahmenstützkorsett 776
Random-pattern-Lappen 108
Ratschow-Test 191
Raynaud-Symptome 714
Reanimation
– Asystolie 293
– Schema 293
Redon-Drainage 139
Reflexdystrophie, sympathische 488
Refluxösophagitis 376
– endoskopische Schweregradeinteilung 377
– operative Therapie 378
Refraktur 477
Regionalanästhesie 94

Regionalanästhesie, intravenöse 97
Reiter-Syndrom 475
Rektoskopie 267
– Durchführung 267
Rektumkarzinom, Nachsorge 414
Rektumprolaps 386
Rektumsonographie 249
Rektusdiastase 370
Rentengutachten 50
Rentenversicherung, gesetzliche 69
restless legs 736
Retroperitoneale Verletzung 340
Rettungsdienst 8
Rettungshubschrauber 8
Rettungswagen 8
Reverdin-Transplantat 111
Reviparin 148, 149
Rezept 11
– Kassenrezept 12
– Physiotherapie 16
– Privatrezept 12
– Rezeptformalien 11
Rheumatoide Arthritis 706
Rhinobasisfraktur 621
Richter-Hernie 366
Rigor 180
Ringentfernung 520
Ringsäge 87
Ringsegment, hinteres 680
Rippenfraktur 307, 314
– Begleitverletzungen 315
Rippenserienfraktur 315
Rippstein-Aufnahme 214
Rockwood-Klassifikation 496
Rolando-Fraktur 527
Röntgen 193
– Abdomen 334
– Abdomenübersicht 221
– AC-Gelenk 206
– Alaaufnahme 684
– Becken 212, 213
– Brustwirbelsäule 203
– Daumen 211
– Ellenbogengelenk 208
– Finger 211
– Fuß 217, 218
– Großzehe 219
– Halswirbelsäule 200, 202
– Hand 211
– Handgelenk 209, 210
– Hemithorax 219
– Hilusverbreiterung 220
– Hüftgelenk 212
– HWS, Funktion 666
– Indikationsstellung 193
– Jochbogen 200
– Kalkaneus 219
– Klavikula 207
– Kniegelenk 214, 215
– Kontrastmitteluntersuchungen 222
– Kreuzbein a. p. 205
– Lendenwirbelsäule 203, 204

– Lunge 220
– Mittelfuß 219
– Mittelhand 211
– Nasenbein 200
– Oberarm 207
– Oberschenkel 214
– Obturatoraufnahme 684
– Patella 215
– Polytrauma 279
– Scaphoid 210
– Schädel 199, 200, 602
– Schultergelenk 205, 206
– Sprunggelenk 216, 217
– Sternoklavikulargelenk 207
– Sternum 219
– Thorax 220, 303
– Unterarm 209
– Unterschenkel 216
– Weichgewebe 222
– Wirbelsäule 653
– Wirbelsäulenganzaufnahme 204
Röntgenanforderungsschein 194
Röntgenbild
– Beurteilung 195
– Qualitätskriterien 195
Röntgenpass 24
Röntgenschein 195
Ropivacain 92
Rotationslappen 108
Rotatorenmanschettenläsion 501
Rotatorenmanschettentest 183
Routinelabor 271
Roux-Haken 86, 87
Rovsing-Zeichen 355
Rückenschmerz 650
Rucksackverband 119
Rumpforthese 776
Rundherd, Lunge 221
Rundstiellappen 108
Ruptur
– Achillessehne 582
– Außenband 580
– Außenband, Kind 703
– Bizepssehne 504
– Bronchus 320
– Kreuzband 559
– Meniskus 562
– Patellarsehne 568
– Quadrizepssehne 569
– Trachea 320
– Zwerchfell 319

S

Sakrumfraktur 676
Salbenverband 112
Salter-Einteilung 688
Samenstrangtorsion 429
Sauerstoffmessung, periphere 255
Säureverätzungen 451
Scalenus-minimus-Syndrom 714
Scaphoid, Röntgen 210

Index

Schädel
- Aufnahme nach Schüler 199
- Aufnahme nach Stenvers 199
- Computertomographie 257, 603
- Fremdkörper 612
- Röntgen 199, 200, 602
- Sonographie 603
- Untersuchung 176, 599
- Weichgewebeverletzung 614

Schädelbasisfraktur 605, 618
- frontobasale 618
- Orbitadach 619
- otobasale 619
- temporobasale 619

Schädel-Hirn-Trauma 624
- Bewusstseinsstörung bei 625
- Einteilung 624
- neurologische Ausfälle bei 624
- OP-Indikationen 626
- Sofortmaßnahmen 625

Schädel-Hirn-Verletzungen 604
Schaleneinlagen 757
Schallkopfauswahl 230
Schaumstoffverband 113
Schenkelhalsfraktur 547
- Einteilung nach Pauwels 547
- Einteilung nach Pipkin 547
- Garden-Einteilung 547, 548
- Sofortmaßnahmen 548

Schenkelhalsfrakturen, AO-Klassifikation 785
Schenkelhernie 372
Schenkelkompressionsstrümpfe 762
Schiene 123
- halbstabile 123

Schienenverband 118
Schilddrüse
- Autonomie 394
- Autonomie, disseminierte 391
- Feinnadelpunktion 391
- Regelkreis 390
- Sonographie 391
- Szintigraphie 270

Schilddrüsenkarzinom 394
- Einteilung 394

Schildkrötenverband 111
Schleimhautanästhesie 93
Schleimhautdesinfektion 83
Schleimhautnaht 100
Schlittenprothese 572
Schluckstörungen, DD 352
Schmerzen
- muskuloskelettale 474
- neuropathische 474

Schmetterlingsrolle 772
Schneider-Aufnahme 214
Schober-Zeichen 182
Schock, Behandlung 292
Schockraum
- Ablauf Primärversorgung 280
- Aufgaben 274
- Computertomographie 279
- Konsiliaruntersuchungen 274
- Operationsdringlichkeit 284
- Röntgen 279

Schrägfraktur 477
Schublade
- hintere 187
- vordere 187, 188

Schuheinlagen 756, 757, 758
Schuherhöhung 771
Schuhzurichtungen 771
Schüler, Schädelaufnahme nach 199
Schulsportbefreiung 23
Schulter
- Abduktionskissen 776
- Abduktionsorthesen 776
- Arm-Syndrom 714
- Bandage 768
- Bewegungseinschränkung, DD 492
- Konturveränderung, DD 492
- Schmerz, DD 492
- Schwellung, DD 492

Schultergelenk
- Apprehension-Test 183
- axilläre Aufnahme nach Stryker 206
- Instabilität 499
- Neer-Test 183
- Punktion 136
- Röntgen 205, 206
- Rotatorenmanschettentest 183
- Schwedenstatus 205
- Sonographie 246, 247
- Test nach Fukuda 184
- Test nach Gerber 183
- transthorakale Aufnahme 205
- Untersuchung 183
- Yergason-Test 183

Schulterluxation 498
- Reposition nach Arlt 500
- Reposition nach Hippokrates 499, 500
- Reposition nach Stimson 500
- Sofortmaßnahmen 499

Schwanenhalsdeformität 185
Schwangerschaft 38
- Medikamente 39

Schwenklappen 108
Schwerbehinderte 69
Schwerbrandverletzte, Krankenhäuser für 70
Schwerverletztenheilverfahren 45
Seddon-Einteilung 482
Sehnennaht 100
Sehnenscheidenhygrom 484
Seitenbandverletzung 564
- Hughston-Einteilung 564

Selbsthalteapparat 87
Seldinger-Technik 133
Sengstaken-Blakemore-Sonde 141, 142

Septumhämatom 623
Serom 104
Sheldon-Katheter 748
SHT s. Schädel-Hirn-Trauma 624
Shuntthrombose 747
Sicca-/Sjögren-Syndrom 640
Silberauflagen 114
Silberverband 114
Sinus pilonidalis 442
Skabies 454
Skalenussyndrom 714
Skalpierungsverletzung 614
- Sofortmaßnahmen 615

Skaphoidfraktur 525
Skapulafraktur 497
- Einteilung 497
- Sofortmaßnahmen 498

Skelettszintigraphie 269
Skleraperforation 646
Sklerosierungstherapie 737
Skrotum, akutes 430
sleep like coma 608, 609
Smith fracture 529
Sofortintubation, Indikationen 276
Soforttrepanation 629
Somnolenz 608
Sonde
- Linton-Nachlass- 142
- Ösophaguskompressions- 141
- Sengstaken-Blakemore- 141

Sonographie
- Abdomen 231, 334
- Anordnung 230
- Appendix 243
- Bauchgefäße 242
- bei Infektionen 458
- Darm 243
- Ellenbogen 247
- endoluminale 248, 249
- EUG 419
- Gallenblase 241
- Gallenwege 241
- Gelenke 246
- Gerätebedienung 230
- Harnblase 243
- Harnwege 243
- Hüftgelenk 247
- Kniegelenk 247
- Leber 239
- Milz 241
- Niere 242
- oberer GIT 248
- Schädel 603
- Schilddrüse 391
- Schockraum 278
- Schultergelenk 246
- Sprunggelenk 247
- Thorax 304
- unterer GIT 249

Sopor 608

Spalthaut
- Schichten 110
- Transplantation 110
Spanischer Kragen 434
Spannungspneumothorax 323
- Sofortmaßnahmen 326
Spastik 180
Speiseröhrenverätzung 632
Sphinkterkrampf 382
Spinalanästhesie 97
Spinaliom 445
Spiralfraktur 477
Spontanpneumothorax 323
Sporlastic®-Schiene 124
Spotting 420
Sprunggelenk
- Arthrose 581
- Bandage 765
- Fraktur, Kind 702
- gehaltene Aufnahme 216
- Orthese 772
- Punktion 137
- Röntgen 216, 217
- Sonographie 247
- Untersuchung 188
Stabilisierungsorthesen 772
Stabilitätstest
- Knie 186
- Schulter 183
Stammvarikose 735
- Einteilung nach Hach 736
Stanford-Einteilung 716
Staphylokokkenpenicilline 468
Staspriapismus 435
Steal-Phänomen 747
Steatom 441
Steinmann-Zeichen 188
Steißbeinfraktur 676
Stenteinlage 723
Stenvers-Aufnahme 199
Steppergang 595
Sternoklavikulargelenk
- Röntgen 207
- Sprengung 493
Sternumfraktur 317
- Begleitverletzungen 318
Sternum, Röntgen 219
Stickler-Syndrom 476
Still-Syndrom 476
Stirnplatzwunde 614
Strahlenschutz 194
Strangulationsileus 347
Strecksehnengips 123
Strecksehnenruptur, subkutane 533
Strecksynergismen 625
Stridor 303
Strombogen 51
Struma
- euthyreote 391
- maligna 394
- nodosa 391
Stryker-Aufnahme 206
Stückfraktur 477

Stumpflänge
- Arm 183
- Bein 185
Stützapparat 775
Stützverband 117
Subclavian-steal-Syndrom 713
Subduralhämatom
- akutes 627
- chronisches 628
- Sofortmaßnahmen 628, 629
Subklaviapunktion 132
Subkutan-Shunt 747
Subungualhämatom, Entlastung 529
Sudeck-Dystrophie 487
- Stadieneinteilung 488
Suizidversuch 28
Sulcus-ulnaris-Syndrom 541
Supinationskeil 772
Supinationstrauma, Kind 703
Suppressionsszintigraphie 391
Supraspinatustest 502
Suxamethonium 298
Symphysensprengung 683
Syndrom
- adrenogenitales 402
- Ledderhose- 594
Szintigraphie 269
- Myokard 270
- Schilddrüse 270
- Skelett 269

T
TAK 390
Talgzyste 441
Talusfraktur 584
- Einteilung 584
- Sofortmaßnahmen 584
Tapeverband 118
Teerstuhl 342
Temporobasisfraktur 619
Tendinosis calcarea 483, 504
Tendopathie 483
Tendovaginitis de Quervain 535
Tendovaginitis stenosans 535
Tennisellbogen 483
Terbutalinsulfat 298
Test nach Gerber 183
Tetanusimpfung 128
Tetrazykline 469
TGC 230
Theophyllin 299
Thiamazol 393
Thiopental 299
Thomas-Handgriff 186
Thompson-Schraube 125
Thompson-Test 582
Thoracic-inlet-Syndrom 714
Thoracic-outlet-Syndrom 714
Thorax
- Abduktionsschiene 776
- Anamnese 302
- Beweglichkeit 302
- Checkliste Notfall 327
- Computertomographie 258

- Drainage 324, 325
- Form 302
- instabiler 308, 316
- instabiler, Sofortmaßnahmen 317
- Notfall absoluter Dringlichkeit 327
- Notfalluntersuchung 302
- offenes Trauma 321
- perforierendes Trauma 321
- Röntgen 220, 303
- Schmerzen, DD 305, 306
- Sofortmaßnahmen bei offenem Trauma 322
- Sofortmaßnahmen bei Schmerzen 292
- Sonographie 304
- Trauma, Sofortmaßnahmen 313
- Trauma, stumpfes 313
- Untersuchung 176
Thoraxkompressionssyndrom 714
Thoraxtrauma, Schockraumalgorithmus 284
Thrombangiitis obliterans 725
Thrombektomie 728
Thrombendarteriektomie 728, 733
Thromboembolie 730
- Sofortmaßnahmen, Arm 732
- Sofortmaßnahmen, Bein 732
Thromboembolieprophylaxe 144, 145
- Anwendung 150
- Aufklärung 58
- Präparate 148
Thrombophlebitis 738
- DD 739
- migrans 707, 738
Thrombose 739
- Arterien 730
Thrombozytenaggregationshemmer 153
Thrombozytenkonzentrat (TK) 155, 156, 163
Thrombozytopenie, heparininduzierte 151
Thyreoideastimulierendes Hormon, Labordiagnostik 390
Thyreostatika 393
TIA 709
Tibiafraktur, distale 576
- AO-Klassifikation 790
- Fixateur externe bei 577
- Osteosynthese bei 577
- Plattenosteosynthese bei 577
Tibiakopfextension 125
Tibiakopffraktur 572
- AO-Klassifikation 788
- Sofortmaßnahmen 573
Tibiaschaftfraktur 574
- AO-Klassifikation 789
- Fixateur externe 575
- Kind 700

- Marknagelung 575
- Plattenosteosynthese 575
- Sofortmaßnahmen 575
- Sofortmaßnahmen, Kind 701

Ticlopidin 154
Tilidin 168
Tilidin-Naloxon 165
Tinzaparin 149
TNM-System 406
Todesbescheinigung 22
- vorläufige 23
Tollwutimpfung 129
Tossy-Klassifikation 496
Towne-Aufnahme 602
Tracheobronchialruptur 320
- Sofortmaßnahmen 321
TRAK 390
Tramadol 165, 167, 168
- bei Kindern 300
Transfusion 154
- Gesetz 154
- kompatible Präparate 160
Transfusionsreaktion 161
Transösophageale Echokardiographie 250
Trauma
- abdominelles 336
- Anamnese 472
Trendelenburg-Test 192
Trendelenburg-Zeichen 186
Triceps-surae-Achillessehnenreflex (ASR) 653
Trigeminusneuralgie 613
Trizepsreflex (TSR) 653
Trommlerlähmung 533
Trümmerfraktur 477
TSH 390
TSI 390
Tubarabort 419
Tubarruptur 419
- Sofortmaßnahmen 420
Tubercule de Tillaux-Chaput 579
Tumormarker 411
Tumortherapie
- Nachsorge 413
- Ziele 409
Tumortherapie, operative 409
- kurative 410
- palliative 410
- Staging, intraoperatives 409
- Staging, präoperatives 409
Turner-Kieser-Syndrom 476

U
Überbein 484
Übergangsfraktur 689, 704
Überlaufinkontinenz 428
Überweisungsschein 7
Ulcus
- corneae 641
- cruris 749
- cruris lateralis 726
- rodens 444
Ulcus duodeni, Therapie bei Blutung 344

Ulcus ventriculi, Therapie bei Blutung 344
Ulkusbehandlung 750
Ulnafraktur, AO-Klassifikation 781, 782, 783
Umstechung 102
Umstellungsosteotomie 572
U-Naht (Lexer-Naht) 100
Unfall 51
- am Krankenhaus 51
Unfallhergang 52
Unfallrente 52
Unfallversicherung
- gesetzliche 68
- private 68
- Träger 52
Unguis incarnatus 593
unhappy triad 559
Unterarmfraktur, prox., Kind 694
Unterarmgehstütze 760
Unterarmgipsschiene, dorsale 123
Unterarmgips, zirkulärer 123
Unterarmröntgen 209
Unterarmschaftfraktur 515
- Kind 697
- Sofortmaßnahmen 516
Unterkieferluxation, Sofortmaßnahmen 623
Unterkühlung 451
- Stadien 452
Unterschenkellagerungsschiene 774
Unterschenkelorthese 773
Unterschenkelröntgen 216
Untersuchung
- Abdomen 177, 334
- Bewegungsapparat 180, 472
- Bewusstsein 179
- Ellenbogengelenk 184
- Fuß 187
- Gelenk 180
- Gesichtsfarbe 175
- Handgelenk 184
- Haut, Schleimhäute 175
- Hirnnerven 176
- Hirnnervenprüfung 601
- Hüftgelenk 186
- Kinder 689
- Kniegelenk 186
- Kopf, Hals 176
- körperliche 175
- Lymphknoten 178
- Motorik 601
- Mundhöhle 177
- Nervendehnungszeichen 179
- neurologische 178, 601, 652
- Niere, Harnwege 177
- obere Extremitäten 183
- Prostata 178
- Reflexe 179
- rektale 178
- Rücken 652
- Schädel 176, 599

- Schultergelenk 183
- Sensibilität 178
- Sprunggelenk 188
- Thorax 176
- untere Extremitäten 185
- venöses System 192
- Wirbelsäule 180
Urapidil 299
Urinwerte 271

V
Vakuumorthese 774
Vakuumtherapie 112
Valenzer-Schiene 774
Valsalva-Manöver 252
Varikose 735
- Besenreiser 735
- Blutung 738
- primäre 735
- retikuläre 735
- sekundäre 735
- Sklerosierung 737
- Stamm- 735
Varizenblutung 738
- Sofortmaßnahmen 738
Vecuronium 299
Venenfüllung 190
Venenkatheter, zentraler 131
- Jugularis-interna-Punktion 132
- periphere Zugangswege 132
- Seldinger-Technik 133
- Subklaviapunktion 132
Venenpunktion 130
- schwierige 130
- V. femoralis 130
- V. jugularis/subclavia 132
Venenverweilkanülen 131
- Komplikationen 131
- Material 131
- Vorgehen 131
Venöse Insuffizienz 735
Verapamil 299
Verätzung 451
- Auge 643
- Auge, Sofortmaßnahmen 643
- Mund 632
- Rachen 632
- Speiseröhre 632
- vaginale 423
Verband
- Böhler- 118
- Desault- 118
- Finger-Stütz-, spezieller 117
- Gilchrist- 119
- Kornähren- 111
- Rucksack- 119
- ruhigstellender 117
- Schienen- 118
- Schildkröten- 111
- Tape 117
- Wechsel 102
- Zinkleim- 118
Verblitzung, Auge 644

Verbrennung 448
- Auge 642
- Auge, Sofortmaßnahmen 643
- Einteilung 448
- Verlegungsindikation 450
Verbrennungen
- Neunerregel 448, 449
- Sofortmaßnahmen 449
Verletzung
- anorektale 387
- Auge 645
- Hornhaut 645
- Orbita 647
- retroperitoneale 340
- vaginale 421, 422
Verruca plana juvenilis 442
Verruca vulgaris 442
Verschiebelappen 108
Verschlimmerungsantrag 52
Verschlussdruck 250
Verschlussplethysmographie 254
Vertebralisinsuffizienz 712
Vertebro-basiläre Insuffizienz 709
Vertretungsschein 7
Verwirrtheit 31, 608
Via falsa 138
Vigilanzstörung 608
Virchow-Trias 739
Visusprüfung 639
Vollhauttransplantation 109
Volvulus 347
Vorderarmfraktur, Kind 698
Vorpostenfalte 382
Vorstationäre Behandlung 64
V-Y-Plastik 107

W
Wachheitsstörung 608
Wadenkompressionsstrümpfe 762
Wagstaffe-Fraktur 579

Warfarin 153
Warnvenen 190
Weber-Einteilung 578
Wegeunfall 53
Weichgewebeschwellung 475
- DD 439
Weichgewebeverletzung
- Gesicht 638
- Schädel 614
Weichteilinfektionen 174
Weichteilschaden 478
Wernicke-Enzephalopathie 25
Wesentlichkeit 53
whiplash associated disorder 664
Winkelplatte 550
Winterstein-Fraktur 527
Wirbelsäule 776
- AO-Klassifikation 656
- Bandage 769
- Computertomographie 257
- Funktionsuntersuchung, Röntgen 654
- Instabilitätskriterien nach Blauth 656
- Orthese 776
- radiologische Verletzungskriterien 658
- Röntgen 653
- Röntgenganzaufnahme 204
- Untersuchung 180
W-Plastik 107
Wunden
- Abstrich 458
- Ausschneidung nach Friedrich 98
- Dehiszenz 104
- Heilungsstörung 104
- Infektion 104
- Kontrollen 102
- Sekundärnaht 127
- Verband 111
- Verschluss, primärer 98

- Verschluss, sekundärer 99
- Versorgung 98
Wundgele 113
Wundschmerz 474
Wundsieb 85

Y
Y-Bypass 723
Yergason-Test 183
Y-Skapula-Aufnahme 206

Z
Zahnradphänomen 180
Zechner-Naht 533
Zecken 453
Zehenfraktur 590
Zehenluxation 590
Zehenrolle 771
Zellseparator-TK 156
Zenker-Divertikel 354
Zentraler Venenkatheter 131
- Jugularis-interna-Punktion 132
- periphere Zugangswege 132
- Seldinger-Technik 133
- Subklaviapunktion 132
Zervikalstütze 769
Zinkleimverband 118
Z-Plastik 106
Zugang zur Ambulanz 6
Zugschrauben 550
Zungenbiss 610
Zusammenhangsgutachten 53
ZVK 131
Zwangseinweisung 29
Zweifinger-Schiene 123
Zwerchfellhochstand 220
Zwerchfellruptur 319
- Sofortmaßnahmen 320
Zwischenbericht 43, 54
Zwischenblutung 420
Zyanose 302
Zystendrainage, perkutane 143

e learning duante
medscape